哈里森内科学手册

HARRISON'S MANUAL
OF MEDICINE

（第 20 版）

哈里森内科学手册

HARRISON'S MANUAL
OF MEDICINE

（第 20 版）

原　著　J. Larry Jameson

Anthony S. Fauci

Dennis L. Kasper

Stephen L. Hauser

Dan L. Longo

Joseph Loscalzo

主　译　陈　红　李忠佑

北京大学医学出版社

HALISEN NEIKEXUE SHOUCE（DI 20 BAN）

图书在版编目（CIP）数据

哈里森内科学手册：第 20 版 /（美）拉里·詹姆逊（J. Larry Jameson）等原著；陈红，李忠佑主译 . —北京：北京大学医学出版社，2022.9

书名原文：HARRISON'S MANUAL OF MEDICINE（20th edition）

ISBN 978-7-5659-2687-7

Ⅰ. ①哈…　Ⅱ. ①拉…②陈…　Ⅲ. ①内科学　Ⅳ. ① R5

中国版本图书馆 CIP 数据核字（2022）第 130458 号

北京市版权局著作权合同登记号：图字：01-2021-1814

J. Larry Jameson，Anthony S. Fauci，Dennis L. Kasper，Stephen L. Hauser，Dan L. Longo，Joseph Loscalzo

HARRISON'S MANUAL OF MEDICINE

ISBN 978-1-260-45534-2

哈里森内科学手册（第 20 版）

主　　译：陈　红　李忠佑
出版发行：北京大学医学出版社
地　　址：（100191）北京市海淀区学院路 38 号　北京大学医学部院内
电　　话：发行部 010-82802230；图书邮购 010-82802495
网　　址：http://www.pumpress.com.cn
E - m a i l：booksale@bjmu.edu.cn
印　　刷：北京信彩瑞禾印刷厂
经　　销：新华书店
责任编辑：高　瑾　　责任校对：靳新强　　责任印制：李　啸
开　　本：889 mm×1194 mm　1/32　印张：44.25　字数：1480 千字
版　　次：2022 年 9 月第 1 版　2022 年 9 月第 1 次印刷
书　　号：ISBN 978-7-5659-2687-7
定　　价：199.00 元
版权所有，违者必究
（凡属质量问题请与本社发行部联系退换）

译者名单

主　译　陈　红　李忠佑

副主译（按姓名汉语拼音排序）

陈志海　冯　艺　傅　瑜　高旭光　高占成　洪　楠
黄晓军　纪立农　栗占国　刘玉兰　王　辉　王立群
王　杉　魏　来　余力生　张建中　赵明威　朱继红
左　力

译　者（按姓名汉语拼音排序）

蔡美顺	北京大学人民医院	董　葆	北京大学人民医院
蔡晓凌	北京大学人民医院	董霄松	北京大学人民医院
曹成富	北京大学人民医院	杜晨芳	北京大学第三医院
曹　珊	北京大学人民医院	杜　炜	北京大学人民医院
曹煜隆	北京大学人民医院	段天娇	陕西省人民医院
陈　红	北京大学人民医院	方　翼	北京大学人民医院
陈江天	北京大学人民医院	冯桂建	北京大学人民医院
陈　静	北京大学人民医院	冯　艺	北京大学人民医院
陈　玲	北京大学人民医院	付佳钰	北京大学第三医院
陈　璐	北京大学第三医院	傅　瑜	北京大学第三医院
陈　宁	北京大学人民医院	甘良英	北京大学人民医院
陈燕文	北京大学人民医院	高蕾莉	北京大学人民医院
陈颖丽	北京大学人民医院	高　莉	北京大学人民医院
陈　勇	北京大学第三医院	高孟秋	首都医科大学附属北京胸科医院
陈嫒嫒	北京大学人民医院		
陈志海	首都医科大学附属北京地坛医院	高伟波	北京大学人民医院
		高　旭	首都医科大学附属北京地坛医院
程　敏	北京大学人民医院		
崔淯夏	北京大学人民医院	高旭光	北京大学人民医院
邓利华	北京大学人民医院	高　燕	北京大学人民医院
刁桐湘	北京大学人民医院	高占成	北京大学人民医院
丁　茜	北京大学人民医院	高志冬	北京大学人民医院

葛子若	首都医科大学附属北京地坛医院		朝阳医院
		李　夏	北京大学人民医院
耿　强	青岛市市立医院	李晓雪	北京大学人民医院
关文龙	中山大学附属肿瘤医院	李学斌	北京大学人民医院
郭彩萍	首都医科大学附属北京佑安医院	李　雪	北京大学人民医院
		李　延	北京大学国际医院
郭欣桐	北京大学第三医院	李忠佑	北京大学人民医院
韩　芳	北京大学人民医院	栗占国	北京大学人民医院
韩学尧	北京大学人民医院	梁会珠	北京大学人民医院
何　及	北京大学第三医院	梁斯晨	北京大学人民医院
何金山	北京大学人民医院	林晓清	中山大学附属第一医院
何晋德	北京大学人民医院	刘传芬	北京大学人民医院
洪　楠	北京大学人民医院	刘　丹	北京大学第一医院
胡肇衡	北京大学人民医院	刘　娜	北京大学第三医院
黄　勃	清华大学附属北京清华长庚医院	刘荣梅	首都医科大学附属北京胸科医院
黄　骁	北京大学第三医院	刘　田	北京大学人民医院
黄晓婕	首都医科大学附属北京佑安医院	刘　蔚	北京大学人民医院
		刘向一	北京大学第三医院
黄晓军	北京大学人民医院	刘小璇	北京大学第三医院
黄　昕	北京大学第三医院	刘晓鲁	北京大学第三医院
霍俊艳	北京大学第三医院	刘昕超	北京协和医院
纪立农	北京大学人民医院	刘　栩	北京大学人民医院
姜冠潮	北京大学人民医院	刘玉兰	北京大学人民医院
蒋晓月	首都医科大学附属北京地坛医院	刘元生	北京大学人民医院
		刘正印	北京协和医院
焦　琳	北京大学第三医院	刘自帅	首都医科大学附属北京地坛医院
金　江	北京大学人民医院		
金萍萍	北京大学第三医院	柳小婧	上海市皮肤病医院
靳文英	北京大学人民医院	卢冰冰	北京大学人民医院
孔祥婧	首都医科大学附属北京地坛医院	路　明	北京大学第三医院
		伦文辉	首都医科大学附属北京地坛医院
赖云耀	北京大学人民医院		
李　鼎	北京大学人民医院	罗樱樱	北京大学人民医院
李　晶	首都医科大学附属北京	马瑞泽	首都医科大学附属北京

地坛医院

马新然　北京大学第三医院

马序竹　清华大学附属北京清华
　　　　长庚医院

马　妍　北京大学第三医院

马艳良　北京大学人民医院

穆巴拉克·伊力哈木　北京大学
　　　　第三医院

穆新林　北京大学人民医院

牛素平　北京大学人民医院

齐文杰　首都医科大学附属北京
　　　　友谊医院

秦恩强　解放军总医院第五医学
　　　　中心

曲　姗　北京大学人民医院

任景怡　中日友好医院

任　倩　北京大学人民医院

宋红松　北京大学第三医院

宋　婧　北京大学人民医院

宋俊贤　北京大学人民医院

宋　蕊　首都医科大学附属北京
　　　　地坛医院

宋子琪　北京大学人民医院

苏丽娜　北京大学人民医院

苏　琳　北京大学人民医院

隋　准　北京大学人民医院

孙阿萍　北京大学第三医院

孙　灿　北京大学第三医院

孙庆利　北京大学第三医院

谭星宇　北京大学人民医院

田丹阳　北京大学第三医院

田　地　首都医科大学附属北京
　　　　地坛医院

田　雯　首都医科大学附属北京
　　　　地坛医院

万孟夏　北京大学第三医院

王　帆　北京大学第三医院

王峰蓉　北京大学人民医院

王　刚　山东大学齐鲁医院

王　鹤　首都医科大学附属北京
　　　　友谊医院

王鸿懿　北京大学人民医院

王建六　北京大学人民医院

王江源　北京大学人民医院

王景枝　北京大学人民医院

王　岚　北京大学人民医院

王　磊　北京大学人民医院

王　磊　首都医科大学附属北京
　　　　友谊医院，北京热带医
　　　　学研究所

王　宓　北京大学人民医院

王　杉　北京大学人民医院

王　殊　北京大学人民医院

王文景　北京大学第三医院

王文静　首都医科大学附属北京
　　　　佑安医院

王向群　北京大学第六医院

王小辉　清华大学附属北京清华
　　　　长庚医院

王晓丹　北京大学人民医院

王晓峰　北京大学人民医院

王　雪　首都医科大学附属北京
　　　　地坛医院

王雪梅　北京大学人民医院

王亚君　北京大学第三医院

王　琰　北京大学人民医院

王　艳　北京大学第一医院

王智峰　北京大学人民医院

巫凯敏　厦门大学附属心血管病
　　　　医院

吴寸草	北京大学人民医院	张大伟	解放军总医院第五医学中心
吴捷颖	北京大学第三医院		
吴 静	北京大学人民医院	张芳芳	解放军总医院第五医学中心
吴 彦	北京大学人民医院		
吴 芸	北京大学人民医院	张 锋	北京大学人民医院
吴泽璇	中山大学附属第一医院	张 淦	北京大学第三医院
伍满燕	北京大学人民医院	张高祺	北京大学第三医院
武 蓓	北京大学人民医院	张华纲	北京大学第三医院
席 雯	北京大学人民医院	张 晖	北京大学第三医院
熊玮珏	北京大学人民医院	张建中	北京大学人民医院
徐 涛	北京大学人民医院	张 静	北京大学人民医院
徐艳利	首都医科大学附属北京地坛医院	张黎明	北京大学人民医院
		张林净	北京大学第三医院
徐迎胜	北京大学第三医院	张 漫	北京市疾病预防控制中心
许克新	北京大学人民医院		
许楠楠	山东大学齐鲁医院	张明君	清华大学附属北京清华长庚医院
薛 倩	北京大学人民医院		
燕 宇	北京大学人民医院	张茉沁	北京大学人民医院
杨 冰	北京大学人民医院	张 清	首都医科大学附属北京地坛医院
杨梦溪	中日友好医院		
杨 鹏	北京市疾病预防控制中心	张荣葆	北京大学人民医院
		张 瑞	北京大学人民医院
杨 琼	北京大学第三医院	张 伸	北京大学人民医院
叶阮健	北京大学人民医院	张思敏	北京大学人民医院
叶 珊	北京大学第三医院	张婷玉	首都医科大学附属北京地坛医院
叶颖江	北京大学人民医院		
尹伊楠	北京大学人民医院	张 伟	首都医科大学附属北京地坛医院
于诗然	北京大学人民医院		
余 兵	北京大学人民医院	张秀英	北京大学人民医院
余力生	北京大学人民医院	张 燕	北京大学第三医院
余玮怡	北京大学第三医院	张逸璇	北京大学第三医院
昃 峰	北京大学人民医院	张英爽	北京大学第三医院
张碧莹	北京大学第三医院	张宇涵	北京大学第一医院
张椿英	北京大学人民医院	张媛媛	北京大学人民医院

赵　晨　北京大学第三医院
赵海燕　北京大学第三医院
赵慧萍　北京大学人民医院
赵晓蕾　北京大学人民医院
赵新菊　北京大学人民医院
赵　雪　海军军医大学附属第一
　　　　医院上海长海医院
赵　勇　首都医科大学附属北京
　　　　友谊医院
郑　梅　北京大学第三医院
郑晓燕　首都医科大学附属北京
　　　　友谊医院，北京热带医
　　　　学研究所
智　慧　北京大学人民医院

周　畅　北京大学第三医院
周灵丽　北京大学人民医院
周梦兰　北京协和医院
周倩云　北京大学首钢医院
周翔海　北京大学人民医院
朱继红　北京大学人民医院
朱　丽　北京大学人民医院
朱天刚　北京大学人民医院
朱　宇　北京大学人民医院
朱元民　北京航天中心医院
邹　洋　首都医科大学附属北京
　　　　友谊医院，北京热带医
　　　　学研究所
左　力　北京大学人民医院

原著者名单

J. Larry Jameson, MD, PhD
Robert G. Dunlop Professor of Medicine
Dean, Raymond and Ruth Perelman School of Medicine
Executive Vice President, University of Pennsylvania for the
  Health System
Philadelphia, Pennsylvania

Anthony S. Fauci, MD
Chief, Laboratory of Immunoregulation
Director, National Institute of Allergy and Infectious Diseases
National Institutes of Health
Bethesda, Maryland

Dennis L. Kasper, MD
William Ellery Channing Professor of Medicine
Professor of Immunology
Department of Immunology
Harvard Medical School
Boston, Massachusetts

Stephen L. Hauser, MD
Robert A. Fishman Distinguished Professor
Department of Neurology
Director, UCSF Weill Institute for Neurosciences
University of California, San Francisco
San Francisco, California

Dan L. Longo, MD
Professor of Medicine
Harvard Medical School
Senior Physician, Brigham and Women's Hospital
Deputy Editor, *New England Journal of Medicine*
Boston, Massachusetts

Joseph Loscalzo, MD, PhD
Hersey Professor of the Theory and Practice of Medicine
Harvard Medical School
Chairman, Department of Medicine
Physician-in-Chief, Brigham and Women's Hospital
Boston, Massachusetts

译者序

《哈里森内科学》主要由美国内科领域权威专家领衔编著，第一版问世至今 70 余载，历经 20 次修订再版，使其内容在日新月异的医学高速发展时代中，始终能全面包罗且与时俱进，因此深受众多临床医生、医学生的欢迎，被奉为全世界最具影响力的经典教科书之一。

然而，随着科技的进步和信息化的发展，现代临床医学进入了知识"大爆炸"时期，不仅内容快速增加而且变化日新月异；同时，临床医生也面临着日益繁重的医疗服务工作。在如此背景下，如何能更快速、便捷和高效地获取主要内科疾病的重要信息，从而快速转化到临床实践中就显得尤为重要。为顺应这一临床需求，《哈里森内科学》编者们于 1988 年首次创新性地将其浓缩成《哈里森内科学手册》，并不断再版更新，成为一线临床医生的口袋书。

最新的第 20 版《哈里森内科学手册》仍然秉承"临床实用至上"的原则，在上一版的基础之上，除了内容全面更新升级，还对版式进行了优化，简练语言，采用更多精美的图表方便读者于繁忙的工作中查阅与理解。为使在我国多次重印出版、深受广大医务人员喜爱的第 18 版《哈里森内科学手册》紧跟步伐，及时呈现新版优势，北京大学医学出版社启动了新版翻译出版工作。何其荣幸！第 20 版《哈里森内科学手册》，再次受到北京大学医学出版社信任，交付我负责全面组织翻译工作。为保证翻译质量和充分体现原书权威性，接到任务后迅速组织了兼具专业学识和良好外文翻译水平的译者团队。

诸位审阅和翻译专家均要求务必恪守"信、达、雅"的原则，最大限度贴近原著，呈现原汁原味的内容。本书所有文字和图表在内，都得到了深度翻译和审校，每字、词、句都经再三斟酌。由于原著中医疗环境差异和语言习惯不同，其中还不乏英语俚语，诸位译者多次组织校稿会，除了翻阅《哈里森内科学》原著之外，还大量查找相关文献，以求保障精确翻译本书，不辜负广大读者的殷切期盼。无论如何，如此巨著受限于各种因素，出版后如有失误之处，敬请各位读者朋友谅解，也必当虚心接受诸位勘误和指正。

本书付梓出版之际，满心感激之情！感谢各位医生临床工作高度忙碌，仍不辞辛劳承担翻译任务。尤其，诚挚致谢首都医科大学附属北京地坛医院陈志海教授和北京大学第三医院傅瑜教授，分别组织高水平团队全面承担本书传染病学和神经病学相关内容，极其出色和高效地完成翻译工作。同时，感谢北京大学医学出版社全体同仁，特别是高瑾女士，她和团队多年以来一直倾力支持，给予最大信任和协作，使《哈里森内科学手册》简体中文翻译版本得以持续再版发行。

最后，期许第 20 版《哈里森内科学手册》助力医学生、年轻见习、实习医生和住院医生，在学习与掌握内科学路上，成为大家速学渊博知识的"宝典"；也能作为各年资临床内科医生值得信赖的速查手册，陪伴大家从容应付复杂与繁重的临床工作。

北京大学人民医院

陈　红

2022 年 7 月 1 日

原著序言

《哈里森内科学（HPIM）》是医学生与临床医生的首选医学教材，其为广大读者从生物学和临床方面理解优质患者照护提供全面详尽的资源。《哈里森内科学手册》则着力于满足读者的不同需求：为床旁医疗照护实时提供简明翔实的参考资源。本版《哈里森内科学手册》呈现的临床内容来源于对第 20 版《哈里森内科学》的提取凝练，覆盖门诊和住院医疗服务中最常见的疾病，囊括其诊断、临床表现和治疗的关键要点。

自从 30 年前问世以来，《哈里森内科学手册》已经成为令人信赖、能够快速获取临床实践资讯的渠道。每个版本均是专家们的全面升级之作。随着医学知识的快速扩充，以及现代医疗环境中如此繁重的患者照护责任，时间愈发宝贵，本书也就愈显实用。《哈里森内科学手册》受欢迎程度和备受认可的价值，亦反映出在时间紧迫感十足的临床医疗环境中，这种精炼版本能够为医生进行初步诊断与治疗提供极大帮助。尤其，本书的实用版式，非常有利于读者快速定位及获取资讯。此外，大量的图表展示也可助力读者进行床旁临床决策。

尽管《哈里森内科学手册》无法替代读者对临床问题进行探索分析，但其可作为现成且内容丰富的临床实践总结，协助读者解决床旁所面对的临床问题，并为读者在其后通过更多拓展阅读开展深入分析奠定基础。

最新版《哈里森内科学手册》始终如故，致力于紧随内科学临床实践的前沿进展，优化升级全书内容。为此，我们对前一版本的每一章节均展开了全面细致的审校与更新，并在适宜之处进行大量修订和新增章节。诸位编者在更新手册的过程中亦收获颇丰。我们诚挚希冀您发现《哈里森内科学手册》作为临床与教学参考书的独特价值。

致　谢

主编和麦格劳-希尔（McGraw-Hill）公司诚挚向各位编辑致谢，正是大家的协助和耐心使得本版书籍得以及时出版。

编辑人员：Patricia Duffey；Gregory K. Folkers；Andrew Josephson，MD；H. Clifford Lane，MD；Carol A. Langford，MD；Julie B. McCoy；Anita Ortiz；Elizabeth Robbins，MD；Marie E. Scurti；Stephanie Tribuna.

麦格劳-希尔公司：James F. Shanahan，Kim J. Davis，Catherine H. Saggese.

主编也想向既往版本的各位贡献者致谢，他们的工作构成了本次更新版本许多章节的基础：Tamar F. Barlam，MD；Gerhard P. Baumann，MD；Eugene Braunwald，MD；Punit Chadha，MD；Joseph B. Martin，MD，PhD；Michael Sneller，MD；Kenneth Tyler，MD；Sophia Vinogradov，MD；Jean Wilson，MD.

目　录

第 4 篇　耳鼻咽喉科学

第 5 篇　皮肤病学

第 6 篇　血液病学及肿瘤学

第 7 篇　传染病学

第 8 篇　心脏病学

第 9 篇　肺病学

第 10 篇　肾脏病学

第 14 篇　神经病学

第 15 篇　精神病学及物质滥用

第 16 篇　疾病预防及保健

第 17 篇　药物不良反应

第1篇 住院患者的诊治

第1章
电解质紊乱

（宋子琪　译　李忠佑　审校）

钠

Na^+浓度的紊乱多是由于体内 H_2O 平衡异常，引起 Na^+/H_2O 比例失调。反之，Na^+ 本身的紊乱，也可造成细胞外液容量变化（容量不足或容量负荷过重）。尿钠排泄和血管张力在维持"有效循环血容量"中起主要作用，而 H_2O 摄入与尿中 H_2O 排出二者共同维持体内 H_2O 平衡（表 1-1）。当 H_2O 和 Na^+ 的失衡同时存在时，很难辨别造成钠浓度紊乱的根本原因。例如：低血容量的患者，肾小管对滤过的 NaCl 重吸收增多，尿 Na^+ 浓度相对较低；同时，出于人体对有效循环容量下降的防御，精氨酸血管加压素（AVP）升高，使肾对 H_2O 的吸收增加，造成低钠血症。

表1-1 渗透压调节与容量调节

	渗透压调节	容量调节
感受对象	血浆渗透压	有效循环容量
感受器	下丘脑渗透压感受器	颈动脉窦 入球小动脉 心房
效应器	AVP 口渴	交感神经系统 肾素-血管紧张素-醛固酮系统 ANP/BNP AVP
效应影响	尿渗透压 H_2O 摄入	尿钠排泄 血管张力

注意：详见正文。
缩略词：ANP，心房钠尿肽；AVP，精氨酸血管加压素；BNP，脑钠肽。
资料来源：Adapted from Rose BD，Black RM（eds）：Manual of Clinical Problems in Nephrology. Boston，Little Brown，1988.

■ 低钠血症

低钠血症是指血 Na^+ 浓度 < 135 mmol/L，是住院患者最常见的电解质紊乱。症状包括恶心、呕吐、意识模糊、淡漠以及定向障碍。重度低钠血症（< 120 mmol/L）和（或）低钠血症骤然发生，则可引发痫性发作、脑疝、昏迷或是死亡（详见下文，急性症状性低钠血症）。低钠血症几乎均是由于循环中 AVP 增加或肾对 AVP 的敏感性增加所致；值得注意的例外情况是"嗜啤酒综合征"，其钠盐的摄入不足，这种背景下尿钠排泄显著减少，不足以支持充分排泄游离 H_2O 而引起低钠血症。血 Na^+ 浓度并不能反映体内总钠含量；低钠血症主要是因为 H_2O 平衡异常所致。依据患者容量状态，将低钠血症分为三组：低容量性、等容量性和高容量性低钠血症（图1-1）。这三种类型的低钠血症除血渗透压降低外，均存在因"非渗透性"因素引起循环中的 AVP 过度释放。临床上低钠血症常是由于多种因素共同导致，包括药物、疼痛、恶心以及剧烈运动等均可作为非渗透性刺激因素促进 AVP 的释放，增加低钠血症的风险。

低钠血症患者的实验室检查项目应包括血渗透压的测定，以除外由于高脂血症或高蛋白血症所致"假性低钠血症"。同时，需检测血糖，其可使细胞内 H_2O 外流，血糖每升高 100 mg/dl，血 Na^+ 浓度下降约 1.4 mmol/L。此外，高钾血症可提示肾功能不全或低醛固酮血症；血尿素氮（BUN）及肌酐升高提示肾源性低钠血症。尿电解质浓度及尿渗透压在低钠血症的评估中也非常重要。尤其，临床上充血性心力衰竭等无容量负荷过重的表现时，尿 Na^+ < 20 mmol/L 则提示低容量性低钠血症。尿渗透压 < 100 mosmol/kg 时，提示烦渴症，或少数情况下是钠盐摄入减少；尿渗透压 > 400 mosmol/kg 时，提示 AVP分泌过多是主要发病机制；尿渗透压介于 100 ~ 400 mosmol/kg 之间时，则通常是多种病理生理学过程共同参与的结果（如 AVP 分泌过多伴有烦渴症）。最后，在必要时还应该完善甲状腺、肾上腺及垂体功能的检查。

低容量性低钠血症

肾及肾外原因所致低血容量均可引起低钠血症。其中，可造成低血容量的肾脏原因包括原发性肾上腺功能不全、低醛固酮血症、失盐性肾病（反流性肾病、非少尿型急性肾小管坏死）、利尿剂、渗透性利尿。低血容量性低钠血症时，这类患者通常随机即时尿 Na^+浓度 > 20 mmol/L，但是利尿引起的低钠血症，在使用较长时间的利

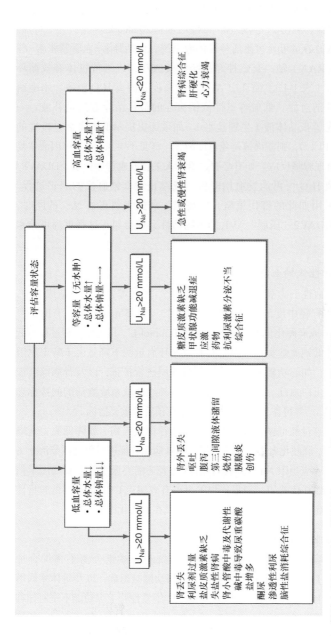

图 1-1 低钠血症诊断路径，详见正文。U_{Na}，尿 Na^+浓度。[资料来源：Reprinted from Kumar S, Berl T: Diseases of water metabolism. In: Atlas of Diseases of the Kidney, Vol I, Schrier RW (ed). Philadelphia, Current Medicine, Inc, 1999; with permission.]

尿剂后检测浓度可< 20 meq/L。非肾脏疾病所致低血容量性低钠血症包括:胃肠道液体丢失(如呕吐、腹泻、引流管引流液)、皮肤丢失(出汗、烧伤);其尿 Na^+ 浓度通常< 20 meq/L。

　　低血容量可显著激活神经体液系统,包括肾素-血管紧张素-醛固酮(RAA)轴、交感神经系统以及 AVP,以维持机体有效循环血容量(表 1-1)。循环中 AVP 的增高促使游离 H_2O 吸收,水潴留引起低钠血症。低血容量性低钠血症的最佳治疗方法是补液,一般补充等张晶体液(生理盐水)。如果病史提示低钠血症是慢性的(48 h 以上),则需谨慎避免过度纠正(详见下文),AVP 可因液体复苏而出现骤降反应。如有必要,给予人工合成血管加压素(DDAVP)和游离 H_2O 可再诱发血钠降低,或终止对低钠血症的纠正过程。还可采用如此的替代策略,以高张生理盐水纠正血 Na^+ 的同时,给予 DDAVP"压制"AVP 的生物活性,使得纠正过程更为可控和线性。

高容量性低钠血症

　　充血性心力衰竭(CHF)、肝硬化、肾病综合征均可造成水肿,并常伴有轻中度的低钠血症(Na^+ 125 ~ 135 mmol/L);有时,严重 CHF 或肝硬化也可出现 Na^+ < 120 mmol/L。其病理生理过程与低容量性低钠血症类似,但是其有效循环血量的下降是由于特定原因造成的,如心功能不全、肝硬化时外周血管扩张,以及肾病综合征时低白蛋白血症。低钠血症的程度是神经体液系统激活的间接标志(表 1-1),并可作为高容量性低钠血症预后的重要指标。

　　高容量性低钠血症的处理包括治疗原发疾病(如降低心力衰竭后负荷、肝硬化者静脉输注白蛋白、肾病综合征进行免疫调节治疗);此外,还应当限 Na^+、利尿,有些患者还需要限水。血管加压素拮抗剂(如托伐普坦、考尼伐坦)也可有效纠正 CHF 患者的低容量性低钠血症;托伐普坦的肝毒性限制了其在肝硬化中的应用。

等容量性低钠血症

　　等容量性低钠血症大多是由于抗利尿激素分泌不当综合征(SIADH)所致。其他原因包括甲状腺功能减退症,以及垂体疾病继发的肾上腺功能不全。值得注意的是,继发性肾上腺功能不全时如补充糖皮质激素可以引起血循环中 AVP 水平迅速下降,使得血 Na^+ 矫枉过正(详见下文)。

　　SIADH 的常见原因包括:肺部疾病(如肺炎、肺结核及胸腔积液）和中枢神经系统疾病（如肿瘤、蛛网膜下腔出血及脑膜炎）；SIADH 也见于某些恶性肿瘤（主要是肺小细胞癌），以及用药（如选择性 5- 羟色胺再摄取抑制剂、三环类抗抑郁药、烟碱、长春新碱、卡马西平、麻醉性药品、抗精神病药、环磷酰胺、异环磷酰胺）。等容量性低钠血症的最优处理措施是针对原发疾病进行治疗。限制水的摄入量＜ 1 L/d 是治疗基石，但是常难以奏效或是患者无法耐受。然而，血管加压素拮抗剂对于纠正 SIADH 的血 Na^+ 非常有效。其他治疗方法包括同时服用袢利尿剂以抑制逆流机制并降低尿液的浓缩，还可联合口服盐片纠正利尿剂引起的盐丢失和容量不足。最近，高适口性的口服尿素也已问世，其对 SIADH 治疗的有效性相当于托伐普坦，通过增加尿溶质（尿素），从而增进尿中 H_2O 排出。

急性症状性低钠血症

急性症状性低钠血症是临床急症。血 Na^+ 水平骤然下降，大脑无法及时通过反馈调节机制减轻其对脑细胞内液的影响，引起脑水肿、痫性发作，甚至死亡。本病通常见于女性，尤其是绝经前期的女性更易于发生；男性患者则相对较少造成神经系统并发症。许多患者的低钠血症由于医源性因素所致，包括：术后输注低渗液体、处方噻嗪类利尿剂、结肠镜前准备、术中使用甘氨酸冲洗液。烦渴症及其 AVP 相应升高，或者剧烈运动（如马拉松），因而摄水增多也可引起急性低钠血症。消遣性毒品摇头丸［亚甲二氧基甲基安非他明（MDMA）］也可通过引发 AVP 释放增多和口渴，造成急性低钠血症。

血 Na^+ 浓度处于相对中等程度的下降（125 mmol/L 左右）即可引起严重的症状。恶心和呕吐是出现更为严重后果之前的常见先驱症状。其中一项严重的并发症为呼吸衰竭，可由于中枢神经系统抑制引发的高碳酸血症，或是神经源性因素造成正常二氧化碳水平的非心源性肺水肿所致。伴随而来的低氧血症，会进一步加重对低钠血症性脑病的影响。

治疗 低钠血症

低钠血症的治疗重点包括如下三个方面。其一，是否出现症状和（或）症状的严重程度决定了治疗的迫切性（详见上文急性症状性低钠血症）；其二，低钠血症已持续 48 h 以上（慢性低钠血症）的患者，如果血 Na^+ 在 24 h 之内升高 10 ~ 12 mmol/L，和（或）48 h 之内升高 > 18 mmol/L，则有渗透性脱髓鞘综合征的风险，尤其是脑桥中央髓鞘溶解；其三，对高渗盐水或血管加压素拮抗剂等干预措施的反应，有时难以预测，因此必须密切监测血 Na^+ 水平（初始时每 2 ~ 4 h）。

急性症状性低钠血症的治疗包括输注高渗盐水，快速升高血 Na^+ 水平，每小时 1 ~ 2 mmol/L 至总浓度增高 4 ~ 6 mmol/L，此时通常足以缓解脑水肿引发的急性症状，随后按照慢性低钠血症的处理原则继续进行治疗（详见下文）。目前已有多种用于估算高渗盐水输注速度的公式，其中常用的计算"失钠量"的公式为：失钠量 = 0.6 × 体重 ×（目标 Na^+ 浓度－初始 Na^+ 浓度）。无论应用哪种估算方法，由于机体生理状态快速变化，血 Na^+ 增加幅度可能非常难以预料；因此，高渗盐水输注期间和之后应每 2 ~ 4 h 监测血 Na^+ 浓度。如果患者进展出现急性肺水肿或高碳酸血型呼吸衰竭，给氧补充及通气支持也极为关键。静脉应用袢利尿剂有助于治疗急性肺水肿，并通过干预肾递流倍增系统促进游离 H_2O 排出。需要注意的是，血管加压素拮抗剂对于治疗急性低钠血症并无作用。

慢性低钠血症的纠正速度应相对缓慢（首个 24 h 之内升高 < 10 ~ 12 mmol/L，48 h 之内 < 18 mmol/L）。对于 SIADH 和心力衰竭引起的高容量性低钠血症，血管加压素拮抗剂非常有效。已有报道使用托伐普坦期间，肝功能检测出现异常，因此禁用于肝硬化；对于既往无肝病的患者，这类药物治疗应限制在 1 ~ 2 个月之内，并密切监测肝功能。如果患者经血管加压素拮抗剂、高渗盐水或等渗盐水（用于纠正慢性低容量性低钠血症）治疗后，血 Na^+ 水平过度矫正；此时给予血管加压素激动剂 DDAVP、补充游离 H_2O（通常是输注 5% 葡萄糖溶液，D_5W），可降低或稳定血钠水平。同样地，密切监测血 Na^+ 变化对于调整治疗至关重要。对于严重低钠血症的患者，临床医生或可选择给予 DDAVP（每天 2 次）作为起始治疗方案，以持续维持 AVP 的生物活性，并联合使用高渗盐水，采取这种更可控的方法缓慢纠正血钠水平的异常，从而预先降低矫枉过正的风险。

■ 高钠血症

高钠血症极少见于高血容量状态，如有则通常是医源性因素所致，例如静脉输注高渗的碳酸氢钠。高钠血症最常见于 H_2O 和容量共同缺失，失 H_2O 大于失 Na^+。高龄老人伴有渴觉下降和（或）入液量不足时，游离 H_2O 摄入减少，是发生高钠血症的最高危人群。肾性失 H_2O 的常见原因包括：继发于高糖血症的渗透性利尿、尿路梗阻解除后多尿、药物（造影剂、甘露醇等）；以及中枢性或肾性尿崩症（第172章）。对于肾性失水所致高钠血症的患者，除补充基础失水量外，还必须计算得出每日继续失水量（表1-2）。

治疗　高钠血症

高钠血症的管理路径列于表1-2。如同低钠血症的处理原则，为避免神经系统并发症，应缓慢纠正 H_2O 的缺失，血 Na^+ 在 48～72 h 逐渐下降。根据血压或血管容量状况，起始治疗可使用低渗性盐水（1/4 或 1/2 张力）。对于输注大量 D_5W 的患者，应监测血糖情况，其可能接踵发生高血糖症。对于中枢性或肾性尿崩症的患者，计算尿无电解质-游离 H_2O 的排泄量，有助于估算每日继续失水量（表1-2）。水缺失纠正之后，特定类型的高钠血症还可采用其他一些治疗措施。例如，对于中枢性尿崩症患者，给

表1-2　高钠血症的治疗

失水量

1. 估算总体水量（TBW）：体重（kg）50%～60%，取决于人体成分
2. 计算游离水的缺失量：$[(Na^+ - 140)/140] \times TBW$
3. 48～72 h 补充失水量

继续丢失量

4. 计算尿游离水清除率（CeH_2O）

$$CeH_2O = V\left(1 - \frac{U_{Na} + U_K}{S_{Na}}\right)$$

V：尿量；U_{Na}：尿 Na^+ 浓度；U_K：尿 K^+ 浓度；S_{Na}：血 Na^+ 浓度

不显性失水量

5. 每天约 10 ml/kg；机械通气时较少，发热时则较多

总量

6. 整合确定总失水量及继续丢失量，在 48～72 h 内纠正总失水量，并补充每日继续丢失量

予鼻腔内滴注人工合成血管加压素（DDAVP）；稳定的肾性尿崩症患者，使用氢氯噻嗪（12.5 ～ 50 mg/d）可减少其多尿，这类利尿剂被认为可通过增加近端肾小管 H_2O 重吸收，减少远端肾小管溶质排泌，从而改善多尿。锂盐相关肾性尿崩症，可能对阿米洛利（2.5 ～ 10 mg/d）有效，其通过抑制阿米洛利敏感型上皮钠通道（ENaC），减少锂离子进入远端肾单位的主细胞。然而，值得注意的是，大多数锂盐诱发的肾性尿崩症患者，可通过增加饮水量减轻症状。非甾体抗炎药（NSAIDs）或 COX-2 抑制剂也偶尔被用于治疗与肾源性尿崩症相关的多尿，通过削弱尿前列腺素对尿浓缩的抑制作用减少尿量。然而，这些药物具有潜在肾毒性，从而限制了其临床应用。

钾

钾（K^+）是细胞内主要阳离子，因此讨论 K^+ 代谢紊乱时必须考虑细胞内外钾离子的交换（细胞外 K^+ 离子仅占体内总 K^+ 离子的不足 2%）。胰岛素、β_2 受体激动剂、碱中毒均可促进细胞摄取 K^+ 离子；酸中毒、胰岛素缺乏、急性高渗状态（输注甘露醇或 50% 葡萄糖溶液）促进 K^+ 离子外流或减少细胞对其的摄取。组织坏死后 K^+ 离子释放可以引起严重的高钾血症，尤其是同时合并急性肾损伤。由于肌肉中储存有大量钾离子，横纹肌溶解引起高钾血症十分常见；肿瘤溶解综合征中亦可见到显著的高钾血症。

肾是影响 K^+ 离子分泌的重要器官，尽管 K^+ 离子的转运发生在整个肾单位，但皮髓交界区的肾小管与皮质集合管的主细胞，对 K^+ 离子的分泌发挥至关重要的作用。Na^+ 离子通过阿米洛利敏感型上皮钠通道（ENaC）进入主细胞，在管腔内生成负电位差，促使 K^+ 离子通过顶部 K^+ 通道被动流出。这种交互关系是临床中理解血钾异常的关键。例如，远端肾小管 Na^+ 交换减少可造成 K^+ 分泌减少，引起高钾血症。肾素-血管紧张素-醛固酮系统（RAAS）的异常既可导致高钾血症，又可出现低钾血症。醛固酮对 K^+ 离子的分泌具有重要影响，其增加 ENaC 和上皮基底侧 Na^+/K^+-ATP 酶的活性，从而增强主细胞驱动 K^+ 自管腔侧分泌的能力。

■ 低钾血症

低钾血症的主要原因见表 1-3。房性及室性心律失常是低钾血症

表1-3 低钾血症的原因

Ⅰ.摄入减少
  A.饥饿
  B.食入黏土

Ⅱ.细胞内外重新分布
  A.酸碱平衡
    代谢性碱中毒
  B.内分泌因素
    1.胰岛素
    2.β_2受体交感活性增加:心肌梗死后、头外伤、茶碱
    3.β_2受体激动剂:支气管扩张剂、宫缩抑制剂
    4.α受体拮抗剂
    5.甲亢性周期性麻痹
    6.Na^+/K^+-ATP酶下游激活:茶碱、咖啡因
  C.合成代谢状态
    1.维生素B_{12}或叶酸(红细胞生成)
    2.粒细胞-巨噬细胞刺激因子(白细胞生成)
    3.全肠外营养
  D.其他
    1.假性低钾血症
    2.低体温
    3.家族性低钾性周期性麻痹
    4.钡中毒:抑制全身钾"漏"通道

Ⅲ.丢失过多
  A.肾外丢失
    1.胃肠道丢失(腹泻)
    2.皮肤丢失(出汗)
  B.肾脏丢失
    1.远端肾小管流量及Na^+交换增加:利尿剂、渗透性利尿、失盐性肾病
    2.钾排泄增加
      a.盐皮质激素分泌增加:原发性醛固酮增多症(醛固酮分泌性腺瘤,APA)、原发性肾上腺增生(PAH)或单侧肾上腺增生(UAH)、双侧肾上腺增生及肾上腺癌所致特发性高醛固酮血症(IHA)、家族性高醛固酮血症(FH-Ⅰ,FH-Ⅱ,先天性肾上腺皮质增生症)、继发性醛固酮增多症(恶性高血压、肾素瘤、肾动脉狭窄、低血容量状态)、库欣(Cushing)综合征、Batter综合征及Gitelman综合征
      b.真性盐皮质激素分泌增加:11β-脱氢酶-2先天缺乏(真性盐皮质激素过多综合征)、11β-脱氢酶-2抑制〔甘草次酸/甘草酸和(或)甘珀酸:甘草制剂的食品和药物〕、Liddle综合征(先天性ENaC激活)

表 1-3　低钾血症的原因（续表）

c. 远端不被吸收的阴离子增多：呕吐、鼻饲、近端肾小管酸中毒、糖尿病酮症、吸胶毒（滥用甲苯）、青霉素衍生物（青霉素钠、萘夫西林、双氯西林、替卡西林、苯唑西林、羧苄西林） 　3. 低镁血症、两性霉素 B、Liddle 综合征

最严重威胁生命的并发症。低钾血症使合并低镁血症和（或）服用地高辛的患者发生心律失常的风险最高。低钾血症可直接导致 QT 间期延长；当与其他引起 QT 间期延长的原因并存时，低钾血症是诱发心律失常的重要因素。低钾血症的其他临床表现包括肌无力，血 K^+ < 2.5 mmol/L 时尤其明显；如果低钾血症持续存在，则可能出现高血压、肠梗阻、多尿、肾囊肿甚至肾衰竭。

　　低钾血症的原因通常可从病史、查体及实验室检查中发现。然而，持续性低钾血症可能需要更为详尽和系统的评估（图 1-2）。初步的实验室检查包括电解质、尿素氮、血肌酐、血渗透压、Mg^{2+}、Ca^{2+}、全血细胞计数、尿 pH、尿渗透压、尿肌酐及尿电解质。计算跨肾小管钾浓度梯度（TTKG）需要获得血和尿渗透压数值，低钾血症时 TTKG < 3（同时参阅"高钾血症"）。除此，尿 K^+/尿肌酐比值 > 13 mmol/g（> 1.5 mmol/mmol）亦提示 K^+ 经肾排泄增多。特定的病例可能需要进一步检测尿 Mg^{2+}、Ca^{2+} 和（或）血浆肾素及醛固酮水平。

> **治疗　低钾血症**
>
> 　　低钾血症的治疗目标是预防危及生命或严重慢性并发症，补足缺失的 K^+ 离子，纠正其原发病，和（或）减少再次发生低钾血症。治疗的迫切性取决于低钾血症的严重程度、伴随临床因素（心脏疾患、地高辛治疗等）以及血 K^+ 下降的速度。具有 QT 间期延长和（或）其他心律失常危险因素的患者，治疗期间应通过持续心电监测设备进行监测。对于因细胞内外重新分布导致严重低钾血症（血 K^+ 浓度 < 2.5 mmol/L），和（或）出现严重并发症的患者，应及时且谨慎地给予补钾治疗；但是，随着引起低钾血症的病因迅速获得纠正，随之而来的是高钾血症的风险。如果认为交感神经系统过度激活是引起血钾分布异常的主要因素，例如甲状腺毒性周期性麻痹、茶碱过量和急性脑损伤，可以考虑使用大剂

量普萘洛尔（3 mg/kg）。这类非特异性 β 受体阻滞剂可以纠正低钾血症，且不具有反弹出现高钾血症的风险。需要注意的是，伴有 Mg^{2+} 离子缺乏时低钾血症难以纠正，应同时补充 Mg^{2+} 离子。肾小管损伤就可出现两种阳离子的经肾大量丢失，如顺铂肾毒性。

给予口服补充氯化钾（KCl）是低钾血症的主要治疗措施。口服或静脉注射磷酸钾，适用于合并低磷血症的患者。同时伴有代谢性酸中毒者应考虑使用碳酸氢钾或柠檬酸钾。尽可能精确地估算所需补充的 K^+ 离子和纠正速度，还应考虑肾功能、药物、合并症（如糖尿病）以判断过度矫正的风险。没有 K^+ 离子分布异常的情况下，K^+ 离子缺失总量与血 K^+ 水平相关，体内 K^+ 离子每减少 100 mmol，血 K^+ 水平下降约 0.27 mmol/L。需要注意的是，K^+ 离子重新分布到细胞内会有延迟，因此 K^+ 离子的缺失量必须在 24～48 h 缓慢补充。如有条件，密切监测血 K^+ 浓度，以避免出现短暂性补充过度或高钾血症。对于严重低钾血症（< 2.5 mmol/L），和（或）无法经口服补 K^+，或不耐受者，可考虑在重症监护治疗病房严密心电监测的条件下，通过中心静脉补充 KCl，其速度不可超过 20 mmol/h。由于葡萄糖促使胰岛素释放进而加重低钾血症，因此 KCl 应溶于生理盐水中输注。

还应考虑到减少 K^+ 丢失的策略，包括减少使用非保 K^+ 利尿剂的用量、限制 Na^+ 摄入，以及临床合理联合应用非保 K^+ 与保 K^+ 药物［如袢利尿剂和血管紧张素转化酶抑制剂（ACEI）］。

■ 高钾血症

高钾血症的原因见表 1-4。大多数情况下，高钾血症与肾排钾减少有关。但是对于糖尿病合并低肾素性低醛固酮血症、慢性肾脏病等易感者，饮食中钾摄入量增加是其导致高钾血症的主要原因。影响肾素-血管紧张素-醛固酮轴的药物也是造成高钾血症的重要原因。

高钾血症的首要处理是评估是否需要紧急治疗［心电图改变和（或）血 K^+ 浓度 > 6.0 mmol/L］。随后，应全面检查寻找高钾血症的原因（图 1-3）。病史及体格检查应重点关注：患者的用药史（如 ACEI、非甾体抗炎药、甲氧苄啶/磺胺甲噁唑）、饮食和膳食补充剂（如食盐代用品）、急性肾衰竭的危险因素、尿量减少、血压及容量状态。初步实验室检查应包括电解质、BUN、肌酐、血渗透压、Mg^{2+}、Ca^{2+}、全血细胞计数、尿 pH、尿渗透压、尿肌酐和尿电解质。尿 Na^+ 浓

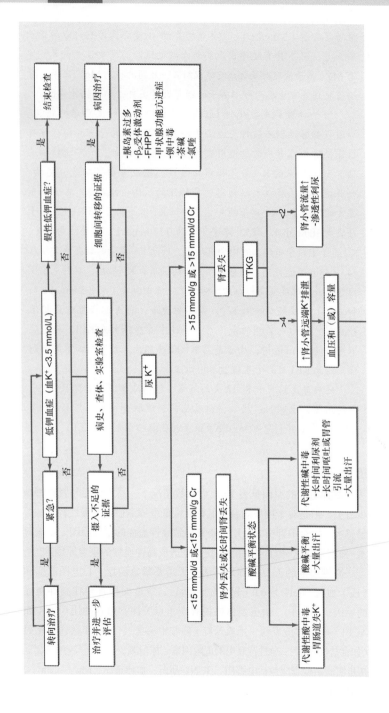

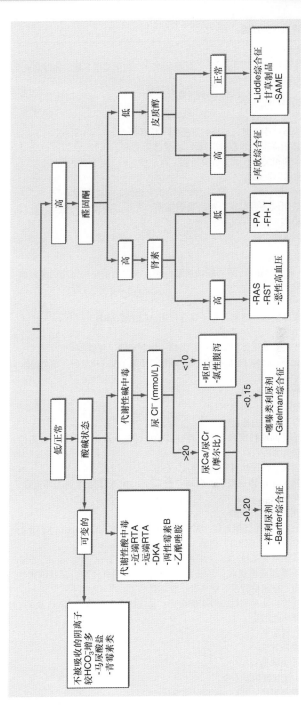

图 1-2　低钾血症诊断路径，详见正文。Cr，肌酐；DKA，糖尿病酮症酸中毒；FHPP，家族性低钾性周期性麻痹；FH- I，I 型家族性醛固酮增多症；PA，原发性醛固酮增多症；RAS，肾动脉狭窄；RST，肾素瘤；RTA，肾小管酸中毒；SAME，真性盐皮质激素过多综合征；TTKG，跨肾小管钾浓度梯度。[资料来源：Reprinted with permission from Mount DB, Zandi-Nejad K: Disorders of potassium balance. In: Brenner BM (ed): Philadelphia, Saunders, 2008.]

表 1-4 高钾血症的原因

Ⅰ. 假性高钾血症
　　A. 细胞外排：血小板增多症、红细胞增多症、白细胞增多症、体外溶血
　　B. 红细胞膜转运的遗传缺陷

Ⅱ. 细胞内血钾外流
　　A. 酸中毒
　　B. 高渗状态：造影剂、高渗右旋糖酐、甘露醇
　　C. β 受体阻滞剂（非心脏选择性 β 受体阻滞剂）
　　D. 地高辛和相关的苷类（黄夹竹桃、洋地黄、蟾二烯羟酸内酯）
　　E. 高钾性周期性麻痹
　　F. 赖氨酸、精氨酸、ε - 氨基乙酸（结构上相似，带正电荷）
　　G. 琥珀酰胆碱、热损伤、神经肌肉损伤、失用性萎缩、黏膜炎、长时间制动
　　H. 肿瘤溶解综合征

Ⅲ. 钾离子排泄不足
　　A. 肾素-血管紧张素-醛固酮轴抑制，联合或大剂量使用将增加高钾血症风险
　　　1. ACEI
　　　2. 肾素抑制剂：阿利吉仑（联合使用 ACEI 或 ARB）
　　　3. ARB
　　　4. 盐皮质激素受体阻滞剂：螺内酯、依普利酮、屈螺酮
　　　5. ENaC 阻滞剂：阿米洛利、氨苯蝶啶、甲氧苄啶、戊烷脒、萘莫司他
　　B. 肾灌注下降
　　　1. 充血性心力衰竭
　　　2. 容量不足
　　C. 低肾素性低醛固酮血症
　　　1. 肾小管间质性疾病：系统性红斑狼疮、镰状细胞性贫血、梗阻性肾病
　　　2. 糖尿病、糖尿病肾病
　　　3. 药物：非甾体抗炎药、COX-2 抑制剂、β 受体阻滞剂、环孢素、他克莫司
　　　4. 慢性肾脏病、高龄
　　　5. Ⅱ型假性低醛固酮血症：WNK1 或 WNK2 激酶、Kelch-like3（KLHL3）或 Cullin 3（CUL3）缺陷
　　D. 盐皮质激素肾抵抗
　　　1. 肾小管间质性疾病：系统性红斑狼疮、淀粉样变性、镰状细胞性贫血、梗阻性肾病、急性肾小管坏死后
　　　2. 遗传性：Ⅰ型假性低醛固酮血症：盐皮质激素受体或 ENaC 缺陷
　　E. 晚期肾功能不全
　　　1. 慢性肾脏病
　　　2. 终末期肾病
　　　3. 急性少尿型肾损伤
　　F. 原发性肾上腺功能不全
　　　1. 自身免疫性：Addison 病、多腺体内分泌病

表 1-4　高钾血症的原因（续表）

2. 感染性：HIV、巨细胞病毒、结核、播散性真菌感染
3. 浸润性：淀粉样变性、恶性肿瘤、转移癌
4. 药物相关：肝素、低分子量肝素
5. 遗传性：先天性肾上腺皮质发育不全、先天性类脂质性肾上腺皮质增生症、醛固酮合成酶缺陷
6. 肾上腺出血或梗死，包括发生于抗磷脂综合征时

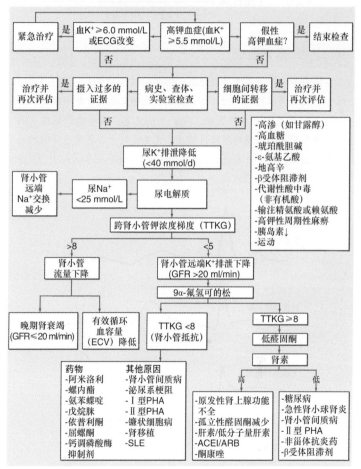

图 1-3　高钾血症诊断路径，详见正文。ACEI，血管紧张素转化酶抑制剂；ARB，血管紧张素Ⅱ受体阻滞剂；ECG，心电图；GFR，肾小球滤过率；PHA，假性低醛固酮血症；SLE，系统性红斑狼疮。［资料来源：Reprinted with permission from Mount DB, Zandi-Nejad K：Disorders of potassium balance. In：Brenner and Rector's The Kidney, 8th ed, Brenner BM（ed）. Philadelphia, Saunders, 2008.］

度＜ 20 meq/L 时，提示肾小管远端 Na^+ 离子交换障碍限制 K^+ 离子的排泄；给予 0.9% 生理盐水扩容，或呋塞米利尿治疗，则可通过增加肾小管远端 Na^+ 离子而有效降低血 K^+ 水平。计算跨肾小管钾浓度梯度（TTKG）需血和尿渗透压（OSM）数值。TTKG 的预期值很大程度上取决于既往数据：低钾血症时梯度＜ 3，高钾血症时梯度＞ 7 ～ 8。

$$TTKG = \frac{[K^+]_{尿液} \times OSM_{血浆}}{[K^+]_{血浆} \times OSM_{尿液}}$$

治疗　高钾血症

　　高钾血症带来最重要的危害是影响心脏传导系统，引起心动过缓，甚至心搏骤停的风险。图 1-4 显示高钾血症的心电图演变。如心电图出现高钾血症的表现，提示病情紧急，需要急诊处理。然而，众所周知心电图的敏感性较差，尤其是对于合并慢性肾脏病的患者。因此，对于严重高钾血症患者（$K^+ \geqslant 6 ～ 6.5$ mmol/L），即使心电图缺乏高钾血症的表现，也应积极进行处理。

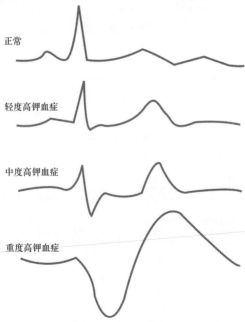

图 1-4　正常与不同程度高钾血症时心电图的演变。T 波高尖（胸前导联），随之出现 R 波降低、QRS 波增宽、PR 间期延长和 P 波消失，最终变为正弦波

表 1-5　高钾血症的治疗

机制	治疗	剂量	起效	持续时间	备注
稳定细胞膜电位	钙	10% 葡萄糖酸钙 10 ml（>10 min）	1～3 min	30～60 min	如果心电图改变持续存在，5 min 可重复给药一次。地高辛中毒时禁用
钾向细胞内转移	胰岛素	10 U 胰岛素溶于 50% 葡萄糖 50 ml（如血糖<250 mg/dl）	30 min	4～6 h	15 min 可重复给药一次。为避免低血糖，可给予 10% 葡萄糖 50～75 ml/h
	β_2 受体激动剂	雾化吸入沙丁胺醇 10～20 mg 溶于 4 ml 生理盐水中	30 min	2～4 h	作为胰岛素的增效/附加治疗，不允许单独应用；心脏病患者慎用（可导致心动过速/高糖血症）
促进钾排泄	降钾树脂	30～60 g 溶于 20% 山梨醇中口服	6 h	?	可导致缺血性结肠炎及结肠坏死；如具备，环硅酸锆钠（ZS-9）或帕替罗莫（Patiromer）优先于降钾树脂
	呋塞米	20～250 mg 静推	15 min	4～6 h	取决于肾的反应/功能情况
	血液透析		即刻		有效性取决于高钾血症的前期处理，应用的血液透析器，血流及透析液流速，透析时间，血清和透析液间的钾离子浓度梯度

高钾血症的紧急处理包括：完善 12 导联心电图、收住入院、持续心电监测，以及立即启动治疗。高钾血症的治疗分为三个方面：①拮抗高钾血症的心脏毒性；②将细胞外 K^+ 转移至细胞内；③将 K^+ 排出体外。高钾血症的治疗总结见表 1-5。降钾树脂是高钾血症的主要治疗药物，但是可能引起致命性的结肠坏死。如有条件，优先考虑使用环硅酸锆钠（ZS-9）或帕替罗莫（Patiromer），这类新型钾离子结合剂不会造成结肠坏死。

第 2 章
酸碱平衡紊乱

（宋子琪　译　曹成富　审校）

人体正常 pH 值（7.35 ～ 7.45）的调节主要依赖肺和肾。根据 Henderson-Hasselbalch 方程，pH 由 HCO_3^-（肾调节）/P_{CO_2}（肺调节）比值的函数决定。根据 HCO_3^-/P_{CO_2} 比值可确定酸碱平衡紊乱类型。酸中毒是由于酸性物质的蓄积或碱性物质的丢失，其病因可能是代谢性（血浆 HCO_3^- 浓度下降）或呼吸性（血浆 P_{CO_2} 升高）。碱中毒是由于酸性物质的丢失或碱性物质蓄积，其病因可能是代谢性（血浆 HCO_3^- 浓度升高）或呼吸性（血浆 P_{CO_2} 降低）（图 2-1）。

为了维持 pH 的稳定，代谢性酸碱平衡紊乱会立刻引起通气代偿性反应。但呼吸性酸碱平衡紊乱发生后肾的代偿却是慢性过程。这种"急性"代偿幅度不如"慢性"代偿大。单纯型酸碱平衡紊乱主要包括一种原发性紊乱及其代偿反应。而混合型酸碱平衡紊乱则包含两种及以上原发性紊乱。

单纯酸碱平衡紊乱的病因通常可从病史、体格检查及实验室检查中找到。初步实验室检查主要取决于酸碱平衡紊乱的类型，对于代谢性酸中毒及碱中毒则主要包括电解质、BUN、肌酐、白蛋白、尿 pH 及尿电解质。对于单纯型酸碱平衡紊乱患者（如慢性肾衰竭引起的轻度代谢性酸中毒），动脉血气分析（arterial blood gas，ABG）并不是必需的。但对于复杂型酸碱平衡紊乱的患者，需同时完成动脉血气分析及血电解质检查，以全面评估患者代偿反应程度。根据血气

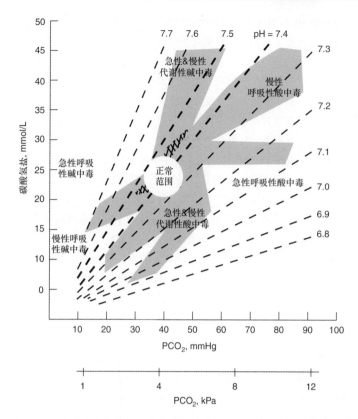

图 2-1　单纯型呼吸或代谢性酸碱平衡紊乱的区间图解。每一可信区间为均数 ±2SD（标准差），代表正常人或患者对某种酸碱平衡紊乱的代偿反应。（资料来源：Reprinted with permission from Arbus GS. An in vivo acid-base nomogram for clinical use. Can Med Assoc J 109：291，1973.）

分析可以计算代偿情况。Winter 公式 $[PaCO_2 = (1.5 \times [HCO_3^-]) + 8 \pm 2]$ 常用于评估代谢性酸中毒时的呼吸性代偿反应。同时应计算阴离子间隙。阴离子间隙＝$[Na^+]-([HCO_3^-]+[Cl^-])$＝未测定阴离子－未测定阳离子。计算阴离子间隙时应校正血白蛋白浓度的影响，白蛋白是主要的未测定阴离子。校正的阴离子间隙＝阴离子间隙＋$\sim 2.5 \times [4-$白蛋白（mg/dl）$]$。其他的化验检查可用于阐明特殊类型的阴离子间隙性酸中毒（见下文）。

■ 代谢性酸中毒

代谢性酸中毒时酸性物质（有机酸或无机酸）增多或 HCO_3^- 丢

失导致血 HCO_3^- 浓度降低；根据有无阴离子间隙增加，代谢性酸中毒可分为两大类（表 2-1）。高阴离子间隙（ > 12 mmol/L）性酸中毒主要是由于体内酸性物质（除 HCl 外）或未测定阴离子升高，常见原因包括酮症酸中毒（糖尿病、饥饿、酒精）、乳酸酸中毒、中毒（水杨酸、乙二醇、甲醇中毒）及肾衰竭。

少见及新近发现引起高阴离子间隙性酸中毒的原因包括 D- 乳酸中毒、丙二醇中毒、5- 羟脯氨酸尿（又称为焦谷氨酸尿）。其中，D- 乳酸中毒（乳酸 D- 异构体增加）发生于结肠切除、结肠病变或旁路手术后出现短肠综合征的患者，导致进入结肠内碳水化合物的量增多。此外，肠道内微生物的过度增长使碳水化合物的代谢产物 D- 乳酸生成增多导致 D- 乳酸中毒；D- 乳酸中毒可引起一系列的神经系统症状，使用适当抗生素改变肠道菌群情况可使症状缓解。丙二醇是许多药物静脉制剂的常用溶剂，最常见的是劳拉西泮。大量使用此类药物的患者可能会出现高渗性高阴离子间隙性代谢性酸中毒，主要是因为体内乳酸水平升高，常伴有急性肾衰竭。焦谷氨酸尿症（5- 羟脯氨酸尿）是一种高阴离子间隙性酸中毒，与补充细胞内谷胱甘肽的 γ- 谷氨酰出现循环功能障碍相关，5- 羟脯氨酸是此循环的中间代谢产物。遗传性 γ- 谷氨酰循环缺陷与 5- 羟脯氨酸尿有关；使用对乙酰氨基酚治疗的患者通过减少谷胱甘肽，过量生成 5- 羟脯氨酸，抑制谷氨酰循环可出现获得性的谷氨酰循环缺陷。患者停止使用对乙酰氨基酚后，病情可获得缓解。给予 N- 乙酰半胱氨酸增加谷胱甘肽储存量也可促进病情好转。

各种高阴离子间隙性酸中毒的鉴别诊断取决于临床表现及常规实验室检查（表 2-1），并结合血乳酸、酮体、毒物（如怀疑乙二醇或甲醛吸入时）及血渗透压检测。D- 异构体是诊断 D- 乳酸中毒的特异性检查；5- 羟脯氨酸尿可以通过临床表现及尿气相色谱 / 质谱（GC/MS）分析得以确诊。这是一种广泛使用于新生儿先天性代谢缺陷（通常为"尿中有机酸"）的筛查方法。

乙二醇、甲醛或丙二醇中毒的患者常出现"渗透压间隙"，其定义为血清渗透压计算值与测量值之间的差值 > 10 mosmol/kg。渗透压计算值 $= 2 \times Na^+ +$ 血糖 $/18 +$ BUN/2.8。值得注意的是，酒精性酮症酸中毒和乳酸酸中毒患者的渗透压间隙可能出现轻度升高。患者可能将乙二醇或甲醛完全代谢，使得阴离子间隙增加而渗透压间隙不增高。无论如何，快速测量血清渗透压有助于此类急症患者的紧急评估与诊治。

表 2-1　代谢性酸中毒

正常阴离子间隙性酸中毒

病因	临床提示
腹泻，肠造瘘	病史；K+ 排泄↑
肾衰竭	慢性肾脏病早期
肾小管酸中毒	存在其他近端肾小管功能异常（Fanconi 综合征）
近端肾小管酸中毒——低钾性	K+↓，高钙尿症，UpH > 5.5
远端肾小管酸中毒——高钾性	K+↑，PRA/aldo 正常；UpH > 5.5
远端肾小管酸中毒——低肾素低醛固酮血症	K+↑，PRA/aldo 降低，UpH < 5.5
稀释	生理盐水大量扩容
输尿管乙状结肠吻合术	回肠祥膀胱梗阻
静脉高营养治疗	输注氨基酸
乙酰唑胺、NH₄Cl、盐酸赖氨酸、盐酸精氨酸、盐酸司维拉姆	具有前述药物用药史

高阴离子间隙性酸中毒

病因	临床提示
糖尿病酮症酸中毒	高血糖，酮症
肾衰竭	慢性肾脏病晚期
乳酸酸中毒（L- 乳酸）	临床表现 + 血清乳酸↑
酒精性酮症酸中毒	病史：乏力 + 酮体；+ 渗透压间隙↑
饥饿	病史：轻度酸中毒；+ 酮体
水杨酸	病史：耳鸣；血清水杨酸浓度高；+ 酮体；+ 乳酸
甲醇	AG 增加；合并呼吸性碱中毒；视网膜炎；+ 毒物筛查；+ 渗透压间隙
乙二醇	肾衰竭；CNS 症状；+ 毒物筛查；结晶尿；+ 渗透压间隙
D- 乳酸酸中毒 丙二醇	小肠疾病；神经系统症状突出；静脉输液，例如劳拉西泮；+ 渗透压间隙；肾衰竭
焦谷氨酸尿症，5- 羟脯氨酸尿	AG 增加；长期使用对乙酰氨基酚

缩略词：AG，阴离子间隙；CNS，中枢神经系统；PRA，血浆肾素活性；aldo，醛固酮；UpH，尿 pH

正常阴离子间隙性酸中毒多是由于胃肠道 HCO_3^- 丢失所致。腹泻是其中最常见的原因，但是其他富含碳酸氢盐的肠液大量丢失的胃肠道疾病，也可造成大量的碱液丢失。如肠梗阻可能潴留多达数升的碱性体液在肠腔内。除此，在各种肾脏病中，肾小管重吸收碳酸氢盐减少、分泌 NH_4^+ 不足，也可引起正常阴离子间隙性酸中毒。进展性肾脏病早期常引起正常阴离子间隙性酸中毒，而在晚期肾衰竭时常引起高阴离子间隙性酸中毒。此外，正常阴离子间隙性酸中毒也见于肾小管酸中毒或肾小管间质损伤，如急性肾小管坏死、过敏性间质性肾炎或泌尿系梗阻。另外，外源性酸负荷增加也可导致正常阴离子间隙性酸中毒，常见于快速输注大量含盐溶液、氯化铵（NH_4Cl，止咳糖浆的组成成分）、盐酸赖氨酸或使用磷酸盐结合剂（盐酸司维拉姆）。

尿阴离子间隙及尿 pH 测定有助于评估高氯性代谢性酸中毒。尿阴离子间隙是指尿（$[Na^+] + [K^+]$）$- [Cl^-] =$ 未测定阴离子 $-$ 未测定阳离子。代谢性酸中毒时，NH_4^+ 是尿中主要的未测定阳离子。阴离子间隙呈负值，提示胃肠道丢失碳酸氢盐，同时肾适度代偿使 NH_4^+ 分泌增加；阴离子间隙正值提示尿液酸化，见于肾衰竭或远端肾小管酸中毒。需警惕的是，在阴离子间隙性酸中毒时，肾快速分泌未测定阴离子（如糖尿病酮症酸中毒）可以降低血清阴离子间隙，此时即使充分分泌 NH_4^+，也可导致尿阴离子间隙为正值；导致误诊为肾小管酸中毒。

治疗　代谢性酸中毒

代谢性酸中毒的治疗取决于其病因及严重程度。糖尿病酮症酸中毒的治疗需胰岛素及大量补液。同时，由于纠正胰岛素缺乏可导致严重的低钾血症，因此必须密切监测血钾水平并在必要时输注氯化钾。对于高阴离子间隙性酸中毒是否输注碱性溶液仍有争议，并且较少应用于糖尿病酮症酸中毒。虽然，此治疗适用于严重乳酸酸中毒的患者，可静脉输注 HCO_3^- 以维持 pH > 7.20；但是中度乳酸酸中毒是否使用 HCO_3^- 也尚存争议。无论如何，静脉输注 HCO_3^- 适用于纠正 D- 乳酸酸中毒、乙二醇和甲醛中毒以及 5- 羟脯氨酸尿。

对于慢性代谢性酸中毒，$HCO_3^- < 18 \sim 20$ mmol/L 时应予以治疗。一些证据显示，慢性肾脏病患者中，酸中毒会增快蛋白代

谢，并且可加重骨病。还有证据表明，纠正慢性肾脏病中的代谢性酸中毒可延缓其进展为终末期肾病。口服柠檬酸钠较碳酸氢钠口感更佳。口服碳酸氢钠的初始剂量常为 650 mg 3 次 / 日，逐渐加量以维持血 HCO_3^- 浓度。

■ 代谢性碱中毒

代谢性碱中毒是由于血浆 HCO_3^- 原发性增加并伴有动脉 pH 增加，有别于慢性呼吸性酸中毒。当慢性呼吸性酸中毒时，肾对 HCO_3^- 重吸收代偿性增加，使动脉 pH 正常或降低。如果排泄 HCO_3^- 的能力下降或肾对 HCO_3^- 的重吸收增加，外源性碱性物质（HCO_3^-、醋酸盐、柠檬酸盐或乳酸盐）也可导致碱中毒。最近重新被重视的情况是"乳碱综合征"，由于摄取碳酸钙过多导致的高钙血症、代谢性碱中毒及急性肾衰竭三联征，通常见于治疗或预防骨质疏松症，以及缓解消化性溃疡症状的治疗过程。

代谢性碱中毒主要由 HCO_3^- 的肾潴留引起，也见于其他多种机制。患者可分为两种亚型：Cl^- 反应型和 Cl^- 抵抗型。临床上可通过测定尿 Cl^- 浓度来区分（图 2-2）。Cl^- 反应型碱中毒的典型病因为呕吐或经鼻胃管引流引起的胃肠道反应，以及利尿剂治疗引起的肾脏反应。低血容量、氯化物缺乏、肾素 - 血管紧张素 - 醛固酮轴激活以及低钾血症等在低氯血症性碱中毒（"浓缩性"碱中毒）中发挥相互关联的作用。各种真性或表象性盐皮质激素过多可导致 Cl^- 抵抗型碱中毒（图 2-2）；大多数此类患者有低钾血症、容量负荷过重、高血压。

代谢性碱中毒的常见病因一般可通过病史、体格检查以及基本的实验室检查明确。动脉血气分析有助于确定 HCO_3^- 升高来源于代谢性碱中毒还是慢性呼吸性酸中毒的代偿增高，并用于混合型酸碱平衡紊乱的诊断。尿电解质测量有助于鉴别 Cl^- 反应型或 Cl^- 抵抗型碱中毒。尽管存在血容量不足，Cl^- 反应型碱中毒患者，尿 $Na^+ >$ 20 meq/L；尿 Cl^- 则非常低，除非患者存在严重的低钾血症。值得注意的是，利尿剂相关碱中毒患者尿 Cl^- 水平与利尿剂给药时间有关。其他诊断试验，如血浆肾素、醛固酮、皮质醇，可助于诊断合并有高尿 Cl^- 的 Cl^- 抵抗型碱中毒（图 2-2）。

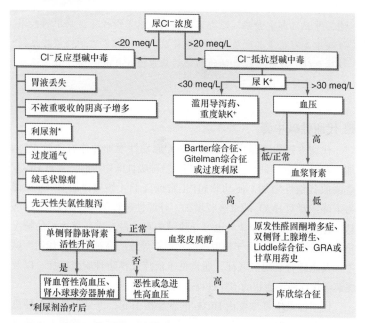

图 2-2　代谢性碱中毒诊断路径，详见正文。GRA，糖皮质激素可抑制性醛固酮增多症。[资料来源：Modified from Dubose TD. Disorders of acid-base balance. In：Brenner and Rector's The Kidney，8th ed，Brenner BM（ed）. Philadelphia，Saunders，2008 with permission.]

治疗　代谢性碱中毒

　　Cl^- 反应型碱中毒可以通过输注盐水纠正；同时应纠正其伴随的低钾血症。真性或表象性盐皮质激素过多需针对其基础病因进行特异性治疗。例如，对于上皮细胞阿米洛利敏感的 Na^+ 通道（ENaC）导致的 Liddle 综合征，可使用阿米洛利或其他相关药物进行治疗；而醛固酮增多症对螺内酯或依普利酮等盐皮质激素受体拮抗剂的治疗有效。最后，对于重症监护治疗病房中严重碱中毒患者，需使用乙酰唑胺等酸化剂进行治疗。

呼吸性酸中毒

　　呼吸性酸中毒是肺通气功能障碍导致的 CO_2 潴留。病因包括使用镇静剂、卒中、慢性肺疾病、气道阻塞、严重肺水肿、神经肌肉系统疾病及心搏骤停。症状包括意识模糊、扑翼样震颤、反应迟缓。

治疗　呼吸性酸中毒

呼吸性酸中毒的治疗目标是通过肺部灌洗和逆转支气管痉挛改善肺通气功能。重症急症患者可能需要气管插管或无创性正压通气（NPPV）。高碳酸血症所致酸中毒通常较轻；但是，呼吸性酸中毒合并代谢性酸中毒时可导致 pH 值显著降低。在重症监护治疗病房（ICU）住院患者中，呼吸性酸中毒常伴有低通气状态，为了维持中性 pH，可能需通过代谢性途径"过度校正"。

■ 呼吸性碱中毒

在肺炎、肺水肿、间质性肺疾病及哮喘患者中，过度通气可导致原发性 CO_2 浓度降低及 pH 值升高。常见病因为疼痛及心理因素，此外还有发热、低氧血症、败血症、震颤性谵妄、应用水杨酸类药物、肝衰竭、过度机械通气及中枢神经系统损伤。妊娠可出现轻度呼吸性碱中毒。严重呼吸性碱中毒则可导致癫痫发作、手足抽搐、心律失常或意识丧失。

治疗　呼吸性碱中毒

呼吸性碱中毒的治疗应针对基础疾病进行治疗。精神性因素所致呼吸性碱中毒患者，常需要镇静和呼吸袋。

■ 混合型酸碱平衡紊乱

在很多情况下，存在不止一种酸碱平衡紊乱。例如，心源性休克患者出现代谢性酸中毒合并呼吸性酸中毒；呕吐及糖尿病酮症酸中毒患者出现代谢性碱中毒及阴离子间隙增高性酸中毒；乙酰水杨酸中毒患者出现高阴离子间隙性酸中毒及呼吸性碱中毒。如果临床表现和（或）PCO_2 及 HCO_3^- 关系与单纯酸碱平衡紊乱不相符，应考虑混合型酸碱平衡紊乱的诊断，如代谢性酸中毒合并呼吸性碱中毒患者的 PCO_2 要明显低于根据 HCO_3^- 和 Winter 公式所得到的预测值 $[PaCO_2 = (1.5 \times [HCO_3^-]) + 8 + 2]$。

在单纯高阴离子间隙性酸中毒中，阴离子间隙的增加与 HCO_3^- 的下降成比例。HCO_3^- 的下降幅度低于阴离子间隙的升高幅度，常提示合并代谢性碱中毒。相反，如果 HCO_3^- 的下降幅度高于阴离子间隙的升高幅度，常提示合并高阴离子间隙性代谢性酸中毒和正常阴离子间隙性代谢性酸中毒。值得注意的是，以上结论均假定未测定阴离子与下降的 HCO_3^- 比例为 1∶1，但在不同患者或随着酸中毒的进展，上述比例并不是一成不变的。例如，当糖尿病酮症酸中毒患者进行容量复苏时，肾小球滤过率及肾对酮体的排泄会逐渐增加，降低阴离子间隙却不会进一步引起正常阴离子间隙性酸中毒。

第 3 章
内科中的影像诊断

（赖云耀　译　洪楠　审校）

　　内科医师可使用多种非侵入性的影像学检查方法，来协助其完成诊断。尽管现已有各类愈发高级和专业化的影像技术，放射检查（如胸部 X 线片）及超声仍是医疗实践中非常重要的诊断手段。其中，超声检查越来越多地被用于床旁辅助深静脉置管，以及拓展应用于甲状腺、胸腔、心脏及腹部的体检。

　　大多数的医疗机构现已具备急诊 CT 检查的条件，其对创伤、疑似中枢神经系统出血或缺血性卒中患者的初始评估极具价值。MRI 及其相关技术（磁共振血管成像、功能磁共振、磁共振波谱）对脑、血管、关节及多数大器官均可提供高分辨成像。包括正电子发射断层显像（PET）在内的放射性核素显像可靶向器官或器官内特定区域进行功能评价。将 PET 与 MRI 或 CT 检查相结合的影像技术，能够提供大量关于代谢活跃病灶（如癌症）位置及结构信息的图像。

　　本章将介绍内科医生最常应用的影像学检查，包括其适应证与用途。

胸部 X 线片（图 3-1）

- 简便快捷，应作为心肺疾病患者标准评估的一项检查。
- 可快速辨识一些危及生命的疾病，如气胸、腹腔游离气体、肺水肿、肺炎和主动脉夹层。
- 急性肺栓塞患者的胸部 X 线片（简称胸片）通常无明显异常。
- 急性肺炎患者应于 4 ～ 6 周后复查，以了解胸片所见渗出性

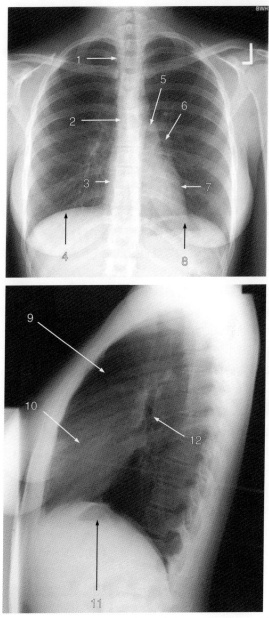

图 3-1 正常胸部 X 线片影像 **1.** 气管；**2.** 隆突；**3.** 右心房；**4.** 右侧膈面；**5.** 主动脉结；**6.** 左肺门；**7.** 左心室；**8.** 左侧膈面（膈下可见胃泡）；**9.** 胸骨后区；**10.** 右心室；**11.** 左侧膈面，膈下可见胃泡；**12.** 左上叶支气管

病变的消退情况。

- 结合临床体格检查可佐证充血性心力衰竭的诊断。心力衰竭的影像学表现特征包括心影增大、头向集中化（上肺野血管影较下肺野增粗）、Kerley B 线和胸腔积液。
- 气管插管患者需频繁进行胸片检查，以了解插管位置，并评估有无气压伤。
- 肺泡或气道疾病的胸片特征为不均匀的斑片影伴支气管气象。
- 胸部 X 线检查有助于明确胸腔积液的流动分布情况。在行胸腔穿刺引流术前，需完善卧位胸片以除外包裹性积液。

腹部 X 线片

- 应作为疑似肠梗阻患者的影像学初筛检查。小肠梗阻患者立位腹部 X 线平片的表现包括多发气液平面、结肠萎陷，以及小肠肠襻呈"阶梯状"。
- 如可疑肠穿孔、门静脉积气和中毒性巨结肠时避免使用钡灌肠造影。
- 可评估肠管的大小
  1. 正常小肠直径 < 3 cm。
  2. 正常的盲肠直径可达 9 cm，其余结肠直径可达 6 cm。

超声

- 对检出胆石症的敏感性和特异性优于 CT 扫描。
- 用于辅助中心静脉置管，以及建立外周静脉通路（当直接建立静脉通路较困难时）
- 用于评估肾功能不全患者的肾脏大小，并除外肾盂积水。
- 明确腹部闭合性损伤患者是否存在腹腔积液。
- 评估心脏瓣膜和室壁运动情况。
- 用于胸腔、腹腔内包裹性积液穿刺引流的术前定位。
- 用于测定甲状腺结节大小，并引导细针穿刺活检。
- 用于明确肿大淋巴结的大小及位置，特别是颈部等浅表位置的淋巴结。
- 用于评估已知或疑似阴囊疾病的首选检查。
- 有效评估卵巢疾病的首选影像学检查。

计算机断层成像（CT）

- CT 的辐射剂量远高于普通 X 线，因此选用时需审慎。
- 头颅 CT 检查是疑似脑卒中者的影像学初筛检查。
- 诊断急性蛛网膜下腔出血的敏感性较高，在急性期，CT 的敏感性高于 MRI。
- 意识状态改变的患者有必要完善头颅 CT 检查，以除外颅内出血、颅内占位性病变、硬膜下血肿、硬膜外血肿和脑积水。
- 评估头颅和脊柱骨性病变的能力优于 MRI。
- 胸痛患者必要时需行胸部 CT 检查，以除外肺栓塞和主动脉夹层等疾病。
- 胸部 CT 可协助明确肺结节性质，评估是否存在肺门纵隔淋巴结肿大。
- 高分辨胸部 CT 是评估间质性肺疾病的首选影像学检查。
- 用于明确有无胸腔积液、心包积液，以及对包裹性积液进行定位。
- 不明原因腹痛患者可通过 CT 检查，明确有无阑尾炎、肠系膜缺血或梗死、憩室炎或胰腺炎。
- 腹部 CT 也是评估肾绞痛患者有无肾结石的首选检查方法。
- 明确有无胸腔或腹腔脓肿。
- 协助明确肠梗阻的原因。
- 明确腹痛病因，如评估腹痛患者有无存在肠扭转和肠套叠。
- 有效评估腹膜后病变。
- 腹部外伤患者应立即行 CT 检查，以明确是否存在腹腔内出血，评估腹腔脏器损伤程度。

磁共振成像（MRI）

- MRI 对缺血性梗死、痴呆、占位病变、脱髓鞘病变、大多数非骨性脊柱病变等疾病的诊断优于 CT。
- 对于大关节（包括膝关节、髋关节和肩关节）的成像效果极为理想。
- 与 CT 或血管造影相结合，可用于评估主动脉瘤破裂风险和先天性心血管疾病。
- 心脏 MRI 可有效评估缺血性心脏病患者的室壁运动情况，以及心肌存活性。

- 与 CT 相比，MRI 对肾上腺占位（如嗜铬细胞瘤）的诊断更优，并有助于鉴别肾上腺占位的良恶性。
- 对脑垂体病变和鞍旁肿物性质的诊断价值优于 CT。

放射性核素显像

- 放射性核素可使用放射性离子（碘、镓、铊），或具有特异性组织亲和力的放射性标记物［放射性药物，如二膦酸盐、甲氧异腈、奥曲肽、间碘苯甲胍（MIBG）、碘化胆固醇等］，以及用于正电子发射断层显像（PET）扫描的氟脱氧葡萄糖。
- 放射性核素显像可与 CT、MRI 图像联合 / 整合，从而对核素显像的组织进行精准的解剖学定位。
- 放射性核素断层显像（单光子发射计算机断层显像，SPECT）与 CT 相似，但采用放射性核素替代 X 线。连续断层图像可经计算机处理形成三维重建图像。
- PET 检查对检出肿瘤及其转移灶等代谢增强的组织非常敏感，现已取代大部分传统核素检查（如镓闪烁显像）。
- 内科医师常用的放射性核素检查包括：
  1. 骨扫描，用于明确有无骨转移、骨髓炎。
  2. 甲氧异腈扫描，用于甲状旁腺腺瘤的术前定位。
  3. 甲状腺扫描（锝或碘），用于判断甲状腺热结节和冷结节。
- 特殊放射性核素显像包括铊或甲氧异腈心肌灌注显像与肺通气灌注显像、神经内分泌肿瘤的奥曲肽显像、嗜铬细胞瘤的 MIBG 显像、肾上腺皮质腺瘤的碘化胆固醇显像，以及评估甲状腺远处转移的全身放射性碘显像。
- 甲状腺的放射性核素检查定量测定甲状腺碘摄取情况，有助于鉴别亚急性甲状腺炎和 Graves 病。

第4章
常用内科操作

（李忠佑　译　刘元生　审校）

内科医师需进行多种医学操作，然而在不同的医院及专科，却有着许多的不同之处。内科医师、护士或其他医疗辅助专业人员需进行静脉穿刺以采血检验、动脉穿刺以行血气分析、气管内插管和可弯曲式乙状结肠镜检查，以及置入静脉导管、鼻胃管和导尿管等。本章不述及上述操作，但是这些操作均要求技术熟练，以最大限度减轻患者的不舒适感和潜在的并发症。在本章中，将关注由内科医师实施且更具侵入性的诊断和治疗操作，包括：胸腔穿刺术、腰椎穿刺术和腹腔穿刺术。还有其他许多操作需由专科医师进行，并要求相应的培训及认证，包括：

- 变态反应科——皮试，鼻镜检查
- 心血管内科——运动负荷试验，超声心动图，冠状动脉导管术，血管成形术，支架置入术，心脏电生理检查及射频消融，植入起搏器和埋藏式心脏复律除颤器，电复律，经皮主动脉瓣膜置换术（TAVI）
- 内分泌科——甲状腺活检，动态激素水平检测，骨密度检查
- 消化内科——上、下消化道内镜，食管测压，经内镜逆行胰胆管造影及支架置入术，超声内镜，肝活检
- 血液科/肿瘤科——骨髓活检，干细胞移植，淋巴结活检，血浆置换
- 呼吸内科——气管插管及管理呼吸机，支气管镜检查
- 肾脏内科——肾活检，透析
- 风湿免疫科——关节腔穿刺

目前，超声、CT和MRI越来越多地用于指导侵入性操作，且可弯曲式光学纤维仪器可被更深入送抵体内各部位。绝大部分的侵入性操作，包括以下所述各项，均应在开始操作以前获得患者的知情同意书。

胸腔穿刺术

经胸腔穿刺术进行的胸膜腔引流可在床旁实施。其适应证包括获取胸腔积液进行诊断性检测、移除胸腔积液缓解症状，或恶性积液时注入硬化剂。

■ 术前准备

熟悉胸腔穿刺包内的各组件是成功实施胸腔穿刺术的前提。术前需获得近期后前位及双侧卧位胸片以供观察胸腔积液的自然分布情况。对于包裹性胸腔积液，在引流前需经超声或 CT 定位。凝血功能障碍和血小板减少患者的处理需个体化。对于机械通气的患者，进行胸腔穿刺术颇具挑战，如果条件许可，应在超声引导下进行。

■ 操作过程

一般而言，胸腔穿刺更多选择从后背处进行穿刺。处于较为舒适的体位对患者及医师而言均是成功操作的关键。患者需坐在床沿，身体前倾，双臂怀抱枕头倚在床架上。另外，拟行胸腔穿刺术的患者常有严重呼吸困难，因此，术前评估患者是否可维持操作体位至少 10 min 极为重要。胸腔穿刺进针点的确定可基于体格检查或影像学提示。浊音叩诊法可用于确定胸腔积液范围，而穿刺部位可选择此区域内最高或次之的肋间隙。另外，胸腔穿刺术的进针点应在肋骨上缘，以避免损伤在肋骨下缘走行的肋间神经、动脉及静脉（图 4-1）。

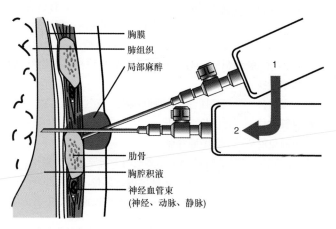

图 4-1　胸腔穿刺术中，应沿着肋骨上缘进针，避免损伤神经血管束。［资料来源：Used with permission from LG Gomella, SA Haist,（eds）：Clinician's Pocket Reference, 11th ed. New York, McGraw-Hill, 2007.］

在穿刺点上用记号笔标记以指引胸腔穿刺。然后，消毒皮肤并覆盖无菌单，以使术者可全程遵循无菌操作技术。其后，使用细针局部麻醉皮肤，再以较粗的针逐层浸润麻醉至肋骨上缘，然后此针沿着肋骨上缘深入麻醉至壁层胸膜，并最后进入胸膜腔内。全程需始终给予足量的局部麻醉药。

下一步，采用带有注射器的专用胸腔穿刺针，刺破皮肤后沿着肋骨上缘的方向进针。过程中需持续保持适当的负压，缓慢进针直至进入胸膜腔。对于诊断性穿刺，在结束操作前，仅抽吸 30 ～ 50 ml 的胸腔积液即足够。若为治疗性穿刺，可连接三通接头以将抽吸的胸腔积液导入采集瓶或采集袋中。任何单次穿刺均不可抽吸大于 1 L 的胸腔积液，总量大于 1 ～ 1.5 L 时可导致复张性肺水肿。

完成采集所有标本后，拔除胸腔穿刺针，并按压穿刺处至少 1 min。

■ 标本采集

胸腔积液的诊断性检测项目取决于患者的临床情况。所有的胸腔积液标本均应送检细胞计数及分类、革兰氏阴性及阳性菌染色以及细菌培养，并需检测乳酸脱氢酶（LDH）及蛋白水平以用于鉴别渗出液和漏出液。若考虑诊断为脓胸，还需检测其 pH 值。胸腔积液的其他检测项目还包括分枝杆菌及真菌培养、葡萄糖、甘油三酯水平、淀粉酶和细胞学检查。

■ 术后处理

术后复查胸片以排查气胸，并嘱咐患者若新出现呼吸困难需及时告知医生。

腰椎穿刺术

对于疑似脑膜感染、蛛网膜下腔出血、软脑膜肿瘤、非感染性脑膜炎的患者，脑脊液的检测极为关键。腰椎穿刺术的相对禁忌证包括腰椎部位局部皮肤感染、颅内及脊髓疑似占位性病变。在腰椎穿刺术前，应予纠正任何可能导致出血倾向的因素，以避免发生硬膜外血肿。对于接受抗凝或抗血小板药物治疗的患者，接受腰椎穿刺术的指南参阅《哈里森内科学（第 19 版）》。为了腰椎穿刺术可安全操作，要求血小板计数＞ 50 000/μl 及国际标准化比值（INR）＜ 1.5。

对于意识状态改变、局灶神经功能障碍，或证实为视乳头水肿的患者，通常应在腰椎穿刺术前进行影像学检查。

■ 操作过程

正确的体位至关重要，可采取侧卧位和坐位。绝大部分的腰椎穿刺术常规采取侧卧位（图 4-2）。坐位更适用于肥胖的患者。无论何种体位，均需嘱咐患者尽可能地弯曲其脊柱。侧卧位时，患者需形如胎儿般弯曲双膝使其紧贴腹部，肩部和骨盆应垂直对齐，不向前或向后倾斜。坐位时，患者则需俯身弯腰于床旁桌之上，并双手交叠，将头枕于其上。

腰椎穿刺的进针点需在脊髓圆锥水平之下，大部分成人中对应在 L1～L2 处。因此，可选择 L3～L4 或 L4～L5 椎间隙作为穿刺部位。平髂后上嵴的脊柱水平，即为 L3～L4 椎间隙，其余的椎间隙可参照此标志确定。棘突间椎间隙的中点是腰椎穿刺针的进针点。对于择期的患者，可在操作前通过应用局部麻醉剂实现皮肤表面麻醉。消毒皮肤后，覆盖无菌单以使术者可全程遵循无菌操作技术。其后，使用细针逐层浸润麻醉皮肤和皮下组织，随着针头推进，通过多次小量连续注射局部麻醉剂（0.5～1 ml）实现。腰椎穿刺针需在中线上垂直于皮肤缓慢进针。随着穿刺针前进，可规律地拔出针芯，以判定是否已经到达蛛网膜下腔。当穿刺针进入蛛网膜下腔，可感受到"突破感"。如果遇到骨性阻挡时，需将穿刺针退至皮下处，调整方向重新进针。一旦见到脑脊液流出，就可开始测量脑脊液压力。脑脊液测压需在侧卧下进行，若操作开始时患者采用坐位，需转换体位至侧卧位。测压完毕后，以相应的标本管采集脑脊液送检不同的检测。各采集管至少需脑脊液总量 10～15 ml。最后，放

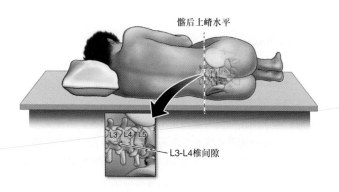

图 4-2　腰椎穿刺术中患者正确的侧卧位体姿。注意肩部和臀部处在同一垂直面，同时躯干垂直于床面。［资料来源：Adapted from RP Simon et al（eds）：Clinical Neurology，7th ed. New York，McGraw-Hill，2009.］

回针芯并拔出腰椎穿刺针。

■ 标本采集

根据临床情况展开脑脊液的诊断性检测项目。一般而言，常规送检细胞计数及分类、蛋白和葡萄糖。脑脊液的其他特殊检测项目包括细菌、分枝杆菌、真菌及病毒培养、微生物聚合酶链反应（PCR）检测、涂片（革兰氏和抗酸染色）、性病研究实验室试验（VDRL）、隐球菌抗原、丙种球蛋白、寡克隆带和细胞学检查。

■ 术后处理

硬膜穿刺后头痛是由于脑脊液的减少所致，是腰椎穿刺术的主要并发症，见于 10% ～ 30% 的患者。减少腰椎穿刺后头痛的策略见表 4-1。传统上让腰椎穿刺术后患者保持平卧的做法是不必要的。腰椎穿刺术后头痛与位置显著相关，患者坐直或站立时发生，体位倾斜时减轻，常伴有恶心和颈部僵直，偶有诉视物模糊、畏光、耳鸣和眩晕的患者。其中超过 3/4 的患者，症状在 1 周之内完全缓解，但是少部分可持续数周甚至数月。卧床休息、补液，以及口服镇痛药均有所帮助；咖啡因片或含咖啡因饮料有时能缓解疼痛。对于腰椎穿刺术后头痛持续数天以上者，应考虑咨询麻醉师放置硬膜外"血补片"，通常能快速缓解。

腹腔穿刺术

对于新发或原因未明的腹水患者，抽取及送检分析腹腔积液极具意义。此外，对于已知有腹水且临床出现失代偿情况的患者，也

表 4-1 减少腰椎穿刺术后头痛的发生

有效的策略

采用无损伤腰椎穿刺针（Sprotte 针头、Whitacre 针头或其他）

拔除穿刺针前置入针芯

侧卧体位下进行腰椎穿刺术

如使用标准穿刺针，针头斜面应平行于患者长轴，偏向头侧进针

无效的策略

腰椎穿刺术后卧床休息（长达 4 h）

补液

减少抽取脑脊液的总量

腰椎穿刺术后即刻活动

具有腹腔穿刺术指征。相对禁忌证包括出血倾向、腹部外科手术史、肠管扩张或已知包裹性腹腔积液。

■ 术前准备

进行腹腔穿刺术前，需纠正任何严重的出血倾向。对于肠管扩张的患者需置入鼻胃管减压，且在开始操作前需排空膀胱。若拟大量引流液体，应当备妥大容量真空引流瓶及相应的连接管路。

■ 操作过程

患者处于合宜的体位将使腹腔穿刺术更易于操作。术前需嘱患者仰卧，并抬高床头 45°。此体位需至少维持 15 min，以使腹水积聚于腹腔低位。超声检查有助于证实诊断和确定腹水的位置。

腹腔穿刺术最佳的穿刺点是在中线上耻骨联合与脐连线的中点处，这是因为此处为无血管的腹部白线区域。如果中线上存有既往外科手术的瘢痕，则应避免在此处穿刺，以避开可能形成的新生血管。其他可选择的穿刺点包括两侧下腹部的腹直肌外侧，但是在门静脉高压患者中需注意避开其在腹壁形成的侧支血管。

消毒皮肤并用无菌单覆盖后，逐层浸润麻醉皮肤、皮下组织、腹壁直至腹膜。然后，以带有注射器的穿刺针在中线上垂直进针。为了预防术后发生腹水渗漏，可采用"Z 字"进针的方法。穿透皮肤后，将穿刺针送入 1 ~ 2 cm，然后持续给予负压缓慢进针。当穿透腹膜后，针尖会有显著的"落空感"，同时很快就可见到腹水顺畅地流入注射器内。对于诊断性穿刺而言，引流 50 ml 的腹水足矣；而对于引流大量腹水，常用的方法是使用连接管将腹水直接导入大容量真空容器中。

完成所有的标本采集后，拔除腹腔穿刺针并按压穿刺部位。

■ 标本采集

应将腹腔积液送检细胞计数与分类、革兰氏染色涂片及细菌培养，也有必要检测腹水白蛋白以用于计算血浆腹水白蛋白梯度。根据患者临床情况，可再完善其他的检测项目，包括分枝杆菌培养、淀粉酶、腺苷脱氨酶、甘油三酯和细胞学检查。

■ 术后处理

腹腔穿刺术后需密切监测患者情况，并嘱咐其仰卧平躺数小时。如果穿刺部位持续发生渗漏，继续卧床并给予穿刺部位加压包扎。

对于肝功能不全的患者，经穿刺大量引流腹水，可能引起血管内容量骤然减低而诱发肝肾综合征。在大量引流腹水后，静脉补充白蛋白 25 g 可有效减少术后肾功能不全的发生率。最后，如果腹水检查提示自发性细菌性腹膜炎，应尽快静脉给予抗生素（覆盖革兰氏阴性肠道菌）及白蛋白。

第 5 章
重症医学概述

（李忠佑 译 刘元生 审校）

■ 危重症患者的初始评估

面对危重症患者通常需迅速展开救治，甚至早于获取其详细病史之前。患者生理状况的稳定始于高级心血管生命支持，常需多种有创性技术，如机械通气和肾替代治疗，以支持正在衰竭的器官系统。现已开发了多种用于危重症患者严重程度的评分系统，如序贯器官衰竭评估评分（sequential organ failure assessment，SOFA）。尽管这些评分系统有助于确保临床试验所招募患者的组间同质性、指导资源配置、监测医疗质量保障，但是其与每名患者的实际相关性并不明确，通常也不适用于指导临床操作。

■ 休克

休克的主要特征是多系统器官微循环低灌注和组织缺氧，患者常需收住 ICU 治疗。临床中有多种征象，包括平均动脉压下降、心动过速、呼吸急促、肢端冰凉、神志改变、少尿和乳酸酸中毒，均提示患者可能已发生休克。尽管患者多伴有低血压，但定义休克并无特定的血压阈值。休克的发生可由于心输出量降低、体循环血管阻力下降，或两者兼之。休克可分为三种主要类型，即低血容量性休克、心源性休克和高心输出量 / 低体循环血管阻力性休克。可通过临床评估知晓心输出量情况，若有脉搏细速、肢端冰凉和毛细血管再充盈时间延长均提示心输出量减低。具备高心输出量表现（如水冲脉、肢端温暖和毛细血管再充盈时间缩短）伴休克提示体循环血管阻力降低。低心输出量还可由于血管内容量丢失（如失血）或心功能不全所致。血管内容量丢失可通过颈静脉压、自主呼吸时右心房压力变化及正压机械通气下脉压变化来评估。体循环血管阻力下降常由于脓毒血症所致，但是高排低阻也可见于胰腺炎、肝衰竭、烧伤、过敏反应、外周动静脉瘘及甲状腺毒症。早期复苏可改善脓毒症及心源性休克患者的生存率。客观检查如超声心动图和（或）有创血管监测可用于辅助临床评价及减轻终末器官的损伤。休克患者的处理路径见图 5-1。

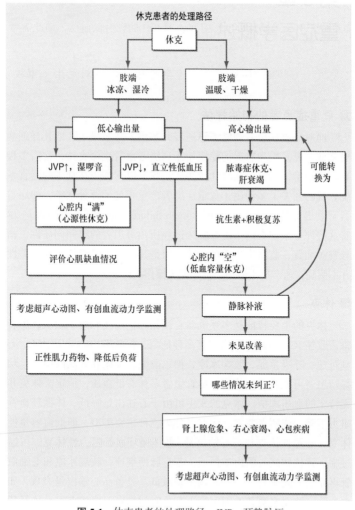

图 5-1　休克患者的处理路径。JVP，颈静脉压

■ 机械通气支持

危重症患者常需机械通气支持。患者开始复苏后，标准原则是随之必须有高级心血管生命支持。对于心源性休克、肺水肿（心源性或非心源性）或肺炎所致的急性低氧性呼吸衰竭，均需考虑机械通气。另外，由于呼吸系统作功增加导致的通气障碍，也需考虑机械通气治疗，此时患者多表现为乳酸酸中毒及肺顺应性降低。机械通气可降低呼吸作功，改善动脉氧合而增加组织供氧，以及减轻酸中毒。机械通气后常见平均动脉压下降，多因正压通气使静脉回流减少、内源性儿茶酚胺分泌减少及为了易化气管插管而使用镇静剂而造成。由于低血容量也常引起患者气管插管后低血压，因此需考虑到静脉补液。呼吸衰竭的主要类型见第17章。

■ 多器官系统功能衰竭

危重症患者中同时发生两个或两个以上器官功能衰竭时的综合征定义为多器官系统功能衰竭。全身性炎症状态（如脓毒症、胰腺炎和创伤）最常继发导致多器官系统功能衰竭。多器官系统功能衰竭的诊断标准中，器官衰竭需持续 > 24 h。患者预后因其器官衰竭病程延长及受累器官系统增加而恶化。

■ 重症监护治疗病房（ICU）监测

危重症患者需密切及连续地监测其多个器官系统。除脉氧饱和度外，需频繁进行动脉血气分析以及时发现酸碱平衡紊乱及评价通气情况。动脉内血压监测常用于动态观察血压，以及提供动脉血以进行血气分析或其他血液检测。肺动脉导管（Swan-Ganz）可用于监测肺动脉压、心输出量、体循环血管阻力和氧输送量。然而，使用肺动脉导管监测并未被证实可助于降低患者的合并症与死亡率，反而，可能导致较为少见但极为严重的并发症。其中，中心静脉置管可导致气胸、感染；肺动脉导管可能引起心律失常、肺动脉破裂。因此，并不推荐在危重症患者中常规应用肺动脉导管。关于机械通气患者监测的叙述参见第17章。

■ 危重症患者并发症的预防

危重症患者极易出现如下多种并发症：

- 脓毒症：通常院内感染与危重症患者进行的有创性监测装置相关。
- 贫血：常为慢性炎症和医源性失血所致。除非患者有活动性出血，否则推荐采用保守的方法，给予输血治疗。

- 深静脉血栓形成：尽管给予标准的肝素皮下注射或下肢序贯加压装置预防，仍可发生深静脉血栓，且可见于中心静脉置管的部位。危重症患者中，低分子量肝素（如依诺肝素）较普通肝素更为有效。磺达肝癸钠对有深静脉血栓形成高风险的骨科患者极为奏效。

- 消化道出血：胃黏膜的应激性溃疡常见于具有出血倾向或呼吸衰竭的患者，有必要给予这类患者预防性的抑酸治疗。首选组胺 H2 受体拮抗剂作为预防性用药。

- 急性肾衰竭：常见于 ICU 患者，可由于肾毒性药物及低灌注诱发，而最常见的病因是急性肾小管坏死。低剂量的多巴胺、非诺多泮或血管加压素治疗并不能保护患者免于发生急性肾衰竭。

- 营养不良及高血糖：如果条件许可，胃肠内途径喂饲优于胃肠外途径营养，因为经胃肠外途径会伴发多种并发症，包括高血糖、胆石症及脓毒症。ICU 内采取较为严格的血糖控制策略目前仍存在争议。

- ICU 获得性肌无力：已认识到患者可并发神经和肌肉病变，通常是处于 ICU 照护至少 > 1 周之后。此并发症尤其常见于脓毒症。

■ 危重症患者的神经功能损伤

ICU 内的危重症患者可能发生多种神经功能问题，最常见的是谵妄，多表现为急性精神状态改变、注意力涣散、思维混乱和意识程度的改变。ICU 内患者使用右旋美托咪定可较传统镇静剂咪达唑仑更少发生谵妄。其他较少见但极为重要的神经并发症包括缺氧性脑损伤、卒中和癫痫持续状态。

■ 限制或终止医疗照护

给予继续或者终止治疗是 ICU 经常需要面临的决策。医学技术的进展使 ICU 内仅有一线生机或近乎不可能康复的患者得以维持生命。目前，患者、家属及医疗人员均已充分认识到，当患者的临床情况已再也无法获得改善时，在伦理上应由患者自身或其授权代理人决策患者的医疗照护目标。

第6章
疼痛及其治疗

（王晓丹　译　冯艺　审校）

临床诊治路径　疼痛

疼痛是驱使患者就医的最常见症状。处理的关键在于确定病因、缓解诱因及其加重因素，以及尽可能快速有效减轻症状。按痛觉冲动的发生来源，分为躯体性（皮肤、关节、肌肉）、内脏性或神经病理性（神经元、脊髓或丘脑损伤），其特点的总结见表6-1。

神经病理性疼痛　由于外周或中枢伤害性通路的损伤所致。定义：*神经痛*：单个神经分布区的疼痛，如三叉神经痛。*触物感痛*（dysesthesia）：自发性，令人不适的触物感觉异常。*感觉过敏*（hyperalgesia）和*痛觉过敏*（hyperesthesia）：分别指对疼痛刺激或触觉刺激反应过度。*痛觉超敏*（allodynia）：轻度机械刺激如振动即可引起痛觉。*痛觉减退*（hypalgesia）或*痛觉缺失*（analgesia）分别指痛觉感受下降或缺失。*灼性神经痛*：周围神经损伤后，发生边界不清的严重持续性烧灼样疼痛，伴交感神经功能障碍（出汗；血管、皮肤及毛发改变——交感神经萎缩）。

致敏（sensitization）：指损伤或炎症组织经反复刺激后，伤害性感受器的激活阈值降低，引起压痛、酸痛和痛觉过敏（如晒伤时）。炎症因子在其中发挥重要作用。

牵涉痛（referred pain）由于皮肤和内脏伤害感受性传入纤维在脊髓及脊髓以上水平汇聚上行传导，源于深部结构的疼痛刺激，被大脑皮质"误定位"为同一脊髓节段神经所支配的皮肤区域。

慢性疼痛　常常难以确凿诊断，患者可表现为情绪烦躁。下述多种情况均可引发、延长或恶化慢性疼痛：①无法治愈的痛性疾病（如关节炎、肿瘤、偏头痛、糖尿病神经病变）；②由于躯体疾病引发，痊愈后仍持续遗留的因素（如感受器或交感神经损伤）；③精神因素。务必留意临床病史及抑郁症的情况。常伴发于严重抑郁症，其虽可治疗却潜在致命风险（自杀）。

表 6-1　躯体性疼痛和神经病理性疼痛的特点

躯体性疼痛
　　痛性刺激显著
　　可准确定位
　　与既往其他躯体性疼痛类似
　　抗炎药或麻醉性镇痛药可缓解

内脏性疼痛
　　常由炎症刺激所致
　　定位不清，常伴放射
　　伴全身性不适，如恶心、腹胀
　　麻醉性镇痛药可缓解

神经病理性疼痛
　　无显著痛性刺激
　　伴神经损伤表现，如感觉受损、乏力
　　少见，性质与躯体性疼痛不同，常呈针刺样或过电样
　　麻醉性镇痛药仅可部分缓解，抗抑郁药或抗惊厥药物或有效

病理生理学：疼痛通路与机制

　　皮肤和内脏的疼痛（伤害性）感受器，激活初级传入神经元的神经末梢，其突触连接脊髓或延髓的二级神经元（图 6-1）。二级神经元发出的纤维交叉至对侧形成上行传导通路至丘脑，最终投射至皮质的躯体感觉区。平行上行的神经元，连接延髓和丘脑核团投射至边缘系统，构成疼痛的情绪体验。延髓脊髓下行通路通过 5-羟色胺、去甲肾上腺素和数种神经调节肽等神经递质，在脊髓背角水平调节疼痛传导。

　　镇痛药可经下述机制起效：减轻组织炎症反应（如非甾体抗炎药、前列腺素合成抑制剂）、干涉疼痛传导（麻醉剂）或增强下行调控（麻醉剂和抗抑郁药）。抗惊厥药（如加巴喷丁、卡马西平）对周围神经损伤造成的异常痛觉敏感可能有效。

治疗　疼痛（表 6-2）

急性躯体性疼痛

- 轻至中度疼痛：一般非麻醉性镇痛药治疗有效，如阿司匹林、对乙酰氨基酚及非甾体抗炎药，其作用机制是抑制环氧化酶（COX），除对乙酰氨基酚外，均有抗炎作用，尤其是大剂量应用时。对于头痛及骨骼肌性痛效果显著。

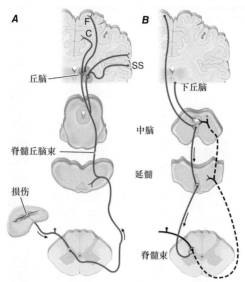

图 6-1 疼痛传导及调控通路。**A**.伤害性信息传导系统。伤害性刺激通过激活对其敏感的初级传入神经末梢（伤害性感受器），形成传导冲动。伤害性信息随后从外周传递进入脊髓，在其内经突触换元传入主要的上行传导通路——脊髓丘脑束，最后在丘脑投射至前扣带回（C）、额叶（F）和皮质躯体感觉区（SS）。**B**.疼痛调控网络。源于额叶皮质及下丘脑的传入信号，激活中脑神经元细胞，随后下行至延髓，经换元后调控脊髓内与痛觉传导相关的神经元。

- 胃肠外非甾体抗炎药（NSAID）许多急性重度疼痛患者，发作时胃肠外给予酮咯酸和双氯芬酸的效果显著且迅速，可取代阿片类药物。
- 口服或胃肠外给予麻醉性镇痛药可用于治疗重度疼痛，这是目前最有效的镇痛药；大剂量使用本品，或者病况不稳定时，需备用阿片受体拮抗剂纳洛酮。
- 可控性镇痛药（PCA）在给予基础剂量上，允许自行按需丸注（按钮激活）增加药物剂量以控制疼痛。

慢性疼痛

- 制订明确的治疗计划，包括具体可行的治疗目标，如可维持夜间睡眠良好、具备前去购物的能力或恢复正常工作。
- 为了提高患者的生活质量，需多学科共同协作，包括：药物治疗、心理咨询、物理治疗、神经阻滞，甚至外科手术。

表6-2　镇痛药

通用名称	剂量（mg）	用药间隔	备注
非麻醉性镇痛药：常用剂量及时间间隔			
水杨酸	650 PO	q4 h	具备肠溶制剂
对乙酰氨基酚	650 PO	q4 h	不良反应少
布洛芬	400 PO	q4～6 h	非处方药物
萘普生	250～500 PO	q12 h	常见的非甾体抗炎药，其心血管风险最小；但是具有较高的胃肠道出血发生率
非诺洛芬	200 PO	q4～6 h	肾病患者禁用
吲哚美辛	25～50 PO	q8 h	胃肠道反应常见
酮咯酸	15～60 IM/IV	q4～6 h	具备非肠道制剂
塞来昔布	100～200 PO	q12～24 h	对关节炎有效
度洛西汀	10～20 PO	q12～24 h	2005年从美国退市停售

通用名称	胃肠外剂量（mg）	口服剂量（mg）	备注
麻醉性镇痛药：常用剂量及时间间隔			
可待因	30～60 q4 h	30～60 q4 h	恶心常见
羟考酮	—	5～10 q4～6 h	可合用对乙酰氨基酚或阿司匹林

表 6-2　镇痛药（续表）

药物			
羟考酮缓释制剂	—	10～40 q12 h	口服缓释片；潜在极大的滥用风险
吗啡	5 q4 h	30 q4 h	缓慢释放的口服制剂
吗啡控释制剂	—	15～60 bid 或 tid	药效时间短于硫酸吗啡
氢吗啡酮	1～2 q4 h	2～4 q4 h	作用时间长于硫酸吗啡，口服吸收良好
酒石酸左诺啡	2 q6～8 h	4 q6～8 h	
美沙酮	5～10 q6～8 h	5～20 q6～8 h	由于半衰期长，镇痛效果消退后，呼吸抑制和镇静可能持续存在；初始治疗剂量应间隔至少 3 天
哌替啶	50～100 q3～4 h	300 q4 h	口服吸收不良，去甲哌替啶是其毒性代谢产物，每次加量应不超过 40 mg/d，不推荐常规使用
布托啡诺	—	1～2 q4 h	鼻腔喷雾
芬太尼	25～100 μg/h	—	72 h 透皮贴
丁丙诺啡	5～20 μg/h	—	7 日透皮贴
丁丙诺啡	0.3 q6～8 h	—	胃肠外给药
曲马多	—	50～100 q4～6 h	兼具阿片片样/肾上腺素能作用

表6-2 镇痛药（续表）

通用名称	受体阻滞剂		镇静作用	抗胆碱作用	直立性低血压	心律失常	平均剂量（mg/d）	剂量范围（mg/d）
	5-羟色胺	去甲肾上腺素						
抗抑郁药 [a]								
多虑平	++	+	强	中等	中等	弱	200	75～400
阿米替林	++++	++	强	最强	中等	有	150	25～300
丙咪嗪	++++	++	中等	中等	强	有	200	75～400
去甲替林	++++	++	中等	中等	弱	有	100	40～150
去甲丙咪嗪	+++	+++	弱	弱	弱	有	150	50～300
万拉法新	+++	++	弱	无	无	无	150	75～400
度洛西汀	+++	+++	弱	无	无	无	40	30～60

通用名称	口服剂量（mg）	用药间隔	常用药物	口服剂量（mg）	用药间隔
抗惊厥药物和抗心律失常药 [a]					
苯妥英钠	300	qd/qhs	氯硝西洋	1	q6 h
卡马西平	200～300	q6 h	加巴喷丁 [b]	600～1200	q8 h
奥卡西平	300	bid	普瑞巴林	150～600	bid

[a] 抗抑郁药、抗惊厥药物和抗心律失常药尚未被美国食品和药品监督管理局（Food and Drug Administration，FDA）批准用于疼痛治疗。

[b] FDA批准加巴喷丁用于治疗带状疱疹后遗神经痛的最大剂量为1800 mg/d。

缩略词：PO，口服；IM，肌内注射；IV，静脉注射；bid，2次/日；tid，3次/日；qd，1次/日；qhs，临睡前

- 患者的精神心理状态评估极为关键；行为治疗也常有帮助。
- 部分患者需转诊至疼痛门诊，而其他患者一般可经单纯药物治疗显著好转。
- 三环类抗抑郁药对多种病因引起的疼痛显效，包括：头痛、糖尿病性神经痛、带状疱疹后遗神经痛、慢性腰背痛、肿瘤、卒中后中枢性疼痛。
- 抗惊厥药物和抗心律失常药可缓解神经病理性疼痛（如糖尿病性神经痛、三叉神经痛）。
- 恶性疾病引起的疼痛允许使用长效阿片类药物，但是否用于非恶性疾病所致的慢性疼痛尚存争议。

第7章
营养状态评估

（张椿英 译 伍满燕 审校）

体重的稳定需随着时间推移、能量的摄入与消耗趋于平衡。能量消耗的主要类型包括静息能量消耗（resting energy expenditure，REE）及机体活动；次要类型包括食物代谢能量消耗（食物热效应及特殊动力作用）及战栗产热。个体的能量摄入需求受年龄、体型及活动量影响，估测男性与女性的日平均能量摄入分别约为 2600 kcal和 1800 kcal。营养不良见于 30% ~ 50% 的住院患者，具体取决于病情和严重程度。存在炎症时，包括外科手术后，会增加能量的消耗需求，造成评估营养状态指标的变化（如白蛋白）。

营养学家们制定了膳食营养素参考摄入量（dietary reference intakes，DRI）及推荐的膳食营养素供给量（recommended dietary allowances，RDA），涵盖了 9 种必需氨基酸、4 种脂溶性及 10 种水溶性维生素，多种矿物质、脂肪酸、胆碱及水。在校正多余损耗后，通常成年人每消耗 1 kcal 能量需摄入水 1.0 ~ 1.5 ml。每日膳食推荐蛋白质摄入量为 0.6 g/kg（理想体重），占总能量的 15%；脂肪摄入量应 ≤ 30%总能量，其中饱和脂肪酸应 < 10% 总能量，而至少 55% 总能量应来

自碳水化合物。

营养不良

营养不良的成因包括热量摄入不足或胃肠道吸收功能异常,以及过度的能量消耗或内在疾病造成的能量供给不足。

门诊及住院患者满足以下 1 项或者多项,就提示其存在营养不良的风险:

- 近 3 个月非意向性体重下降＞ 10% 基础体重
- 体重＜ 90% 理想体重
- 体重指数(body mass index,BMI)＜ 18.5 kg/m²

■ 病因

营养不良的主要原因是饥饿、手术或危重症疾病应激和混合性因素。饥饿可源于每日能量摄入减少〔贫困、长期酗酒、神经性厌食症、节食、严重抑郁症、神经退行性疾病、痴呆或严苛的素食主义者;胃肠道缺血性腹痛或胰腺炎;或与获得性免疫缺陷综合征(AIDS)相关的厌食、播散性恶性肿瘤、心力衰竭或肾衰竭〕或消化功能减退(胰腺功能不良,短肠综合征,乳糜泻,或食管、胃或肠梗阻)。生理性应激因素包括发热、急性创伤、大型手术、烧伤、急性脓毒症、甲状腺功能亢进症及胰腺炎、结缔组织病、慢性感染性疾病如结核病或 AIDS 机会性感染等造成的炎症状态。混合性因素见于 AIDS、播散性恶性肿瘤、慢性阻塞性肺疾病、慢性肝病、克罗恩病、溃疡性结肠炎及肾衰竭。

■ 临床表现

潜在营养不良的病史资料、临床体征和实验室指标的总结见表 7-1 和表 7-2。

表 7-1　病史和体格检查要素

要素	注释
病史资料	
体重	询问平素体重、峰值体重和是否刻意减重。6 个月内体重下降 4.5 kg(10 磅)是值得注意的,体重下降超过正常体重的 10% 可以预示临床结局。采纳病历记录、家属和护理人员作为信息来源

表 7-1　病史和体格检查要素（续表）

要素	注释
医疗和手术状况；慢性疾病	（1）寻找可能使人处于营养风险的医疗或手术状况或者慢性疾病；这些营养风险可继发于营养需求增加，摄入或吸收减少，如危重症、严重烧伤、腹部大手术、多发伤、闭合性颅脑损伤、既往胃肠道手术、严重胃肠道出血、肠外瘘、胃肠道梗阻、肠系膜缺血、重症急性胰腺炎、慢性胰腺炎、炎性肠病、乳糜泻、细菌过度生长、实体或血液系统恶性肿瘤、骨髓移植、获得性免疫缺陷综合征以及器官衰竭／移植（肾脏、肝脏、心脏、肺或肠道）。 （2）许多身体状况或疾病以严重急性炎症反应为特征，包括危重症、严重感染／败血症、成人呼吸窘迫综合征、全身炎症反应综合征、严重烧伤、腹部大手术、多发伤和闭合性颅脑损伤。 （3）一些医疗状况或疾病则通常与轻中度慢性炎症反应相关，包括心血管疾病、充血性心力衰竭、囊性纤维化、炎性肠病、乳糜泻、慢性胰腺炎、类风湿关节炎、实体瘤、血液系统恶性肿瘤、肌少症性肥胖、糖尿病、代谢综合征、脑血管意外、神经肌肉疾病、痴呆、器官衰竭／移植（肾脏、肝脏、心脏、肺或肠道）、牙周病、压力性损伤和慢性阻塞性肺疾病。需要注意的是，急性加重、感染或其他并发症可能会在这些疾病的基础上叠加急性炎症反应。 （4）饥饿相关疾病与炎症无关或关系不大的情况，包括神经性厌食症或严重抑郁症患者摄入不足
全身体征／症状	发热或体温过低可能提示活动性炎症反应。心动过速也很常见。厌食是炎症反应的另一种表现，也常是治疗措施和药物的不良反应
进食困难／胃肠道不适	牙列不齐或吞咽困难会影响经口摄食。呕吐、恶心、腹痛、腹胀、腹泻、便秘和胃肠道出血可能是使患者面临营养风险的胃肠道疾病征象
进食障碍	留意"暴瘦"体态、强迫性运动、闭经、呕吐、牙齿脱落、龋齿以及泻药、利尿剂或催吐药的使用
用药情况	许多药物会影响营养物质的摄入或吸收。分析是否潜在药物-药物和药物-营养物质的相互作用。咨询药剂师会有所帮助
饮食习惯和补充剂的使用	注意饮食习惯，包括治疗性饮食、减肥饮食、素食、生机饮食和流行的健康饮食。同时记录膳食补充剂的使用，包括维生素、矿物质和草药。询问饮食摄入量。可采取回忆、饮食日志和食物频率法。估测 ≥ 50% 的成年人服用膳食补充剂

表 7-1 病史和体格检查要素（续表）

要素	注释
营养状态的影响因素	询问生活环境、功能状态（日常生活活动能力和工具性日常生活活动能力）、自理能力、照护人员情况、社会资源、牙齿状态、酒精或药物滥用、心理健康（抑郁或痴呆）和生活方式等影响因素

体格检查资料

体重指数（BMI）	BMI ＝体重（kg）/ 身高（m）^{2} 美国国立卫生研究院指南推荐将 BMI ＜ 18.5 kg/m^2 作为营养不良的筛查指标。BMI ≤ 15 kg/m^2 与死亡率增加相关。也可以通过参考表确定与身高相对应的理想体重。注意测定体重时是否处于脱水状态和水肿
体重下降	留意肌肉质量和皮下脂肪的丢失。颞肌和颈部肌肉萎缩较容易被察觉。人体测量包括皮肤皱褶和四肢周径，也有助于评估，但是人员需经过培训后才具备可靠性
无力 / 力量下降	营养不良状态下，握力和腿部伸肌力量下降与肌肉质量的减少有关。下肢无力可见于维生素 B$_1$ 缺乏
外周水肿	外周水肿可能会影响体重测量，通常与体内蛋白减少及炎症状态相关。水肿也可见于维生素 B$_1$ 缺乏
毛发	毛发异常提示某些营养物质缺乏。 丢失：蛋白质、维生素 B$_{12}$、叶酸 易碎：维生素 H（生物素） 颜色改变：锌 干枯：维生素 A 和 E 容易拔掉：蛋白质、维生素 H、锌 卷曲、螺旋状：维生素 A 和 C 秃头症常见于严重营养不良者 询问枕头上或梳头时是否有大量头发脱落
皮肤	皮肤异常提示某些营养物质缺乏。 脱屑：核黄素 瘀点：维生素 A 和 C 毛囊周围出血：维生素 C 瘀斑：维生素 C 和 K 干燥症、糠样脱屑：必需脂肪酸 色素沉着、开裂、结痂：烟酸 痤疮样病变、毛囊角化病、干燥症：维生素 A 肠病性肢皮炎、红斑、水疱和脓疱：锌 多种营养缺乏均伴有特征性营养性皮炎和皮肤表现 创口和压力性损伤也是营养状况不良的提示

表 7-1 病史和体格检查要素（续表）

要素	注释
眼睛	眼部的异常表现提示某些营养物质缺乏。 毕脱斑：维生素 A 干燥症：维生素 A 眼角眼睑炎：核黄素 询问是否有夜视困难或夜盲；提示维生素 A 缺乏
口周	口周异常表现提示某些营养物质缺乏。 口角炎和唇干裂：复合维生素 B、铁和蛋白质 舌炎：烟酸、叶酸和维生素 B_{12} 洋红舌：核黄素 牙龈出血、齿龈炎、牙齿脱落：维生素 C 口角炎、唇干裂及舌炎与维生素和矿物质缺乏相关 注意牙列不齐、龋齿和牙齿脱落；也应当识别出吞咽困难和呕吐功能受损
四肢	四肢检查异常提示某些营养物质缺乏。 关节痛：维生素 C 腓肠肌疼痛：维生素 B_1 四肢也可表现出肌肉质量减少和（或）周围水肿。四肢的神经系统异常也可能由下面所述营养缺乏引起
精神状态 / 神经系统	精神和神经系统异常提示某些营养物质缺乏。 眼肌麻痹和足下垂：维生素 B_1 感觉异常：维生素 B_1、维生素 B_{12} 和维生素 H 振动感和位置感减弱：维生素 B_{12} 焦虑、抑郁和幻觉：烟酸 记忆紊乱：维生素 B_{12} 反射减退、下肢腱反射消失：维生素 B_1 和 B_{12} 酌情进行正式的认知和抑郁状态评估。痴呆和抑郁是老年人营养不良的常见原因。Wernicke-Korsakoff 综合征可见于严重的维生素 B_1 缺乏
功能评价	观察并测试躯体能力：步态、从椅子上坐起、上台阶，以及平衡性。这些测试可对神经系统状态、协调性和力量进行复杂的综合评估

资料来源： Adapted with permission from G Jensen：Nutritional Syndromes. Smart Medicine/PIER. Philadelphia，American College of Physicians，2013.

表7-2　人体组成测定、实验室及其他检查

检测项目	注释
人体组成测定	
人体测量	皮褶和周长的测量需进行专业培训；标准变异系数为 $\geq 10\%$
生物电阻抗	基于人体组织的差动电阻；设备便于携带；适用于测量人体水分；需要回归方程进行特定人群验证
水下称重法	大多数临床情境下并不可行；水箱中称重；最经典精确的测量法
全身计数和同位素稀释技术	研究用途；天然 ^{40}K 同位素经全身计数测量体细胞质量；通过氚、氘或 ^{18}O 标记水的稀释体积测量全身水分
空气体积描记法	研究用途；受试者坐在体积适宜的BodPod仓中；针对排水量和阻抗进行验证
双能X线骨密度测量法（DEXA）	通常用于骨密度测量，使用相宜的软件也可测量软组织；可以比较躯干和四肢的成分；具有一定量X线暴露
CT 或 MRI	最先进的可视化人体组织辨识技术；可量化内脏脂肪；价格昂贵，CT涉及X线暴露
实验室和其他检查	
白蛋白	对营养不良缺乏敏感性和特异性；高度提示并发症和死亡率风险；间接反映机体的损伤、疾病或炎症状态；半衰期14～20日；也应考虑到肝病、肾病综合征和蛋白丢失性肠病
前白蛋白	半衰期2～3日，对炎症和蛋白质营养的短期变化比较敏感；另外，与白蛋白具有相同缺点，即对营养不良的敏感性和特异性有限；肝衰竭时可能降低，反之肾衰竭时升高
转铁蛋白	急性期反应物，可因铁含量变化；半衰期8～10日；对营养不良缺乏敏感性和特异性
视黄醇结合蛋白	反映短期内的营养状况变化，但其效用受到应激和炎症反应的限制；半衰期12 h；还受到维生素A缺乏和肾脏疾病的影响
C反应蛋白	C反应蛋白是急性时相反应物质；如果出现活动性炎症过程，则通常会升高

表 7–2 人体组成测定、实验室及其他检查（续表）

检测项目	注释
胆固醇	低胆固醇（＜ 160 mg/dl）常见于营养不良且具有严重基础疾病的人群；许多临床情况与饮食摄入无关；研究中观察到并发症和死亡率增加；低胆固醇似乎亦是不良健康情况（反映细胞因子介导炎症状态）的非特异性指标；素食者和甲状腺功能亢进者也可能表现为低胆固醇
胡萝卜素	吸收不良和营养摄入不良的非特异性指标
细胞因子	研究正在探索将细胞因子检测作为炎症状态预后的指标
电解质、血尿素氮（BUN）、肌酐和血糖	监测水合状态异常，包括不足或过度，以及清除能力（浓缩性碱中毒）；体细胞质量显著减少的情况下，BUN 也可能较低；肾衰竭时 BUN 和肌酐升高；高血糖可能是炎症反应的非特异性指标
全血细胞计数及分类	筛查营养性贫血（铁、维生素 B_{12} 和叶酸）、淋巴细胞减少（营养不良）和血小板减少（维生素 C 和叶酸）；白细胞增多可见于炎症反应
总淋巴细胞计数	淋巴细胞相对性减少（淋巴细胞总数＜ 1200/mm³）是营养不良的非特异性指标
辅助性 / 抑制性 T 细胞比值	严重营养不良患者的比值可能会降低；并非营养状况的特异指标
氮平衡	24 h 尿液中的尿素氮（UUN）可以用来确定氮平衡，并提示分解代谢程度和蛋白质替代的充分性；要求准确采集尿液和肾功能正常；氮平衡＝（蛋白质 /6.25）－（UUN ＋ 4）；急性严重炎症反应时通常是负平衡
尿 3- 甲基组氨酸	反映肌肉分解代谢和蛋白质充足性的指标；肌原纤维蛋白分解后释放，无需再利用即可排出；尿液检测要求采集前 3 日无肉饮食
肌酐身高指数（CHI）	CHI ＝（24 h 尿肌酐排泄量 / 根据性别和身高校正的理想尿肌酐）×100；肌肉消耗的指标；要求准确采集尿液和肾功能正常
凝血酶原时间 / 国际标准化比值（INR）	反映维生素 K 状态的非特异性指标；肝衰竭时延长
特定微量元素	当疑似多种特定微量元素含量异常时，可以检测：硫胺素、核黄素、烟酸、叶酸、维生素 B_6、维生素 A、维生素 C、维生素 D、维生素 E、维生素 B_{12}、锌、铁、硒、肉毒碱和同型半胱氨酸（反映维生素 B_{12}、叶酸和维生素 B_6 状态的指标）

表 7-2　人体组成测定、实验室及其他检查（续表）

检测项目	注释
皮试-回忆抗原	迟发型超敏反应试验；营养不良患者通常是无反应性的，但并不特异
心电图	严重营养不良合并体细胞质量减少的患者可出现低电压和 QT 间期延长；这些发现并不是营养不良的特异性指标
数字荧光透视	有助于评估是否为吞咽障碍
胃肠镜和消化道造影	用于评估消化道功能受损、运动障碍和梗阻
脂肪吸收	72 h 粪便脂肪可用于定量吸收不良的程度
希林试验	确定维生素 B_{12} 吸收不良的原因
间接测热法	代谢车可用于确定静息能量消耗（REE），以准确估计能量需求；REE 升高是全身炎症反应的标志

资料来源：Adapted with permission from G Jensen：Nutritional Syndromes. Smart Medicine/PIER. Philadelphia，American College of Physicians，2013.

第 8 章
肠内及肠外营养

（宋子琪　译　张静　审校）

　　营养不良或存在营养不良风险的患者（无法经口摄入足够营养或处于高分解代谢状态的患者，如脓毒症、烧伤、重大外科手术后、创伤等）应启动营养支持。

　　肠内营养（enteral nutrition，EN） 治疗通过经鼻胃管、经鼻十二指肠管，微创外科手术经腹壁置入的胃管或内窥镜下置入的空肠管，以及采用开放性手术置入的胃管或肠管给予营养支持。无法维持或丧失自主进食时，应首选肠内营养治疗。肠外营养治疗是通过中心静脉导管、经外周静脉置入中心静脉导管（PICC）、隧道式中心静脉导管或皮下植入式输液港，将营养液输注至血循环中的营养支持方式。如条件许可，首选肠内营养治疗，以助于维持胃肠道的消化、吸收及免疫功能，并最大限度地减少液体和电解质水平失衡的风险。

肠外营养（parenteral nutrition，PN）治疗更多用于重症胰腺炎、坏死性小肠炎、肠麻痹及低位肠梗阻等。

肠内营养

标准的大分子聚合物肠内营养制剂目前使用最为广泛。这类制剂形式多样，通常符合正常健康人的营养需求。碳水化合物提供主要能量，蛋白质（源于酪蛋白、乳清或大豆）结构完整，需要在正常胰酶的作用下被消化和吸收。这类肠内营养制剂等渗或接近等渗，每 1 L 提供 1000 ～ 2000 kcal 能量和 50 ～ 70 g 蛋白质。其他配方类型包括含膳食纤维的大分子聚合物肠内营养制剂、要素型和半要素型营养制剂、免疫强化型营养制剂、富含蛋白质的营养制剂，以及专用于糖尿病、肝病、肾病或肺病的特殊配方制剂。

抬高床头并确认管路位置无误之后，以半量起始持续喂饲，速度为 25 ～ 50 ml/h。如患者耐受可增至全量以实现能量供给目标。肠内管饲的主要风险包括误吸、腹泻、电解质紊乱、糖耐量异常、鼻窦炎和食管炎。

肠外营养

肠外营养将含有晶体氨基酸、葡萄糖、甘油三酯乳剂、矿物质（钙、磷酸盐、镁和锌）、电解质和微量元素的全营养配方直接输注入血液。由于其高渗透压（＞ 1200 mOsm/L），以及通常为大量液体，成人肠外营养从中心静脉输注。营养预混合制剂通常含有 4% ～ 7% 的水溶性氨基酸和 20% ～ 25% 的葡萄糖（含或不含电解质），装于隔开的两腔室袋（氨基酸、葡萄糖）或三腔室袋（氨基酸、葡萄糖和脂质），使用前将其混合均匀，并添加维生素、微量矿物质和额外补充的电解质。虽然方便划算，但这些产品的营养成分固定，需要根据能量需求调整用量。

肠外营养治疗的风险包括置入输液导管引起的机械并发症、导管相关脓毒症、液体超负荷、高血糖、电解质紊乱、酸碱和电解质失衡、胆汁淤积、代谢性骨病和微量营养素缺乏。

对于所有接受肠内或肠外营养支持的患者，均应监测下列指标：

* 液体平衡（体重、出入量）
* 血糖、电解质及 BUN（每日 1 次直至稳定，随后每周 2 次）
* 血清肌酐、白蛋白、磷、钙、镁、血红蛋白 / 血细胞比容

（Hb/Hct）、白细胞（WBC）（基线值，及随后每周2次）
- 国际标准化比值（INR）（基线值，及随后每周1次）
- 必要时检测微量营养素

微量营养素缺乏

微量营养素缺乏的相关治疗见表8-1。

表 8-1   常见维生素及矿物质缺乏的治疗

营养素	治疗
维生素 A[a, b, c]	60 mg PO，如果眼部症状出现改善，则在随后1天和14天重复给药；6～11个月龄婴儿，30 mg PO 慢性吸收不良者，给予15 mg PO qd×1 m
维生素 C	200 mg PO qd
维生素 D[a, d]	建议尽可能日光照晒 50 000 U PO qw×4～8w，随后400～800 U PO qd 慢性吸收不良者可能需要更大剂量
叶酸	产前和孕期，0.4 mg PO qd 巨幼红细胞性贫血患者，确认其维生素 B_{12} 水平处于正常
维生素 B_{12}	1000 μg IM×6次，补充储存量，随后每月1000 μg IM
维生素 E[a]	800～1200 mg PO qd
维生素 K[a]	10 mg IV 随后1～2 mg PO qd 或慢性吸收不良者给予1～2 mg IV qw
硫胺素[b]	300 mg IV qd×3 d，随后10 mg PO qd 直至痊愈
烟酸	100～200 mg PO tid×5 d
吡哆醇	50 mg PO qd，如为药物相关引起缺乏给予100～200 mg PO qd
锌[b, c]	60 mg PO bid

[a] 与脂肪吸收不良有关。

[b] 与长期酗酒相关；酗酒者在摄入碳水化合物前需给予足量的硫胺素以避免急性硫胺素缺乏。

[c] 与蛋白质-热量营养不良有关。

[d] 治疗期间需监测血清钙水平。

缩略词： PO，口服；IM，肌内注射；IV，静脉注射；qd，1次/日；m，月；qw，每周；w，周

第9章
输血和单采治疗

（张伸 译 黄晓军 审校）

输血

■ 全血输注

用于急性大量失血导致的低血容量。输注全血可提高携氧能力，以及有效扩容。急性失血的48 h内，体液分布未趋至平衡前，红细胞比容（Hct）无法精准反映失血程度。

■ 红细胞输注

适用于对因治疗无法纠正的症状性贫血，或者需紧急纠正。一般而言，血红蛋白 < 70 g/L（7 g/dl）需输血治疗。如有心肺疾患症状，血红蛋白处在70 ～ 90 g/L（7 ～ 9 g/dl）就具备输注压积红细胞的指征。1单位的压积红细胞可提高血红蛋白约10 g/L（1 g/dl）。急性失血的情况下，压积红细胞、新鲜冰冻血浆（FFP）和血小板以近似3:1:10的配比输注，可足以替代全血。去除白细胞可降低异体免疫反应及巨细胞病毒传播的风险。洗涤去除献血者的血浆，可降低过敏反应风险。辐照可灭活来自献血者的异体反应性淋巴细胞，预防免疫功能低下受血者发生移植物抗宿主病。避免使用亲缘献血者。

其他适应证

①高量输血疗法：可阻断缺陷细胞的生成，如地中海贫血、镰状细胞贫血；②换血疗法：新生儿溶血病、镰状细胞贫血危象；③移植受者术前输血：降低尸体来源肾移植的排斥反应。

并发症（表9-1）

①输血反应：急性或迟发性输血反应，发生率1% ～ 4%；IgA缺乏的患者出现严重反应的风险高。②感染：细菌（罕见）；丙型病毒性肝炎，发生率 <（0.1 ～ 1）/1 000 000次输血；HIV感染，发生率（0.1 ～ 1）/1 000 000次输血；③循环超负荷；④铁过载：每单位红细胞含200 ～ 250 mg铁；在无失血的情况下，输注100单位红细

表 9-1　输血并发症的风险

发生频率，次数：单位	
主要反应	
循环超负荷（TACO）	10.9：100 000
发热（FNHTR）	（100～1000）：100 000，通常上报不足
过敏反应	（100～400）：100 000，取决于血制品
TRALI	（0.4～1）：100 000，有所减少，取决于血制品
迟发性溶血	40：100 000
急性溶血	（2.5～7.9）：100 000
感染 [a]	
细菌（细菌污染性输血反应）	（0.3～25）：1 000 000（取决于血制品、检测手段或病原体灭活）
乙型肝炎	1：3 000 000（＜1：1 000 000）
丙型肝炎 [b]	＜（0.1～1）：1 000 000
HIV-1[b]，HIV-2	（0.1～1）：1 000 000
HTLV- Ⅰ 和 HTLV- Ⅱ	1：3 000 000
疟疾	1：4 000 000
其他并发症	
RBC 同种异体致敏	1：100
HLA 同种异体致敏	1：10（无白细胞滤除的情况下）
移植物抗宿主病	极为罕见（采用辐照血制品的免疫抑制患者中）

[a] 其他与输血传播相关的病原体包括虫媒病毒（西尼罗河病毒、登革热病毒、寨卡病毒）、甲型和戊型肝炎病毒、细小病毒 B-19、微小巴贝虫和邓肯巴贝虫（巴贝虫病）、嗜吞噬细胞无形体（人粒细胞埃立克体病）、克氏锥虫（Chagas 病）、梅毒螺旋体和人类疱疹病毒 -8。全球范围内传播风险存在显著差异。

[b] 通过核酸检测（NAT）筛查。

缩略词：FNHTR，非溶血性输血反应性发热；HTLV，人嗜 T 淋巴细胞病毒；RBC，红细胞；TACO，输血相关循环超负荷；TRALI，输血相关的急性肺损伤；HLA，人类白细胞抗原；HIV，人类免疫缺陷病毒

胞制品（儿童低于此）后可发生血色病；需应用铁螯合剂去铁胺治疗；⑤移植物抗宿主病；⑥异体免疫反应。

■ 自体输血

输注患者自身贮存的血液，可避免献血者血液带来的风险，尤其适用于具有多种红细胞抗体的患者。机体铁储备正常下，可使用促红细胞生成素（50～150 U/kg 皮下注射，每周 3 次）以加速自体献血的过程。

■ 红细胞交换

红细胞交换输注的主要目的是去除镰状红细胞，以正常的红细胞取而代之，阻断红细胞镰变、淤滞、血管阻塞及组织缺氧的恶性循环，避免诱发镰状细胞危象。通常治疗目标是交换后血红蛋白 A 比例达至 70%。

■ 血小板输注

血小板计数 < 10 000/μl（急性白血病 < 20 000/μl）时，常需预防性输注血小板。若先前的输注未造成血小板抗体生成，1 单位的血小板可提高血小板计数约 10 000/μl。以输注后 1 h 及 24 h 的血小板计数评价输注效果。存在血小板抗体的患者，需输注 HLA 相合的单一供者血小板。

■ 血浆成分输注

新鲜冰冻血浆（FFP）可提供凝血因子、纤维蛋白原、抗凝血酶及蛋白 C 和 S，可用于纠正凝血因子缺乏、快速拮抗华法林的药物效应及治疗血栓性血小板减少性紫癜（TTP）。血浆冷沉淀物富含纤维蛋白原、凝血因子Ⅷ和 vW 因子；不具备重组凝血因子Ⅷ或凝血因子Ⅷ浓缩物时，可使用冷沉淀物。

单采治疗

单采（Hemapheresis）指去除血液中的细胞或血浆成分；具体操作过程与单采成分相关。

■ 白细胞单采

即去除白细胞；最常用于急性白血病，尤其是急性髓细胞性白血病（AML）外周血原始细胞计数显著升高（> 100 000/μl）时，以降低白细胞淤积症风险（原始细胞引起血管阻塞事件，引起中枢神经系统或肺梗死、出血）。目前白细胞单采技术已用于替代骨髓穿刺抽吸采集造血干细胞。经化疗药物以及粒-单核细胞集落刺激因子治疗，造血干细胞从骨髓动员到外周血中；应用白细胞单采可获得这些干细胞，然后用于大剂量清髓性治疗后的造血重建。白细胞单采还用于采集淋巴细胞，以用于过继性免疫治疗这项新兴的医疗技术。

■ 血小板单采

用于部分骨髓增殖性疾病伴有血小板增多及合并出血和（或）血栓的患者，一般不作为首选疗法。血小板单采提高了献血者的血小板采集量。

■ 血浆单采

适应证：

①高凝状态，例如华氏巨球蛋白血症；②TTP；③免疫复合物和自身抗体异常，如 Goodpasture 综合征（肺出血肾炎综合征）、急进性肾小球肾炎、重症肌无力；吉兰-巴雷综合征、系统性红斑狼疮、特发性血小板减少性紫癜；④冷凝集素病、冷球蛋白血症。血浆置换可去除异常蛋白，替代正常的血浆或血浆成分；在 TTP 中应用可有效去除抗 ADAMTS13 抗体，恢复正常的 ADAMTS13 水平。

第 10 章
缓和医疗与临终关怀

（王岚　译　任景怡　审校）

2016 年，美国的死亡人数为 2 744 248 人，死亡较前有所下降。将近 3/4 的死亡发生在 65 岁以上的人群中。心脏病和癌症是主要的死亡原因，二者几乎占总死亡人口的半数。死亡人群中，约 70% 存在已知可导致其死亡的临床情况。因此，提前规划临终疗护极为重要，也颇具意义。相较于医院，在临终安养院或家中死亡的比例也愈来愈高。

理想的临终疗护应基于对患者需求的全面理解，包括因疾病而受到影响的四个层面：躯体、心理、社会以及精神。现已有多种评估工具可协助完成这一过程。

沟通和持续评估患者的照护目标是实施临终疗护的关键性举措。医生需清楚知悉疾病的可能转归及预后，对疗护过程中的管理目标和病情转折的应对预先做出安排。一旦患者的照护目标从"治愈"变为"姑息"，医生需清楚地解释告知，并按原定计划执行。确立临终疗护目标，涉及如下七个步骤：

1. 确保提供的医疗信息尽可能完整，且所有相关方均知悉。

2. 探讨照护目标，并确认其可行性。

3. 阐释可供选择的方案。

4. 在患者和家属适应与接受病情预期转变的过程中表达共情。

5. 形成目标切实可行的疗护计划。

6. 按照制订的计划执行。

7. 定期或患者情况发生变化时，回顾及调整计划。

■ 事前指示

约 70% 的患者在其临终前已经丧失决策能力，而事前指示可使患者提前阐明其接受各类干预措施的意愿。现有的两类可供采用的法律文件：一是事前指示，用于患者自身声明其明确的意愿；二是托付长期的医疗照护代理人，患者指定某名人士并授权代表其行使医疗决策。上述两类文件的表格均可在美国国家临终关怀及缓和医疗组织（National Hospice and Palliative Care Organization）的网站（www.nhpco.org）免费获取。医生也应为其自身准备妥善上述文件。

■ 躯体症状与处理

终末期患者最常见的躯体及精神症状见表 10-1。对癌症晚期患者的研究发现，平均每人出现过 11.5 个症状。

疼痛

疼痛见于 36% ～ 90% 的终末期患者。疼痛的类型及处理详见第 6 章。

表 10-1　终末期患者常见的躯体及精神症状

躯体症状	精神症状
疼痛	焦虑
疲乏和虚弱	抑郁
呼吸困难	绝望
失眠	无意义感
口干	易激惹
厌食	注意力不集中
恶心和呕吐	意识模糊
便秘	谵妄
咳嗽	性欲下降
四肢水肿	
瘙痒	
腹泻	
吞咽困难	
头晕	
尿便失禁	
手 / 足麻木 / 刺痛感	

便秘

便秘见于高达 87% 的终末期患者。常见导致便秘的药物包括用于止痛及呼吸兴奋的阿片类药物，以及具有抗胆碱能活性的三环类抗抑郁药。缺乏活动、摄食减少、高钙血症也可引起便秘。某些情况下，消化道梗阻亦参与其中。

干预措施 条件许可下，尽可能增加患者活动量；充分补充液体；阿片类药物的效应可经由 μ 亚型阿片受体拮抗剂——甲基纳曲酮拮抗（$8 \sim 12$ mg 皮下注射 qd）；外科解除肠梗阻；使用导泻剂或粪便膨松剂（表 10-2）。

恶心

高达 70% 的癌症晚期患者会出现恶心。其原因可能为尿毒症、肝衰竭、高钙血症、肠梗阻、严重便秘、感染、胃食管反流、前庭疾病、脑转移、药物（癌症化疗药、抗生素、非甾体抗炎药、阿片类药物、质子泵抑制剂）以及放疗。

表 10-2   处理便秘的药物

干预	剂量	备注
刺激性导泻剂		这类药物可直接刺激肠蠕动并减少结肠对水分的吸收
西梅汁	$120 \sim 140$ ml/d	
番泻叶（Senokot）	$2 \sim 8$ 片 PO bid	
比沙可啶	$5 \sim 15$ mg/d PO 或 PR	作用时间持续 $6 \sim 12$ h
渗透性缓泻剂		这类药物不被吸收。其可将水分吸住并潴留在胃肠道中
乳果糖	$15 \sim 30$ ml PO $q4 \sim 8$ h	乳果糖可导致胃肠积气、腹胀
氢氧化镁（乳剂）	$15 \sim 30$ ml PO	乳果糖作用时间持续 1 日，镁制剂作用时间持续 6 h
柠檬酸镁	$125 \sim 250$ ml/d PO	
粪便膨松剂		这类药物可增加水分的分泌，增加水分浸入粪便发挥软化作用。
多库酯钠（Colace）	$300 \sim 600$ mg/d PO	
多库酯钙	$300 \sim 600$ mg/d PO	作用时间持续 $1 \sim 3$ 日
栓剂和灌肠剂		
比沙可啶	$10 \sim 15$ mg PR qd	
磷酸钠灌肠剂	PR qd	固定剂量，4.5 盎司（约 133 ml），不保留

缩略词：PO，口服；PR，灌肠；qd，1 次/日；bid，2 次/日

干预措施 针对病因进行治疗。停止使用可能导致恶心的药物。如有可能,缓解其基础病情。如为疑似胃肠动力障碍所致,可使用甲氧氯普胺。癌症化疗药物所致的恶心一般可使用糖皮质激素和5-羟色胺受体阻滞剂(如奥坦西隆、多拉司琼)预防。阿瑞吡坦可有效控制强致吐药物(如顺铂)导致的恶心。前庭性因素引起的恶心可使用抗组胺药(美克洛嗪)或抗胆碱能药物(东莨菪碱)治疗。预期性恶心可使用苯二氮䓬类如劳拉西泮预防。无任一特定原因的恶心,有时可选用氟哌啶醇。

呼吸困难

高达75%的终末期患者经历呼吸困难,往往是患者承受的最严重不适,甚至比疼痛更令人绝望。呼吸困难可能由于肺实质疾病、感染、积液、肺栓塞、肺水肿、哮喘或气道压迫所致。尽管许多上述情况可被干预,但其基础病因却无法逆转。

干预措施 倘若干预过程并未较呼吸困难更为痛苦,则应尽可能纠正其基础病因(如重复性胸腔穿刺)。更多情况下,采取的是对症处理(表10-3)。

乏力

乏力几乎是终末期患者的普遍症状,常是疾病进展过程(以及对此过程中反应生成各类细胞因子)的直接后果,亦可由合并营养不良、脱水、贫血、感染、甲状腺功能减退症和药物不良反应而引起。另外,抑郁也可引起乏力。患者活动功能评估可采用Karnofsky行为表现量表或美国东部肿瘤协作组(Eastern Cooperative Oncology Group,ECOG)体力状态评分,根据患者每日卧床时间评分,具体为:0分,正常活动;1分,症状轻,正常活动;2分,日间卧床时间<50%;3分,日间卧床时间>50%;4分,终日卧床不起。

干预措施 适度锻炼和物理治疗可减少肌肉萎缩,改善抑郁和情绪。如情况许可,停止使用可能加重乏力的药物;糖皮质激素可使患者活力增强及改善情绪。晨起服用右旋安非他明(5～10 mg/d)或哌甲酯(2.5～5 mg/d)可提高患者活力水平,但需避免于夜间用药,因其可能导致失眠。另外,莫达非尼和左旋肉碱干预也可见效。

抑郁

高达75%的疾病终末期患者遭受抑郁。缺乏经验的医生会认为

表 10–3   呼吸困难的药物治疗

干预	剂量	注意事项
弱阿片类		
可待因（或可待因联合 325 mg 对乙酰氨基酚）	30 mg PO q4 h	适用于轻度呼吸困难的患者
氢可酮	5 mg PO q4 h	适用于从未使用过阿片类药物的患者
强阿片类		
吗啡	5 ～ 10 mg PO q4 h 基线剂量的 30% ～ 50% q4 h	适用于既往未使用过阿片类药物的中重度呼吸困难患者
羟考酮	5 ～ 10 mg PO q4 h	适用于已使用阿片类药物止痛或治疗其他症状的患者
氢吗啡酮	1 ～ 2 mg PO q4 h	
抗焦虑药		
劳拉西泮	0.5 ～ 2.0 mg PO/SL/IV qh，随后 q4 ～ 6 h	每小时给一次药直至患者症状缓解，然后给予维持量
氯硝西泮	0.25 ～ 2.0 mg PO q12 h	
咪达唑仑	0.5 mg IV q15 min	

缩略词：PO，口服；SL，舌下含服；IV，静脉注射

抑郁是对终末期疾病理所当然的反应。无论如何，相当一部分患者可发生强烈于常人的抑郁体验。既往抑郁症病史的患者更为高危。多种可纠正的临床情况可导致抑郁样症状，包括甲状腺功能减退症、库欣综合征、电解质紊乱（如高钙血症），以及药物，包括多巴胺受体阻滞剂、干扰素、白介素 2、长春新碱和糖皮质激素。

干预措施   右旋安非他明或哌甲酯（详见上文）；5- 羟色胺再摄取抑制剂，如氟西汀、帕罗西汀和西酞普兰；莫达非尼 100 mg/d；晨起或中午给予苯异妥英 18.75 mg。

谵妄

谵妄是一种全脑功能障碍伴认知和意识改变；常有焦虑的前驱症状。不同于痴呆，谵妄呈急骤发作，特征表现为意识障碍波动性变化和无法集中注意力，但均是可逆性改变，多在死亡前数小时出现。谵妄可由肝肾衰竭引发的代谢性脑病、低氧血症、感染、高钙血症、副癌综合征、脱水、便秘、尿潴留以及中枢神经系统转移肿

瘤而引起。同时，谵妄亦是常见的药物不良反应，可诱发的药物包括常用于临终患者的阿片类药、糖皮质激素、抗胆碱能药物、抗组胺药、止吐药以及苯二氮䓬类药物。早期识别极为关键，因为应当在患者清醒的时候鼓励其与挚爱的人进行最后的交流。患者精神状态改变伴昼夜颠倒可能是谵妄的早期征兆。

　　干预措施　停止任何非必要却可能诱发谵妄副作用的药物；给患者提供日历、钟表、新闻报纸或其他具有定向标志的物件。缓和地纠正患者的幻觉或认知错误；药物干预见表 10-4。

■ 临终时刻的照护

　　患者的临终过程大部分是可预测的。向患者家属告知这些可能发生的变化有助于减少其所带来的悲痛。另外，医生需敏锐地体会到家属内疚和无助的感受。他们需被劝慰，患者的疾病正在走向其自然过程，他们对患者的照护并无不当之处。患者不再进食是因为已经濒临死亡；他们并不是因为停止进食而濒临死亡。鼓励家属和照护者与临终患者进行直接的沟通，无论患者是否还具有意识。握着患者的手，或可使患者与家属 / 照护者均获得慰藉。表 10-5 列举了患者在临终之际的一些变化，以及如何处理这些变化的建议。

　　关于管理疾病终末期患者的更多资源可详见如下网站：www. epec.net，www.eperc.mcw.edu，www.capc.org 以及 www.nhpco.org。

表 10–4　处理谵妄的药物

干预	剂量
抗精神病药物	
氟哌啶醇	$0.5 \sim 5$ mg q2 $\sim$ 12 h，PO/IV/SC/IM
甲硫哒嗪	$10 \sim 75$ mg，q4 $\sim$ 8 h，PO
氯丙嗪	$12.5 \sim 50$ mg q4 $\sim$ 12 h，PO/IV/IM
非典型抗精神病药	
奥氮平	$2.5 \sim 5$ mg qd 或 bid，PO
利培酮	$1 \sim 3$ mg q12 h，PO
奎硫平	$25 \sim 50$ mg qd，PO
抗焦虑药	
劳拉西泮	$0.5 \sim 2$ mg q1 $\sim$ 4 h，PO/IV/IM
咪达唑仑	$1 \sim 5$ mg/h 持续输注，IV/SC
麻醉剂	
异丙酚	$0.3 \sim 2.0$ mg/h 持续输注，IV

缩略词：PO，口服；IV，静脉注射；SC，皮下注射；IM，肌内注射；qd，1 次 / 日；bid，2 次 / 日（下同）

表 10-5　患者临终前数日或数小时之际的变化与处理

患者情况变化	潜在并发症	家属可能的反应以及可能关心的问题	建议与干预
极度乏力	卧床不起造成压力损伤，以致感染、恶臭，疼痛以及关节疼痛	患者懒惰、放弃	抚慰家属及看护者，任何干预对临终时的乏力并无理想的效果，且无应去抵抗。必要时使用气垫床
厌食		患者会饱尝饥饿之苦，甚至饿死	抚慰家属及看护者，患者未进食是由于他们已在弥留之际，此时不进食本身并不会导致痛苦和死亡。强迫饲喂，无论是经口、肠外或者肠内并不会减轻患者症状或延长寿命
脱水	黏膜干燥（见下文）	患者会饱受干渴之苦，且会脱水致死	抚慰家属及看护者，临终时脱水不会导致痛苦，因为患者已无任何痛苦，并因此加重呼吸困难，延长死亡过程。症状出现前失去意识。静脉补液可导致肺水肿和周围水肿
吞咽困难	无法吞服姑息治疗所使用的口服药		勿强迫经口摄食。停用还在使用的非必要药物，包括抗生素、利尿剂、抗抑郁药、导泻药。将必要的药物（止痛药、止吐药、抗焦虑药）改为口服溶液、舌下、直肠黏膜途径给药。倘若无法吞服片剂药物及精神病药物
"濒死喉鸣" — 眼喉的呼吸声响		患者窒息和无法通气	抚慰家属及看护者，患者此种情况乃口咽内分泌物导致，而并非窒息。使用东莨菪碱减少分泌物（0.2～0.4 mg SC q4 h 或 1～3 贴片 q3 d）。改变患者体位以助于引流。勿给予患者吸痰，因吸痰会导致患者及家属的不适，而且通常无助于改变状况

表 10-5　患者临终前数日或数小时之际的变化与处理（续表）

患者情况变化	潜在并发症	家属可能的反应以及可能关心的问题	建议与干预
呼吸暂停 潮式呼吸 呼吸困难		患者窒息	抚慰家属及看护者。患者无意识的情况下不会感受到窒息或缺氧。间断性呼吸暂停是临终前一种常见的变化。可使用阿片类药物或焦点治疗抗焦虑缓解呼吸困难的症状，并且会延长死亡过程 吸氧并不能有效缓解呼吸困难的症状
尿便失禁	如果离世前尿便失禁时日较长可导致皮肤破溃。可能将感染病原体传染给看护者	患者脏臭，令人排斥	提醒家属及看护者采取综合性防护措施。经常更换床单被服。如果腹泻或排尿量较多，建议使用尿布、导尿管或直肠管
易激惹或谵妄	昼夜颠倒。伤及自己或看护者	患者处于极度痛苦中，且不能安宁死去	抚慰家属及看护者。患者易躁怒及谵妄状态并不意味着躯体的痛苦。考虑评价其谵妄的原因及调整药物方案。根据患者的预后与治疗目标，使用氟哌啶醇、氯丙嗪、地西泮或咪达唑仑控制症状
黏膜干燥	口唇干裂、口腔溃痛、念珠菌可导致疼痛 口腔异味	患者恶臭，令人排斥	食用苏打口腔清洗或人工唾液 q15～30 min。局部使用制霉菌素治疗念珠菌感染。凡士林涂抹口唇及鼻腔黏膜，q60～90 min。眼用润滑剂 q30 min 或人工泪眼 q4 h

第11章
心搏骤停和猝死

（伍满燕 译 陈红 审校）

突发心搏骤停和猝死最常见于动脉粥样硬化性冠状动脉疾病或潜在结构性心脏病的患者，通常由心室颤动引起。常见的病因见表11-1。心律失常可由于电解质紊乱（主要是低钾血症）、低氧血症、

表11-1 心搏骤停和心脏性猝死原因

结构性疾病

1. 冠状动脉疾病（慢性或急性冠脉综合征）
2. 心肌病（扩张型心肌病、肥厚型心肌病、致心律失常性右心室心肌病、浸润性心肌病如心肌淀粉样变性）
3. 炎症（如心肌炎）
4. 心脏瓣膜病（如主动脉瓣狭窄、二尖瓣脱垂）
5. 电生理异常（如WPW预激综合征）
6. 遗传性疾病伴电生理异常（如先天性长QT综合征、Brugada综合征、儿茶酚胺敏感性多形性室性心动过速）

功能性因素

1. 一过性缺血
2. 低心输出量状态（心力衰竭，休克）
3. 全身性代谢性异常
   a. 电解质失衡（如低钾血症）
   b. 低氧血症、酸中毒
4. 神经系统异常（如中枢神经系统损伤）
5. 毒性反应
   a. 致心律失常药物效应
   b. 心脏毒素（如可卡因、洋地黄中毒）

无脉性电活动导致猝死的原因

1. 大面积肺栓塞
2. 主动脉夹层
3. 张力性气胸
4. 心脏压塞
5. 失血过多

酸中毒或中枢神经系统损伤造成交感风暴而诱发。此时，必须立即实施心肺复苏（cardiopulmonary resuscitation，CPR），并随后辅以高级生命支持措施（详见下文）。如果心室颤动或心脏停搏在 4 ～ 6 min 内未予以 CPR 施救，通常会导致患者死亡。

■ 心脏性猝死的处理

基本生命支持（basic life support，BLS）必须立即启动（图 11-1）：

1. 拨通急救电话；如果具备，快速取得自动体外除颤器（automated external defibrillator，AED）。

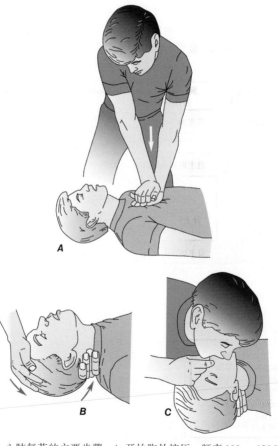

图 11-1 心肺复苏的主要步骤。**A.** 开始胸外按压，频率 100 ～ 120 次 / 分。**B.** 确认被救者呼吸道开放。**C.** 若无法获取高级生命支持则由受过培训的施救人员实施口对口人工呼吸（如果具备，优选使用"口袋型"面罩通气）。（资料来源：Modified from J Henderson：Emergency Medical Guide，4th ed. New York，McGraw-Hill，1978.）

2. 如果患者出现呼吸喘鸣音，评价是否有异物吸入并予以 Heimlich 手法施救。

3. 持续胸外按压（胸骨下移 5 cm），频率为 100 ～ 120 次 / 分。第二名施救者安装并使用 AED。

4. 若有第二名专业施救人员在场，在持续胸外按压的同时，给予患者仰颌抬头实施口对口人工呼吸（为避免交叉感染，建议优选使用"口袋型"面罩）。每连续 30 次快速胸外按压后，应予肺充气 2 次。若无专业施救人员在场，不给予通气而只进行胸外按压，直至有能力展开高级生命支持。

5. 一旦获得复苏设备，则在持续胸外按压和气道通气下开始高级生命支持。尽管所有的高级生命支持应尽可能同时进行，但除颤（双相 150 ～ 200 J）最为优先（图 11-2），其次为开放静脉通路和插

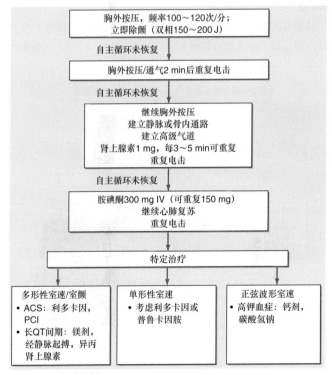

图 11-2 心室颤动或室性心动过速导致心搏骤停的处理。若除颤成功且通气充分后仍有代谢性酸中毒，也可考虑给予碳酸氢钠 1 mmol/kg。ACS，急性冠脉综合征；IV，静脉给药；PCI，经皮冠状动脉介入治疗。（资料来源：Modified from HPIM-20，Figure 299-3A.）

入高级气道（气管插管或声门上通气），若无法实现高级气道，则使用袋阀式面罩装置。最初给予 100% 氧气。一旦建立高级气道，每 6 ～ 8 s 给予 1 次通气，其间不中断胸外按压。

6. 初步静脉通路首选肘前静脉，但若经此药无法起效，则应骨内或中心静脉（颈内或锁骨下静脉）置管。只有在充分通气下仍持续存在严重酸中毒（pH ＜ 7.15）时才给予输注碳酸氢钠。不常规给予钙剂，除非已知患者低钙血症、钙通道阻滞剂中毒或其顽固性心室颤动的原因为高钾血症。

7. 对于心脏停搏、其他缓慢性心律失常或无脉性电活动引发心搏骤停的处理路径见图 11-3。

8. 心搏骤停存活但未能恢复意识者，应考虑低温疗法（体温降至 32 ～ 36℃，持续至少 24 h）。

■ 随访

如果心搏骤停是由于急性心肌梗死发病数小时内发生心室颤动所致，随后给予规范化心肌梗死治疗（第 121 章）。对于其他原因引

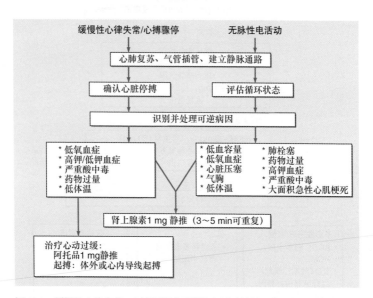

图 11-3　缓慢性心律失常 / 心搏骤停或无脉性电活动的处理主要是心肺复苏和积极寻找可逆性因素。[资料来源：From Albert CM，Stevenson WG：Cardiovascular collapse，cardiac arrest，and sudden cardiac death，in Jameson JL et al（eds）. Harrison's Principles of Internal Medicine，20th ed. New York，NY：McGraw-Hill；2018.]

发的心室颤动存活者，则需进一步评估，尤其包括冠状动脉解剖和左心室功能。如果没有短暂或可逆性病因，通常需要植入埋藏式心脏复律除颤器。

第 12 章
休 克

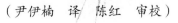

（尹伊楠 译 陈红 审校）

■ 定义

休克是由于组织灌注严重受损引起细胞损伤和功能异常的临床状态。快速识别与治疗对预防脏器不可逆损伤和死亡至关重要。休克的常见病因见表 12-1。

表 12–1　休克的类型
分布性休克（全身血管张力显著下降）
脓毒症
胰腺炎
过敏反应
神经源性（如脊髓损伤）
内分泌相关［艾迪生（Addison）病、黏液性水肿］
心源性休克
肌源性（急性心肌梗死、暴发性心肌炎）
机械性［急性重度二尖瓣反流、急性重度主动脉瓣关闭不全（如主动脉夹层）、重度主动脉瓣狭窄、急性室间隔穿孔］
心律失常性
心外梗阻性休克
心脏压塞
大面积肺栓塞
张力性气胸
低血容量性休克
出血
胃肠道丢失体液（如呕吐、腹泻）
烧伤
多尿（糖尿病酮症酸中毒、尿崩症）

■ 临床表现

- 低血压（平均动脉压＜ 60 mmHg）、心动过速、呼吸急促、面色苍白、烦躁不安和意识状态改变。
- 外周血管急剧收缩征象，伴脉弱和肢端湿冷；在分布性休克（如脓毒症）中，因容量血管扩张而表现为肢端温暖。
- 常见少尿（＜ 20 ml/h）和代谢性酸中毒。
- 急性肺损伤和急性呼吸窘迫综合征（ARDS，见第 16 章）伴非心源性肺水肿、低氧血症和弥漫性肺浸润。

临床诊治路径 休克

采集基础病史，包括是否有心脏疾患（冠状动脉疾病、心力衰竭、心包疾病）、近期发热或感染引发脓毒血症、药物效应（如过度利尿或降压）、可导致肺栓塞的临床情况（见第 135 章）以及潜在出血源。

■ 体格检查

低血容量性及分布性休克（脓毒症）患者颈静脉不显露，颈静脉怒张（JVD）提示心源性休克，颈静脉怒张同时伴有奇脉（第 112 章）提示心脏压塞（第 118 章）。检查双侧脉搏是否对称（主动脉夹层，第 127 章）。评估有无心力衰竭表现（第 126 章），以及有无提示主动脉瓣狭窄、急性二尖瓣或主动脉瓣反流及室间隔缺损的杂音。腹部压痛或反跳痛提示腹膜炎或胰腺炎，而高调肠鸣音提示肠梗阻。完善粪便潜血试验以除外消化道出血。

感染中毒性休克多伴有发热、寒战，但高龄、尿毒症及酗酒者可能无发热表现。某些皮肤损害可提示感染中毒性休克为特定病原体所致（详见第 14 章）。

■ 辅助检查

完善乳酸、血常规、肝肾功能、凝血酶原时间（PT）及部分凝血活酶时间（PTT）检测。疑似心肌缺血、心肌炎或肺栓塞者应检测肌钙蛋白。动脉血气分析常提示代谢性酸中毒（对于感染中毒性休克者，呼吸性碱中毒可发生在代谢性酸中毒前）。若怀疑脓毒症，应完善血培养、尿常规，以及痰培养、尿培养及其他可疑感染部位的标本培养。

完善心电图（心肌缺血 / 心肌梗死、急性心律失常）、胸片（心力衰竭、张力性气胸、肺炎）检查。超声心动图亦有助于病因诊断（如心脏压塞、左 / 右心室功能不全、主动脉夹层、肺栓塞引起的右心室应变）。

对于鉴别不同类别休克（表 12-2），有必要测量中心静脉压（CVP）或肺毛细血管楔压（PCWP）。平均 PCWP ＜ 6 mmHg 提示低血容量性或分布性休克；PCWP ＞ 20 mmHg 提示左心衰竭 / 心源性休克。心源性、低血容量性及梗阻性休克者心输出量降低，分布性休克者心输出量增加。

休克的初始治疗（图 12-1）

目标是尽快改善组织低灌注和呼吸障碍，同时积极明确休克的病因：

- 动态监测血压（推荐动脉内置管）、心率，持续心电监护，监测尿量、脉氧饱和度。完善化验：血细胞比容（Hct）、电解质、肌酐、尿素氮（BUN）、动脉血气、pH、钙、磷、乳酸、尿钠浓度（＜ 20 mmol/L 提示容量不足）。活动性出血、显著体液转移或疑似心功能不全的患者考虑监测 CVP 和（或）肺动脉压 /PCWP（大多数患者无需漂浮导管监测）。
- 留置尿管以监测尿量。
- 密切关注患者意识状态。
- 升高收缩压 ＞ 100 mmHg：①暂时性保持头低脚高位；②除疑似心源性休克外，应给予快速静脉补液（500 ～ 1000 ml，初始为晶体液，如生理盐水或乳酸林格液；对于 Hgb ＜ 7 g/dl 的贫血患者，可将输血作为液体复苏治疗的一部分）；根据容量情况按需继续补充容量。

表 12–2　不同休克类型的特点

休克类型	CVP	PCWP	心输出量	体循环血管阻力
分布性	↓	↓	↑	↓
心源性	↑	↑	↓	↑
心外梗阻性	↑	↓ ↑	↓	↑
低血容量性	↓	↓	↓	↑

缩略词：CVP，中心静脉压；PCWP，肺毛细血管楔压

一般处置

- 推荐转入ICU
- 建立静脉通路（16 G或18 G）
- 考虑中心静脉置管/漂浮导管（诊断存疑或持续性休克者）
- 动脉内置管：用于持续BP、氧饱和度及酸碱度监测
- 留置尿管：监测尿量
- 气道管理：维持SpO₂ 92%～95%，若需要可气管插管机械通气

↓ 低血压

容量复苏
（通过体格检查、CVP、PCWP、超声下测量下腔静脉内径密切监测容量状态）

- 头低脚高位
- 快速输注晶体液（如500 ml），如需要可重复
- 活动性出血或Hgb<7 g/dl者输注RBC

↓ 低血压

血管加压药和（或）正性肌力药（表12-3）

- 去甲肾上腺素是分布性休克者一线用药
- 分布性休克/感染中毒性休克者考虑将血管加压素作为二线用药
- 心源性休克者考虑应用多巴酚丁胺（若需要维持血压可联用去甲肾上腺素）

病因治疗

分布性休克	心源性休克	心外梗阻性休克	低血容量性休克
• 疑似脓毒症：完善培养后应用广谱抗生素 • 过敏性休克：去除过敏原，肾上腺素 • 肾上腺功能不全：应激剂量的激素	• ACS：快速再灌注治疗（PCI） • 急性二尖瓣反流、室间隔穿孔，或游离壁破裂：IABP、手术 • 右心室梗死：补液，维持RAP10～15 mmHg	• 张力性气胸：机械减压 • 近段肺栓塞：溶栓、手术/介入取栓 • 心脏压塞：心包穿刺	• 出血：外科手术、内镜，或放射介入治疗止血

图 12-1　休克状态的初始治疗路径。ICU，重症监护治疗病房；BP，血压；SpO₂，血氧饱和度；CVP，中心静脉压；PCWP，肺毛细血管楔压；ACS，急性冠脉综合征；PCI，经皮冠状动脉介入治疗；IABP，主动脉内球囊反搏；RBC，红细胞；RAP，右心房压

- 充分补充容量后加用血管活性药物；若体循环血管阻力（SVR）下降可使用血管加压药（表 12-3）（推荐去甲肾上腺素，持续性低血压者加用血管加压素或去氧肾上腺素）。
- 心源性休克者，联用正性肌力药物（通常为多巴酚丁胺）（表12-3）；目标是维持心指数＞ 2.2 L/（min·m²）[感染中毒性休克时＞ 4.0 L/（min·m²）]。

表 12-3 休克状态时使用的血管活性药物 [a]

药物	剂量	备注
多巴胺	1 ~ 2 μg/（kg·min）	辅助利尿
	2 ~ 10 μg/（kg·min）	正性肌力、正性频率效应；增加氧运送能力同时氧耗增高；使用可能受限于心动过速
	10 ~ 20 μg/（kg·min）	全身血管收缩（肾灌注降低）
去甲肾上腺素	0.5 ~ 30 μg/min	强效血管收缩药；中效正性肌力效应；脓毒症休克中优于多巴胺，其正性频率效应和不良反应较低；也可用于心源性休克降低体循环血管阻力，但一般仅在顽固性低血压时使用
多巴酚丁胺	2 ~ 20 μg/（kg·min）	主要用于心源性休克（第 121 章）：具有正性肌力作用，弱血管收缩活性；最适用于轻度血压下降且欲避免心动过速之时
去氧肾上腺素	40 ~ 180 μg/min	无正性肌力作用的强效血管收缩药物，适用于分布性休克
血管加压素	0.01 ~ 0.04 U/min	偶用于顽固性脓毒症（分布性）休克

[a] 异丙肾上腺素因其潜在低血压和致心律失常效应，并不推荐用于休克

- 给予氧疗，维持 SpO_2 92% ~ 95%；必要时给予气管插管机械通气。
- 若出现严重代谢性酸中毒（pH < 7.15），给予 $NaHCO_3$。
- 识别并治疗引起休克的病因。急性心肌梗死导致的心源性休克见第 121 章。急诊冠状动脉血运重建对于持续存在心肌缺血者至关重要。

感染中毒性休克

见第 14 章。

第 13 章
麻醉品过量

（张椿英　译　李忠佑　审校）

过量致死是阿片类物质使用相关障碍中一类相对常见的并发症（第 203 章）。在美国，每年发生近 50 000 例阿片类药物过量死亡，并且由于强效芬太尼衍生物与海洛因的混合使用，其数目还在持续加速增长。死亡率增加的部分原因是非医疗机构施救使用的鼻内给药装置，其中的纳洛酮剂量不足，而逆转芬太尼过量所需的纳洛酮较之高出数倍。阿片类药物过量的诊断基于对典型症状和体征的识别，包括呼吸浅慢、瞳孔缩小（瞳孔扩大仅在严重脑缺氧时发生）、心动过缓、体温过低、昏睡或昏迷；毒品掺混物也可引发"类过敏"反应，表现为意识水平下降、急性肺水肿和血嗜酸性粒细胞计数增高。阿片类药物通常不会引起痫性发作，除非是并不常见的多药滥用案例，同时使用了哌替啶或大剂量曲马多。血液或尿液毒理学检测可以明确诊断，但是首要的是基于临床情况给予紧急处理。

纳洛酮是一种高度特异性的逆转剂，相对而言几乎没有并发症，快速识别并给予纳洛酮是最为必要的措施。如果不给予纳洛酮，则会进展为致死性呼吸和循环衰竭。

治疗　麻醉品滥用

处理麻醉品过量需要给予生命支持，包括必要时的气管插管和纳洛酮（表 13-1）。其目标是逆转呼吸抑制，而不是给予大剂量纳洛酮诱发阿片类药物戒断。由于纳洛酮的作用仅能维持数小时，而大多数阿片类药物的持续时间相当长，因此常采取静脉滴注纳洛酮并密切监测的方案，提供持续 24 ～ 72 h 的拮抗效应，其时间长短取决于过量使用的药物类别（如吗啡或美沙酮）。

如果是丁丙诺啡过量，纳洛酮总量可能需高达 10 mg 或甚至更多。但是，丁丙诺啡仅部分激动阿片受体，因此几乎不可能出现原发性丁丙诺啡过量；随着丁丙诺啡剂量的增加，其对阿片受体拮抗活性会超过激动活性。因此，0.2 mg 的丁丙诺啡具有镇痛

表 13-1 阿片类药物过量的管理

建立气道，必要时气管插管和机械通气

纳洛酮 0.4～2.0 mg（IV、IM 或气管插管内给药）。静脉给药起效时间为 1～2 min

如有必要，可重复给予纳洛酮或者持续静脉输注以充分恢复呼吸

每小时给予逆转呼吸抑制所需初始纳洛酮剂量的 1/2～2/3（注意：如果患者已气管插管，则无需给予纳洛酮）

缩略词：IV，静脉给药；IM，肌内注射

和镇静作用，然而其百倍剂量，20 mg 的丁丙诺啡则形成显著的阿片受体拮抗效应，在吗啡或美沙酮所致阿片类药物使用障碍的患者中，起到促使阿片类药物戒断的作用。

如果纳洛酮疗效欠佳，应考虑其他镇静药物过量，尤其是苯二氮䓬类，其与丁丙诺啡联用可引起药物过量和死亡。氟马西尼是苯二氮䓬类药物的特异性拮抗剂，以 0.2 mg/min 给药，最大剂量可达 3 g/h，但可能诱发痫性发作和颅内压升高。与纳洛酮相似，氟马西尼通常需要长时间用药，因为大多数苯二氮䓬类药物相较氟马西尼的活性时间更长。

生命支持可能包括给氧和正压通气、静脉输液、升压药以及心电监测及时发现 QT 间期延长，后者可能需要给予针对性治疗。经口服药物过量者，活性炭和洗胃有所帮助，但是如果患者昏迷，则需要气管插管。

第 14 章
脓毒症和脓毒症休克

（智慧 译 高占成 审校）

■ 定义

- 脓毒症：感染引起宿主反应失调，造成危及生命的器官功能损害。

- 脓毒症休克：脓毒症伴有潜在的循环衰竭及细胞／代谢异常，

导致患者死亡率显著增加。即使给予充分的液体复苏，患者血清乳酸浓度仍超过 2.0 mmol/L，且需使用血管活性药物升高平均动脉压 ≥ 65 mmHg。

■ 病因

- 肺炎是脓毒症最常见的前驱感染，约占脓毒症病例的 50%，其次是腹腔内和泌尿生殖道感染。
- 近 1/3 的病例血培养呈阳性。
- 病原学结果显示，62% 的分离菌株革兰氏阴性菌（其中铜绿假单胞菌、克雷伯菌属和大肠埃希菌最为常见），47% 为革兰氏阳性菌（以金黄色葡萄球菌和肺炎链球菌最常见），19% 为真菌，其中部分脓毒症患者为多种病原体混合感染。

■ 流行病学

- 在美国脓毒症的发病率每年超过 2 百万例，约 30% 的病例存在休克症状（每千名住院患者中有 19 人发生脓毒症休克）。此数据在过去 10 年中增长了近 50%，其原因可能包括非医疗因素。
- 脓毒症及脓毒症休克的发病率在中、低收入国家可能更高，其病死率超过 40%。

■ 病理生理学

- 宿主反应随脓毒症患者的病程而发生演变，病程早期的促炎反应旨在消除引起组织损伤的病原体，其后的抗炎反应则可能增加继发感染的易感性。
- 宿主含有大量模式识别受体，能够识别高度保守的病原体相关分子模式（PAMP，如脂多糖），以及损伤相关分子模式（DAMP，如细胞外 RNA、DNA 和组蛋白），诱导炎性细胞因子的释放，并激活补体系统和血小板活化因子。
- 组织氧合不足是导致脓毒症相关器官衰竭的主要病因。

■ 临床表现

- 最常受累的器官系统是呼吸和心血管系统，前者功能障碍的典型表现为急性呼吸窘迫综合征；后者的功能障碍通常表现为低血压。
- 超过 50% 的脓毒症患者伴有急性肾损伤，急性肾损伤可导致患者的院内死亡风险增加 6 ～ 8 倍。
- 中枢神经系统功能障碍的典型表现为昏迷或谵妄。

- 脓毒症还可出现其他许多异常表现，包括肠梗阻、弥散性血管内凝血（DIC）和正常甲状腺病态综合征。肾上腺功能障碍在此类患者中难以确诊，因为脓毒症患者肾上腺功能障碍往往由于其下丘脑－垂体轴可逆性功能障碍，或者外周组织存在糖皮质激素抵抗，而非肾上腺直接受损。

■ 诊断

目前尚无确诊脓毒症的"金标准"。

- 疑似感染的患者，脓毒症相关性器官衰竭评分（SOFA 评分）综合了生命体征和涉及 6 种器官系统的实验室检查，协助明确患者是否存在脓毒症。分值范围为 0 ～ 24 分，评分 ≥ 2 分的患者被认为存在脓毒症，其院内死亡风险 ≥ 10%。

- 快速 SOFA（qSOFA）评分更为简便，供床旁快速应用。患者每满足一项指标则可计 1 分，包括：收缩期低血压（≤ 100 mmHg）、呼吸急促（≥ 22 次 / 分）、意识状态改变。qSOFA 评分 ≥ 2 分对于预测脓毒症的价值与 SOFA 评分相似。

- 脓毒症患者常出现高乳酸血症（≥ 2.5 mmol/L），但由于许多临床情况均可导致血乳酸水平升高，或其仅反映乳酸清除障碍，因此乳酸水平并不应作为诊断脓毒症的独立生物标志物。

治疗 **脓毒症和脓毒症休克**

- 脓毒症和脓毒症休克的早期治疗可总结为两个要点：

  1. 在出现症状的 3 h 内（最好在第 1 个小时内），给予患者适宜的广谱抗生素（具体方案见表 14-1），在抗感染治疗开始前完善血培养及血清乳酸水平的检测。

     - 脓毒症患者启动抗感染治疗的时间，每延迟 1 h，其院内死亡率就会增加 3% ～ 7%。

  2. 在出现症状的 6 h 内，应给予患者静脉输液和使用血管加压素治疗，以改善低血压或缓解休克状态，并且应复查血清乳酸水平。

     - 超过 30% 的严重脓毒症患者需要针对感染源的控制治疗，主要是控制来源于腹腔、泌尿系和软组织的感染。

- 脓毒症的后续治疗包括持续血流动力学监测、器官功能支持（如根据病情需要给予补液、输注血制品，以及呼吸支持）；一旦患者的情况稳定，则降低治疗强度。

表 14–1   成人严重脓毒症（肾功能正常，无明确感染病原体）的初始抗感
染治疗

临床情况	抗感染用药方案 [a]
脓毒症休克 正常免疫力的成 年人	多种可供选用的方案，包括： （1）哌拉西林-他唑巴坦（3.375 g q4～6 h） （2）头孢吡肟（2 g q12 h） （3）美罗培南（1 g q8 h）或亚胺培南-西司他丁（0.5 g q6 h） 如果患者对 β-内酰胺类过敏，则选用： （1）氨曲南（2 g q8 h） （2）环丙沙星（400 mg q12 h）或左氧氟沙星（750 mg q24 h）上述各方案均应联合万古霉素（负荷剂量 25～30 mg/kg，随后 15 mg/kg q8～12 h）
中性粒细胞缺乏 （＜500/μl）	方案包括： （1）头孢吡肟（2 g q12 h） （2）美罗培南（1 g q8 h）或亚胺培南-西司他丁（0.5 g q6 h） （3）哌拉西林-他唑巴坦（3.375 g q4 h） 如下情况联合万古霉素（如上所述）： 患者疑似中心静脉导管相关血流感染、严重的黏膜炎、皮肤／软组织感染，或低血压 若患者为严重脓毒症／脓毒症休克，则联合妥布霉素（5～7 mg/kg q24 h）和万古霉素（如上所述），以及卡泊芬净（首剂 70 mg，随后 50 mg q24 h）
脾切除	头孢曲松（2 g q24 h，或脑膜炎时 2 g q12 h）。如果地区内耐头孢菌素的肺炎球菌发生率较高，联合万古霉素（如上所述）。如果患者对 β-内酰胺类过敏，则使用左氧氟沙星（750 mg q24 h）或莫西沙星（400 mg q24 h）联合万古霉素（如上所述）

[a] 所有药物均经静脉途径给药。

资料来源：Adapted in part from DN Gilbert et al：The Sanford Guide to Antimicrobial Therapy，47th ed，2017；and from RS Munford：Sepsis and septic shock，in DL Kasper et al（eds）. Harrison's Principles of Internal Medicine，19th ed. New York，McGraw-Hill，2015，p. 1757.

■ 预后

脓毒症和脓毒症休克的死亡率约为 20%。经治疗病情稳定的患者在接下来的数月至数年内，仍具有更高的死亡风险，并且他们经常面临身体或神经认知功能障碍、情绪障碍及生活质量低下带来的危害。

■ 预防

通过避免抗生素滥用、限制留置医疗器械和导管的使用、尽可能减少非必要使用免疫抑制剂，以及严格遵守医院和诊所的控制感染要求，均可减少脓毒症的发生。

第 15 章
急性肺水肿

（王鸿懿 译 吴彦 审校）

由于下述一种或多种原因所致急性进展性的致命性肺泡水肿：

1. 肺毛细血管静水压升高（左心衰竭，二尖瓣狭窄）。

2. 特定诱因（表 15-1），引起处于心力衰竭代偿期或者既往无心脏病史者发生心源性肺水肿。

3. 肺泡-毛细血管膜通透性增加（非心源性肺水肿），常见原因见表 15-2。

■ 体格检查

患者呈急性病容，常表现为大汗、端坐位及呼吸急促，可伴有发绀或咳粉红色泡沫痰。双肺湿性啰音；可闻及第三心音。

■ 辅助检查

早期动脉血气分析提示 PaO_2 及 $PaCO_2$ 均降低。随着呼吸衰竭进

表 15-1 急性肺水肿的诱因

突发的心动过速或心动过缓
感染，发热
急性心肌梗死
重度高血压
急性二尖瓣或主动脉瓣反流
循环血容量增加（Na^+ 摄入、输血、妊娠）
代谢需求增加（剧烈运动、甲状腺功能亢进症）
肺动脉栓塞
慢性心力衰竭依从性不良（突然撤药）

表 15-2   非心源性肺水肿的常见病因

直接肺损伤

胸部创伤、肺挫伤	肺炎
误吸	氧中毒
吸入烟尘	肺动脉栓塞，再灌注损伤

血源性因素对肺损伤

脓毒症	反复输血
胰腺炎	经静脉药物滥用（如海洛因）
非胸部的创伤	体外循环

可能由于肺损伤并伴有肺毛细血管静水压升高

高原肺水肿	复张性肺水肿
神经源性肺水肿	

行性加重，逐渐出现高碳酸血症伴酸血症。胸部 X 线检查示肺血流再分配，肺野呈弥漫性片状模糊影，肺门周围出现"蝶翼征"。

治疗   急性肺水肿

需立即给予积极的治疗以挽救生命。对于心源性肺水肿，应尽可能同步给予如下措施：

1. 吸氧，氧饱和度达到 ≥ 92%；如不足以，则给予经口鼻面罩或鼻面罩正压通气，必要时气管插管。

2. 降低前负荷：

   a. 如无低血压，保持坐位以减少静脉回流。

   b. 静脉使用袢利尿剂（如呋塞米 0.5 ～ 1.0 mg/kg 起始）；如患者并未长期服用利尿剂，则使用较低的剂量。

   c. 硝酸甘油（舌下含服，0.4 mg×3，q5 min），如必要可随后以 5 ～ 10 μg/min IV。

   d. 吗啡 2 ～ 4 mg IV，起到扩张静脉、缓解呼吸困难和焦虑情绪作用。谨慎使用，密切监测是否出现低血压和呼吸抑制，必要时应给予纳洛酮以逆转吗啡的药物效应。

   e. 高血压，或急性心肌梗死伴心力衰竭者，考虑使用血管紧张素转化酶（ACE）抑制剂。

   f. 症状顽固者考虑使用奈西利肽［重组人脑钠肽；2 μg/kg IV 团注，随后 0.01 μg/（kg·min）］。禁用于急性心肌梗死或心源性休克。

3. 心源性肺水肿和严重左心室功能不全是正性肌力药物的适应证，包括：多巴胺、多巴酚丁胺、米力农（第12章）。

4. 明确诱发心源性肺水肿的病因（表15-1）并给予治疗，尤其是急性心律失常或感染。顽固性肺水肿伴持续心肌缺血，尽早行冠状动脉血运重建是挽救患者生命的举措。对于非心源性肺水肿，找出其病因并给予治疗 / 去除（表15-2）。

第16章
急性呼吸窘迫综合征

（席雯 译 卢冰冰 审校）

■ 定义和病因

急性呼吸窘迫综合征（ARDS）进展迅速，其临床特征包括严重呼吸困难、弥漫肺浸润性病变和低氧血症，通常会导致呼吸衰竭。ARDS 的关键诊断标准包括：①胸部 X 线（CXR）双肺弥漫性浸润影；② PaO_2/FiO_2（动脉氧分压 mmHg/ 吸入氧浓度）≤ 300 mmHg；③不伴左心房压力升高（肺毛细血管楔压≤ 18 mmHg）；④已知临床病因后 1 周之内或新发 / 原有呼吸症状加重。虽然内科及外科多种情况均可诱发 ARDS，但是大多数 ARDS（＞80%）源于脓毒症、肺炎、创伤、大量输血、胃酸误吸及药物过量。伴有多个诱发因素的个体罹患 ARDS 风险更高。其他危险因素包括高龄、酗酒、代谢性酸中毒、胰腺炎及各种危重疾病。

■ 临床病程和病理生理学

ARDS 的自然病程分为 3 期：

1. 渗出期：以肺泡水肿和白细胞浸润为特点，进一步出现弥漫性肺泡损伤伴透明膜形成。肺泡水肿以坠积部位最为显著，可导致肺不张和肺顺应性下降。患者临床表现为低氧血症、呼吸急促、进行性呼吸困难、肺泡死腔增加造成高碳酸血症。通常在此阶段进展为呼吸衰竭。CXR 可见双肺斑片影和肺水肿。此时需鉴别多种临床情况，其中需要考虑的常见病因包括心源性肺水肿、双侧肺炎及肺泡出血。不同于心源性肺水肿，ARDS 的影像学检查较少见到心影增大、胸腔积液或肺部血管重新分布的表现。渗出期通常在发病后 12～36 h 内开始，一般持续 7 天。

2. 增生期：通常在发病后 7～21 天为增生期。尽管大部分患者开始逐渐恢复，仍有少数患者发展为进行性肺损伤和肺纤维化。这一时期即使病情已迅速获得改善，并可撤离机械通气支持的患者，仍可持续存在呼吸困难和低氧血症。

3. 纤维化期：虽然大多数患者在 ARDS 发病的 3～4 周内逐渐恢复，仍有部分进展为肺纤维化，需要长期通气支持和（或）氧疗。在此时期，患者气胸发生风险增高、肺顺应性下降、肺泡死腔增多。

治疗　ARDS

除肺保护性通气治疗策略以外，最新的治疗进展强调了为 ARDS 患者提供全面危重症照护的重要性，包括：治疗导致肺损伤的原发疾病或外科情况、减少医源性并发症、预防静脉血栓栓塞及消化道出血、积极治疗院内感染以及充分的营养支持。ARDS 患者初始管理流程见图 16-1。

机械通气

由于严重低氧血症及呼吸作功增加，ARDS 患者通常需要机械通气支持。随着临床医生认识到在机械通气条件下，正压通气对正常肺组织的过度牵张也可导致或加重肺损伤，进而诱发或加重 ARDS，患者的预后已获得显著改善。目前推荐的 ARDS 通气策略中，要求限制肺泡过度牵张，同时维持充分的组织氧合。

现已清楚地认识，相较于大潮气量（12 ml/kg 理想体重）通气，小潮气量通气（≤6 ml/kg 理想体重）显著降低了 ARDS 患者的死亡率。ARDS 患者肺泡或间质内的液体积聚，以及其肺泡表面活性物质丢失，均可造成肺泡萎陷，进而加重低氧血症。因此，采用小潮气量联合呼气末正压（PEEP）通气可有效减少肺泡萎陷，并在最低吸入氧浓度（FiO_2）水平下获得充分氧合。应用高于改善氧合需求水平的 PEEP 未被证实获益。通过食管测压法估测跨肺压有助于确定最佳 PEEP 水平。其他改善氧合的方法包括俯卧位通气。然而，改变体位对于危重症患者的治疗经验仍需进一步积累。

辅助治疗

ARDS 患者的肺血管通透性增高，从而造成肺间质及肺泡水

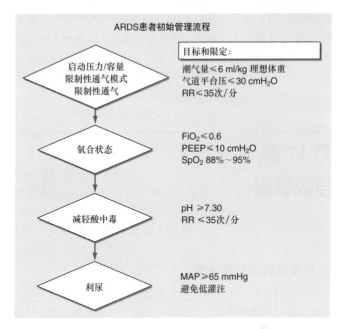

ARDS患者初始管理流程

目标和限定：

启动压力/容量限制性通气模式限制性通气
→
潮气量≤6 ml/kg 理想体重
气道平台压≤30 cmH₂O
RR≤35次/分

氧合状态
FiO₂≤0.6
PEEP≤10 cmH₂O
SpO₂ 88%～95%

减轻酸中毒
pH ≥7.30
RR ≤35次/分

利尿
MAP≥65 mmHg
避免低灌注

图 16-1 ARDS 患者初始管理流程。重症 ARDS 患者的管理流程依次为早期机械通气、改善氧合、纠正酸中毒和利尿治疗，各项措施之目标均具有循证医学临床研究提供的证据。FiO₂，吸入氧浓度；MAP，平均动脉压；RR，呼吸频率；SpO₂，指脉氧仪检测所得动脉血氧饱和度；PEEP，呼气末正压

肿。因此，保障心输出量和组织灌注之时，应通过评估患者的尿量、内环境酸碱情况及动脉压，再按需静脉输液。一项随机安慰剂对照临床研究表明，使用神经肌肉阻滞剂顺阿曲库铵48 h，可降低重症 ARDS 患者的死亡率。此外，采取体外膜肺氧合（ECMO）进行肺替代治疗，对一些特定的重症 ARDS 具有获益。目前，尚无确凿的证据支持 ARDS 患者需应用糖皮质激素或吸入一氧化氮。

■ 预后

由于综合重症治疗措施的改进，以及小潮气量通气策略的实施，ARDS 患者的死亡率已有所下降，目前其死亡率为 35%～46%，主要死因是脓毒症症和肺外器官功能衰竭。ARDS 患者死亡风险增加的因素，包括高龄和既往器官功能障碍（如慢性肝病、酗酒、免疫功

能低下状态、肾脏病）。相较于间接性肺损伤（如脓毒症、创伤和胰腺炎），直接肺损伤（如肺炎、肺挫伤、误吸）相关的 ARDS 患者死亡率更高。大多数存活的 ARDS 患者并未遗留长期明显的肺功能障碍。

第 17 章
呼吸衰竭

（智慧　译　高占成　审校）

■ 呼吸衰竭的定义和分类

呼吸衰竭被定义为，由于呼吸系统的一个或多个部分出现功能障碍而引起气体交换不足。急性呼吸衰竭主要有两种类型：低氧型和高碳酸血症型。低氧型呼吸衰竭被定义为：增加吸入氧分压时，患者动脉氧饱和度 < 90%。此类呼吸衰竭的病因包括肺炎、肺水肿［由于心功能不全、血容量超负荷引起肺毛细血管压升高，或因急性呼吸窘迫综合征（ARDS），后者肺毛细血管压正常］，以及肺泡出血。通气-灌注不匹配和肺内分流是造成低氧血症的原因。机械通气可加重 ARDS 患者的肺损伤，而降低潮气量可减轻其肺损伤。

高碳酸血症型呼吸衰竭的特征是肺泡通气不足和呼吸性酸中毒。每分通气量的下降和（或）生理性无效腔的增加都会引起高碳酸型呼吸衰竭。与高碳酸血症型呼吸衰竭相关的常见情况包括神经肌肉疾病（如重症肌无力）；可导致呼吸驱动减弱的疾病过程（如药物过量、脑干损伤）；和伴有呼吸肌疲劳的呼吸系统疾病［如支气管哮喘急性发作、慢性阻塞性肺疾病（COPD）］。高碳酸血症型呼吸衰竭的主要治疗目标是纠正引起呼吸衰竭的潜在病因。无创正压通气是有效的治疗方法，尤其是对于慢性阻塞性肺疾病急性加重的患者。

通常还需要注意以下两类呼吸衰竭：①围术期肺不张引起的呼吸衰竭，其治疗方法包括物理治疗、改变体位和（或）无创正压通气；②与休克相关的呼吸肌低灌注，通常可经气管插管及机械通气显著改善。

■ 机械通气的模式

对于气管插管后接受容量控制模式机械通气治疗的患者，医生对其呼吸力学的调控相对容易。传统机械通气呼吸机可自动测量气道峰压，并在吸气末停顿时估测平台压。气道峰压与平台压（流速恒定）的差值即为吸气时的气道阻力。气道阻力增加可见于支气管痉挛、气道分泌物阻塞、气管插管弯折。呼吸道的静态顺应性即潮气量与气道驱动压的比值（平台压－PEEP）。呼吸道顺应性减低可见于胸腔积液、气胸、肺炎、肺水肿或内源性呼气末正压（在下次吸气前，肺泡内气体潴留致呼气末压力升高）。

治疗　机械通气患者

许多接受机械通气治疗的患者需要镇痛（常用阿片类药物），以及缓解焦虑（因苯二氮䓬类镇静药物与患者预后不良有关，推荐使用非苯二氮䓬类镇静药）。采用指南推荐的镇静治疗方法，或每日间断给予静脉注射镇静药物，可防止镇静药物在患者体内过度蓄积。当患者自主呼吸与呼吸机驱动呼吸严重不同步，且通过调整呼吸机参数无法纠正时，可使用神经肌肉阻滞剂（如顺阿曲库铵）促进机械通气，同时需积极给予患者镇静治疗，但此情况临床较为罕见。对于神经肌肉阻滞剂的使用应格外谨慎，因为此类药物可导致患者长期罹患肌无力相关肌肉疾病。

当引发患者需要进行气管插管的原发疾病得到改善时，应考虑脱离机械通气。医生需每日筛查可尝试脱离机械通气的气管插管患者。而在进行一系列脱离机械通气的措施之前，医生需评估患者是否具有：氧合稳定［脱离机械通气和低水平呼气末正压（PEEP）状态下，仍可维持氧合］、正常的咳嗽能力及气道保护性反射功能、无需血管活性药物维持血流动力学稳定。脱离机械通气最有效的方法为自主呼吸试验，即在不提供高级通气支持条件下维持呼吸 30～120 min。无论是连接 T 管的呼吸装置，抑或给予患者最低水平的呼吸支持［仅提供能够克服气管插管内气道阻力的压力，和（或）低水平持续正压通气（CPAP）］，均可用于进行自主呼吸试验。自主呼吸试验终止的标准包括：呼吸急促（呼吸频率＞35 次 / 分，持续＞5 min）、低氧血症（氧饱和度＜90%）、心动过速（心率＞140 次 / 分或增加基础心率的 20%）、心动过缓（较基础数值降低 20%）、低血压（收缩压＜90 mmHg）、高血压（收缩压＞ 180 mmHg）、情绪焦虑，或大汗。在自主呼吸试验结束时，浅快呼吸指数（RSBI 或 f/VT），即呼吸频率（次 / 分）与潮气量（L）的比值，可用于预测患者能否耐受撤离机械通气。自主呼吸试验结束时，f/VT ＜ 105 提示患者可拔除气管插管。在进行自主呼吸试验的同时，每日给予患者间断静脉镇静治疗，可减少过度使用镇静药物，并缩短机械通气的持续时间。尽管脱离机械通气的流程已十分严谨，但仍有超过 10% 的患者在拔除气管插管后出现呼吸窘迫，并可能需要再次插管。

第 18 章
意识模糊、昏睡和昏迷

（黄昕 译 郑梅 审校）

患者须知 ▶ 意识障碍

在常规医疗中，意识障碍是最常见的问题之一，一般提示神经系统功能障碍。须评估意识水平（嗜睡、昏睡、昏迷）和（或）意识内容（意识模糊、持续言语、幻觉）。意识模糊：注意力不集中的状态；谵妄：急性意识模糊的状态；昏睡：需要强烈刺激才能唤醒患者的状态；昏迷：不能被唤醒的、意识完全丧失的状态。处于这些状态的患者通常病情严重，必须寻找病因（表 18-1 和表 18-2）。

■ 谵妄

谵妄是一个临床诊断，需要详细的病史和体格检查，要重点排查谵妄的常见病因，尤其是中毒和代谢因素。临床上通常可以观察到意识水平改变或注意力缺陷。注意力可以通过简单的床旁数字测试来评估——要求受试者从两位数开始重复一个随机的数字串，数字串逐渐变长，除非受试者存在听力或语言障碍，否则不能重复超过四位数通常提示注意力缺陷。谵妄的识别比较困难，尤其在比较安静、活力减退的患者和在 ICU 患者中更为困难。

表 18-1　谵妄的常见病因

中毒

处方药：特别是具有抗胆碱能特性、麻醉剂和苯二氮䓬类药物

滥用药物：酒精中毒和酒精戒断、鸦片、摇头丸、LSD、GHB、PCP、氯胺酮、可卡因、"浴盐"、大麻及其合成形式

毒物：吸入剂、一氧化碳、乙二醇、杀虫剂

代谢因素

电解质紊乱：低血糖、高血糖、低钠血症、高钠血症、高钙血症、低钙血症、低镁血症

体温过低和高热

肺衰竭：低氧血症和高碳酸血症

肝衰竭或肝性脑病

肾衰竭、尿毒症

心脏衰竭

维生素缺乏：维生素 B_{12}、硫胺素、叶酸、烟酸

脱水和营养不良

贫血

感染

全身性感染：尿路感染、肺炎、皮肤软组织感染、败血症

中枢神经系统感染：脑膜炎、脑炎、脑脓肿

内分泌

甲状腺功能亢进、甲状腺功能减退

甲状旁腺功能亢进

肾上腺功能不全

脑血管病

低灌注状态

高血压脑病

局灶性缺血性卒中和出血（罕见）：特别是非显性顶叶和丘脑病变

自身免疫性疾病

中枢神经系统血管炎

狼疮脑病

副肿瘤和自身免疫性脑炎

病性发作相关疾病

非抽搐的癫痫持续状态

间歇性痫性发作但发作后状态的时间延长

肿瘤

弥漫性转移至大脑

神经胶质瘤

脑膜癌

中枢神经系统淋巴瘤

住院期间

终末期谵妄

缩略词：GHB，γ 羟基丁酸；LSD，麦角酸二乙基酰胺；PCP，苯环己哌啶

表 18-2　谵妄患者的逐步评估

初步评估

特别注意药物史（包括非处方药和草药）

一般体格检查和神经系统检查

完整的血细胞计数

电解质，包括钙、镁、磷

肝功能，包括白蛋白

肾脏功能

下一步评估（一线方案）

全身感染筛查

　尿常规及培养

　胸部 X 线检查

　血培养

心电图

动脉血气

血清和（或）尿液毒理学筛查（在年轻人中应尽早进行）

MRI 弥散和增强（首选）或 CT

怀疑中枢神经系统感染或其他炎症性疾病：颅脑影像学后腰椎穿刺

疑似癫痫相关病因：脑电图（EEG）（如高度怀疑，应立即进行）

下一步评估（二线方案）

维生素水平：维生素 B_{12}、叶酸、硫胺素

内分泌实验室：促甲状腺激素（TSH）和游离 T4；皮质醇

血清氨

红细胞沉降率

自身免疫血清学：抗核抗体（ANA）、补体水平、p-ANCA、c-ANCA，考
　虑副肿瘤／自身免疫性脑炎血清学

感染血清学：快速纤溶酶反应蛋白（RPR）；如果高度怀疑，进行真菌和病
　毒血清学检查；艾滋病病毒抗体

腰椎穿刺（如果尚未进行）

头 MRI 平扫和增强（如果没有进行）

缩略词：c-ANCA，胞质型抗中性粒细胞胞质抗体；CT，计算机断层成像；MRI，磁共振成像；p-ANCA，核周型抗中性粒细胞胞质抗体

　　评价谵妄的高效方法是通过病史和体格检查。由于潜在的病因较多，没有一种检查能够适用于所有的病例，表 18-2 列出了谵妄的检查步骤。

　　治疗：从潜在的诱发因素开始（例如，存在系统性感染的患者应给予合适的抗生素，电解质紊乱需要谨慎地纠正），相对简单的支持性护理治疗也会非常有效，比如医护人员定期调整方向，保持睡

眠-觉醒周期，尽可能模仿家庭环境。药物会加重谵妄，应作为最终手段，仅在必要时保护患者和医护人员免受伤害。通常选择低剂量的抗精神病药物，但也有证据表明它们会增加老年人的死亡率，并且对谵妄的疗效有限。

■ 昏迷（表18-3）

由于昏迷患者病情紧急，医生必须有明确的紧急处理流程。几乎所有昏迷患者都可以追溯到双侧大脑半球的广泛病变或脑干网状激活系统的活性降低。

表18-3　昏迷鉴别诊断

1. 不引起局灶性脑干或偏侧体征的疾病（CT扫描通常正常）
   a. 中毒：酒精、镇静剂、阿片类药物等
   b. 代谢紊乱：缺氧、低钠血症、高钠血症、高钙血症、糖尿病性酸中毒、非酮症高渗性高血糖、低血糖、尿毒症、肝昏迷、高碳酸血症、肾上腺危象、甲状腺功能减退和甲状腺功能亢进状态、严重营养缺乏
   c. 严重全身感染：肺炎、败血症、伤寒、疟疾、沃-弗综合征
   d. 任何原因导致的休克
   e. 癫痫持续状态，非惊厥状态，癫痫后状态
   f. 高灌注综合征，包括高血压脑病、子痫、可逆性后部脑病综合征（PRES）
   g. 严重低温、高热
   h. 脑震荡
   i. 急性脑积水
2. 引起局灶性脑干或偏侧体征的疾病（CT扫描通常不正常）
   a. 大脑半球出血（基底节区、丘脑）或梗死（大脑中动脉大区）伴继发性脑干受压
   b. 基底动脉血栓或栓塞导致脑干梗死
   c. 脑脓肿、硬膜下脓肿
   d. 硬膜外和硬膜下出血，脑挫伤
   e. 脑肿瘤伴周围水肿
   f. 小脑和桥脑出血和梗死
   g. 广泛性外伤性脑损伤
   h. 已存在局灶性损伤的代谢性昏迷（见上）
3. 引起脑膜刺激的疾病，伴有或不伴有发热，以及脑脊液中白细胞或红细胞过多
   a. 动脉瘤破裂、动静脉畸形、创伤引起的蛛网膜下腔出血
   b. 感染性脑膜炎和脑膜脑炎
   c. 副肿瘤性和自身免疫性脑膜炎
   d. 癌性和淋巴瘤性脑膜炎

病史

应从目击者或家庭成员处获取有关使用胰岛素、麻醉剂、抗凝剂、其他处方药、自杀意图、近期外伤、头痛、癫痫、重大医疗问题和既往症状的病史。突发头痛后伴意识丧失的病史提示颅内出血；既往眩晕、恶心、复视、共济失调、偏身感觉障碍提示基底动脉受累；胸痛、心悸和头晕提示心血管原因。

即时评估

在进行神经系统评估之前，应注意呼吸和心血管问题。首先应评估生命体征，并启动合适的支持治疗。如果昏迷的病因不明，则应给予硫胺素、葡萄糖和纳洛酮。完善血葡萄糖、电解质、钙以及肾功能（尿素氮、肌酐）和肝功能（氨、转氨酶）的检查；还要筛查是否有酒精和其他毒素。如果怀疑感染，则进行血培养。动脉血气分析有助于筛选肺部疾病和酸碱紊乱的患者。发热，尤其是伴有皮疹的发热，提示脑膜炎。脑脊液检查对脑膜炎和脑炎的诊断是必要的；如果怀疑脑膜炎，应尽快进行腰椎穿刺，可在获得结果前进行经验性抗生素和糖皮质激素治疗。但如果怀疑有颅内占位，应首先进行 CT 扫描。发热伴皮肤干燥提示热休克或抗胆碱能药物中毒。低温提示黏液水肿、中毒、败血症、暴露或低血糖。血压显著升高提示颅内压（ICP）升高或高血压性脑病。

神经系统体格检查

体格检查的重点是评估患者的最佳功能状态，并发现能够帮助诊断的特殊体征。昏迷患者的最佳运动和感觉功能应通过对有害刺激的反应来评估；仔细注意任何不对称的反应——提示局灶性病变。多灶性肌阵挛提示可能有代谢紊乱；间歇性抽搐或细微的眼球运动可能是癫痫发作的唯一迹象。

反应性

增加强度的刺激用来测量无反应的程度和感觉或运动功能的不对称。运动反应可能是有目的的，也可能是反射性的。自发屈肘和伸腿，称为去皮质姿势，提示对侧半球中脑以上严重损伤。手臂内旋，肘部、手腕和腿的伸展，称为去脑姿势，提示中脑或尾侧间脑损伤。这些姿势反射发生于重度脑病状态。

瞳孔

在昏迷患者中，等大正圆、光反应良好的瞳孔可排除中脑损伤，提示代谢异常。麻醉药物过量、脑桥损伤、脑积水或丘脑出血时出现针尖样瞳孔；以上疾病的鉴别可通过对纳洛酮的反应和反射性眼动（通常与药物过量有关）来判断。中脑病变或动眼神经受压后，单侧瞳孔可以出现扩大，通常呈卵圆形，并且对光反应通常较差，如小脑幕疝。双侧扩大、无反应的瞳孔表明双侧中脑严重损伤、抗胆碱能药物过量或眼外伤。

眼球活动

自发和反射性的眼球运动检查。间歇性水平分离在嗜睡中很常见。缓慢的、左右来回的水平运动提示双侧半球功能障碍。眼球向一侧偏斜表示对侧脑桥受损或同侧额叶有破坏性损害（眼睛看向半球损害而远离脑干损害）。静止状态下眼睛内收，且眼睛侧向转动能力受损，表明外展（Ⅵ）神经麻痹，常见于颅内压增高或脑桥损伤。而静止时处于外展位的眼睛通常瞳孔扩大，光反射消失，由于第三对脑神经受损而无法充分内收，如小脑幕疝。眼轴垂直分离（反向偏斜）发生在脑桥或小脑病变。玩偶头手法（眼-头反射）和冷热诱导的眼球运动可以对无目的性眼球活动的凝视或者脑神经麻痹的患者进行鉴别诊断。玩偶头手法是观察头部向一侧转动时眼球的运动情况（颈部可能受伤的患者不应进行此操作）；双眼完全共轭运动发生于双侧半球功能障碍。对于脑干功能完整的昏迷患者，将头部抬高至水平面以上 60°，用冷水灌洗外耳道，眼球会向灌洗侧强直性凝视（冷热试验）。在有意识的患者中，它会引起眼球震颤、眩晕和呕吐。

呼吸模式

Cheyne-Stokes（周期性）呼吸发生于双侧半球功能障碍，常见于代谢性脑病。喘息或其他不规则的呼吸模式是下脑干损伤的迹象；这类患者通常需要插管和通气辅助。

影像学检查

引起颅内压增高的病变通常会导致意识障碍。昏迷时头颅 CT 或 MRI 扫描往往异常，但可能无法提示诊断；在等待 CT 或 MRI 扫描时，应积极给予治疗。高颅内压导致意识障碍的患者可迅速恶化；因此急诊 CT 检查是必要的，以确认肿块效应的存在，并指导手术干预。部分蛛网膜下腔出血患者的 CT 扫描正常；诊断依据临床病史和脑脊液中红细胞计数（最初几个小时内）或黄染（6～12 h 至 1～4 周）来确定。对于有脑干体征的昏迷患者，CT、MRI 或常规血管造影可能是必要的，以确定基底动脉血栓形成情况。脑电图（EEG）有助于代谢或药物诱发状态的判断，除了癫痫或单纯疱疹脑炎引起的昏迷外，很少用于诊断。

■ 脑死亡

大脑功能完全停止，但依然可以采用人工手段维持躯体功能和心脏泵血，可以归为脑死亡。法律、道德上都等同于心肺死亡。此时患者对所有形式的刺激都没有反应（广泛的皮质破坏），脑干反射缺失（脑干广泛损害），完全呼吸暂停（延髓广泛损害），在氧分压和血压维持良好的情况下，二氧化碳分压足够高来刺激呼吸的状态下才可确定呼吸暂停。脑电图在高增益时是等电位的。脑死亡的诊断不需要深部肌腱反射消失，因为脊髓可仍然保持功能。在做出脑死亡诊断之前，必须特别注意排除药物毒性和体温过低。只有在该状态持续一定时间（通常为 6～24 h）后才应做出诊断；如果原因不明或由于心搏骤停，诊断应延迟至少 24 h。

第 19 章
卒 中

（霍俊艳　万孟夏　译　傅瑜　审校）

卒中是因血管问题导致突然出现的神经功能障碍；其中，85% 是缺血性的；15% 是原发性出血性的［蛛网膜下腔出血（第 20 章）和脑实质出血］。在没有脑梗死影像学证据的情况下，快速恢复的神经功能障碍被称为短暂性脑缺血发作（TIA）；尽管大多数 TIA 持续 5～15 min，但仍把 24 h 作为 TIA 和卒中之间的界限。卒中是成人神经残疾的主要原因，在美国每年约 150 000 人死于卒中。通过预防和急性干预可以大大降低卒中的发病率和死亡率。

■ 病理生理学

缺血性卒中可由大血管栓塞引起，栓子可来自心脏、主动脉弓或其他动脉，如颈内动脉。小而深的缺血性病变通常与深部内在小血管病相关（腔隙性梗死）。偶见低灌注性卒中，常在血压低时伴随严重近端血管狭窄和侧支循环不足而发病。出血最常见的原因是动脉瘤或脑组织内的小血管破裂。卒中恢复的差异受侧支血管、血压、血管闭塞的具体部位和发病机制的影响；如果血流在细胞大量死亡之前恢复，患者可能仅经历短暂的功能障碍，即 TIA。

■ 临床症状

缺血性卒中

局灶性神经系统症状的突然性和戏剧性发作是典型的。患者因为很少有痛感，而且可能意识不到不对劲（病感失知症），因此不会自行寻求帮助。症状对应的血供区域见表 19-1。短暂性单眼失明（一过性黑朦）是由于视网膜缺血引起的一种特殊形式 TIA；患者描述为视野出现下降的阴影，常涉及同侧颈动脉。

腔隙综合征（小血管卒中）

常见症状

- 面部、上肢和下肢的纯运动性轻偏瘫（内囊和脑桥）
- 纯感觉性卒中（腹侧丘脑）
- 共济失调性偏瘫（脑桥或内囊）
- 构音障碍–手笨拙综合征（脑桥或内囊膝）

脑出血

在一些颅内压（ICP）升高的患者中会出现呕吐和嗜睡，头痛也很常见。体征和症状通常不局限于单一的血供区域。尽管病因多种多样，但高血压仍是最常见的病因（表 19-2）。高血压性脑出血通常发生在以下部位：

- 尾状核：对侧偏瘫常伴同向性偏盲
- 丘脑：伴有明显感觉障碍的偏瘫
- 脑桥：四肢瘫，"针尖"样瞳孔，眼球水平运动障碍
- 小脑：头痛，呕吐，共济失调

在 30 ～ 90 min 内逐渐进展的神经功能障碍强烈提示脑出血。

治疗 卒中

卒中的处理原则见图 19-1。卒中需要与类似疾病表现的情况相鉴别，如癫痫发作、偏头痛、肿瘤和代谢紊乱。

表 19-1　卒中的解剖定位

体征和症状

大脑半球，侧面（大脑中动脉）

偏瘫

感觉缺损

运动性失语（Broca's）——言语迟钝，找词困难，理解保留

感觉性失语（Wernicke's）——命名性失语，理解力差，吃语，偏侧忽视，失用症

同向性偏盲或象限盲

凝视（眼球注视病灶侧）

大脑半球，内侧面（大脑前动脉）

腿脚瘫痪伴或不伴手臂轻瘫

腿部皮质感觉缺失

强握或吸吮反射

尿失禁

步态失调

大脑半球，后部（大脑后动脉）

同向偏盲

皮质盲

记忆力下降

重度感觉丧失，自发性疼痛，感觉迟钝，舞蹈手足徐动症

脑干、中脑（大脑后动脉）

第三对脑神经麻痹和对侧偏瘫

垂直眼球运动麻痹／轻瘫

会聚性眼球震颤、定向力障碍

脑干、脑桥连接处（基底动脉）

面瘫

眼球外展轻瘫

共轭凝视轻瘫

偏侧面部感觉缺失

霍纳综合征

偏身痛觉、热觉减弱（伴或不伴面部）

共济失调

脑干，延髓外侧（椎动脉）

眩晕、眼球震颤

霍纳综合征（瞳孔缩小、上睑下垂、出汗减少）

病灶侧共济失调

偏身痛觉、热觉减弱（伴或不伴面部）

表 19-2 脑出血的病因

病因	部位	注解
头外伤	脑实质、额叶、颞前叶、蛛网膜下腔、轴外（硬膜下、硬膜外）	在大脑减速期间的直接损伤和对冲伤
高血压性出血	尾状核、苍白球、丘脑、大脑半球、脑桥	慢性高血压造成在这些区域小血管（约 $30 \sim 100 \mu m$）的出血
脑梗死后出血转化	基底节、皮质下、脑叶	发生于 $1\% \sim 6\%$ 的缺血性卒中，且好发于半球梗死
肿瘤脑转移	脑叶	肺癌、绒毛膜癌、黑色素瘤、肾细胞癌、甲状腺癌、心房黏液瘤
凝血功能障碍	任何部位	持续血肿扩大的风险
药物	任何部位，脑叶、蛛网膜下腔	可卡因、苯丙胺
动静脉畸形	脑叶、脑室内、蛛网膜下腔	如果以前未破裂，每年有 $2\% \sim 3\%$ 的出血风险
动脉瘤	蛛网膜下腔、脑实质，硬膜下很少见	真菌和非真菌形式动脉瘤
血管淀粉样变性	脑叶	颅内血管的退行性疾病，与痴呆相关，很少发生在小于 60 岁的患者
海绵状血管瘤	脑实质	多发性海绵状血管瘤与 *KRIT1*、*CCM2* 和 *PDCD10* 基因突变相关
硬脑膜动静脉瘘	脑叶、蛛网膜下腔	静脉高压引起出血
毛细血管网扩张	通常在脑干	脑出血的少见病因

- 影像：病情初步稳定后，需行急诊头颅 CT 区分是缺血性卒中还是出血性卒中。对于大面积缺血性卒中，通常 CT 异常在最初几小时内就很明显，但是通过 CT 很难观察到小的梗死。CT 或 MR 血管造影（CTA/MRA）有助于发现血管闭塞。即使在发病后几分钟，弥散加权 MRI 对识别缺血性卒中也有很高的敏感性。

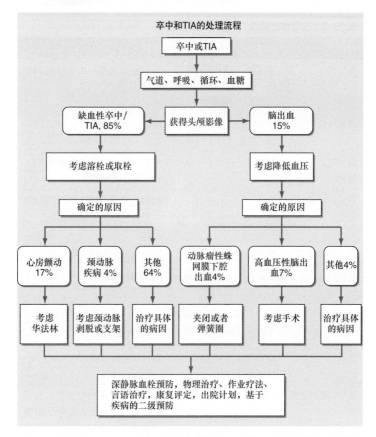

图 19-1   卒中和 TIA 处理流程。圆角框是诊断；方角框是干预措施。数字是整体卒中的百分比。TIA，短暂性脑缺血发作

急性缺血性卒中

旨在逆转或减轻组织梗死的治疗包括：①药物支持，②静脉溶栓，③血管内血运重建，④抗血小板药物，⑤抗凝，⑥神经保护。

药物支持

优化梗死周围缺血半暗带的灌注

● 绝不能突然降低血压（会加重组织缺血），而且只有在最极端的情况下才降低血压（如恶性高血压，血压＞220/120 mmHg 或计划溶栓时血压＞185/110 mmHg）。

- 因为限制容量几乎不能获益，故应使用等渗液体维持血管内容量。用甘露醇脱水治疗大面积梗死的水肿是必要的，但必须补充等渗溶液，以避免血容量不足。
- 在小脑梗死（或出血）中，脑干受压和脑积水会导致症状快速恶化，因此需要神经外科进行干预。

静脉溶栓

- 症状持续时间 < 3 h，CT 没有出血的缺血性损伤，静脉注射重组组织型纤溶酶原激活剂（rtPA）溶栓治疗可获益（表 19-3）。
- 根据试验数据，大多数中心在时间窗 3 ～ 4.5 h 内可使用 rtPA 静脉溶栓治疗，但在美国尚未批准用于该时间窗（与许多其他国家一样）。

表 19–3　重组组织型纤溶酶原激活剂（rtPA）用于急性缺血性卒中（AIS）[a]

适应证	禁忌证
临床诊断卒中	经过治疗血压持续 185/100 mmHg
发病时间到药物使用 ≤ 4.5 h[b]	出血倾向
CT 扫描提示梗死面积不大于 1/3 大脑中动脉供血区	新发颅脑外伤或颅内出血
年龄 ≥ 18 岁	14 天内大型手术
	21 天内胃肠道出血史
	急性心肌梗死

rtPA 的使用

开通两条外周静脉通路（避免动脉或中心静脉）

确认 rtPA 可用

静脉给予 0.9 mg/kg（最大 90 mg），以总剂量的 10% 推注，剩余剂量在 1 h[c] 通过静脉滴注

常规进行袖带血压监测

24 h 内不进行其他抗血栓治疗

当神经系统功能下降或血压无法控制时，应停止输注，给予冷沉淀，并紧急复查脑成像

2 h 内避免导尿

[a] 有关禁忌证和剂量的完整列表，请参阅 Activase（组织纤溶酶原激活剂）包装内说明书

[b] 视国家 / 地区而定，静脉 rtPA 时间窗会被批准长达 4.5 h，并附加限制。

[c] 亚洲（日本和中国）常用剂量为 0.6 mg/kg，随机数据表明使用这种较低剂量，出血较少且疗效相似。

缩略词：CT，计算机断层成像

血管内血运重建

- 颅内大血管闭塞引起的缺血性卒中导致发病率和死亡率增高；此类患者可从取栓中获益（持续时间＜6 h），应在专业脑血管中心紧急行脑血管造影。CT 血管造影作为初始血管成像的一部分，常用于快速识别这些患者。CT（或 MR）灌注成像可以从发病 24 h 内的患者中筛选出适合取栓的患者。

抗血小板药物

- 阿司匹林（高达 325 mg/d）是安全的，对急性缺血性卒中有小但明确的作用。

抗凝

- 临床试验不支持急性期使用肝素或其他抗凝剂治疗急性缺血性卒中。

神经保护

- 低温对心搏骤停后的昏迷有效，但尚未被证实对卒中患者有效。其他神经保护剂尽管动物数据显示有效，但在人体试验中无效。

卒中中心和康复

- 卒中单元的护理和康复治疗，可改善神经功能预后并降低死亡率。

急性脑出血

- 头颅 CT 平扫明确诊断。
- 快速识别并纠正凝血功能障碍。
- 控制收缩压≤ 180 mmHg。
- 40% 的患者死亡；预后取决于血肿的体积和位置。
- 昏睡或昏迷患者通常被认为有颅内压增高。可能需要使用渗透剂治疗水肿和占位效应；糖皮质激素无效。
- 应请神经外科会诊，以便紧急清除小脑血肿。在其他部位的血肿，数据不支持进行手术干预。

■ 评估：确定卒中的原因

　　尽管急性缺血性卒中或 TIA 的初始治疗不依赖于病因，但明确病因对于降低复发至关重要（表 19-4）；要特别注意心房颤动和颈动脉粥样硬化，因为这些病因已成为二级预防的内容。有时尽管进行

表 19-4 缺血性卒中病因

常见病因	少见病因
血栓形成	高凝状态
腔隙性梗死（小血管）	蛋白 C 缺乏 [a]
大血管血栓形成	蛋白 S 缺乏 [a]
脱水	抗凝血 III 缺乏 [a]
栓子栓塞	抗磷脂抗体综合征
动脉到动脉栓塞	V 因子 Leiden 突变 [a]
颈动脉分叉处	凝血酶原 G20210 突变 [a]
主动脉弓	全身恶性肿瘤
动脉夹层	镰状细胞贫血
心源性栓子	β 地中海贫血
心房颤动	真性红细胞增多症
附壁血栓	系统性红斑狼疮
心肌梗死	同型半胱氨酸血症
扩张型心肌病	血栓形成性血小板减少性紫癜
心脏瓣膜疾病	弥散性血管内凝血
二尖瓣狭窄	异常蛋白血症 [a]
机械瓣	肾病综合征 [a]
细菌性心内膜炎	炎性肠病 [a]
反常栓子	口服避孕药
房间隔缺损	静脉窦血栓形成 [b]
卵圆孔未闭	纤维肌发育不良
房间隔瘤	血管炎
自发超声造影	系统性血管炎［结节性多发性动脉炎（PAN）、肉芽肿性多血管炎（韦格纳肉芽肿）、Takayasu 动脉炎、巨细胞性动脉炎］
兴奋性药物：可卡因、苯丙胺	原发性中枢神经系统血管炎
	脑膜炎（梅毒、结核病、真菌、细菌、带状疱疹）
	非炎症性血管病
	可逆性血管收缩综合征
	Fabry 病
	血管中心性淋巴瘤
	心源性
	二尖瓣钙化
	心房黏液瘤
	心脏内肿瘤
	非细菌性栓塞性心内膜炎
	Libman-Sacks 心内膜炎
	蛛网膜下腔出血血管痉挛
	烟雾病
	子痫

[a] 静脉窦血栓形成的主要原因
[b] 可能与高凝状态有关

了广泛的评估，仍有近 30% 的卒中无法明确病因。

临床检查应侧重于外周和颈部血管系统。常规检查包括胸部 X 线检查和心电图、尿常规、血液计数检查 / 血小板、电解质、葡萄糖、红细胞沉降率（血沉）、血脂、凝血酶原时间（PT）和部分凝血活酶时间（PTT）。如果怀疑高凝状态，需要进一步检查凝血功能。

影像学评估包括头部核磁（与 CT 相比，对皮质和脑干的小梗死更敏感）；MR 或 CT 血管成像（评估颅内血管、颅外颈动脉和椎动脉的通畅性）；无创颈动脉超声；或脑血管造影（颅内、外血管疾病评估的"金标准"）。当怀疑心源性栓子时，应进行超声心动图检查，注意从右向左的分流，并进行动态心电监测（包括长期心脏事件监测）。

■ 卒中的一级和二级预防策略（表 19-5）

危险因素

动脉粥样硬化是一种影响全身动脉的系统性疾病。高血压、糖尿病、高脂血症、家族史等多重因素，可造成卒中和 TIA。心源性栓

表 19-5　各类心脏疾病长期使用抗血栓药物推荐

疾病	推荐
非瓣膜性心房颤动	计算 CHA$_2$DS$_2$-VASc[a] 评分
● CHA$_2$DS$_2$-VASc 评分 0	阿司匹林或非抗血栓药
● CHA$_2$DS$_2$-VASc 评分 1	阿司匹林或 OAC
● CHA$_2$DS$_2$-VASc 评分 ≥ 2	OAC
风湿性二尖瓣疾病	
● 伴有心房颤动、栓塞病史、左心耳血栓或左心房直径 > 55 mm	OAC
● 栓塞或心耳凝块，尽快使用 OAC	OAC 加阿司匹林
二尖瓣脱垂	
● 无症状性	无需治疗
● 其他隐源性卒中或 TIA	阿司匹林
● 心房颤动	OAC
二尖瓣钙化	
● 没有心房颤动，但有系统性栓塞，或伴有隐源性卒中或 TIA	阿司匹林
● 使用阿司匹林却再发栓塞事件	OAC
● 伴有心房颤动	OAC

表 19-5 各类心脏疾病长期使用抗血栓药物推荐 （续表）

疾病	推荐
主动脉瓣钙化	
• 无症状性	无需治疗
• 其他隐源性卒中或 TIA	阿司匹林
主动脉弓移动的粥样斑块	
• 其他隐源性卒中或 TIA	阿司匹林或 OAC
卵圆孔未闭	
• 其他隐源性卒中或 TIA	阿司匹林
• 有 OAC 使用指征（深静脉血栓形成或高凝状态）	OAC
心脏机械瓣膜	
• 主动脉瓣位，左心房大小正常与窦性心律者选择双叶机械瓣或美敦力单叶倾蝶瓣	VKA INR 2.5，范围 2 ～ 3
• 二尖瓣位，单叶倾蝶瓣或双叶机械瓣	VKA INR 3.0，范围 2.5 ～ 3.5
• 二尖瓣位或主动脉瓣位，前壁心肌梗死或左心房增大者选择	VKA INR 3.0，范围 2.5 ～ 3.5
• 二尖瓣或主动脉瓣位，伴心房颤动、高凝状态、低射血分数或动脉粥样硬化性血管病者选择	阿司匹林＋ VKA INR 3.0，范围 2.5 ～ 3.5
• 存在系统性栓塞者不论目标 INR 值	增加阿司匹林和（或）升高 INR 值：INR 目标值从 2.5 升高到 3.0，范围 2.5 ～ 3.5；或者 INR 目标值从 3.0 升高到 3.5，范围 3 ～ 4
生物瓣	
• 无其他 VKA 治疗的指征	阿司匹林
感染性心内膜炎	避免抗血栓药物使用
非细菌性血栓性心内膜炎	
• 系统性栓塞	全量普通肝素或 SC LMWH

[a] CHA_2DS_2-VASc 评分根据以下情况计算：充血性心力衰竭 1 分，高血压 1 分，年龄 ≥ 75 岁 2 分，糖尿病 1 分，卒中或 TIA 2 分，血管性疾病（既往心肌梗死、外周血管疾病或主动脉斑块）1 分，年龄 65 ～ 74 岁 1 分，女性 1 分，分数总和为 CHA_2DS_2-VASc 总分。

注意：阿司匹林剂量 50 ～ 325 mg/d，OAC 的目标 INR 是 2 ～ 3，除非特别要求。

缩略词：INR，国际标准化比值；LMWH，低分子量肝素；OAC，口服抗凝药（VKA、凝血酶抑制剂、口服 Ｘ a 抑制剂）；TIA，短暂性脑缺血发作；VKA，维生素 K 拮抗剂；SC，皮下注射

资料来源：Modified from DE Singer et al：Chest 133：546S, 2008；DN Salem et al：Chest 133：593S, 2008；CT January et al：JACC 64：2246, 2014.

塞的危险因素包括心房颤动、心房扑动、心肌梗死（MI）、心脏瓣膜疾病和心肌病。高血压和糖尿病也是腔隙性卒中和脑实质出血的特定危险因素。抽烟是卒中所有血管机制的潜在危险因素。识别可控制的危险因素并制订干预措施，可能是治疗卒中的最佳途径。

抗血小板药物

对 TIA 和卒中，抗血小板聚集药物通过抑制动脉内血小板聚集物的形成来预防动脉粥样硬化血栓形成。阿司匹林（50 ～ 325 mg/d）抑制血栓素 A2（一种血小板聚集和血管收缩的前列腺素）。阿司匹林、氯吡格雷［阻断血小板二磷酸腺苷（ADP）受体］，以及阿司匹林加双嘧达莫（抑制血小板对腺苷的摄取）缓释剂的组合是最常用的抗血小板药物制剂。一般而言，抗血小板药物可减少25% ～ 30%的新发卒中事件。因为卒中复发的年平均风险很高，因此每位动脉粥样硬化性血栓性卒中或 TIA，且无禁忌证的患者应定期服用抗血小板药物。选择阿司匹林、氯吡格雷还是双嘧达莫加阿司匹林，必须清楚后者仅比阿司匹林轻度有效但花费更高的事实。在小卒中或 TIA 的患者中，阿司匹林与氯吡格雷短期（21 ～ 90 天）合用可减少卒中复发；长期双重抗血小板无效，且增加出血并发症的风险。

栓塞性卒中

在房颤性卒中的患者中，抗凝剂通常是首选治疗。

非心源性卒中的抗凝治疗

目前临床数据不支持长期使用华法林预防颅内或颅外动脉粥样硬化性卒中。

颈动脉血运重建

颈动脉内膜切除术使许多症状性颈动脉严重狭窄（＞70%）的患者受益；相对风险降低65%。然而，如果围术期卒中风险＞6%，对于任何外科医生来说，其获益值得商榷。血管内支架置入术是另一种选择，尤其是对于＜70岁的患者。无症状的颈动脉狭窄患者手术效果有限，在目前进行的试验结果公布之前，对这些患者，推荐通过减少动脉粥样硬化的危险因素和抗血小板药物治疗。

第 20 章
蛛网膜下腔出血

（霍俊艳 万孟夏 译 傅瑜 审校）

除了头部外伤，颅内囊状动脉瘤破裂是蛛网膜下腔出血（SAH）最常见的病因；其他病因包括血管畸形（动静脉畸形或硬脑膜动静脉瘘）出血、原发性脑出血流入蛛网膜下腔。人群中大约 2% 患有动脉瘤，在美国，每年发生 25 000 ～ 30 000 例动脉瘤破裂导致的 SAH。直径 < 10 mm 的动脉瘤每年破裂风险小于 0.1%，对于未破裂的动脉瘤，手术死亡率远高于上述风险。

■ 临床表现

突发严重的头痛，起病时常伴有短暂的意识丧失；呕吐很常见。出血可能会损伤邻近的脑组织并导致局灶性神经功能障碍。当出现第三对脑神经进展性麻痹，累及瞳孔，伴头痛时，通常提示后交通动脉瘤。除表现出严重临床表现，动脉瘤还可能发生小的破裂，血液漏到蛛网膜下腔（前哨出血）。SAH 最初的临床表现可使用既定的量表进行分级（表 20-1）；良好结局的预期随着评分等级的增加而下降。

表 20–1　蛛网膜下腔出血评分

分数	HUNT-HESS 分级	世界神经外科医师联盟（WFNS）分级
1	轻度头痛、正常精神状态，脑神经或运动正常	GCS[a] 15 分，无运动缺陷
2	严重头痛，正常精神状态，可能有脑神经麻痹	GCS 13 ～ 14 分，无运动缺陷
3	嗜睡，意识模糊，可能有脑神经麻痹或轻度运动障碍	GCS 13 ～ 14 分，有运动缺陷
4	浅昏迷，中到重度运动障碍，可能有间歇性反射姿势	GCS 7 ～ 12 分，有或无运动缺陷
5	深昏迷，反射性姿势或瘫痪	GCS 3 ～ 6 分，有或无运动缺陷

[a] 格拉斯哥昏迷评分（GCS）量表；见表 21-2

■ 初步评估

- 首选 CT 平扫，72 h 内检查可发现出血。若怀疑 SAH，CT 未发现出血，需要腰椎穿刺（LP）协助诊断。动脉瘤破裂 6 ～ 12 h 后可出现脑脊液黄变，并持续 1 ～ 4 周。
- 脑血管造影对于定位和确定动脉瘤的解剖细节以及是否存在其他未破裂的动脉瘤是必要的；确诊 SAH 后尽快进行血管造影检查。
- 由于循环中儿茶酚胺和交感神经过度放电可能导致心电图出现类似于心肌缺血的 ST 段和 T 波变化。亦可出现可逆性心肌病导致休克或充血性心力衰竭。
- 进行凝血和血小板计数检查，如果是 SAH 需迅速校正。

治疗　蛛网膜下腔出血治疗

动脉瘤修补术

- 早期动脉瘤修补术可防止再破裂。
- 国际蛛网膜下腔动脉瘤试验（ISAT）显示与手术相比，血管内治疗可改善预后；然而，当有些动脉瘤的形态不适合血管内治疗时，手术仍然是这些患者的重要选择。

临床管理

- 密切关注血电解质和渗透压；低钠血症（"脑耗盐综合征"）通常在 SAH 后几天发生，可能需要补充口服补液盐加静脉注射生理盐水或高渗盐水来弥补从肾丢失的钠。
- 抗惊厥药有时会在动脉瘤治疗前开始使用；大多数专家仅对发生癫痫的患者使用抗癫痫药。
- 保证脑血流的同时，应谨慎控制血压，以降低动脉瘤修补术前再破裂的风险。
- 所有患者都应使用充气加压袜以防止肺栓塞；皮下注射普通肝素预防深静脉血栓形成可在血管内治疗后立即开始，或在开颅手术和外科夹闭术后几天内开始。

脑积水

- 严重脑积水可能需要紧急放置脑室导管进行脑脊液引流；一些患者可能需要永久分流装置。
- SAH 患者在最初几小时到几天内恶化时，应再次 CT 扫描以评估脑室大小。

血管痉挛

- 为初次破裂后死亡和发病的主要原因；可能在首次出血后 4～14 天出现，导致局灶性缺血和卒中。
- 钙通道阻滞剂尼莫地平（60 mg PO q4 h）可能是通过预防缺血性损伤而不是减少血管痉挛的风险来改善预后。
- 在症状性血管痉挛中可通过使用血管升压药（如去氧肾上腺素、去甲肾上腺素）提高平均动脉压以改善脑灌注，并可通过晶体液增加血容量，增加心输出量和减少红细胞比容以降低血液黏度；这种所谓的"3H"（高血压、血液稀释和高血容量）疗法被广泛使用。
- 如果症状性血管痉挛在采用最佳药物治疗后仍持续存在，或许血管扩张剂和脑血管成形术可能有效。

第 21 章
颅内压增高和头部外伤

（王文景 译 郑梅 审校）

颅内压增高

少量额外的组织、血液、脑脊液或水肿能够增加脑内容物，但不会引起颅内压（intracranial pressure，ICP）增高。颅内压增高可导致颅内内容物移位、重要脑干中枢扭曲或脑灌注不足，从而导致临床病情恶化或死亡。脑灌注压（cerebral perfusion pressure，CPP），定义为平均动脉压（mean arterial pressure，MAP）减去 ICP，是脑毛细血管床循环的驱动力；CPP 降低是继发性缺血性脑损伤的基本机制，是需要立即关注的紧急情况。一般来说，ICP 应维持在 < 20 mmHg，CPP 应维持在 ≥ 60 mmHg。

■ 临床特征

ICP 增高可能发生在多种疾病中，包括头部外伤、脑出血、蛛网膜下腔出血（subarachnoid hemorrhage，SAH）伴脑积水和暴发性肝功能衰竭。

ICP 增高的症状包括嗜睡、头痛（尤其是持续的头痛，醒来后更严重）、恶心、呕吐、复视和视物模糊。视乳头水肿和第六对脑神经麻痹很常见。如果不加以控制，可能会导致脑灌注不足、瞳孔扩张、昏迷、局灶性神经功能缺损、姿势和呼吸异常、全身性高血压和心动过缓。

导致 ICP 增高的肿块也会扭曲中脑和间脑的解剖结构，导致木僵和昏迷。脑组织被肿块推离，抵靠着固定的颅内结构，进入正常情况下没有被占据的空间。后颅窝占位尤其危险，最初可能会导致共济失调、颈部僵硬和恶心，随后它们会压迫重要的脑干结构，并导致阻塞性脑积水。

脑疝综合征（图 21-1）包括：

- 钩回疝：内侧颞叶移位穿过小脑天幕，压迫第三对脑神经并将中脑大脑脚推向小脑天幕，导致同侧瞳孔扩大、对侧偏瘫和大脑后动脉受压。
- 中央疝：丘脑通过小脑天幕向下移位；瞳孔缩小和嗜睡是早期症状。
- 镰下疝：扣带回在大脑镰中线下方移位，导致大脑前动脉受压。
- 枕骨大孔疝：小脑扁桃体移入枕骨大孔，导致延髓受压和呼吸停止。

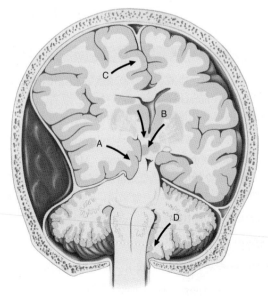

图 21-1　脑疝的类型。**A.** 钩回疝；**B.** 中央疝；**C.** 镰下疝；**D.** 枕骨大孔疝

治疗 颅内压增高

- 许多不同的干预措施可能会降低 ICP，理想情况下，治疗的选择将基于导致 ICP 升高的潜在机制（表 21-1）。
- 对于脑积水，ICP 升高的主要原因是脑脊液引流障碍；在这种情况下，脑室引流脑脊液可能就足够了。
- 如果细胞毒性水肿造成 ICP 升高，如头部外伤或卒中，使用渗透性利尿剂如甘露醇或高渗盐水是合适的早期方法。
- ICP 升高可能导致组织缺血；由此产生的血管舒张可导致缺血循环恶化。使用血管加压药来升高 MAP 并不会升高 ICP，反而实际上可能通过增加灌注降低 ICP；因此，如果有高血压，需谨慎治疗。
- 应限制自由水。
- 应积极治疗发热。

表 21-1 治疗颅内压增高（ICP）[a] 的步骤

插入 ICP 监测器——脑室造口装置
总体目标：保持 ICP < 20 mmHg 和 CPP ≥ 60 mmHg。对于 ICP > 20 ～ 25 mmHg 者持续 > 5 min：
1. 抬高床头；头中线位置
2. 通过脑室造口术排出脑脊液（如果有的话）
3. 渗透疗法——甘露醇 25 ～ 100 g q4 h 根据需要（保持血清渗透压 < 320 mosmol）或高渗盐水（30 ml，23.4% NaCl 推注）
4. 糖皮质激素——地塞米松 4 mg q6 h 用于肿瘤、脓肿引起的血管源性水肿（头部外伤、缺血性和出血性卒中避免使用糖皮质激素）
5. 镇静剂（如吗啡、丙泊酚或咪达唑仑）；如有必要，增加神经肌肉麻痹（如果之前没有，此时患者需要气管插管和机械通气）
6. 过度通气——$PaCO_2$ 30 ～ 35 mmHg（短期使用或跳过此步骤）
7. 升压疗法——去氧肾上腺素、多巴胺或去甲肾上腺素以维持足够的 MAP 以确保 CPP ≥ 60 mmHg（维持血容量以尽量减少升压剂的有害全身效应）。可根据自动调节状态调整个别患者的目标 CPP。
8. 考虑二线治疗难治性升高的 ICP
   a. 去骨瓣减压术
   b. 大剂量巴比妥酸盐治疗（"戊巴比妥昏迷"）
   c. 低温至 33℃

[a] 在整个 ICP 治疗中，考虑复查头颅 CT 以确定适合手术清除的肿块病变。可根据 ICP 增高特定原因的定向治疗，改变步骤顺序。
缩略词：CPP，脑灌注压；MAP，平均动脉压；$PaCO_2$，动脉二氧化碳分压

- 过度换气最好只在短时间内使用，直到可以进行更明确的治疗。
- ICP 监测可能有助于指导脑水肿患者的医疗和手术决策（图 21-2）。

在病情稳定并开始上述治疗后，进行 CT 扫描（或 MRI 扫描，如果可行）以确定 ICP 升高的原因。有时需要紧急手术来减压，包括小脑卒中伴有水肿、手术可处理的肿瘤，以及硬膜下或硬膜外出血。

头部外伤

全世界每年发生近 1000 万例严重到导致死亡或住院的创伤性脑损伤（traumatic brain injuries，TBI）；在美国，估计每年的成本超过 760 亿美元。

■ 临床特征

头部外伤可导致意识立即丧失。意识的长期改变可能是由于实质、硬膜下或硬膜外血肿或白质中轴突的弥漫性剪切损伤。"脑震荡"一词含糊不清，并非基于广泛接受的客观标准。脑脊液鼻漏、鼓室积血和眶周或乳突瘀斑的患者应怀疑颅骨骨折。格拉斯哥昏迷评分（表 21-2）可用于对脑损伤的严重程度进行分级。

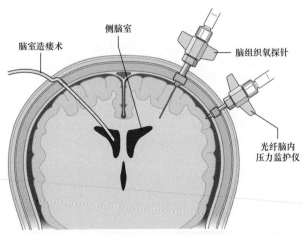

图 21-2 颅内压（ICP）和脑组织氧监测。脑室造瘘术允许引流脑脊液以治疗 ICP 升高。光纤 ICP 和脑组织氧监测器通常使用螺钉状颅骨螺栓固定。脑血流和微透析探针（未显示）的放置方式与脑组织氧探针类似

表 21-2 格拉斯哥昏迷评分

睁眼（E）		言语反应（V）	
自发睁眼	4	正常	5
语言刺激时睁眼	3	对话含糊	4
疼痛刺激时睁眼	2	能理解，不连贯	3
任何刺激不睁眼	1	难以理解	2
		无语言	1

最佳运动反应（M）	
正常（执行指令）	6
痛刺激时能拨开医生的手	5
痛刺激时有逃避反应	4
痛刺激时有屈曲反应	3
痛刺激时有伸展反应	2
对任何疼痛无运动反应	1

注：修订的 GCS（2014 年）。

资料来源：From G Teasdale et al：The Glasgow Coma Scale at 40 years：Standing the test of time. Lancet Neurol 13：844，2014.

治疗方法　头部外伤

护理头部外伤患者的医务人员应注意：

- 脊柱损伤常常伴随着头部损伤，必须注意预防由于脊柱不稳定导致的脊髓压迫。

- 中毒是创伤性脑损伤的常见合并症；适当时，应对毒品和酒精进行检测。

- 伴随全身性损伤，包括腹部器官破裂，可能导致血管塌陷或呼吸系统受损，需要立即处理。

轻度 TBI/ 脑震荡　轻微头部损伤的患者在短暂的昏迷后保持警觉和专注，可能会出现头痛、头晕、晕厥、恶心、单次呕吐、注意力不集中、短暂遗忘或视物轻微模糊。此类患者通常会出现脑震荡，一般预后良好。

研究表明，年龄较大（> 65 岁）、两次或多次呕吐、> 30 min 的逆行性或持续性顺行性遗忘症、癫痫发作以及同时发生的药物或酒精中毒是颅内出血的敏感（但非特异性）指标，CT 扫描是合理的。尽管必须考虑辐射的风险，但在儿童中进行 CT 扫描的指征应更放宽一些。

在目前缺乏足够数据的情况下，治疗运动脑震荡的一种常识性方法是，在轻度损伤后，应立即停止运动，并至少几天内避免接触性运动，如果受伤更严重或有神经系统症状，如头痛和注意力不集中，则应在更长的时间内避免接触性运动。

中度TBI　未昏迷但有持续性意识模糊、行为改变、警觉性低于正常、极度眩晕或局灶性神经系统体征（如偏瘫）的患者应住院并进行头颅影像学检查。脑挫伤或血肿常被发现。中度颅脑损伤患者需要医学观察以发现嗜睡、呼吸功能障碍、瞳孔扩大或其他神经系统检查的变化。尽管一些认知缺陷可能持续存在，但注意力、智力、自发行为和记忆力的异常往往会在受伤后数周或数月恢复正常。

重度TBI　从一开始就处于昏迷状态的患者需要立即进行神经治疗和复苏。插管后，注意固定颈椎，评估昏迷深度、瞳孔大小和反应性、肢体运动和足底反应。一旦生命功能允许并且获得了颈椎X线片和CT扫描，患者应被运送到重症监护治疗病房。CT扫描在脑白质轴突剪切性病变的昏迷患者中可能是正常的。

如果发现硬膜外或硬膜下血肿或大面积脑内出血，则需要立即行减压手术。用心室导管或纤维光学仪器测量颅内压以指导治疗已受到许多单位的青睐，但并没有改善预后。建议预防性使用抗惊厥药7天，但在没有多发性癫痫发作的情况下，几乎没有支持性数据。

第22章
脊髓压迫症

（郭欣桐　译　赵海燕　审校）

患者处理方法　　脊髓压迫症

脊髓压迫症的首发症状通常为持续数天到数周的颈或背的局部疼痛；之后出现感觉异常、感觉缺失、肢体无力和括约肌功能障碍等症状，可以持续数小时到数天不缓解。局部病灶可选择性累及单个、多个传导束，或局限于单侧脊髓。在严重的或突发的脊髓损伤病例中，可能在发病最初出现脊髓休克而反射消失，但并发的反射亢进可持续数天至数周。胸髓损伤时，可通过躯干感觉减退区域来确定脊髓损伤平面。

对于有脊髓压迫症状的患者，首先要排除肿物导致的可治性压迫症。压迫症常常在瘫痪之前出现一些先兆症状，如颈或背部疼痛、排尿功能障碍以及感觉症状；而非压迫性病因，如梗死、出血等，更容易导致脊髓病，而不出现上述先兆症状。

以临床可疑脊髓病变节段为中心的钆显影增强磁共振成像（MRI），是首选的检查方法。CT脊髓造影检查对于MRI检查存在禁忌证的患者有所帮助。全脊髓成像对于发现临床无症状的隐匿病灶非常重要。脊柱感染与肿瘤不同，该类疾病常通过椎间盘累及邻近的椎体。

■ 肿瘤性脊髓压迫症

在5%～10%的肿瘤患者中，硬膜外肿瘤可能是恶性肿瘤的首发表现。大多数引起脊髓压迫的肿瘤起源于硬膜外，再转移至邻近椎体。几乎所有的恶性肿瘤都可以出现脊柱转移，其中乳腺癌、肺癌、前列腺癌、肾癌、淋巴瘤以及骨髓瘤最常见。胸椎通常最易受累，而前列腺癌、卵巢癌则常出现腰骶椎转移，这可能与肿瘤通过前方的静脉扩散到硬膜外腔有关。如果怀疑脊髓压迫症，应尽早完善MRI检查。已经确诊某一节段肿瘤性脊髓压迫症的患者，其中40%以上存在其他部位无症状的硬膜外病变；因此，全脊柱的影像学检查对确定病变范围非常重要。脊柱X线平片可能导致15%～20%的肿瘤转移性椎体病变的漏诊。

治疗 肿瘤性脊髓压迫症

- 如果临床症状高度提示有脊髓压迫，可以在影像学检查确诊前使用糖皮质激素减轻脊髓水肿（通常为地塞米松10 mg qd 静脉注射），之后小剂量激素口服维持治疗（4 mg q6 h 口服）直到进行放疗（一般8～10天一疗程，照射总剂量为30～40 Gy）和（或）完成外科减压术。

- 对于局部硬膜外肿瘤导致脊髓压迫症的患者，早期手术联合放疗，无论是椎板切除术或椎体切除减压术，其疗效优于单纯放疗。此外，当患者在局部已接受最大剂量的放疗，但脊髓压迫症状仍持续恶化；或出现脊柱骨折、脊柱不稳定而导致脊髓压迫时，也同样建议手术治疗。

- 近年来，如立体定向放射外科疗法等新技术可以进行高精度地局部定点大剂量放疗，并可获得与传统疗法相似的疗效，被广泛应用于临床，尤其是对那些放疗耐药或需要再次照射的肿瘤患者。

- 时间是最重要的。运动障碍（截瘫或四肢瘫）若超过 12 h，通常很难得到改善；一旦超过 48 h，运动功能障碍几乎没有康复的可能。

- 如果没有明确的恶性肿瘤病史，则需要进行活检；简单的全身系统性检查包括胸部成像、乳房 X 线、前列腺特异性抗原（PSA）和腹部 CT 检查，通常可以辅助诊断。

■ 脊髓硬膜外脓肿

　　脊髓硬膜外脓肿患者可以表现为疼痛、发热和进行性肢体无力的三联征。几乎所有患者都会出现酸痛，可以局限于受压迫脊髓的上方，也可以呈神经根放射状。脊髓硬膜外脓肿患者的疼痛通常发生在脊髓压迫症状前 2 周内，也可以在数月或更久之前就出现。发热通常伴有白细胞计数、红细胞沉降率（血沉）和 C 反应蛋白的升高。危险因素包括免疫功能低下（糖尿病、HIV、肾衰竭、酒精中毒、恶性肿瘤等）、静脉内注射毒品、皮肤或其他软组织的感染等。绝大多数感染是由金黄色葡萄球菌引起的；此外，革兰氏阴性杆菌、链球菌、厌氧菌、真菌以及结核杆菌也可引起脊髓硬膜外脓肿。耐甲氧西林金黄色葡萄球菌（MRSA）需要引起重视，治疗需要考虑这种细菌的可能性。

　　MRI 可以确定脓肿部位。而腰椎穿刺术只有在患者存在脑病表现，或其他临床症状提示可能合并脑脊膜炎时（发生率 < 25%），才需进行。选择腰椎穿刺术的部位时，需要尽量避免因穿刺针穿过感染组织而导致脑膜炎的风险。

> **治疗** 脊髓硬膜外脓肿
>
> - 减压性椎板切除术伴清创术联合长期使用抗生素治疗。
> - 病程已超过数日的患者，外科手术无法改善其功能缺损。
> - 术前应给予抗生素的经验性用药，通常使用广谱抗生素，如万古霉素 15 ~ 20 mg/kg q12 h（葡萄球菌包括 MRSA、链球菌）、头孢曲松 2 mg qd（革兰氏阴性杆菌），或使用甲硝唑 30 mg/（kg·d）（厌氧菌）治疗；再结合细菌培养结果进行调整，持续用药 6 ~ 8 周。
> - 如能得到及时的诊断与治疗，大约 2/3 的患者恢复良好。

■ 脊髓硬膜外血肿

硬膜外或硬膜下出血可导致急性局灶性或神经根性疼痛，随后出现脊髓病的多种症状。常见的病因包括抗凝治疗、创伤、肿瘤及血液病，极少数是由于腰椎穿刺或硬膜外麻醉所致。治疗包括尽早纠正潜在的出凝血功能障碍以及外科减压术。

第 23 章
缺血缺氧性脑病

（郭欣桐 译 孙阿萍 审校）

缺血缺氧性脑病的发生是由于脑组织因血压降低或呼吸衰竭导致脑组织的氧气供应不足。最常见的病因包括心肌梗死、心搏骤停、休克、窒息、呼吸功能障碍和一氧化碳或氰化物中毒。在某些情况下，缺氧可能是主要因素。一氧化碳及氰化物中毒被称为组织缺氧，因为它们会导致呼吸链的直接损伤。

■ 临床表现

轻度单纯性缺氧，如在高海拔地区，会导致认知能力下降、注意力不集中及运动不协调，在某些情况下还会导致欣快。然而，缺血缺氧如与循环骤停同时发生，几秒钟内就会出现意识丧失，如果循环在 3～5 min 内恢复，可能会完全康复，但是如果缺血缺氧持续超过 3～5 min，常会导致永久性脑损伤。很难判断缺血缺氧性损伤的程度，一些患者可能会在全脑缺血 8～10 min 后完全恢复。大脑对单纯缺氧的耐受能力比缺氧合并缺血的耐受能力强，如果缺氧是逐步发生的，并且血压维持在正常水平的情况下，即使氧分压低至 20 mmHg（2.7 kPa）仍然可以很好地耐受，然而，短时间的脑循环不足或缺乏常会导致永久性的损伤。

当缺血缺氧性损伤（尤其是心搏骤停）发生以后，在不同时间点进行临床检查对于评估长期神经预后是有意义的。脑干反射完整的患者，如瞳孔对光反射正常，头眼反射、前庭眼反射和角膜反射完整，预后更好。缺乏上述脑干反射，以及持续的瞳孔散大、对光反射消失提示预后不良。在发病 3 天后，瞳孔对光反射消失、伸肌强直或对疼痛没有运动反应，提示缺血缺氧性损伤预后不良；双侧皮质体感诱发电位（SSEP）缺失也提示预后不良；前 3 天血清生化标志物神经元特异性烯醇化酶（NSE）水平升高（> 33 μg/L）亦提示预后不良。脑电图中出现肌阵挛性癫痫状态的爆发抑制模式或无反应性脑电图，提示预后不良。亚低温治疗，可能会影响临床和电生理检测反映患者有很小临床康复可能的时间点。目前用于评估心搏骤停预后的方法推荐使用多模态方法，包括这些诊断测试，以及 CT 或 MRI 神经影像，并结合临床神经评估。

长时间缺血缺氧性脑病的结果包括持续昏迷或植物状态、痴呆、视觉障碍、帕金森综合征、手足徐动症、共济失调、肌阵挛、癫痫发作和遗忘状态。迟发型脑病并不常见，表现为急性中毒患者神志清醒后，经过一段时间假愈期，然后复发，影像学检查通常以大脑白质的广泛脱髓鞘为特征。

治疗　缺血缺氧性脑病的治疗

- 治疗应该首先针对心肺功能的恢复，包括通过心肺复苏术、液体复苏、升压药物和心脏起搏治疗，以确保气道通畅，有充分的氧合和通气，以及脑灌注的恢复。
- 根据对早期心脏节律异常主要是心室颤动或无脉性室性心动过速的患者进行的试验发现，尽早开始并持续 12～24 h

的亚低温治疗 [33℃ (91 ℉)] 可改善心搏骤停后仍处于昏迷状态患者的预后。潜在的并发症包括凝血功能障碍和感染风险的增加。在最近的一项研究中，针对33℃或36℃的温度管理（TTM）得到了类似的结果。

- 通常不建议预防性应用抗癫痫药物，但可用于控制癫痫发作。
- 可应用氯硝西泮（1.5 ～ 10 mg/d）或丙戊酸盐（300 ～ 1200 mg/d）控制缺氧后肌阵挛发作。
- 在缺血缺氧性损伤后24 h内出现肌阵挛发作通常提示预后不良，即使是癫痫发作已得到控制。

第24章
癫痫持续状态

（付佳钰 译 张燕 审校）

癫痫持续状态被定义为持续性癫痫发作，或反复性、间断性癫痫发作且间歇期意识不恢复至发作前的基线状态，传统定义的癫痫发作持续时间为15 ～ 30 min。临床更为实用的定义是任何需要紧急使用抗惊厥药物治疗的癫痫发作情况；在全面性惊厥性癫痫持续状态（GCSE）中，通常指癫痫发作持续时间＞ 5 min 时。

■ 临床特征

有许多亚型：GCSE（如持续性全面性脑电发作、昏迷和强直阵挛运动）和非惊厥性癫痫持续状态（如持续的失神发作、局灶性发作伴意识模糊或意识状态部分受损，以及极小的运动症状）。当出现明显惊厥时GCSE是显而易见的，但在经历30 ～ 45 min 的连续癫痫发作后，体征可能变得越来越细微（手指轻度阵挛性运动；眼球精细、快速运动；阵发性心动过速、瞳孔扩大和血压升高）。脑电图（EEG）可能是这些细微迹象中确定诊断的唯一方法；因此，如果癫痫发作后患者仍处于昏迷状态，则应进行脑电图监测以排除持续存在的癫痫持续状态。当 GCSE 伴有心肺功能障碍、高热和代谢紊乱如酸中毒（长期肌肉活动）时会危及生命。即使患者因使用神经肌肉阻滞剂而麻痹，持续性癫痫发作仍可能导致不可逆的神经元损伤。

■ 病因

GCSE 的主要原因是抗癫痫药物撤药或服药依从性差、代谢紊乱、药物毒性、中枢神经系统感染、中枢神经系统肿瘤、难治性癫痫和头部外伤。

治疗　**癫痫持续状态**

GCSE 属于临床紧急情况，必须立即治疗。

- 首先处理急性呼吸循环问题或高热。
- 进行简单的医学和神经科检查，建立静脉通路，送实验室检验筛查代谢异常，如果患者有癫痫病史则应包括送检抗癫痫药物浓度。
- 随后立即开始抗惊厥药物治疗（图 24-1）。
- 同时，必须确定癫痫发作的原因以防止复发并治疗任何潜在的异常。

非惊厥性癫痫持续状态的治疗相对不太紧迫，因为其持续存在的癫痫发作不伴随 GCSE 中所见的严重代谢紊乱。然而，有证据表明癫痫病灶区域存在细胞损伤，因此也应使用 GCSE 的一般方法尽快对其治疗。

■ 预后

GCSE 的死亡率为 20%，而永久性神经系统后遗症的发生率为 10% ～ 50%。

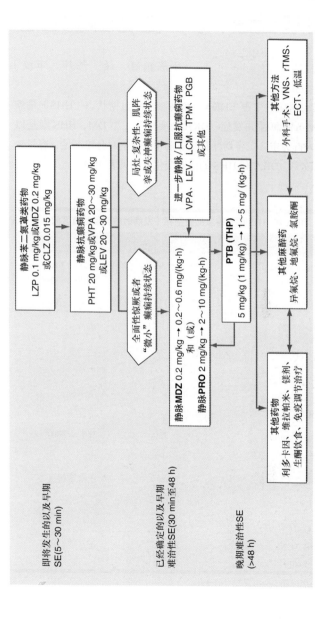

图 24-1 成人全面性强直-阵挛癫痫持续状态（SE）的药物治疗。CLZ，氯硝西泮；ECT，电休克治疗；LCM，拉考沙胺；LEV，左乙拉西坦；LZP，劳拉西泮；MDZ，咪达唑仑；PGB，普瑞巴林；PHT，苯妥英或磷苯妥英；PRO，丙泊酚；PTB，皮巴比妥；rTMS，重复经颅磁刺激；THP，硫喷妥；TPM，托吡酯；VNS，迷走神经刺激；VPA，丙戊酸。（From Rossetti AO, Lowenstein DH: Management of refractory status epilepticus in adults: Still more questions than answers. Lancet Neurol 10: 922，2011.）

第 25 章
糖尿病酮症酸中毒和高血糖性高渗昏迷

（陈颖丽 译 陈静 审校）

糖尿病酮症酸中毒（DKA）和高渗性高血糖状态（HHS）是糖尿病（DM）的急性并发症。DKA 主要见于 1 型 DM，HHS 则是以 2 型 DM 人群为主。二者均伴有胰岛素相对或绝对分泌不足、容量缺失及意识改变。DKA 和 HHS 的代谢变化异同见表 25-1。

表 25-1　DKA 和 HHS 的实验室检查指标（发病时的典型数值区间）

	DKA	HHS
血糖 [a] mmol/L（mg/dl）	$13.9 \sim 33.3$（$250 \sim 600$）	$33.3 \sim 66.6$（$600 \sim 1200$）[c]
钠 meq/L	$125 \sim 135$	$135 \sim 145$
钾 [a] meq/L	正常或↑ [b]	正常
镁 [a]	正常 [b]	正常
氯 [a]	正常	正常
磷酸盐 [a]	正常或↓ [b]	正常
肌酐 μmol/L（mg/dl）	轻度↑	中度↑
渗透压（mosmol/ml）	$300 \sim 320$	$330 \sim 380$
血浆酮体 [a]	＋＋＋＋	±
血清碳酸氢盐 [a]（meq/L）	＜ 15 meq/L	正常或轻度↓
动脉血 pH	$6.8 \sim 7.3$	＞ 7.3
动脉血 P_{CO_2} [a]（mmHg）	$20 \sim 30$	正常
阴离子间隙 [a]〔$Na^+ - (Cl^- + HCO_3^-)$〕（meq/L）	↑	正常或轻度↑

[a] 在 DKA 治疗过程中会出现较大的变化。
[b] 尽管发病时血浆中水平表现为正常或升高，但体内的总储备量通常是不足的。
[c] 在治疗期间会发生较大的变化

糖尿病酮症酸中毒

■ 病因

　　DKA 是由于胰岛素的缺乏以及胰高血糖素相对或绝对升高所致，可由于胰岛素用量不足、感染（肺炎、尿路感染、胃肠炎、脓毒症）、梗死性疾病（脑动脉、冠状动脉、肠系膜动脉、周围动脉梗死）、外科手术、创伤、药物（可卡因）及妊娠诱发。1 型 DM 患者发病最常见的临床情境为由于其他轻症疾患造成食欲减退或摄食减少，从而不适当地中断使用胰岛素，继之脂肪分解和酮体渐进蓄积引发 DKA。

■ 临床表现

　　DKA 的早期症状包括食欲减退、恶心、呕吐、多尿、烦渴，接踵出现腹痛、意识改变或直接昏迷。DKA 典型体征包括 Kussmaul 呼吸及呼气中有丙酮气味。容量缺失可导致患者黏膜干燥、心动过速和低血压，也可出现发热和腹部压痛。实验室检查提示高血糖、酮体增高（β - 羟丁酸＞乙酰乙酸盐）和代谢性酸中毒（动脉血 pH $6.8 \sim 7.3$）伴阴离子间隙增高（表 25-1）。体液丢失总量通常达 $3 \sim 5$ L 或者更多。尽管体内的钾含量缺乏，但由于酸中毒可造成发病时血钾水平正常或者轻度升高。磷酸盐水平亦呈正常或轻度升高，而实际上体内磷酸盐总量却是不足的。患者常有白细胞增多、高甘油三酯血症和高脂蛋白血症。血清淀粉酶升高通常由于唾液腺分泌过多，但也可提示胰腺炎诊断。由于高血糖引起细胞内外液体转移，所测得血钠水平降低 [血糖每升高 5.6 mmol/L（100 mg/dl）降低 1.6 meq]。

| 治疗 | 酮症酸中毒 |

　　DKA 的治疗见表 25-2。

高渗性高血糖状态

■ 病因

　　胰岛素相对缺乏和液体摄入不足是 HHS 的主要原因。高血糖诱发渗透性利尿从而引起血管内容量愈加不足。HHS 往往在同时罹患严重疾病，如急性心肌梗死或是脓血症等伴有妨碍摄水的情况下诱发。

表 25-2　糖尿病酮症酸中毒的管理

1. 确定诊断（血浆葡萄糖↑、血清酮体阳性、代谢性酸中毒）。
2. 收住入院；如果血 pH < 7.00，或意识障碍，为能严密监测则有必要安置在重症监护治疗病房。
3. 评估：
   血清电解质（K^+、Na^+、Mg^{2+}、Cl^-、碳酸氢盐、磷酸盐）
   酸碱状态：pH、HCO_3^-、PCO_2、β - 羟丁酸
   肾功能（肌酐和尿量）。
4. 补液：最初的 1 ~ 3 h 内输注 0.9% 生理盐水 2 ~ 3 L［10 ~ 20 ml/（kg·h）］；随后持续输注 0.45% 生理盐水 250 ~ 500 ml/h；血糖下降至 250 mg/dl（13.9 mmol/L）时，更换为 5% 葡萄糖和 0.45% 的生理盐水，以 150 ~ 250 ml/h 的速度输注。
5. 给予短效胰岛素：静注（0.1 U/kg），然后以 0.1 U/（kg·h）持续静脉输注。经 2 ~ 4 h 病情未改善者，给予增量 2 ~ 3 倍。如果初始血 K^+ < 3.3 mmol/L（3.3 meq/L），暂不给予胰岛素直至纠正血钾水平。
6. 评估患者：找寻诱因（未依从治疗、感染、创伤、妊娠、梗死性疾病、可卡因）；完善相关的检查明确诱发原因（培养、CXR、ECG）。
7. 每 1 ~ 2 h 检测毛细血管血糖；首个 24 h 内，每 4 h 监测电解质（尤其是 K^+、碳酸氢盐、磷酸盐）和阴离子间隙。
8. 监测血压、脉搏、呼吸、意识状态、入液量，每 1 ~ 4 h 计算出量。
9. 补钾：血 K^+ < 5.0 ~ 5.2 mmol/L，心电图未见异常，尿量和肌酐检测正常，按 10 meq/h 补钾（或输液中钾含量 20 ~ 30 meq/L）；血 K^+ < 3.5 mmol/L 或是给予碳酸氢盐者，按 40 ~ 80 meq/h 补钾。如果初始血 K^+ > 5.2 mmol/L，不给予补钾直至其被纠正。
10. 关于补充碳酸氢盐或磷酸盐详见正文。
11. 持续上述治疗直至患者状态稳定。血糖水平控制在 8.3 ~ 11.1 mmol/L（150 ~ 200 mg/L），酸中毒获得纠正。此时，减少胰岛素输注剂量至 0.02 ~ 0.1 U/（kg·h）。
12. 一旦患者恢复进食，给予长效胰岛素，允许静脉输注和皮下注射长效胰岛素重叠应用 2 ~ 4 h。

资料来源：Adapted from Sperling M：Therapy for Diabetes Mellitus and Related Disorders. American Diabetes Association，Alexandria，VA，1998；and Nyenwe EA，Kitabchi AE：Metabolism 65：507，2016.

■ 临床表现

　　临床症状包括多尿、口渴、不同程度的意识状态改变（从嗜睡到昏迷），尤其注意并无恶心、呕吐、腹痛及 DKA 特征性的 Kussmaul 呼吸。典型发病者多为老年，具有多尿、体重下降和进食减少病史。实验室检查特点见表 25-1。相较于 DKA，通常不出现酸中毒和酮血症，然而由于乳酸酸中毒可引起阴离子间隙轻度增高，

以及因饥饿尿酮体呈阳性。通常出现肾前性氮质血症。血清钠浓度检测呈正常或轻度降低，但是其实际钠浓度多为升高［血糖每升高 5.6 mmol/L（100 mg/dl）所测得的血钠水平应加 1.6 meq］。即使经过积极的治疗，HHS 的死亡率依然较高（可达 15%），部分与患者年龄及共存疾病相关。

治疗 **高渗性高血糖状态**

应尽早发现及纠正诱发因素。给予充分的静脉液体（初始的 2～3 h 补充 0.9% 生理盐水 1～3 L）支持以确保患者血流动力学稳定。估计的失水量（一般为 9～10 L）应当在 1～2 日内补足，可先予 0.45% 盐水，然后再予 5% 葡萄糖。避免过度快速补液加重患者神经系统症状。通常需要给予补钾。血糖水平可随着液体扩容而迅速下降，但通常仍然需要胰岛素治疗，给予 0.1 U/kg 静注负荷，随后 0.1 U/（kg·h）持续静脉输注。如果血糖水平没有下降，则加倍胰岛素的输注速度。血糖水平降至 11.1～13.9 mmol/L（200～250 mg/dl）时，应当静脉补充葡萄糖并降低胰岛素的输注速率至 0.02～0.1 U/（kg·h）。胰岛素应当持续输注直至患者恢复进食，然后改为皮下注射治疗的方案。

第26章
低血糖症

（张思敏 译 任倩 审校）

糖是脑代谢所必需的供能物质，当患者出现意识模糊、意识水平改变或痫性发作时，均应考虑到低血糖症。机体对低血糖的反馈调节机制包括抑制胰岛素分泌，增加儿茶酚胺、胰高血糖素、生长激素和皮质激素分泌。

尽管出现低血糖症状的绝对血糖水平因人而异，低血糖症的实验室诊断标准通常定义为血糖浓度 < 2.5～2.8 mmol/L（45～50 mg/dl）。因此，Whipple 三联征应出现：①低血糖症相关症状；②经精确测量方法（非血糖仪）确定血浆葡萄糖水平低下；③血糖水平升高后低

血糖症状缓解。

■ 病因

低血糖症最常发生于接受治疗的糖尿病患者（表26-1），任何低血糖症患者还需考虑的其他原因如下：

1. 药物：胰岛素、胰岛素促泌剂（尤其是氯磺丙脲、瑞格列奈、那格列奈）、酒精、大剂量水杨酸盐、磺胺类、喷他脒、奎宁、喹诺酮类药物。

2. 危重症疾病：肝衰竭、肾衰竭或心力衰竭，脓毒症，长期饥饿。

3. 激素缺乏：肾上腺功能减退、垂体功能减退（尤其是年幼儿童）。

表 26-1　成年低血糖症的病因

疾病或应用药物的个体

1. 药物
   胰岛素或胰岛素促泌剂
   酒精
   其他
2. 重症疾患
   肝衰竭、肾衰竭或心力衰竭
3. 激素缺乏
   皮质醇
   生长激素
   胰高血糖素和肾上腺素（见于胰岛素依赖型糖尿病）
4. 非胰岛细胞瘤（如间质肿瘤）

一般情况良好的个体

5. 内源性高胰岛素血症
   胰岛素瘤
   功能性 β 细胞疾病（胰岛细胞增生症）
   　非胰岛素瘤胰源性低血糖症
   　胃旁路术后低血糖症
   胰岛素自身免疫性低血糖
   　胰岛素自身抗体
   　胰岛素受体自身抗体
   胰岛素促泌剂
   其他
6. 糖异生和脂肪酸氧化障碍
7. 运动
8. 意外引发、私自用药或蓄意造成低血糖症

资料来源：Adapted from Cryer PE et al：Evaluation and management of adult hypoglycemic disorders：An Endocrine Society Clinical Practice Guideline. J Clin Endocrinol Metab 94：709，2009. © The Endocrine Society，2009.

4.胰岛素瘤（胰腺 β 细胞瘤），β 细胞增生（胰岛细胞弥漫性增生，先天性或继发于胃减容术后）。

5.其他罕见病因：非 β 细胞瘤［巨大间质细胞或上皮细胞肿瘤生成不完全加工的胰岛素生长因子（IGF）- Ⅱ，其他非胰腺肿瘤］、抗胰岛素抗体或抗胰岛素受体抗体、遗传性酶缺乏（如遗传性果糖不耐受症和半乳糖症）。

■ 临床表现

低血糖症的症状可分为自主神经症状（肾上腺素能：心悸、震颤、焦虑；胆碱能：大汗、饥饿和感觉异常）和神经性低血糖症状（行为改变、意识模糊、乏力、痫性发作、意识丧失，长时间持续重度低血糖可引起死亡）。患者感知到低血糖时，通常会表现为心动过速、心律失常、收缩压升高、皮肤苍白、大汗等自主神经兴奋症候群；但单纯表现为神经性低血糖症状者，缺乏上述表现。

反复发作的低血糖症会下调自主神经系统和反馈调节机制对低血糖反应的阈值，导致无症状性低血糖症。此种情况下，患者的首发表现为神经性低血糖症状，并将其置于无法自救的风险中。

■ 诊断

明确引起低血糖症的病因是选择治疗方案防止再发低血糖症的关键。疑似低血糖症的患者通常需要紧急处理。然而，应在患者发生症状时，给予补充葡萄糖之前留取血样，以供检测血糖水平确定症状与此相关。如果血糖水平低而原因未明，还应同时对低血糖症发生时留取的血样进行其他化验检查，包括测定胰岛素、胰岛素原、C 肽、磺脲类药物浓度、皮质醇和乙醇水平。如果缺乏自发性低血糖症的证据，门诊随诊期间，嘱患者整夜空腹或禁食，若患者因此诱发出低血糖症，则可确诊为自发性低血糖症。如有必要，住院患者在严密监测下可延长禁食时间（可达 72 h）。倘若患者血浆葡萄糖水平降至 < 2.5 mmol/L 并出现低血糖症状，则应终止试验。

空腹试验实验室检查表现见表 26-2。

治疗　低血糖症

无症状性低血糖症的糖尿病患者，经至少 2 周严格避免发生低血糖症后，其感知血糖水平并产生交感神经兴奋症状的阈值浓度可恢复到较高的水平。

表 26-2　不同原因的低血糖症实验室检查表现

原因	葡萄糖 mmol/L（mg/dl）	胰岛素 μU/ml	C 肽 pmol/L	胰岛素原 pmol/L	尿或血浆中检出磺脲类药物
非低血糖症	≥ 2.2（≥ 40）	< 3	< 200	< 5	否
胰岛素瘤	≤ 2.5（≤ 45）	≥ 3	≥ 200	≥ 5	否
外源性胰岛素	≤ 2.5（≤ 45）	≥ 3[a]	< 200	< 5	否
磺脲类药物	≤ 2.5（≤ 45）	≥ 3	≥ 200	≥ 5	是
非胰岛素介导	≤ 2.5（≤ 45）	< 3	< 200	< 5	否

[a] 数值通常较高

低血糖症的紧急处理为口服葡萄糖，如不具备，也可口服能够快速吸收的糖（如果汁）；或必要时给予50%葡萄糖溶液25 g IV，随后持续输注5%或10%葡萄糖溶液。磺脲类药物引起的低血糖症通常持续时间较长，需给予治疗并监测≥24 h。糖尿病患者低血糖症也可皮下或肌内注射胰高血糖素。防止低血糖症复发需纠正造成低血糖症的根本原因，包括停用或减量降糖药物、治疗其危重疾病、激素缺乏者替代治疗、手术切除胰岛素瘤或其他肿瘤。对于无法手术的转移性胰岛素瘤或胰岛细胞增生症，可使用二氮嗪或奥曲肽控制低血糖症。其他因素所致低血糖的治疗措施为合理饮食，包括避免空腹和少量多次进食。

第 27 章
肿瘤急症

（叶颖江 高志冬 译 王杉 审校）

肿瘤急症主要分为三类：肿瘤播散造成的损害、肿瘤产物介导的代谢和激素效应、治疗引起的并发症。

结构性 / 阻塞性肿瘤急症

最常见的问题包括上腔静脉综合征、心包积液 / 压塞、脊髓受压；痫性发作（第184章）和（或）颅内压增高；以及肠道、尿路、胆道梗阻。

■ 上腔静脉综合征（图 27-1）

上腔静脉阻塞将减少头部、颈部、上肢的静脉回流。约85%的病例见于肺癌，淋巴瘤和中心静脉导管血栓形成也是其病因。患者常表现为面部肿胀、呼吸困难和咳嗽。在严重的病例中，纵隔肿块病变引起气管梗阻。体格检查可见颈静脉怒张及前胸壁静脉侧支循环形成。胸部 X 线片显示上纵隔增宽，其中25%的患者有右侧胸腔积液。

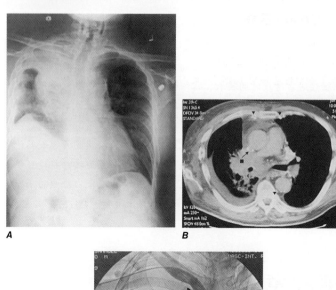

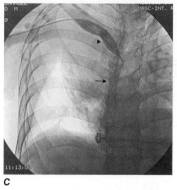

图 27-1 上腔静脉综合征（SVCS）。**A.** 男性，59 岁，非小细胞肺癌复发 SVCS，胸部 X 线片显示右侧气管旁肿块伴胸腔积液；**B.** 计算机断层成像显示由于肺癌（方块处）和侧支血管（三角处）内血栓形成（箭号处）导致上腔静脉阻塞；**C.** 球囊成形（三角处）及支架置入术（箭号处）

治疗　**上腔静脉综合征**

　　放疗是非小细胞肺癌和其他实体肿瘤的治疗选择；化疗则对小细胞肺癌、淋巴瘤以及生殖细胞肿瘤有效。10% ～ 30% 的患者症状复发，可给予置入静脉支架姑息治疗。由于中心静脉置管血栓造成上腔静脉综合征时，给予拔除并启动抗凝治疗。

■ 心包积液 / 压塞

心包积液影响心脏充盈并造成心输出量下降。最常见于肺癌、乳腺癌、白血病或淋巴瘤；心脏压塞也可为纵隔放疗引起的晚期并发症（缩窄性心包炎）。常见症状包括呼吸困难、咳嗽、胸痛、端坐呼吸和虚弱，体格检查常可见胸腔积液、窦性心动过速、颈静脉怒张、肝肿大和发绀。相较非恶性者，奇脉、心音减弱、交替脉和心包摩擦音在恶性心包疾患中更为少见。超声心动图可确定诊断。心包穿刺液多呈浆液性或血性渗出液，细胞学检查通常可见恶性细胞。

治疗 心包积液 / 压塞

在最终进行外科手术（心包剥脱术或开窗术）前，心包穿刺引流是挽救生命的措施。

■ 脊髓受压

原发性脊髓肿瘤极少见，脊髓受压多是由于肿瘤累及椎体后硬膜外转移，尤其是前列腺癌、肺癌、乳腺癌、淋巴瘤和原发骨髓瘤。患者表现为背痛、平卧位加重，伴有局部压痛，也可出现尿便失禁。体格检查中，患者躯干存在水平断面以下感觉降退，称之为感觉平面，通常位于受压脊髓节段下方的 1 ～ 2 个椎体水平。常伴有小腿无力、痉挛、反射亢进，表现为巴宾斯基征阳性（拇趾背屈）。脊柱平片可观察到椎弓根侵蚀（winking owl 征），椎体硬化或溶解性病变，以及椎体压缩改变。单纯椎体压缩并非提示肿瘤的可靠表现，骨质疏松症这类较为多见的疾病也常见椎体压缩。MRI 可清晰显示脊髓全程，确定肿瘤侵犯的范围。

治疗 脊髓受压

见第 22 章。

■ 副癌综合征急症

大多数的副癌综合征起病隐匿（第 78 章）。高钙血症、抗利尿激素分泌不当综合征（SIADH）、肾上腺功能减退可出现急症情况。

■ 高钙血症

高钙血症是最为常见的副癌综合征，见于 10% 的肿瘤患者，尤其肺癌、乳腺癌、头颈部肿瘤、肾癌和骨髓瘤。最为常见的机制是甲状旁腺相关蛋白介导的骨重吸收。在肿瘤累及的骨骼中，IL-1、IL-6、肿瘤坏死因子和转化生长因子-β 也在局部发挥作用。患者通常表现为非特异性症状，包括乏力、食欲减退、便秘、肌无力。任何血钙水平的高钙血症患者，合并恶性肿瘤低白蛋白血症均可导致其症状加重，因为体内钙离子将更多处于游离状态而非结合状态。

治疗　高钙血症

生理盐水水化、抗重吸收药物（如氨羟二磷酸二钠 60～90 mg IV，持续 > 4 h 或唑来膦酸盐 4～8 mg IV）及糖皮质激素通常可在 1～3 日内显著降低血钙水平。其治疗效应可持续数周。针对原发恶性肿瘤的治疗也极其关键。

■ SIADH

由于肿瘤（特别是小细胞肺癌）分泌的精氨酸抗利尿激素产生活性作用所致。SIADH 特征性表现为低钠血症、尿浓缩功能异常以及在缺乏容量不足的情况下尿中排钠增多。大多数 SIADH 患者并无症状。当血钠水平下降 < 115 meq/L 时，患者可出现食欲减退、抑郁、嗜睡、易怒、意识模糊、无力和人格改变。

治疗　SIADH

轻症患者给予限水。地美环素（150～300 mg PO tid 或 qid）可抑制抗利尿激素在肾小管的作用，但是起效较慢（1 周）。也可给予血管加压素拮抗剂：考尼伐坦 PO（20～120 mg bid）或 IV（10～40 mg）；托伐普坦（每日 15 mg PO）。针对原发恶性肿瘤进行治疗亦至关重要。如果血钠水平 < 115 meq/L，伴有意识状态改变，输注生理盐水联合应用呋塞米可促进游离水排出，可较迅速改善患者症状。血钠水平每小时升高速度应 < 0.5～1 meq/L，较快速的血钠浓度变化可引起液体骤然转移引起脑损伤。

■ 肾上腺功能减退

最常见的两大原因是肿瘤浸润肾上腺和由于出血毁损肾上腺组织。此外，免疫检查点抑制剂：伊匹单抗（ipilimumab）、纳武单抗（nivolumab）、帕博利珠单抗（pembrolizumab）可引起自身免疫性垂体炎，导致肾上腺功能不全。恶心、呕吐、食欲减退和直立（体位）性低血压等症状也可为肿瘤进展的表现或为治疗的不良反应。特定治疗（如酮康唑、氨鲁米特）可直接干扰肾上腺的类固醇激素合成。

治疗 肾上腺功能减退

紧急情况下，给予氢化可的松 100 mg IV 团注，随后 10 mg/h 持续输注。非急症的应激情况下，首剂给予氢化可的松 100 ～ 200 mg PO，随后逐渐减至维持量 15 ～ 37.5 mg/d。如果伴有高钾血症，则需要给予氟氢可的松（0.1 mg/d）。

治疗的并发症

治疗的并发症急性出现，或是稽延至数年后发生。毒性效应可与抗肿瘤药物相关，或是肿瘤对治疗的反应所致［如造成空腔脏器形成穿孔，或引起代谢并发症（如肿瘤溶解综合征）］。其中，有数种治疗的并发症可表现为急症，本章将涉及发热和中性粒细胞减少症和肿瘤溶解综合征。

■ 发热和中性粒细胞减少症

许多癌症患者应用具有骨髓毒性的药物治疗。外周血的粒细胞计数 < 1000/μl 时，感染的风险将显著增加（48 例感染 /100 名患者）。中性粒细胞减少症的患者如出现发热［> 38℃（100.4 ℉）］应进行体格检查，特别是留意皮肤、黏膜、静脉导管部位和肛周。同时，从不同部位留取两份血培养标本，完善胸部 X 线检查，并应根据病史和体格检查决策其他附加检查。留取任何的体腔积液，对尿液和（或）积液进行显微镜下检查，寻找感染证据。

治疗 发热和中性粒细胞减少症

留取培养标本后，所有患者都应当给予广谱抗生素治疗（如头孢他啶 1 g q8 h）。如果具有确切的感染部位，抗生素的选择应覆盖引起感染的病原体。一般起始治疗时选用同时兼顾革兰氏阳性（G＋）菌和革兰氏阴性（G－）菌的抗生素。即使发热好转，抗生素治疗仍应持续至中性粒细胞恢复正常。如果粒细胞减少性发热持续＞7天，抗生素方案应联合两性霉素B（或其他广谱抗真菌药物）。

■ 肿瘤溶解综合征

快速增长的肿瘤经有效的化疗方案治疗后，肿瘤细胞被破坏造成核酸崩解产物（主要是尿酸）、钾、磷酸盐和乳酸大量释放。磷酸盐升高可导致低钙血症。尿酸增高，尤其是酸中毒的情况下，可沉积在肾小管而引起肾衰竭，并且加剧高钾血症。

治疗　肿瘤溶解综合征

最佳的措施是预防发生。在化疗起始前24 h，以3 L/d生理盐水持续水化，给予碳酸氢钠碱化保持尿液pH值＞7，以及每日服用别嘌呤醇300 mg/m^2。起始化疗后，每6 h监测血电解质。如果24 h后，尿酸（＞8 mg/dl）和血肌酐（＞1.6 mg/dl）水平升高，每日使用拉布立酶（重组尿酸盐氧化酶）0.2 mg/kg IV，可降低尿酸水平。如果血钾＞6.0 meq/L且合并肾衰竭，则可能需血液透析治疗。维持血钙在正常水平。

第28章
过敏反应

（周倩云　译　朱继红　审校）

■ 定义

接触过敏原引发危及生命的全身性超敏反应，可在接触致敏物质后几分钟内出现。其表现包括：呼吸窘迫、瘙痒、荨麻疹、黏膜肿胀、胃肠道症状（包括恶心、呕吐、腹痛以及腹泻）和血管萎陷。几乎所有物质均可作为过敏原激发过敏反应，但以蛋白类（如抗血清、激素、花粉提取物、膜翅目昆虫毒液以及食物蛋白）、药物（尤其是抗生素）和诊断用药剂（如静脉造影剂）更常见。过敏体质并不意味着易于对青霉素或毒液产生过敏反应。过敏性输血反应在第9章介绍。

■ 临床表现

症状出现的时间不尽相同，但通常发生于过敏原暴露后的数秒至数分钟。其中80%～90%的患者不会出现病情反复；然而，10%～20%过敏者，症状在初始发作缓解后约1 h后再次出现：

- 呼吸道：黏膜水肿、声音嘶哑、喘鸣。
- 心血管系统：心动过速、低血压。
- 皮肤：瘙痒、荨麻疹、血管性水肿。

■ 诊断

具有过敏原接触史，继而出现相关的特征性症候群。

治疗　过敏反应

首选治疗是肌内注射1：1000（1.0 mg/ml）肾上腺素0.3～0.5 ml，对于严重过敏反应者，必要时可间隔5～20 min重复给药。患者应给予保持平卧位，以增进静脉回流并预防"空心综合征"（"empty heart syndrome"）。

肾上腺素兼具 α 和 β 肾上腺素能效应，可引起血管收缩和支气管平滑肌舒张。对于具有过敏反应风险的患者，β 受体阻滞剂是相对禁忌的。

必要时还应给予以下治疗：

- 普通生理盐水，如出现顽固性低血压，给予升压药。
- 抗组胺药物，如苯海拉明50～100 mg IM 或 IV。
- 支气管扩张剂雾化吸入缓解支气管痉挛。
- 吸氧；进展性低氧血症可能需气管插管或气管切开术。
- 糖皮质激素（甲泼尼龙0.5～1.0 mg/kg IV）；无助于缓解急性临床表现，但可减轻此后出现的反复低血压、支气管痉挛或荨麻疹。

■ 预防

尽可能避免致敏原；如有必要，完善皮肤过敏原（如青霉素和

膜翅目昆虫毒液）检测及脱敏治疗。相关个体也应佩戴记录着其过
敏信息的手环，并随身备用有效期限内的肾上腺素自动注射器。

第 29 章
咬伤、毒液、蜇刺和海洋生物毒素中毒

（高伟波　尹伊楠　译　朱继红　审校）

哺乳动物咬伤

- 在美国，每年每十万人口中约发生 300 例猫或狗咬伤，其中
  多数是宠物咬伤。
- 咬伤部位的微生物群落通常反映致伤动物的口腔菌群。
- 许多种类动物咬伤均可传播狂犬病和土拉菌病。

■ 狗咬伤

- **流行病学**：每年约有 ≥ 4 700 000 例狗咬伤，占动物咬伤的
  80%。其中 15% ～ 20% 的狗咬伤会发生感染。
- **细菌学（表 29-1）**：包括需氧菌和厌氧菌，如 β - 溶血性链球
  菌、啮蚀艾肯菌、犬咬二氧化碳嗜纤维菌；以及巴氏杆菌属、
  葡萄球菌属、放线菌属、普雷沃菌属、奈瑟菌属和梭菌属。
- **临床特点**：通常表现为咬伤后 8 ～ 24 h 出现局部蜂窝织炎，
  伴脓性分泌物，有时有恶臭。可造成全身性播散（如菌血症、
  心内膜炎、脑脓肿）。犬咬二氧化碳嗜纤维菌感染可引起脓毒
  症综合征、弥散性血管内凝血（DIC）和肾衰竭，尤其是脾
  切除、肝功能不全及其他免疫功能受损的患者。

■ 猫咬伤

- **流行病学**：半数以上的猫咬伤、抓伤病例会发生感染。
- **细菌学**：与狗咬伤类似（表 29-1）。多杀性巴氏杆菌和汉赛巴
  尔通体（猫抓病的病原体）是重要的病原体。土拉菌病和孢
  子丝菌病也可由猫咬伤引起。
- **临床特点**：多杀性巴氏杆菌感染可以在咬伤后数小时内引起
  进行性炎症反应及脓性物分泌。猫的切牙窄而锐利，穿透组

表 29-1　动物和人类咬伤所致伤口感染的处理

咬伤的种类	常见病原体	推荐抗生素 [a]	青霉素过敏患者的用药	早期无感染伤口预防性口服抗生素	其他
狗	金黄色葡萄球菌, 多杀性巴氏杆菌, 厌氧菌, 大咬二氧化碳嗜纤维菌	阿莫西林/克拉维酸 (250~500 mg PO tid) 或氨苄西林/舒巴坦 (1.5~3.0 g IV q6 h)	克林霉素 (150~300 mg PO qid) 联合 TMP-SMX (增效片 1# PO bid), 或环丙沙星 (500 mg PO bid)	偶尔 [b]	注意狂犬病预防
猫	多杀性巴氏杆菌, 金黄色葡萄球菌, 厌氧菌	阿莫西林/克拉维酸或氨苄西林/舒巴坦 (用法同上)	克林霉素联合 TMP-SMX (用法同上), 或氟喹诺酮	通常	注意狂犬病预防, 仔细评估关节/骨感染
人类, 咬合伤	草绿色链球菌, 金黄色葡萄球菌, 流感嗜血杆菌, 厌氧菌	阿莫西林/克拉维酸或氨苄西林/舒巴坦 (用法同上)	红霉素 (500 mg PO qid) 或氟喹诺酮	必须	
人类, 拳头损伤	与咬合伤相同, 以及啮蚀艾肯菌	氨苄西林/舒巴坦或亚胺培南 (500 mg q6 h)	头孢西丁 [c]	必须	检查肌腱, 神经或关节损害
猴	同人类咬伤	同人类咬伤	同人类咬伤	必须	猕猴咬伤使用阿昔洛韦预防 B 病毒

表 29-1　动物和人类咬伤所致伤口感染的处理（续表）

咬伤的种类	常见病原体	推荐抗生素 [a]	青霉素过敏患者的用药	早期无感染伤口预防性用抗生素	其他
蛇	铜绿假单胞菌、变形杆菌属、脆弱拟杆菌、梭状芽孢杆菌属	氨苄西林/舒巴坦（用法同上）	克林霉素联合 TMP-SMX（用法同上），或氟喹诺酮	偶尔，主要用于毒蛇咬伤时	毒蛇咬伤使用抗毒血清
啮齿动物	念珠状链杆菌、钩端螺旋体、多杀性巴氏杆菌	青霉素 V 钾（500 mg PO qid）	多西环素（100 mg PO bid）	较少	
水栖动物（短吻鳄、食人鱼、鲨鱼、梭鱼）	嗜水气单胞菌、海洋弧菌属（创伤弧菌）	三代头孢（如头孢曲松 1 g IV q24 h）联合多西环素（100 mg PO bid）	左氧氟沙星（750 mg PO qd）和多西环素	必须	发生坏死性感染风险极高，尽早考虑外科手术治疗

a 抗生素的选择应基于微生物培养结果。上述经验性治疗建议应根据个体和当地情况做出调整。静脉应用方案应用于住院患者。单剂静脉使用抗生素可用于经初步处理后就出院的患者。

b 建议预防性抗生素的人群：严重或大面积创伤、面部创伤、粉碎性创伤、骨或关节受累、具有合并症者。

c 若患者对青霉素呈速发型超敏反应，则可能有害。

缩略词：TMP-SMX，甲氧苄啶-磺胺甲噁唑。

织更深，相对狗咬伤更容易出现化脓性关节炎或骨髓炎。

■ 其他非人类哺乳动物咬伤

- 旧大陆猴（猕猴种属）：咬伤可传播 B 病毒（猴疱疹病毒），引起高死亡率的中枢系统感染。
- 海豹、海象、北极熊：咬伤可造成慢性化脓性感染，可能由于支原体感染所致。
- 小型啮齿动物（以及捕食它们的动物）：咬伤可传播鼠咬热，其病原体为念珠状链杆菌（美国）和小螺菌（亚洲）。
  - 鼠咬热发生在初始伤口愈合后，借此可与急性伤口感染鉴别。
  - 念珠状链杆菌感染表现为：咬伤后 3～10 天出现发热、寒战、肌痛、头痛和严重的游走性关节痛，随后出现手掌和脚底部斑丘疹。疾病可能进展为转移性脓肿、心内膜炎、脑膜炎和肺炎。
- 流行性关节红斑（哈佛希尔热）由于饮用被念珠状链杆菌污染的奶或水源所致，其表现与前文所述相似。
  - 小螺菌感染引起咬伤部位疼痛、发紫和肿胀，咬伤后 1～4 周可出现淋巴结炎和局部淋巴结病，进展为非特异性全身性疾病。

■ 人类咬伤

- **流行病学**：人类咬伤中 10%～15% 造成感染。
  - 咬合伤是由遭受咬噬所致。当一人的拳头击打到另一人牙齿时会造成拳头损伤。
  - 拳头损伤更常见，通常引起更严重的感染（如化脓性关节炎、腱鞘炎）。
- **细菌学**：见表 29-1。

治疗 ▶ 哺乳动物咬伤

- *伤口处理*：咬合伤是否需要闭合伤口尚存争议。彻底清创后，< 24 h 的面部伤口出于美观考虑常进行缝合，由于面部血供丰富，降低了感染风险。其他部位的损伤，若已经感染或潜在感染风险（如损伤 > 12 h），许多专家则不推荐进行一期闭合伤口，更倾向于大量冲洗、彻底清创、清除异物，以及修剪创口皮肤边缘，度过感染风险后再行伤口延迟闭合。猫咬伤导致的伤口感染率高，不应进行缝合。

- 抗生素治疗：见表 29-1。预防性抗感染疗程通常为 3 ～ 5 天（预防性用药，适用于咬伤后＜ 8 h 患者），已证实感染者疗程为 10 ～ 14 天。
- 其他预防措施：狂犬病预防（给予狂犬病免疫球蛋白进行被动免疫，以及狂犬病疫苗进行主动免疫）应在当地公共卫生部门指导下应用。既往从未接受过破伤风免疫治疗者应当给予初次免疫以及破伤风免疫球蛋白治疗，接种破伤风疫苗超过 5 年者应考虑注射加强针。

毒蛇咬伤

- **流行病学**：在世界范围内，每年有 120 ～ 550 万例蛇咬伤，其中 421 000 ～ 1 841 000 例毒液中毒, 20 000 ～ 94 000 例死亡。
  - 蛇咬伤在温带和热带地区多发，因为这些地区人群以农业、渔业为生。
  - 辨识毒蛇与非毒蛇较为困难，以外观颜色区分极不可靠。
- **临床特点**：毒蛇毒液成分复杂，混合各种酶类和其他物质，可引起血管渗出、组织坏死，影响凝血，导致器官功能障碍。
  - 临床表现与毒蛇种类有关。
  - 全身症状可包括低血压、肺水肿、出血、意识状态改变及瘫痪（包括呼吸肌麻痹）。
- **预后**：在美国，接受抗毒血清治疗的毒蛇咬伤患者总体死亡率＜ 1%，被咬伤肢体的永久性功能丧失较为常见。

治疗 毒蛇咬伤

野外处理

- 尽早使伤者获得妥善的处理。
- 固定被咬伤的肢体，并保持与心脏同一水平，以减少出血和不适感。
- 避免采取切开伤口、冷敷、传统医学疗法、应用止血带及电击，因为上述措施无效且会加重局部组织损伤。

- 如果能够准确辨认毒蛇种类并确定其具有神经毒性，则可给予加压固定（用绷带包裹整个肢体，上肢压力 40 ～ 70 mmHg，下肢压力 55 ～ 70 mmHg）。伤者必须以搬运的方式送至医疗机构，无论其何处被咬伤，行走均会加剧蛇毒的扩散。

院内处理

- 密切监测生命体征、心律、尿量及氧饱和度，观察有无脑神经损害的表现（如睑下垂），其可能为吞咽困难及呼吸衰竭的先兆症状。

- 每 15 min 记录伤肢肿胀程度、测量周径，直至肿胀稳定。

- 出现休克给予等渗盐水（20 ～ 40 ml/kg IV），若持续低血压，试用 5% 白蛋白（10 ～ 20 ml/kg IV）及血管活性药物。

- 对于已知致伤毒蛇种类的案例，应当尽早获取相应的抗毒血清。在美国，各地区中毒控制中心均可提供全天候援助。

  1. 给予抗毒血清的指征包括：具有全身中毒表现（全身症状或体征，实验室检查异常），以及显著或进展性局部表现（如肿胀范围超过关节、累及过半的肢体、进展迅速，出现严重水疱或瘀斑、严重疼痛）。

  2. 接诊医生应咨询蛇咬伤专家，确定抗毒血清使用指征与剂量。给予抗毒血清的疗程依据毒蛇种类而定，但是反复给药无法逆转已经出现的毒性损伤（如肾衰竭、瘫痪、坏死等）。

  3. 世界范围内，抗毒血清的品质大相径庭。过敏反应发生率逾 50%，一些专家因此推荐应用低剂量肾上腺素（0.25 mg，1：1000 水溶液）进行预处理。预防性应用抗组胺药及糖皮质激素并无获益。用于北美洲蝮蛇的抗毒血清 CroFab 诱发过敏反应的风险较低。

  4. 对于具有客观证据提示神经损害的患者，应给予乙酰胆碱酯酶抑制剂，其对突触后神经毒性具有改善作用。

- 给予抗毒血清治疗后应抬高伤肢至高于心脏水平。

- 进行破伤风免疫治疗。

- 观察患者是否发生肌肉-筋膜室综合征。

- 具有中毒征象的患者至少在院观察 24 h。"干性"咬伤至少需要在院 8 h，因为其症状通常滞后出现。

海洋生物毒液中毒

- 许多海洋生物毒液中毒的处置本质上是支持治疗。适时可给予特定的抗毒血清。

■ 无脊椎动物

- **病因**：水螅虫、火珊瑚虫、水母、葡萄牙僧帽水母和海葵的刺丝囊（刺细胞）引起的损伤症状相似，但严重程度不同。其他无脊椎动物 [如海绵（sea sponges）、环节虫、海胆] 具有体刺，蜇刺可引起疼痛。
- **临床特点**：损伤部位可立即出现疼痛（针刺痛、烧灼痛、跳痛）、瘙痒和感觉异常。此外也可出现神经系统、消化系统、肾脏、心血管系统、呼吸系统、风湿性及眼部症状。

治疗　海洋无脊椎动物毒液中毒

- 立即用生理盐水清洁皮肤。醋（5% 醋酸）对多种生物引起的疼痛有效。也可使用医用酒精（40%～70% 异丙醇）替代，但酒精可能会加剧某些物种刺丝囊的分泌。
- 清洁皮肤后，表面麻醉、抗组胺药物或类固醇洗液可能有效。
- 持续疼痛时可使用麻醉药物。
- 地西泮（2～5 mg 按需逐渐加量）或 10% 葡萄糖酸钙（5～10 ml IV）可有效缓解肌肉痉挛。

■ 脊椎动物

- **病因**：许多海洋脊椎动物，包括魟鱼、鲉鱼（如狮子鱼和石鱼）、海鲶鱼和带毒的角鲨鱼的毒液均能使人类中毒。
- **临床特点**：取决于引起中毒的鱼类。
  - *魟鱼*：既造成创伤，也引起中毒。毒液可迅速引起剧烈疼痛，30～60 min 达峰，并可持续 48 h。创口常缺血坏死，难以愈合。全身中毒症状包括虚弱、心律失常、低血压、麻痹，甚至死亡。
  - *石鱼*：由于毒液具有神经肌肉毒性，被蜇刺可危及生命，在 6～8 h 内致死。局部疼痛出现迅速且程度剧烈，可能持续数天。全身症状与魟鱼毒液所致相似。

治疗　海洋脊椎动物毒液中毒

- 立即将受伤部位浸泡在温水（113 ℉/45℃）中 30 ～ 90 min 或直至疼痛明显缓解。若疼痛复发可重复浸泡。
- 在局部麻醉后进行探查、清创、充分冲洗伤口。
- 对于石鱼和严重蚰鱼毒液中毒，具备抗毒血清，在美国可联系就近的中毒控制中心寻求帮助。
- 保持伤口开放二期愈合，或一期延迟缝合。
- 进行破伤风免疫治疗。
- 创口严重者，或是免疫功能低下的宿主毒液中毒，考虑经验性抗生素治疗，覆盖葡萄球菌属和链球菌属。如果进行伤口一期缝合，需给予广谱抗生素并覆盖弧菌属。

海洋生物毒素中毒

■ 雪卡（ciguatera）毒素

- **流行病学**：美国最常见的鱼类相关非细菌性食物中毒，多数病例发生在佛罗里达州和夏威夷。
  - 总体上，每年约有 20 000 ～ 50 000 例，但 90% 的病例可能并未上报。
  - 75% 病例见于来自印度洋、南太平洋和加勒比海的梭鱼、鲷鱼、鲹鱼和石斑鱼。
- **发病机制**：雪卡毒素作用于神经元电压门控钠通道，其由海洋甲藻生成，随着鱼类进食这些甲藻而在食物链中传递蓄积。三类主要雪卡毒素 CTX-1、CTX-2 和 CTX-3 富集于鱼肉和其内脏，其通常不受外部因素影响（如热、冷、冷冻干燥、胃酸），并且一般不影响鱼的外观颜色、气味或食用的味道。
- **临床特点**：症状一般于 2 ～ 6 h 出现，几乎所有患者均在 24 h 内发病。根据临床症状做出诊断。
  - 症状多样（报道超过 150 种），包括腹泻、呕吐、腹痛、神经系统症状（如感觉异常、无力、肌束震颤、共济失调）、斑丘疹、水疱以及血流动力学不稳定。
  - 特异性表现为冷热感觉颠倒，在 3 ～ 5 天内出现并持续数月。

> ### 治疗　雪卡毒素
>
> - 对症支持治疗为主。
> - 冷水浴、安泰乐（25 mg PO q6 ～ 8 h）或阿米替林（25 mg PO bid）可缓解瘙痒及感觉异常。
> - 发病后 6 个月内，应避免食用鱼、贝类、鱼油、鱼和贝类制成的酱汁、酒精、坚果和坚果油类制品。

■ 麻痹性贝类毒素

- **病因**：麻痹性贝类中毒是由于食入污染的滤食性生物（如蛤、牡蛎、扇贝、蚌类）导致，其富集了水溶性、具有热稳定性及酸稳定性的化学毒素。
  - 最具特征性和最常见的麻痹性贝类毒素是蛤蚌毒素。
  - 常规烹煮无法破坏麻痹性贝类毒素。
- **临床特点**：食入污染贝类后数分钟至数小时内出现口腔感觉异常（最初为刺痛和烧灼感，其后出现麻木感），逐步累及颈部及远端肢体。2 ～ 12 h 后可出现迟缓性瘫痪和呼吸衰竭。12% 的中毒者死亡，多数在 18 h 之内。

> ### 治疗　麻痹性贝类毒素中毒
>
> - 如果在摄入毒素数小时之内就诊，给予 2% 碳酸氢钠溶液 2 L 进行胃部灌洗可能有效，也可口服活性炭（50 ～ 100 g）、非镁盐导泻剂（如山梨醇 20 ～ 50 g）。
> - 留观至少 24 h，观察患者有无呼吸肌麻痹。

■ 鲭鱼（scombroid）毒素

- **病因**：由于贮存或冷藏不当的鲭鱼类（如鲔鱼、鲭鱼、竹刀鱼、颌针鱼、刺鲅、飞鱼和鲣鱼）发生细菌分解，造成组胺中毒。
  - 非鲭鱼类（如沙丁鱼、鲱鱼、海豚鱼、琥珀鱼、竹荚鱼）也可发生这类中毒综合征。
  - 被累及的鱼通常具有强烈的金属或辛辣味道，但其外观和食用口感可能正常。

- 由于鱼体腐烂分布不均匀，不是所有的食用者都会发病。
- **临床特点**：食入后 15 ～ 90 min，患者出现口腔刺痛、轻度腹痛及恶心。重症者出现面部潮红（紫外线暴露可加剧）、瘙痒、荨麻疹、血管神经性水肿、支气管痉挛、消化道症状及低血压。
  - 症状一般在 8 ～ 12 h 内缓解。
  - 同时服用异烟肼者症状可能更重，因其抑制胃肠道组胺酶活性。

治疗　**鲭鱼毒素中毒**

- 治疗包括使用抗组胺类药物（H_1 或 H_2）。
- 严重支气管痉挛时可使用吸入支气管扩张剂或注射肾上腺素。

节肢动物叮咬

■ 蜱咬伤和蜱瘫痪

- **流行病学**：在美国，蜱是重要的虫媒病（如莱姆病、巴贝西虫病、边虫病及埃里希体病）的携带者。
- **病因**：当蜱从宿主身上吸血时，其分泌物可产生局部反应，传播各种病原体，引起发热性疾病或造成瘫痪。软蜱叮咬附着＜ 1 h，硬蜱则寄生长达＞ 1 周。
- **临床特点**：除蜱引起的虫媒病外，随着蜱被去除，多数蜱叮咬引起的临床表现均呈自限性。
  - *蜱叮咬热*：没有传播病原体的情况下，发热可伴有头痛、恶心、乏力，通常在去除蜱体后 36 h 内好转。
  - *蜱瘫痪*：唾液中的毒素可引起神经肌肉阻滞和减缓神经传导，造成上行性迟缓性瘫痪。
    - 蜱寄生 6 天内开始出现对称性下肢无力，随后对称性上行，最后造成肢体完全瘫痪和脑神经麻痹。
    - 深部腱反射减弱或消失，但是感觉检查和腰椎穿刺检查正常。
    - 蜱去除后数小时内病情好转，无法去除蜱最终会导致呼吸肌麻痹和死亡。

治疗 蜱咬伤和蜱瘫痪

- 使用镊子在蜱附着处将其去除，然后进行消毒。
- 在莱姆病流行地区，被鹿蜱叮咬的患者去除蜱体 72 h 之内，可预防性给予口服多西环素（200 mg PO）。
- 蜱附着 36 h 之内给予去除。通常可避免莱姆病、巴贝西虫病、边虫病和埃里希体病的病原体传播。

■ 蜘蛛咬伤

隐斜蛛咬伤

- **流行病学**：褐色隐斜蛛主要分布在美国中南部，其近属分布于美洲、非洲和中东地区。这类蜘蛛较少攻击人类，通常在受到威胁或被皮肤挤压时才会咬伤人。
- **临床特点**：
  - 大多数褐色隐斜蛛咬伤仅造成轻度水肿和红斑，偶尔可发生严重的皮肤和皮下组织坏死和全身性溶血反应。
  - 咬伤部位数小时内出现疼痛、瘙痒，皮损中心形成硬结，周围环绕缺血和红斑带。
  - 咬伤后 3 天内可出现发热及其他非特异性全身症状。
  - 通常局部损伤在数天内好转，但严重者可遗留溃疡及瘢痕，愈合耗时数月至数年。

治疗 隐斜蛛咬伤

- 初始治疗包括"RICE"（休息、冰敷、挤压、抬高）；镇痛药物、抗组胺药物、抗生素和破伤风预防均应遵循适应证给予。
- 早期清创或外科切除伤口后不闭合会延迟愈合。

寡妇蜘蛛咬伤

- **流行病学**：黑寡妇蜘蛛主要分布在美国东南部，其亮黑色腹部具有标志性红色沙漏状图纹。其他寇蛛属分布于温带和亚热带地区。
- **发病机制**：雌性黑寡妇蜘蛛可生成一种强效神经毒素，与突触前神经末梢不可逆结合，引起乙酰胆碱及其他神经递质的释放和耗竭。

- **临床特点**：
  - 咬伤后 60 min 之内，痛性痉挛从损伤处扩散至肢体和躯干肌群。
  - 可出现类似于腹膜炎的极度腹部肌肉强直和疼痛，但是腹部并无触痛。
  - 其他症状类似乙酰胆碱过量（如大量流涎、流泪、排尿和排便；胃肠道不适；以及呕吐）。
  - 疼痛在 12 h 内可减轻，但在数周内可能反复。
  - 可能出现呼吸停止、脑出血或心力衰竭。

治疗 ▶ 寡妇蜘蛛咬伤

- 治疗包括"RICE"和破伤风预防。
- 因为其有效性、过敏风险和血清病的问题，抗毒血清的应用受限。

蝎子蜇刺

- **流行病学**：逾千种蝎子中仅有约 30 种具有潜在致死性的毒液，世界范围每年造成 5000 多例死亡。在美国，只有西南部的树皮蝎（细尾似刺尾蝎或雕纹似刺尾蝎）可生成潜在致死风险的毒液。
- **临床特点**：症状的严重程度因蝎子种类而异。美国树皮蝎引发的症状约 5 h 达峰，在 1 ～ 2 天内消退，但疼痛及感觉异常可持续数周。
  - 树皮蝎：肿胀通常不明显，敲击受累区（敲击试验）可加剧疼痛、感觉异常及感觉过敏。脑神经功能障碍和骨骼肌兴奋性增高在数小时内出现。并发症包括：心动过速、心律失常、高血压、高热、横纹肌溶解和酸中毒，偶见致命性的呼吸暂停。
  - 在美国之外，蝎毒中毒可引起内源性儿茶酚胺大量释放，出现高血压危象、心律失常、肺水肿和心肌损伤。

治疗　蝎子蜇刺

- 非致死性种属的蜇刺给予冰敷、镇痛或抗组胺治疗。
- 具有严重毒性的蝎毒需更积极的支持治疗，包括加压包扎和冷敷以减少毒液的吸收。
- 持续静脉输注咪达唑仑有助于控制躁动和肌肉不自主运动。
- 静脉给予雕纹似刺尾蝎抗毒血清可快速逆转脑神经功能障碍和肌肉症状。

膜翅目昆虫蜇刺

- **流行病学**：膜翅目昆虫包括蜜蜂、黄蜂、大黄蜂、胡蜂和蚂蚁。美国每年由膜翅目昆虫蜇刺引起的死亡约有 100 例，几乎全部由于毒液过敏反应所致。约有 0.4% ~ 4.0% 的美国人群对昆虫蜇刺表现为速发型超敏反应。
- **临床特点**：
  - 非复杂性蜇刺可引起疼痛、风团、局部水肿，数小时内消退。
  - 黄蜂、大黄蜂及蚂蚁多处蜇刺可导致呕吐、腹泻、全身水肿、呼吸困难、低血压、横纹肌溶解、肾衰竭，甚至死亡。
  - 在 1 ~ 2 天内进展为大面积（ > 10 cm）局部反应（如伴有红斑、水肿、皮温升高、压痛）并不少见。虽然其表现类似蜂窝织炎，但实际上是超敏反应。上述表现在再次暴露时可复发，但很少伴随严重过敏反应。
  - 严重症状例如上呼吸道水肿、支气管痉挛、低血压、休克及死亡多出现于蜇刺后 10 min 以内（极少超过 5 h）。

治疗　膜翅目昆虫蜇刺

- 嵌入皮肤组织中的蜇刺物应迅速使用镊子、刀片或指甲去除。
- 消毒蜇刺的部位并冷敷，以减缓毒液扩散。
- 抬高患肢，给予镇痛药物，口服抗组胺类药物，局部使用炉甘石洗剂可缓解症状。

- 给予皮下注射盐酸肾上腺素（0.3 ml 1∶1000 溶液，q20～30 min）治疗过敏反应。重症者（休克）应转运至医院急诊室。患者需留观 24 h，观察有无复发过敏反应、肾衰竭及凝血功能障碍。
- 具有昆虫蜇刺过敏史的患者，应随身携带肾上腺素自动注射器，并且一旦使用后立即就医。

第 30 章
发热，超高热和皮疹

（张椿英　译　陈江天　审校）

■ 定义

- **体温**：下丘脑体温调节中枢可通过皮肤和肺散热，平衡来自肌肉和肝代谢活动中产生的多余热量，从而维持机体的正常体温在 36.8℃ ±0.4℃（98.2 ℉ ±0.7 ℉）。其中，日间体温上午较低，下午较高。

- **发热**：体温升高（早晨＞ 37.2℃ /98.9 ℉，夜间＞ 37.7℃ /99.9 ℉），且伴有下丘脑体温调定点的上移。

- **不明原因发热（FUO）**：至少 2 次非同时段体温＞ 38.3℃（＞ 101 ℉），或症状持续≥ 3 周，除外已知的免疫缺陷病史，并经过实验室检查、影像学检查仍不能明确病因。

- **高热**：体温＞ 41.5℃（＞ 106.7 ℉），严重感染可出现，但更多见于中枢神经系统出血。

- **超高热**：体温失控性升高，超过机体散热的能力，但不伴下丘脑体温调定点改变。超高热的发生机制不涉及致热原分子。

- **致热原**：任何可引起发热的物质，包括外源性致热原（如微生物毒素、脂多糖、超抗原）以及致热性细胞因子［如 IL-1、IL-6、肿瘤坏死因子（TNF）］。

发热

- **发病机制**：下丘脑的体温调定点上移，引起外周血管收缩（由此保存热量）。患者此时因体内血液分流至内脏而感觉寒冷，机体产热机制（如寒战、增加肝产热）将发挥作用使体温增高达至新的调定点。发热时常伴有外周前列腺素 E_2 增加，可引起非特异性肌痛及关节痛。随着病情缓解或退热治疗，调定点再次下移，机体启动散热过程（如外周血管舒张、出汗）。

- **病因**：大多数发热与自限性感染相关（通常为病毒性），或具有较易辨识的病因。

临床诊治路径　发热

- **病史**：详尽的病史极为必要，尤其需关注症状发生的先后顺序（以皮疹为举例，需了解其开始出现的位置、分布和进展速度；详见下文），以及症状与药物、宠物接触、病患接触、性接触、外出旅游、外伤和使用假体材料的相关性。
- **体格检查**：应当对患者进行全面的体格检查。固定体温测量的位置。留意是否存在体温-脉搏分离（相对心动过缓）现象（可提示某些疾病，如伤寒、布氏杆菌病、钩端螺旋体病或假性发热等）。密切关注患者的任何皮疹，并对其显著特征进行准确描述。
  1. 皮损类型（如斑疹、丘疹、结节、水疱、脓疱、紫癜、溃疡；详见第60章）、外形（如环形或靶形）、排列、分布（如躯干或外周）。
  2. 皮疹的分类：
     a. 分布于躯干的斑丘疹（如病毒疹、药源性皮疹）
     b. 分布于外周的皮疹（如落基山斑疹热、二期梅毒、细菌性心内膜炎）
     c. 融合成片的脱屑性红疹（如感染中毒性休克）
     d. 水疱样疹［如水痘、原发性单纯疱疹病毒（HSV）感染、坏疽性脓皮病］
     e. 荨麻疹样皮疹：与发热并存，由荨麻疹性血管炎引起，常见于血清病、结缔组织病、感染（乙型肝炎病毒、肠道病毒或寄生虫感染）或恶性疾患（尤其是淋巴瘤）
     f. 结节样皮疹（如播散性真菌感染、结节性红斑、Sweet综合征）
     g. 紫癜样皮疹（如脑膜炎球菌血症、病毒性出血热、播散性淋球菌血症）
     h. 溃疡或焦痂样皮疹（如立克次体病、兔热病、炭疽热）
- **实验室检查**：全血细胞计数及分类、红细胞沉降率（ESR）和C反应蛋白；以及其他病史与体格检查提示所需的检查。

治疗　发热

- 普通病毒或细菌感染并非使用退热药的禁忌证，其可有效缓解患者症状且不延缓感染治愈的病程。然而，临床上有时不使用退热药，以助于评价特定抗生素的疗效，或诊断体温-脉搏分离现象及是否为回归热（如疟原虫、伯氏疏螺旋体属感染）。
- 对既往合并心、肺或中枢神经系统功能损害的患者，有必要退热治疗以降低机体氧耗。
- 阿司匹林、NSAIDs 及糖皮质激素退热效果均较好。但是，优先选择的是对乙酰氨基酚，因其不掩盖炎症征象，不损害血小板功能，亦不引起瑞氏综合征。
- 高热患者除口服退热药外，应同时应用冰毯降温。

不明原因发热

- **病因：** 不明原因发热（FUO）的病因多为常见疾病的非典型表现，而非由于罕见疾病所致。FUO 的常见病因可分为感染、肿瘤或非感染性炎症性疾病（即 NIIDs；如结缔组织病或风湿性疾病、血管炎、肉芽肿性疾病）。以上三类病因的发病率在西方国家与其他地区国家之间存在差异：西方国家病例中，感染、肿瘤和 NIIDs 分别占 FUO 全因的 19%、12% 和 24%；其他地区病例，其占比则为 43%、20% 和 14%。
  - 常见的感染性疾病包括感染性心内膜炎、憩室炎、椎体骨髓炎和肺外结核病，FUO 为上述疾病的非典型表现。
  - 导致 FUO 的最常见的 NIIDs 包括大血管炎、风湿性多肌痛、结节病、家族性地中海热和成人斯蒂尔（Still）病。
  - 最常伴发 FUO 的肿瘤是恶性淋巴瘤，有时发热可出现在查体可触及肿大淋巴结之前。

临床诊治路径　不明原因发热

　　FUO 患者的诊断路径见图 30-1。其中最关键的步骤是通过完整且反复的病史采集与体格检查，寻找潜在诊断线索（potentially diagnostic clues，PDC）。[18]F-脱氧葡萄糖正电子发射断层扫描与低剂量 CT（FDG-PET/CT）可用于指示后续的诊断性检查（如靶向活检和培养），其协助近半数的 FUO 患者明确最终诊断。

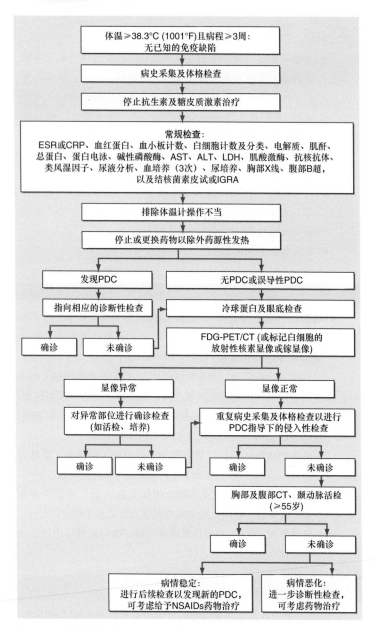

图30-1 不明原因发热（FUO）患者的诊断路径。ALT，谷丙转氨酶；AST，谷草转氨酶；CRP，C反应蛋白；ESR，红细胞沉降率；FDG-PET/CT，^{18}F-脱氧葡萄糖正电子发射断层扫描 / 低剂量计算机断层成像；IGRA，干扰素释放试验；LDH，乳酸脱氢酶；NSAIDs，非甾体抗炎药；PDC，潜在诊断线索（所有可能指向最终诊断的局部体征、症状和异常表现）

> **治疗** **不明原因发热**
>
> 在治疗 FUO 患者时，应避免经验性使用抗生素、糖皮质激素或抗结核药物治疗，除非患者病情迅速恶化，且经过各种诊断性检查仍未能协助明确病因。
>
> - 对于血流动力学不稳定及中性粒细胞减少的患者，可尽早进行经验性抗感染治疗。
> - 除非已较肯定地排除感染性疾病及恶性淋巴瘤，且怀疑 FUO 为炎症性疾病所致并引起机体消耗或危及生命，否则避免使用糖皮质激素和 NSAIDs。
> - 阿那白滞素（anakinra）是一种重组人 IL-1 受体拮抗剂，可阻断 IL-1α 和 IL-1β 的活性，对多种自身免疫性疾病具有显著治疗效果。对于已经进行最终阶段诊断性检查之后，仍未能明确诊断的 FUO 患者，可考虑使用阿那白滞素试验性治疗。

- **预后**：若延长观察时间（> 6 个月）后仍未能识出 FUO 的潜在病因，多预后良好。

超高热

- **病因**：外源性热暴露（如中暑）及内源性产热（如药源性高热、恶性高热）是引发超高热的两个机制，由此造成极为危险的体内高温。
  - 中暑：高温环境下体温调节障碍；可分为劳力性（如高温或潮湿条件下运动）及经典型（通常发生于合并慢性疾病者，其易于罹患热相关疾病）。
- **临床特征**：高核心体温且具有相关病史（热暴露、使用特定的药物），伴有皮肤干燥、幻觉、谵妄、瞳孔扩大、肌肉僵硬和（或）肌酸激酶增高的表现。
- **诊断**：区分发热与超高热可能较为困难。临床病史最为重要（如热暴露的病史或干扰体温调节的药物治疗）。
  - 超高热患者表现为皮肤干燥；退热药物无法降低体温。
  - 发热患者可表现为皮肤发凉（血管收缩所致）或湿热；退热药物多可有效降低体温。

治疗	超高热

- 在开始降温治疗之前，需考虑对患者进行气管插管、中心静脉压（CVP）测定，以及核心体温的连续监测。
- 体外物理降温（风扇直接对着潮湿的皮肤持续吹拂，然后在暴露皮肤处喷洒冷水）是最实用且有效的降温方法。侵入性手段（如静脉输注冷水、胸腔或腹膜腔冷水灌洗、体外循环）同样有效，但鲜有必要。
- 由于存在脱水风险，因此静脉补液是必要的，或至少是适宜的。中心静脉压（CVP）可能出现假性升高，尤其是经典型中暑；极少数情况下，需要通过肺动脉导管测量肺动脉楔压，以指导液体复苏治疗。

第31章
全身乏力

（崔淯夏　译　张锋　审校）

　　乏力（fatigue）是患者最常见的主诉之一。通常指能量不足的一种非特异性感受，或是相对较少的体力消耗后，接近筋疲力尽的感觉。乏力应与真正神经源性无力（weakness）鉴别，后者为一处或多处肌肉正常力量的下降（第55章）。本症状并不少见，尤其是老年人，可表现为全身缺乏活力，根据病因不同，可包含乏力和无力两种组分。

■ 临床表现

　　由于导致全身乏力的原因繁多，因此获悉详尽病史、系统回顾及体格检查对于锁定病因至关重要。病史及系统回顾应当重点关注于乏力发生的时间及其进展情况。患者的症状是持续了数日、数周还是数月？回顾其日常活动、运动、饮食习惯/食欲、性生活及睡眠习惯。寻找患者是否具有抑郁症或痴呆的特征。获悉患者旅游史、可能接触传染源的情况，以及用药史。系统回顾有助于发现器官系统受累的重要线索。既往史或可协助阐明引起当前临床表现的潜在诱因，例如既往恶性肿瘤病史或心脏病史。体格检查应当重点评价体重及营养状态、淋巴结肿大、肝脾肿大、腹部包块、面色苍白、皮疹、心力衰竭、新发的心脏杂音、关节疼痛或触痛点，以及无力或神经系统异常的证据。若发现真性无力或肢体瘫痪，应考虑神经系统疾病（第55章）。

■ 鉴别诊断

明确造成乏力的原因可能是医学中最具挑战性的诊断难题之一，因为其涉及的鉴别诊断极为广泛，包括感染性疾病、恶性肿瘤、心脏疾病、内分泌疾病、神经系统疾病、抑郁症或任何器官系统的严重异常以及多种药物的不良反应（表31-1）。发热及体重减轻提示感染性疾病可能性大，而进行性呼吸困难指向心源性、肺源性或肾源

表31-1 可能造成全身乏力的原因

疾病类型	举例
感染性疾病	HIV感染、结核病、莱姆病、心内膜炎、肝炎、鼻窦炎、真菌感染、Epstein-Barr病毒感染、疟疾（慢性期）
炎症性疾病	类风湿关节炎、风湿性多肌痛、慢性疲劳综合征、纤维肌痛、结节病
肿瘤	肺、胃肠道、乳腺、前列腺肿瘤，白血病，淋巴瘤，转移瘤
精神性疾病	抑郁症、酒精中毒、慢性焦虑
代谢性疾病	甲状腺功能减退症、甲状腺功能亢进症、糖尿病、艾迪生（Addison）病、甲状旁腺功能亢进症、性腺功能减退、垂体功能减退（TSH、ACTH、生长激素缺陷）、McArdle病
电解质紊乱	高钙血症、低钾血症、低钠血症、低镁血症
营养、维生素缺乏	饥饿、肥胖、铁缺乏、维生素B_{12}缺乏、叶酸缺乏、维生素C缺乏（坏血病）、维生素B_1缺乏（脚气病）
神经系统疾病	多发性硬化、重症肌无力、痴呆
心脏疾病	心力衰竭、冠状动脉疾病、心脏瓣膜疾病、心肌病
肺部疾病	慢性阻塞性肺疾病、肺循环高压、慢性肺栓塞、结节病
睡眠紊乱	睡眠呼吸暂停、失眠、不宁腿综合征
胃肠疾病	乳糜泻、克罗恩病、溃疡性结肠炎、慢性肝炎、肝硬化
血液病	贫血
肾脏疾病	肾功能不全
药物	镇静剂、抗组胺药、麻醉药、β受体阻滞剂及许多其他药物

缩略词：ACTH，促肾上腺皮质激素；HIV，人类免疫缺陷病毒；TSH，促甲状腺激素

性疾病。关节痛等临床表现提示可能为风湿性疾病。乏力是肿瘤最常见的症状。既往恶性肿瘤，尽管已经治愈或缓解，需考虑到复发或广泛转移。既往心脏瓣膜疾病或心肌病者，可能出现心脏功能失代偿的情况。格雷夫斯（Graves）病的治疗可能引起甲状腺功能减退症。睡眠呼吸暂停往往被忽略，而实际上其是造成不明原因乏力的常见病因。追溯患者的用药变化，是否停止或新近使用了药物，几乎所有新用药物均可能导致乏力。然而，不应由于与新药暂时的相关性，而排除其他造成乏力的原因，因为许多患者使用新药物是出于尝试缓解其不适。仔细评估药物及其剂量，特别是老年患者，多种药物干预，以及不适当或错误的药物剂量均是导致乏力的常见原因。患者临床症状进展的时间也具有鉴别意义，长达数月至数年的慢性病程，多与缓慢进展的器官衰竭或内分泌疾病相关；反之，数周至数月内的快速病程则提示感染性疾病或恶性肿瘤。

■ 辅助检查

　　根据病史及体格检查展开实验室和影像学检查。无论如何，全血细胞分类及计数、电解质、尿素氮、肌酐、血糖、血钙、甲状腺功能检测（TFT）及肝功能检测（LFT）对大多数原因不明的乏力均具有价值，因为这些检查可排除多种病因，并可能对未知疾病提供线索。同样地，胸部 X 线检查也有助于快速评估多种疾病，包括心力衰竭、肺病，以及检出隐匿的肺或骨骼恶性肿瘤。后续的检查应当根据初步结果，以及围绕对鉴别诊断的临床评估展开。例如，发现贫血提示需进一步检查是否存在铁缺乏或溶血表现，从而缩小可能的病因范围。低钠血症可由于抗利尿激素分泌失调综合征（SIADH）、甲状腺功能减退症、肾上腺功能不全、药物，或潜在的心、肺、肝、肾功能不全所致。白细胞计数升高提示感染性疾病和恶性肿瘤的可能性大。因此，对于乏力的诊断路径，其实就是采用最具成本效益的措施，广泛采集患者各方面信息，以逐步缩小鉴别诊断的范围。

治疗　乏力

　　如果已知病因，应当给予针对性的治疗。许多疾病，如代谢性、营养性或内分泌疾病等，通过对原发病因给予适宜治疗可快速纠正。许多感染性疾病，如结核病、鼻窦炎或感染性心内膜炎也应予特异性治疗。慢性疾病患者，如慢性阻塞性肺疾病（CPOD）、心力衰竭、肾衰竭或肝病，可通过增强器官功能的干预，或纠正其伴发的代谢紊乱获益，并逐渐改善其健康状况。肿瘤患者的乏力可由于化疗或放疗引起，可随着时间推移而缓解；纠正伴发的贫血、营养不良、低钠血症或高钙血症均可提高患者的体力水平。对于内分泌缺陷患者，激素替代治疗通常可改善其乏力状态。治疗抑郁症或睡眠障碍，无论其为乏力的原发病因，还是继发于药物因素，均可有效改善乏力症状。目前有多种治疗睡眠呼吸暂停的措施，包括持续气道正压通气（CPAP）。应当考虑停止使用可能引起乏力的药物，并分析是否需要其他药物替代以治疗原发疾病。对于老年患者，调整适当的药物剂量（通常是减低剂量）和限制处方仅保留必要的药物，均可改善乏力症状。

慢性疲劳综合征

肌痛性脑炎（myalgic encephalitis，ME）/慢性疲劳综合征（chronic fatigue syndrome，CFS）的临床特征表现为虚弱乏力，伴随一些与躯体、体能及精神心理相关的不适主诉。大多数患者（约75%）为30～45岁的女性。美国疾病预防控制中心（CDC）根据临床症状制订了CFS的诊断标准（表31-2），根据此标准诊断CFS时需除外其

表31-2 CDC肌痛性脑炎（ME）/慢性疲劳综合征（CFS）诊断标准

符合如下三条标准考虑诊断肌痛性脑炎（ME）/慢性疲劳综合征（CFS）：

1. 长期存在的严重慢性乏力≥6个月，且并非持续劳累或其他与乏力相关的医学情况所致（这些其他情况需要经由医生进行诊断性检查排除）
2. 乏力严重影响日常活动和工作
3. 同时出现以下8种症状中的4种或以上：
   - 劳累后身体不适持续≥24 h
   - 睡眠无法恢复精力
   - 短期记忆力或注意力下降
   - 肌肉疼痛
   - 多关节疼痛，无发红及肿胀表现
   - 新发或严重头痛
   - 颈部或腋窝淋巴结肿痛
   - 反复或频发咽痛

缩略词：CDC，疾病预防控制中心。
资料来源：https://www.cdc.gov/me-cfs/.

他可造成乏力的病因。CFS 的病因未明，尽管其临床表现常出现在感染性疾病（Q 热、莱姆病、单核细胞增多症或其他病毒感染）之后。许多研究试图将 CFS 与特定传染源如 EB 病毒（EBV）、逆转录病毒（包括小鼠白血病病毒相关的逆转录病毒）或肠道病毒等联系起来，但均未获得成功。CFS 可能由多种传染源或感染后免疫反应激活引起。躯体或心理应激也常被认为是其诱发因素。半数至 2/3 的患者合并抑郁症。

　　CFS 为排除性诊断，目前缺乏可用于确诊或评价严重程度的辅助检查。CFS 病情并不呈现进展性变化，但病程多长期持续。年中位痊愈率为 5%（区间 0% ～ 31%），而改善率为 39%（区间 8% ～ 63%）。

　　CFS 的管理应从医师确认患者的日常功能减损开始。患者应被告知对于 CFS 的现有认识（或其不足），并提供关于疾病治疗的建议。非甾体抗炎药可用于缓解头痛、多发疼痛及发热。抗组胺药或解充血剂可有效减轻鼻炎和鼻窦炎症状。虽然患者可能对精神疾患的诊断表示反感，但仍应对其抑郁与焦虑状态进行干预。非镇静类抗抑郁药能改善情绪及睡眠，从而减轻乏力。认知行为疗法（CBT）及分级运动疗法（GET）可作为部分患者的有效治疗策略。

第 32 章
非意愿性体重下降

（耿强　译　陈江天　审校）

　　既往体健者，出现显著的非意愿性体重下降，多预示存在系统性疾病。常规病史采集均应包含对体重变化情况的问询。数日内体重迅速波动，多与体液潴留或缺失相关；反之，长期的变化多有组织质量丢失。体重在 6 ～ 12 个月减轻 5%，应当积极进一步检查。对于 80 岁以上的人群，体重逐渐下降是生理现象，但他们同时也是罹患恶性肿瘤和其他严重疾病的高危人群。

■ 病因

　　非意愿性体重下降的主要原因可归纳为四类情况：①恶性肿瘤；

②慢性炎症或感染性疾病；③代谢性疾病；④精神性疾病（表 32-1）。对于高龄人群，体重下降最常见的原因是抑郁症、恶性肿瘤和良性胃肠道疾病。社会隔绝和（或）贫困也可造成营养不良和体重下降。肺癌和消化道肿瘤是最常见导致体重下降的恶性疾患。对于较年轻的个体，则应考虑糖尿病、甲状腺功能亢进症、神经性厌食症以及感染，尤其是 HIV 感染。

表 32-1　体重下降的原因

肿瘤	药物
内分泌和代谢因素	镇静剂
甲状腺功能亢进症	抗生素
糖尿病	非甾体抗炎药
嗜铬细胞瘤	5- 羟色胺再摄取抑制剂
肾上腺功能不全	二甲双胍
胃肠疾病	左旋多巴
吸收不良	血管紧张素转化酶抑制剂
肠梗阻	其他药物
胃溃疡	口腔疾病
乳糜泻	龋齿
炎性肠病	味觉障碍
胰腺炎	年龄相关因素
恶性贫血	生理性改变
心脏疾病	味觉、嗅觉减退
慢性心肌缺血	失能
慢性充血性心力衰竭	神经系统疾病
呼吸疾病	卒中
肺气肿	帕金森病
慢性阻塞性肺疾病	神经肌肉疾病
肾功能不全	痴呆
风湿性疾病	社会因素
感染	隔绝
HIV	经济窘迫
结核	精神及行为因素
寄生虫	抑郁
亚急性细菌性心内膜炎	焦虑
	丧失亲人
	酗酒
	进食障碍
	活动或运动量增加
	特发性

■ 临床表现

深入展开评价前，确认确实存在体重下降极为必要（多达半数主诉的体重下降者并未能被证实）。缺乏记载性资料的情况下，腰带卡扣位置或衣物尺码变化可间接提示体重减轻。

病史采集应问询问包括：发热、疼痛、气短或咳嗽、心悸和神经系统疾病征象。应获悉消化道症状病史，包括：进食障碍、味觉障碍、吞咽困难、厌食症、恶心和排便习惯变化。回顾旅游史、吸烟史、饮酒史和所有的药物应用史，以及既往疾病或手术史和其家庭成员疾病史。需评估 HIV 感染风险。除此之外，需考虑其他可能影响进食的因素，如抑郁症、痴呆、社会因素（隔绝、孤独、经济状况）。

体格检查应从测定体重和记录生命体征开始。应检查皮肤是否有苍白、黄染、肿胀、手术瘢痕和系统性疾病的红斑。检查是否有鹅口疮、牙齿疾患、甲状腺或淋巴结肿大，以及心、肺、腹部的异常。男性常规进行直肠检查，包括前列腺；女性则需包括盆腔检查；所有人均需完善粪便潜血试验。神经系统检查应包括精神状态评估和抑郁筛查。

初步辅助检查项目见表 32-2，需同时针对引起体重下降的原发病因给予适当的治疗。倘若未能明确体重下降原因，应严密临床随访，而非毫无指向性地进行检查。辅助检查并无异常可提示预后较好。

治疗   体重下降

治疗应直接纠正引起体重下降根本的生理性原因或社会状况。在特定情况下，给予营养支持或使用药物（如醋酸甲地孕酮、屈大麻酚、生长激素）可有效刺激食欲及增加体重。

表 32-2   非意愿性体重下降的筛查项目

初步检查	附加检查
全血细胞计数	HIV 检测
电解质、血钙、血糖	上、下消化道内镜
肝、肾功能	腹部 CT 或 MRI
尿液分析	胸部 CT
促甲状腺激素	
胸部 X 线检查	
建议肿瘤筛查	

第 33 章
胸 痛

（李忠佑 译 陈红 审校）

胸痛的严重程度与其病因的严重性并无必然关系。表 33-1 列出了可能引起胸部不适的系列疾病。

■ 高危胸痛

胸痛的鉴别诊断见图 33-1 及图 33-2。胸痛呈现如下特征：①新发、急性、进展性；②反复、阵发性发作；③持续发作，如连续数日；均极具临床提示意义。

表 33-1 急性胸痛住院患者排除心肌梗死后的诊断

诊断	百分比（%）
胃食管疾病 [a]	42
胃食管反流	
食管动力疾病	
胃溃疡	
胆石症	
缺血性心脏病	31
胸壁综合征	28
心包炎	4
胸膜炎 / 肺炎	2
肺动脉栓塞	2
肺癌	1.5
主动脉瘤	1
主动脉狭窄	1
带状疱疹	1

[a] 按发生频率排序

资料来源：Fruergaard P et al：The diagnoses of patients admitted with acute chest pain but without myocardial infarction. Eur Heart J 17：1028，1996.

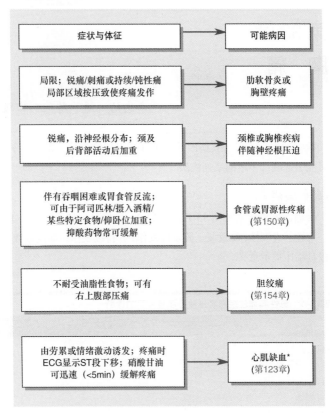

图 33-1　发作性胸痛的鉴别诊断。* 如果疑似心肌缺血，伴有收缩期杂音需同时考虑主动脉疾病（第 116 章）和梗阻性肥厚型心肌病（第 117 章）

心肌缺血：心绞痛

胸骨后压迫、压榨或紧缩样不适，伴有放射痛（通常是左上肢）；多见于劳累后，尤其是餐后或者情绪激动时。硝酸甘油或休息后可缓解是其特征。

急性心肌梗死或不稳定型心绞痛（第 121 章及第 122 章）

类似于心绞痛，但是程度更重，持续时间更长（≥ 30 min），硝酸甘油或休息无法立即缓解症状。可出现 S_3 和（或）S_4 心音。

肺动脉栓塞（第 135 章）

可位于胸骨后或胸外侧部，呈浆膜炎性疼痛，及伴有咯血、心动过速和低氧血症。

	急性心肌梗死 (第122和122章)	主动脉夹层 (第127章)	急性心包炎 (第118章)	肺动脉栓塞 (第135章)	急性气胸 (第137章)	食管破裂
疼痛特征	压迫样、紧缩样或压榨样，压迫感；可放射至后背、颈部或上肢前部	撕裂样；可自胸前移向胸背部正中	挤压样，尖锐，浆膜炎性；前倾坐位缓解	浆膜炎性，尖锐；可伴有咳嗽、咯血	非常尖锐，浆膜炎性	剧烈，位于胸背部；伴反复恶心±腹部，后有恶心±呕血
相关特征	曾有类似劳累诱发的疼痛，但程度较轻；+冠状动脉危险因素	高血压或马方综合征 (第119和127章)	近期上呼吸道感染或其他易感心包炎临床情况 (第118章)	近期手术或制动	近期胸部创伤或慢性阻塞性肺疾病病史	近期反复恶心/呕吐
其他体征/症状	大汗、苍白、常可闻及S4±S3	无力，双侧脉搏不对称；主动脉瓣反流舒张期杂音 (第116章)	心包摩擦音（多可闻及三种成分，前倾坐位听诊最为响亮）	呼吸急促，可伴有胸膜摩擦音	呼吸急促，受累的肺野呼吸音减弱及叩诊呈过清音	皮下气肿，邻近胸背处可闻及捻发音
诊断	急性心肌梗死 (第122和122章)	主动脉夹层 (第127章)	急性心包炎 (第118章)	肺动脉栓塞 (第135章)	急性气胸 (第137章)	食管破裂
辅助检查	• 动态描记心电图 • 动态检测心肌损伤标志物（如心肌肌钙蛋白）	• CXR：纵隔增宽 • CT或经食管超声心动图：可见撕裂的内膜片	• 心电图：广泛导联ST段抬高，PR段压低 • 超声心动图：通常可见心包积液	• D-二聚体正常时可诊断的可能性低 • CT血管造影或肺通气灌注扫描：V/Q不匹配 • 肺血管造影：动脉腔内充盈缺损	• CXR：胸膜腔透亮度增高，邻近肺叶萎缩闭闭；张力性气胸时纵隔向健侧移位	• CXR：纵隔增宽确定 • 食管内镜诊断

图 33-2 急性胸痛的鉴别诊断

胸主动脉瘤（第 127 章）

可撞击毗邻结构，引起深部持续性胸痛、吞咽困难、声音嘶哑或咳嗽。

主动脉夹层（第 127 章）

胸部正中剧烈疼痛，呈尖锐"撕裂样"性质，放射至后背，不受体位改变影响，可伴有外周脉搏减弱或无脉。

纵隔气肿

剧烈锐痛，局限于胸骨后区域，常可闻及捻发音。

急性心包炎（第 118 章）

多为胸骨后固定的挤压性疼痛；常伴有浆膜炎性疼痛表现，咳嗽、深吸气、仰卧位加重，而前倾坐位缓解。常可闻及心包摩擦音。

胸膜炎

多见于炎症，较少为肿瘤或气胸所致。常为单侧、刀割样、浅表性疼痛，随咳嗽或呼吸加重。

■ 低危胸痛

肋软骨疼痛

常为胸前区的局限性锐痛，呈短暂、掠过样疼痛或持续性钝痛，按压肋软骨和（或）胸骨肋骨交界处可致疼痛。Tietze 综合征（肋软骨炎）中，可见其关节红肿及伴有压痛。

胸壁疼痛

由于过度运动使肌肉或韧带劳损或创伤后肋骨骨折所致；伴有局部压痛。

食管源性疼痛

胸部深部的不适感，可伴有吞咽困难和反流症状。

情绪障碍

迁延性疼痛，或是掠过样、短暂性疼痛，伴有乏力及情绪紧张。

■ 其他病因

①颈椎间盘疾病；②颈椎或胸椎骨关节炎；③腹部疾病：胃溃疡、食管裂孔疝、胰腺炎、胆石症；④支气管炎、肺炎；⑤乳腺疾病（炎症、肿瘤）；⑥肋间神经炎（带状疱疹）。

临床诊治路径 胸痛

详尽的病史包括胸痛的特点，其诱发因素及缓解方式，有助于发作性胸痛的诊断。图33-2总结了急性致命性胸痛的临床特点和诊断检查方法。采用关键路径（critical pathway）法有助于鉴别急性高危心肺疾病和较为良性病因的患者。尤其是病史、心电图和心肌肌钙蛋白检测（特别是高敏法）是识别出急性ST段抬高型心肌梗死的关键初始评估手段，确保患者获得紧急再灌注治疗处理（第121章）。CT血管造影可适用于低或中度疑似为急性冠脉综合征的患者，以除外严重冠状动脉疾病，并评估是否为主动脉夹层、肺栓塞和心包积液。

第34章
心 悸

（李鼎 译 刘元生 审校）

心悸表现为患者间断或持续感受到自己的心搏，常被描述为胸腔内强烈的重击、碰撞或扑动感。症状可能源于心脏，或者非心源性因素，包括甲状腺功能亢进症、摄入刺激性物质（如咖啡、可卡因）以及高儿茶酚胺状态（如运动、焦虑、嗜铬细胞瘤）等。引起心悸的心律失常包括房性或室性期前收缩（早搏）、持续且节律规整的室上性或室性心动过速（第125章）；而节律不规整的持续性心悸多是心房颤动。让患者描述出心悸时的感受，有助于识别其节律是否规整。

临床诊治路径 心悸

心悸通常是良性的，但如果患者伴有血流动力学障碍（头晕、晕厥、心绞痛、呼吸困难）或既往存在有冠心病、心室功能不全、肥厚型心肌病、主动脉瓣狭窄或者其他瓣膜病时，则提示患者可能发生了较为严重的心律失常。

　　具有诊断意义的检查包括心电图（在症状发作时描记）、运动试验（如通常由于劳累诱发心悸症状，或是疑似冠心病）以及超声心动图（如疑似为结构性心脏病时）。如果症状呈发作性，动态心电监测可助于诊断，包括 Holter（监测 24～48 h）、事件/循环记录器（监测 2～4 周）或者植入式循环记录器（监测 1～2 年）。此外，应完善相应的实验室检查以确定是否存在低钾血症、低镁血症和（或）甲状腺功能亢进症。

　　对于无结构性心脏病的良性房性或室性早搏患者，其治疗措施包括减少酒精与咖啡因摄入、劝慰，并可考虑使用 β 受体阻滞剂缓解症状。其他较为严重的心律失常治疗在第 124 章和第 125 章中述及。

第 35 章
呼吸困难

（尹伊楠　译　刘传芬　审校）

■ 定义

　　呼吸困难是一种主观的呼吸不适感，通常由心、肺及神经系统疾病导致，因其可引起呼吸增快、呼吸作功增加及刺激心、肺或血管的特定受体。临床中需首先评估其性质与严重程度。慢性呼吸困难定义为症状持续＞1 个月。

■ 病因

呼吸系统疾病所致的呼吸困难

- 气道疾病：哮喘和慢性阻塞性肺疾病（COPD）是造成呼吸作功增加、引发呼吸困难的常见原因。支气管痉挛可引起胸部紧缩感和过度通气。通气-灌注不匹配可引起低氧血症和高碳酸血症。

- 胸壁疾病：胸壁僵硬（如脊柱后凸侧弯）和神经肌肉无力（如重症肌无力）也会引起呼吸作功增加。

- 肺实质疾病：间质性肺疾病（第136章）导致肺顺应性降低和呼吸作功增加。通气-灌注不匹配和肺纤维化可导致低氧血症。刺激肺部感受器可引起过度通气。

心血管系统疾病所致的呼吸困难

- 左心疾病：左心室舒张末压力和肺毛细血管楔压增高可引起呼吸困难和低氧血症；其中，肺部感受器的刺激导致呼吸困难，而通气-灌注不匹配造成低氧血症。常见疾病包括冠状动脉疾病和心肌病。
- 肺血管疾病：肺栓塞、原发性肺动脉高压和肺血管炎可通过肺动脉压力增高刺激肺部感受器。过度通气和低氧血症也可促进呼吸困难的发生。
- 心包疾病：缩窄性心包炎和心脏压塞使心腔内和肺动脉压力增高，引起呼吸困难。

非心肺系统疾病所致的呼吸困难

贫血可引起呼吸困难，尤其是劳力性呼吸困难。肥胖者因心输出量增加及通气功能受损，亦可出现呼吸困难。心肺功能正常者处于去适应和焦虑状态也可出现呼吸困难。

临床诊治路径 ▶ **呼吸困难（图35-1）**

病史：询问患者对不适的描述，包括与体位改变、感染和环境暴露的关系。端坐呼吸常见于充血性心力衰竭（CHF）。夜间阵发性呼吸困难见于充血性心力衰竭和哮喘。急性间歇性呼吸困难提示心肌缺血、哮喘或肺栓塞。

体格检查：观察有无辅助呼吸肌收缩、锁骨上窝凹陷，以评估呼吸作功增加程度。确定胸廓活动是否对称。进行肺部叩诊（浊音或过清音）和听诊（呼吸音减弱或异常）。心脏查体需注意有无颈静脉怒张、心脏杂音和 S_3 或 S_4 奔马律。杵状指可能与间质性肺疾病或肺癌相关。评价劳力性呼吸困难，可在脉氧饱和度监测下诱发呼吸困难进行观察。

影像学检查：胸部 X 线检查可作为初始评估方式。胸部 CT 可用于进一步评价肺实质疾病（如肺气肿或间质性肺疾病）和肺栓塞。

实验室检查：检测血细胞比容以筛查贫血，并考虑完善基础

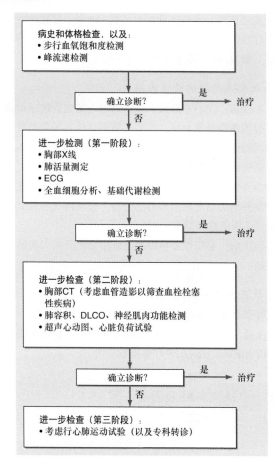

图 35-1　呼吸困难患者的评估路径。ECG，心电图；DLCO，一氧化碳弥散量。[资料来源：From Baron RM：Dyspnea, in Jameson J et al（eds）. Harrison's Principles of Internal Medicine, 20th ed. New York, NY：McGraw-Hill；2019.]

代谢（评估代谢性酸中毒）及脑钠肽（BNP）检测。必须行心电图检查；超声心动图可评价左心室功能、肺动脉高压和心脏瓣膜疾病。可考虑行肺功能检查，包括测定呼吸流量、容积、弥散功能及神经肌肉功能。肺功能检查正常的患者可完善乙酰胆碱激发试验以筛查哮喘。心脏负荷试验可评估冠状动脉缺血，心肺运动试验可评估心肺疾病是否引起运动耐量受限。

治疗 呼吸困难

理想的治疗包括纠正引起呼吸困难的基础病因。静息、睡眠中或活动后明显缺氧的患者需给予吸氧。肺康复有助于 COPD 患者提升运动耐量。

肺水肿

心脏疾患导致肺静脉压力增高可引起间质水肿，从而发生心源性肺水肿；压力更高时，可发展为肺泡水肿和胸腔积液。其症状包括劳力性呼吸困难和端坐呼吸。体格检查可发现 S_3 奔马律、颈静脉压力增高和外周水肿。胸部 X 线片上可见肺野血管纹理增重。随着严重程度升级，胸部 X 线片表现从肺门周围阴影进展为弥漫性肺实质病变。

非心源性肺水肿由肺毛细血管内皮损伤导致。低氧血症与肺内分流相关，并可观察到肺顺应性降低。轻者表现为轻度呼吸困难，重者可出现严重呼吸衰竭。心腔内压力一般是正常的。病因包括直接损伤（如穿刺、吸入烟雾、肺炎、氧中毒及胸部创伤）、间接损伤（如脓毒症、胰腺炎及输血相关性急性肺损伤）或肺血管因素（如高原性肺水肿及神经源性肺水肿）。胸部 X 线片的典型表现为心脏大小正常、弥漫性肺泡浸润影；胸腔积液并不常见。非心源性肺水肿的低氧血症往往需要高浓度氧治疗。

第 36 章
发 绀

（宋婧 译 刘传芬 审校）

皮肤和（或）黏膜呈蓝色多由毛细血管中还原血红蛋白含量升高（＞ 40 g/L）所致，以唇部、甲床、耳朵和颧骨隆起处最为明显。发绀的程度取决于去氧血红蛋白的绝对量，而非相对比值，因此严重贫血的患者发绀可能并不明显，反而红细胞增多症的患者更为突出。

■ 中心性发绀

由于动脉血氧饱和度下降或存在异常血红蛋白所致。一般在动脉血氧饱和度≤85%，或深肤色者≤75%时明显。病因包括：

1. 肺功能受损：肺泡通气功能下降或氧弥散功能受损；以肺炎、肺水肿和慢性阻塞性肺疾病（COPD）最为常见；COPD引起的发绀多伴有继发性红细胞增多症。

2. 解剖分流：先天性心脏病或肺动静脉瘘可导致不饱和静脉血分流入动脉循环。

3. 吸入 O_2 减少：海拔增高至 > 4000 m（> 13 000 ft）时可出现发绀。

4. 异常血红蛋白：高铁血红蛋白血症、硫化血红蛋白血症和低氧亲和力的变性血红蛋白。

■ 外周性发绀

动脉血氧饱和度正常，由于局部的血流减少造成毛细血管向组织释放 O_2 增加所致。常见原因包括暴露于寒冷环境引起血管收缩、心输出量下降（如休克，第12章）、心力衰竭（第126章）和外周血管疾病（第128章）导致动脉闭塞或血管痉挛（表36-1）。外周血管（如血栓性静脉炎）和心源性（如缩窄性心包炎）因素引起静脉压增高可加重发绀表现。

临床诊治路径   发绀

- 获悉发绀持续时间（自出生后发绀提示先天性心脏病）和暴露因素（可能造成异常血红蛋白的药物或化学物质）。

- 检查甲床、口唇和黏膜以鉴别中心性和周围性发绀。周围性发绀在甲床表现最为明显，可随着肢体逐渐温暖而减轻。

- 检查有无杵状指（趾），即指（趾）远端由于结缔组织增生导致局部膨大。其成因可为遗传性、特发性或获得性，包括伴发于肺癌、感染性心内膜炎、支气管扩张或肝硬化。发绀合并杵状指（趾）多见于先天性心脏病，偶见于肺部疾患（肺脓肿、肺动静脉分流，轻症COPD无此表现）。

- 胸部查体明确有无肺疾病、肺水肿或先天性心脏病伴发的心脏杂音。

- 如果发绀局限在某一侧肢体，评价外周血管是否闭塞。

表 36-1 发绀的原因

中心性发绀

动脉氧饱和度下降

大气压下降——高海拔

肺功能受损

  肺泡通气不足

  肺通气血流比失衡（灌注低通气的肺泡）

  氧弥散功能障碍

解剖分流

  特定类型的先天性心脏病

  肺动静脉瘘

  多发肺内小血管分流

血红蛋白氧亲和力下降

血红蛋白异常

  高铁血红蛋白血症——遗传性、获得性

  硫化血红蛋白血症——获得性

  碳氧血红蛋白血症（非真性发绀）

周围性发绀

心输出量下降

暴露于寒冷环境

肢体末梢血流重新分布

动脉闭塞

静脉闭塞

- 采集动脉血气检测体循环血氧饱和度；给予吸入纯氧后再次评价；若血氧饱和度无法上升至 > 95%，则可能存在绕行肺组织的血管分流（如心内右向左分流）。

- 筛检异常血红蛋白（如光谱分析、检测高铁血红蛋白水平）。

第 37 章
咳嗽和咯血

（张茉沁　译　穆新林　审校）

咳嗽

■ 病因

急性咳嗽定义为症状持续时间 < 21 天，一般与呼吸道感染、误吸或吸入呼吸道刺激物有关。亚急性咳嗽（持续 3 ～ 8 周）通常与气管支气管炎发作后的持续炎症状态相关。慢性咳嗽（持续 > 8 周）可由于多种心肺疾病引起，吸烟导致的慢性支气管炎是慢性咳嗽的常见病因之一。如果患者的胸部 X 线片及查体未见异常，则应考虑其他常见原因造成的慢性咳嗽，包括咳嗽变异性哮喘、胃食管反流病（GERD）、鼻窦疾病所致的鼻后滴漏，以及应用血管紧张素转化酶抑制剂（ACEI）类药物等。刺激鼓膜以及慢性嗜酸性粒细胞性支气管炎也可表现为胸部 X 线片正常的慢性咳嗽。由于难以清除下呼吸道分泌物，咳嗽无力、气道分泌物异常（如因支气管扩张所致）、气管软化，均易于诱发严重的呼吸系统感染。肌无力或疼痛可造成腹肌及肋间肌活动受限，从而导致咳嗽无力。

■ 临床评估

需重点关注的病史包括咳嗽发作的诱因、咳嗽加重或缓解的因素，以及咳痰情况。同时，还需评估有无鼻咽部疾病的症状，包括鼻后滴漏、喷嚏以及流涕。GERD 可表现为烧心、声音嘶哑、咽痛和频繁嗳气，也可无任何症状。如果哮喘的发作与咳嗽相关，则应考虑咳嗽变异性哮喘（不伴其他哮喘症状）。应用 ACEI 类而非血管紧张素受体阻滞剂（ARB）类药物所致的咳嗽，可在用药较长时间后出现。

体格检查中，应评估患者有无心肺疾病相关的体征，包括肺部异常呼吸音及杵状指。还应检查患者的鼻道、咽后壁、耳道及鼓膜。

辅助检查应包括胸部影像学检查。肺功能及支气管舒张试验可评估患者是否存在可逆性气流受限；当患者的肺功能正常时，可进行乙酰甲胆碱诱发的支气管激发试验，以评估有无哮喘。脓痰需行常规细菌培养，必要时还需完善分枝杆菌培养。肺癌患者的痰液脱落细胞学检查可见恶性肿瘤细胞，而嗜酸性粒细胞性支气管炎行此检查时可见嗜酸性粒细胞。食管测酸检查或放射性核素胃食管显像可用于诊断 GERD。对于胸部 X 线片正常且治疗无效的咳嗽患者，应考虑完善胸部 CT 检查。咯血的临床评估详见下文。

治疗 慢性咳嗽

对于胸部 X 线片正常的慢性咳嗽患者，应根据其病史及查体结果推测其最可能的病因，并进行经验性治疗。如果初始经验性治疗无效，可考虑对另一可能的病因进行经验性治疗。鼻后滴漏的治疗包括抗组胺药物、鼻用糖皮质激素、减充血剂、抗胆碱药物、生理盐水冲洗鼻腔，和（或）抗生素。GERD 可给予抑酸药物、H2 受体拮抗剂或质子泵抑制剂治疗。吸入性糖皮质激素，以及按需使用吸入性 β 受体激动剂，可治疗咳嗽变异性哮喘。对于服用 ACEI 类药物的患者，可试验性停药 1 个月。吸入性糖皮质激素通常可改善慢性嗜酸性粒细胞性支气管炎患者的症状。咳嗽的对症治疗包括应用可待因等麻醉剂，但其可能引起嗜睡、便秘及成瘾等不良反应。右美沙芬及苯佐那酯的不良反应相对较少，但镇咳效果较弱。

咯血

■ 病因

咯血，定义为从呼吸道内咯出血液，应与来源于鼻咽部及胃肠道的出血相鉴别。感染、恶性肿瘤或血管疾病均可造成咯血。在美国，急性支气管炎是咯血最常见的原因；世界范围内，结核是咯血的首要病因。

弥漫性肺泡出血（DAH）是由于肺泡内出血导致的咯血，可由炎症性疾病所致，包括韦格纳肉芽肿、系统性红斑狼疮及抗肾小球基底膜病。在骨髓移植后 100 天之内，炎症性 DAH 可引起严重低氧血症。非炎症性 DAH 通常由毒性物质暴露诱发的吸入性损伤所致，如烟雾吸入或可卡因暴露等。

咯血最常源于中、小支气管。由于责任血管通常为支气管动脉，因此具有造成迅速失血的风险。气道来源的咯血最常见于病毒或细菌性支气管炎。支气管扩张症的患者出现咯血的风险更高。咯血伴肺内空洞形成的病因包括地方性真菌、诺卡菌、曲霉菌和非典型分枝杆菌感染。肺炎也可引起咯血，尤其是在空洞形成（如结核感染），和（或）发展为坏死性肺炎（如肺炎克雷伯杆菌或金黄色葡萄球菌感染）。肺吸虫病是南亚和中国患者常见的一种寄生虫感染疾病，也可导致咯血，并且需与结核进行鉴别。位于主气管内的肿瘤（如鳞状细胞癌、小细胞肺癌及类癌）常导致咯血，但肺转移癌一般较少引起咯血。

肺血管疾病所致的咯血见于充血性心力衰竭伴肺水肿，患者常出现咳粉红色泡沫痰。此外，肺栓塞伴肺梗死以及肺动静脉畸形也是可表现为咯血的肺血管疾病。

■ 临床评估

咯血的诊断和治疗路径见图 37-1。询问病史时，首先应确定出血是源于呼吸道还是其他部位（如鼻咽部、上消化道）。随后应对患者的出血量进行评估，其决定了评估和治疗的紧迫程度。大咯血定义为 24 h 内出血 400 ml，或单次出血量 100 ～ 150 ml，需要给予紧急处置。还应注意患者是否咳脓痰或泡沫样分泌物。除此以外，需要明确患者既往咯血发作情况及吸烟史。发热和寒战可作为提示急性感染的征象。最后，还需明确患者近期是否吸食违禁药物或其他毒物。

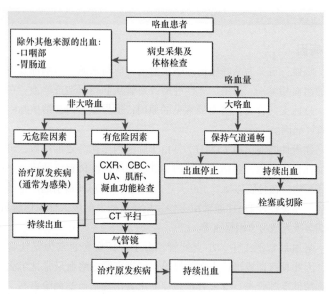

图 37-1 咯血的管理路径。CBC，全血细胞计数；CT，计算机断层成像；CXR，胸部 X 线检查；UA，尿液分析

体格检查时应检查鼻道除外鼻衄，并进行心脏和肺部检查。下肢对称性可凹性水肿提示充血性心力衰竭，而非对称性可凹性水肿则见于深静脉血栓合并肺栓塞。杵状指提示肺癌或支气管扩张。生命体征及氧饱和度的评估，可反映患者血流动力学稳定性及呼吸功能损伤程度。

咯血患者应进行胸部 X 线检查。胸部 CT 有助于明确支气管扩张、肺炎及肺癌的诊断；CT 血管造影可用于确诊肺栓塞，以及明确出血部位。实验室检查应包括全血细胞计数及凝血分析；也应完善电解质、肾功能及尿液分析；对于疑似 DAH 的患者，还应附加抗中性粒细胞胞质抗体（ANCA）、抗肾小球基底膜抗体（抗 GBM 抗体）及抗核抗体（ANA）检测。患者的痰液应送检革兰氏染色、常规培养以及抗酸杆菌染色和培养。

为全面评估咯血患者的情况，通常需进行气管镜检查。对于大咯血患者，有必要进行硬质支气管镜检查。

治疗　咯血

如图 37-1 所示，大咯血可能需气管插管及机械通气以维持呼吸稳定。如果能够确定出血来源，可以通过支气管堵塞器或双腔气管插管隔离出血侧的肺。患者应采取出血侧为卧侧的体位。如果出血持续存在，通过血管造影进行支气管动脉栓塞可能使患者获益，但是脊髓动脉栓塞是其潜在的严重不良反应。最后，仍无法止血者考虑外科手术切除。

第 38 章
水　肿

（耿强　译　陈江天　审校）

■ 定义

由于组织间隙内液体过量引起的软组织肿胀。水肿液为血浆渗出液，由血管腔内液体转移至组织间隙时积聚形成。成年人呈现可被识出的全身性水肿时，反映蓄积的液体 ≥ 3 L。肾水钠潴留是发生水肿的必要条件。水肿的分布对于病因的鉴别具有重要的提示意义。

局部水肿

局限于特定器官或血管床；较易与全身性水肿区分。单侧下肢水肿，多由于静脉或淋巴管梗阻（如深静脉血栓形成、肿瘤梗阻、原发性淋巴水肿）。瘫痪的下肢可发生持续性水肿。瘫痪的下肢也可发生淤滞性水肿。过敏反应（血管性水肿）和上腔静脉梗阻是面部局部水肿的原因。局部因素也可导致双下肢水肿，如下腔静脉梗阻、腹水或腹腔内肿物造成回流障碍。由于炎症或者肿瘤的缘故，可引起局限在体腔内的腹水（液体积聚在腹膜腔）和胸腔积液（液体积聚在胸膜腔）。

全身性水肿

躯体大部分部位软组织水肿。双侧下肢水肿，可于站立数小时后更为显著。肺水肿多为心源性因素所致。晨起眼睑水肿多是肾病和钠离子排泄障碍的结果。腹水伴有双下肢及阴囊水肿最常见于肝硬化、肾病综合征或充血性心力衰竭。

充血性心力衰竭中，心输出量不足和动脉充盈下降造成肾血流灌注减低和静脉压增高，引起肾血管收缩，肾内血流重新分布，造成肾脏钠潴留；去甲肾上腺素、血管紧张素 II 及继发性高醛固酮血症则直接引起钠潴留效应。

肝硬化时，动静脉分流和外周血管扩张使肾灌注下降，引起钠潴留。当肝内血管阻力增高形成门静脉高压，将促使腹水生成。如同心力衰竭的患者，肾内和循环中去甲肾上腺素、血管紧张素 II 和醛固酮水平增高的效应导致肾脏钠潴留而加重水肿。血清白蛋白下降和腹内压增高也可造成下肢水肿。

对于急性或慢性肾衰竭患者，由于肾小球滤过率显著下降，如果钠离子摄入超过肾排泄能力则引起水肿。任何因素（如肾病综合征、营养不良、慢性肝病）导致的严重低蛋白血症 [< 25 g/L（2.5 g/dl）] 均可造成胶体渗透压下降，促使液体漏出至组织间隙，减少有效循环血容量引发肾脏钠潴留而发生水肿。肾病综合征中，蛋白丢失到尿液中也会通过影响肾小管钠转运引起原发性钠潴留。

全身性水肿较少见的原因包括：特发性水肿（育龄期女性反复快速体重增加和水肿的综合征）、甲状腺功能减退症（黏液性水肿多位于胫前部位）、药物因素（表 38-1）。

表 38-1　与水肿形成相关的药物

非甾体抗炎药

降压药

　直接动脉 / 毛细血管扩张剂

　肼屈嗪

　可乐定

　甲基多巴

　胍乙啶

　米诺地尔

　钙通道阻滞剂

　α 受体阻滞剂

　噻唑烷二酮类

类固醇激素

　糖皮质激素

　合成的类固醇

　雌激素

　孕激素

环孢素

生长激素

免疫治疗

　白介素 2

　OKT3 单克隆抗体

资料来源：From Chertow GM，in Braunwald E，Goldman L（eds）：Primary Cardiology，2nd ed. Philadelphia，Saunders，2003.

治疗　**水肿**

　　主要措施是找出水肿病因并给予针对性治疗（图 38-1）。

　　限制钠盐摄入（＜ 500 mg/d）可阻断水肿进一步加重，卧床休息可提升充血性心力衰竭和肝硬化患者限盐的消肿效果。弹力袜加压或抬高下肢可促进组织间隙液体转移而减轻水肿。如果出现严重低钠血症（＜ 132 mmol/L），还需减少水的摄入（＜ 1500 ml/d）。对于显著外周水肿、肺水肿、充血性心力衰竭、未能严格限盐的患者，可使用利尿剂（表 38-2），其不良反应见表 38-3。利尿治疗时体重下降需控制在 1 ～ 1.5 kg/d。一旦出现利尿剂抵抗，应用作用于远端肾小管（"保钾类"）的利尿剂或美托拉宗，联合袢利尿剂可增强利尿

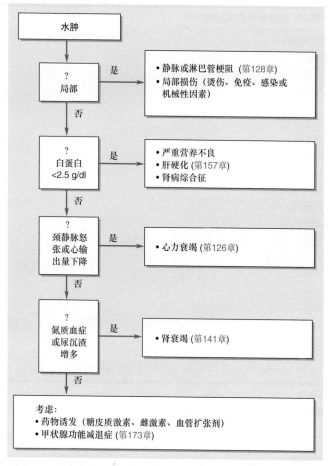

图 38-1　水肿的诊断路径。(资料来源：From Chap. 36，HMOM-19.)

效应。需要注意的是，肠道水肿可能影响口服利尿剂的吸收而降低疗效。当患者达至目标体重，需减量使用利尿剂。

充血性心力衰竭中（第 126 章），避免过度利尿而引起心输出量下降及肾前性氮质血症。同时，避免因利尿剂引起低钾血症，其易于引发心律失常和代谢性碱中毒。

肝硬化及其他肝源性因素水肿，首选的利尿剂为螺内酯，但可能引起酸中毒和高钾血症。必要时也可使用袢利尿剂。然而，警惕容量不足而引发肾衰竭。过度利尿还可造成低钠血症、低钾血症和碱中毒，并因此加重肝性脑病（第 157 章）。

表 38-2 水肿常用的利尿剂

药物	常规剂量	备注
作用于髓袢（PO 或 IV 给药）		
呋塞米	20 ～ 120 mg qd 或 bid	半衰期短；强效；GFR 下降仍有效
布美他尼	0.5 ～ 5 mg qd 或 bid	口服吸收优于呋塞米，但作用持续时间较短；CKD 中增强代谢能力
托拉塞米	20 ～ 100 mg qd	口服吸收优于呋塞米，作用持续时间较长
作用于远端肾小管（排钾）		
氢氯噻嗪	12.5 ～ 25 mg qd	可引起低血钾；要求 GFR > 25 ml/min
氯噻酮	12.5 ～ 25 mg qd	长效（可达 72 h）；可引起低血钾
美托拉宗	1 ～ 5 mg qd	长效；可引起低血钾
作用于远端肾小管（保钾）		
螺内酯	12.5 ～ 100 mg qd	可引起高血钾、酸中毒、男性乳腺增生、阳痿、闭经；需 2 ～ 3 日起效；避免用于肾衰竭，联合 ACEI 或 ARB 时审慎使用
依普利酮	25 ～ 50 mg qd	不良反应与螺内酯相似，但对盐皮质激素受体更具特异性；男性乳腺增生和闭经的发生率较低
阿米洛利	5 ～ 10 mg qd 或 bid	可引起高血钾；每日一次；较螺内酯弱效

缩略词：ACEI，血管紧张素转化酶抑制剂；ARB，血管紧张素受体阻滞剂；CKD，慢性肾脏病；GFR，肾小球滤过率。
资料来源：From Chap. 36，HMOM-19.

表 38-3 利尿剂的不良反应

常见	不常见
容量缺失	间质性肾炎（噻嗪类、呋塞米）
肾前性氮质血症	胰腺炎（噻嗪类）
低钾血症	听力下降（袢利尿剂）
低钠血症（噻嗪类）	贫血、白细胞减少、血小板减少（噻嗪类）
代谢性碱中毒	
高胆固醇血症	
高血糖症（噻嗪类）	
高钾血症（保钾类）	
低镁血症	
高尿酸血症	
高钙血症（噻嗪类）	
胃肠道症状	
皮疹（噻嗪类）	

资料来源：From Chap. 36，HMOM-19.

第39章
腹　痛

（李晶　译　朱元民　审校）

腹痛的病因繁多，包括危及生命的急症、慢性功能性疾病和多个器官系统的疾病均可能造成腹痛。对急性疼痛需迅速评估其可能病因以尽早进行相应的干预。急性期之后可完善详细和较耗时的检查确诊。表39-1列举了腹痛的常见病因。

临床诊治路径　腹痛

病史：病史对诊断极为关键。体格检查可无异常发现或误导诊断，而实验室和影像学检查滞后且可能无助于诊断。

腹痛的特点　持续时间和疼痛规律：可为诊断疾病和判断严重程度提供线索；尽管多数急性腹痛毫无预兆骤然发病，或在慢性腹痛的基础上发作。

疼痛的类型和位置：为疾病诊断提供粗略依据。内脏痛（空腔脏器受牵拉）定位模糊，通常位于中线附近。肠道源性疼痛多呈绞痛；病变邻近回盲瓣处，其腹痛一般位于脐上或脐周。结肠源性疼痛通常位于下腹部。胆源性疼痛或输尿管梗阻造成的疼痛常导致患者因不适而辗转难安。躯体痛（由于腹膜炎）通常性质较尖锐且定位较清楚（如急性阑尾炎；肝、肾、脾包膜受牵拉），活动后加剧，促使患者保持强迫体位。牵涉痛对诊断具有一定的意义：右肩（肝胆疾病）、左肩（脾脏疾病）、后背（胰腺疾病）、侧腰部（近端输尿管）、腹股沟（生殖器或远端输尿管）。

疼痛的加重缓解因素：询问疼痛与下述情况是否相关：进食（上消化道、胆道、胰腺、缺血性肠病）、排便（结肠）、排尿（泌尿生殖系或结肠直肠）、呼吸（胸膜与肺、肝胆）；体位（胰脏、胃食管反流、肌肉骨骼）；月经周期/初潮（输卵管与卵巢、子宫内膜，包括子宫内膜异位）；劳累（冠状动脉/肠系膜血管缺血、肌肉骨骼）；用药或食用特定食物（动力障碍、食物不耐受、胃食管反流、卟啉病、肾上腺皮质功能不全、酮症酸中毒、中毒）；应激（动力障碍、非溃疡性消化不良、肠易激综合征）。

表 39-1 腹痛的常见病因

源于腹部的疼痛

壁层腹膜炎症	血管疾患
细菌感染	栓塞或血栓形成
阑尾穿孔或其他脏器穿孔	血管破裂
盆腔炎	血管张力或扭转闭塞
化学刺激	镰状细胞贫血
溃疡穿孔	腹壁
胰腺炎	肠系膜扭曲、牵拉
排卵痛	外伤或肌肉感染
血液	内脏表面牵张，例如出血
空腔脏器机械性梗阻	肝包膜、肾包膜
小肠或大肠梗阻	炎症
胆道梗阻	阑尾炎
输尿管梗阻	伤寒热
	中性粒细胞减少性小肠结肠炎或"盲肠炎"

源自腹外的疼痛

心脏／胸部疾病	胸膜痛
急性心肌梗死	气胸
心肌炎、心内膜炎、心包炎	脓胸
充血性心力衰竭	食管疾病，包括痉挛、破裂或炎症
肺炎（尤其是下叶）	生殖器
肺栓塞	睾丸扭转

代谢性因素

糖尿病	急性肾上腺功能不全
尿毒症	家族性地中海热
高脂血症	卟啉病
甲状旁腺功能亢进	C1 酯酶抑制物缺乏症（血管神经性水肿）

神经或精神因素

带状疱疹	脊髓或神经根受压
脊髓痨	功能性疾病
灼性神经痛	精神性疾病
感染或关节炎引起的神经根炎	

毒素因素

铅中毒
昆虫或动物毒液
黑寡妇蜘蛛咬伤
蛇咬伤

非特定机制

戒断
中暑

　　伴随症状：是否伴有发热／寒战（感染、炎症性疾病、心肌梗死），体重下降（肿瘤、炎症性疾病、消化不良、缺血），恶心／呕吐（梗阻、感染、炎症性疾病、代谢性疾病），吞咽困难／吞咽痛（食管），早饱（胃），呕血（食管、胃、十二指肠），便秘（结直肠、肛周、泌尿生殖系统），黄疸（肝胆、溶血），腹泻（炎症性疾病、感染、吸收不良、分泌性肿瘤、缺血、泌尿生殖系统），尿痛／血尿／阴道或阴茎分泌物（泌尿生殖系统），便血（结肠，极少情况下见于泌尿系统疾病），皮肤／关节／眼部疾病（炎症性疾病、细菌或病毒感染）。

　　诱发因素：家族史（炎症性疾病、肿瘤、胰腺炎）、高血压和动脉粥样硬化（缺血）、糖尿病（动力障碍、酮症酸中毒）、结缔组织病（动力障碍、浆膜炎）、抑郁症（动力障碍、肿瘤）、吸烟（缺血）、新近戒烟（炎症性疾病）、饮酒（动力障碍、肝胆或胰腺疾病、胃炎、消化性溃疡病）。

　　体格检查：观察腹部有无既往外伤或外科手术史，以及现症创伤；检查是否有腹部胀气、积液或气腹；压痛、反跳痛和牵涉痛；肝脏与脾脏大小、肿物、血管杂音、肠鸣音变化、疝、动脉瘤。直肠指检探查是否具有疼痛、肿块、出血（肉眼或隐匿性）并对其定位。盆腔检查对女性十分必要。

　　一般情况：评估有无血流动力学不稳定、酸碱紊乱、营养缺乏、凝血功能障碍、动脉闭塞性疾病、肝脏疾病征象、心功能不全、淋巴结肿大、皮肤损害。

　　常规实验室检查及影像学检查：具体项目依据临床表现（疼痛的严重程度、发病的缓急），应当包括全血细胞计数、血清电解质、凝血功能、血糖；肝、肾与胰腺生化试验；胸部X线检查评估有无心脏、肺、纵隔、胸膜受累；心电图有助于排除心脏疾病造成的腹部牵涉痛；腹部平片评估有无肠道扭转、肠道扩张，及积气积液表现、腹腔游离气体，并评价肝脏大小和腹腔内钙化（胆结石、肾结石、慢性胰腺炎等）。

　　特殊检查：包括腹部超声（探查胆管、胆囊、肝、胰腺和肾脏）；腹部CT鉴定肿块、脓肿及确定炎症证据（肠壁增厚、肠系膜血管增粗呈"缆绳征"、淋巴结肿大、阑尾炎）、主动脉瘤；气钡双重对比造影（食管吞钡造影、上消化道造影、小肠造影、钡剂灌肠）；上消化道内镜检查、乙状结肠镜或结肠镜检查；胆管造

影术（经皮、内镜或 MRI）；血管造影（直接或通过 CT 或 MRI
重建）和放射性核素扫描。在特定的情况下，可能需要进行经皮
穿刺、腹腔镜、剖腹探查等。

急性剧烈腹痛

剧烈腹痛的急性发作或疼痛伴有低血压、晕厥或中毒表现，应
快速并有序展开评价，考虑梗阻、穿孔或空腔脏器破裂，大血管夹
层或破裂（尤其是主动脉瘤），溃疡，腹腔脓毒血症，酮症酸中毒，
肾上腺危象。

■ 简要病史采集及体格检查

关键的病史特征包括年龄、疼痛发作时间、发病时患者的活动
状态；疼痛的部位和特点；是否向其他部位放射；是否伴有恶心、
呕吐，厌食；症状随时间的变化；有无排便习惯改变；以及月经情
况。体格检查应重点观察患者整体情况［疼痛辗转难安（尿路结石）
或不敢动弹（腹膜炎、穿孔）］、体位（强迫屈曲位提示胰腺炎或胃
穿孔破入小网膜囊）、是否伴有发热或低体温、过度通气、发绀、肠
鸣音、腹部压痛与反跳痛、扪及腹部肿块、腹部血管杂音、腹水、
直肠出血、直肠或盆腔压痛，以及凝血功能障碍的表现。具有诊断
有意义的实验室检查包括血细胞比容（急性出血时可正常，或因脱
水时造成升高）、白细胞分类计数、动脉血气分析、血电解质、尿
素氮、肌酐、血糖、脂肪酶或淀粉酶及尿液检测。育龄期女性应完
善尿妊娠试验。影像学检查应包括立、卧位腹部平片（若无法直立，
也可以左侧卧位替代直立位观察）评估有无腹腔游离气体及肠腔管
径，以及仰卧水平侧位投照影像评估主动脉直径；CT（如有条件）
排查肠管穿孔、腹腔炎症、实体脏器梗阻、腹膜后出血、脓肿或肿
瘤。腹腔穿刺（或外伤时腹腔灌洗）可探查有无腹腔出血或腹膜炎。
腹部超声（如有条件）可排查脓肿、胆囊炎、胆道或输尿管梗阻、
血肿，亦可用于确定主动脉直径。

■ 诊断策略

面对患者，应首要关注其血流动力学是否稳定。如果不稳定，
必须考虑到致命性血管疾患，如腹主动脉瘤破裂。这类患者应紧急
复苏，并进行外科手术探查。如果患者血流动力学稳定，另一关注
点则为是否呈板状腹。板状腹最常见的原因是脏器穿孔或梗阻，通

常胸部和腹部平片就可做出诊断。

如果没有板状腹，应注意患者的腹痛是否能够清晰定位，若腹痛定位不清，应评估是否有主动脉瘤的可能。如果是，腹部 CT 扫描可协助诊断；排除腹主动脉瘤后，则应鉴别早期阑尾炎、早期脏器梗死、肠系膜缺血、炎性肠病、胰腺炎和代谢性疾病。

上腹部疼痛可由于心脏疾患、食管炎症或穿孔、胃炎、消化性溃疡、胆囊炎、胆绞痛及胰腺炎所致。右上腹痛除上述疾病外，还包括肾盂肾炎或肾结石、肝脓肿、膈下脓肿、肺栓塞或肺炎，或是肌肉骨骼疾病。左上腹痛还需鉴别脾梗死或破裂、巨脾、胃或消化性溃疡。右下腹痛可能是由于阑尾炎、梅克尔憩室、克罗恩病、憩室炎、肠系膜淋巴结炎、腹直肌鞘血肿、腰大肌脓肿、卵巢脓肿或扭转、异位妊娠、输卵管炎、家族性发热综合征、泌尿系结石或带状疱疹所致。左下腹痛可见于憩室炎、肿瘤造成穿孔或其他前述的疾病。

治疗　急性剧烈腹痛

静脉补液，纠正危及生命的酸碱失衡，同时最为紧迫的是评价是否需要急诊外科手术。密切观察病情变化并定时复查体征（若条件许可，由同一名检查者完成）。对症缓解疼痛，但对于是否使用麻醉品镇痛存有争议。传统上，不使用麻醉性镇痛药直至确定诊断和治疗计划，以避免掩盖具有诊断意义的体征而延误干预时机。然而，仅有极少的证据表明麻醉品延误诊断。

第 40 章
恶心、呕吐和消化不良

（林晓清　译　张黎明　审校）

恶心和呕吐

恶心是指紧迫欲吐的感受，通常先于或伴随呕吐发生。呕吐是指胃内容物被迫性经口排出体外。干呕是指在呕吐之前费力的节律性呼吸活动。反流是指胃内容物被迫性地和缓排出，且不伴随恶心及膈肌收缩。反刍是指反流、再咀嚼和胃内食物再吞咽。

■ 病理生理机制

当胃底和胃食管括约肌松弛，腹肌和膈肌收缩造成腹内压急剧升高，胃内容物随即被挤入食管。胸腔内压力增高使胃内容物进一步推移到口腔。完整的呕吐动作还包括反射性软腭抬高及声门关闭保护鼻咽部和气管。呕吐由脑干的两个区域控制，分别为呕吐中枢和化学感受器触发区域。化学感受器触发区域受到活化，冲动就将传至控制呕吐物理动作的呕吐中枢。

■ 病因

恶心、呕吐是许多临床疾病的表现（表 40-1）。

表 40-1　恶心、呕吐的原因

腹腔内	腹腔外	药物 / 代谢性疾病
梗阻因素	心肺疾病	药物
幽门梗阻	心肌病	癌症化疗药
小肠梗阻	心肌梗死	抗生素
结肠梗阻	迷路疾病	抗心律失常药
肠系膜上动脉综合征	晕动病	地高辛
肠系感染	迷路炎	口服降糖药
病毒性	恶性肿瘤	口服避孕药
细菌性	颅内疾病	抗抑郁药
炎症性疾病	恶性肿瘤	戒烟药剂
胆囊炎	出血	帕金森病治疗用药
胰腺炎	脓肿	内分泌 / 代谢性疾病
阑尾炎	脑积水	妊娠
肝炎	精神性疾病	尿毒症
感觉运动功能障碍	厌食症和神经性贪食症	酮症酸中毒
胃轻瘫	抑郁症	甲状腺和甲状旁腺疾病
假性小肠梗阻	术后呕吐	肾上腺功能不全
胃食管反流		肿瘤的全身效应
慢性特发性恶心		毒素
功能性呕吐		肝衰竭
周期性呕吐综合征		乙醇
大麻素剧吐综合征		
反刍综合征		
胆绞痛		
腹部辐照		

■ 评估

询问病史，包括详细的用药史，以及呕吐发生的时间和特点非常重要。例如，主要发生在早晨的呕吐常见于妊娠、尿毒症和酒精性胃炎；呕吐粪汁样物提示低位肠梗阻或胃结肠瘘；喷射性呕吐见于颅内压增高；进食中或餐后短时间内发生呕吐可能是精神性因素或消化性溃疡。伴随症状也可提示诊断：梅尼埃病伴有眩晕和耳鸣；消化性溃疡呕吐之后腹痛有所缓解；胃轻瘫伴有早饱表现。腹平片检查可提示诊断，如肠梗阻等。上消化道造影可评价近端消化道的动力以及黏膜状况。其他检查也可适用，如胃排空试验（糖尿病性胃轻瘫）和颅脑 CT 扫描。

■ 并发症

包括食管破裂（Boerhaave 综合征）、黏膜撕裂导致的呕血（Mallory-Weiss 综合征）、脱水、营养不良、龋齿和齿质腐蚀、代谢性碱中毒、低钾血症以及吸入性肺炎。

治疗 ▶ 恶心和呕吐

治疗的目标为纠正病因。止吐药的疗效取决于原发病、治疗反应以及不良反应。抗组胺药如氯苯甲嗪、茶苯海明对内耳功能异常引起的恶心有效。抗胆碱药如东莨菪碱对晕动病所致的恶心有效。氟哌啶醇和吩噻嗪衍生药物如普鲁氯嗪，常可控制轻度的恶心、呕吐，但常见镇静、低血压、帕金森症状等不良反应。选择性多巴胺拮抗剂，如甲氧氯普胺对于治疗严重恶心和呕吐，尤其胃轻瘫，疗效优于吩噻嗪。化疗前甲氧氯普胺 IV 可预防恶心。昂丹司琼和格拉司琼、5-羟色胺受体阻滞剂以及糖皮质激素可用于癌症化疗相关的恶心和呕吐。阿瑞吡坦是一种神经激肽受体阻滞剂，可用于控制强致吐剂，如顺铂引起的恶心和呕吐。红霉素对某些胃轻瘫患者有效。

消化不良

消化不良并非特指某种疾病，其囊括一系列上腹不适症候群，包括烧心、反流和积食感（上腹不适或疼痛）。这些症状大多是由胃食管反流病（GERD）所致。

■ 病理生理机制

GERD 由于胃酸反流进入食管、胃动力障碍或内脏传入神经高敏导致。许多情况均可促使 GERD 发生：胃内容物增加（大量进食、胃郁积或胃酸分泌过多）、物理因素（卧倒、俯身）、腹压增加（紧身衣、肥胖、腹水、妊娠）以及食管下段括约肌张力（多为间歇性）消失（见于某些疾病如硬皮病、吸烟、抗胆碱能药、钙通道阻滞剂）。膈疝也是引起胃酸反流的原因。

■ 自然史

40% 美国人每月发生一次烧心症状，而 7% 每日发生一次。功能性消化不良定义为不伴有器质性病变，消化不良症状持续 > 3 个月。60% 具有消化不良症状的患者为功能性消化不良。由于幽门螺杆菌感染或服用非甾体抗炎药（NSAIDs）造成消化性溃疡的患者占其中 15%。

大多数患者并没有食管损伤表现，但其中 5% 可进展形成食管溃疡，其中部分造成食管狭窄；8% ～ 20% 发展为腺上皮化生，称之为 Barrett 食管，其可能演变为腺癌。

食管外表现包括哮喘、喉炎、慢性咳嗽、吸入性肺炎、慢性支气管炎、睡眠呼吸暂停、龋齿、口臭和呃逆。

■ 评估

出现"预警"症状（表 40-2），需要相应的影像学、内镜及外科评估。无上述"预警"症状的患者一般可经验性治疗。年龄 > 45 岁的患者应检测幽门螺杆菌，阳性者应进行根除治疗。根治失败，且年龄 > 45 岁，伴有"预警"症状的患者需进行上消化道内镜检查。

表 40-2　胃食管反流患者的"预警"症状

吞咽痛或吞咽困难
无法解释的体重减轻
反复呕吐
潜血或肉眼可见的消化道出血
黄疸
可触及肿块或淋巴结肿大
胃食管恶性肿瘤家族史

治疗　消化不良

　　减轻体重，抬高床头，避免大量进食、吸烟，摄入咖啡因、酒、巧克力、高脂饮食、柑橘果汁和NSAIDs可以预防GERD。抑酸药物广泛用于治疗GERD。临床试验证实无论是否伴有食管黏膜糜烂，质子泵抑制剂（奥美拉唑）相较组胺受体阻滞剂（雷尼替丁）更为有效。幽门螺杆菌根除治疗详见第150章。促动力药如甲氧氯普胺和红霉素对于部分餐后出现症状的患者有效。

　　外科手术（Nissen胃底折叠术和Belsey术）的最佳适应证是需要终身依赖质子泵抑制剂缓解症状的年轻个体，也可用于部分药物治疗无法奏效的难治性患者。临床研究表明两种术式疗效相当。

　　饮食中避免产气食物［如低FODMAP饮食（可酵解的低聚糖、双糖、单糖和多元醇）］，以及改善肠道菌群的疗法可减轻症状。

第41章
吞咽困难

（关文龙　译　冯桂建　审校）

吞咽困难

　　吞咽困难是指食物或液体转运通过口、咽、食管困难。患者感觉吞咽的食物停滞于所经路径。吞咽疼痛是指在吞咽过程中感到疼痛。咽异物感是指咽喉部有异物存在的感觉，但不影响吞咽功能。

■ 病理生理机制

　　吞咽困难产生的机制主要有两个：机械阻塞或动力障碍。引起吞咽困难的机械性因素可以是腔内因素（如大的食物团块、异物等）、食管内源性因素（如炎症、食管蹼和食管环、狭窄、肿瘤），或食管外源性因素（如颈椎病、甲状腺肿大或纵隔肿物、血管压迫等）。引起吞咽困难的动力障碍则可能与吞咽反射的启动缺陷（如舌瘫，唾液缺乏，第X、XI对脑神经的感觉传入分支受损）、咽和食管横纹肌功能障碍［如肌肉功能障碍（多发性肌炎和皮肌炎）、神经受损（重症肌无力、脊髓灰质炎或肌萎缩性侧索硬化）］、食管平滑肌功能障碍（如贲门失弛缓症、硬皮病、强直性肌营养不良）相关。

临床诊治路径 吞咽困难

大约80%患者可根据病史做出推测性诊断。仅对固体吞咽困难提示机械性因素所致，兼有固体和液体吞咽困难出现在机械性吞咽困难的病程晚期，但却是动力性吞咽困难的早期征象。患者有时可指出食物停滞的位置。出现与吞咽困难程度不成比例的体重下降提示可能潜在恶性肿瘤。患者出现声音嘶哑可见于原发病进展累及喉部（如神经肌肉病变）、肿瘤侵及喉返神经、胃食管反流引起的喉炎。

体格检查可发现骨骼肌、神经系统或口咽部疾病的征象。颈部体检可发现压迫食管的肿物。皮肤改变可能提示其原发系统性疾病（如硬皮病）。

吞咽困难几乎都是器质性病变引起的症状，而不是功能性的改变。如果怀疑口咽吞咽困难，电视透视吞咽检查具有诊断价值。机械性吞咽困难则可通过钡餐造影和经食管胃镜检查及内镜下活检评估。钡餐造影和食管动力检查可用于确定动力性吞咽困难。吞咽困难患者的诊断路径见图41-1。

■ 口咽吞咽困难

患者吞咽启动困难；食物嵌顿于胸骨上切迹水平；还可出现鼻咽部反流和误吸。

其病因分别包括下述情况，①仅为固体：肿瘤、异位血管、先天性或获得性食管蹼（见于铁缺乏引起的Plummer-Vinson综合征）、颈部骨赘；②兼有固体和液体：环咽肌切迹（如食管上括约肌压力增高或减低）、Zenker憩室（后正中线咽部和环咽肌交界处向外突出）、重症肌无力、糖皮质激素性肌病、甲状腺功能亢进症、甲状腺功能减退症、强直性肌营养不良、肌萎缩性侧索硬化、多发性硬化、帕金森病、卒中、延髓麻痹及假性延髓麻痹。

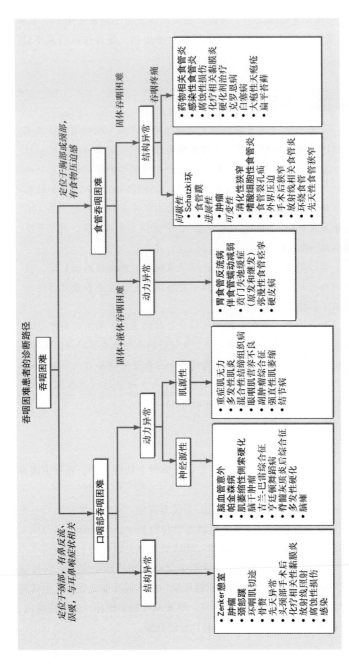

图 41-1　吞咽困难的诊断路径。显示为粗体的病因最为常见

■ 食管吞咽困难

食物嵌顿于胸骨中或下水平；可伴反流、误吸、吞咽痛。其病因分别包括下述情况，①仅为固体：下食管环（Schatzki 环，症状常间断出现）、消化性狭窄（伴有烧心表现）、肿瘤、碱液腐蚀性食管狭窄；②兼有固体和液体：弥漫性食管痉挛（间歇性伴发胸痛）、硬皮病（症状逐渐加重，伴有烧心）、贲门失弛缓症（症状逐渐加重，不伴烧心）。

非心源性胸痛

胸痛患者中，约 30% 为食管源性，而非心绞痛。病史和体检经常无法区分心源性和非心源性胸痛。首先除外心脏疾病。引起非心源性胸痛的病因如下：胃食管反流病、食管动力障碍性疾病、消化性溃疡、胆石症、精神疾病（焦虑症、惊恐发作、抑郁症）。

■ 评估

考虑试验性抗反流治疗（奥美拉唑）；若无效，进行 24 h 动态 pH 值监测；若为阴性，食管测压检查可协助明确动力障碍性疾病。试验性睡前口服丙咪嗪 50 mg 治疗，同样具有诊断意义。对特定的患者可考虑精神心理评估。

食管动力障碍性疾病

患者的食管测压结果可表现多样，呈现非特异性异常，或确定为特定临床疾病。

■ 贲门失弛缓症

由于食管下括约肌（LES）压力过高、食管下括约肌松弛不完全，或食管部分平滑肌蠕动缺失引起的动力性阻塞。病因包括：原发性（特发性）病变，或者继发于 Chagas 病、淋巴瘤、肿瘤、慢性特发性假性肠梗阻、缺血、嗜神经病毒、药物、毒物、放疗、迷走神经切除术。

■ 评估

胸部 X 线可见胃泡消失。钡餐造影显示食管扩张，远端为鸟嘴样狭窄，同时有气液平面。内镜检查可协助除外肿瘤，尤其是对于 > 50 岁者。食管测压检查显示食管下括约肌压力正常或升高、食管下括约肌松弛障碍、食管蠕动消失。

治疗 贲门失弛缓症

球囊扩张术对85%病例有效，穿孔或出血风险为3%～5%。内镜下注射肉毒杆菌毒素松弛食管下括约肌安全性良好，对2/3的患者有效，但疗效仅能维持6～12个月。食管下括约肌切开术（Heller术）是有效治疗手段，但术后10%～30%患者发生胃食管反流。餐前舌下含服硝苯地平10～20 mg或硝酸异山梨酯5～10 mg，或可使患者避免球囊扩张或外科手术。西地那非也可增进吞咽诱导的食管下段括约肌松弛。

■ 痉挛性疾病

弥漫性食管痉挛是指食管出现多处自发或吞咽诱导的收缩，其收缩的特点是食管各部位同时发生，持续时间长，且反复发作。病因包括：原发性（特发性）食管痉挛，以及继发于胃食管反流病、精神紧张、糖尿病、酗酒、神经病变、放疗、缺血、胶原血管性疾病的食管痉挛。

胡桃夹食管是一类特殊的食管痉挛性疾病，特征是食管高幅（> 180 mmHg）蠕动性收缩，多伴有胸痛及吞咽，但症状和食管测压的相关性并不一致。患者症状可随时间改善，或进展为弥漫性食管痉挛。抑郁、焦虑和躯体化障碍患者的发病率升高。

■ 评估

钡餐造影呈螺旋钻样食管、假性憩室和弥漫性痉挛。食管测压显示食管痉挛，特点为多发的高幅度、长时限同步收缩。胡桃夹食管中，食管收缩为高幅度蠕动性收缩。除外心脏疾病的前提下，腾喜龙、麦角新碱、氨甲酰甲胆碱均可用于激发痉挛。

治疗 痉挛性疾病

抗胆碱能药物的疗效有限；硝酸酯类（硝酸异山梨酯5～10 mg餐前口服）和钙通道阻滞剂（硝苯地平10～20 mg餐前口服）更为有效。药物治疗无效者可尝试球囊扩张术。极少数患者需要外科干预：食管环形肌纵切术。治疗患者伴随的抑郁症或其他精神心理疾病可助于缓解病情。

■ 硬皮病

食管平滑肌的萎缩和纤维化导致食管丧失蠕动能力，造成食管下括约肌功能障碍，从而引起反流性食管炎和食管狭窄。反流性食管炎治疗详见第 40 章。

食管炎症

■ 病毒性食管炎

疱疹病毒 I 、 II 型，水痘-带状疱疹病毒和巨细胞病毒均可引起食管炎；尤其常见于免疫缺陷的患者，如艾滋病（AIDS）。主要临床表现为吞咽疼痛、吞咽困难、发热和出血。可通过内镜活检、脱落细胞检查及培养协助诊断。

治疗　病毒性食管炎

在免疫功能正常的患者中，病情多呈自限性；利多卡因胶浆可缓解疼痛；对于免疫缺陷的患者，单纯疱疹和带状疱疹食管炎可使用阿昔洛韦 200 mg PO，每天 5 次，持续 7 ～ 10 天；对病情迁延伴有免疫缺陷的患者，给予阿昔洛韦 400 mg PO，每天 5 次，持续 14 ～ 21 天；泛昔洛韦 500 mg PO tid，或伐昔洛韦 1 g PO tid，持续 7 天。巨细胞病毒性食管炎的治疗使用更昔洛韦 5 mg/kg IV q12 h，直至创口愈合，其耗时可长达数周。口服缬更昔洛韦（900 mg bid）是替代肠外途径用药的有效治疗方案。上述治疗无效者，膦甲酸钠 90 mg/kg IV q12 h，持续 21 天，或可有效。

■ 念珠菌性食管炎

见于免疫缺陷宿主，或是罹患恶性肿瘤、糖尿病、甲状旁腺功能减退症、血红蛋白病、系统性红斑狼疮、糜烂性食管损伤的患者。食管念珠菌感染可表现为吞咽疼痛、吞咽困难，以及口腔鹅口疮（50%）。内镜下发现红色易脆的黏膜上附着黄白色斑片或结节即可做出诊断。氢氧化钾染色可见特征性菌丝。获得性免疫缺陷综合征（AIDS）患者若出现上述症状，可给予经验性治疗。

> ## 治疗　念珠菌性食管炎
>
> 免疫缺陷的患者，治疗的选择是口服氟康唑，首剂 200 mg，随后每日 100 mg，持续 2 ~ 3 周。其他方案包括伊曲康唑 200 mg PO bid，或酮康唑 200 ~ 400 mg PO qd；通常需要长期维持治疗。对于治疗无效，或者无法吞咽者，可选用卡泊芬净 50 mg IV qd，持续 7 ~ 21 天。

■ 药物相关性食管炎

多西环素、四环素、阿司匹林、非甾体抗炎药、氯化钾、奎尼丁、硫酸亚铁、克林霉素、阿普洛尔和阿仑膦酸钠均可引起食管局部炎症。诱发因素包括仅应用少量水送服药物后平卧、食管解剖因素妨碍，以及药物运送缓慢。

> ## 治疗　药物相关性食管炎
>
> 避免使用诱发食管炎的药物，应用抗酸药治疗，并扩张已形成的狭窄。

■ 嗜酸细胞性食管炎

以嗜酸性粒细胞浸润为特征的食管黏膜炎症，伴有黏膜下纤维化，多见于对食物过敏的患者。诊断基于患者具有食管炎症状，且在食管活检中可见相应改变。嗜酸细胞活化趋化因子 3（Eotaxin 3），一种嗜酸性粒细胞趋化因子，被认为是其致病原因，可伴有 IL-5 和胸腺活化相关趋化因子（TARC）水平升高。治疗包括使用计量吸入器经口吞咽氟替卡松（440 μg bid），疗程 12 周。其中 30% ~ 50% 患者经质子泵抑制剂治疗可以减轻嗜酸性粒细胞浸润。

■ AIDS 患者出现食管炎的其他原因

包括分枝杆菌、隐孢子虫、肺孢子虫、特发性食管溃疡和巨大溃疡（可能与 HIV 的细胞致病效应相关）。全身使用糖皮质激素可对溃疡有效。

第 42 章
腹泻、便秘和吸收不良

（吴芸 译 冯桂建 审校）

正常胃肠道功能

■ 液体和电解质的吸收

胃肠道每日通过的液体量为 8 ～ 10 L，其中摄入的液体量约为 2 L/d；大部分液体在小肠吸收。结肠的每日吸收量通常为 0.05 ～ 2 L/d，必要时最大吸收量可达 6 L/d。肠内水分随着 Na^+、Cl^-、葡萄糖和胆盐的主动转运过程中被动吸收。其他转运机制包括 Cl^-/HCO_3^- 交换、Na^+/H^+ 交换、H^+、K^+、Cl^- 及 HCO_3^- 分泌，Na^+-葡萄糖协同转运以及经基底膜在 Na^+-K^+ ATP 酶作用下的 Na^+ 主动转运。

■ 营养吸收

1. 近端小肠：铁、钙、叶酸、脂肪（在胰脂肪酶和辅脂肪酶作用下甘油三酯水解为脂肪酸后）、蛋白质（在胰腺和肠道肽酶作用下水解后）、碳水化合物（在淀粉酶和双糖酶作用下水解后）等营养物质在近端小肠吸收；甘油三酯在胆盐的作用下可溶性增加以微粒的形式吸收；氨基酸和双肽通过特异载体吸收；糖类通过主动转运吸收。

2. 远端小肠：维生素 B_{12}、胆盐和水。

3. 结肠：水、电解质。

■ 肠道运动

肠道运动推动肠内容物从胃到肛门移动，并可分离其中各种成分继而促进营养物质的吸收。推进运动受神经、肌肉和激素等多种机制调控；推进运动由移行性复合运动介导，是一种有规律的神经肌肉活动波，空腹时始于胃远端并缓慢移行至小肠。结肠运动可推进粪便运动，由局部蠕动介导。直肠扩张可引起肛门内括约肌松弛形成排便，人体通过肛门外括约肌收缩实现排便活动的随意控制。

腹泻

■ 生理学

腹泻的正式定义为低纤维（西方）饮食状态下粪便量 > 200 g/d；也常用于指稀便或水样便。病程 < 2 周考虑为急性，2 ~ 4 周为持续性，> 4 周则为慢性。腹泻为如下一种或多种机制所致。

■ 渗透性腹泻

无法被吸收的溶质可增加肠腔内胶体渗透压，引起水分进入肠腔；通常禁食后症状可缓解；粪便渗透压间隙 > 40（详见下文所述）。病因包括：双糖酶（如乳糖酶）缺乏、胰腺功能障碍、肠道细菌过度生长、服用乳果糖或山梨醇、滥用多效导泻药、乳糜泻或热带口炎性腹泻以及短肠综合征等。乳糖酶缺乏可为原发性（黑人及亚洲人好发，多于成年早期发病）或继发性（由病毒、细菌或原虫性胃肠炎，乳糜泻或热带口炎性腹泻或恶性营养不良所引起）。

■ 分泌性腹泻

离子主动分泌导致水分丢失，腹泻通常为水样，量大，禁食后不缓解；粪便中 Na^+、K^+ 离子增多，粪便渗透压间隙 < 40。病因包括：病毒感染（如轮状病毒、诺瓦克病毒）、细菌感染（如霍乱弧菌、产毒性大肠杆菌、金黄色葡萄球菌）、原虫感染（如贾弟虫属、等孢子球虫属、隐孢子虫属）、AIDS 相关疾病（包括分枝杆菌和 HIV 所致）、药物（如茶碱、秋水仙素、前列腺素类、利尿剂）、卓-艾综合征（Zollinger-Ellison 综合征，胃泌素分泌过量）、产血管活性肠肽（VIP）的肿瘤、类癌（分泌组胺及 5- 羟色胺）、甲状腺髓样癌（分泌前列腺素和降钙素）、系统性肥大细胞增生症、嗜碱性粒细胞白血病、远端结肠绒毛状腺瘤（直接分泌富含钾的液体）、胶原性结肠炎及显微镜下结肠炎以及霍乱样腹泻（回肠胆盐吸收不良所致）。

■ 渗出性腹泻

结肠黏膜炎症、坏死、脱落；由于炎性细胞释放前列腺素，也可同时合并分泌性腹泻。粪便通常含有多形核白细胞，也可见潜血或肉眼血便。病因包括：细菌感染 [如弯曲菌属、沙门菌属、志贺菌属、耶尔森菌属、侵袭性或产毒性大肠杆菌、副溶血性弧菌、艰难梭状芽孢杆菌结肠炎（通常为抗生素诱导）]、结肠寄生虫（如阿米巴原虫）、克罗恩病、溃疡性直肠结肠炎、特发性炎性肠病、放射性肠炎、使用癌症化疗药物以及肠道缺血。

■ 肠道动力改变

肠道推进作用的协调控制发生改变；腹泻常呈间歇性，或与便秘交替出现。病因包括：糖尿病、肾上腺功能不全、甲状腺功能亢进症、胶原血管病、寄生虫病、胃泌素和血管活性肠肽过度分泌、淀粉样变性、导泻剂（尤其是含镁的药物）、抗生素（尤其是红霉素）、胆碱能药物、原发性神经功能障碍（如帕金森病、外伤性神经病）、粪便嵌顿、憩室病以及肠易激综合征。血液在肠腔内具有导泻性，因此上消化道大出血可引起肠道运动增强造成腹泻。

■ 吸收表面积下降

通常由于外科操作（如广泛肠切除或肠道重建）导致肠道消化脂肪、碳水化合物，以及吸收水、电解质的面积不足造成；肠内瘘（尤其是胃结肠瘘）时也可自发发生。

■ 评估病史

腹泻必须与排便失禁、粪便粗细改变、直肠出血以及少量多次而其他方面正常的大便相鉴别。仔细地确认用药史必不可少。腹泻与便秘交替出现提示固定部位的结肠梗阻（如肿瘤）或者肠易激综合征。腹泻突然出现，急性病程，伴有恶心、呕吐、发热等症状是病毒或细菌感染、憩室炎、缺血性肠病、放射性肠炎或药物性腹泻的典型表现，也可能是炎性肠病的早期表现。逾 90% 急性腹泻为感染所致。慢性（> 4 周）、病程隐匿则多提示吸收不良、炎性肠病、代谢或内分泌功能异常、胰腺功能不全、滥用导泻药物、缺血、肿瘤（过度分泌状态或不全梗阻）或肠易激综合征。寄生虫及某些特定的细菌性肠炎也可表现为慢性症状。粪便恶臭或脂肪便提示脂肪吸收不良。由于只有液体可以通过不全梗阻的部位，粪便嵌顿可能引起类似腹泻的表现。主要病理生理机制引起慢性腹泻的常见病因列于表 42-1。

■ 体格检查

在重症、急性腹泻中，通常脱水为最突出的体征。发热和腹部压痛提示感染或炎症性疾病，但在病毒感染时通常不出现。营养不良提示慢性病程。特定的体征常与继发于吸收不良造成特定物质缺乏有关（如核黄素或铁缺乏时出现口唇干裂，维生素 B_{12}、叶酸缺乏

表 42-1　主要病理生理机制引起慢性腹泻的常见病因

分泌性腹泻

外源性刺激性导泻药

长期酗酒

其他药物和毒素

内源性导泻物质（二羟基胆汁酸）

特发性分泌性腹泻或胆汁酸性腹泻

特定细菌感染

肠切除术、肠病或肠瘘（吸收↓）

不完全肠梗阻或粪便嵌顿

生成激素肿瘤（类癌、VIP 瘤、甲状腺髓样癌、肥大细胞增多症、胃泌素瘤、大肠绒毛状腺瘤）

艾迪生（Addison）病

先天性离子吸收缺陷

渗透性腹泻

渗透性导泻药（Mg^{2+}、PO_4^{3-}、SO_4^{2-}）

乳糖酶或其他双糖酶缺乏

不可吸收糖类蓄积（山梨醇、乳果糖、聚乙二醇）

麸质和 FODMAP 不耐受

脂肪性腹泻

肠腔内消化不良（胰腺外分泌功能不全、细菌过度生长、减重手术、肝病）

黏膜吸收不良（乳糜泻、Whipple 病、感染、无 β 脂蛋白血症、缺血、药物性肠病）

黏膜后梗阻（1° 或 2° 淋巴管梗阻）

炎症性腹泻

特发性炎性肠病（克罗恩病、慢性溃疡性结肠炎）

淋巴细胞性和胶原性结肠炎

免疫相关黏膜疾病（1° 或 2° 免疫缺陷、食物过敏、嗜酸性胃肠炎、移植物抗宿主病）

感染（侵入性细菌、病毒和寄生虫；Brainerd 腹泻）

辐射损伤

胃肠道恶性肿瘤

动力性腹泻

肠易激综合征（包括感染后肠易激综合征）

内脏神经肌肉病

甲状腺功能亢进症

药物（促动力药物）

迷走神经切断术后

表 42–1　主要病理生理机制引起慢性腹泻的常见病因（续表）

伪病性腹泻
　　Munchausen 综合征
　　进食障碍

医源性因素
　　胆囊切除术
　　回肠切除术
　　减重手术
　　迷走神经切断术，胃底折叠术

缩略词：FODMAP，可酵解的低聚糖、双糖、单糖、多元醇

时出现舌炎）。应向慢性腹泻患者了解的问题见表 42-2。

■ 粪便检测

细菌培养、白细胞检测、艰难梭状芽孢杆菌毒素检测以及虫卵和寄生虫检测对于严重、病程迁延或具有血便的腹泻患者十分重要。粪便中发现血（粪便潜血试验）或粪便中找到白细胞（Wright 染色）提示炎症（如溃疡性结肠炎、克罗恩病、感染或缺血）。粪便革兰氏染色可用于诊断葡萄球菌属、弯曲杆菌属或念珠菌感染。脂肪泻（由粪便样本苏丹Ⅲ染色或 72 h 粪便脂肪定量分析确定）提示吸收不良或胰腺功能不全。测定粪液 Na^+、K^+ 离子水平有助于区分渗透性腹泻和其他类型的腹泻。渗透性腹泻粪便渗透压间隙 > 40，粪便渗透压间隙 = 渗透压$_{血浆}$ − $[2 × (Na^+ + K^+)_{粪便}]$。

表 42–2　慢性腹泻患者的体格检查

1. 有无吸收不良或炎性肠病（IBD）常见特征，如贫血、疱疹样皮炎、水肿或杵状指？
2. 瞳孔、体态姿势、皮肤、手或关节方面有无提示自主神经病变或胶原血管病的特点？
3. 有无腹部包块或腹部压痛？
4. 有无直肠黏膜异常、直肠缺陷或肛门括约肌功能改变？
5. 有无系统性疾病的皮肤黏膜表现，如疱疹样皮炎（乳糜泻）、结节样红斑（溃疡性结肠炎）、面部潮红（类癌）或炎性肠病 / 乳糜泻所致的口腔溃疡？

■ 实验室检查

全血细胞分析可提示贫血（急性或慢性失血或铁、叶酸、维生素 B_{12} 吸收不良），白细胞升高（炎症），嗜酸性粒细胞升高（寄生虫、肿瘤和炎性肠病）。血清钙、白蛋白、铁、胆固醇、叶酸、维生素 B_{12}、维生素 D 和胡萝卜素；血清铁结合力；凝血酶原时间可以提供肠道吸收不良或消化不良的证据。

■ 其他检查手段

D- 木糖吸收试验是筛查小肠吸收功能的简便手段。小肠活检对于肠道吸收不良的诊断极具价值。其他特异性检查手段包括 Schilling 试验（维生素 B_{12} 吸收不良）、乳糖 H_2 呼气试验（碳水化合物吸收不良）、^{14}C 木糖和乳果糖 H_2 呼气试验（细菌过度生长）、甘胆酸呼气试验（回肠吸收不良）、三油酸甘油酯呼气试验（脂肪吸收不良）以及苯替酪胺及促胰液素试验（胰腺功能不全）。乙状结肠镜或结肠镜及活检有助于结肠炎的诊断（尤其是伪膜性、缺血性或显微镜下结肠炎）；但其可能无法鉴别感染性及非感染性（尤其是特发性溃疡性）结肠炎。钡造影可提示吸收不良（肠道皱襞增厚）、炎性肠病（回肠炎或结肠炎）、结核（回盲部炎症）、肿瘤、肠道憩室或肠道动力异常。

治疗　腹泻

急性腹泻的处理流程见图 42-1。对症治疗包括积极补液（静脉或口服葡萄糖电解质溶液），补充电解质，给予渗透活性物质吸附剂（如白陶土-果胶）以及减少肠道运动的阿片类药物（如洛哌丁胺、苯乙哌啶）；感染性或炎症性腹泻为阿片类药物的禁忌证。慢性腹泻的处理流程见图 42-2。

吸收不良综合征

肠道对摄入的营养物质吸收不良可导致渗透性腹泻、脂肪泻或特定物质（如铁，叶酸，维生素 B_{12}，维生素 A、D、E、K）缺乏。表 42-3 列出了吸收不良的常见原因。蛋白丢失性肠病可由数种吸收不良的病因造成，伴随低白蛋白血症，可通过测定粪便中 α_1- 抗胰蛋白酶或者放射性标记的白蛋白水平来检测。治疗应针对基础疾病。

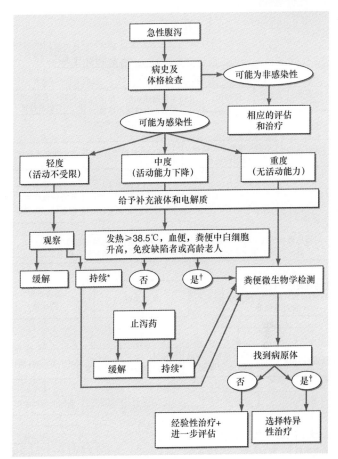

图 42-1　急性腹泻的处理流程。在评估前，可考虑经验性应用（*）甲硝唑及（†）喹诺酮

便秘

　　便秘定义为排便次数减少，每周＜1次或排便困难；可能引起腹痛、腹胀和粪便嵌顿，继而造成梗阻，甚至肠穿孔（罕见）。便秘是一种常见的主观不适。导致便秘的原因包括活动量减少、低纤维饮食以及排便时间分配不足。

■ 特殊病因

　　由于神经功能异常（糖尿病、脊髓损伤、多发性硬化症、Chagas病、先天性巨结肠、慢性特发性假性肠梗阻、特发性巨结肠）导致

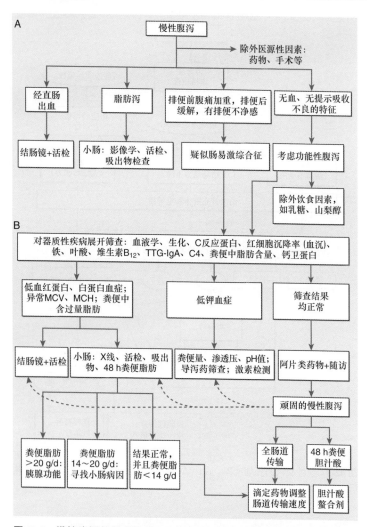

图 42-2 慢性腹泻的处理流程。**A.** 根据伴随症状或临床特点的初步处理；**B.** 展开适宜的评估筛查器质性疾病。MCV，平均红细胞容积；MCH，平均红细胞血红蛋白含量；TTG-IgA，人抗组织转谷氨酰胺酶抗体 IgA。（资料来源：Reprinted from Camilleri M et al：Pathophysiology，evaluation，and management of chronic watery diarrhea. Gastroenterology 152：515，2017.）

肠道动力改变；硬皮病、药物（尤其抗胆碱能药物、阿片类药物、含铝或钙的抑酸剂、钙通道阻滞剂、铁剂、硫糖铝）、甲状腺功能减退症、库欣综合征、低钾血症、高钙血症、脱水、机械性因素（结

表 42-3 吸收不良的常见原因

消化不良：慢性胰腺炎、囊性纤维化、胰腺癌

胆盐缺乏：肝硬化、胆汁淤积、细菌过度生长（盲袢综合征、肠道憩室、动力减退疾病）、回肠重吸收受损（切除、克罗恩病）、胆盐吸附剂（消胆胺、碳酸钙、新霉素）

吸收表面积不足：大段小肠切除、胃结肠瘘、回肠空肠旁路

淋巴管阻塞：淋巴瘤、Whipple 病、小肠淋巴管扩张症

血管疾病：缩窄性心包炎、右心衰竭、肠系膜动脉或静脉功能不全

黏膜疾病：感染（尤其是贾第虫属、Whipple 病、热带口炎性腹泻）、炎性疾病（尤其是克罗恩病）、放射性肠炎、嗜酸性粒细胞性肠炎、溃疡性空肠炎、肥大细胞增多症、热带口炎性腹泻、浸润性疾病（淀粉样变性、硬皮病、淋巴瘤、胶原性口炎性腹泻、显微镜下结肠炎）、生化异常（麸胶敏感性肠病、双糖酶缺乏症、低 γ 球蛋白血症、无 β 脂蛋白血症、氨基酸转运障碍）、内分泌疾病（糖尿病、甲状旁腺功能减退症、肾上腺功能不全、甲状腺功能亢进症、卓-艾综合征、类癌综合征）

直肠肿瘤、憩室、肠扭转、疝、肠套叠）以及肛门直肠疼痛（肛裂、痔、肛周脓肿或直肠炎所致）造成的粪便潴留、便秘以及粪便嵌顿。

治疗 便秘

慢性便秘的处理流程见图 42-3。无明确病因时，便秘可通过抚慰消除疑虑、运动、增加膳食纤维摄入、膨胀剂（如车前子），以及增加液体摄入获得改善。特异性治疗包括取出肠道梗阻物（粪石、肿瘤）、停用不必要的肠道动力抑制剂（尤其是含铝与钙的抑酸剂、阿片类药物）、或者使用含镁的抑酸剂替代含铝的抑酸剂。为缓解症状，偶尔需要使用含镁制剂或其他导泻药。如果伴有严重动力减低或缺失，或应用阿片类药物时，渗透活性药物（如口服乳果糖、含聚乙二醇的肠道灌洗液）、经口或直肠的润滑性导泻剂（如多库酯盐）和矿物油最为有效。

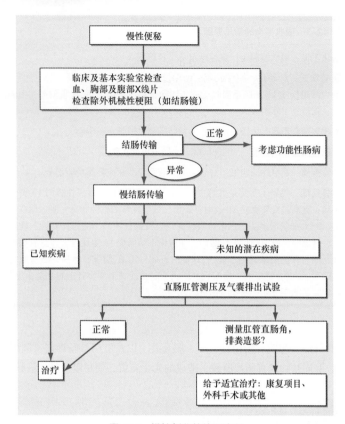

图 42-3 慢性便秘的处理流程

第 43 章
消化道出血

（王江源　译　王智峰　审校）

临床表现

1. 呕血：呕血或咖啡样物质提示 Treitz 韧带近端出血。

2. 黑便：黑便（形成黑便通常需要 100 ml 以上的血液）常提示有 Treitz 韧带近端出血，但最远亦可至升结肠。假性黑便可由于摄入铁剂、铋剂、甘草、甜菜、蓝梅和活性炭所致。

3. 便血：鲜红色或酱紫色大便常提示有 Treitz 韧带远端出血，但也有可能来源于上消化道的快速出血（＞1000 ml）。

4. 伴或不伴铁缺乏的大便潜血阳性。

5. 失血症状：如头晕、气短。

■ 血流动力学改变

直立位血压下降＞10 mmHg 通常提示失血量＞20%（± 晕厥、头晕、恶心、出汗、口渴）。

■ 休克

收缩压＜100 mmHg 常提示失血量＜30%（± 面色苍白、皮肤厥冷）。

■ 实验室检查

由于血管内外的液体平衡滞后，血细胞比容（Hct）可能不足以反映失血程度。白细胞和血小板轻度升高。上消化道出血时常伴血尿素氮升高。

■ 预后不良的因素

年龄＞60 岁，伴有其他疾患，凝血功能障碍，免疫功能低下，休克表现，再发出血，院内发生出血，食管胃底静脉曲张出血，内镜下可见新近出血征象 [如溃疡基底部血管显露（详见下文）]。

上消化道出血

■ 病因

常见病因

消化性溃疡（约占 50%）、胃损伤 [酒精、阿司匹林、非甾体抗炎药（NSAIDs）、应激]、食管炎、Mallory-Weiss 撕裂（由于剧烈干呕导致的胃食管结合部黏膜撕裂）、胃食管静脉曲张。

少见病因

吞咽血液（鼻出血），食管、胃、小肠肿瘤，抗凝或溶栓治疗，肥厚性胃炎（Ménétrier 病），主动脉瘤，主动脉小肠瘘（来源于主动脉移植血管），动静脉畸形，毛细血管扩张症（Osler-Weber-Rendu 综合征），Dieulafoy 病变（黏膜下血管扩张），血管炎，结缔组织病（弹性假黄瘤病、Ehlers-Danlos 综合征），恶血质，神经纤维瘤，淀粉样变性，胆道出血（胆源性）。

■ 评估

血流动力学恢复后启动（详见下文及图 43-1）。

- 病史及体格检查：药物（阿司匹林及 NSAIDs 增加上、下消化道出血风险）、既往溃疡病史、出血史、家族史、肝硬化或血管炎表现等。肠鸣音过度活跃提示上消化道出血。

- 如果通过病史无法判断出血来源（上、下消化道），可通过鼻胃管引流出肉眼血液判定上消化道出血；然而，多达 16% 的患者由于出血停止或出血来源于十二指肠而出现假阴性。胃管引流液进行潜血试验意义不明确。

- 上消化道内镜检查：准确性 > 90%，能够直视出血部位，并且必要时可给予治疗干预。疑似静脉曲张、主动脉小肠瘘时必须行内镜检查。如果可见到动脉显露（溃疡基底部），预示再发出血风险高（约 50%）。

- 上消化道钡剂造影：检出病变的准确性约为 80%，然而无法确定出血的来源。出血已经停止或慢性少量出血的情况下可作为内镜检查的替代方法。

- 选择性肠系膜动脉造影：当存在活动性出血，内镜下无法判断出血来源时，可行此项检查。

- 放射性同位素扫描（如 ^{99m} 锝标记的红细胞或白蛋白）：主要用于筛查出血速度是否有必要进行血管造影检查，或者用于间断和不明原因出血的诊断。

下消化道出血

■ 病因

肛门疾病（痔、肛裂）、直肠损伤、直肠炎、结肠炎（溃疡性结肠炎、克罗恩病、感染性结肠炎、缺血性结肠炎、放射性肠炎）、结肠息肉、结肠肿瘤、血管发育异常（血管扩张）、憩室、肠套叠、孤立性溃疡、恶血质、血管炎、结缔组织病、神经纤维瘤、淀粉样变性、抗凝治疗。

■ 评估（见下文及图 43-2）

- 病史及体格检查。

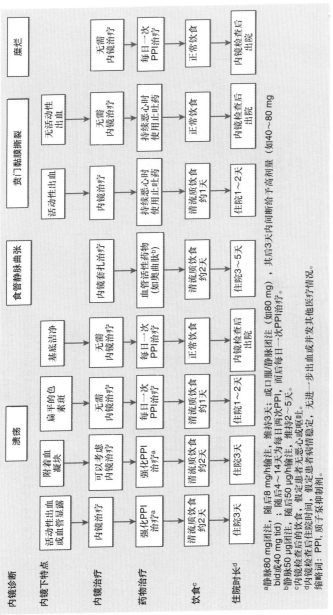

图 43-1 急性上消化道出血的处理流程。上述建议适用于患者病情稳定、无进一步出血或并发其他医疗情况

a 静脉 80 mg 团注，随后 8 mg/h 输注，维持 3 天；或口服静脉团注（如 80 mg），其后 3 天内间断给予高剂量（如 40～80 mg），其后每日一次 PPI 治疗。

b 静脉 50 μg 团注，随后 50 μg/h 输注，维持 2～5 天。

c 内镜检查后无恶心或可进食，假定患者无恶心或呕吐。

d 内镜检查后住院时间，假定患者病情稳定、无进一步出血或并发其他医疗情况。

缩略词：PPI，质子泵抑制剂。

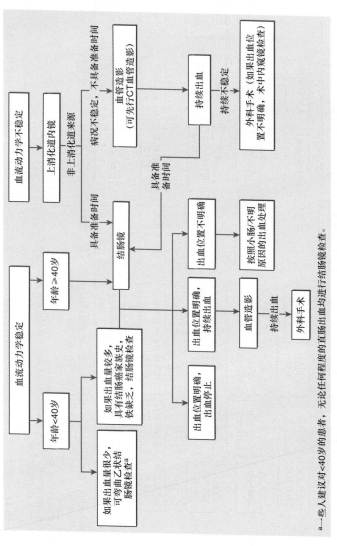

图 43-2 急性下消化道出血的处理流程

a 一些人建议对<40岁的患者，无论任何程度的直肠出血均进行结肠镜检查。

- 伴有血流动力学改变时，首先行上消化道内镜检查，再行结肠镜检查。无血流动力学改变时，进行肛门镜、可弯曲乙状结肠镜或结肠镜检查：除外痔、肛裂、溃疡、直肠炎和肿瘤。
- 结肠镜：常选用的检查，但当出血量较大时可能无法进行。
- 钡灌肠：活动性出血时并无价值。
- 动脉造影：用于严重出血时（适用于出血速度 > 0.5 ml/min，先行同位素扫描评估出血速度）；用于确定出血部位及血管畸形。
- 外科手术探查（最后手段）。

■ 不明原因出血

常来源于小肠。考虑小肠 X 线造影（经口插管至小肠进行细致的钡剂造影检查）、麦克尔憩室扫描、小肠镜或剖腹探查术中联合小肠镜检查。

> **治疗** **上和下消化道出血**

- 开放大口径（14 ~ 18 号）静脉通路；对于大量出血或合并心脏疾病者应留置中心静脉管路；监测生命体征、尿量和 Hct（其下降可滞后）。洗胃未被证实可使患者获益，但可在胃镜检查前清洗胃腔。冰盐水可溶解血凝块，更为理想的是用室温下的自来水灌洗。为保护气道可给予气管插管。
- 检测血型和交叉配血（大出血时配 6 单位）。
- 大出血时随时准备外科手术。
- 用等渗液体（生理盐水）扩容维持血压；肝硬化患者输注白蛋白及新鲜冰冻血浆。如能获得则输注压积红细胞（大出血时用全血）；维持 Hct > 25 ~ 30。肝硬化合并凝血功能障碍时可输注新鲜冰冻血浆和维生素 K（10 mg SC 或 IV）。
- 如果血钙降低（由于输血含枸橼酸所致），静脉给予钙剂（如 10% 葡萄糖酸钙 10 ~ 20 ml IV，输注 > 10 ~ 15 min）。经验性药物治疗（抑酸药、H_2 受体阻滞剂、奥美拉唑）未被证实获益。
- 特异性治疗措施：①静脉曲张：奥曲肽（首剂 50 μg 团注，随后 50 μg/h 输注，维持 2 ~ 5 天）；三腔二囊管压迫止血、内镜下硬化或套扎治疗。足量使用 β 受体阻滞剂普萘洛尔或纳多洛尔可降低静脉曲张初次出血和再发出血风险（不适用于急性出血）（第 158 章）。②伴血管显露或活动性出血的溃疡：内镜下双极电凝、热探头或激光止血，或注射肾上腺素。③胃炎：胃左动脉栓塞或动脉内应用血管加压素。④胃肠道毛细血管扩张：炔雌醇 / 炔诺酮（0.05/1 mg PO qd）可预防再发出血，尤其对于伴有肾衰竭的患者。⑤憩室：肠系膜动脉造影，并于动脉内注射血管加压素。⑥肠道血管发育不良：结肠镜下双极电凝或激光止血，出血风险可于主动脉瓣狭窄置换术后降低。

- 急诊外科手术指征：无法控制的出血或持续出血、严重的再发出血、主动脉肠道瘘。对于难治性静脉曲张出血，考虑行经颈静脉肝内门体静脉分流术（TIPS）。

第 44 章
黄疸与肝功能评估

（张明君　译　刘玉兰　审校）

黄疸

■ 定义

由于血清中胆红素水平升高造成皮肤黄染，常更易于显现在巩膜部位。巩膜黄染提示血清胆红素 ≥ 51 μmol/L（≥ 3 mg/dl）；皮肤黄染亦见于血清胡萝卜素水平升高，但此时巩膜无黄染。

■ 胆红素代谢

胆红素是衰老红细胞所释放血红蛋白的主要降解产物。最初与白蛋白结合，转运至肝后，在葡萄糖醛酸转移酶作用下形成水溶性的结合胆红素，随胆汁排泄，其后在结肠转化为尿胆原。尿胆原大部分从粪便中排出，小部分重吸收并经肾排泄。胆红素只能以结合物形式（被称为直接胆红素）从肾滤过，因此，血清直接胆红素升高与胆红素尿相关。胆红素生成及排泌增加（即使无高胆红素血症，如溶血时）均可导致尿中尿胆原水平升高。

■ 病因

高胆红素血症的原因可归于以下几类：①生成过多；②胆红素摄取、结合及排泄障碍；③结合或未结合胆红素从受损的肝细胞或胆管反流入血（表 44-1）。

■ 评估

对黄疸患者的初步评估取决于：①高胆红素血症是结合型还是非结合型；②其他肝功能检查是否异常（图 44-1 及图 44-2，表 44-2 及表 44-3）。基本临床检查包括病史（尤其是黄疸持续时间、皮肤瘙痒、伴发疼痛、肠道传染病的危险因素、用药史、饮酒史、旅游史、外科手术、妊娠、存有的任何伴随症状）、体格检查（肝大、肝区压痛、可扪及胆囊、脾大、男乳女化、睾丸萎缩及其他慢性肝病特征）、肝功能的血液学检查（详见下文）以及全血细胞计数。

■ Gilbert 综合征

由于尿苷二磷酸葡萄糖醛酸酯（UDP）- 葡萄糖醛酸转移酶活性不足，胆红素结合功能受损，造成轻度的高间接胆红素血症，通常 < 103 μmol/L（< 6 mg/dl）。普通人群中 3% ～ 7% 罹患本病，男女比例为（2 ～ 7）：1。

表 44-1 单纯高胆红素血症的病因

Ⅰ. 高间接胆红素血症

   A. 溶血性疾病

   B. 无效造血

   C. 胆红素生成增多

     1. 大量输血

     2. 血肿吸收

   D. 药物性

     1. 利福平

     2. 丙磺舒

     3. 利巴韦林

     4. 蛋白酶抑制剂（阿扎那韦、茚地那韦）

   E. 遗传性

     1. Crigler-Najjar Ⅰ型和Ⅱ型

     2. Gilbert 综合征

Ⅱ. 高直接胆红素血症（遗传性）

   A. Dubin-Johnson 综合征

   B. Roter 综合征

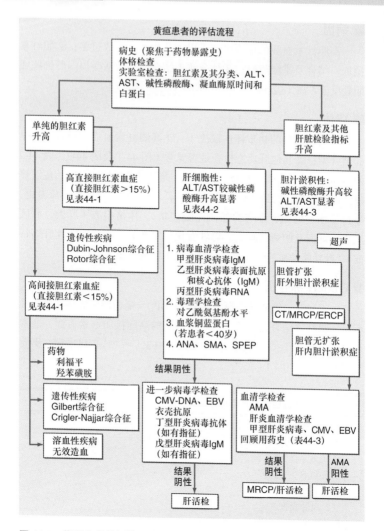

图 44-1 黄疸患者的评估流程。ALT，谷丙转氨酶；AMA，抗线粒体抗体；ANA，抗核抗体；AST，谷草转氨酶；CMV，巨细胞病毒；EBV，Epstein-Barr 病毒；ERCP，内镜逆行胰胆管造影；MRCP，磁共振胰胆管成像；SMA，平滑肌抗体；SPEP，血清蛋白电泳

肝功能的血液学检查

用于发现肝脏疾病（图 44-2），鉴别肝脏病变的不同类型（表 44-4），以及掌握肝脏受损的程度及对治疗的反应。

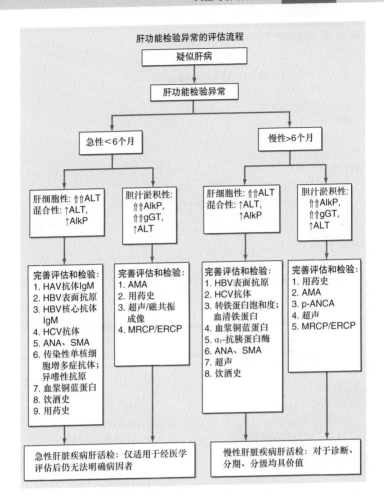

图 44-2　肝功能检验异常的评估流程。AlkP，碱性磷酸酶；ALT，谷丙转氨酶；AMA，抗线粒体抗体；ANA，抗核抗体；ERCP，内镜逆行胰胆管造影；gGT，γ-谷氨酰转肽酶；HAV，甲型病毒性肝炎病毒；HBV，乙型病毒性肝炎病毒；HCV，丙型病毒性肝炎病毒；MRCP，磁共振胰胆管成像；p-ANCA，核周型抗中性粒细胞胞质抗体；SMA，平滑肌抗体

■ 胆红素

提示肝摄取、代谢（结合）和排泌功能；通过化学分析可以鉴定结合胆红素（直接胆红素）和未结合胆红素（间接胆红素）（表44-1）。

表 44-2　肝细胞性黄疸的病因

病毒性肝炎
　　甲、乙、丙、丁、戊型病毒性肝炎
　　Epstein-Barr 病毒
　　巨细胞病毒
　　单纯疱疹病毒
酒精性肝炎
慢性肝病和肝硬化
药物毒性
　　可预知、呈剂量依赖（如对乙酰氨基酚）
　　不可预知、异质性反应（如异烟肼）
环境毒物
　　氯乙烯
　　牙买加灌木茶——吡咯啶生物碱
　　卡瓦胡椒
　　野生菌——毒鹅膏或白毒伞
Wilson 病
自身免疫性肝炎

表 44-3　胆汁淤积性黄疸的病因

I . 肝内疾病
　　A. 病毒性肝炎
　　　　1. 纤维化性胆汁淤积性肝炎——乙型和丙型病毒性肝炎
　　　　2. 甲型病毒性肝炎病毒、Epstein-Barr 病毒、巨细胞病毒感染
　　B. 酒精性肝炎
　　C. 药物毒性
　　　　1. 单纯性胆汁淤积症——合成代谢类固醇和避孕药
　　　　2. 胆汁淤积性肝炎——氯丙嗪、依托红霉素
　　　　3. 慢性胆汁淤积症——氯丙嗪、普鲁氯嗪
　　D. 原发性胆汁性肝硬化
　　E. 原发性硬化性胆管炎
　　F. 胆管消失综合征
　　　　1. 肝移植后慢性排异
　　　　2. 结节病
　　　　3. 药物
　　G. 淤血性肝病和缺血性肝炎
　　H. 遗传性
　　　　1. 进展性家族性肝内胆汁淤积症
　　　　2. 良性复发性胆汁淤积症
　　I. 妊娠期胆汁淤积症

表 44-3 胆汁淤积性黄疸的病因（续表）

  J. 完全肠外营养

  K. 非肝胆性脓毒血症

  L. 良性术后胆汁淤积症

  M. 副肿瘤综合征

  N. 静脉阻塞性疾病

  O. 移植物抗宿主病

  P. 浸润性疾病

   1. 结核

   2. 淋巴瘤

   3. 淀粉样变性

  Q. 感染

   1. 疟疾

   2. 钩端螺旋体病

Ⅱ. 肝外疾病

  A. 恶性

   1. 胆管癌

   2. 胰腺癌

   3. 胆囊癌

   4. 壶腹癌

   5. 肝门淋巴结恶性浸润

  B. 良性

   1. 胆总管结石

   2. 术后胆管结构改变

   3. 原发性硬化性胆管炎

   4. 慢性胰腺炎

   5. 艾滋病相关胆管病

   6. Mirizzi 综合征

   7. 寄生虫病（蛔虫病）

■ 氨基转移酶（转氨酶）

　　包括谷草转氨酶（门冬酰胺转移酶；AST，SGOT）和谷丙转氨酶（丙氨酸转移酶；ALT，SGPT）；肝损伤的敏感指标；明显升高多见于肝细胞坏死（如病毒性肝炎、中毒性或缺血性肝损伤、急性肝静脉阻塞），偶见于突发完全性胆管梗阻（如胆囊结石梗阻）；轻微异常见于胆汁淤积性、硬化性和浸润性肝病；肝细胞损伤程度与转氨酶水平并不相称；由于横纹肌及其他器官中也存在 AST，因此 ALT 对肝损伤更特异；酒精性肝损伤常造成轻微的转氨酶升高，AST 升高较 ALT 更为明显。

表 44-4 肝胆疾病中肝功能检验指标的变化

疾病类型	胆红素	转氨酶	碱性磷酸酶	白蛋白	凝血酶原时间
溶血 /Gilbert 综合征	正常至 86 μmol/L（5 mg/dl）85% 为间接胆红素 无胆红素尿	正常	正常	正常	正常
急性肝细胞坏死（病毒性及药物性肝炎、肝脏毒性、急性肝衰竭）	直接及间接胆红素均升高，峰值滞后跟随于转氨酶 胆红素尿	升高，通常 > 500 IU ALT > AST	正常至 3 倍升高	正常	一般正常，若 > 5 倍正常值上限且难以被胃肠外维生素 K 纠正，提示预后不良
慢性肝细胞疾病	直接及间接胆红素都可能升高 胆红素尿	升高，但一般 < 300 IU	正常至 3 倍升高	通常降低	通常延长 不被胃肠外维生素 K 纠正
酒精性肝炎 肝硬化	直接及间接胆红素都可升高 胆红素尿	AST/ALT > 2 提示酒精性肝炎或肝硬化	正常至 3 倍升高	通常降低	通常延长 不被胃肠外维生素 K 纠正
肝内外胆汁淤积症	直接及间接胆红素都可升高	正常至中度升高	升高，通常 > 4 倍升高	正常、慢性者除外	正常，若延长，K 纠正
（梗阻性黄疸）浸润性疾病（肿瘤、肉芽肿）；局部胆管梗阻	胆红素尿 一般正常	很少 > 500 IU 正常至轻度升高	升高，通常 > 4 倍升高 通过分离提取同工酶；或检测 5'-NT 或 GGT 确定肝源性	正常	正常

■ 碱性磷酸酶

胆汁淤积、胆管梗阻（其升高较血清胆红素更快）和浸润性肝损伤的敏感指标；在其他肝病中也轻度升高；由于组织分布广泛，特异性有限。另外升高也见于儿童、妊娠和骨骼疾病；组织特异性同工酶可通过分离提取或热稳定差异（肝酶活性在骨骼酶活性受到破坏时仍然稳定）来鉴定。

■ 5′-核苷酸（5′-NT）

在肝胆疾病中升高的表现与碱性磷酸酶相似；对肝病特异性更高；可用于确定血清碱性磷酸酶的升高是否为肝源性，特别是儿童、妊娠妇女及可能患有骨骼疾病的患者。

■ γ-谷氨酰转移酶（GGT）

与血清碱性磷酸酶活性相关。对胆汁淤积症的特异性不如碱性磷酸酶及 5′-NT。

■ 凝血因子（亦见第 65 章）

测定凝血因子活性；延长提示凝血因子缺乏或活性丧失；除Ⅷ因子外，其他凝血因子均在肝合成。弥漫性肝病，如肝炎、中毒性损伤或肝硬化时，将迅速引起凝血因子缺乏，是唯一可早期反映肝合成功能的最佳指标，有助于急性肝病的诊断和预后判断。凝血因子Ⅱ、Ⅶ、Ⅸ、Ⅹ活性依赖于脂溶性维生素 K；维生素 K 替代治疗后凝血快速并完全改善，可鉴别 PT 延长由于脂肪吸收障碍造成，而非肝脏疾病。

■ 白蛋白

血清白蛋白水平的下降源于肝合成功能的下降（慢性肝病或长期营养不良）或在尿液、粪便中排泄过多；由于血清白蛋白半衰期为 2～3 周，因此不是急性肝功能异常的敏感指标；在慢性肝病患者中，低白蛋白血症的程度与肝功能受损程度相关。

■ 球蛋白

轻度的多克隆高球蛋白血症常见于慢性肝病；显著升高常见于自身免疫性慢性活动性肝炎。

■ 氨

血氨水平升高由于肝解毒途径缺陷及门体分流所致，如暴发性肝炎、肝毒性物质暴露，以及严重门静脉高压（如肝硬化）；血氨升高水平与肝功能或急性肝性脑病的发生或严重程度的相关性较差。

肝胆影像学检查

■ 超声

快速、无创的腹腔脏器检查手段；无射线暴露；价格相对低廉，设备便于移动；影像的采集及判读与检查者专业水平密切相关；对于检出胆管扩张和胆囊结石尤其具有价值（＞95%）；对于胆管内结石的敏感性相对较差（约60%）；检出腹水敏感性最高；发现肝包块的敏感性适中，但对于区分实性或囊性结构非常准确；可用于引导对疑似病变进行经皮针刺活检；多普勒超声可探测门静脉、肝静脉及门体分流的血流情况与流速；存在腹水时会使影像更为清晰，而肠腔积气时显影不清；超声内镜较少受到肠腔积气的影响，并且对于检测肿瘤浸润肠壁的深度更加敏感。

■ CT

对于检测、鉴别及经皮直接对腹部包块、囊肿和淋巴结穿刺活检尤其具有价值；经肠道或静脉内注射造影剂下显影可增强影像，且不受肠道胀气的影响；检出胆囊结石的敏感性稍逊于超声，但探测胆总管结石优于超声；可用于鉴别某些弥漫性肝病（如脂肪肝、铁沉积）。

■ MRI

检测肝包块和囊肿的最敏感手段；易于将肝血管瘤与其他肝脏肿瘤区分出来；是评估肝静脉和门静脉通畅性及肿瘤侵犯血管的最准确的无创方法；也用于检测铁、铜在肝内沉积情况（如血色病、Wilson 病）。磁共振胰胆管成像（MRCP）可对胰头及胰胆管进行可视化检查。

■ 放射性同位素扫描

通过各种放射性标记物、不同的扫描技术得以非常敏感地用于评价胆汁分泌（HIDA、PIPIDA、DISIDA 扫描）、肝实质变化（锝硫胶体肝／脾扫描）及炎症和肿瘤形成（镓扫描）；超声无法明确诊断时，HIDA 和相关扫描对评估胆道通畅性和排除急性胆囊炎尤其有用；CT、MRI 和胶体扫描对于发现肝肿瘤和转移具有相似的敏感性；CT

和肝肺结合胶体扫描对于检出右侧膈下（肝上）脓肿非常敏感。

■ 胆管造影

检测胆道结石、胆道肿瘤、硬化性胆管炎、胆囊管囊肿、瘘和胆道穿孔最为灵敏的手段；可通过内镜（经壶腹）或经皮（经肝）途径实施；可获取胆汁和胆管上皮标本进行细胞学分析和培养；可留置导管引流和对狭窄部位进行扩张；内镜途径（ERCP）可进行 Oddi 括约肌的压力测定、括约肌切除和取石术。

■ 血管造影

评估门脉压力、通畅性，以及门静脉、肝静脉血流方向最准确的方法；对检测小血管病变和肝脏肿瘤（尤其是原发性肝细胞癌）具有高度敏感性；是鉴别肝血管瘤和实性占位的"金标准"；是复杂的肝胆手术（如门体分流术、胆管重建术）术前准备时知悉血管解剖结构最准确的方法，并能协助判定肝胆、胰腺肿瘤是否能够切除。相关的解剖信息（但是不含血管内压力）也常可由 CT、MRI 等无创方法获取。

■ 经皮肝穿刺活检

弥漫性肝脏病变病因诊断最准确的检查手段；对于局灶性浸润疾病，例如转移肿瘤的应用受限于可能取样失误，不应作为诊断胆汁淤积症的首选操作。经皮肝活检的禁忌证包括严重腹水和国际标准化比率（INR）延长。这种情况下，可以通过经颈静脉途径进行活检。

第 45 章
腹　水

（李晶　译　刘玉兰　审校）

■ 定义

腹膜腔内液体积聚，积液量少时可无症状；随着积液量的增加，可表现为腹胀和腹部不适、恶心、呕吐、早饱、烧心、腰胁部疼痛及呼吸困难。

■ 检测

体格检查

蛙状腹、液波震颤阳性、移动性浊音阳性，"水坑征"（患者处于肘膝位时腹部低垂部位叩诊浊音）；可伴有阴茎或阴囊水肿、脐或腹股沟疝及胸腔积液；应包括对直肠、盆腔，以及肝和脾进行检查。肝掌和蜘蛛痣常见于肝硬化。脐部结节（Sister Mary Joseph 结节）或锁骨上淋巴结（Virchow 淋巴结）提示腹部恶性疾患。

超声 /CT

非常敏感，可鉴别腹水和囊肿。

■ 评估

诊断性穿刺非常必要（50 ~ 100 ml）。常规的检查包括腹水外观、蛋白水平、白蛋白水平、葡萄糖含量、细胞计数和分类、革兰氏和抗酸染色、微生物培养、细胞学检查；特定情况下，还应检测淀粉酶、LDH、甘油三酯，结核杆菌（TB）培养。极少数情况下，可能需要进行腹腔镜甚至剖腹探查。由于充血性心力衰竭（例如心包缩窄）所致的腹水可能需要右心导管检查评估。

鉴别诊断

肝硬化占腹水病例的 84%。心源性腹水、腹膜肿瘤，以及由于肝硬化和其他疾病共同引起的"混合性"腹水，约占 10% ~ 15%。

腹膜疾病：感染（细菌性、结核性、真菌性、寄生虫）、肿瘤、结缔组织病、其他（Whipple 病、家族性地中海热、子宫内膜异位症、淀粉性腹膜炎等）。

非累及腹膜的疾病：肝硬化、充血性心力衰竭、布-加综合征、肝小静脉闭塞、低蛋白血症（肾病综合征、蛋白丢失性肠病、营养不良）、其他（黏液性水肿、卵巢疾病、胰腺疾病、乳糜性腹水）。

通过血清—腹水白蛋白梯度（SAAG）对腹水进行病理生理学分类

腹水与血清之间的白蛋白水平差值可以反映静水压的不平衡，用于鉴别腹水的病因（图 45-1）。

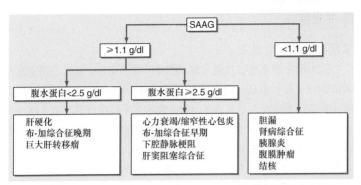

图 45-1 通过血清-腹水白蛋白梯度（SAAG）鉴别腹水病因的流程图

■ 肝硬化腹水

发病机制

促发因素：①门脉高压；②低白蛋白血症；③肝淋巴液生成；④肾钠潴留，继发于高醛固酮血症、交感神经系统兴奋（肾素-血管紧张素生成增加）。其启动因素为内毒素、细胞因子等引起一氧化氮介导外周血管扩张。

治疗 肝硬化腹水

1. 严格限制钠盐摄入（＜2 gNa/d）。

2. 中度腹水者，通常需要利尿；螺内酯 100 ～ 200 mg/d PO（若经严格限钠饮食后腹水消退不佳，可增量至 400 mg/d）；必要时可联合呋塞米 40 ～ 80 mg/d PO 或 IV（肝肾综合征、肝性脑病的风险增高），最大剂量可达 120 ～ 160 mg/d，直至起效或出现并发症。

3. 监测体重、尿钠和钾、血清电解质和肌酐水平。若通过上述处理腹水仍不消退，则称为难治性腹水，其处理措施包括：

   a. 药物治疗：利尿治疗联合米多君或可乐定。

   b. 反复大量（5 L）放腹水联合静脉补充白蛋白（每放出 1 L 腹水补充 6 ～ 8 g 白蛋白）。

   c. 考虑经颈静脉肝内门体分流术（TIPS）。尽管 TIPS 可有效控制腹水，但并不延长患者生存时间，且常引起肝性脑病。

   肝硬化腹水患者在腹水出现后的 2 年生存率＜50%。一旦出现腹水，应考虑对具备条件者进行肝移植手术（见第 157 章）。

■ 并发症

自发性细菌性腹膜炎

若肝硬化腹水患者出现发热、腹痛、腹水增加、肠炎、低血压、黄疸加剧或肝性脑病，应考虑自发性细菌性腹膜炎。腹水蛋白低水平（低调理素活性）是其诱发因素。腹水多形核中性粒细胞（PMN）计数 > 250/μl 时提示诊断；通过腹水培养阳性（通常为大肠埃希菌和其他肠道细菌；然而，亦有革兰氏阳性菌，如草绿色链球菌、金黄色葡萄球菌和肠球菌属）确定诊断。初始治疗：头孢噻肟 2 g IV q8 h。合并食管静脉曲张出血时，患者发生自发性细菌性腹膜炎的风险增加。因此，推荐合并上消化道出血时，给予自发性细菌性腹膜炎的预防性治疗。

肝肾综合征（HRS）

无肾脏病理基础却发生肾衰竭；晚期肝硬化或急性肝衰竭的患者中发生率约 10%。被认为由于肾血流动力学改变所致。临床分两型：1 型 HRS，起病 1 ~ 2 周内肾功能急剧恶化；2 型 HRS，伴有血清肌酐水平上升，但其预后相对较好。HRS 常见于顽固性腹水的患者。治疗：奥曲肽联合米多君、静脉输注白蛋白。无论是 1 型或 2 型肝肾综合征，若不进行肝移植，预后均很差。

第 46 章
淋巴结病与脾脏肿大

（张伸　译　黄晓军　审校）

淋巴结病

抗原提呈细胞可摄取经皮肤或黏膜的破口进入人体的抗原，经淋巴管路将其运送到最近的淋巴结。除脑与骨骼外，淋巴管路分布于全身。淋巴液经输入淋巴管进入，经输出淋巴管流出淋巴结。当抗原提呈细胞经过淋巴结时，可将抗原提呈予淋巴结内的淋巴细胞。淋巴结内的淋巴细胞可不断地被源于血液中的抗原-幼稚淋巴细胞所补充替代。其可通过特异性归巢受体而滞留在淋巴结内。B 细胞于淋巴结皮质聚集成滤泡，T 细胞则分布于淋巴结的副皮质区域。当 B 细胞接触到与其表面免疫球蛋白结合的抗原时，将在滤泡细胞停滞数日，并形成一个生发中心，在其内发生免疫球蛋白基因突变，仅保留对抗原可产生更高亲和力抗体的 B 细胞。这些 B 细胞随后迁移至髓质区域，分化形成浆细胞，分泌免疫球蛋白到输出淋巴液。

当淋巴结内的 T 细胞接触到可识别的抗原时，T 细胞发生增殖并进入淋巴循环。这些淋巴液富含针对刺激性抗原的特异性抗体和 T 细胞，流经数个淋巴结后汇入胸导管。胸导管汇流体内大部分的淋巴液，然后经左锁骨下静脉进入循环；来自头、颈和右上臂的淋巴液，则汇入右锁骨下静脉。T 细胞和抗体可通过血流而聚集至感染灶。

淋巴结病可能由于感染、免疫性疾病、恶性肿瘤、脂质贮积病，或其他一些原因不明的疾病（如结节病、Castleman 病；见表 46-1）所致。发生淋巴结病的两个主要机制是：①增生，对免疫或感染刺激的反应；②浸润，包括肿瘤细胞、富含脂质或糖蛋白的巨噬细胞。

临床诊治路径　淋巴结病

病史　年龄、职业、动物接触史、性取向、物质滥用史、用药史及伴随症状均影响临床对病情的诊断。40 岁以上人群出现淋巴结肿大更多为恶性。布鲁菌病和淋巴瘤在农民群体中的发病率较高。男同性恋者可能患有 AIDS 相关的淋巴结肿大。吸烟与酗酒增加罹患恶性疾病风险。苯妥英可诱发淋巴结肿大。颈部淋巴结肿大若伴咽喉疼痛和发热提示单核细胞增多症；而伴有盗汗及体重下降则提示霍奇金病。

体格检查　肿大淋巴结的部位、大小、质地与是否压痛对于鉴别诊断极为重要。广泛淋巴结肿大（≥3 个解剖区域）提示全身性感染或淋巴瘤。锁骨下或斜角肌淋巴结肿大多为异常，应行活检诊断。直径＞4 cm 的淋巴结应立即活检。淋巴结质地坚硬且粘连固定于周围软组织提示转移癌。呈压痛的淋巴结多为良性。

实验室检查　局部淋巴结肿大一般不需实验室检查。如果发现广泛淋巴结肿大，应积极切除淋巴结活检明确诊断，而非进行各类实验室检查。

表 46-1　伴有淋巴结病的疾病

1. 感染性疾病
   a. 病毒：传染性单核细胞增多症（EBV、CMV）、传染性肝炎、单纯疱疹病毒、疱疹病毒-6、水痘-带状疱疹病毒、风疹、麻疹、腺病毒、HIV、流行性角膜结膜炎、牛痘、疱疹病毒-8
   b. 细菌：链球菌、葡萄球菌、猫抓病、布鲁菌病、兔热病、鼠疫、软下疳、类鼻疽病、鼻疽病、结核病、非典型分枝杆菌感染、原发和继发性梅毒、白喉、麻风病
   c. 真菌：组织胞浆菌病、球孢子菌病、副球孢子菌病
   d. 衣原体：性病性淋巴肉芽肿、沙眼
   e. 寄生虫：弓形体病、利什曼病、锥虫病、丝虫病
   f. 立克次体：恙虫病、立克次体痘疹、Q 热
2. 免疫性疾病
   a. 类风湿关节炎
   b. 幼年类风湿关节炎
   c. 混合性结缔组织病
   d. 系统性红斑狼疮
   e. 皮肌炎
   f. 干燥综合征
   g. 血清病
   h. 药物过敏：苯妥英、肼屈嗪、别嘌呤醇、去氧苯巴比妥、金制剂、巴咪嗪等
   i. 血管免疫性母细胞性淋巴结病
   j. 原发性胆汁性肝硬化
   k. 移植物抗宿主病
   l. 硅性淋巴结病变
   m. 自身免疫性淋巴组织增殖综合征
   n. IgG4 相关性疾病
   o. 免疫重建炎症综合征（IRIS）
3. 恶性疾病
   a. 血液系统：霍奇金病、非霍奇金淋巴瘤、急性或慢性淋巴细胞白血病、毛细胞白血病、恶性组织细胞增多症、淀粉样变性
   b. 肿瘤转移：从各种的原发部位转移而来。
4. 脂质贮积病：戈谢病、尼曼-匹克病、法布里病、丹吉尔病
5. 内分泌疾病：甲状腺功能亢进症
6. 其他疾病
   a. Castleman 病（巨大淋巴结增生）
   b. 结节病
   c. 皮病性淋巴结炎
   d. 淋巴瘤样肉芽肿病
   e. 组织细胞性坏死性淋巴结炎（Kikuchi 病）
   f. 窦性组织细胞增生伴巨大淋巴结病（Rosai-Dorfman 综合征）

表 46-1　伴有淋巴结病的疾病（续表）

　g. 黏膜皮肤淋巴结综合征（川崎病）
　h. 家族性地中海热
　i. 严重高甘油三酯血症
　j. 淋巴窦血管转化
　k. 淋巴结炎性假瘤
　l. 充血性心力衰竭

缩略词：EBV，Epstein-Barr 病毒；CMV，巨细胞病毒；HIV，人类免疫缺陷病毒

治疗　淋巴结病

患者年龄＞40 岁，淋巴结病变位于斜角肌或锁骨上区域，直径＞4 cm，以及质硬而无压痛者均建议立即行淋巴结切除活检。对于较年轻的患者，其淋巴结较小，淋巴结质地韧或呈压痛，可保守观察 7 ～ 14 天。不主张经验性抗生素治疗。倘若淋巴结缩小，无需进一步的评估。反之，淋巴结增大则有必要进行淋巴结切除活检。

脾肿大

如同淋巴结可特异性针对组织中病原体，脾是可特异性对抗血源传播性病原体的淋巴器官。脾无输入淋巴管，如同淋巴结具有特定的区域生成抗体（滤泡）以及扩增抗原特异性 T 细胞（动脉周围淋巴鞘，PALS）。此外，脾具有完善的网状内皮系统，可清除颗粒和抗体包裹的细菌。血液流入脾后，脾可滤过血液中病原体，吞噬破坏衰老与丧失变形能力的红细胞以维持红细胞质量。脾还具有"除核"（pitting）功能，可从细胞中剔除胞内的包涵体（亦包括病原体，如巴贝虫和疟原虫）。在特定的情况下，脾还可替代骨髓生成造血细胞。

正常脾大约长 12 cm，宽 7 cm，通常体表无法触及。患者右侧卧位时，可在第 9 ～ 11 肋间叩及脾浊音区。触诊脾的最佳体位是仰卧曲膝位，可随着患者吸气时脾下移而触及脾。物理诊断的敏感性欠佳，CT 或超声为优先选择的检查。

脾肿大的三个基础机制如下：①对脾功能需求增加而引起过度增生或增大（如遗传性球形红细胞增多症时，对缺陷红细胞的清除需求增加；或全身性感染、免疫性疾病时免疫增生）；②门静脉高压引起被动性血管充血；③恶性细胞、富含脂质或糖蛋白的巨噬细

胞、淀粉样物质的浸润（表 46-2）。巨脾（左侧肋缘下可触及的脾＞8 cm）通常提示淋巴组织增殖性疾病或骨髓增殖性疾病。

外周血红细胞、白细胞及血小板计数可正常、减少或增多，取决于原发疾病。单系或多系细胞减少可提示脾功能亢进、破坏增加。脾功能亢进者，血细胞减少的表现一般可在切除脾脏后恢复。无脾功能亢进表现的脾肿大，其病因诊断依赖于原发病伴随的症状、体征和实验室检查异常。脾切除术罕有出于诊断性目的。

脾切除后的个体发生各种病原（包括肺炎球菌和流感嗜血杆菌）引起的脓毒血症的风险增高。因此，脾切除术前应给予相应的疫苗接种。脾切除术将降低患者对非 T 细胞依赖性多糖抗原的免疫应答。新近的疫苗制剂为 T 细胞依赖途径，对于脾切除术后患者更为有效。

表 46-2　伴有脾肿大的疾病（根据发病机制分类）

对脾功能需求增加所致	
网状内皮系统增生（为清除缺陷红细胞）	利什曼病
球形红细胞增多症	锥虫病
早期镰状细胞性贫血	埃里希体病
椭圆形红细胞增多症	免疫调节异常
重型地中海贫血	类风湿关节炎（Felty 综合征）
血红蛋白病	系统性红斑狼疮
阵发性夜间血红蛋白尿	结缔组织病
恶性贫血	血清病
免疫性增生	免疫溶血性贫血
对感染的反应（病毒、细菌、真菌、寄生虫）	免疫性血小板减少症
	免疫性中性粒细胞减少症
传染性单核细胞增多症	药物反应
艾滋病	血管免疫母细胞性淋巴结病
病毒性肝炎	结节病
巨细胞病毒	甲状腺功能亢进症（良性淋巴结增生）
亚急性细菌性心内膜炎	
细菌性脓毒血症	IL-2 治疗
先天性梅毒	髓外造血
脾脓肿	骨髓纤维化
结核病	骨髓损伤（毒素、射线、锶）
组织胞浆菌病	骨髓浸润（肿瘤、白血病、戈谢病）
疟疾	

表 46-2　伴有脾肿大的疾病（根据发病机制分类）（续表）

脾脏或门脉血流异常所致	
肝硬化	肝血吸虫病
肝静脉阻塞	充血性心力衰竭
肝内或肝外门静脉阻塞	肝包虫病
门静脉海绵样变	门脉高压（包括上述任何病因）：
脾静脉阻塞	"Banti 综合征"
脾动脉瘤	

脾脏浸润	
细胞内或细胞外沉积	骨髓增殖综合征（如真性红细胞
淀粉样变性	增多症、原发性血小板增多症）
戈谢病	血管肉瘤
尼曼-匹克病	转移肿瘤（黑色素瘤最常见）
丹吉尔病	嗜酸性粒细胞肉芽肿
Hurler 综合征及其他黏多糖贮积症	组织细胞和树突状细胞肿瘤（组
高脂血症	织细胞增多症 X）
良性及恶性细胞浸润	错构瘤
白血病（急性、慢性、淋巴细胞性、	血管瘤、纤维瘤、淋巴管瘤
髓系、单核细胞性、毛细胞）	脾脏囊肿
淋巴瘤	
霍奇金病	

病因不明	
特发性脾肿大	缺铁性贫血
铍中毒	

第 47 章

贫血与红细胞增多症

（张伸　译　黄晓军　审校）

贫血

　　根据世界卫生组织（WHO）的标准，成年男性的贫血定义为血红蛋白（Hb）浓度 < 130 g/L（13 g/dl）或红细胞比容（Hct）< 39%；成年女性则为 Hb < 120 g/L（12 g/dl）或 Hct < 37%。

贫血的症状和体征较多样，取决于贫血的程度及病程。绝大多数急性贫血的原因是失血或溶血。在急性失血时，患者以低血容量为主要表现，首要为低血压和器官灌注不足。慢性贫血的伴随症状，随着患者年龄及其重要器官的供血状态不同而异。中度贫血常伴有疲乏、活动耐力下降、呼吸急促及心动过速。患者可出现皮肤和黏膜苍白。伸开手掌，其掌纹颜色较周围皮肤变浅，多提示 Hb < 80 g/L（8 g/dl）。伴有冠状动脉疾病的患者，可发生心绞痛，或导致发作频率与严重程度增加。伴有颈动脉疾病的患者，可出现头晕或目眩。

对贫血的病因诊断，需掌握循环中红细胞数目的减少，是由于红细胞生成不足，或者是红细胞破坏或丢失增多引起。红细胞生成不足可因红细胞成熟缺陷造成无效造血（往往形成过大或过小的红细胞）；或增生低下（生成红细胞的形态大小多正常，但是数量极少）。

贫血的基本评估包括：①网织红细胞指数（RI）；②血涂片及红细胞相关指标［主要指平均红细胞体积（MCV）］（图 47-1）。

贫血时网织红细胞提前从骨髓释放进入循环，其成熟时间较正常延长 1 日，造成网织红细胞计数增多。经对前述因素及 Hct 校正，RI 用于反映红细胞生成情况。计算公式为：RI =（网状红细胞 % × Hct/45%）×（1/ 移位校正因子）。移位校正因子随 Hct 变化：Hct = 35% 时为 1.5；Hct = 25% 时为 2；Hct = 15% 时为 2.5。RI < 2% ～ 2.5% 提示红细胞生成不足；RI > 2.5% 提示红细胞过度破坏或丢失。整体上约 75% 为低增生性贫血。

如果贫血伴随低 RI 数值，红细胞的形态学检查有助于鉴别骨髓增生低下与成熟异常。细胞质成熟缺陷，如铁缺乏或 Hb 合成障碍，生成红细胞体积较小（MCV < 80）；细胞核成熟缺陷，如维生素 B_{12} 与叶酸缺乏、药物效应，生成红细胞体积较大（MCV > 100）。骨髓增生低下时，红细胞一般形态正常，但数目极少。骨髓检查也可助于贫血的评估，但多用于骨髓增生低下状态的诊断。

应根据病理生理缺陷对贫血初步分类，并据此选择评估特定类型贫血的其他实验室检查。更为详尽的内容见第 63 章。

红细胞增多症

红细胞增多症指循环中红细胞增高超出正常范围。Hb 水平异常升高，男性 ≥ 170 g/L（17 g/dl），女性 ≥ 150 g/L（15 g/dl）就应考虑红细胞增多症。红细胞增多症往往在常规血细胞计数检查中被偶然发现。由于血浆容量丢失（如严重脱水、烧伤）所引起的相

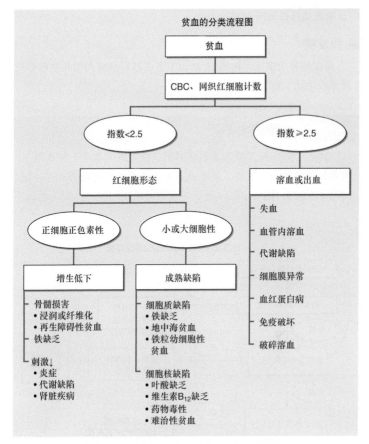

图 47-1 贫血的分类。CBC，全血细胞计数

对性红细胞增多症，并不实际反映红细胞总量增加。绝对的红细胞增多症是红细胞总数真性增高。

■ 病因

病因包括真性红细胞增多症（一类克隆性骨髓增殖性疾病），分泌促红细胞生成素的肿瘤（如肾癌、小脑血管瘤），慢性低氧血症（如高海拔、肺部疾病），碳氧血红蛋白增多（如吸烟者），高氧亲和力血红蛋白变体，库欣（Cushing）综合征，雄激素过多。通过是否具有脾大、白细胞增多症、血小板增多症、维生素 B_{12} 水平升高、红细胞生成素水平下降表现，以及 JAK2 激酶基因突变（V617F），可鉴别真性红细胞增多症与继发性红细胞增多症。红细胞增多症患者的诊断评估路径见图47-2。

■ 并发症

高血液黏滞度（伴输送 O_2 减少）造成器官缺血损伤和血栓形成（静脉或动脉）最为常见。

治疗	红细胞增多症

Hct ≥ 55% 时，推荐放血将 Hct 降低到正常水平。常规给予阿司匹林降低血栓风险。对于放血无法达到满意疗效者，可以使用羟基尿控制 Hct 水平。

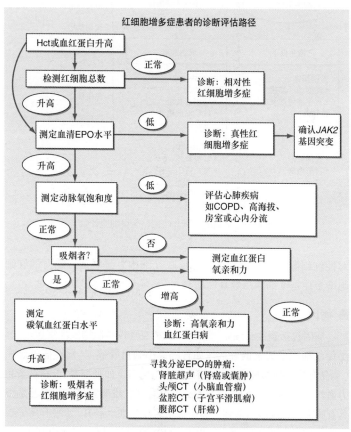

图47-2 血红蛋白升高（红细胞增多症）患者的诊断评估路径。COPD，慢性阻塞性肺疾病；EPO，促红细胞生成素

第 48 章
氮质血症与尿液异常

（王琰　译　左力　审校）

■ 肾功能异常、氮质血症

氮质血症是指经肾排泄的含氮废物潴留。血尿素氮（BUN）[> 10.7 mmol/L（ > 30 mg/dl）] 和血肌酐 [> 133 μmol/L（ > 1.5 mg/dl）] 升高大多提示肾功能损害。临床中可通过肌酐清除率（CL_{cr}）（正常 > 100 ml/min）估测肾功能；采集 24 h 尿液，利用下述公式就可直接得出：

$$肌酐清除率（ml/min）=（uCr×uV）/（sCr×1440）$$

1. uCr：尿肌酐（mg/dl）
2. sCr：血肌酐（mg/dl）
3. uV：24 h 尿量（ml）
4. 1440：24 h 所含的分钟数

被采集的标本的"完整性"和"充分性"通过尿量和肌酐含量来估测；肌酐由肌肉产生，并以相对恒定的速率排出。对于 20 ～ 50 岁的男性，肌酐排泄量应为 18.5 ～ 25.0 mg/kg 体重；对于相同年龄的女性，应为 16.5 ～ 22.4 mg/kg 体重。举例，一名 45 岁体重 80 kg 的男子收集全天尿液，其中应含排泄的肌酐 1500 ～ 2000 mg。肌酐的排泄也受年龄和肌肉质量的影响。值得注意的是，肌酐并非评估肾小球滤过率（GFR）最为理想的物质，因为其既通过肾小球滤过，又被近端肾小管上皮细胞分泌；随着肾功能不全进展，肾小管分泌所占的比例也会随之增加，因此，对于慢性肾脏病患者，计算得出的肌酐清除率会高于实际的 GFR。仅能被滤过而无法被分泌的同位素标志物（如碘酞葡胺）可以更精确地估算 GFR。

由于 GFR 随年龄的增加而降低，以及受到体重、性别等因素的影响，Cockcroft-Gaul 推导出以下公式来评估男性的肌酐清除率：

$$肌酐清除率（ml/min）= \frac{（140 -年龄）× 标准体重（kg）}{血浆肌酐（mg/dl）×72}$$

此值乘以 0.85 即为女性的肌酐清除率。

GFR 还可通过肾脏病膳食改良试验（modification of diet in renal disease study，MDRD）衍生的方程估测。目前，由 MDRD 衍生的"估测的肾小球滤过率（eGFR）"被大多数美国临床实验室报告肌酐水平时采用，美国肾脏协会对慢性肾脏病的分期也基于此法所估测得出的 eGFR（表 48-1）。

最近，通过检测另一循环标志物胱抑素 C 来估算 GFR，也已被纳入临床实践。胱抑素 C 是胱抑素超家族的成员，一种半胱氨酸蛋白酶抑制剂，以相对恒定的速率由各种有核细胞生成。与肌酐相同，测定胱抑素 C 被用于估测 GFR（eGFR）。血清胱抑素 C 被认为对于 GFR 下降早期是比肌酐更为敏感的标志物，肌肉质量对其循环水平的影响较小；然而，与血清肌酐一样，胱抑素 C 受年龄、种族和性别的影响。

肾功能损害的表现包括：容量负荷过重、高血压、电解质紊乱（如高钾血症、低钙血症、高磷血症）、代谢性酸中毒、内分泌紊乱（如胰岛素抵抗、功能性维生素 D 缺乏、继发性甲状旁腺功能亢进症）。肾功能严重损害时，可出现以下任一或多个尿毒症症状：食欲减退、厌食、恶心、呕吐、嗜睡、意识模糊、震颤、胸膜炎、心包炎、肠炎、瘙痒、睡眠和味觉障碍以及氮臭味。

氮质血症患者的诊断路径见图 48-1。

表 48-1　慢性肾脏病的分期

肾脏损害分期	描述	eGFR [ml/（min · 1.73 m² ）]
0	存在慢性肾脏病危险因素 [a]	> 90
1	存在肾损害证据 [b]	> 90
2	GFR 轻度下降	60 ~ 89
3a	GFR 中度下降	45 ~ 59
3b		30 ~ 44
4	GFR 重度下降	15 ~ 29
5	肾衰竭	< 15

[a] 糖尿病、高血压、家族史、高龄、非洲裔
[b] 尿检异常、血尿、蛋白尿、白蛋白尿
缩略词： eGFR，估测的肾小球滤过率；GFR，肾小球滤过率

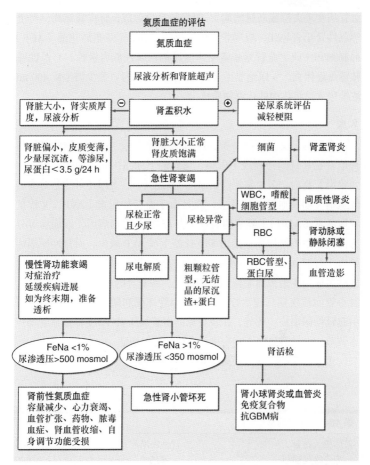

图 48-1　氮质血症患者的诊断路径。FeNa，钠排泄分数；GBM，肾小球基底膜；RBC，红细胞；WBC，白细胞。[资料来源：From Lin J, Denker BM：Azotemia and urinary abnormalities，in Kasper DL et al（eds）. Harrison's Principles of Internal Medicine，19th ed. New York，NY：McGraw-Hill；2014.]

■ 尿量异常

少尿

少尿是指尿液排出量减少，通常定义为 < 400 ml/d。无尿指尿量显著减少，尿量 < 100 ml/d，或毫无尿液排出。少尿常见于容量不足和（或）肾低灌注的情况，引起"肾前性氮质血症"和急性肾衰竭（第 141 章）。下述情况均可导致无尿：双侧尿路完全梗阻，严重

血管病变（夹层或动脉闭塞），肾静脉血栓形成，肾皮质坏死，严重的急性肾小管坏死，应用非甾体抗炎药、血管紧张素转化酶（ACE）抑制剂和（或）血管紧张素受体阻滞剂；以及低容量性、心源性或脓毒血症休克。少尿绝非正常情况，因为机体每日至少需生成 400 ml 浓缩尿才可将体内的代谢物质排出。

多尿

多尿的定义是尿量 > 3 L/d。多尿常伴遗尿、尿频，因此必须与其他常见并且同样表现为尿频、尿急的下尿路疾病（如膀胱炎、前列腺炎）鉴别。多尿常伴高钠血症（第 1 章）。多尿还可能是对渗透性负荷（如高血糖）的反应；或是由于血浆加压素［AVP，又称抗利尿激素（ADH）］异常的表现（表 48-2）。根据病因，尿崩症可分为两类，中枢性尿崩症是由于下丘脑生成 AVP 减少；而肾性尿崩症是由于肾对 AVP 作用不敏感。过量的液体摄入可导致多尿，但是原发性多尿很少造成血浆渗透压的改变，除非肾的浓缩稀释功能受损。肾小管间质疾病、锂治疗、急性肾小管坏死和尿路梗阻解除后也可引起肾性尿崩症。此外，比较少见的血管加压素 V2 受体或血管加压素调节的水通道蛋白 2 突变也可造成肾性尿崩症。

多尿患者的诊断路径见图 48-2。

表 48-2　多尿的常见病因

液体摄入过量	肾性尿崩症
原发性烦渴	锂暴露
医源性（静脉输液）	尿道梗阻
治疗性	肾乳头坏死
利尿剂	反流性肾病
渗透性利尿	间质性肾炎
高血糖	高钙血症
氮质血症	遗传性（V2R、AQP-1/2）
甘露醇	中枢性尿崩症
造影剂	肿瘤
	外科术后
	头部创伤
	基底部脑膜炎
	神经系统结节病

缩略词：AQP，水通道蛋白；V2R，血管加压素 2 型受体

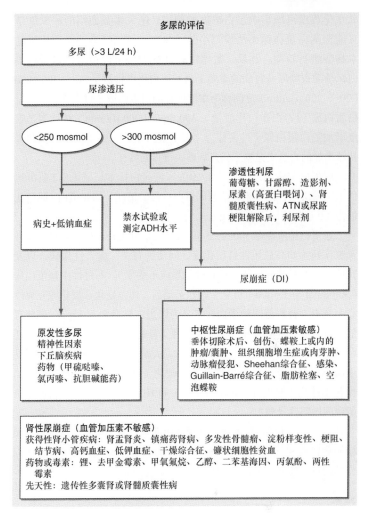

图 48-2　多尿患者的诊断路径。ADH，抗利尿激素；ATN，急性肾小管坏死。
［资料来源：From Lin J，Denker BM：Azotemia and urinary abnormalities，in Kasper DL et al（eds）. Harrison's Principles of Internal Medicine，19th ed. New York，NY：McGraw-Hill；2014.］

■ 尿液成分的异常

蛋白尿

　　蛋白尿是肾小球疾病的标志。正常尿蛋白水平低于 150 mg/d。经典的检测方法是使用中度敏感的试纸条半定量地测量蛋白浓度，因此水化程度可能影响蛋白浓度的判定。绝大多数商用的尿试纸条只能检测白蛋白而无法检测小分子蛋白，例如轻链就必须用磺基水杨酸进行检测。相反，敏感度较高的方法可以检测尿微量白蛋白，是筛查糖尿病肾病的重要工具。尿白蛋白排泄量 30～300 mg/d（20～200 μg/min）之间称为中度增加的白蛋白尿（过去称为"微量白蛋白尿"）；白蛋白排泄量＞300 mg/d（200 μg/min）被认为是重度增加的白蛋白尿（过去称为"大量蛋白尿"）。多年以来白蛋白尿持续增加的自然史是糖尿病肾病的关键诊断特征。

尿蛋白定量测定需要采集 24 h 尿液蛋白标本。尿蛋白/肌酐比值采用随机尿，也可粗略估测尿蛋白排泄的情况，如尿蛋白/肌酐比值为 3.0 近似于尿蛋白 3.0 g/d。

尿蛋白排泄率在 500 mg/d 至 3 g/d 之间并无特异性，可见于多种肾脏疾病（如高血压性肾硬化症、间质性肾炎、血管性疾病，以及其他原发性肾脏病伴肾小球轻度受累或不受累）。一过性少量蛋白尿（500 mg/d 至 1.5 g/d）可见于剧烈运动后、体位变化、发热或充血性心力衰竭。肾病范围的蛋白尿定义为尿蛋白排泄率＞3 g/d，可伴有低白蛋白血症、高胆固醇血症和水肿（肾病综合征）。肾病综合征还可合并多种肾外并发症（第 145 章）。大量蛋白尿（＞10 g/d）可见于微小病变、局灶性节段性肾小球硬化（FSGS）、膜性肾病、塌陷性肾小球病（原发性 FSGS 的亚型）和 HIV 相关性肾病（病毒感染所致的塌陷性肾病）。

给予 ACEI 或血管紧张素 II 受体阻滞剂可减少尿蛋白，从而延缓糖尿病肾病和其他肾小球疾病进展为终末期肾病。不同病因肾病综合征的特异性治疗将在第 145 章述及。

血尿

肉眼血尿指尿液中含较高血液成分，更多见于下尿路疾病和（或）出血倾向者，肾实质疾病（表 48-3）相对少见；多囊肾囊肿破裂和 IgA 肾病上呼吸道感染后出现血尿是例外。镜下血尿（＞1～2 红细胞/高倍视野）伴蛋白尿、高血压和尿沉渣（肾炎综合征）则更多与炎症性肾小球肾炎相关，例如急性链球菌感染后肾小球肾炎（第 145 章）。

游离血红蛋白和肌红蛋白可经试纸检测，尿沉渣镜检阴性而半定量试纸法强阳性提示溶血或横纹肌溶解，二者可通过临床病史和实验室检查鉴别。红细胞管型并不常见，但其对诊断肾小球肾炎具

表 48-3　血尿的常见病因

下尿路
细菌性膀胱炎
间质性膀胱炎
尿道炎（感染性或炎症性）
已排出或正在排出的肾结石
膀胱及其邻近结构的移行细胞癌
膀胱鳞状细胞癌（如继发于血吸虫病）

上尿路
肾细胞癌
年龄相关性肾囊肿
其他肿瘤（如肾嗜酸细胞瘤，错构瘤）
获得性肾囊性疾病
先天性肾囊性疾病，包括常染色体显性遗传
肾小球疾病
肾间质疾病，包括间质性肾炎
肾结石
肾盂肾炎
肾梗死
高钙尿症
高尿酸尿

有高度的特异性。采用相位差显微镜可检出提示肾小球疾病的变形红细胞（"棘红细胞"），从而提高尿液分析的特异性。

血尿患者的诊断路径见图 48-3。

■ 脓尿

脓尿伴有血尿见于炎性肾小球疾病。单纯脓尿最常见于上尿路或下尿路感染。脓尿还可见于过敏性间质性肾炎（常以嗜酸性粒细胞为主）、移植排斥及非感染性、非过敏性肾小管间质性疾病，包括动脉栓塞性肾病。临床中发现"无菌性"脓尿（即无细菌的白细胞尿），应警惕肾结核。

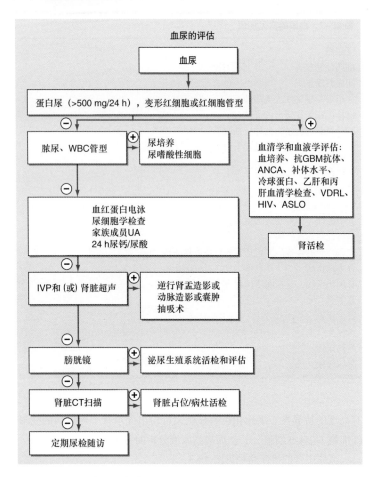

图 48-3 血尿患者的诊断路径。ANCA，抗中性粒细胞胞质抗体；ASLO，抗链球菌溶血素 O；CT，计算机断层成像；GBM，肾小球基底膜；HIV，人类免疫缺陷病毒；IVP，静脉肾盂造影；UA，尿液分析；VDRL，性病研究实验室试验；WBC，白细胞。[资料来源：From Lin J, Denker BM: Azotemia and urinary abnormalities, in Kasper DL et al (eds). Harrison's Principles of Internal Medicine, 19th ed. New York, NY: McGraw-Hill; 2014.]

第49章
关节疼痛和肿胀

（刘田 译 刘栩 审校）

日常门诊中，主诉肌肉骨骼不适的情况极为常见，也是致残和丧失工作能力的最主要原因。必须对患者的关节疼痛做出规范、全面和合理的评估，把握准确诊断的最佳时机，以规划适宜的随访检查和治疗计划。关节疼痛和肿胀是主要累及肌肉骨骼系统的疾病表现，或为全身性疾病的反映。

■ 肌肉骨骼系统症状的初始评估（图49-1）

1.关节与非关节：疼痛是否局限在关节或关节周围组织，例如软组织或肌肉。

2.炎症与非炎症：炎症性疾病通常有炎性局部体征（皮肤发红、肿胀、皮温升高）；全身症状（晨僵、疲乏、发热、体重下降）或炎症的实验室证据［血小板增多、红细胞沉降率（血沉）增快以及C反应蛋白升高］。

3.急性（≤6周）与慢性。

4.局部与全身。

■ 病史特点

- 年龄、性别、种族和家族史。
- 发病的初发症状（突然或缓慢发病），发展演变（慢性持续、间歇性、游走性、渐进加重）以及病程（急性或慢性）。
- 受累关节的数量及分布：单关节型（1个关节），少关节型（2～3个关节），多关节型（>3个关节）；对称性。
- 其他关节特征：晨僵、对运动的影响、症状改善/恶化的因素。
- 关节外表现，如发热、皮疹、体重减轻、视觉改变、呼吸困难、腹泻、排尿困难、麻木、乏力等。
- 新近的事件，如外伤、用药、旅游、其他疾病等。

■ 体格检查

全面的体格检查十分必要：尤其留意皮肤、黏膜、指甲（银屑

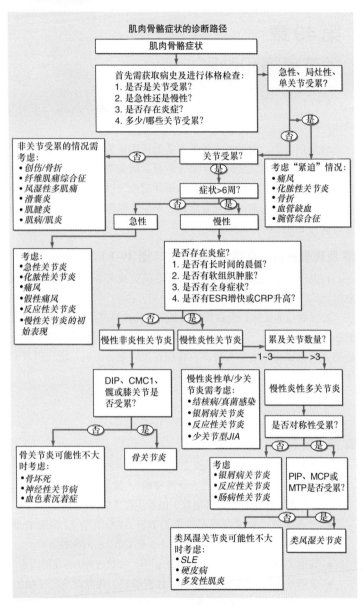

图 49-1 肌肉骨骼症状的诊断路径。CMC，腕掌关节；CRP，C 反应蛋白；DIP，远端指（趾）间关节；ESR，红细胞沉降率（血沉）；JIA，幼年型关节炎；MCP，掌指关节；MTP，跖趾关节；PIP，近端指（趾）间关节；SLE，系统性红斑狼疮

病具有特征性的指甲改变）、眼睛等。按从头到脚或从四肢到中轴的顺序，仔细全面地检查所有受累和未受累的关节及其周围组织。需特别注意是否存在：

- 皮温升高和（或）红斑
- 肿胀
- 滑膜积液增多
- 关节半脱位、脱位、畸形
- 关节不稳定
- 关节主动和被动活动受限
- 关节捻发音
- 关节周围改变
- 肌肉改变包括肌无力、肌萎缩等

■ 实验室检查

单关节、创伤性、炎性、慢性病变或是伴随神经系统改变和全身表现，常需附加其他评估检查。

- 常规检查：包括全血细胞计数（CBC）、红细胞沉降率（血沉）和 C 反应蛋白。
- 具有特征性临床意义的检查，包括：类风湿因子、抗环瓜氨酸肽抗体（anti-CCP）、抗核抗体（ANA）、抗中性粒细胞胞质抗体（ANCA）、抗链球菌溶血素 O 滴度、莱姆病抗体。
- 存在或疑似全身性疾病：检测肝 / 肾功能、尿液分析。
- 尿酸：对痛风及计划治疗者具有意义。
- 肌酸磷酸激酶（CPK）、醛缩酶：肌肉疼痛、无力者检测。
- 滑膜液抽吸与分析：适用于急性单关节炎及疑似感染性或晶体性关节炎。送检内容包括：①外观、黏度；②细胞计数和分类（如 WBC 计数 > 50 000/μl，考虑化脓性关节炎）；③偏振光学显微镜检测晶体；④革兰氏染色、培养（图 49-2）。

■ 影像学诊断

X 线平片对关节病变的诊断及分期极有价值（表 49-1）。

其他影像学检查包括超声、放射性核素显像、CT 及 MRI 等，可根据不同的临床情况选择。

■ 高龄患者特殊关注的事项

对高龄长者进行关节和骨骼肌肉疾病的评估极具挑战，其多起

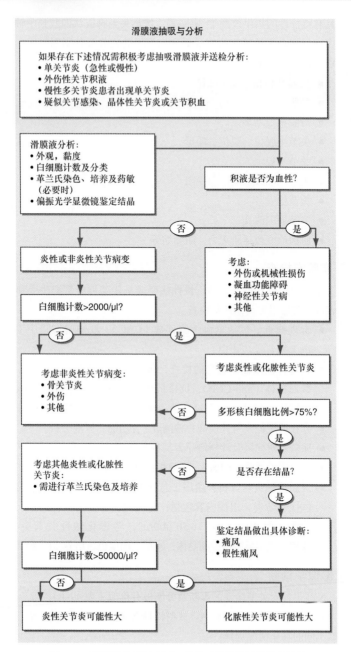

图 49-2　滑膜液抽吸适应证，以及对送检分析结果的阐释

表 49-1　关节病变的 X 线影像学检查适应证

外伤
疑似慢性关节或骨骼感染
进行性关节功能丧失
单关节受累
慢性关节病变的基线评估
拟改变治疗方案时（如类风湿关节炎）

病隐匿，病程慢性迁延，伴有其他医学情况混杂影响，同时对许多诊断性检测结果的阐释变异性增加。尽管高龄老年人可以罹患几乎任何的骨骼肌肉疾病，但是其中一些特定疾病更为多见。对主诉肌肉和骨骼症状的高龄患者进行评估时，应特别留意是否潜在由于合并疾病和治疗引起风湿性疾病。

第 50 章
颈背部疼痛

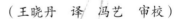

（王晓丹　译　冯艺　审校）

腰痛

　　在美国，腰痛（low back pain，LBP）所致的年支出约为 1770 亿美元。腰背部不适是 45 岁以下人群致残的最主要病因；腰痛是美国患者就诊的第二大病因；人群中＞80% 曾在一生中出现过腰痛。

■ 腰痛分型

- 局部疼痛：由疼痛敏感结构损伤，从而压迫或刺激感觉神经末梢所致；疼痛定位与受损伤部位相近。
- 牵涉痛：源于腹部或盆腔，疼痛与姿势无关。
- 源于脊柱的疼痛：局限于腰背部，或放射至下肢及臀部。上段腰椎疾病引起的疼痛累及上腰部、腹股沟及大腿前侧。下段腰椎疾病引起的疼痛累及臀部、大腿后侧、小腿及足部。
- 放射痛：累及神经根，引起从脊柱至下肢相应区域的放射痛。咳嗽、打喷嚏、抬重物或用力可诱发疼痛。

- 与肌肉痉挛有关的疼痛：病因多样；伴椎旁肌肉紧张、椎旁钝痛 / 酸痛及姿势异常。

■ 体格检查

应包括腹部和直肠，以寻找内脏相关的病因。视诊有无脊柱侧凸及肌肉痉挛。触诊可能诱发病变脊柱节段的疼痛。髋部疼痛可能与脊柱疼痛相混淆；针对髋部做下肢的内旋 / 外旋动作（同时屈髋屈膝）可诱发髋部疼痛。

直腿抬高试验（SLR）：患者呈仰卧位，在髋部做下肢的被动屈曲动作，手法牵拉 L5/S1 神经根和经过髋部后方的坐骨神经。如果上述动作能够诱发疼痛，则直腿抬高试验阳性。直腿抬高交叉试验：上述动作诱发对侧下肢或髋部的症状为直腿抬高交叉试验阳性；此时神经 / 神经根病变位于疼痛的一侧。反向直腿抬高试验：患者站立位，将腿被动向后伸展，手法牵拉 L2 ～ L4 神经根、腰骶丛和经过髋部前方的股神经。

神经系统查体：检查有无局部肌肉萎缩、无力、反射消失、皮肤感觉减退。神经根病的具体表现见表 50-1。

■ 实验室检查

对于非特异性急性腰痛（＜ 3 个月）患者，较少需要"常规"实验室检查和腰椎 X 线检查。但是，具有严重病情的危险因素（表 50-2）时，则具备完善检查的指征。MRI 和 CT 脊髓成像可以确定脊柱疾病的解剖部位。肌电图和神经传导检查可协助评价周围神经功能。

■ 病因

腰椎间盘病变

腰痛和腿痛的常见病因；通常在 L4 ～ L5，或 L5 ～ S1 水平。皮肤感觉消失、腱反射减弱或消失以及肌无力较疼痛更有助于定位诊断。通常为单侧，但较大的中央型椎间盘突出可压迫多个神经根，引起双侧症状，并可引起马尾综合征（第 191 章）。

腰椎间盘外科手术的指征：

- 体格检查提示进行性肌无力，或肌电图（EMG）提示进行性神经根损伤。
- 马尾综合征或脊髓压迫，通常因尿潴留或肠道功能异常而发现。
- 保守治疗至少 6 ～ 8 周后仍存在致残性神经根痛；临床试验

表 50-1　腰骶神经根病：神经学特征

腰骶神经根	检查所见			疼痛分布
	反射	感觉	运动	
L2[a]	—	大腿前、上侧	腰大肌（髋屈肌）	大腿前侧
L3[a]	—	大腿前、下侧、膝前侧	腰大肌（髋屈肌）、四头肌（膝伸肌）、股内收肌	大腿前侧、膝
L4[a]	四头肌（膝）	小腿内侧	四头肌（膝伸肌）[b]、股内收肌	膝、小腿内侧、大腿前外侧
L5[c]	—	足背、小腿外侧	腓骨肌（足外翻肌）[b]、胫骨前肌（足背屈肌）、臀中肌（髋外展）、趾背屈肌	小腿外侧、足背、大腿后外侧、臀部
S1[c]	腓肠肌/比目鱼肌（踝）	足底、足外侧面	腓肠肌/比目鱼肌（足跖屈肌）[b]、拇展肌（趾屈肌）[b]、臀大肌（髋伸肌）	足底、小腿后侧、大腿后侧、臀部

[a] 反向直腿抬高试验阳性
[b] 这些肌肉主要受此神经根支配
[c] 直腿抬高试验阳性

表 50-2　急性腰痛：提示病因为严重结构异常的相关危险因素

病史

休息时或夜间疼痛加重

肿瘤史

慢性感染史（尤其肺部、泌尿系统或皮肤）

外伤史

失禁

年龄 > 70 岁

静脉滥用毒品

应用糖皮质激素

快速进展性神经病变

体格检查

不明原因发热

不明原因体重下降

脊柱压痛

腹部、直肠或盆腔肿物

髋部下肢内旋 / 外旋；足跟撞击（heel percussion）征

直腿抬高试验 / 反向直腿抬高试验阳性

进展性局部神经病变

表明手术可更快缓解疼痛，但在 1 ～ 2 年后与非手术组比较无差异。

椎管狭窄

椎管狭窄引起神经性跛行，即在走路或站立时出现腰背、臀和（或）腿痛，坐位可缓解。症状通常为双侧。与血管性跛行不同，站立位不活动也可诱发疼痛。不同于椎间盘病变，坐位可使疼痛得到缓解。局部神经病变常见，但严重神经病变（如瘫痪、失禁）少见。椎管狭窄既可以是获得性（75%），也可以是先天性或混合性因素所致。

- 轻症者对症治疗。
- 若疼痛影响日常活动且药物治疗无效，或出现神经系统定位体征时，可考虑外科手术治疗。多数患者术后腰背痛及腿痛获得缓解；其中 25% 在手术后 7 ～ 10 年内出现再狭窄。

创伤

常用腰部劳损或扭伤来描述轻症、自限性损伤引起的腰痛。外伤引起的腰椎骨折可造成椎体前部的楔入或压缩；也可发生累及椎体及椎后元件的爆裂骨折。椎体骨折常伴有神经损伤，需早期外科干预。CT 检查用于筛查中重度创伤者的脊柱疾病，优于常规 X 线检查。引起非创伤性骨折的最常见原因是骨质疏松，其他病因包括骨软化、甲状旁腺功能亢进症、甲状腺功能亢进症、多发性骨髓瘤及转移癌。

脊柱滑脱症

椎体向前滑脱。L4 ～ L5 ＞ L5 ～ S1 水平，可引起腰痛或神经根病 / 马尾综合征（第 191 章）。

骨关节炎

由于脊柱活动诱发的背痛，伴有僵硬感。随年龄增长加重，X 线检查所见与疼痛的严重程度并不相关。骨赘或间盘-骨赘可能造成中央型椎管狭窄、侧隐窝狭窄或神经孔狭窄。

肿瘤的脊柱转移（第 22 章）

患有全身性癌症的患者，腰背痛是常见的神经症状，并且是其就医的主诉（20%）。休息无法缓解。早期诊断非常关键。MRI 和 CT 脊髓造影可证实椎体转移，椎间隙不受累。

椎骨骨髓炎

休息不能缓解的腰背痛，局部触痛，红细胞沉降率（血沉）升高。原发感染灶常见于泌尿系统、皮肤或肺部；静脉滥用毒品是其危险因素。常见椎体和椎间隙的破坏。腰椎硬膜外脓肿可表现为背痛和发热，体格检查可以是正常，或有神经根病变，累及脊髓，或出现马尾综合征。MRI 是确定脓肿范围的最佳检查手段。

腰椎蛛网膜炎

可继发于蛛网膜内局部组织的炎症，纤维化可导致神经根粘连，通过 MRI 清晰显见，尚无满意的治疗手段。

免疫性疾病

强直性脊柱炎、类风湿关节炎、反应性关节炎、银屑病关节炎和炎性肠病。

骨质疏松症

制动、甲状旁腺功能亢进、长期使用糖皮质激素、其他疾病因素或年龄增加（尤其在女性）引起骨量减少。表现为腰背痛，运动可使疼痛加重，也可见于上背部。

内脏疾病

盆腔疾病引起骶骨区疼痛，下腹部疾病引起腰部疼痛，上腹部疾病引起下胸部或上腰部疼痛。无局部体征，脊柱正常运动不引起疼痛。腹主动脉瘤破裂可以出现局限性腰背痛。

其他

不明原因的慢性腰痛；精神障碍，可能与药物滥用相关。

治疗   腰痛

急性腰痛（ALBP）

- 疼痛持续时间＜ 3 个月。
- 脊柱感染、骨折、肿瘤或快速进展性神经病变需要紧急进行诊断性评估。
- 如果不具备"危险因素"（表 50-2），初始治疗采取对症治疗，无需完善其他诊断性检查。
- 如不伴有腿痛，预后良好；85% 可以完全恢复。
- 临床研究并未提示卧床休息＞ 2 天带来益处。早期活动可能带来获益：心血管状况、椎间盘及软骨的营养、骨和肌肉的力量、内啡肽水平增加。
- 尚缺乏证据支持物理治疗，如推拿、按摩、针灸、超声、激光、软背架或牵引。
- 可考虑自行采用冷、热敷或使用鞋垫，既廉价又安全。
- 药物治疗包括 NSAIDs 和对乙酰氨基酚（第 6 章）。
- 肌肉松弛剂（环苯扎林）或可有效，但镇静是其常见不良反应。
- 阿片类药物的疗效并不优于 NSAIDs 和对乙酰氨基酚。
- 没有证据支持口服或硬膜外注射糖皮质激素。

慢性腰痛（CLBP）

- 疼痛持续时间＞ 12 周，鉴别诊断包括前述大部分情况。
- 通过神经影像学和 EMG/ 神经传导检查可明确病因；如果检查结果与神经系统查体相一致，可确立神经根病的诊断。治疗不能仅依据影像学检查，多达 1/3 的无症状年轻人 CT 或 MRI 检查中存在腰椎间盘突出。
- 治疗由病因决定，若没有发现特定病因，则采取保守治疗。

- 治疗手段包括对乙酰氨基酚、NSAIDs 和三环类抗抑郁药。
- 证据支持采取运动疗法，可有效地使一些患者回归工作、疼痛消失、行走距离增加。
- 认知-行为治疗可能有效；远期效果尚不明确。
- 其他治疗方法包括推拿、针灸、按摩较为常用，然而有效性存在争议。
- 对于非神经病患者，硬膜外糖皮质激素治疗和关节面注射无效。
- 对于非神经病患者，手术干预仍存争议，临床研究不支持其应用。

颈肩痛

常源于颈椎和颈部软组织疾病；常因运动诱发，伴局部压痛和活动受限。

■ 病因

颈椎创伤

颈椎创伤（骨折、半脱位）使脊髓有受压危险；颈部制动对减少不稳定颈椎节段的活动至关重要。

挥鞭伤由于创伤（通常是车祸）时，过屈或过伸所致的颈部肌肉韧带损伤。本诊断不适用于出现骨折、椎间盘突出、颅脑损伤、局灶性神经功能异常及意识障碍的患者。

颈椎间盘病变

下段颈椎的椎间盘突出是引起颈、肩及上肢疼痛和麻木的常见原因。常见的症状包括颈痛（活动后加重）、僵硬感和颈部活动受限。当神经根受压时，疼痛可放射至肩部和上肢。颈部的伸展和侧旋可使椎间孔变窄，从而诱发神经根症状（Spurling 征）。年轻人因椎间盘断裂所致的急性神经根病多由外伤引起。亚急性神经根病则很少与外伤相关，其发病可同时涉及椎间盘和脊椎病变。颈神经根病的临床特征见表 50-3。

颈椎病

颈椎骨关节炎可引起颈痛，疼痛可放射至头部后侧、肩部及上

表 50-3　颈神经根病：神经学特征

颈神经根	检查所见			疼痛分布
	反射	感觉	运动	
C5	肱二头肌	三角肌中束	菱形肌[a]（手肘向后伸直，手置于臀部）冈下肌[a]（臂外旋、屈肘）三角肌[a]（臂侧面抬高 30~45°）	臂外侧、肩胛骨内侧
C6	肱二头肌	拇指、示指 手背、前臂外侧	肱二头肌[a]（臂旋后、屈肘）旋前圆肌（前臂旋前）	前臂外侧、拇指/示指
C7	肱三头肌	中指 前臂背侧	肱三头肌[a]（前臂伸展、屈肘）腕/指伸肌[a]	臂后侧、前臂背侧、手背
C8	手指屈肌	小指掌侧 手和前臂内侧	拇短展肌（拇指外展）第一背侧骨间肌（示指外展）小指展肌（小指外展）	无名指和小指、手和前臂内侧
T1	手指屈肌	腋窝和臂内侧	拇短展肌（拇指外展）第一背侧骨间肌（示指外展）小指展肌（小指外展）	臂内侧、腋窝

[a] 这些肌肉主要受该神经根支配

肢，也可表现为头痛，以枕部为主。可同时伴有神经根病与脊髓病变。若屈颈时诱发从颈部沿脊柱向下放射的触电感（Lhermitte 征），通常提示脊髓受累。MRI 或 CT 可明确解剖学异常，EMG 和神经传导检查可以明确神经根受损的严重程度并定位。

颈痛的其他原因

包括颈椎小关节的类风湿关节炎、强直性脊柱炎、带状疱疹、颈椎转移瘤、感染（骨髓炎和硬膜外脓肿）和代谢性骨病。颈痛还可因心脏冠状动脉缺血所致（颈心综合征）。

胸廓出口

这一解剖部位包括：第一肋骨、锁骨下动 / 静脉、臂丛神经、锁骨和肺尖。损伤可以导致肩部和锁骨上区与姿势、活动相关的疼痛。真性神经源性胸廓出口综合征罕见，是由异常组织压迫臂丛神经下干所致，治疗包括手术去除异常组织。动脉源性胸廓出口综合征则是由颈肋压迫锁骨下动脉所致，治疗包括溶栓或抗凝，以及手术切除颈肋。静脉源性胸廓出口综合征是指锁骨下静脉血栓形成引起上肢肿胀、疼痛。静脉可能受颈肋或异常的斜角肌压迫。非典型胸廓出口综合征包含许多不明原因上肢、肩部慢性疼痛的患者。对于这些患者，手术治疗尚存争议，并且治疗往往无效。

臂丛神经

臂丛及周围神经损伤引起的疼痛与颈椎源性疼痛类似。肿瘤浸润及放射后纤维化（疼痛更少见）可引起此综合征。急性臂丛神经炎表现为急性发作的肩部及肩胛区严重疼痛，数日后出现上臂丛神经支配的上臂和肩带肌群无力，发病前常有感染或疫苗接种史。恢复需 3 年左右，多数患者可完全恢复功能。

肩

如果并无神经根病表现，鉴别诊断包括机械性肩痛（肌腱炎、滑囊炎、肩袖损伤、脱位、粘连性关节囊炎和肩峰下撞击综合征）及牵涉痛［膈下刺激、心绞痛、Pancoast（肺尖）肿瘤］。机械性疼痛常于夜间加重，伴有肩部压痛，臂外展、内旋或伸展时疼痛加重。

治疗　颈肩痛

- 颈椎间盘手术的指征与腰椎间盘手术指征类似；然而如果具有脊髓损伤风险，则需积极治疗。

无神经根病的颈痛

- 多数急性颈痛可自行缓解。
- 对症治疗包括 NSAIDs、对乙酰氨基酚、冷敷或热敷。因症状不能入睡者，可在夜间应用环苯扎林（5～10 mg）以缓解肌肉痉挛、促进睡眠。
- 如果与创伤无关，在专业指导下进行运动可能有效。
- 无有效的临床证据支持颈椎融合或颈椎间盘关节成形术。
- 低强度激光治疗可能有效，但需要进一步临床研究。
- 无证据支持射频神经切断术或颈椎关节突注射。

具有神经根病的颈痛

- 自然病程多为良性，许多患者无需特殊治疗即可改善。
- 初始治疗可选择 NSAIDs、对乙酰氨基酚或二者联用，也可联合肌松剂。症状严重者，门急诊患者均可短期应用阿片类镇痛药。
- 短期大剂量口服糖皮质激素并快速减量，或影像学引导下于硬膜外注射糖皮质激素对急性、亚急性椎间盘相关颈神经根病可能有效，但并未经过严格的临床试验证实。
- 柔软的颈托可一定程度上限制那些诱发疼痛的动作。
- 手术指征包括：进展性神经根痛所致运动障碍；疼痛引起功能受限，且保守治疗无效；脊髓受压。
- 颈椎病伴骨性压迫性颈神经根病常通过手术减压来阻止神经系统病变的进展，但其远期预后是否优于药物治疗尚不明确。
- 颈椎间盘突出的手术方法包括单纯前路椎间盘切除术，椎板切除＋椎间盘切除术，椎间盘切除＋椎体间融合术。颈段椎体融合继发神经根病或脊髓病变的累积风险约为每年3%、每10年26%。

第51章
头 痛

（马新然 译 张华纲 审校）

症状 头痛

头痛是患者来诊的最常见原因之一，可分为原发性或继发性头痛（表51-1）。第一步：首先要鉴别是严重疾病还是良性疾病。提示存在严重疾病的头痛症状参见表51-2。头痛的程度极少具有诊断价值，大多数患者感受到的一生中最严重的头痛实际上是偏头痛。头痛的部位可提示局部结构受累（颞部疼痛提示巨细胞动脉炎，面部疼痛提示鼻窦炎）。动脉瘤破裂（突发），丛集性头痛（3～5 min达峰）和偏头痛（疼痛在几分钟到几小时内递增）在达峰时间上有区别。环境因素诱发提示良性病因。

在头痛的评估中完整的神经系统查体很重要。如果存在异常的检查结果或怀疑严重疾病时，首先要进行影像学检查（CT或MRI）。在怀疑脑膜炎（颈强直、发热）或蛛网膜下腔出血（影像学检查阴性）时要进行腰椎穿刺。因为疼痛与抑郁相关，故患者的心理状态也需要进行评估。

表51–1 头痛的常见原因

原发性头痛		继发性头痛	
类型	%	类型	%
紧张型头痛	69	系统性感染	63
偏头痛	16	头外伤	4
特发性针刺样头痛	2	血管病变	1
劳力性头痛	1	蛛网膜下腔出血	＜1
丛集性头痛	0.1	脑肿瘤	0.1

资料来源：Data from Olesen J et al：The Headaches. Philadelphia，Lippincott Williams & Wilkins，2005.

表 51-2　提示存在严重疾病的头痛症状

突发性头痛

首次出现的严重头痛

经历过的最严重的头痛

头痛前出现呕吐

在数天或数周内亚急性加重

由弯腰、举重、咳嗽诱发的头痛

疼痛影响睡眠或在醒后立即出现

已知存在系统性疾病

55 岁后出现的头痛

发热或不能解释的系统性体征

神经系统查体异常

疼痛伴有局部触痛，如颞动脉走行区触痛

■ 偏头痛

　　一种良性、发作性的头痛综合征，常合并其他的神经功能障碍。偏头痛是仅次于紧张型头痛的第二常见的头痛原因，每年约 15% 的女性和 6% 的男性患病。诊断标准列于表 51-3 中。通常在童年、青春期或成年早期起病；但初次发作可能发生在任何年龄。患者常有家族史。女性在月经期间可能更易发作。经典三联征包括：视觉先兆（暗点或闪烁），感觉或运动症状，单侧搏动性头痛和恶心呕吐。大多数患者没有视觉先兆或其他先兆，畏光畏声常见，可出现眩晕，也可能出现没有头痛或呕吐（偏头痛等位症）的局灶性神经系统障碍。一次典型发作可持续 4 ～ 72 h，睡觉后缓解。发作诱因包括眩光、明光、声音、饥饿、压力、劳累、激素水平波动、睡眠缺乏、

表 51-3　偏头痛诊断标准简化版

头痛反复发作，每次持续 4 ～ 72 h，患者查体正常，排除其他原因，并且具备以下特点

至少具有下列特点中的 2 个	加上至少下列特点中的 1 个
单侧疼痛	恶心 / 呕吐
搏动性疼痛	畏光和畏声
活动后加重	
中或重度疼痛	

资料来源：Data from the International Headache Society Classification（Headache Classification Committee of the International Headache Society，Cephalalgia 38：1-211，2018）.

酒精或其他化学刺激等。

治疗 偏头痛

- 治疗偏头痛的3种方式：非药物治疗（如避免特定诱因，患者教育信息参见：www.americanmigrainefoundation.org）；针对急性发作的药物治疗（表51-4，表51-5）以及预防措施（表51-6）。

- 大多数偏头痛患者都需要进行药物治疗，一些患者仅通过避免或控制环境诱因就可以预防发作和治疗。

- 药物治疗的总体原则
  - 反应率约50%～70%。
  - 初始药物要根据经验和个体化原则进行选择——受年龄、共患病和副作用的影响。
  - 评估每种药物的预防性治疗效果可能需要几个月的时间。
  - 如果一次急性发作需要在首次给药60 min后再次用药，则在后续发作时应增加初始药物剂量或尝试使用另一类药物。

- 轻度至中度急性偏头痛发作在早期服用非处方（OTC）非甾体抗炎药通常是有效的。

- 曲坦类药物应用广泛并有多种配方。

- 使用麦角胺类药物时，可以减少头痛的复发，但出现恶心的频率较高。

- 在预防方面，三环类抗抑郁药是入睡困难的年轻人首选用药。维拉帕米通常是老年人进行预防的首选药物。

- 据报道，降钙素基因相关肽（CGRP）或其受体的单克隆抗体对慢性偏头痛有效且耐受性良好，该类药物近期已被批准应用。

紧张型头痛

常见于所有年龄组。疼痛表现为双侧紧绷样、束带状不适。可能持续数小时或数天；常缓慢出现。

- 一般用普通的镇痛药就可以减轻疼痛，如对乙酰氨基酚、阿司匹林或非甾体抗炎药。

- 通常与压力有关；包括放松在内的行为疗法也有效。

- 阿米替林可能有助于预防慢性紧张型头痛。

表 51-4　偏头痛的治疗

药物	商品名	剂量
普通止痛药		
对乙酰氨基酚，阿司匹林，咖啡因	埃克塞德林偏头痛止痛片	2 片或小胶囊，每 6 h 1 次（最多 8 片/天）
非甾体抗炎药		
萘普生	阿列夫，萘普生，通用型	220～550 mg 口服，1 天 2 次
布洛芬	爱德维，美林，努普林，通用型	400 mg 口服，每 3～4 h 1 次
托芬那酸	速溶克洛特	200 mg 口服，可在 1～2 h 后重复 1 次
双氯芬酸钠	双氯芬酸钠	50 mg 口服，水送服
5-HT 受体拮抗剂		
口服药		
麦角胺 1 mg，咖啡因 100 mg	咖啡特	开始时 1～2 片，后每 1/2 h 1 片（最多 6 片/天，10 片/周）
那拉曲坦	阿莫奇	开始时 2.5 mg，4 h 后每可重复 1 次
利扎曲普坦	马克萨，马克萨-MLT	开始时 2～10 mg，可在 2 h 后重复 30 mg/d）
舒马普坦	亚胺卓	开始时 50～100 mg，可在 2 h 后重复（最大剂量 200 mg/d）
夫罗曲坦	弗罗瓦	开始时 2.5 mg，可在 2 h 后重复（最大剂量 5 mg/d）
阿莫曲坦	阿克塞特	开始时 12.5 mg，可在 2 h 后重复（最大剂量 25 mg/d）
依来曲坦	雷帕克斯	40 mg 或 80 mg

表 51-4 偏头痛的治疗（续表）

药物	商品名	剂量
佐米曲普坦	佐米阁 速溶佐米阁	开始时 2.5 mg，可在 2 h 后重复（最大剂量 10 mg/d）
喷鼻剂		
双氢麦角胺	米格来宁鼻喷雾剂	喷鼻之前先按压泵头 4 次，1 喷（0.5 mg），第 2 喷在 15 min 内使用
舒马普坦	亚胺卓鼻鼻喷雾剂	5～20 mg 喷鼻，5 mg 4 喷或单独 20 mg 1 喷（2 h 后可重复 1 次，最大剂量 40 mg/d）
佐米曲普坦	佐米阁	5 mg 1 喷（可在 2 h 后重复 1 次，最大剂量 10 mg/d）
胃肠外药物		
双氢麦角胺	DHE-45	开始时 1 mg 静脉注射、肌内注射或皮下注射，1 h 1 次（最大剂量 3 mg/d，每周 6 mg）
舒马普坦	亚胺卓注射剂 奥萨玛 萨玛	开始时 6 mg，皮下注射（可在 1 h 后重复 1 次，24 h 内最大剂量 2 剂）
多巴胺受体拮抗剂		
口服药物		
甲氧氯普胺	灭吐灵[a]，通用型[a]	5～10 mg/d
丙氯拉嗪	甲哌氯丙嗪[a]，通用型[a]	1～25 mg/d

表 51-4　偏头痛的治疗（续表）

药物	商品名	剂量
胃肠外药物		
氯丙嗪	通用型[a]	0.1 mg/kg 静脉注射，速度 2 mg/min；最大剂量 35 mg/d
甲氧氯普胺	灭吐灵[a]，通用型	10 mg 静脉注射
丙氯拉嗪	甲哌氯丙嗪[a]，通用型[a]	10 mg 静脉注射
其他		
口服药物		
对乙酰氨基酚 325 mg	米德林，通用型	开始时 1 片，随后 1 h 1 片（最大剂量 5 片）
氯醛比林 100 mg		
异美汀 65 mg		
胃肠外药物		
阿片类	通用型[a]	多种制剂剂量，详见表 6-2
其他		
神经调节		
非侵入性迷走神经刺激（nVNS）	斯普林经颅磁刺激器	开始时给予 2 次刺激，随后再刺激 2 次
单脉冲经颅磁刺激（sTMS）	伽马 Core	2 剂，每次时长 120 s

[a] 不是所有药物都被 FDA 批准专门用于偏头痛。应咨询当地法规和指南。

注：止吐药（如多潘立酮 10 mg 或昂丹司琼 4 mg 或 8 mg）或胃肠动力药（如甲氧氯普胺 10 mg）有时也有辅助作用。

缩略词：5-HT，5- 羟色胺

表 51-5 急性特异性偏头痛治疗的临床分类

临床情况	治疗选择
NSAIDs/ 镇痛药物无效	**一线治疗** 舒马普坦 50 mg 或 100 mg 口服 阿莫曲坦 12.5 mg 口服 利扎曲普坦 10 mg 口服 依莱曲坦 40 mg 口服 佐米曲普坦 2.5 mg 口服 **起效较慢 / 耐受性较好** 那拉曲坦 2.5 mg 口服 夫罗曲坦 2.5 mg 口服 **偶发性头痛** 麦角胺 / 咖啡因 1 ～ 2 mg/100 mg 口服 双氢麦角胺鼻喷雾剂 2 mg
早期恶心或无法服药	佐米曲普坦 5 mg 喷鼻 舒马普坦 20 mg 喷鼻 利扎曲普坦 10 mg MLT 薄片
头痛复发	麦角胺 2 mg（最有效肛塞 / 常含有咖啡因） 那拉曲坦 2.5 mg 口服 阿莫曲坦 12.5 mg 口服 依来曲坦 40 mg
难以耐受急性期治疗	那拉曲坦 2.5 mg 阿莫曲坦 12.5 mg 单脉冲经颅磁刺激 非侵入性迷走神经刺激
早期出现呕吐	佐米曲普坦 5 mg 喷鼻 舒马普坦 25 mg 肛塞 舒马普坦 6 mg 皮下注射
月经相关性头痛	**预防** 麦角胺夜间口服 雌激素贴片 **治疗** 曲坦类 双氢麦角胺鼻喷雾剂
症状进展迅速	佐米曲普坦 5 mg 喷鼻 舒马普坦 6 mg 皮下注射 双氢麦角胺 1 mg 肌内注射

缩略词：NSAIDs，非甾体抗炎药

表 51-6　偏头痛的预防 [a]

药物	剂量	副作用
β 受体阻滞剂		
普萘洛尔	40 ～ 120 mg，1 天 2 次	体力下降、
美托洛尔	25 ～ 100 mg，1 天 2 次	疲劳、体位性症状，哮喘禁用
抗抑郁药		
阿米替林	10 ～ 75 mg，夜晚服用	嗜睡
度硫平	25 ～ 75 mg，夜晚服用	
去甲替林	25 ～ 75 mg，夜晚服用	**注**：虽然常用剂量是 1 ～ 1.5 mg/kg，但对于一些患者 10 mg 就有效
文拉法辛	75 ～ 150 mg/d	
抗癫痫药		
托吡酯	25 ～ 200 mg/d	感觉异常、认知功能下降、体重减轻、青光眼，警惕肾结石
丙戊酸盐	400 ～ 600 mg，1 天 2 次	嗜睡、体重增加、震颤、脱发、致畸、血液系统或肝脏受损
降钙素基因相关肽（CGRP）单克隆抗体		
伊洛尤单抗	140 mg 每月皮下注射	注射部位反应
瑞玛奈珠单抗	675 mg 每季度皮下注射或 225 mg 每月皮下注射	注射部位反应
血清素类		
吡唑替芬 [b]	0.5 ～ 2 mg，1 天 1 次	体重增加、嗜睡
其他种类		
氟桂利嗪 [b]	5 ～ 15 mg，1 天 1 次	嗜睡、体重增加、抑郁、帕金森综合征
坎地沙坦	4 ～ 24 mg，1 天 1 次	头晕
神经调节		
单脉冲经颅磁刺激（sTMS）	每天 4 ～ 24 次	头晕目眩、刺痛、耳鸣
慢性偏头痛		
肉毒素 A 型	155 U	眉沟消失
未经对照试验证实		
维拉帕米		

表 51-6 偏头痛的预防 ᵃ（续表）

药物	剂量	副作用
对照试验显示无效		
尼莫地平		
可乐定		
选择性 5- 羟色胺		
再摄取抑制剂：		
氟西汀		

ᵃ 列出了常用的预防性药物，并附有常用剂量和常见副作用。并非所有列出的药物
都获得美国 FDA 的批准；应咨询当地法规和指南。
ᵇ 在美国无法获得

丛集性头痛

罕见的原发性头痛；患病率约 0.1%。以反复发作的、深在的、
单侧眶后灼痛为特征。可能存在单侧流泪和鼻黏膜、结膜充血。视
觉不适、恶心或呕吐罕见。与偏头痛不同的是，丛集性头痛患者在
发作期间往往会四处走动。周期性发作是核心特征。典型的疼痛是
短时的单侧疼痛，每年有 8 ～ 10 周每天发作 1 ～ 2 次；随后通常是
平均不到一年的无痛间隔期。酒精可能会诱发发作。

- 预防性治疗包括：维拉帕米（开始时 40 ～ 80 mg 每天 2 次；
  有效剂量可能高达 960 mg/d）、锂制剂（400 ～ 800 mg/d）
  或泼尼松（1 mg/kg 体重，最高 60 mg/d 共 7 天，随后用 21
  天减停）。
- 高流量吸氧（10 ～ 12 L/min，持续 15 ～ 20 min）或舒马曲
  坦（6 mg 皮下注射或 20 mg 喷鼻）可治疗急性发作。
- 下丘脑后部灰质的深部脑刺激对于难治性病例有效，其他创
  伤更小的方法也有效，包括在枕神经和蝶腭神经节植入无电
  池刺激器。

创伤后头痛

常见继发于机动车事故和其他头外伤；通常无严重的损伤或意识
丧失。包括头痛、头晕、眩晕，记忆力损害，注意力涣散，易激惹在
内等症状通常在几周到几个月后缓解。神经系统检查和神经影像学检
查正常。该头痛属于非功能性疾病，原因不明，通常治疗效果欠佳。

腰椎穿刺后头痛

典型的头痛通常发生于腰椎穿刺后 48 h 内，但可延迟至 12 天；

见于 10% ～ 30% 的腰椎穿刺术后；呈位置性：患者坐着或站着时发作，平躺时缓解。大多数病例在 1 周内自发缓解。口服或静脉注射咖啡因（2 h 内静脉注射 500 mg）对许多病例有效；硬膜外血补片对难治性病例可立即起效。

吲哚美辛反应性头痛

对吲哚美辛（25 mg，每天 2 ～ 3 次）反应良好的一组疾病。包括：

- 阵发性偏侧头痛：频繁发生的单侧、严重、短暂的头痛发作，通常发生在眶后，并伴有流泪和鼻塞等自主神经症状。
- 偏侧头痛持续状态：中度和持续性单侧疼痛，伴波动性的重度疼痛，可能伴有自主神经症状。
- 原发性针刺样头痛：刺痛局限于头部或偶尔在面部，持续 1 到数秒或数分钟。
- 原发性咳嗽性头痛：咳嗽、低头、抬头、打喷嚏或弯腰时出现的一过性剧烈头痛；持续几分钟。通常是良性的，但一些患者存在颅后窝占位；因此需要行头颅 MRI 检查。
- 原发性劳力性头痛：症状类似于咳嗽性头痛和偏头痛，但由任何形式的运动诱发。

■ 面部疼痛

面部疼痛的最常见原因是牙齿疾病；由热、冷或进食甜食引发。反复暴露在寒冷中会诱发牙痛。三叉神经痛是指在三叉神经分布区的阵发性、电击样疼痛发作；枕神经痛表现为枕部刺痛。这些疾病在第 190 章中讨论。

第 52 章
晕　厥

（靳文英　译　陈红　审校）

晕厥是由于急性全脑血流灌注障碍引起的短暂自限性意识丧失。发病可无任何预兆，也可有头晕、虚弱、乏力、恶心、黑矇、耳鸣或出汗等前驱症状。患者多表现为面色苍白，脉搏细快、不规则，呼吸可能几乎难以察觉，也可出现短暂肌阵挛或阵挛运动。若患者保持平躺，脑灌注恢复后，意识将很快恢复。

临床诊治思路　晕厥

　　晕厥的病因往往仅在发病时显现，至就医时即使留有线索，也非常有限。晕厥必须与其他疾病相鉴别，包括痫性发作、椎基底动脉供血不足、低氧血症以及低血糖（见下文）。首先应考虑潜在严重疾病，如大量内出血、心肌梗死（可以是无痛性）或者心律失常。老年人无明显诱因突然昏倒，需考虑到完全性心脏传导阻滞或快速性心律失常。某些特定情况，如静脉穿刺或排尿时发生的意识丧失，提示良性的血管张力异常。知悉晕厥发生时患者的体位非常重要，平卧位所发生的晕厥不太可能是血管迷走性，多提示心律失常或痫性发作。药物因素必须考虑在内，包括非处方药或保健品，尤其应注意最近的用药变化。阳痿、排便或排尿困难、出汗障碍症状，或神经系统查体异常均提示原发神经源性因素。晕厥的诊断路径见图52-1。

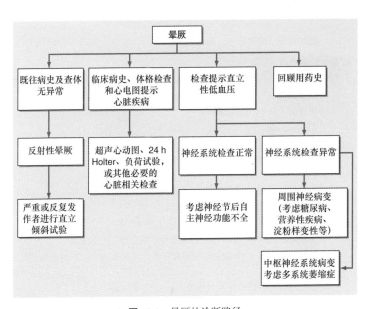

图52-1　晕厥的诊断路径

■ 病因

晕厥的常见原因包括神经介导性、直立性低血压或心源性（表52-1）。多因素导致的晕厥亦不少见。

表 52-1　晕厥的原因

A. 神经介导性晕厥

血管迷走性晕厥

诱发因素：恐惧、疼痛、焦虑、情绪紧张、看见血液、目睹不愉快的事物或闻及异味、立位应激

情境反射性晕厥

肺

咳嗽性晕厥、管乐器演奏者晕厥、举重者晕厥、"mess trick" 动作[a] 和 "fainting lark" 动作[b]、喷嚏性晕厥、气管插管

泌尿生殖道

排尿性晕厥、泌尿生殖道插管、前列腺按摩

胃肠道

吞咽性晕厥、舌咽神经痛、食管刺激、胃肠道插管、直肠检查、排便性晕厥

心脏

Bezold-Jarisch 反射、心脏流出道梗阻

颈动脉窦

颈动脉窦敏感、颈动脉窦按摩

眼

眼球压迫、眼部检查、眼科手术

B. 直立性低血压

特发性中枢和周围神经系统退行性疾病导致的原发性自主神经失调——共核蛋白病

路易体病（Lewy body disease）

帕金森病

路易体痴呆

单纯性自主神经衰竭

多系统萎缩（Shy-Drager 综合征）

周围自主神经系统疾病导致的继发性自主神经失调

糖尿病

遗传性淀粉样变性（家族性淀粉样多发性神经病）

原发性淀粉样变性（AL 型淀粉样变性；免疫球蛋白轻链型）

遗传性感觉和自主神经病变（HSAN）（尤其是 Ⅲ 型家族性自主神经失调症）

特发性免疫介导的自主神经病变

自身免疫性自主神经节病

表 52-1 晕厥的原因（续表）

干燥综合征
副肿瘤性自主神经病变
人类免疫缺陷病毒（HIV）性神经病变
餐后低血压
医源性（药物诱发）
容量缺失

C. 心源性晕厥

心律失常
    窦房结功能障碍
    房室传导障碍
    室上性心动过速
    室性心动过速
    遗传性离子通道病
结构性心脏病
    瓣膜病
    心肌缺血
    梗阻性或其他心肌病
    心房黏液瘤
    心包积液和心脏压塞

[a] 过度通气 1 min，随即突然压迫胸部
[b] 蹲位下过度通气（约 20 次呼吸），随即快速站立，然后做 Valsalva 动作

神经介导性（血管迷走性和血管减压型）晕厥

常见的晕厥形式，占所有晕厥事件近乎半数，正常人也可出现。复发多见，闷热或拥挤的环境、酒精、疲劳、疼痛、饥饿、长时间站立或应激状态均可诱发。

直立性（体位性）低血压

由平卧位突然起立或久站之后诱发。许多高龄老人的晕厥病因，其发生率随年龄增长而增加。降压药或抗抑郁药多重用药是常见的促发因素，身体功能下降也是发病的原因。亦见于自主神经系统疾病，包括周围神经（糖尿病、营养性或淀粉样变多发性神经病）或中枢神经（多系统萎缩症、帕金森病）系统疾病。有些病例为特发性。

■ 鉴别诊断

痫性发作

晕厥通常需与全面性发作相鉴别。急性疼痛或情绪激动诱发，

或在从卧位或坐位站起后即刻发作的事件更可能是晕厥；痫性发作一般与体位无关。晕厥患者对从清醒到意识丧失转变过程的描述往往极为相似，持续时间数秒。痫性发作可非常骤然毫无预兆，或具有前驱症状，如胃气上升感、闻到异味或思绪奔涌。面色苍白见于晕厥患者；发绀常见于痫性发作。晕厥意识丧失的时间通常非常短暂（数秒），而痫性发作则较长（如 > 5 min）。摔伤和二便失禁常见于痫性发作，晕厥则罕有。强直-阵挛运动是全面性发作的标志；多达 90% 晕厥事件也可出现肌阵挛和其他肢体运动。因此，目击者常常难以鉴别二者。

低血糖症

严重的低血糖症通常见于严重疾病状态或是使用胰岛素者。先兆症状是饥饿感，其在晕厥中并不多见。发作时即刻血糖水平最具诊断意义。

猝倒症

强烈的情绪应激下骤然诱发部分或完全性肌张力丧失，见于 60% ~ 75% 的发作性睡病患者。不同于晕厥，发作期间（常为 30 s 至 2 min）意识始终清楚。无前驱症状。

精神疾病

广泛性焦虑症、惊恐障碍、重度抑郁症和躯体化障碍的患者可有明显的意识丧失表现，其发作类似先兆晕厥，但是不伴前驱症状，并且卧倒后也无法缓解。其发作通常可被过度通气再次诱发，并伴随惊恐发作的症状，如感觉末日来临、呼吸困难、心悸以及手指或口周刺痛感。尽管反复多次摔倒，但这类患者很少出现外伤，不伴具有临床意义的血流动力学改变。

治疗 晕厥

晕厥的治疗取决于其病因。

- 对于神经介导性晕厥患者应帮助其建立信心，指导其避免可引起症状发作的各种情境或刺激。同时补充液体和盐分来扩充容量。
- 对于顽固性神经介导性晕厥有必要给予药物治疗，氟氢可的松、血管收缩剂和 β 受体阻滞剂是应用广泛的治疗药物，但随机临床试验的结果并不一致。

- 直立性低血压患者的首要治疗是停止使用血管活性药物，然后优先考虑非药物治疗（教育患者平缓地从卧位中立起，增加饮食中盐和水的摄入）。最后才是考虑药物治疗，包括氟氢可的松和血管收缩剂，如米多君、L- 二羟基苯丝氨酸和伪麻黄碱。
- 心源性病因的处理取决于潜在疾病。心脏起搏或心脏复律除颤器植入有时是必要的。
- 顽固性直立性低血压的治疗见第 189 章。

第 53 章
头晕和眩晕

（周畅　译　张华纲　审校）

症状　头晕或眩晕

头晕常被患者用来描述各种常见的异常感觉，包括眩晕、头昏、昏厥和失衡。通过仔细询问病史，通常可以区分昏厥（晕厥前，第 52 章）和眩晕（自身或周围环境运动的感觉，以旋转感觉最常见）。

当头晕的含义不确定时，诱发试验可以使症状重现从而有助于区分昏厥和眩晕。Valsalva 动作、过度换气或体位变化至直立位可能会导致昏厥。而在转椅上快速旋转是一种重现眩晕的简单诱发试验。

良性位置性眩晕可由 Dix-Hallpike 试验引起眩晕和特征性眼球震颤来识别；患者取坐位，头部向一侧转动 45°，检查者扶住患者枕部，迅速将其由坐位转为仰卧位，头后仰 20°，观察眼球震颤；30 s 后，将患者由卧位转为坐位，休息 1 min 后，在另一侧重复此操作。

测试外周前庭功能最有用的床旁试验是头脉冲试验，通过小幅度（约 20°）快速头部旋转来评估前庭眼反射（VOR），当患者视线锁定时，将其头部向左或向右快速旋转。如果前庭眼反射（VOR）

有缺陷（如周围性眩晕），在头部旋转之后出现一个相反方向的追赶性扫视（如向右旋转后出现向左扫视）。

如果怀疑眩晕是由中枢神经系统病变导致［如没有周围性眩晕的体征、没有听力受损、没有听觉异常，或出现神经系统异常提示存在中枢神经系统（CNS）病变］，那么就需要对中枢神经系统病变进行快速的评估。首选的检查通常是颅后窝的 MRI 扫描。可以通过前庭功能检测来区分中枢和外周神经系统病因，包括视频眼震电图和简单的床边检查。后者包括头脉冲试验和动态视力（由检查者测量静止时和来回转动头部时的视力；在近卡片或 Snellen 图表上视力下降超过一行表示存在前庭功能障碍）。

■ 昏厥

昏厥通常被描述为头昏，随后是视觉模糊和姿势摇摆，以及发热、出汗和恶心的感觉。主要是因为血液或氧气，偶尔是由于葡萄糖供应大脑不足而产生的症状。它可以发生在任何病因（第 52 章）导致的晕厥事件之前，并伴有过度换气或低血糖。在痫性发作前的先兆期间偶尔会出现头昏。慢性头昏是抑郁症的常见躯体主诉之一。

■ 眩晕

通常是由于前庭系统的功能紊乱，视觉异常或体感系统的异常也可导致眩晕。常伴有恶心、姿势不稳和共济失调步态，头部运动可能会诱发或加重眩晕。

生理性眩晕由不熟悉的头部运动（晕船）或视觉-本体感觉-前庭系统输入之间的不匹配（高度眩晕、电影追逐场景中的视觉眩晕）引起。病理性眩晕可能由周围（迷路或第Ⅷ对脑神经）或中枢神经系统病变引起。鉴别这些病因是诊断中必不可少的第一步（表 53-1），而中枢神经系统病变通常需要 MRI 等急诊影像学检查来诊断。

周围性眩晕

通常症状很严重，伴有恶心和呕吐。耳鸣，是一种耳塞感，或者出现听力受损。几乎总是伴有特征性的急性眼震。眼球震颤不会随着注视方向的改变而改变；通常是带有扭转成分的水平相眼震，并且具有快速相远离病灶侧，能被视觉固定抑制的特点。患者常常感觉有旋转运动，这种旋转是远离病灶侧的，往往出现行走困难，向

表 53–1 周围性和中枢性眩晕的特征

- 急性周围性病变引起的眼球震颤是单向的，具有快速相位远离受损耳侧的特点。随着凝视方向的改变而变化的眼球震颤是中枢性病变的特点。
- 良性阵发性位置性眩晕（BPPV）的患者出现短暂的混合性垂直-扭转性眼球震颤，但纯垂直或纯扭转性眼震是中枢性眩晕的体征。
- 周围性病变引起的眼球震颤可能会被视觉固定抑制，而中枢性眩晕眼球震颤则不受抑制。
- 急性持续性眩晕而头脉冲试验阴性，常提示为中枢性眩晕。
- 单侧听力受损提示周围性眩晕。有复视、构音障碍和肢体共济失调则提示中枢性眩晕。

病灶侧倾倒，特别是在黑暗中或闭上眼睛时。没有其他神经系统的异常。

急性持续性眩晕可能由感染、外伤或缺血引起。通常无特定的病因，术语称为急性迷路炎（或前庭神经炎）。急性双侧迷路功能障碍通常由药物（氨基糖苷类抗生素）、酒精或神经退行性疾病引起。具有耳蜗病变的症状和体征的复发性迷路功能障碍通常由美尼埃病（复发性眩晕伴有耳鸣和耳聋）所致。位置性眩晕通常由平卧的头位所诱发；后半规管的良性阵发性位置性眩晕（BPPV）尤其常见，具有独特的眼球震颤模式。BPPV 可发生在外伤之后，但往往是特发性的；通常在数周或数月后自然消退。第 VIII 对脑神经的前庭神经鞘瘤（听神经瘤）一般表现为听力受损和耳鸣，有时由于第 VII 和 V 对脑神经受累而伴有面肌无力和感觉丧失。慢性失能性眩晕患者同时有广场恐惧症、惊恐发作，而神经系统检查正常且无眼球震颤，应怀疑其罹患精神心理性眩晕。

中枢性眩晕

通过伴发的脑干或小脑体征可识别，如构音障碍、复视、吞咽困难、呃逆、其他脑神经异常表现、无力或肢体共济失调；根据病因，可能会出现头痛。可以出现几乎任何形式的眼球震颤（如垂直或多向），但通常是纯水平的，没有扭转成分，并且随着注视方向的不同而改变方向。视觉固定不会抑制中枢性眼球震颤。中枢性眩晕可能是慢性的、轻微的，通常不伴有耳鸣或听力受损。可由血管性疾病、脱髓鞘性疾病、神经退行性疾病或肿瘤性疾病所致。眩晕也可能是偏头痛或者颞叶癫痫的罕见表现。

治疗　眩晕

- 急性眩晕的治疗包括前庭抑制药物（表 53-2），以短期缓解症状。这些药物可能会阻碍中枢代偿，延长症状的持续时间，因此在短期内谨慎使用。

表 53-2　眩晕的治疗

药物 [a]	剂量 [b]
抗组胺药	
氯苯甲嗪	25 ～ 50 mg，每天 3 次
苯海拉明	50 mg，每天 1 ～ 2 次
异丙嗪	25 mg，每日 2 ～ 3 次（可直肠给药或肌内注射）
苯二氮䓬类	
地西泮	2.5 mg，每天 1 ～ 3 次
氯硝西泮	0.25 mg，每天 1 ～ 3 次
抗胆碱能药	
东莨菪碱 [c]	敷贴
物理疗法	
耳石复位 [d]	
前庭康复	
其他	
利尿剂和（或）低钠（1000 mg/d）饮食 [e]	
抗偏头痛药 [f]	
甲泼尼龙 [g]	第 1 ～ 3 天每天 100 mg；第 4 ～ 6 天每天 80 mg；第 7 ～ 9 天每天 60 mg；第 10 ～ 12 天每天 40 mg；第 13 ～ 15 天每天 20 mg；第 16 ～ 18、20、22 天每天 10 mg
选择性 5- 羟色胺再摄取抑制剂 [h]	

[a] 所有列出的药物都获得了美国食品和药物监督管理局的批准，但大多数未被批准用于治疗眩晕。

[b] 成人通常口服（除非另有说明）起始剂量；可以逐渐增加达到维持剂量。

[c] 仅适用于晕动症。

[d] 用于良性阵发性位置性眩晕。

[e] 用于美尼埃病。

[f] 用于前庭偏头痛。

[g] 用于急性前庭神经炎（发病 3 天内开始）。

[h] 用于持续性姿势知觉性眩晕和焦虑

- 前庭康复促进中枢适应过程，并可使运动敏感性和精神心理性眩晕的其他症状习惯化。通常的方法是使用一系列分级练习，逐步挑战凝视稳定和平衡。
- 耳石复位可能对 BPPV 产生显著疗效，例如 Epley 复位法旨在清空后半规管中的颗粒碎片（http://www.dizziness-and-balance.com/disorders/bppv/movies/Epley480x640.avi）。
- 对于前庭神经炎，除非存在耳带状疱疹感染，否则使用抗病毒药物无益。一些数据表明，如果在症状出现后 3 天内给予糖皮质激素，可以提高前庭神经炎康复的可能性。
- 低盐饮食（1 g/d）或利尿剂可能对美尼埃病有效。建议患者于耳鼻喉科就诊。
- 反复发作的偏头痛相关性眩晕可采用抗偏头痛治疗（第 51 章）。

第 54 章
急性视力丧失与复视

（宋丹　译　赵明威　审校）

临床诊治路径　急性视力丧失与复视

准确测量双眼视力（佩戴眼镜或隐形眼镜）至关重要。其他评估包括：瞳孔检查、眼球运动、眼位和视野。裂隙灯检查可以除外角膜感染、外伤、青光眼、葡萄膜炎和白内障。眼底镜检查视盘和视网膜通常需要使用 1% 托吡卡胺和 2.5% 苯肾上腺素进行散瞳，引起闭角型青光眼发作的风险极微。

通过面对面视野检查法绘出视野图，对视觉通路病变进行定位（图 54-1）；可能需要使用视野计进行正式的视野检查。其目的是确定病变位于视交叉前、视交叉或视交叉后。局限于单眼的盲点由累及视神经或眼球的视交叉前病变引起；摆动闪光试验可以发现瞳孔传入障碍（APD）。根据病史和眼部检查一般可以确诊。如有双眼颞侧偏盲，则病变位于视交叉（如垂体瘤、脑膜瘤）。

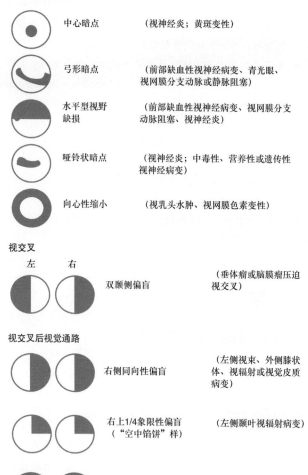

图54-1　视觉通路病变导致的视野缺损表现

双眼同侧视野缺损提示病变位于视交叉后，可累及视束、外侧膝状体、视辐射或视觉皮质（如卒中、肿瘤、脓肿）。建议所有双眼颞侧或同侧偏盲的患者进行神经影像学检查。

■ 短暂或突发视力丧失

一过性黑矇［短暂性单眼盲；视网膜短暂性缺血发作（TIA）］通常由视网膜栓塞引起，其栓子多来源于同侧颈动脉狭窄或心脏。视网膜中央动脉慢性阻塞所致的典型眼底表现为：梗死的视网膜呈乳白色，中央凹出现"樱桃红"样改变。所有出现视网膜血供障碍的患者，均应立即评价卒中危险因素（如颈动脉粥样硬化、结构性心脏病、心房颤动）。枕叶皮质病变可能与一过性黑矇相混淆，这是由于许多患者错误地将症状描述为左眼或右眼视力丧失，而实际上是双眼左半或右半视野偏盲。视觉皮质血流中断导致突发的视物灰暗，偶伴有闪光感或其他类似偏头痛的症状。病史可能是做出正确诊断的唯一途径。因此应当询问患者视力丧失的准确类型和持续时间，以及是否伴随其他神经系统症状，尤其是后循环缺血表现，如复视、眩晕、肢体麻木或无力。

严重高血压可引起视网膜渗出、出血、棉絮斑（局灶性神经纤维层梗死）以及视盘水肿，从而造成视力丧失。

视网膜中央或分支静脉阻塞，眼底检查可见静脉充盈扩张，伴广泛性视网膜出血。

年龄相关性黄斑变性的典型眼底表现为大量玻璃膜疣及色素上皮瘢痕形成，视网膜下新生血管膜的血液或液体渗漏可造成中心视力突然丧失。

闪光感和飞蚊症可能提示新发的玻璃体后脱离。老年群体中，玻璃体与视网膜分离是一类常见的退行性事件。通常无危害，除非玻璃体对视网膜生成足够的牵拉力量引起视网膜脱离。玻璃体出血可见于伴有视网膜新生血管形成的糖尿病患者。

视乳头水肿是指颅内压增高引起的视盘水肿。常见症状为短暂性视物模糊，但视力不受影响，除非视乳头水肿严重、持续时间长、伴有黄斑渗出或出血。典型的视野改变是生理盲点扩大和视野向心性缩小。应行神经系统影像学检查以除外颅内占位。如未见颅内占位，需行腰椎穿刺术以明确颅内压增高情况。假性脑瘤（特发性颅高压）为排除性诊断，好发于肥胖女性，一些患者合并隐匿性大脑静脉窦血栓。治疗上可给予乙酰唑胺、反复腰椎穿刺以及减轻体重（必要时考虑采取减重手术）；部分患者需行腰大池腹腔分流术以避免失明。

视神经炎是单侧视盘水肿及视力丧失的常见原因。如炎症位于球后，则初始眼底检查表现正常。典型患者多为 15～45 岁的女性，主诉眼球转动时疼痛。糖皮质激素可加快重症患者的恢复，但对最终视力（发病后 6 个月复测）情况并无影响；常用的治疗方案为静脉输注甲泼尼龙（1 g/d，持续 3 天），序贯口服泼尼松 [1 mg/（kg·d），持续 11 天]。如果 MRI 显示多发性脱髓鞘病变，还应考虑治疗多发性硬化症（第 192 章）。视神经炎同时或先后累及双眼提示视神经脊髓炎（第 193 章）。

前部缺血性视神经病变（AION）是由于睫状后动脉供血不足导致的视神经乳头梗死。患者多在清晨醒来时突然发现视力丧失，以及无痛性视盘水肿。鉴别非动脉炎性（特发性）及动脉炎性 AION 非常重要。非动脉炎性 AION 目前缺乏治疗方法，亦不应使用糖皮质激素。反之，动脉炎性 AION 为巨细胞（颞）动脉炎所致，需立即给予糖皮质激素以防止失明；颞动脉活检可确诊此病。对于出现急性视乳头水肿或风湿性多肌痛（与动脉炎性 AION 相关）症状的所有老年患者，应检测 ESR 和 CRP。

■ 复视（重影）

首先，遮盖对侧眼，确认每只眼睛的复视是否依然存在；若仍存在，则诊断为单眼复视，通常由眼球本身病变引起，对患者无严重影响。有时，复视可以是诈病或精神疾病的症状。

如患者在检查过程中出现复视，则眼球运动试验通常可见眼球偏移异常。然而，当复视所见两个影像之间的角度分离很小时，眼球运动受限可能极为微小且难以察觉。这种情况下，遮盖试验有助于诊断。嘱患者注视远处目标，遮盖一只眼，观察另一只眼是否为了盯住视标而发生移动。如无异常发现，则换另一只眼重复此过程。如为真性复视，此试验可发现眼位不正，尤其是将头部转动或倾斜至症状最重的位置时。

复视的常见病因见表 54-1。孤立性眼球运动神经麻痹的体格检查发现包括：

- 第Ⅲ对脑神经：上睑下垂，眼球向下、向外偏斜，引起垂直和水平复视。瞳孔扩大提示第Ⅲ对脑神经直接受压，此时尤需考虑后交通动脉瘤的可能性。如瞳孔无改变（瞳孔回避），其病因可能是微血管梗死，特别是合并糖尿病或高血压的患者。

- 第Ⅳ对脑神经：垂直复视伴眼球外旋；患侧眼轻微上斜，眼球保持内收下视受限。头部可能会向健侧倾斜（如右侧第

表54-1 复视的常见原因

脑干卒中（反向偏斜，核性或核间性眼肌麻痹）
微血管梗死（第Ⅲ、Ⅳ、Ⅵ对脑神经麻痹）
肿瘤（脑干、海绵窦、眶上裂、眼眶）
多发性硬化（核间性眼肌麻痹、眼球运动神经麻痹）
动脉瘤（第Ⅲ对脑神经）
颅内压增高（第Ⅵ对脑神经）
病毒感染后炎症
脑膜炎（细菌性、真菌性、肉芽肿性、癌性）
颈动脉海绵窦瘘或海绵窦血栓形成
带状疱疹
Tolosa-Hunt 综合征
Wernicke-Korsakoff 综合征
肉毒中毒
重症肌无力
Guillain-Barré 或 Fisher 综合征
格雷夫斯（Graves）病
眼眶假瘤
眶肌炎
外伤
眼眶蜂窝织炎

Ⅳ对脑神经麻痹，头部向左侧倾斜）。

- 第Ⅵ对脑神经：水平复视，注视患侧时加重；受累眼球不能外展。

多发性眼球运动神经麻痹，或弥漫性眼肌麻痹提示重症肌无力的可能性较高。本病患者的瞳孔始终正常，可缺乏全身无力表现。多发性眼球运动神经麻痹应行神经影像学检查，重点关注海绵窦、眶上裂和眶尖区；因为在这些部位，上述三对脑神经的走行非常接近。无法用单个眼球运动神经麻痹解释的复视还可见于脑膜炎（通常为癌性或真菌性）、格雷夫斯（Graves）病、Guillain-Barré综合征（特别是 Miller Fisher 综合征）或 Tolosa-Hunt 综合征（海绵窦痛性肉芽肿性炎症）。

第55章
无力和瘫痪

（陈璐　译　孙阿萍　审校）

患者处理方法　无力或瘫痪

无力是指一块或多块肌肉的力量减弱。瘫痪指肌肉的无力非常严重以至于完全无法收缩，而轻瘫是指相对不那么严重的无力。英文前缀 hemi- 指身体的偏侧，para- 指双下肢，quadri- 指全部四肢。后缀 -plegia 代表严重的无力或瘫痪。

患者经常将疲劳加剧或由于疼痛或关节僵硬所导致的功能受限与无力混淆。有时使全力需要更长的时间，这种运动迟缓可能被误认为无力。严重的本体感觉丧失也可能导致无力的主诉，因为缺乏关于运动方向和力量的充分反馈信息。最后，失用症作为一种计划和启动有技巧的或后天习得的运动障碍，有时会被误认为无力。

病史应重点关注无力的发展速度、是否存在感觉和其他神经系统症状、用药史、既往疾病和家族史。

无力或瘫痪通常伴有其他神经系统异常，有助于确定病变的责任部位（表55-1）。区分无力来源于上运动神经元（即大脑皮质的运动神经元及其轴突，通过皮质下白质、内囊、脑干和脊髓下行传导）还是运动单位（即脊髓前角的下运动神经元及其位于脊髓根内的轴突、周围神经、神经肌肉接头、骨骼肌）的异常具有重要意义。

表55-1　区别无力部位的体征

体征	上运动神经元	下运动神经元	肌源性	心因性
萎缩	无	严重	轻微	无
束颤	无	常见	无	无
肌张力	痉挛性	降低	正常 / 减低	多变 / 过伸
无力的分布	锥体束性 / 局灶性	远端 / 节段性	近端	多变 / 与日常活动不一致
肌肉牵张反射	活跃	减低 / 消失	正常 / 减低	正常
巴宾斯基（Babinski）征	阳性	阴性	阴性	阴性

表 55-2 列出了原发病变部位导致无力的常见原因。表 55-3 总结了神经系统不同部位病变的表现。

图 55-1 所示为无力患者的初步诊断流程。

表 55-2 无力的常见病因

上运动神经元

皮质：缺血、出血、内源性占位（原发或转移瘤、脓肿）、外源性占位（硬膜下血肿）、退行性（肌萎缩侧索硬化）

皮质下白质/内囊：缺血、出血、内源性占位（原发或转移瘤、脓肿）、免疫性（多发性硬化）、感染性（进行性多灶性白质脑病）

脑干：缺血、免疫（多发性硬化）

脊髓：外源性压迫（颈椎病、转移癌、硬膜外脓肿）、免疫性（多发性硬化、横贯性脊髓炎）、感染性（AIDS 相关性脊髓病、HTLV-1 相关性脊髓病、脊髓痨）、营养障碍（亚急性联合变性）

运动单位

脊髓运动神经元：退行性（肌萎缩侧索硬化）、感染性（脊髓灰质炎）

神经根：压迫性（退行性间盘病变）、免疫性（吉兰-巴雷综合征）、感染性（AIDS 相关性多发性神经根神经病、莱姆病）

周围神经病：代谢性（糖尿病、尿毒症、卟啉病）、中毒性（酒精、重金属、多种药物、白喉毒素）、营养性（B$_{12}$ 缺乏）、炎症性（结节性多动脉炎）、遗传性（腓骨肌萎缩症）、免疫性（副肿瘤性、副蛋白血症）、感染性（AIDS 相关性多发性神经病和多数性单神经炎）、压迫性（卡压）

神经肌肉接头：免疫性（重症肌无力）、中毒性（肉毒素、氨基糖苷类药物）

肌肉：炎症性（多肌炎、包涵体肌炎）、退行性（肌营养不良）、中毒性［糖皮质激素、酒精、齐多夫定（AZT）］、感染性（旋毛虫病）、代谢性（甲状腺功能减退、周期性麻痹）、先天性（中央核肌病）

缩略词：AIDS，获得性免疫缺陷综合征；HTLV-1，人类 T 淋巴细胞白血病病毒 I 型

表 55-3 源自神经系统不同部位的无力的临床鉴别诊断

损伤部位	无力形式	相关体征
上运动神经元		
大脑皮质	偏瘫（面部和上肢为主，或下肢为主）	偏深感觉缺失、癫痫、同向性偏盲或象限盲、失语、失用、凝视
内囊	偏瘫（面部、上肢、下肢可能同等受累）	偏侧感觉减退、同向性偏盲或象限盲
脑干	偏瘫（上肢和下肢，面部可能完全不受累）	眩晕、恶心和呕吐、共济失调和构音障碍、眼球运动异常、脑神经功能异常、意识水平改变、霍纳（Horner）征

表 55-3　源自神经系统不同部位的无力的临床鉴别诊断（续表）

损伤部位	无力形式	相关体征
脊髓	中颈段及以上损伤出现四肢瘫 下颈段或胸段损伤出现截瘫 损伤节段以下出现偏瘫（Brown-Séquard）	感觉平面、直肠和膀胱括约肌功能障碍 损伤节段以下对侧痛温觉丧失
运动单位		
脊髓运动神经元	弥漫性无力，可能影响对言语和吞咽的控制	肌肉束颤和萎缩、无感觉丧失
脊神经根	根性分布的无力	皮节感觉丧失、压迫性病变中根痛常见
周围神经		
多发性神经病	远端无力，足比手更为常见，通常为对称性	远端感觉丧失，足比手更为常见
单神经病	单个神经分布区的无力	单个神经分布区的感觉丧失
神经肌肉接头	易疲劳性无力，通常累及眼肌导致复视及上睑下垂	无感觉丧失，无腱反射异常
肌肉	近端无力	无感觉丧失，仅有病情严重时出现腱反射减低，可能出现肌肉压痛

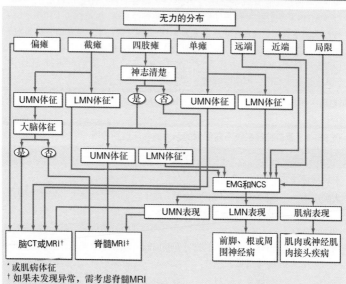

图 55-1　无力患者的初步诊断流程。CT，计算机断层成像；EMG，肌电图；LMN，下运动神经元；MRI，磁共振成像；NCS，神经传导检查；UMN，上运动神经元

第 56 章
震颤和运动障碍

（杜晨芳　译　刘娜　审校）

治疗方法　运动障碍

分为肌强直少动，即肌肉僵硬，运动迟缓肌型；运动过多，即不自主运动型。在两种类型中，肌力均正常。大部分运动障碍性疾病源于基底神经节环路的破坏；常见的原因是退行性疾病（遗传性和特发性）、药物诱导、器官系统衰竭、中枢神经系统感染和局部缺血。各种运动障碍的临床特点总结如下。

■ 运动迟缓症

在活动中不能随意变化或不能快速而轻松地完成通常的随意运动。动作减慢，自主运动缺乏，如眨眼及走路时的摆臂动作。通常由帕金森病或其他原因引起的帕金森综合征所致（第186章）。

■ 震颤

由于间歇性肌肉收缩引起的身体某一部位的节律性摆动，通常累及远端肢体且较少情况下累及头部、舌头或下颌。静息性的粗大震颤，4～5次/秒，通常是由帕金森病引起的。8～10次/秒的细小姿势性震颤可能是正常生理性震颤的增强或提示家族性特发性震颤（ET）。意向性震颤见于小脑通路疾病中，通常在自主运动接近目标时最为明显。

■ 特发性震颤

这是最常见的运动障碍，影响大约5%的人。它可以出现在儿童时期，但在70岁以后发病率急剧上升。这种震颤最常表现为姿势性或动作性震颤，严重者会干扰进食和饮水等功能。它通常是两侧对称的，但也可以从一侧开始，并保持不对称。震颤涉及头部者约占30%，涉及声音者约占20%，涉及舌头者约占20%，涉及面部/下颌者约占10%，而涉及下肢者约占10%。至少有50%的病例涉及身体多个部位。这种震颤的特点是饮酒可以改善，紧张时加重。特发性震颤必须与肌张力障碍性震颤和早期帕金森病相鉴别（表 56-1）。ET 的病理生理机制尚不清楚。大约 50% 的病例有常染色体显性遗传的阳性家族史。

- 许多 ET 患者症状轻微，无需治疗。
- 当饮食和书写等日常生活活动受影响时，普萘洛尔（20 ～ 120 mg/d）或扑米酮（12.5 ～ 250 mg 每日 3 次）可使 50% 的患者缓解；手部震颤往往得到最大程度的改善，而头部震颤通常难治。
- 肢体或声音震颤可以试用肉毒杆菌毒素注射。
- 对于难治性病例，针对丘脑腹侧中间核（VIM）的外科手术治疗可能有效。
- 聚焦超声是一种不需要手术的操作，已被证实有效。

■ 肌张力障碍

由持续或重复的不自主肌肉收缩所导致，经常表现为动作扭曲和姿势异常，可以是全身性的或是局灶性的；发病率估计为 16/100 000（在美国约 50 000 例），但可能更高，因为许多病例未被发现。

局灶性肌张力障碍是目前最常见的一种类型，通常发生在 40 ～ 60 岁；女性的患病率是男性的 2 倍。主要表现形式：①颈部肌张力障碍——颈部肌肉收缩导致头部偏向一侧（侧倾），扭转（转颈），或前倾（屈颈）或向后（颈后仰）。②眼睑痉挛——眼睑收缩，眨眼次数增多，会干扰阅读，看电视，使用电脑和驾驶。③口下颌肌张力障碍（OMD）——下面部、嘴唇、舌头和下颌的收缩（张开或闭合）。梅格综合征，是 OMD 和眼睑痉挛的结合，主要影响 60 岁以上的女性。④痉挛性构音障碍——发声时声带的收缩，导致言语障碍。声

表 56-1　进一步检查要点：鉴别特发性震颤和帕金森震颤

	特发性震颤	帕金森震颤
速度	5 ～ 10 Hz	4 ～ 6 Hz
对称性	对称	通常不对称
最常见的震颤特征	姿势性	静止性
其他帕金森症状	无	有
酒精有帮助	常见	罕见
家族史	经常有	通常无

音听起来像哽咽和紧张，或气息声和低语。⑤肢体肌张力障碍——可以出现在手臂或腿部，通常由一些特定的动作引起，如写字（书写痉挛），演奏乐器（音乐家痉挛）或打高尔夫球（易普症）。大多数患者有颈部（颈部肌张力障碍；约 50%）或眼睑（眼睑痉挛；约 20%）肌张力障碍。局灶性肌张力障碍可以扩展到身体其他部位（约 30% 的病例），最初通常被误诊为精神疾病或骨科疾病，其原因尚不明确，可能与遗传因素、自身免疫和创伤有关。

全身性肌张力障碍通常是遗传性的，与局灶性肌张力障碍不同，通常在儿童或青少年时期发病，至少有四种已知的基因与孤立性肌张力障碍有关：*TOR1A*，*THAP1*，*ANO3* 和 *GNAL*。多巴反应性肌张力障碍（DRD；也称为 Segawa 综合征）是由编码多巴胺生物合成限速酶的 *GCH1* 基因（GTP 环化水解酶 -1）突变引起的。这是一种儿童期起病的肌张力障碍，具有昼夜波动性，对低剂量左旋多巴有戏剧性反应，认识到这一点非常重要。帕金森综合征可能是主要的、甚至是唯一的发现。其他全身性肌张力障碍是由止吐药、抗精神病药和帕金森病治疗药物等引起的。

- 局灶性肌张力障碍的治疗通常包括向受影响的肌肉组织注射肉毒杆菌毒素。
- 所有形式的肌张力障碍都可能对抗胆碱能药物（如苯海索 20 ～ 120 mg/d）、巴氯芬（20 ～ 120 mg/d）或丁苯那嗪（初始剂量 12.5 mg/d，通常维持剂量 25 ～ 75 mg/d）有反应。
- 外科治疗，包括脑深部电刺激术，可能对难治性病例有效。

■ 舞蹈手足徐动症

舞蹈症（快速、优雅、舞蹈样的动作）和手足徐动症（缓慢、远端、扭动动作）的组合。这两者通常同时存在，尽管其中一个可能更为突出。风湿性舞蹈症和亨廷顿舞蹈症以舞蹈动作为主。系统性红斑狼疮是最常见的引起舞蹈症的系统性疾病，但也可见于甲状腺功能亢进、各种自身免疫性疾病（包括干燥综合征）、感染（包括艾滋病毒感染）、N- 甲基 -D- 天冬氨酸（NMDA）抗体阳性脑炎、代谢改变以及使用各种药物（特别是抗惊厥药、可卡因、中枢神经系统兴奋剂、雌激素和锂盐）。舞蹈症−棘红细胞增多症（神经棘红细胞增多症）是一种进行性常染色体隐性疾病，其特征是舞蹈症伴有外周血涂片上的红细胞异常（棘红细胞）。舞蹈症可以很严重，并与自残行为、肌张力障碍、抽动、癫痫发作和多发性神经病有关。

偏身投掷症是一种激烈的舞蹈形式，包括身体一侧的疯狂投掷运动。最常见的原因是丘脑底核的损伤（通常是梗死或出血）。手足徐动症（缓慢、远端、扭动运动）在某些形式的脑瘫中很常见。长期使用抗精神病药物可能会导致迟发性运动障碍，其中舞蹈手足徐动运动通常局限在颊、舌和下颌区域。

■ 亨廷顿病（HD）

一种以运动、行为和认知功能障碍为特征的进行性、致死性、常染色体显性疾病。发病年龄通常在 25 ～ 45 岁。快速、无规律、半目的、不自主舞蹈动作是其标志性特征；也可出现构音障碍、步态障碍、眼球运动异常及行为和认知障碍，后者可能是致残的主要原因。在晚期，舞蹈症变得不太突出，主要表现为肌张力障碍：强直、运动迟缓、肌阵挛和痉挛。HD 是由编码亨廷顿蛋白的 *HTT* 基因编码序列中多聚谷氨酰胺［胞嘧啶−腺嘌呤−鸟嘌呤（CAG）］重复次数增加引起的。

- 治疗：涉及药物、神经精神方面、社会方面和为患者和家属提供遗传咨询的多学科方法。
- 多巴胺阻滞剂可以控制舞蹈症；丁苯那嗪也可以治疗舞蹈症，但可引起继发性帕金森综合征。
- 抑郁和焦虑应使用适当的抗抑郁和抗焦虑药物治疗，如氯氮平（50 ～ 600 mg/d）、喹硫平（50 ～ 600 mg/d）和利培酮（2 ～ 8 mg/d）。
- 精神疾病可以用非典型抗精神病药物治疗。
- 目前尚没有疾病修饰性药物。

■ 抽动症

短暂、快速、反复的、看似毫无目的的刻板样肌肉收缩。抽动秽语综合征（TS）是一种神经行为的多发性抽动障碍，包括运动性抽动（特别是面部、颈部和肩部的抽动）和发声性抽动（咕噜声、单个词、秽亵言语、模仿言语）。患者可能会有一种无法抗拒的抽动冲动，这种抽动可以在短时间内有意识地控制。发病年龄通常在 2 ～ 15 岁，成年后抽搐会减弱甚至消失。

- 只有当抽搐致残和影响生活质量的情况下才需要药物治疗。
- 治疗通常从低剂量的可乐定开始或胍法辛（0.5 ～ 2 mg/d）。如果这些药物无效，可以使用非典型抗精神病药物（利培酮、奥氮平、齐拉西酮）。

■ 肌阵挛

短暂、快速（＜100 ms）、电击样、急促的运动，通常是多灶性的。像扑翼样震颤一样，常见于弥漫性脑病。心搏骤停后，弥漫性脑缺氧可能会产生多灶性肌阵挛。代谢紊乱或脊髓损伤也会导致肌阵挛。正常人在醒来或入睡时会出现肌阵挛。

- 仅在功能受损时才需要治疗，包括治疗潜在疾病或消除致病原。
- 药物治疗包括丙戊酸（800 ～ 3000 mg/d），吡拉西坦（8 ～ 20 g/d），氯硝西泮（2 ～ 15 mg/d），左乙拉西坦（1000 ～ 3000 mg/d）或扑米酮（500 ～ 1000 mg/d）。

■ 扑翼样震颤

持续性自主肌收缩的、短暂的、无节律的中断，通常表现在双臂伸展腕关节背屈时出现姿势的短暂停顿，又称"负性肌阵挛"。这种"扑翼样震颤"可见于任何与药物中毒、器官系统衰竭或中枢神经系统感染有关的脑病中。治疗方法是纠正潜在疾病。

第57章
失　语

（何及　译　宋红松　审校）

失语是指在理解或产生口语或书面语言方面的障碍。临床检查应评估自发性言语（流利性）、理解、复述、命名、阅读和书写。表57-1列出了一种分类方案。几乎所有右利手和许多左利手患者的语言障碍定位在左侧大脑半球。

■ 临床特征

韦尼克失语症（Wernicke 失语）

尽管语音听起来具有语法性、旋律优美和轻松（流利性），但由于单词用法、结构和时态的错误，以及出现的言语混乱和新词（"行话"），这种言语实际上不能被理解。患者对书面和口头材料的理解

表 57–1　脑血管意外常见的失语类型及相关情况的临床特点

	理解	口语复述	命名	流利性
Wernicke 失语	受损	受损	受损	保留或增强
Broca 失语	保留（除语法外）	受损	受损	减弱
全面性失语	受损	受损	受损	减弱
传导性失语	保留	受损	受损	保留
非流利性失语	保留	保留	受损	受损
流利性失语	受损	保留	受损	保留
孤立性失语	受损	回声样	受损	无目的言语
命名性失语	保留	保留	受损	除了找词停顿外其他均保留
纯词性耳聋	口语受损	受损	保留	保留
纯失读症	阅读受损	保留	保留	保留

能力严重受损，阅读、书写和复述也是如此，且通常意识不到错误，也不会感到沮丧。相关的其他症状包括顶叶感觉缺损和同侧偏盲，而运动障碍很少见。

病灶位于外侧裂区后部。最常见的原因是大脑中动脉（MCA）下段栓塞；较少见原因可有脑出血、严重的头部创伤或肿瘤。

布罗卡失语症（Broca 失语）

语言表达稀少（非流利性）、缓慢、费力，言语因多次找词而停顿中断。通常可伴有构音障碍；言语对话可减少到一个咕噜声或单个字，命名和复述也受到影响。大多数患者有严重的书写障碍，但书面语言和口语的理解能力相对保留。患者经常意识到错误，并明显地感到沮丧。而较大的病变，可能还会发生偏瘫、眼球向病变侧凝视。更常见的是，对侧面部和手臂的无力程度较轻。很少出现感觉丧失，视野保持完整。

病变累及优势半球额下回（Broca 区），但外侧裂和岛叶的皮质和皮质下区也常受累。这通常由大脑中动脉上段的血管性病变引起；不太常见的原因是肿瘤、脑出血或脓肿。

全面性失语

语言的各个方面都受到损害。患者不能读、写或复述，听理解能力力差。语音输出很少且不流畅。偏瘫、半感觉丧失和同名偏盲通常存在。综合征表现为 Wernicke 区和 Broca 区的联合功能障碍，通常由供应优势半球的 MCA 近端闭塞引起（出血、创伤或肿瘤较少见）。

传导性失语

言语流畅，但有语法错误，口语理解完整。复述严重受损，命名和写作也是如此。未见明显病变但 Wernicke 区和 Broca 区之间的纤维联系出现功能性障碍。大多数病例为累及颞顶或外侧裂背侧区的栓塞性卒中。

■ 实验室评估

CT 或 MRI 通常能确定病变的位置和性质。

治疗 ❯ **失语**

- 言语治疗对某些失语症的治疗有一定的帮助；治疗对 Broca 失语比在 Wernicke 失语中更有效。
- 卒中所引起的病变，语言功能的恢复通常在 2 ～ 6 个月内达到高峰，之后恢复有限。

第 58 章
睡眠障碍

（宋子琪　智慧　译　董霄松　审校）

睡眠障碍是临床医生最常遇到的问题之一。超过半数成年人曾经历过间歇性睡眠障碍，（5000 ～ 7000）万美国人患有慢性睡眠障碍，影响其日常活动和身心健康。

临床诊治思路　睡眠障碍

患者可主诉：①入睡困难或维持睡眠困难（失眠）；②白天嗜睡或者疲倦；③睡眠期间有异常行为（异态睡眠）；④与时差、轮班工作以及睡眠时相延迟综合征相关的昼夜节律异常。详细的睡眠习惯史是诊断的基石（如询问通常何时去睡觉，几点入睡，几点醒来，睡眠期间是否会醒来，早晨是否感觉得到充分的休息，以及白天是否有小睡）。睡眠伴侣提供的报告也十分重要（如是否有严重打鼾，开车时是否会睡着）。过度嗜睡者在得到有效治疗前应避免驾驶车辆。完成 1～2 周每日睡眠-工作-药物的睡眠日志有助于诊断。日志应记录每天睡眠-醒来的时间（包括白天小睡和夜间醒来），以及是否使用药物与酒精，还包括咖啡因和安眠药。体格检查可发现小气道、大扁桃体或其他引起睡眠障碍的神经系统或内科疾病。客观的睡眠情况记录对于评估特定疾病是必要的，例如睡眠呼吸暂停、周期性肢体运动和发作性睡病。

■ 失眠

失眠是睡眠不良的主诉，通常表现为入睡困难和睡眠难以维持。失眠者对自身的睡眠不满意，认为影响了其日间正常活力。受累者经常感到疲乏、情绪低落、易怒、虚弱和认知障碍。大约 10% 的成年人会出现持续超过 3 个月的慢性失眠。急性或短期失眠影响超过 30% 的成年人，通常由生活中的负性事件诱发。大多数失眠症始于成年期，但许多患者呈现易患倾向，失眠之前睡眠就极易受到干扰，提示其睡眠"浅"于常人。

所有的失眠都将随着影响入睡或睡眠维持的行为加重或延续。睡眠卫生不良主要指睡前行为模式和（或）卧室环境不利于睡眠。相较于应用安眠药，失眠者应尽可能避免睡前进行造成精神紧张的活动，保持卧室的环境利于睡眠，并维持规律的起床时间。

心理生理性失眠

这类患者过分关注于夜间睡眠不足的问题。需要严格注意睡眠卫生习惯，纠正睡前妨碍睡眠的不良行为。治疗首选行为疗法。

药物

尽管多种具有精神活性的药物，包括酒精和尼古丁均可干扰睡眠，但是最常造成失眠的药理学因素为咖啡因。许多药物包括抗抑郁药、兴奋剂和糖皮质激素也可以引起失眠。除外之外，安眠药的急性停药会产生严重的反跳性失眠，特别是停用短效苯二氮䓬类药物。

运动障碍行疾病

不宁腿综合征（RLS）的患者主诉小腿或足部深处具有虫爬样异常痛感，伴随无法抑制地去挪动受累肢体，夜间症状更为显著。RLS十分常见，累及 5% ～ 10% 的成年人，女性和老年人中更为常见。缺铁、肾衰竭和周围神经病可引起继发性 RLS，且由于妊娠、咖啡因、酒精，以及抗抑郁药、锂制剂、神经阻滞剂和抗组胺药的应用使症状恶化进展。1/3 受累者的多名家庭成员同样罹患 RLS。治疗采用多巴胺受体激动剂（每晚 7 点，服用普拉克索 0.25 ～ 0.5 mg，或罗匹尼罗 0.5 ～ 4.0 mg）。睡眠周期性肢体运动（PLMS）是指在非快速眼动睡眠期间，每 20 ～ 40 s 刻板地重复一次拇趾伸展和足背屈动作。治疗方案包括服用多巴胺受体激动剂。

其他神经系统疾病

多种神经系统疾病通过间接的非特异性机制（如颈或背部疼痛），或损伤涉及睡眠形成和控制的中枢神经结构，从而造成睡眠中断。常见需要考虑的疾病包括各类原因所致痴呆、癫痫、帕金森病和偏头痛。

精神疾病

大约 80% 精神障碍患者主诉睡眠受到影响。其基础疾病包括抑郁症、躁狂症、焦虑症或精神分裂症。

躯体疾病

支气管哮喘患者中，日间气道阻力的变化造成夜间喘息症状显著加重，尤其是睡眠期间。使用茶碱类药物、肾上腺素能受体激动剂或糖皮质激素治疗支气管哮喘均可独立于疾病之外干扰睡眠。吸入性糖皮质激素不影响睡眠，可用于替代其他口服药物。其他病因包括慢性阻塞性肺疾病、风湿病或神经病变所致疼痛、囊性纤维化、甲状腺功能亢进症、围绝经期和胃食管反流病。

治疗 失眠

原发性失眠是排除性诊断。

- 首先治疗可能造成失眠的躯体和精神疾病。
- 应注意改善睡前的睡眠卫生习惯，避免睡前妨碍睡眠的行为（表58-1）。
- 认知行为疗法强调理解正常睡眠的本质、昼夜节律，使用光疗法和视觉想象来阻止不必要的思维干扰。
- 药物治疗仅适用于病因治疗后，仍持续失眠的患者。大多数非处方安眠药的主要活性成分是抗组胺药。苯二氮䓬类受体激动剂有效且耐受性良好，用药选择包括扎来普隆（5～20 mg）、唑吡坦（5～10 mg）、三唑仑（0.125～0.25 mg）、右佐匹克隆（1～3 mg）、替马西泮（15～30 mg）。杂环类抗抑郁药，如曲唑酮（25～100 mg），由于不易滥用且费用低廉而经常被使用。然而，仅限于急性失眠短期给药，或慢性失眠间歇性使用。所有镇静剂都会增加老年人群跌倒和意识混乱风险，用药时需采用最低有效剂量。

■ 白天过度嗜睡

嗜睡和主观的疲乏症状较难区分。白天嗜睡可以在睡眠实验室

表 58–1 失眠患者改善睡眠卫生习惯的方法

有利的行为	应避免的行为
床只用于睡觉和性生活 • 如果无法在 20 min 之内入睡，下床在昏暗的灯光下阅读或进行一些放松活动，之后再上床睡觉	避免干扰睡眠生理的行为，包括： • 小睡，尤其是下午 3：00 之后 • 过早试图入睡 • 午餐后摄入咖啡因
优先保障高质量睡眠 • 每天固定时间睡觉和起床 • 确保闲适宁静的睡眠环境（舒适的床、安静且黑暗的卧室）	睡前 2～3 h，避免： • 饱食 • 吸烟、饮酒 • 剧烈运动
养成固定的临睡活动规律，例如： • 睡前进行 20～30 min 的放松（如轻音乐、冥想、瑜伽、愉悦的阅读） • 洗热水澡	尝试入睡前，避免： • 解决难题 • 思考生活琐事 • 回顾当日发生的事情

中通过多次小睡睡眠潜伏期试验（MSLT）进行量化，白天在标准化条件下反复测量睡眠潜伏期。表 58-2 总结了具体评估方法。

睡眠呼吸暂停综合征

睡眠呼吸功能障碍是白天过度睡眠和（或）夜间睡眠紊乱的常见原因，据估计累及约 24% 中年男性和 9% 中年女性。本病的发生与气道阻塞（阻塞性睡眠呼吸暂停）、呼吸运动消失（中枢性睡眠呼吸暂停）或两种因素综合（混合性睡眠呼吸暂停）相关。肥胖、仰卧位、镇静剂（尤其是酒精）、鼻塞和甲状腺功能减退症均可加剧气道阻塞。睡眠呼吸暂停在超重男性老年人中尤为普遍，且大多数人并未被确诊。治疗包括纠正上述因素、正压通气装置、口腔矫治器，有时需要进行外科手术或神经刺激（第 140 章）。

表 58-2　日间过度嗜睡患者的评估

病史和体格检查	诊断试验	诊断	治疗
早上醒来困难、周末补觉、假期使嗜睡得到改善	睡眠日志	睡眠不足	睡眠教育，行为矫正，增加睡眠时长
肥胖、打鼾、高血压	多导睡眠监测	阻塞性睡眠呼吸暂停（第140章）	持续气道正压通气，上呼吸道手术，口腔矫治器，减重
猝倒、睡眠幻觉和睡眠瘫痪症	多导睡眠监测和多次小睡睡眠潜伏期试验（MSLT）	发作性睡病	兴奋剂（如莫达非尼、哌甲酯），抑制快速眼动睡眠（REM）的抗抑郁药（如文拉法辛），羟丁酸钠
不宁腿综合征、睡眠中有踢腿动作	评估是否伴有诱发的原发疾病（如缺铁、肾衰竭）	不宁腿综合征，伴或不伴周期性肢体运动	首先治疗原发疾病，多巴胺受体激动剂（如普拉克索、罗匹尼罗）
镇静剂、兴奋剂戒断反应、头部创伤、全身炎症反应、帕金森病及其他神经退行性疾病、甲状腺功能减退症、脑病	完整的病史和检查，包括详细的神经系统检查	药物或躯体疾病造成嗜睡	调整用药，治疗潜在疾病，可酌情使用兴奋剂

发作性睡病

发作性睡病以白天过度嗜睡和 REM 相关睡眠侵入觉醒状态（猝倒、睡眠幻觉和睡眠瘫痪症）为主要临床表现。猝倒（cataplexy），由大笑或悲伤等情绪刺激引起，呈手臂、腿部或面部肌肉张力骤然消失。发作性睡病通常在 10 ～ 20 岁出现症状，其发病率为 1∶2000。发作性睡病与遗传基因相关，几乎所有猝倒发作的发作性睡病具有 HLA-DQB1*06∶02 阳性。下丘脑神经元含有神经肽类（食欲素，orexin），可调节睡眠 / 觉醒周期。自身免疫可以导致这些细胞丢失，已被揭示其与发作性睡病密切相关。本病通过睡眠监测，证实日间睡眠潜伏期短，并快速进入 REM，得以确立诊断。

治疗　发作性睡病

- 嗜睡，给予莫达芬尼（200 ～ 400 mg/d 晨起顿服）治疗。
- 传统的神经兴奋剂，如哌甲酯（10 mg ～ 20 mg 2 次 / 日）或右旋安非他命（10 mg 2 次 / 日）均可选用，尤其是对于难治性患者。
- 猝倒通常对增加去甲肾上腺能或 5- 羟色胺的抗抑郁药有反应。文拉法辛（每天晨起 37.5 ～ 150 mg）和氟西汀（每天晨起 10 ～ 40 mg）均可有效。三环类抗抑郁药，如普罗替林（10 ～ 40 mg/d）或氯米帕明（25 ～ 50 mg/d），是有效抑制猝倒发作的药物，但其镇静和口干等抗胆碱能效应限制了临床应用。除此，睡前和就寝后 3 ～ 4 h 给予口服羟丁酸钠也具疗效。
- 充足的夜间睡眠时间和白天小睡是缓解症状的有效预防措施。

■ 昼夜节律相关睡眠障碍

失眠或嗜睡可能与睡眠时相紊乱相关。其可能的情况包括：①器质性因素——昼夜节律起搏器存在缺陷；②环境因素——暴露于刺激（光 / 暗循环）中而剥夺睡眠。后者包括时差和轮班工作。轮班工作嗜睡者可在每个夜班开始前 30 ～ 60 min 服用莫达非尼（200 mg）或阿莫达非尼（150 mg），并且适时暴露在强光之下。应该对相关人员进行睡眠的安全性教育，提高其对于夜间工作相关的危害的认识。

　　睡眠时相延迟综合征的特点是睡眠开始晚，醒来晚，其他睡眠结构正常。早上进行光照疗法或晚上服用褪黑素可能有效。

　　睡眠时相前移综合征将睡眠开始时间前移数小时至傍晚，凌晨醒来。傍晚时给予强光照射数小时可有效纠正。一些与常染色体显性遗传相关的病例，是由于参与昼夜节律调节的基因（*PER2* 或酪蛋白激酶 I δ）突变所引起的。

第4篇 耳鼻咽喉科学

第59章
咽痛、耳痛和上呼吸道症状

（余力生 译 余力生 审校）

- 上呼吸道感染（URIs）已经成为影响日常工作和学习的首要原因。
- 症状和体征的相似性使得原发性病毒性感染和细菌性感染难以区分。
- URIs常给予抗生素治疗，尽管其中仅有25%由于细菌感染所致。URIs患者不适当处方抗生素是引起社区获得性病原菌（如肺炎链球菌）耐药的主要原因。

非特异性上呼吸道感染

- **定义**：非特异性URIs（"普通感冒"）并无明显定位特征。
- **病因**：多种病毒感染（如鼻病毒、冠状病毒、副流感病毒、流感病毒、腺病毒等）均可引起非特异性URIs。
- **临床表现**：表现为急性、轻度、自限性的卡他症状，典型包括流涕、鼻塞、咳嗽和咽喉痛。
  - 或可有声嘶、虚弱、打喷嚏和发热。
  - 症状的中位持续时间为1周（2～10天）。上呼吸道炎症引起的咳嗽可以持续2～3周，但并不一定需要抗生素治疗。
  - 0.5%～2%的感冒可继发细菌感染，引起病程迁延与病情加重，通常伴有定位症状和体征。鼻部、咽喉部脓性分泌物并不一定预示细菌感染。
- **治疗**：通常仅需给予对症治疗（如解充血药、非甾体抗炎药）。不建议抗生素治疗。

鼻窦感染

- 鼻窦炎是鼻窦的炎症状态，最常累及上颌窦，其余依次为筛窦、额窦和蝶窦。

- 每年均有超过百万的鼻窦炎患者就诊于初级保健医师处，是处方抗生素最为常见疾病的第 5 位。

■ 急性鼻窦炎

- **定义**：鼻窦炎持续时间＜ 4 周。
- **病因**：各种感染和非感染性因素导致窦口阻塞和黏液滞留。
  - 感染性因素包括病毒感染（如鼻病毒、副流感病毒和流感病毒）和细菌感染（如肺炎链球菌、非典型流感嗜血杆菌和儿童多见的卡他莫拉菌）。
    - 免疫功能抑制的患者可有真菌感染（如根霉菌和毛霉菌，偶见曲霉菌）。
    - 院内感染多为涉及金黄色葡萄球菌和革兰氏阴性杆菌的混合感染。
  - 非感染性因素包括过敏性鼻炎、耳气压伤和化学刺激。
- **临床表现**：常见症状包括流涕、鼻塞、面部疼痛、压痛和头痛。
  - 细菌性鼻窦炎可伴有牙痛和口臭。
  - 受累的鼻窦处可有局部疼痛，且常于患者弯腰或后仰时加剧。
  - 严重的额窦炎可表现为"波特头皮肿胀（Pott's puffy tumor）"：额骨骨膜下脓肿，引起肿胀及凹陷性水肿。
  - 致命性的并发症包括脑膜炎、硬膜外脓肿和脑脓肿。
- **诊断**：尽管病毒性鼻窦炎远较细菌性鼻窦炎更为常见，但临床上难以区分二者。
  - 症状持续＞ 10 日、伴有脓性鼻溢、鼻塞和面部疼痛的患者中，仅 40% ～ 50% 为细菌性鼻窦炎。
  - 倘若考虑真菌性鼻窦炎，应对受累组织进行活检。
  - 除医源性鼻窦炎外，急性鼻窦炎不推荐行鼻窦 CT 或 X 线检查。医源性鼻窦炎需经鼻窦 CT 确诊，并行鼻窦分泌物培养与药敏检测（起始药物治疗前最为理想）。

治疗　急性鼻窦炎

- 多数患者无需抗生素治疗即可缓解。
- 轻至中度症状者，主要治疗为缓解症状和鼻窦引流（如口服或局部使用减充血剂、鼻盐水灌洗）。

- 重症者需给予抗生素治疗，病情持续 10 ～ 14 日未改善者可考虑给予抗生素。
  - 成人推荐药物治疗方案见表 59-1。
  - 初始抗生素治疗效果不佳者应当咨询耳鼻喉科专科医师，考虑行鼻窦抽吸和（或）灌洗。
- 病情严重、伴有颅内并发症或侵袭性真菌性鼻窦炎的患者需考虑外科手术。

■ 慢性鼻窦炎

- **定义**：鼻窦炎持续时间 > 12 周。
- **病因**：常与细菌或真菌感染相关。
- **慢性细菌性鼻窦炎**：纤毛清除系统破坏引起的反复感染，而并非单次持续性感染。
  - 患者出现持续性鼻充血和窦内压力增高，周期性加重。

表 59-1　成人急性细菌性鼻窦炎诊断和治疗指南

诊断标准	推荐治疗 [a]
中度症状（如鼻腔化脓/充血或咳嗽）> 10 天 **或** 重度症状（持续时间不限）包括单侧/局部面部肿胀或牙痛	*初始治疗*： 　阿莫西林/克拉维酸 500/125 mg PO tid 或 875/125 mg PO bid[b] *青霉素过敏者*： 　多西环素 100 mg PO bid；或 　抗肺炎球菌的氟喹诺酮（如莫西沙星 400 mg PO qd）[c] *30 天内曾应用抗生素或耐青霉素肺炎链球菌感染率 > 30%*： 　阿莫西林/克拉维酸缓释剂 2000/125 mg PO bid；或 　多西环素 100 mg PO bid；或 　抗肺炎球菌的氟喹诺酮（如莫西沙星 400 mg PO qd）[c] *近期治疗失败*： 　阿莫西林/克拉维酸缓释剂 2000 mg PO bid；或 　抗肺炎球菌的氟喹诺酮（如莫西沙星 400 mg PO qd）[c]

[a] 如果初始治疗后症状改善，则总疗程 5 ～ 7 天，也可延长至 7 ～ 10 天（需安排随访）。病情严重者可考虑静脉应用抗生素或住院治疗。

[b] 抗生素耐药率低的地区，如果近期无抗生素暴露史，可选择阿莫西林作为初始治疗。

[c] 氟喹诺酮具有引起肌腱炎和神经病变的风险，只有无其他治疗选择时方可应用，并需充分权衡获益与风险

- 鼻窦 CT 可明确病变范围，发现潜在的解剖缺陷或梗阻情况，并评价治疗效果。
- 应行鼻内镜下组织活检和培养以指导治疗。
- 需反复抗生素治疗，每次疗程约 3 ~ 4 周。辅助治疗包括鼻内局部应用糖皮质激素、鼻窦冲洗和外科评估。
- **慢性真菌性鼻窦炎**：免疫功能正常者呈非侵袭性感染，致病菌多为曲霉菌和黑霉菌。常可复发。
  - 轻症无痛性感染多可经内镜手术治愈，无需应用抗真菌药物。
  - 单侧病变合并鼻窦内真菌球行外科手术治疗，若有骨侵蚀则需给予抗真菌药物。
  - 变应性真菌性鼻窦炎多见于鼻息肉和支气管哮喘患者，表现为全组鼻窦炎，分泌物富含嗜酸性粒细胞，其黏稠度如同花生酱。

耳和乳突感染

■ 外耳感染

局部或区域无淋巴结肿大，应考虑非感染性因素，包括创伤、昆虫叮咬和环境暴露因素，其较自身免疫性疾病（如红斑狼疮）或血管炎（如韦格纳肉芽肿）更为常见。

- **耳蜂窝织炎**：轻微创伤后出现的外耳压痛、红斑、肿胀和皮温升高，尤其是耳垂。治疗可采用局部热敷和使用对金黄色葡萄球菌和链球菌敏感的抗生素（如头孢氨苄、双氯西林）。
- **软骨膜炎**：局部创伤后（例如穿刺耳洞）耳廓的软骨膜感染。表现与蜂窝织炎极为相似，但是较少累及耳垂。
  - 需全身性抗生素治疗，覆盖最为常见的病原体，包括铜绿假单胞菌和金黄色葡萄球菌。用药通常包括一类抗假单胞菌属青霉素（如哌拉西林），或耐酶青霉素（如萘夫西林）联合抗假单胞菌属喹诺酮（如环丙沙星）。可能需外科引流；病情缓解需要数周。
  - 倘若治疗无效，则应考虑非感染性因素所致的炎症（如复发性多软骨炎）。
- **外耳炎**：一组由湿热致外耳道上皮脱屑浸渍的耳道疾病。细菌感染为主要病因，最常见的病原体是铜绿假单胞菌和金黄色葡萄球菌。

- 急性局限性外耳道炎：耳道外 1/3 的疖病，多由金黄色葡萄球菌引起。治疗包括口服抗葡萄球菌青霉素（如双氯西林、头孢氨苄），脓肿形成时给予外科引流。

- 急性弥漫性外耳道炎（游泳者耳病）：耳道浸润性感染性炎症，最常由于铜绿假单胞菌感染造成，表现为剧烈耳道疼痛、红斑、肿胀，伴有白色块状分泌物。治疗包括清洗耳道移除碎屑物，局部应用药物（如高渗盐水、酒精和醋酸混合物，以及抗生素制剂复方新霉素和多黏菌素），根据炎症情况使用糖皮质激素。

- 慢性外耳道炎：外耳道红斑、结垢、瘙痒性皮炎，多由慢性中耳感染持续性耳溢，其他反复性刺激因素，或结核病、麻风病等少见慢性感染引起。治疗包括尽早识别和去除病因，一般较难获得完全缓解。

- 恶性或坏死性外耳道炎：慢性进展性感染，临床表现为化脓性耳溢、耳及外耳道发红肿胀和极剧烈的耳痛。检查可见耳道后下壁毗邻骨与软骨交界处肉芽组织增生。

  - 疾病具有潜在致命风险，主要见于高龄糖尿病和免疫功能低下的患者，可累及颅骨、脑膜、脑神经和脑。

  - 铜绿假单胞菌是最常见的病原菌，其他革兰氏阴性杆菌、金黄色葡萄球菌、表皮葡萄球菌、放线菌和曲霉菌也曾被报道致病。

  - 应获取肉芽组织（或深层组织）活检标本进行病原学培养。

  - 全身性应用抗生素治疗 6 ～ 8 周，方案包含抗假单胞菌抗生素（如哌拉西林、头孢他啶），有时联合一种氨基糖苷类或氟喹诺酮类抗生素；抗生素滴耳液（假单胞菌敏感）联合糖皮质激素可作为辅助治疗。

  - 复发率高达 20%。糖尿病患者严格控制血糖可助于治疗及预防复发。

■ 中耳感染

咽鼓管功能障碍，多与 URIs 相关，由此造成炎症与无菌性渗出。常为病毒和细菌混合感染。

- **急性中耳炎**：多继发于病毒性 URIs，可直接引起病毒性中耳炎，或更为常见的是诱发细菌性中耳炎。

  - *病因*：高达 35% 的病例中可分离出肺炎链球菌株；不可分

型流感嗜血杆菌和卡他莫拉菌也是细菌性中耳炎的常见病原体。令人担忧的是社区获得性耐甲氧西林金黄色葡萄球菌（MRSA）日渐成为新兴致病菌。约 40% 的病例为单纯病毒（如呼吸道合胞病毒、流感病毒、鼻病毒和肠道病毒）感染或细菌混合性感染。

- 临床表现：鼓膜固定、发红、膨出或收缩，可出现自发性穿孔。
  - 其他症状包括耳痛、耳溢、听力下降和发热。
  - 仅有鼓膜发红并无特异性，其在上呼吸道黏膜炎症时极为多见。
- 治疗：抗生素治疗的指征和方案见表 59-2。预防性应用抗生素和外科干预对复发性急性中耳炎效果欠佳。

- **浆液性中耳炎**：又称渗出性中耳炎，可持续数周（急性渗出）至数月（例如急性中耳炎后的一段时期）而无感染征象，并可引起患侧听力显著下降。
  - 大部分患者无需抗生素治疗，可在 3 个月内自愈。
  - 对于双耳渗出持续 3 个月以上，以及伴双耳听力下降的患者，需使用抗生素治疗或鼓膜切开置管术。
- **慢性中耳炎**：持续性或反复发作的化脓性耳漏伴鼓膜穿孔，多伴有传导性听力下降。
  - 非活动性病变表现为鼓膜中央性穿孔，耳溢期反复局部使用抗生素滴耳治疗。
  - 活动性病变使患者形成胆脂瘤，可增大并最终引起骨侵蚀、脑膜炎和脑脓肿，需要外科手术治疗。
- **乳突炎**：中耳脓性渗出积聚在乳突气房可致周围骨侵蚀和脓肿样空腔形成。
  - 患者出现疼痛、发红、乳突肿胀造成耳廓移位，并伴有中耳炎的症状和体征。
  - 罕见并发症包括骨膜下脓肿、颈深部脓肿、横窦脓毒性血栓。
  - 首先经验性静脉使用广谱抗生素方案，覆盖肺炎链球菌、流感嗜血杆菌和卡他莫拉菌，待细菌培养结果回报调整为针对性用药；乳突切开术适用于出现并发症或药物治疗无效的患者。

表59-2　急性中耳炎诊断和治疗指南

严重程度	诊断标准	推荐治疗
轻至中度	＞2岁或6个月至＜6个月不伴中耳渗出者；或	保守观察（推迟抗生素治疗48～72 h，仅予以对症治疗）
	6个月至2岁伴中耳渗出（中耳积液，鼓膜活动性下降、鼓膜后气液平、鼓膜凸起）和急性中耳炎症状和体征，如发热、耳痛、听力下降、耳鸣、眩晕、鼓膜发红；或＞2岁伴双侧受累、高热、免疫缺陷、呕吐	*初始治疗* [a] 阿莫西林80～90 mg/（kg·d）PO，分次服用（bid或tid）；或 头孢地尼14 mg/（kg·d）PO，顿服或分次服用（bid）；或 头孢呋辛30 mg/（kg·d）PO，分次服用（bid）；或 阿奇霉素，首剂10 mg/kg PO，随后5 mg/（kg·d）PO×4天 *30天内曾应用抗生素或近期治疗失败* [a,b] 阿莫西林90 mg/（kg·d）（上限剂量2 g）PO，分次服用（bid），联合克拉维酸6.4 mg/（kg·d）PO分次服用（bid）；或 头孢曲松50 mg/kg IV/IM×3天；或 克林霉素30～40 mg/（kg·d）PO，分次服用（tid）
重度	如同上述，伴体温≥39.0℃（102 ℉）；或中至重度耳痛	*初始治疗* [a] 阿莫西林90 mg/（kg·d）（上限剂量2 g）PO，分次服用（bid），联合克拉维酸6.4 mg/（kg·d）PO分次服用（bid）；或 头孢曲松50 mg/kg IV/IM qd×3天 *30天内曾应用抗生素或近期治疗失败* [a,b] 头孢曲松50 mg/kg IV/IM qd×3天；或 克林霉素30～40 mg/（kg·d）PO，分次服用（tid）；或 考虑鼓膜穿刺及病原体培养

[a] 疗程（特殊说明除外）：＜6岁或重症者10天，≥6岁者5～7天（既往体健的轻症者可考虑保守观察）。
[b] 保守观察48～72 h后或治疗后未能改善或病情恶化。

资料来源：Data from American Academy of Pediatrics Subcommittee on Management of Acute Otitis Media, 2004.

口腔和咽部感染

- 咽痛是最常见的症状，也是成人和儿童于门诊就诊的最常见原因之一。

■ 急性咽炎

- **病因**：呼吸道病毒感染为最常见的致病原因，然而约30%并无明确病因。
  - 病毒：鼻病毒和冠状病毒感染分别约占20%和5%，流感病毒、副流感病毒感染呈季节性，其他主要的病毒包括单纯疱疹病毒、柯萨奇病毒、巨细胞病毒、Epstein-Barr病毒（EB病毒）和人类免疫缺陷病毒（HIV）。
  - 细菌：A组溶血性链球菌（GAS）感染占成人病例的5%～15%。坏死梭杆菌可引起Lemierre综合征，其在青少年咽炎中愈发常见，其比例近乎与GAS相当。其他少见致病菌包括淋球菌、白喉杆菌、小肠结肠炎耶尔森菌和梅毒螺旋体，可见于特定暴露人群。
- **临床表现**：特定症状和体征对病原体有提示意义。
  - 呼吸道病毒：症状一般较轻，无发热，伴有鼻炎、颈部痛性淋巴结肿大，或咽部渗出。
  - 流感病毒和腺病毒：出现严重的渗出性咽炎伴发热、肌痛，腺病毒感染时伴有结膜炎。
  - 单纯疱疹病毒：表现为咽部炎症渗出，伴有腭部水疱和溃疡。
  - 柯萨奇病毒（疱疹性咽峡炎）：特点是软腭和悬雍垂多发小疱疹，破溃后形成白色浅溃疡。
  - EB病毒和巨细胞病毒：具有急性咽炎和传染性单核细胞增多症相关症状（如发热、乏力、多发淋巴结肿大）。
  - HIV：伴有发热、急性咽炎、肌痛、虚弱，有时可见斑丘疹。
  - 链球菌：可表现为轻至重度的咽痛、发热、寒战、腹痛，并伴有咽部充血、扁桃体肿大和渗出，多无卡他症状。
  - 其他细菌：常表现为渗出性咽炎，无其他特异性表现。
- **诊断**：诊断性试验的主要目的是识别出GAS咽炎。
  - 快速GAS抗原检测的诊断特异性较好（>90%），但敏感性差异较大（65%～90%）。对于快速检测阴性的儿童推荐进行喉部病原菌培养，成人不推荐。

- 如怀疑其他细菌或病毒感染，需完善相应标本培养。
- 如考虑 HIV 感染，需完善 HIV-RNA 检测。

- **治疗**：GAS 快速抗原检测或咽拭子培养阳性者，推荐给予抗生素治疗（青霉素 V 钾，500 mg PO tid×10 天；或苄星青霉素 G 120 万单位 IM×1 剂）。治疗可略微缩短症状持续时间，同时预防进展为风湿热。

  - 具有复发性风湿热风险者，应长期预防性给予青霉素（苄星青霉素 G 120 万单位 IM 每 3～4 周一次；或青霉素 V 钾 250 mg PO bid）。
  - 病毒性咽炎通常仅需对症治疗。
  - 针对性抗病毒治疗（如奥司他韦、阿昔洛韦）对特定流感病毒和单纯疱疹病毒感染病例有所获益。

■ 口腔感染

口唇疱疹病毒感染和鹅口疮分别见第 102 章和第 108 章。

喉部和会厌感染

- **喉炎**：急性喉炎是一种常见综合征，几乎所有呼吸道病毒和部分细菌（如 GAS、白喉杆菌、卡他莫拉菌）均可引起。慢性感染性喉炎在低收入国家较发达国家更为多见，主要为结核分枝杆菌、地方性真菌（如组织胞浆菌、芽生菌、球孢子菌）和隐球菌感染造成。

  - 患者常表现为声嘶、声音低沉或失声，并伴有鼻部卡他症状。
  - 治疗包括局部湿润、禁声，培养结果为 GAS 给予抗生素治疗。慢性喉炎的治疗取决于病原菌，通常需经活检培养确定。

- **会厌炎**：急性、快速进展性的会厌和邻近结构的蜂窝织炎，可致气道完全阻塞，甚至致命。

  - 会厌炎多由 GAS、肺炎链球菌、流感嗜血杆菌和金黄色葡萄球菌引起，流感疫苗的接种使儿童 B 型流感嗜血杆菌感染率显著降低。
  - 症状包括发热、严重喉痛、全身中毒症状，患者常于前倾坐位时流涎。查体可见呼吸窘迫、吸气性喘鸣和胸壁凹陷。
  - 由于存在导致气道完全梗阻的风险，因此不推荐在检查室内进行直接视诊（如压舌板检查）。充分准备的条件下（如手术室内）可行直接纤维喉镜检查，以明确诊断、获取标本进行培养并进行气管内插管。

- 治疗以保护气道为主。获取血液和会厌组织培养后，需静脉应用覆盖流感嗜血杆菌的抗生素（如氨苄西林 / 舒巴坦，或二 / 三代头孢菌素）7 ～ 10 天。

颈深部组织感染

包括路德维咽峡炎、Lemierre 综合征和咽后脓肿，详见第 95 章。

第5篇　皮肤病学

第60章
皮肤的一般检查

（金江　柳小婧　译　张建中　审校）

皮肤病的评估主要依赖皮肤的客观表现，因此对于因皮肤问题就诊的患者，体格检查往往先于病史采集。鉴别诊断主要基于对皮损的详细检查及精确描述，相关的病史可进一步缩小范围，必要时可行实验室检查或诊断性操作以明确诊断。

体格检查

皮肤检查应在照明良好的房间内进行，患者应脱去所有衣服。手持式放大镜及便携手电筒（以便照亮皮损）为非常有用的辅助设备。理想的检查应包括皮肤、毛发、指（趾）甲和黏膜。检查时可先对皮肤进行全面整体观察，再详细观察每个皮损。

■ 分布

如图60-1所示，皮损分布可提供很有价值的线索：皮损泛发提示全身性疾病；光暴露部位皮损提示系统性红斑狼疮、光敏性皮肤病、光毒性皮肤病、多形性日光疹、迟发性皮肤卟啉病等；皮损局限于单个皮区提示带状疱疹；皮损分布于肘膝伸侧提示银屑病；皮损分布于屈侧如肘窝、腘窝提示特应性皮炎。

■ 排列和形状

可描述单个或多个皮损：线状皮损可见于接触性皮炎（如接触具有毒性的常春藤）；环状皮损可见于慢性游走性红斑、离心性环状红斑、体癣等；虹膜样或靶形皮损具有2个或3个不同深浅色调的同心环，可见于多形红斑；圆形的、钱币状的皮损，可见于钱币状湿疹；麻疹样皮损由小的融合性丘疹融合成各种形状，可见于麻疹及药疹；疱疹样皮损指成簇的水疱、丘疹或糜烂，可见于单纯疱疹。

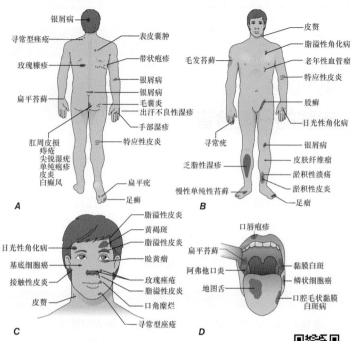

图 60-1（扫二维码看彩图） 常见皮肤病和皮损的分布

彩图 60-1

■ 原发性皮损

是指疾病在病变过程中直接产生的皮肤改变（表 60-1）。

■ 继发性皮损

由原发性皮损转变而来，常由搔抓、继发感染、出血等引起（表 60-2）。

■ 其他描述性术语

颜色，例如紫色、红色；查体的特点，例如皮温、有无触痛；边缘是否清晰，外观是扁平的、带蒂的、疣状的，还是有脐凹的。

病史

应详细地询问病史，特别注意以下方面：

1. 皮损的演变过程：发病部位、皮损进展或播散的顺序、持续时间、慢性皮损的消退或缓解的时间。

2. 皮损的伴随症状：瘙痒、烧灼感、疼痛、麻木感；如何能缓

表 60-1 原发性皮损

斑疹：扁平、伴皮肤颜色改变、直径< 2 cm、不高于皮面的皮损，例如雀斑就是典型的色素性斑疹。

斑片：直径> 2 cm 的扁平皮损，与周围皮肤颜色不同，与斑疹只有大小的差别。

丘疹：小的实质性皮损，直径< 0.5 cm，高出皮面，可触及（例如痤疮中的闭合粉刺或白头）。

结节：大的坚硬皮损，直径 0.5 ～ 5.0 cm，高出皮面，与丘疹只有大小的差别（例如真皮痣性黑素细胞痣）。

肿瘤：坚实、不断生长的皮损，直径> 5.0 cm。

斑块：大而扁平的皮损（直径> 1 cm），高出皮面，边缘可清晰（例如银屑病），亦可逐渐与周围皮肤融合而形成边界不清的皮损（例如湿疹性皮炎）。

水疱：内含有液体的小皮损，直径< 0.5 cm，高出皮面。通常可见内含液体，皮损呈半透明状，例如漆树属（毒性常春藤）所致的过敏性接触性皮炎，可发生水疱。

脓疱：水疱内的液体含有白细胞。**注意**：存在脓疱并非一定伴有感染。

大疱：内含液体的皮损，直径> 0.5 cm，高出皮面，多呈半透明状。

风团：高于皮面的红色水肿性丘疹或斑块，通常提示短暂性的血管扩张和血管通透性增高。

毛细血管扩张：扩张的表浅的血管。

表 60-2 继发性皮损

苔藓样变：皮肤特征性增厚，以皮嵴隆起、皮沟加深为特点。

鳞屑：角质层的过度堆积。

痂：渗出的体液干涸后形成，可为黄色（例如浆痂）或红色（例如血痂）。

糜烂：表皮缺失，未损伤真皮。

溃疡：表皮及一部分真皮缺失。

抓痕：线性、多角的糜烂面，上可覆痂，由搔抓引起。

萎缩：皮肤实质的获得性减少，真皮或皮下组织减少可表现为整个表皮的凹陷，而表皮萎缩表现为皮肤变薄，呈细皱纹样改变。

瘢痕：继发于创伤或炎症后的皮肤改变，根据皮损部位和时间不同，瘢痕处可为红色，或色素加深，或色素减退。毛发覆盖部位的瘢痕可表现为毛囊破坏。

解症状；一天当中何时症状最严重。

　　3. 目前及近期的治疗药物：包括处方药及非处方药。

　　4. 伴随的全身症状（如身体不适、疲乏、关节痛）。

　　5. 伴随疾病或既往病史。

　　6. 过敏史。

7. 是否存在光敏感。

8. 系统回顾。

9. 家族史。

10. 社交史，性生活史或外地居留史。

辅助诊断方法

■ 皮肤活检

小手术，部位的选择非常重要。

■ 真菌镜检

对于检测皮肤癣菌和酵母菌很有用。用玻片边缘或刀片轻轻刮取鳞屑性皮损活动边缘的皮屑，病甲最好取变色的甲屑及甲下碎屑。将标本置于载玻片上，加 1 滴 10%～20% 氢氧化钾溶液，用玻片覆盖，轻微加热后在显微镜下观察。此技术可用于检测皮肤癣菌感染的菌丝、念珠菌感染的假菌丝和出芽酵母，以及花斑癣中菌丝和圆形孢子（形如"意大利面条和肉丸"）。

■ Tzanck 涂片

用于检测疱疹病毒（单纯疱疹病毒或带状疱疹病毒）。取材最好选择早期水疱。用 15 号手术刀片小心去除疱顶，用刀片腹部轻轻刮取疱底物质（保持刀片垂直于皮肤表面以防划破皮肤）。将刮取物置于载玻片上，用 Wright 或 Giemsa 染色。可见多核巨细胞为阳性结果。病毒培养或免疫荧光检测可确定病毒种类。

■ 玻片压诊法

以判断皮损受压后是否变白。用放大镜或载玻片压于皮损表面并观察供血的变化。例如：血管瘤会变白，而紫癜不会。

■ 伍德灯检查

用于判断细菌或真菌感染及某些皮肤病。

■ 斑贴试验

用于确定引起皮肤过敏的特定抗原。

第61章
常见皮肤疾病

（金江　柳小婧　译　张建中　审校）

丘疹鳞屑性皮肤病

一组表现为丘疹和鳞屑的皮肤病。

■ 银屑病

为慢性复发性皮肤病。典型皮损为界限清楚的红色斑块，表面覆盖银白色鳞屑。好发于伸侧（如膝部、肘部及臀部），也可累及手掌及头皮（特别是前发际）。其他伴随表现包括银屑病性关节炎（第163章）及甲改变（甲松离、甲凹坑，或甲板增厚伴甲下碎屑堆积）。

治疗　银屑病

保持皮肤滋润；外用糖皮质激素、维生素D类似物（卡泊三醇）及维甲酸（他扎罗汀）；紫外光疗法［包括光化学疗法（PUVA），即紫外光联合补骨脂照射］；严重者给予甲氨蝶呤或环孢素；也可应用阿维A，但注意其致畸性。慢性中重度斑块型银屑病患者可考虑使用优特克单抗（阻断IL-12和IL-23的人源单克隆抗体）、阿普斯特（磷酸二酯酶4抑制剂）、司库奇尤单抗（抗IL-17）或伊凯珠单抗（抗IL-17），这些药物也可用于银屑病性关节炎。古塞库单抗（抗IL-23）被批准用于中重度斑块型银屑病。依那西普（人源TNF受体/IgG1 Fc融合蛋白）、英夫利昔单抗、阿达木单抗和赛妥珠单抗（抗TNF单克隆抗体）均已被批准用于治疗银屑病和银屑病性关节炎。

■ 玫瑰糠疹

自限性疾病，病程持续3～8周。最初表现为单发直径2～6 cm环状蛙鱼色斑片（前驱斑），边缘脱屑，数天至数周后皮损泛发，累及躯干及四肢近端。个别病灶类似于前驱斑，但稍小，排列匀称，且皮损长轴与皮纹一致。外观可类似于二期梅毒疹。

治疗　玫瑰糠疹

　　自限性疾病，给予对症治疗即可。口服抗组胺药控制瘙痒，外用糖皮质激素，部分患者可考虑进行 UVB（中波紫外线）治疗。

扁平苔藓

　　病因不清楚，可见于服用某些药物、慢性移植物抗宿主病和丙型病毒性肝炎。皮损表现为瘙痒性、多角形、扁平、紫色丘疹。病程长短不一，多数在发病后 6～24 个月自行消退。

治疗　扁平苔藓

　　外用糖皮质激素。

湿疹类皮肤病

■ 湿疹

　　湿疹或称皮炎，为一类反应性皮肤病，临床及病理表现多样；它是一组疾病的统称。

■ 特应性皮炎

　　特应性三联征（包括枯草热、哮喘和湿疹）表现之一。常为慢性、反复性、严重瘙痒的湿疹样皮炎，伴有脱屑性红斑、水疱、结痂及皲裂。皮损常见于屈侧，好发于肘窝及腘窝，严重者出现全身性红皮病。

治疗　湿疹与特应性皮炎

　　避免刺激、皮肤保湿、外用糖皮质激素、治疗感染［常为金黄色葡萄球菌（SA）感染，尤其应注意社区获得性耐甲氧西林菌株（CA-MRSA）］。全身应用糖皮质激素仅用于局部保守治疗无效的严重恶化患者。局部钙调神经磷酸酶抑制剂可用于重度患者，但可能具有毒性。克立硼罗（磷酸二酯酶 4 抑制剂）被批准用于局部治疗轻中度特应性皮炎。

■ 变应性接触性皮炎

皮肤暴露于抗原物质后发生的迟发性超敏反应。皮损发生在接触部位，表现为水疱、渗出、结痂；常见线状排列的水疱。最常见的过敏原包括漆树科树脂（具有毒性的常春藤、橡树、漆树）、镍、橡胶及化妆品。

> **治疗　变应性接触性皮炎**
>
> 避免接触致敏原；外用糖皮质激素；皮损泛发者考虑全身应用糖皮质激素 2～3 周。

■ 刺激性接触性皮炎

由于外源性物质直接损伤造成的皮肤炎症。最常见的受累部位是手部，长期接触水和洗涤剂会引发或加重皮炎。其特征可包括皮肤干燥、皲裂、红斑及肿胀。

> **治疗　刺激性接触性皮炎**
>
> 避免刺激；建立保护屏障（使用保护性手套）；外用糖皮质激素；治疗继发的细菌或皮肤癣菌感染。

■ 脂溢性皮炎

慢性非感染性皮肤病，特征性皮损为带有油腻黄色鳞屑的红斑。皮损常见于头皮、眉部、鼻唇沟、腋窝、胸部中央及耳后区域。

> **治疗　脂溢性皮炎**
>
> 外用不含氟的糖皮质激素；以及含煤焦油、水杨酸或硫化硒的洗发水。

感染

■ 脓疱疮

由于金黄色葡萄球菌或 A 组 β 溶血性链球菌引起的皮肤浅表感染。原发皮损为表浅脓疱，破溃形成"蜜黄色"痂。张力性大疱

（大疱性脓疱疮）也与金黄色葡萄球菌感染相关。皮损可发生于任何部位，但以面部多见。由于 CA-MRSA 感染的发病率增加，脓疱疮和"疖病"（痛性红斑性结节或"疖子"）也逐渐受到重视。

治疗　疱疮

浸透并轻柔去除皮损表面结痂，外用抗生素。根据致病菌适当选择口服抗生素。

■ 丹毒

表浅的蜂窝织炎，最常见于面部，其特征为鲜红色、界限清楚、剧烈疼痛及皮温增高的红斑。由于感染表浅伴有水肿，皮损表面可能呈橘皮样外观。最常见的致病菌为 A 组 β 溶血性链球菌，好发于皮肤创伤或其他皮肤破损处。

治疗　丹毒

根据致病菌选择适宜的抗生素。

■ 单纯疱疹（亦参见第 102 章）

复发性皮肤病，特征是红斑基底部位出现成簇水疱群，随后糜烂，常继发葡萄球菌或链球菌感染。好发于口腔、外生殖器及肛门周围的皮肤黏膜表面。本病也可引起严重内脏疾病，包括食管炎、肺炎、脑炎及播散性单纯疱疹病毒感染。去除早期水疱疱顶进行 Tzanck 涂片可见多核巨细胞。通过检测皮损刮片中的病毒、病毒抗原或病毒 DNA 确诊。

治疗　单纯疱疹

根据疾病表现及患者免疫状态采取不同治疗（第 102 章）。继发细菌感染者根据病原体适当应用抗生素。

■ 带状疱疹（亦参见第 102 章）

红斑基底上的成簇水疱疹，通常局限于单一皮区（"带状疱疹"）。也可见播散性皮损，尤其是免疫缺陷者。Tzanck 涂片可见多核巨细胞，除非培养，否则无法与单纯疱疹鉴别。通过 PCR 检测水痘-带状疱疹病毒 DNA 确诊，但可及性受限。带状疱疹后的神经痛可持续数月至数年，尤其是老年人。

治疗 带状疱疹

根据疾病表现及患者的免疫状态采取不同治疗（见第 102 章）。

■ 皮肤癣菌感染

皮肤真菌可侵犯角质层、甲板或毛发，因此可感染体表任何部位。其外观可能为轻微的鳞屑，或是重至呈红肿炎症性皮炎。好发于足部（足癣）、指甲（甲癣）、腹股沟（股癣）或头皮（头癣）。体癣（圆癣）的典型表现为红斑性丘疹鳞状斑，中央常消退，边缘进展并脱屑。虽然头癣及体癣有时需进行培养或活检确诊，但真菌镜检常见菌丝。

治疗 皮肤癣菌感染

根据感染部位及类型进行治疗。外用咪唑类、三唑类、丙烯胺类可能有效。卤普罗近、十一烯酸、环吡酮胺及托萘酯也有效，但制霉菌素对皮肤癣菌无效。如需全身治疗，可予灰黄霉素 500 mg/d。伊曲康唑及特比萘芬对甲癣有效。

■ 念珠菌病

由相关酵母菌群引起的真菌感染。临床表现可局限于皮肤感染，偶见全身感染并可危及生命。易患因素包括糖尿病、细胞免疫缺陷及 HIV 感染（第 107 章）。好发部位包括口腔、长期潮湿浸渍区域、甲周及间擦区域。根据临床表现、真菌镜检或培养检出酵母菌明确诊断。

治疗 念珠菌病

（亦参见第 108 章）去除易感因素；外用制霉菌素、唑类抗真菌药；免疫抑制宿主、疗效不佳的慢性复发者需全身治疗。外阴阴道念珠菌病可能对口服单剂氟康唑 150 mg 有效。

■ 疣

由人类乳头瘤病毒（HPV）引起的皮肤新生物。典型病变呈圆顶状，表面具有不规则的分刺；多见于面部、手臂及下肢，常通过剃须播散。HPV 也可造成外生殖器及肛周皮损，并与女性宫颈和外生殖器肿瘤的发生相关（第86章）。

治疗　疣

可采用液氮冷冻、角质溶解剂（水杨酸）。生殖器疣可外用鬼臼毒素溶液，但局部刺激性较强；还可外用咪喹莫特。HPV 疫苗可降低肛门生殖器癌和宫颈癌的发病率。

痤疮

■ 寻常型痤疮

多见于青少年，为自限性疾病。典型皮损为粉刺（毛囊内形成的小囊肿）；常伴丘疹、脓疱及结节等炎症性病变，严重者可能会留下瘢痕。

治疗　寻常型痤疮

仔细清洁及去除油脂；口服四环素或红霉素；外用抗菌药物（如过氧化苯甲酰）和维甲酸。对一般治疗反应差、严重的结节囊肿性痤疮患者可口服异维A酸（具有严重不良反应风险，包括致畸及可能导致抑郁）。

■ 玫瑰痤疮

好发于面部中央的炎症性皮肤疾病，罕见于＜30岁人群。病损处明显潮红，最终可出现丘疹、脓疱及毛细血管扩张，也可引起鼻赘和眼部问题。

治疗　玫瑰痤疮

口服四环素 250～500 mg bid；强力霉素 100 mg bid；米诺环素 50～100 mg bid；外用甲硝唑及不含氟的糖皮质激素可能有效。

血管性疾病

■ 结节性红斑

间隔性脂膜炎，其特征表现为红色、痛性、局部皮温高的皮下结节病变，多见于胫前部。皮损通常与皮肤表面平齐，质硬，外观似红色或紫红色的淤伤；常在 3 ～ 6 周内自行消退，不留瘢痕。可能病因包括结节病、药物（特别是磺胺类药物、口服避孕药及雌激素）以及包括链球菌及结核菌在内的多种感染，也可能是特发的。

治疗	结节性红斑

识别并治疗或去除潜在病因。严重或复发性皮损可给予非甾体抗炎药。全身应用糖皮质激素有效，同时必须处理潜在感染。

■ 多形红斑

反应性皮肤病，临床可有多种皮损，但常表现为红斑、丘疹及水疱。"靶形"或"虹膜样"皮损具有特征性，由同心环状红斑和正常肤色斑疹组成，中央常有水疱或大疱。

皮损常见于肢端，特别是掌跖。常见的三大病因包括药物（特别是青霉素及磺胺类药物）、合并疱疹病毒感染或支原体感染。偶尔可侵及黏膜及内脏（重症多形红斑或 Stevens-Johnson 综合征）。

治疗	多形红斑

如果与药物相关，寻找并去除可能的致病因素。仅有皮肤损害的轻型患者可予对症治疗（抗组胺药及非甾体抗炎药）。对于 Stevens-Johnson 综合征，是否全身应用糖皮质激素尚有争议；预防继发感染、保证营养及维持水、电解质平衡至关重要。

■ 荨麻疹

临床常见的皮肤病，呈急性或慢性，表现为一过性（单个皮损持续时间＜ 24 h）、瘙痒性、水肿性、粉红色至红色斑块，个别病变周围可有白晕。皮损大小不一，可为丘疹，也可融合成巨大皮损（直径 10 ～ 20 cm）。常见病因包括药物、全身感染及食物（特别是甲壳类水生动物）。如单个皮损持续时间＞ 24 h，应考虑荨麻疹性血管炎。

治疗　多形红斑

详见第 159 章。

■ 血管炎

特征性皮损为明显的紫癜（压之不褪色、隆起性皮损），还可表现为瘀点（特别是早期损害）、溃疡坏死、大疱及荨麻疹样皮损（荨麻疹性血管炎），常以下肢为著。可能病因包括感染、自身免疫性疾病、原发性系统性血管炎、恶性肿瘤、乙型和丙型病毒性肝炎、药物及炎性肠病，但也可为特发性，主要是皮肤血管炎。

治疗　血管炎

根据病因而有所不同。寻找其病因，并去除或治疗其外源性因素或原发疾病。如为系统性血管炎的皮肤表现，应根据主要受损器官进行治疗（第 165 章）。对于特发性、以皮肤损害为主的血管炎，由于其对免疫抑制剂治疗反应差，且很少引起不可逆性器官损害，应尽量避免应用免疫抑制剂。

药疹

皮肤反应是最常见的药物毒性表现，病情轻重不一，临床表现多样，包括荨麻疹、光敏感、多形红斑、固定性药疹、结节性红斑、血管炎、苔藓样药疹、大疱性药疹、Stevens-Johnson 综合征及中毒性表皮坏死松解症（TEN）。通常根据其临床表现及详细用药史做出诊断。

治疗　药疹

停用致敏药物。根据病情及皮肤病理表现的严重程度进行治疗。

第6篇　血液病学及肿瘤学

第62章
血涂片和骨髓检查

（张伸　译　黄晓军　审校）

血涂片

▉ 红细胞（RBC）形态

- 正常：直径 7.5 μm。其大小大致相当于小淋巴细胞的细胞核。

- 网织红细胞（瑞氏染色）：体积大，灰蓝色，夹杂着粉色（多色性）。

- 红细胞大小不均：大细胞提示红系前体细胞 DNA 合成延迟，由于叶酸或维生素 B_{12} 缺乏或者药物效应所致；小细胞提示血红蛋白合成缺陷，由铁缺乏或异常血红蛋白基因造成。红细胞分布宽度（RDW）为反映红细胞体积大小异质性的参数。

- 异型红细胞：细胞形状异常；举例如下：

  1. 棘形红细胞（棘突细胞）：呈不规则针刺状；见于无 β 脂蛋白血症、严重肝病，偶见于神经性厌食症。

  2. 有棘红细胞（毛刺细胞）：红细胞形态规则，表面有均匀分布的刺状小突起；见于尿毒症，红细胞体积缩小。

  3. 椭圆形红细胞：红细胞呈椭圆形；见于遗传性椭圆形红细胞增多症。

  4. 裂红细胞：不同大小和形状的红细胞碎片；见于微血管病性或大血管病性溶血性贫血。

  5. 镰状红细胞：呈长条状或新月形；见于镰状细胞贫血。

  6. 球形红细胞：红细胞体积小，着色深，缺乏中央浅染区；见于遗传性球形红细胞增多症、血管外溶血，如自身免疫性溶血性贫血、G6PD 缺乏症。

  7. 靶形红细胞：红细胞的中央和外缘之间具有浅染环；见于肝脏疾病、地中海贫血、血红蛋白病 C 及镰状细胞病 C。

8. 泪滴样红细胞：见于骨髓纤维化、其他导致骨髓浸润的疾病（如肿瘤）。

9. 形成缗钱状：红细胞重叠排列；可能人为所致或见于异常蛋白血症（如多发性骨髓瘤、巨球蛋白血症）。

红细胞包涵体

- 豪-周小体：胞质内直径 $1 \mu m$ 的嗜碱性包涵体，为细胞核的残片。多呈单个，见于无脾症。

- 嗜碱性点彩：多发，点状嗜碱性胞质内包涵体，由沉淀的线粒体和核糖体组成；见于铅中毒、地中海贫血、骨髓纤维化。

- 帕彭海姆小体（含铁小体，含铁血黄素颗粒）：为含铁颗粒，与嗜碱性点彩红细胞类似，多由线粒体和核糖体组成，还可被普鲁士蓝染色；见于铅中毒、其他铁粒幼细胞性贫血。

- 亨氏小体：血红蛋白沉积而成的球形包涵体。仅在活体染色时可见，外观犹如紫色水晶；见于 G6PD 缺乏症（氧化应激后出现，如感染、特定药物）、不稳定血红蛋白病。

- 寄生虫：特异性细胞质内包涵体；见于疟疾、巴贝虫病。

白细胞包涵体和核外形异常

- 中毒颗粒：黑色细胞质颗粒；见于细菌感染。

- Döhle 小体：$1 \sim 2 \mu m$ 蓝色卵圆形细胞质包涵体；见于细菌感染、Chédiak-Higashi 综合征。

- Auer 小体：嗜酸性火柴棍状胞质内包涵体；见于急性髓细胞性白血病（部分病例）。

- 细胞核分叶增多：中性粒细胞核分叶增多，超过正常的 $2 \sim 4$ 叶；通常情况下，分叶 $\geqslant 5$ 叶的细胞超过 5%，或单个细胞核分叶为 7 即足以诊断；见于叶酸或维生素 B_{12} 缺乏症、药物效应。

- 细胞核分叶减少：中性粒细胞核分叶少于正常，只有 $1 \sim 2$ 片分叶；见于 Pelger-Hüet 异常，假性 Pelger-Hüet 或者急性白血病时获得性 Pelger-Hüet 异常。

血小板异常

- 血小板聚集：体外人为造成，血涂片中易见，使用自动化细胞计数仪时可造成假性血小板减少。

- 巨大血小板：可以是极幼稚血小板或血小板生成增加，或巨核细胞成熟异常的表现；如果血小板直径＞ 5 ～ 6 μm，电子计数仪不会将其当作血小板来计数。

骨髓

骨髓穿刺可用于评价细胞形态。骨髓活检可评价骨髓的整体结构，包括细胞容积含量。活检应在抽吸前进行，以避免影响活检结果（主要是出血）。

■ 适应证

骨髓穿刺

低增生性或者不明原因贫血、白细胞减少症、血小板减少症、疑似白血病或骨髓瘤或骨髓缺陷，并可用于铁储备的评估及一些不明原因发热病例的筛检。

特殊检查

组织化学染色（白血病）、细胞遗传学检查（白血病、淋巴瘤）、微生物学检查（细菌、分枝杆菌、真菌培养）、普鲁士蓝（铁）染色（评估铁储备、诊断铁粒幼细胞性贫血）。

骨髓活检

下列情况除了骨髓抽吸外还需进行活检：全血细胞减少（再生障碍性贫血）、转移性肿瘤、肉芽肿性感染（如分枝杆菌、布鲁杆菌、组织胞浆菌）、骨髓纤维化、脂质贮积病（如戈谢病、尼曼-匹克病）、任何骨髓穿刺时出现"干抽"的病例；以及评估骨髓细胞容积。若同时计划完善骨髓抽吸与活检，应首先行活检，因为在抽吸骨髓后的部位再行活检可能造成骨髓组织出血的假象。

特殊检查

组织化学染色（如前列腺转移癌的酸性磷酸酶染色），免疫过氧化物酶染色（如多发性骨髓瘤、白血病、淋巴瘤的免疫球蛋白或细胞表面标志物检测；单核细胞白血病的溶菌酶检测），网硬蛋白染色（骨髓纤维化时增加），微生物学染色（如分枝杆菌的抗酸染色）。

■ 结果阐释

细胞容积

定义为造血细胞所占骨髓空间的比例。非造血组织空间通常由脂肪充填。细胞容积随着年龄增长而下降，超过65岁后从大约50%降至25%～30%，脂肪组织随之相应增多。

红系：粒系（E：G）比值

正常约为1：2，E：G比值下降可见于急性或慢性感染，类白血病反应（如慢性炎症、转移性肿瘤）、急性和慢性髓性白血病、骨髓增生异常综合征（"白血病前期"）、纯红细胞再生障碍性贫血；E：G比值增加见于粒细胞缺乏症、红系过度增生的贫血（巨幼细胞贫血、缺铁性贫血、地中海贫血、出血、溶血、铁粒幼细胞性贫血）和红细胞增多症（红细胞生成过多）；E：G比值正常见于再生障碍性贫血（尽管骨髓增生低下）、骨髓纤维化（骨髓增生低下）、多发性骨髓瘤、淋巴瘤和慢性病性贫血。一些实验室采用M：E比值（髓细胞：红细胞），正常值为2：1；M：E比值增加见于髓系增生活跃或红系增生受抑的疾病，M：E比值下降则见于髓系增生受抑或红系增生活跃的疾病。

第63章
红细胞疾病

（张伸　译　黄晓军　审校）

贫血是内科常见的临床问题。依据其病理生理分类（第47章）为贫血的诊断和处置提供了最具效率的路径。贫血的发生由于红细胞生成不足，或者循环中红细胞丢失或破坏引起红细胞寿命缩短（正常为120天）。

低增生性贫血

低增生性贫血是最常见的贫血类型，一般红细胞形态正常，网织红细胞指数（RI）降低。骨髓损伤、铁缺乏早期及促红细胞生成素生成减少或功能减低均可引起此类贫血。

骨髓损伤可由于肿瘤浸润骨髓或纤维化将正常红系前体细胞挤出骨髓；或是红系前体细胞缺失（再生障碍性贫血）所引起，后者可因暴露于药物、放射线、化学品诱发，或由于病毒（如肝炎病毒）、自身免疫机制、遗传性（如范可尼贫血）或获得性（如阵发性睡眠性血红蛋白尿）基因改变所致。大多数再生障碍性贫血为特发性。肿瘤或纤维化改变浸润骨髓可源于骨髓（如白血病或骨髓纤维化），或继发于起源自骨髓外的疾病（如肿瘤转移或骨髓痨）。

缺铁性贫血早期（或缺铁性红细胞生成期）可见血清铁蛋白降低（＜15 μg/L），总铁结合力（TIBC）中度升高（＞380 μg/dl），血清铁（SI）水平＜50 μg/dl，铁饱和度为10%～30%（图63-1）。红细胞形态处于正常状态，直至严重铁缺乏（详见下文）。

促红细胞生成素生成不足（如肾脏疾病造成肾小管细胞破坏，或因内分泌缺陷或蛋白质缺乏等低代谢状态导致促红细胞生成素产生减少）或作用不足均可引起红细胞生成刺激减低。老年人群中，

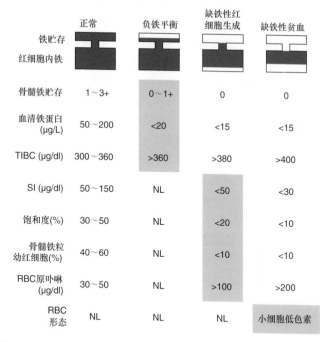

	正常	负铁平衡	缺铁性红细胞生成	缺铁性贫血
铁贮存				
红细胞内铁				
骨髓铁贮存	1～3+	0～1+	0	0
血清铁蛋白（μg/L）	50～200	<20	<15	<15
TIBC (μg/dl)	300～360	>360	>380	>400
SI (μg/dl)	50～150	NL	<50	<30
饱和度(%)	30～50	NL	<20	<10
骨髓铁粒幼红细胞(%)	40～60	NL	<10	<10
RBC原卟啉（μg/dl）	30～50	NL	>100	>200
RBC形态	NL	NL	NL	小细胞低色素

图 63-1　骨髓铁贮存、血清铁蛋白、总铁结合力（TIBC）检测对于早期铁贮存不足非常敏感。缺铁性红细胞生成期可见血清铁（SI）、转铁蛋白饱和度、骨髓铁粒幼细胞形态、红细胞（RBC）内原卟啉水平异常。缺铁性贫血期患者除上述异常外，还有小细胞低色素性贫血。NL：正常。（资料来源：From Hillman RS，Finch CA：Red Cell Manual，7th Ed.，Philadelphia，Davis，1996，with permission.）

其红细胞生成素的水平一般升高以维持正常血红蛋白水平。如果未见升高，则会出现贫血。大约 11% 社区居住的 > 65 岁成年人，以及多达 45% 敬老院居住者患有这类与衰老相关的贫血。其为红细胞生成素相对缺乏所致，并不伴有肾脏疾病。慢性病贫血是常见的贫血类型，发病机制涉及多方面因素：促红细胞生成素生成受抑、铁再利用受抑（阻断对促红细胞生成素的反应）、红系集落的增殖被炎症细胞因子（如肿瘤坏死因子、干扰素 γ）抑制。铁调素是炎症反应急性期由肝产生的一种铁结合小分子，可与铁结合并阻碍血红蛋白合成中的铁再利用。表 63-1 列举的实验室检查可协助鉴别诊断低增生性贫血的病因。尿铁调素检测目前仍不实用，也无法被广泛应用。

成熟异常

成熟异常可由于血红蛋白合成缺陷、细胞胞质成熟缺陷继而生成中心浅染的小红细胞引起，也可因 DNA 复制异常减慢、细胞核成熟缺陷继而造成大红细胞所致。血红蛋白合成缺陷常由于铁供应不足（铁缺乏症），也可因珠蛋白生成下降（地中海贫血），或为特发性（如铁粒幼细胞性贫血）。DNA 合成缺陷常由营养问题（维生素 B_{12} 和叶酸缺乏）、毒物（甲氨蝶呤或其他肿瘤化疗药物暴露），或是骨髓内在成熟缺陷（难治性贫血、骨髓增生异常）所致。

用于小细胞性贫血鉴别诊断的实验室检查见表 63-2，其平均红细胞体积（MCV）多为 60 ～ 80 fl。乳酸脱氢酶（LDH）及间接胆红素水平的升高提示红细胞破坏增加，且指向铁缺乏之外的病因。评估铁状态的最佳方法是检测 SI、TIBC 及铁蛋白的水平。大红细胞的 MCV > 94 fl。评估叶酸状态的最佳方法是检测红细胞叶酸水平。评估维生素 B_{12} 状态的最佳方法是检测血清 B_{12}、同型半胱氨酸以及甲基丙二酸水平。同型半胱氨酸和甲基丙二酸的水平在维生素 B_{12} 缺乏时升高。

红细胞破坏或急性失血导致的贫血

■ 失血

创伤、消化道出血（可为隐性出血）是常见的原因；其次为泌尿生殖系统（月经、肉眼血尿）、内出血（如脾，或其他脏器破裂的腹膜内出血）、腹膜后及髂腰肌出血（如髋关节骨折）。急性失血主要表现为低血容量、网织红细胞增多及大红细胞；慢性失血则主要

表 63-1 低增生性贫血的诊断

检测	铁缺乏	炎症	肾脏疾病	低代谢状态	衰老相关贫血
贫血	轻至重度	轻度	轻至重度	轻度	轻度
MCV (fl)	60～90	80～90	90	90	80～90
形态	正细胞或小细胞	正细胞	正细胞	正细胞	正细胞
SI	<30	<50	正常	正常	正常
TIBC	>360	<300	正常	正常	正常
饱和度（%）	<10	10～20	正常	正常	正常
血清铁蛋白（μg/L）	<15	30～200	115～150	正常	正常
铁贮存	0	2～4+	1～4+	正常	正常
红细胞生成素水平	高	正常或高	低	正常或低	正常

缩略词：MCV，平均红细胞体积；SI，血清铁；TIBC，总铁结合力

表 63-2 小细胞性贫血的诊断

检查	铁缺乏	炎症	肾脏疾病	低代谢状态
血涂片	小细胞/低色素	正常小细胞/低色素	小细胞/低色素伴靶形红细胞	多变
SI	<30	<50	正常或升高	正常或升高
TIBC	>360	<300	正常	正常
饱和度（%）	<10	10～20	30～80	30～80
铁蛋白（μg/L）	<15	30～200	50～300	50～300
血红蛋白电泳	正常	正常	β 地中海贫血呈异常；α 地中海贫血可正常	正常

缩略词：SI，血清铁；TIBC，总铁结合力

表现为铁缺乏、低色素及小红细胞。

■ 溶血

病因见表 63-3。

1. 红细胞内异常：大多数是遗传性酶缺陷 [葡萄糖 -6- 磷酸脱氢酶（G6PD）缺陷＞丙酮酸激酶缺陷]、血红蛋白病、镰状细胞贫血及其变异型、地中海贫血、不稳定性血红蛋白病的变异型。

2. G6PD 缺乏：摄入可诱发红细胞氧化应激的药物导致发生溶血，包括抗疟药（氯喹）、磺胺、镇痛药（非那西汀）及其他各种药物（表 63-4）。

3. 镰状细胞贫血：β 珠蛋白的单个氨基酸改变（第 6 个氨基酸残基上的谷氨酸被缬氨酸替代）使分子水溶性下降，氧缺乏时尤甚。尽管伴有贫血和慢性溶血，但本病最主要的临床表现却与畸形镰状红细胞阻塞血管相关。梗死可发生于肺、骨、脾、视网膜、大脑及其他脏器，进而造成相应的症状和功能异常（图 63-2）。

4. 膜异常（罕见）：棘状细胞性贫血（肝硬化、神经性厌食症）、阵发性睡眠性血红蛋白尿、遗传性球形细胞增多症（红细胞渗透脆性增加，细胞呈球形）、遗传性椭圆形红细胞增多症（引起轻度溶血性贫血）。

5. 免疫性溶血性贫血（Coombs 试验阳性，红细胞呈球形）：分

表 63-3　溶血性贫血的病因与分类 [a]

	细胞内缺陷	细胞外因素
遗传性	血红蛋白病 酶缺陷 膜-细胞骨架缺陷	家族性（非典型）溶血性尿毒症综合征
获得性	阵发性睡眠性血红蛋白尿（PNH）	机械破坏（微血管病性） 毒物 药物 感染 自身免疫

[a] 遗传性病因与细胞内缺陷相关，因为缺陷源于遗传突变。其中 PNH 例外，其缺陷来自获得性的体细胞突变。相似地，获得性病因与细胞外因素相关，因为这些因素多为外源性因素。其中例外的是家族性溶血性尿毒症综合征（HUS，常称为非典型 HUS），由于遗传性异常导致补体过度激活、不断生成膜攻击复合物，继而破坏正常的红细胞

表 63-4 可导致 G6PD 缺乏患者出现临床溶血风险的药物

	确定	极可能	疑似
抗疟药	伯氨喹 氨苯砜 / 氯丙胍 [a]	氯喹	奎宁
磺胺类 / 砜	复方新诺明 其他 氨苯砜	柳氮磺胺吡啶 磺胺二甲嘧啶	磺胺异噁唑 磺胺嘧啶
抗菌药 / 抗生素	磺胺甲噁唑 奈啶酸 呋喃妥因 尼立达唑	环丙沙星 诺氟沙星	氯霉素 对氨基水杨酸
退热药 / 镇痛药	乙酰苯胺 非那吡啶	大剂量（> 3 g/d） 乙酰水杨酸	乙酰水杨酸 （< 3 g/d） 对乙酰氨基酚 非那西汀
其他	樟脑丸 亚甲蓝	维生素 K 类似物 维生素 C > 1 g 拉布立酶	阿霉素 丙磺舒

[a] 其在 2003—2008 年间上市商品名为 Lapdap

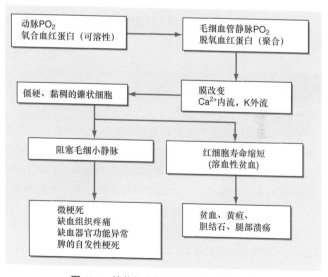

图 63-2 镰状细胞危象的病理生理学过程

为两型：①温抗体型（多为 IgG）——特发性、淋巴瘤、慢性淋巴细胞性白血病、系统性红斑狼疮、药物（如甲基多巴、青霉素、奎宁、奎尼丁、异烟肼、磺胺）；②冷抗体型——特发性、支原体感染、传染性单核细胞增多症、淋巴瘤引起的冷凝集素病（IgM）；梅毒、病毒感染导致的阵发性冷性血红蛋白尿（IgG）。

6. 机械创伤（大血管和微血管病性溶血性贫血；裂体细胞）：人工心脏瓣膜、血管炎、恶性高血压、子痫、移植肾排斥、巨大血管瘤、硬皮病、血栓性血小板减少性紫癜、溶血尿毒症综合征、弥散性血管内凝血、行军性血红蛋白尿（如马拉松运动员、小手鼓鼓手）。

7. 直接毒性效应：感染（如疟疾、产气荚膜梭状芽孢杆菌毒素、弓形体病）。

8. 脾功能亢进（可伴有全血细胞减少）。

■ 实验室检查异常

网织红细胞指数升高，血涂片可见嗜多色性有核红细胞；取决于疾病不同，也可见球形红细胞、椭圆形红细胞、裂体细胞，或靶形、棘形及镰状细胞；间接胆红素和 LDH 升高、血浆游离血红蛋白升高、结合珠蛋白减少或缺乏；血管内溶血时尿含铁血黄素阳性，而血管外溶血时则为阴性；Coombs 试验（免疫性溶血性贫血）；渗透脆性试验（遗传性球形红细胞增多症）；血红蛋白电泳（镰状细胞贫血、地中海贫血）；G6PD 检测（最理想是于溶血发作缓解后进行以避免假阴性结果）。

治疗 贫血

一般处理

贫血发生的缓急和轻重决定是否需要压积红细胞输注治疗。急骤出现的严重贫血（如急性胃肠道出血经足量补液后，血细胞比容＜25%），或伴有心绞痛或其他症状，均为输血指征。如果未有持续失血，每输注 1 个单位压积红细胞，血细胞比容增加 3%～4%，其相当于血红蛋白 10 g/L（1 g/dl）。慢性贫血（如维生素 B_{12} 缺乏），如果患者已经耐受，并给予特异性治疗（维生素 B_{12}），即使严重贫血可能也无需输血。

特殊治疗

1. 铁缺乏：寻找并治疗导致失血的病因，口服铁剂（如硫酸亚铁 300 mg tid）。

2. 叶酸缺乏：常见于营养不良、酗酒者；随着补充含叶酸食物，现在较过去少见；叶酸 1 mg PO qd（对于吸收障碍患者给予 5 mg qd）。

3. 维生素 B_{12} 缺乏：给予维生素 B_{12} 100 U IM qd，连续 7 日，随后 100 ～ 1000 μg IM，每月 1 次；或口服维生素 B_{12} 2 mg qd。现也有吸入剂型可供使用。

4. 慢性病贫血：治疗原发疾病；尿毒症可给予重组人促红细胞生成素 50 ～ 150 U/kg，每周 3 次；尚不清楚促红细胞生成素对其他类型慢性病贫血的效应；如果血清促红细胞生成素水平低下，其更可能有效。目标是血红蛋白达到 9 ～ 10 g/dl。补充铁剂并无疗效。

5. 镰状细胞贫血：羟基脲 10 ～ 30 mg/kg PO qd 增高胎儿血红蛋白（HbF）的水平，并预防红细胞镰变；早期治疗感染，补充叶酸；出现疼痛危象时给予吸氧、镇痛（阿片类）、水化及大量输血；危象频繁发作的患者可考虑异基因骨髓移植。

6. 地中海贫血：输血使血红蛋白维持在 > 90g/L（> 9 g/dl）以上。补充叶酸，使用去铁胺（胃肠外途径）或地拉罗司（口服）等螯合剂预防铁过载。也可考虑行脾切除术及异基因骨髓移植。

7. 再生障碍性贫血：抗胸腺细胞球蛋白（ATG）和环孢素治疗可使 70% 患者获得改善，对于具有配型相合供者的年轻患者可行骨髓移植。

8. 自身免疫性溶血：糖皮质激素，还可使用免疫抑制剂、达那唑、血浆置换及利妥昔单抗。

9. G6PD 缺乏：避免已知可诱发溶血的物质。

第64章
白细胞增多症和白细胞减少症

（张伸 译 黄晓军 审校）

白细胞增多症

临床诊治思路 ▶ 白细胞增多症

完善血涂片检查（是否存在异常细胞）及细胞分类计数。外周血白细胞分类的正常值见表64-1。

■ 中性粒细胞增多症

中性粒细胞绝对值（包括分叶核和杆状核）> 10 000/μl。中性粒细胞增多症的病理生理机制包括中性粒细胞生成增加、骨髓动员增加或边缘池细胞减少（黏附于血管壁的细胞）。

病因

①运动、应激；②感染：尤其是细菌感染；血涂片可见不成熟中性粒细胞数量增多（"核左移"）、中毒颗粒及 Dohle 小体；③烧伤；④组织坏死（如心肌梗死、肺梗死、肾梗死）；⑤慢性炎症性疾病（如痛风、血管炎）；⑥药物（如糖皮质激素、肾上腺素、锂）；⑦细胞因子［如粒细胞集落刺激因子（G-CSF）、粒细胞-巨噬细胞集落刺激因子（GM-CSF）］；⑧骨髓增殖性疾病（第66章）；⑨代

表64-1 外周血白细胞分类正常值

细胞类型	平均细胞数 /μl	95% 可信区间，细胞数 /μl	百分比，%
中性粒细胞	3650	1830 ～ 7250	30% ～ 60%
淋巴细胞	2500	1500 ～ 4000	20% ～ 50%
单核细胞	430	200 ～ 950	2% ～ 10%
嗜酸性粒细胞	150	0 ～ 700	0.3% ～ 5%
嗜碱性粒细胞	30	0 ～ 150	0.6% ～ 1.8%

谢性疾病（如酮症酸中毒、尿毒症）；⑩其他：恶性肿瘤、急性出血或溶血、脾切除术后、吸烟、肥胖。

■ 类白血病反应

白细胞计数极度升高（> 50 000/μl），由成熟和（或）不成熟的中性粒细胞组成。

病因

①感染（严重或慢性感染，如结核病），尤多见于儿童；②溶血（重度）；③恶性肿瘤（如乳腺癌、肺癌、肾癌）；④细胞因子（如 G-CSF、GM-CSF）。鉴别慢性粒细胞白血病（CML）可检测白细胞碱性磷酸酶（LAP）水平；其在类白血病反应中增高，CML 中则降低。

■ 红白血病反应

与类白血病反应相似，但在血涂片上还可出现有核红细胞及碎裂红细胞。

病因

①骨髓痨：骨髓被肿瘤、纤维化、肉芽肿等侵袭；血涂片可见"泪滴样"红细胞；②骨髓纤维化：病理生理机制同骨髓痨，但其纤维化为原发性骨髓异常；③出血或溶血（极少见，仅见于严重病例）。

■ 单核细胞增多症

单核细胞绝对计数 > 800/μl。

病因

①感染：亚急性细菌性心内膜炎、结核病、布鲁菌病、立克次体病（如落基山斑疹热）、疟疾、利什曼虫病；②肉芽肿性疾病：结节病、克罗恩病；③结缔组织病：类风湿关节炎、系统性红斑狼疮、结节性多动脉炎、多发性肌炎、颞动脉炎；④血液系统疾病：白血病、淋巴瘤、骨髓增殖性疾病和骨髓增生异常综合征、溶血性贫血、慢性特发性中性粒细胞减少症；⑤恶性肿瘤。

■ 嗜酸性粒细胞增多症

嗜酸性粒细胞绝对计数 > 500/μl。

病因

①药物；②寄生虫感染；③过敏性疾病；④结缔组织病；⑤恶性肿瘤；⑥高嗜酸细胞综合征。

■ 嗜碱性粒细胞增多症

嗜碱性粒细胞绝对计数 > $100/\mu l$。

病因

①过敏性疾病；②骨髓增殖性疾病（特别是 CML）；③慢性炎症性疾病（罕见）。

白细胞减少症

白细胞总数 < $4300/\mu l$。

■ 中性粒细胞减少症

中性粒细胞绝对计数 < $2000/\mu l$（当中性粒细胞计数 < $1000/\mu l$ 时，细菌感染的风险增加）。中性粒细胞减少症的病理生理机制为生成减少或外周破坏增加。

病因

①药物：最为常见的是肿瘤化疗药物，其他包括苯妥英、卡马西平、吲哚美辛、氯霉素、青霉素、磺胺、头孢菌素、丙基硫氧嘧啶、酚噻嗪、卡托普利、甲基多巴、普鲁卡因胺、氯磺丙脲、噻嗪类利尿剂、西咪替丁、别嘌呤醇、秋水仙碱、乙醇、青霉胺及免疫抑制剂；②感染：病毒（如流感病毒感染、肝炎病毒感染、传染性单核细胞增多症、HIV 感染）、细菌（如伤寒、粟粒性结核、暴发性脓毒血症）、疟疾；③营养性疾病：叶酸、维生素 B_{12} 缺乏；④遗传性疾病：良性种族性中性粒细胞减少症（BEN），见于约25%的黑人，不增加患者感染风险；遗传 Duffy 抗原趋化因子受体等位基因（DARC rs2814778）与构成中性粒细胞减少症相关，其与感染倾向无关；非裔美国人中更为常见；⑤血液系统疾病：周期性中性粒细胞减少症（q21d，常伴有反复感染）、白血病、骨髓增生异常综合征（白血病前期）、再生障碍性贫血、骨髓浸润（少见病因）、Chédiak-Higashi 综合征；常年 G-CSF 治疗安全有效；⑥脾功能亢进：如 Felty 综合征、充血性脾大、戈谢病；⑦自身免疫性疾病：特发性或系统性红斑狼疮、淋巴瘤（可出现抗中性粒细胞抗体阳性）。

治疗　中性粒细胞减少伴发热患者

详见第 82 章。除了常见的感染部位外，也应考虑鼻旁窦、口腔（包括牙齿和牙龈）、肛门直肠区；采集血液和其他相应部位标本进行培养后，可应用广谱抗生素（如头孢他啶或头孢吡肟）经验性治疗。持续中性粒细胞减少（＞7 天）伴发热患者，其播散性真菌感染的风险增高，需联合抗真菌治疗（如两性霉素 B、两性霉素 B 脂质体、伏立康唑）。由于化疗诱发的中性粒细胞减少症，使用细胞因子 G-CSF 治疗可缩短其病程数日。

■ 淋巴细胞减少症

淋巴细胞绝对计数＜ 1000/μl。

病因

①急性应激性疾病：如心肌梗死、肺炎、脓毒血症；②糖皮质激素治疗；③淋巴瘤（尤其是霍奇金病）；④免疫缺陷综合征：共济失调毛细血管扩张症、Wlskott-Aldrich 综合征和 DiGeorge 综合征；⑤免疫抑制治疗：如抗淋巴细胞球蛋白、环磷酰胺治疗；⑥大范围放射治疗（特别是治疗淋巴瘤时）；⑦小肠淋巴管扩张（淋巴细胞丢失增多）；⑧慢性疾病：如充血性心力衰竭、尿毒症、系统性红斑狼疮、肿瘤播散；⑨骨髓衰竭：如再生障碍性贫血、粟粒性结核。

■ 单核细胞减少症

单核细胞绝对计数＜ 100/μl。

病因

①急性应激性疾病；②糖皮质激素治疗；③再生障碍性贫血；④白血病（某些特定类型，如毛细胞白血病）；⑤化疗药物及免疫抑制剂。

■ 嗜酸性粒细胞减少症

嗜酸性粒细胞绝对计数＜ 50/μl。

病因

①急性应激性疾病；②糖皮质激素治疗。

第 65 章
出血与血栓性疾病

（张伸 译 黄晓军 审校）

出血性疾病

出血可由于如下异常引起：①血小板，②血管壁，或③凝血。血小板异常以皮肤淤点、紫癜及黏膜表面出血为特征。凝血缺陷造成淤斑、血肿和黏膜出血，某些疾病还可出现反复关节出血（关节积血）。

血小板疾病

血小板减少症

血小板计数正常值为 150 000 ～ 350 000/μl。血小板减少症定义为血小板计数 < 100 000/μl。出血时间是检测血小板功能的指标，血小板计数 < 100 000/μl 时，可异常延长，外伤及手术时可引起出血过多。血小板计数 > 20 000/μl 时很少出现自发性出血；血小板计数 < 10 000/μl 则可引起严重出血。血小板破坏增多的疾病，骨髓检查可见巨核细胞数目增加；血小板生成异常时，巨核细胞数目减少。血小板减少症患者的评估流程见图 65-1。

病因

①生成缺陷，如骨髓损伤（如药物、辐射）、骨髓衰竭（如再生障碍性贫血）、骨髓侵袭性病变（如恶性肿瘤、白血病、纤维化）；②脾大引起免疫隔离；③破坏增多，包括如下病因：

- 药物：化疗药物、噻嗪类利尿剂、乙醇、雌激素、磺胺、奎尼丁、奎宁、甲基多巴。
- 肝素诱导的血小板减少症（HIT）：在接受肝素治疗 > 5 日的患者中发生率为 5%，由于抗血小板因子 4 抗体引起体内血小板聚集所致。尽管血小板计数较低，但是机体处于高凝状态，可造成动脉血栓栓塞，偶见静脉血栓形成。
- 自身免疫性破坏：因抗体所致；可为特发性，也可由系统性红斑狼疮、淋巴瘤、HIV 感染引起。

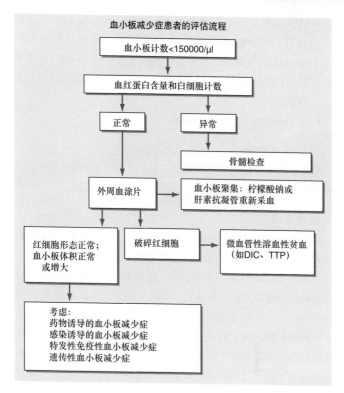

图 65-1　血小板减少症患者的评估流程。DIC，弥散性血管内凝血；TTP，血栓性血小板减少性紫癜

- 特发性血小板减少性紫癜（ITP）：急性和慢性两种类型，前者多为儿童自限性疾病，无需特殊治疗；后者见于成人（尤其是 20 ～ 40 岁女性）。慢性 ITP 可能由抗糖蛋白 II b ～ III a 或抗糖蛋白 I b ～ IX 复合物的自身抗体导致。

- 弥散性血管内凝血（DIC）：血小板及凝血因子消耗［凝血酶原时间（PT）和部分凝血酶原时间（PTT）延长］，激活纤溶系统［生成纤维蛋白降解产物（FSP）］。血涂片可见微血管病性溶血（裂细胞）。病因包括感染（尤其是脑膜炎球菌、肺炎球菌、革兰氏阴性菌菌血症）、大面积烧伤、创伤或血栓形成、巨大血管瘤、死胎滞留、中暑、异型血输注、转移癌、急性早幼粒细胞白血病。

- 血栓性血小板减少性紫癜（TTP）：罕见疾病，以微血管病性溶血性贫血、发热、血小板减少、肾功能不全［和（或）血尿］及神经系统功能障碍为特征，最常见原因为生成 ADAMTS13 抗体，其是血管性血友病因子（vWF）正常解聚的蛋白酶；vWF 无法解聚时，将自发结合血小板并活化黏附功能。

- 由于出血而给予极大量输血。

假性血小板减少症

采集血标本时使用的抗凝剂乙二胺四乙酸（EDTA）所引起的血小板凝集（见于 0.3% 的患者）。血涂片检查可明确诊断。

血小板增多症

血小板计数 > 350 000/μl。可为原发性（原发性血小板增多症，见第 66 章）或继发性（反应性）；后者可继发于严重出血、铁缺乏、外科手术、脾切除术后（暂时性）、恶性肿瘤（尤其是霍奇金淋巴瘤、真性红细胞增多症、卵巢癌；可能与肿瘤生成 IL-6 相关）、慢性炎症性疾病（如炎性肠病）、急性感染恢复期、维生素 B_{12} 缺乏、药物（如长春新碱、肾上腺素）。反跳性血小板增多可发生于戒酒、细胞毒药物治疗或补充维生素 B_{12} 后骨髓恢复。原发性血小板增多症可合并出血和（或）血栓形成；通常上述情况并不发生，直至血小板计数 > 1 500 000/μl；继发性血小板增多症罕见引起止血异常。

血小板功能异常

当发现血小板计数正常而出血时间延长时，提示血小板功能异常，包括血小板黏附、聚集或颗粒释放缺陷。病因包括：①药物：阿司匹林、其他非甾体抗炎药、双嘧达莫、氯吡格雷或普拉格雷、肝素、青霉素（尤其是羧苄青霉素和替卡西林）；②尿毒症；③肝硬化；④异常蛋白血症；⑤骨髓增殖性疾病和骨髓增生异常综合征；⑥血管性血友病（vWD，详见下文）；⑦体外循环。

■ 血管壁缺陷所致止血异常

病因包括：①高龄；②药物：糖皮质激素（长期治疗）、青霉素、磺胺；③维生素 C 缺乏；④ TTP；⑤溶血性尿毒症综合征；⑥过敏性紫癜；⑦异型蛋白血症；⑧遗传性出血性毛细血管扩张症（Osler-Weber-Rendu 病）。

■ 凝血异常

先天性疾病

1. 甲型血友病：发病率 1∶5000；性连锁隐性遗传，Ⅷ因子缺乏（血浆中Ⅷ因子促凝活性低，但Ⅷ因子相关抗原——vWF 数量正常）。实验室检查特征：PTT 延长，PT 正常。

2. 乙型血友病（圣诞病）：发病率 1∶30 000；性连锁隐性遗传，Ⅸ因子缺乏。临床及实验室检查特征类似于甲型血友病。

3. 血管性血友病（vWD）：最常见的遗传性凝血异常（发病率 1∶800 ～ 1∶1000），多为常染色体显性遗传；原发缺陷是由血小板及内皮细胞生成的Ⅷ因子-相关抗原合成减少或化学性异常，导致血小板功能异常。

获得性疾病

1. 维生素 K 缺乏：损及凝血因子Ⅱ（凝血酶原）、Ⅶ、Ⅸ、Ⅹ的生成；维生素 K 是凝血酶原蛋白复合物上谷氨酸残基羧化的协同因子；维生素 K 的主要来源是食物（尤其是绿色蔬菜），少部分由肠道细菌产生。实验室特征：PT、PTT 均延长。

2. 肝脏疾病：导致除Ⅷ因子外的所有凝血因子缺乏。实验室特征：PT 延长，PTT 正常或升高。

3. 其他：DIC、纤维蛋白原缺乏（肝病、左旋门冬酰氨酶治疗、响尾蛇咬伤）、其他因子缺乏、循环抗凝物（淋巴瘤、系统性红斑狼疮、特发性）、大量输血（稀释性凝血病）。

治疗 出血性疾病

药物引起的血小板减少症

停用潜在引起血小板减少的药物；预期 7 ～ 10 天内恢复。如果血小板计数 < 10 000/μl 可能需要输注血小板。使用刺激血小板生成的药物尚存争议。

肝素诱导的血小板减少症

立即停止应用肝素。给予直接凝血酶抑制剂治疗血栓形成。如来匹卢定（0.4 mg/kg 团注负荷，随后每小时 0.15 mg/kg 持续输注，PTT 目标值为基线 1.5 ～ 2.5 倍）或阿加曲班（每分钟 2 μg/kg 持续输注，PTT 目标值为基线 1.5 ～ 3 倍）。勿使用低分子量肝素（LMWH），以避免抗体交叉反应。磺达肝癸钠亦有效。

慢性 ITP

如无出血或血小板计数 > 40 000/µl 并不需要干预。泼尼松，初始剂量每日 1～2 mg/kg，随后缓慢减量，使血小板维持在 > 60 000/µl。地塞米松，给予 40 mg/d 连续 4 天，每 2～4 周一次，可能更为有效。静脉输注免疫球蛋白（IVIg）（总量 2 g/kg，分 2～5 天给药）或可有效阻断血小板吞噬破坏。利妥昔单抗可有效治疗糖皮质激素难以缓解的患者。艾曲波帕（50 mg PO qd）可促进血小板生成，延迟或避免脾切除。脾切除、达那唑（雄激素）或其他药物（如长春新碱、环磷酰胺、氟达拉滨）均可应用于难治性，或泼尼松用量需每天超过 5～10 mg 的患者。

DIC

控制原发病最为重要；输注血小板、新鲜冰冻血浆（FFP）纠正凝血指标。对于急性早幼粒细胞白血病，应用肝素可使患者获益。

TTP

单采血浆和输注 FFP（血浆置换），或是静脉输注丙种免疫球蛋白；其中 2/3 的病例可好转。单采血浆去除 vWF 裂解酶（ADAMTS13）的抑制物，而 FFP 可予补充此酶。卡普赛珠单抗（Caplacizumab）是针对 vWF 免疫球蛋白单可变结构域的抗体（纳米抗体），可抑制 vWF 多聚体与血小板之间的相互作用，并加速使血小板计数正常。

血小板功能异常

去除或逆转病因。透析和（或）输注冷凝集物（10 袋/24 小时），对尿毒症相关的血小板功能异常的患者可有效。

止血异常

停用影响的药物，补充维生素 C，TTP 患者采取血浆置换。

甲型血友病

如有出血，或外科手术前，给予输注Ⅷ因子补充；其剂量与疗程取决于出血的严重程度。目标为输注Ⅷ因子（如重组Ⅷ因子），使得Ⅷ因子活性达到 15%（轻微出血）至 50%（严重出血）。疗程短至单次输注，或是长至 2 周，每天输注 2 次。所需剂量的计算公式如下：

Ⅷ因子剂量 =（目标值－基线值）× 体重（kg）× 0.5 U/kg

高达 30% 的患者可能出现Ⅷ因子抗体；输注活化的Ⅶ因子，或Ⅷ因子抑制物旁路药物（FEIBA），可对这类患者发挥止血或预防出血的作用。无论患者是否形成Ⅷ因子抗体，依米珠单抗（Emicizumab，3 mg/kg qow）均有效。其为一类双特异性抗体，兼具活化Ⅸ因子和Ⅹ因子的作用，取代活化Ⅷ因子的功能。

采用腺相关病毒5作为载体，对Ⅷ因子缺乏进行基因治疗亦取得了进展。

乙型血友病

输注重组Ⅸ因子（如 BeneFix，宾凝适）、FFP 或Ⅸ因子浓缩物（如 Proplex 和 Konyne）。由于其半衰期长，每日输注 1 次即可。所需剂量的计算公式如下：

$$Ⅸ因子剂量 = （目标值 - 基线值）× 体重（kg）× 1 \text{ U/kg}$$

血管性血友病

去氨加压素（1-去氨基-8-D-精氨酸血管加压素）可促进 1 型 vWD 患者内皮细胞释放储存的 vWF。经静脉给药（0.3 μg/kg），或鼻喷雾剂（药物浓度为 1.5 mg/ml，每个鼻孔 2 喷）。对于 2A 型、2M 型及 3 型 vWD，给予输注冷沉淀物（富含Ⅷ因子的血浆制品）或Ⅷ因子浓缩物（Humate-P 或 Koate HS）；根据出血的严重程度，最多可每次输注 10 袋，每日 2 次，持续 48～72 h。

维生素 K 缺乏

维生素 K 10 mg SC 或 IV（缓慢给药）。

肝脏疾病

输注 FFP。

血栓性疾病

■ 高凝状态

患者反复发生静脉血栓事件，如深静脉血栓（DVT）、肺动脉栓塞（PE），需考虑存在高凝状态。病因包括：①静脉淤滞（如妊娠、制动状态）；②血管炎；③肿瘤和骨髓增殖性疾病；④口服避孕药；⑤狼疮抗凝物——抗血小板磷脂抗体，可激化凝血；⑥肝素诱导的血小板减少症；⑦内源性抗凝因子缺乏：如抗凝血酶Ⅲ、蛋白 C、蛋白 S 缺乏；⑧ V 因子 Leiden 突变：突变的 V 因子（506 位上精氨酸→谷氨酸）可抵抗活化的蛋白 C，约 25% 反复血栓形成的病例与此相关；⑨凝血酶原基因突变：20210 位上谷氨酸→精氨酸，造成凝血酶原水平增加；约 6% 的血栓形成与此相关；⑩其他：阵发性睡眠性血红蛋白尿、异常纤维蛋白原血症。

DVT 和（或）PE 患者的诊断路径详见第 135 章。

治疗　血栓性疾病

尽可能治疗原发病；否则需长期应用华法林治疗。

抗凝药

1. 肝素：肝素可增强抗凝血酶Ⅲ的活性；经胃肠外途径用药。也可选用低分子量肝素（LMWH，依诺肝素或达肝素钠），其可皮下注射给药，无需监测 PTT，较少诱导抗体形成及引起血小板减少症。常用的给药方案为 100 U/kg SC bid。目前，普通肝素仅限于不适宜使用低分子量肝素之时。成人普通肝素的初始剂量为 5000 U 团注，随后持续 24 h 静脉输注，日剂量为 25 000～40 000 U，需监测 PTT 维持在正常上限的 1.5～2 倍。对于某些患者，例如外科术后或制动状态，推荐预防性抗凝以降低静脉血栓形成风险。普通肝素的预防剂量为 5000 U SC bid 或 tid。普通肝素治疗的最主要并发症为出血，其处置是停止使用肝素；对于严重出血，给予鱼精蛋白可快速中和肝素（1 mg 鱼精蛋白对抗 100 U 肝素）。

2. 华法林（香豆素）：为维生素 K 拮抗剂，可降低凝血因子Ⅱ、Ⅶ、Ⅸ、Ⅹ及抗凝蛋白 C 和蛋白 S 的水平。初始剂量为每天口服 5～10 mg，连续给药 2～3 天，随后根据化验结果调整剂量，将 PT 维持在对照水平的 1.5～2 倍，或国际标准化比值（INR）2～3 倍。并发症包括出血、华法林致皮肤坏死（罕见，发生于蛋白 C 缺乏者）、致畸效应。华法林的作用可以被维生素 K 逆转；如果急需拮抗华法林的效用，可输注新鲜冰冻血浆。许多药物均可增强或拮抗华法林的效应。其中，增强华法林效应的药物包括氯丙嗪、水合氯醛、磺胺、氯霉素、其他广谱抗生素、别嘌呤醇、西咪替丁、三唑类抗抑郁药、双硫仑、导泻药、大剂量水杨酸盐、甲状腺素、氯贝丁酯。部分患者对华法林的敏感度高，是由于存在药物代谢方面的基因缺陷。拮抗华法林的药物包括维生素 K、巴比妥类药物、利福平、消胆胺、口服避孕药和噻嗪类利尿剂。

3. 磺达肝癸钠：可直接抑制凝血因子 Xa 的一类五肽。预防剂量为 2.5 mg SC qd；治疗血栓形成剂量为 7.5 mg SC qd；均无需监测。不同于肝素，其不结合于血小板因子 4，因此不引起抗体形成而不诱发血小板减少症。阿哌沙班和利伐沙班均为口服的 Xa 因子抑制剂。阿哌沙班（5 mg PO bid）对 DVT 的疗效不劣于华法林，且可更为有效预防心房颤动者发生卒中。

4. 阿加曲班和来匹卢定：直接凝血酶抑制剂，其疗效尚待与 LMWH 对比，目前多用于肝素诱导的血小板减少症患者。二者均需监测活化 PTT 值。达比加群（150 mg PO bid）为一类口服凝血酶抑制剂，对于 DVT 及预防心房颤动者发生卒中的疗效均不劣于华法林。

5. 直接口服抗凝剂（DOAC）：这类新型口服抗凝药包括直接凝血酶抑制剂达比加群和 Xa 因子抑制剂利伐沙班、阿哌沙班和艾多沙班。表 65-1 列出了这类药物的药理学属性。

住院患者的抗凝治疗通常以肝素为初始治疗 4～10 天，其后与华法林重叠使用 3 天，序贯华法林单药维持。用药疗程取决于基础病况；具有明确诱因的腓肠肌水平 DVT 给予治疗 3 个月；特发性或近端 DVT 或 PE，维持治疗 6～12 个月；反复发作的特发性 DVT，至少治疗 12 个月；对于未能去除危险因素的栓塞性疾病，

表 65-1　新型口服抗凝药药理学属性的比较

属性	利伐沙班	阿哌沙班	艾多沙班	达比加群
药物靶点	Xa 因子	Xa 因子	Xa 因子	凝血酶
前体药物	否	否	否	是
生物利用度	80%	60%	50%	6%
给药方式	qd（bid）	bid	qd	bid（qd）
半衰期	7～11 h	12 h	9～11 h	12～17 h
肾脏排泄	33%（66%）	25%	35%	80%
相互作用	CYP3A4/P-gp	CYP3A4/P-gp	P-gp	P-gp

缩略词：CYP，细胞色素 P450；P-gp，P 糖蛋白

需无限期维持治疗。新型口服抗凝药包括 Xa 因子及直接凝血酶抑制剂，较华法林使用方便。其疗效并不劣于华法林，出血风险较低，而且不需要实验室监测，但是不适用于心脏瓣膜疾病人群的抗凝治疗。逆转剂包括 Andexanet-α，其为重组修饰的因子 Xa，用作 Xa 抑制剂的诱饵蛋白；以及艾达赛珠单抗，其为对达比加群具有高亲和力的单克隆抗体片段。

纤维蛋白溶解药物

组织型纤溶酶原激活剂（tPA）可激活纤维蛋白溶解酶，降解纤维蛋白而介导血块溶解。目前可用的药物包括链激酶、尿激酶、阿尼普酶（酰基化纤溶酶原链激酶激活剂复合物），以及三种略有不同的重组组织型纤溶酶原激活剂：阿替普酶、替奈普酶和瑞替普酶。适应证包括：治疗 DVT，其血栓后综合征（慢性静脉淤滞、皮肤溃疡）的发生率较肝素低；大面积 PE、肢体动脉血栓栓塞，以及急性心肌梗死（MI）和不稳定型心绞痛的治疗。溶栓药物的剂量：①tPA：治疗急性 MI 和大面积 PE（＞65 kg 成人），在 1～2 min 内静脉团注 10 mg，随后 60 min 内给予 50 mg IV；再于其后 2 h 给予 40 mg IV（总剂量 100 mg）。治疗急性心肌梗死，tPA 的疗效稍优于链激酶，但其价格更为昂贵。②链激酶：对于急性 MI 患者，给予 150 万 IU IV，持续＞60 min；或 20 000 IU 直接冠状动脉内团注，然后以 2000 IU/min 持续冠状动脉内给药 60 min。对于 PE、动脉血栓栓塞或 DVT，首先给予 250 000 IU IV＞30 min，其后 100 000 IU/h IV 持续 24 h（PE）或 72 h（动脉血栓栓塞或 DVT）。③尿激酶：对于 PE 患者给予 4400 IU/kg IV＞10 min，然后 4400 IU/（kg·h）持续输注 12 h。

溶栓治疗后通常序贯肝素抗凝治疗一段时期。溶栓药物在以下情况禁忌使用：①体内活动性出血；②近期（＜2～3 个月）脑血管事件；③颅内肿瘤、动脉瘤或近期头部创伤。

抗血小板药物

阿司匹林通过阻断环氧酶（COX-1）合成血栓素 A2，抑制血小板功能。噻吩吡啶类药物（噻氯匹定和氯吡格雷），通过封闭腺苷二磷酸（ADP）受体（P2Y$_{12}$），抑制 ADP-诱导的血小板聚集。双嘧达莫通过抑制磷酸二酯酶发挥作用，使环腺苷酸（cAMP）水平增高而抑制血小板活化。糖蛋白 Ⅱb/Ⅲa（GP Ⅱb/Ⅲa）拮抗剂可封闭血小板上的整合素受体，阻断血小板聚集。目前已有三种

GP Ⅱb/Ⅲa 拮抗剂应用于临床。阿昔单抗是 Fab 抗体片段，可与活化的 GP Ⅱb/Ⅲa 结合；依替巴肽是一类环状七肽，包含 GP Ⅱb/Ⅲa 受体可识别的 KGD 三肽模体；替罗非班是酪氨酸衍生物，为 KGD 膜体模拟物。

阿司匹林（160～325 mg/d）联合氯吡格雷（400 mg 负荷剂量，随后 75 mg/d）可使高危患者获益于降低动脉血栓事件（卒中、心肌梗死）的发生率。抗血小板药物可有效预防卒中、经皮冠状动脉介入治疗并发症及不稳定型心绞痛的进展。

第 66 章
髓性白血病、骨髓增生异常及骨髓增殖性疾病

（王景枝　译　黄晓军　审校）

急性髓细胞性白血病（AML）

AML 是骨髓髓系前体细胞恶性增殖的克隆性疾病，表现为骨髓及外周血中聚集大量分化不良的细胞。

造成 AML 症状和体征的原因是缺乏骨髓生成的正常成熟细胞，包括粒细胞缺乏（感染倾向）和血小板缺乏（出血倾向）。此外，大量恶性原始细胞进入循环，可能侵犯各个脏器，但较少引起脏器功能不全。形态学分类（表 66-1）不同的 AML，其临床表现相似。值得注意的是，急性早幼粒细胞白血病（APL）（FAB M3）极易发生出血和弥散性血管内凝血，尤其在化疗诱导缓解过程中，因为其幼稚细胞的胞质颗粒可释放促凝物质。

发病率和病因

2018 年全美大约有 19 520 例新发病例。成人急性白血病中大约 80% 为 AML。大多数病因不明。随着年龄增长，正常干细胞中可能会发生突变，这些突变具有增殖优势并建立所谓的克隆性造血功能。在克隆性造血的情况下，发生急性白血病的相对风险增加，但绝对

表 66-1　急性髓细胞性白血病（AML）的分类系统

WHO 分类 [a]

伴有重现性遗传学异常的 AML

AML 伴 t（8；21）（q22；q22）；*RUNX1-RUNX1T1*[b]

AML 伴 inv（16）（p13.1；1q22）或 t（16；16）（p13.1；q22）；*CBFB-MYH11*[b]

APL 伴 t（15；17）（q22；q12）；*PML-RARA*[b]

AML 伴 t（9；11）（p22；q23）；*MLLT3-MLL*

AML 伴 t（6；9）（p23；q34）；*DEK-NUP214*

AML 伴 inv（3）（q21；q26.2）或 t（3；3）（q21；q26.2）；*RPN1-EVI1*

AML（原始巨核细胞性）伴 t（1；22）（p13；q13）；*RBM15-MKL1*

暂定分类：AML 伴有 *NPM1* 突变

暂定分类：AML 伴有 *CEBPA* 突变

AML 伴骨髓增生异常相关改变

治疗相关的髓系肿瘤

非特殊类型 AML

AML 微分化型

AML 未分化型

AML 部分分化型

急性粒-单核细胞白血病

急性单核细胞白血病

急性红白血病

急性巨核细胞白血病

急性嗜碱性粒细胞白血病

急性全髓增生伴骨髓纤维化

髓系肉瘤

Down 综合征相关的髓系增殖

短暂性异常骨髓增殖

Down 综合征相关的髓系白血病

母细胞性浆细胞样树突细胞肿瘤

未定系的急性白血病

急性未分化白血病

混合表型急性白血病伴 t（9；22）（q34；q11）；*BCR-ABL11*

混合表型急性白血病伴 t（v；11q23）；*MLL* 重排

混合表型急性白血病，B/ 髓，非特殊类型

混合表型急性白血病，T/ 髓，非特殊类型

暂定分类：NK 细胞淋巴母细胞白血病 / 淋巴瘤

法美英（FAB）分类 [c]

M0：微分化型

M1：未分化型

表 66-1　急性髓细胞性白血病（AML）的分类系统（续表）

M2：部分分化型

M3：多颗粒早幼粒细胞白血病

M4：粒单核细胞白血病

M4Eo：骨髓中异常嗜酸性粒细胞增多

M5：单核细胞白血病

M6：红白血病（DiGuglielmo 病）

M7：巨核细胞白血病

[a] 资料来源：Data from Swerdlow SH et al（eds）：World Health Organization Classification of Tumours of Haematopoietic and Lymphoid Tissues. Lyon，4th edition update，IARC Press，2017.

[b] AML 的诊断不考虑原始细胞计数

[c] 资料来源：Data from Bennett JM et al：Proposed revised criteria for the classification of acute myeloid leukemia. Ann Intern Med 103：620，1985.

风险仍然非常微小。三种环境暴露可能增加患病风险：长期苯暴露、放射线暴露及既往曾使用烷化剂（特别是联合放疗）或拓扑异构酶 Ⅱ 抑制剂（如阿霉素和依托泊苷）。慢性髓细胞性白血病（CML）、骨髓增生异常综合征和骨髓增殖性疾病均可能进展成 AML。某些遗传学异常伴发于特定的形态学类型，如 t（15；17）与 APL、inv（16）与嗜酸性粒细胞白血病；还有一些其他的遗传学异常则可出现在不同的白血病类型中。染色体 11q23 异常多见于使用拓扑异构酶 Ⅱ 抑制剂继发的白血病。5 号或 7 号染色体缺失多见于联合放化疗后继发的白血病。某些特定的遗传学异常可显著影响治疗效果。其中，老年患者常见 MDR1（多重耐药基因）的表达，导致其预后不良。

临床和实验室特征

急性白血病的首发症状通常在诊断前 3 个月内出现；约 25% 的 AML 患者存在白血病前期综合征。常见的症状包括贫血、苍白、疲劳、乏力、心悸及劳力性呼吸困难。白细胞计数可降低、正常或显著升高，外周血可出现或不出现原始细胞。白细胞计数 > 100×10^9/L 时，可发生白细胞淤滞于肺或脑。常见皮肤微小化脓性感染。血小板减少可造成自发性出血、鼻衄、瘀点、结膜出血、阴道出血和瘀伤，特别是血小板计数 < 20×10^9/L 时更易发生。常伴有食欲不振和体重下降，还可出现发热。

患者常见细菌和真菌感染。中性粒细胞计数 < 5000/μl 时感染风险增加，而皮肤和黏膜屏障的破坏将增加患者的易感性；粒细胞严

重缺乏时，感染的临床表现可隐匿，需高度警惕才能识出。

　　肝脾大见于约 1/3 的患者；白血病性脑膜炎可表现为头痛、恶心、癫痫、视乳头水肿及脑神经麻痹。

　　代谢异常包括低钠血症、低钾血症、乳酸脱氢酶（LDH）升高、高尿酸血症和乳酸酸中毒（少见）。外周血原始细胞显著升高时可出现假性高钾血症和低血糖（检验标本中白血病细胞释放钾并消耗葡萄糖）。

治疗　急性髓细胞性白血病

　　发病时患者体内的白血病细胞可达 $10^{11} \sim 10^{12}$ 个；当白血病细胞总数下降到 10^9 个以下时，外周血和骨髓中均检测不到白血病细胞，患者处于完全缓解（CR）状态。为了彻底清除白血病，患者获得完全缓解后必须继续进行强化治疗。经典的化疗过程包括诱导缓解和缓解后治疗，总疗程持续约1年。治疗流程见图66-1。

　　输注红细胞和血小板等支持治疗非常重要［若患者拟行骨髓移植，则需输注来源于巨细胞病毒（CMV）血清学阴性供者的血制品］，感染的预防、诊断和治疗也同样重要。集落刺激因子的作用甚微，一些专家推荐将其用于老年及伴有活动性感染的患者。粒细胞缺乏伴发热的患者应使用广谱抗生素（如头孢他啶 1 g q8h），倘若粒细胞缺乏伴发热持续 > 7 天需联合广谱抗真菌药。

　　采用如下方案进行诱导治疗时约 60% ~ 80% 的患者能够获得初次缓解：阿糖胞苷 $100 \sim 200$ mg/（$m^2 \cdot$ d），持续静脉输注，共7天；柔红霉素 45 mg/（$m^2 \cdot$ d）或去甲氧柔红霉素 $12 \sim 13$ mg/（$m^2 \cdot$ d），共3天。联合依托泊苷可延长 CR 持续时间。约 50% 的患者在 1 个疗程后获得 CR，25% 的患者需要 2 个疗程才能获得 CR。大约 10% ~ 30% 的患者可达到 5 年无病生存，且可能被治愈。低复发风险的 CR 患者［伴有 t（8；21）或 inv（16）］应接受 3 ~ 4 个疗程的阿糖胞苷化疗，高复发风险的患者可考虑异基因骨髓移植。

　　复发患者对治疗的反应期短，预后极差。对于 APL 患者，三氧化二砷联合全反式维甲酸（tretinoin）可诱导白血病细胞分化，达到分子学完全缓解。部分患者可能因肺部肿瘤性粒细胞淤积而出现肺部症状，糖皮质激素可促进其恢复。

　　同卵双胞胎或人类白细胞抗原（HLA）相合亲属的骨髓移植是 AML 的有效治疗方法。经典方案是应用大剂量化疗 ± 全身放疗清除受者骨髓，然后输注供者骨髓。除非来自同卵双胞胎，否则移植的风险极高。移植相关并发症包括移植物抗宿主病（GVHD）、间质性肺炎、机会性感染（尤其是 CMV）。骨髓移植与大剂量阿糖胞苷化疗作为缓解后治疗并无显著性差异。约 30% 的晚期难治性白血病患者通过骨髓移植获得治愈，如果在缓解期进行移植疗效更好。儿童和年轻患者移植疗效最佳。

许多新的治疗手段正在研发中，包括靶向重要细胞通路中特定激酶（如 FLT3、KIT、Aurora 和 PLKs）的药物、表观遗传修饰药物（组蛋白脱乙酰酶、DNA 甲基转移酶和异柠檬酸脱氢酶抑制剂）、化疗药物（核苷）、bcl-2 抑制剂和免疫疗法［嵌合抗原受体（CAR）T 细胞、抗体、免疫检查点抑制剂］。

慢性髓细胞性白血病（AML）

慢性髓细胞性白血病（CML）是一种以脾大和粒细胞增多为特征的恶性克隆性疾病，疾病初期表现惰性，但可进展为白血病期（急变期），其预后相较原发 AML 更差。CML 发生急变的速度不定。确诊后平均生存期为 4 年。

发病率和病因

2018 年，美国大约有 8430 例新发 CML 病例。90% 以上的 CML 患者具有 9 号和 22 号染色体的交互易位，形成费城染色体（Ph 染色体）和 *BCR-ABL* 融合基因（9 号染色体的 *BCR* 基因和 22 号染色体的 *ABL* 基因融合）。这种染色体异常存在于除 T 细胞以外的所有骨髓来源的细胞中。融合基因形成的蛋白分子量在慢性期是 210 kDa，在急变期则为 190 kDa。一些患者在慢性期时无显著临床表现，发病即表现为具有 Ph 染色体的急性白血病。

临床和实验室特征

临床症状进展缓慢；患者易于疲劳、乏力、食欲不振、因脾大引起腹部不适和早饱、多汗。偶有患者由于意外发现白细胞增多而确诊。白细胞通常 > 25 000/μl，包括不同发育阶段的粒细胞，但以杆状核和分叶核粒细胞为主。外周血中的嗜碱性粒细胞可占到 10% ～ 15%；血小板正常或增多；贫血常见。中性粒细胞碱性磷酸酶积分降低。骨髓增生活跃，尤其粒细胞过度增生，原始细胞计数正常或轻度升高。血清维生素 B_{12}、B_{12} 结合蛋白及 LDH 水平升高，

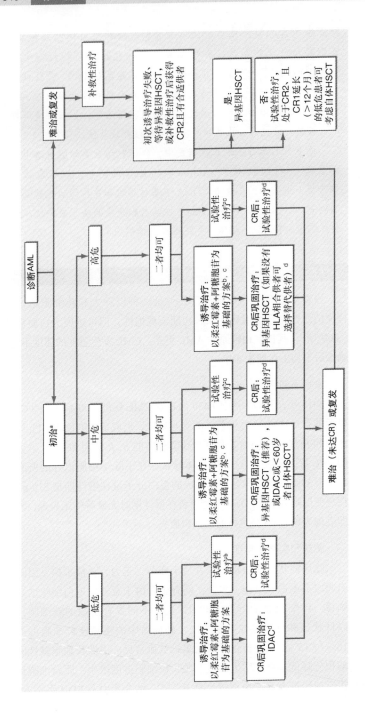

图 66-1 初诊急性髓细胞性白血病治疗流程。[a] 危险分层依据欧洲白血病网络。[b] 应常规为年轻患者（＜ 60 ～ 65 岁）提供基于标准化疗的试验性治疗，包括诱导缓解和巩固治疗。[c] 老年患者，尤其是＞ 65 岁或高危患者，或不适合柔红霉素＋阿糖胞苷强化方案的患者，可考虑单独或与低强度化疗方案（阿扎胞苷、地西他滨）联合进行试验性治疗。[d] 如果可行，应考虑将试验性治疗作为维持治疗（在对年轻患者和低危老年患者进行巩固治疗后，以及对所有其他老年患者进行诱导治疗后）。

对于除 APL 之外的所有 AML，标准治疗方案包括 7 天持续静脉输注阿糖胞苷［100 ～ 200 mg/（m^2 · d）］和 3 天静脉输注柔红霉素［60 ～ 90 mg/（m^2 · d）］，联合或不联合其他药物。也可应用去甲氧柔红霉素［12 mg/（m^2 · d）］替代柔红霉素（图中未显示）。对非低危老年患者（＞ 60 岁）进行缓解后治疗 / 巩固治疗的价值尚不明确。诱导后获得完全缓解的患者，依据其复发风险进行缓解后巩固治疗（例如危险分层指导下进行治疗），包括中等剂量阿糖胞苷序贯治疗、异基因 HSCT、自体 HSCT 或新型疗法。APL 患者（详见文述）通常采用维甲酸联合三氧化二砷作为基础方案，联合或不联合蒽环类，并可以维甲酸进行维持治疗。

缩略词：HSCT，造血干细胞移植；HLA，人类白细胞抗原；IDAC，中等剂量阿糖胞苷并与白细胞升高比例相符。由于血液中细胞数过高，可出现假性高钾血症和低血糖。

自然病程

慢性期持续 2 ～ 4 年。加速期的特点是贫血与疾病活动情况或治疗不相符。其血小板迅速下降，伴发新的细胞遗传学异常，且原始细胞计数增加。加速期的 CML 患者通常在 6 ～ 8 个月内进展为急变期，此时细胞成熟受阻、以原始细胞为主，临床表现与急性白血病相同。50% 的 CML 患者急变为 AML，1/3 的患者急变为急性淋巴细胞白血病，10% 的患者急变为红白血病，其余则无法分类。急变期患者的生存期＜ 4 个月。

治疗　慢性髓细胞性白血病

CML 的疗效标准见表 66-2。异基因骨髓移植可治愈处于慢性期的 CML。无论如何，首选治疗是伊马替尼，本品可抑制 *BCR/ABL* 融合基因产物的酪氨酸激酶活性。每日口服 400 mg 的剂量可使＞ 90% 的患者获得血液学完全缓解，而 76% 患者获得细胞遗传学缓解。若存在配型相合的供者，最好在完全缓解期进行骨髓移植。目前已发现伊马替尼的几种耐药机制，单用伊马替尼难以使患者获得永久的缓解，但随访的结果尚不足以得出确切结论。

对伊马替尼无效的患者可能对其他酪氨酸激酶抑制剂，如达沙替尼（100 mg PO qd）或尼洛替尼（400 mg PO bid）有效。*BCR/ABL* 基因的 T315I 突变使白血病细胞对三种激酶抑制剂均耐药。帕纳替尼（45 mg/d）对携带 T315I 突变者有效，但其血管毒性令人有所顾虑。别嘌呤醇 300 mg/d 可预防尿酸性肾病。唯一能够治愈 CML 的措施是 HLA- 配型相合的异基因骨髓移植。移植的最佳时机尚不清楚，但是在慢性期进行移植的疗效优于加速期和急变期。确诊后 1 年内进行移植者疗效最佳。50% ～ 60% 的移植患者可获得长期无病生存。供者淋巴细胞输注可使复发患者再次获得缓解。缺乏相合供者的 CML 患者，自体外周血干细胞移植也可获益。急变期患者应用伊马替尼仍可能有效，但疗效并不持续。

骨髓增生异常综合征（MDS）

骨髓增生异常综合征是一种以一系或多系血细胞减少为特征的

表 66–2　CML 疗效标准

血液学标准	
完全缓解 [a]	白细胞计数＜ 10 000/μl，形态正常
	血红蛋白和血小板计数正常
不完全缓解	白细胞计数≥ 10 000/μl
细胞遗传学标准	骨髓细胞中期分裂相中伴有 t（9；22）的比例
完全缓解	0
部分缓解	≤ 35%
微小缓解	36% ～ 85% [b]
无效	85% ～ 100%
分子生物学标准	RT-PCR 方法检测 *BCR/ABL*
完全缓解	无（＜ 0.1%）
不完全缓解	有

[a] 血液学完全缓解需要同时具备脾大消失。
[b] 初诊时最多可见 15% 的正常分裂象（分析 30 个分裂象）。
缩略词： RT-PCR，反转录聚合酶链反应

骨髓细胞的克隆性疾病。WHO 对 MDS 的分类见表 66-3。MDS 既往曾被称为白血病前期和低原始细胞白血病。

发病率和病因

每年发病约 3000 例，主要见于年龄＞ 50 岁的人群（中位年龄 68 岁）。与 AML 类似，暴露于苯、射线和化疗药物均可导致 MDS。高达 80% 的患者伴有染色体异常，包括 5 号、7 号和 9 号染色体的全部或部分缺失（20 号和 21 号染色体的缺失较少见）及 8 号染色体三体或部分三体异常。携带参与 RNA 剪接的基因（例如 *SF3B1*）突变者预后更好；而携带 *RUNX* 和 *ASXL1* 等 AML 中经常涉及的基因突变者预后较差。

临床和实验室特征

MDS 的症状基于其受累的造血干细胞系。85% 的患者出现贫血，50% 的患者中性粒细胞减少，约 1/3 的患者血小板减少。MDS 的病理特征是骨髓增生活跃伴有不同程度的病态造血，包括细胞核成熟延迟、胞质成熟异常、环形铁粒幼细胞增加（核周环绕富含铁的线粒体）、单叶或双叶核巨核细胞、小巨核细胞和原始细胞增多。表 66-3 列出了 MDS 各类分型的特征。MDS 的预后取决于骨髓原始细胞百分比、染色体核型及受累的造血干细胞系。MDS 的国际预后积分系统见表 66-4。

表 66-3 MDS 的 WHO 分型

名称	环形铁粒幼细胞	原始细胞	染色体核型
MDS 伴单系病态造血（MDS-SLD）	< 15%（< 5%）[a]	BM < 5%，PB < 1%，无 Auer 小体	任何细胞遗传学异常，除外满足 MDS 伴有单纯 5q⁻ 分型标准者
MDS 伴多系病态造血（MDS-MLD）	< 15%（< 5%）[a]	BM < 5%，PB < 1%，无 Auer 小体	任何细胞遗传学异常，除外满足 MDS 伴有单纯 5q⁻ 分型标准者
MDS 伴环形铁粒幼细胞（MDS-RS）			
MDS-RS 伴单系病态造血（MDS-RS-SLD）	≥ 15%/ ≥ 5%[a]	BM < 5%，PB < 1%，无 Auer 小体	任何细胞遗传学异常，除外满足 MDS 伴有单纯 5q⁻ 分型标准者
MDS-RS 伴多系病态造血（MDS-RS-MLD）	≥ 15%/ ≥ 5%[a]	BM < 5%，PB < 1%，无 Auer 小体	任何细胞遗传学异常，除外满足 MDS 伴有单纯 5q⁻ 分型标准者
MDS 伴单纯 5q-（5q）	任何比例	BM < 5%，PB < 1%，无 Auer 小体	单纯 5q⁻ 或伴其他 1 个异常（除外 −7 或 7q⁻）
MDS 伴原始细胞增多（MDS-EB）			
MDS-EB-1	任何比例	BM 5% ~ 9% 或 PB 2% ~ 4%，无 Auer 小体	任何核型
MDS-EB-2	任何比例	BM 10% ~ 19% 或 PB 5% ~ 19% 或存在 Auer 小体	任何核型
MDS 未分型（MDS-U）			
• 伴有外周血原始细胞 1%	任何比例	BM < 5%，PB = 1%，无 Auer 小体	任何核型
• 伴有单系病态造血和全血细胞减少	任何比例	BM < 5%，PB = 1%，无 Auer 小体	任何核型
• 具有诊断意义的核型异常	15%	BM < 5%，PB = 1%，无 Auer 小体	具有定义 MDS 的异常核型
儿童难治性血细胞减少症	无	BM < 5%，PB < 2%	任何核型

[a] 如果具有 SF3B1 突变。

缩略词：BM，骨髓；PB，外周血

表 66-4　修订的国际预后积分系统（IPSS）

预后指标	分值						
	0	0.5	1.0	1.5	2.0	3.0	4.0
细胞遗传学 [a]	极好		好		中等	差	极差
骨髓原始细胞 %	≤2		>2～<5		5～10	>10	
血红蛋白 g/dl	≥10		8～<10	<8			
血小板 /μl	≥100	50～100	<50				
中性粒细胞绝对值 /μl	≥0.8	<0.8					

危险分组	IPSS-R 评分	中位存活期（年）	25%AML 转化的中位时间（年）
极低危	≤1.5	8.8	>14.5
低危	>1.5～3.0	5.3	10.8
中危	>3～4.5	3.0	3.2
高危	>4.5～6	1.6	1.4
极高危	>6	0.8	0.7

IPSS-R 的预后价值已被 200 位 MDS 患者的外部队列所证实。

[a] 细胞遗传学定义：

极好：-Y，del(11q)

好：正常核型，del(5q)，del(12p)，del(20q)，包含 del(5q)的双重异常核型

中等：del(7q)，+8，+19，i(17q)，其他单个或双重独立克隆［除外 del(5q)或 -7/del(7q)］的染色体异常

差：del(7q)/t(3q)/del(3q)，包含 -7/del(7q)双重异常核型，复杂核型（3个核型异常）

极差：复杂核型（>3个核型异常）

缩略词：AML，急性髓细胞性白血病；MDS，骨髓增生异常综合征

治疗   骨髓增生异常综合征

异基因造血干细胞移植是治愈 MDS 的唯一方法，可获得 60% 的治愈率。但是大多数 MDS 患者因为年龄过大而无法接受骨髓移植。5- 氮杂胞苷（75 mg/m² qd×7 天，每 4 周重复一次）可使 MDS 向 AML 的转化推迟 8 ～ 10 个月。地西他滨（15 mg/m²，持续 IV q8h×3 天，每 6 周重复一次）可使 20% 患者诱导缓解，其中位持续时间为 1 年。来那度胺（10 mg/d）为沙利度胺的类似物，可令部分 5q⁻综合征的患者摆脱输血，而且较少发生中枢神经系统反应。促红细胞生成素水平低下的患者对促红细胞生成素治疗有反应，少数中性粒细胞减少的患者对粒细胞集落刺激因子的治疗有反应。对症支持是 MDS 治疗的基石。

骨髓增殖性疾病

真性红细胞增多症、特发性骨髓纤维化和原发性血小板增多症是三种主要的骨髓增殖性疾病，均是造血干细胞的克隆性疾病，与 *JAK2*（激酶）（V617F）基因突变激活激酶相关，此突变见于 90% 的真性红细胞增多症患者，约 45% 的特发性骨髓纤维化和原发性血小板增多症患者。

■ 真性红细胞增多症

真性红细胞增多症是最常见的骨髓增殖性疾病，其特征为红细胞计数增加、巨脾及与血液黏滞度增高相关的临床表现，包括神经系统症状（眩晕、耳鸣、头痛、视觉障碍）和血栓栓塞（心肌梗死、脑卒中、周围血管栓塞；偶见肠系膜与肝血管栓塞）。需鉴别其他原因导致的红细胞增多（见第 47 章）。最为有效的措施是测定血清促红细胞生成素水平。真性红细胞增多症患者的促红细胞生成素水平极低，而其他原因引起红细胞增多时促红细胞生成素水平升高。*JAK2*（V617F）突变检测目前已被广泛应用。放血治疗有效。每日应用阿司匹林，并维持女性 Hct ＜ 43%、男性 Hct ＜ 45% 可降低血栓风险。一些患者需切除脾以控制症状。对于伴有严重瘙痒的患者，补骨脂素和紫外线照射可能有效。20% 真性红细胞增多症发展为骨髓纤维化，＜ 5% 转化为急性白血病。*JAK1*、*JAK2* 抑制剂芦可替尼目前处于临床试验阶段。

■ 特发性骨髓纤维化

特发性骨髓纤维化为罕见疾病，以骨髓纤维化、髓样化生伴髓外造血和脾大为特征。外周血涂片可见泪滴样红细胞、有核红细胞和包括早幼粒细胞在内的早期阶段粒细胞。但是，多种疾病均可导致骨髓纤维化和髓外造血，只有除外了其他疾病时才可诊断特发性骨髓纤维化。需鉴别以下疾病：CML、真性红细胞增多症、霍奇金病、恶性肿瘤（特别是乳腺癌和前列腺癌）转移至骨髓、感染（尤其是肉芽肿性感染）及毛细胞白血病。通常采用支持治疗；新型 *JAK2* 和端粒酶抑制剂在部分病例中表现出改善脾肿大和骨髓纤维化的作用。然而，尚没有研究证实某种药物可延长生存期。未携带 *JAK2* 突变者常携带 *CALR* 突变。

■ 原发性血小板增多症

原发性血小板增多症往往于无症状人群中常规检测血小板时偶然发现。与骨髓纤维化类似，许多情况均可导致血小板增多，因此原发性血小板增多症为排除性诊断。其条件需血小板计数 > 500 000/μl，除外已知可引起血小板增多的情况，包括 CML、铁缺乏、脾切除术后、恶性肿瘤、感染、出血、真性红细胞增多症、骨髓增生异常和维生素 B_{12} 缺乏恢复期。患者多无症状，一旦出现偏头痛、短暂性脑缺血发作、其他出血或血栓性疾病表现则需给予治疗。干扰素 α、阿那格雷和羟基脲均是有效的治疗药物。仅有血小板增多，不伴其他症状者无需治疗。通常高至 150 万 /μl 的血小板计数与出血及血栓形成这两个主要风险无关。出血与增多的血小板引起血管性血友病因子（vWF）相对缺乏相关。80% 病例携带 *JAK2* 和 *CALR* 突变，*MPL* 突变约占 10%。

第 67 章
淋巴组织恶性肿瘤

（王景枝　译　黄晓军　审校）

■ 定义

淋巴细胞恶性肿瘤可起源于不同分化阶段的淋巴细胞。以骨髓和外周血受累为主要临床表现时称为淋巴细胞白血病；以淋巴结和（或）其他结外器官受累为主要表现时称为淋巴瘤。淋巴瘤和白血病有时难以区分，例如小淋巴细胞淋巴瘤和慢性淋巴细胞白血病均是起源于同一种细胞类型的肿瘤，仅通过外周血淋巴细胞的绝对值（> $5×10^9$/L 时定义为白血病）划分二者。

■ 分类

历史上，淋巴组织肿瘤根据临床综合征不同，各自具有病理学分类体系。淋巴瘤曾采用 Rappaport、Kiel 和 Working Formulation 分类；急性白血病采取法美英（FAB）分型系统；霍奇金淋巴瘤依据 Rye 分类方案。骨髓瘤通常不以增殖细胞的病理特征作为分类标准。世界卫生组织（WHO）提出了统一的分类系统，将所有淋巴组织肿瘤归结至同一分类体系。尽管新的分类系统是以组织学、遗传学、免疫表型及临床特征作为疾病分类的依据，但分类的基础仍然是肿瘤起源细胞（B 细胞或 T 细胞）和其成熟阶段（前体细胞或成熟细胞），从而实际上临床意义非常有限。表 67-1 基于疾病临床表现和自然病程，将各类淋巴组织肿瘤归结为更具临床实用性的疾病纲要。

■ 发病率

淋巴组织恶性肿瘤发病率逐年上升。2018 年美国诊断近 141 000 例（图 67-1），包括 74 860 例非霍奇金淋巴瘤，8500 例霍奇金淋巴瘤，30 770 例骨髓瘤，20 940 例慢性淋巴细胞白血病，以及 5960 例急性淋巴细胞白血病。

■ 病因

绝大多数淋巴细胞瘤病因不清。恶性肿瘤细胞为单克隆增殖细胞，常包含多种遗传学异常。特定类型的淋巴组织肿瘤具有一些标

表 67-1 淋巴组织肿瘤的临床分类

慢性淋巴细胞白血病 / 淋巴瘤

慢性淋巴细胞白血病 / 小淋巴细胞淋巴瘤（99%B 细胞，1% T 细胞）

幼淋巴细胞白血病（90%B 细胞，10%T 细胞）

大颗粒淋巴细胞白血病（80%NK 细胞，20%T 细胞）

多毛细胞白血病（99% ～ 100%B 细胞）

惰性淋巴瘤

滤泡性淋巴瘤，Ⅰ 期和Ⅱ 期（100%B 细胞）

淋巴浆细胞性淋巴瘤 / 华氏巨球蛋白血症（100%B 细胞）

边缘带淋巴瘤（100%B 细胞）

　　结外［黏膜相关淋巴组织（MALT）淋巴瘤］

　　淋巴结边缘区 B 细胞淋巴瘤（单核细胞样 B 细胞淋巴瘤）

　　脾边缘区细胞淋巴瘤

T 细胞皮肤淋巴瘤（蕈样肉芽肿）（100%T 细胞）

侵袭性淋巴瘤

弥漫大细胞淋巴瘤（85%B 细胞，15%T 细胞），包括免疫母细胞性淋巴瘤

滤泡性淋巴瘤，Ⅲ 期（100%B 细胞）

套细胞淋巴瘤（100%B 细胞）

原发性纵隔（胸腺）大 B 细胞淋巴瘤（100%B 细胞）

Burkitt 淋巴瘤（100%B 细胞）

周围 T 细胞淋巴瘤（100%T 细胞）

血管免疫母细胞性 T 细胞淋巴瘤（100%T 细胞）

血管中心性淋巴瘤（80%T 细胞，20%NK 细胞）

肠病相关性 T 细胞淋巴瘤（100%T 细胞）

间变性大细胞淋巴瘤（70%T 细胞，30% 裸细胞）

急性淋巴细胞白血病 / 淋巴瘤

前体淋巴母细胞性白血病 / 淋巴瘤（80%T 细胞，20%B 细胞）

Burkitt 白血病 / 淋巴瘤（100%B 细胞）

成人 T 细胞白血病 / 淋巴瘤（100%T 细胞）

浆细胞病（100% B 细胞）

意义未明的单克隆丙种球蛋白血症

孤立性浆细胞瘤

髓外浆细胞瘤

多发性骨髓瘤

浆细胞白血病

霍奇金病（主要为 B 细胞来源）

富于淋巴细胞型

结节硬化型

混合细胞型

淋巴细胞消减型

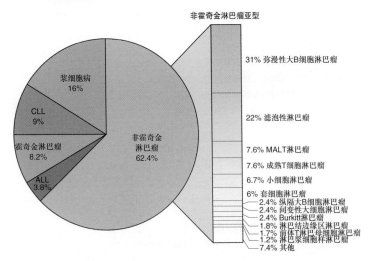

图 67-1　淋巴组织恶性肿瘤的相对频率。ALL，急性淋巴细胞白血病；CLL，慢性淋巴细胞白血病；MALT，黏膜相关淋巴组织

志性的遗传学改变，例如 t（8；14）见于 Burkitt 淋巴瘤、t（14；18）见于滤泡性淋巴瘤、t（11；14）见于套细胞淋巴瘤、t（2；5）见于间变性大细胞淋巴瘤，3q27 上 *bcl-6* 基因易位或突变见于弥漫性大细胞淋巴瘤，以及其他等。大多数病例中，染色体易位为受体基因片段重排时，一段染色体末端片段插入抗原受体基因（免疫球蛋白或 T 细胞受体）。

　　三种病毒可能诱发某类淋巴组织肿瘤，包括 Epstein-Barr 病毒（EBV）、人类疱疹病毒 8（HHV-8）和人类 T 细胞白血病 / 淋巴瘤病毒 Ⅰ 型（HTLV-Ⅰ，一种逆转录病毒）。其中，EBV 与非洲人群 Burkitt 淋巴瘤及伴发于免疫缺陷的淋巴瘤（疾病相关或医源性）之间极具关联性。EBV 与混合细胞型霍奇金淋巴瘤及血管中心性淋巴瘤的相关性并不确定。HHV-8 可引起一种罕见的体腔内淋巴瘤，主要见于艾滋病患者。HTLV-Ⅰ 与成人 T 细胞淋巴细胞白血病 / 淋巴瘤相关，流行于日本西南部和加勒比海地区。

　　幽门螺杆菌感染与黏膜相关淋巴组织（MALT）淋巴瘤的发病相关；胃大 B 细胞淋巴瘤也可能与其有关。根除幽门螺杆菌感染可使近一半的胃 MALT 淋巴瘤患者获得长期缓解。其他部位的 MALT 淋巴瘤与感染（眼附属器——沙眼衣原体；小肠——空肠弯曲杆菌；皮肤——疏螺旋体）或自身免疫相关（唾液腺——干燥综合征；甲状腺——桥本氏甲状腺炎）。

遗传性或获得性免疫缺陷病和自身免疫性疾病人群易患淋巴瘤。HIV 感染者淋巴瘤的发生率是非 HIV 感染者的 17 倍。农民和肉类加工者淋巴瘤的发病率增高；木工职业者霍奇金淋巴瘤的发病率上升。

■ 诊断和分期

手术切除活检是标准诊断方法；必须获取足量的病变组织，进行如下三种检查：①光学显微镜检查，知悉恶性肿瘤生长方式和形态学特征；②流式细胞仪检查，确定免疫表型；③基因检查（细胞遗传学和 DNA 测序）。淋巴结或结外肿块进行针刺活检并不足以满足诊断需求。白血病的诊断和淋巴瘤的分期需进行双侧髂嵴的骨髓活检。淋巴结病的鉴别诊断见第 46 章。

各型淋巴组织肿瘤的分期方法不同。对于急性淋巴细胞白血病，外周血原始细胞计数用于评价预后最具意义。对于慢性淋巴细胞白血病，外周血红细胞和血小板计数是影响预后最重要的因素。非霍奇金淋巴瘤具有 5 个决定临床预后的因素；其中 3 个也适用于惰性淋巴瘤和侵袭性淋巴瘤，包括肿瘤分期为进展期、乳酸脱氢酶（LDH）水平升高和年龄 > 60 岁。对于滤泡性淋巴瘤，另外 2 个因素是 Hb < 120 g/L（12 g/dl）和受累淋巴结区超过 4 个。对于侵袭性淋巴瘤，预测临床结局的其他因素为受累结外区域超过 1 个和患者全身状态。对于骨髓瘤，血清免疫球蛋白水平、肌酐和 β_2 微球蛋白水平与预后相关。

慢性淋巴细胞白血病 / 淋巴瘤

本组疾病大多数患者自然病程均长达数年（幼淋巴细胞白血病非常罕见，但是可以极具侵袭性）。慢性淋巴细胞白血病是本组疾病中最常见的一种（美国每年约 21 000 例新发病例），也是西方国家最常见的白血病。

■ 慢性淋巴细胞白血病（chronic lymphocytic leukemia，CLL）

通常见于 60 岁以上患者，表现为无症状性淋巴细胞增多。恶性细胞为 CD5 阳性 B 细胞，其形态与正常小淋巴细胞相似。12 号染色体三体；13q、11q 和 17p 缺失是最常见的遗传学异常。预后与分期相关，而分期主要取决于白血病细胞对正常骨髓造血组织的影响程度（表 67-2）。白血病细胞除了侵及骨髓，还可累及淋巴结或脾。淋

表 67-2   慢性 B 细胞淋巴细胞白血病的分期及与生存时间

分期	临床特征	中位生存期，年
RAI		
0	淋巴细胞增多	12
I	淋巴细胞增多＋淋巴结肿大	9
II	淋巴细胞增多＋脾肿大	7
III	贫血	1～2
IV	血小板减少	1～2
BINET		
A	无贫血 / 血小板减少，淋巴结肿大＜ 3 个区域	＞ 10
B	无贫血 / 血小板减少，淋巴结肿大＞ 3 个区域	5
C	贫血和（或）血小板减少	2

巴结受累可能与黏附分子的表达相关，其可使白血病细胞滞留在淋巴结而不再进入循环。CLL 患者常合并低丙种球蛋白血症。约 20% 存在自身抗体，可引起自身免疫性溶血性贫血、血小板减少或纯红细胞再生障碍性贫血。主要死亡原因为感染、骨髓衰竭和并发疾病。约 5% 的 CLL 患者进展为侵袭性淋巴瘤（Richter 综合征），治疗极为困难。

根据 CLL 肿瘤细胞表达的免疫球蛋白是否具有突变将 CLL 分为两个亚组：含突变者疾病进展缓慢，预后良好；反之，不伴突变者呈侵袭性，对治疗反应不良。临床上尚缺乏区分上述两种亚型的有效手段。CD38 阳性者预后差。ZAP-70 是一种正常情况下表达于 T 细胞的酪氨酸激酶，CLL 中异常表达者约 45%，可较好用于判断 CLL 预后：ZAP-70 阳性者通常诊断后 3～4 年内需要治疗，阴性者则一般 8～11 年仍无需治疗。

治疗   慢性淋巴细胞白血病

通常给予支持性治疗直至出现贫血或血小板减少。此时，需完善检查明确贫血和血小板减少的原因。大多数由于外周破坏增多而造成贫血和（或）血小板减少，可通过脾切除或糖皮质激素治疗，不需要应用细胞毒药物。如果因肿瘤侵犯骨髓而导致贫血和（或）血小板减少，则应使用细胞毒药物治疗。氟达拉滨 25 mg/（m²·d）IV×5 天，每 4 周一次，75% 患者中可见诱导缓解，半数获得完全缓解。利妥昔单抗（ $375 \sim 500 \text{ mg/m}^2$，第 1 天）、氟达拉滨（ 25 mg/m^2，首个疗程中第 $2 \sim 4$ 天，随后疗程第 $1 \sim 3$ 天），联合环磷酰胺（ 250 mg/m^2，用药时间同氟达拉滨）可使近 70% 患者获得完全缓解，但本方案伴随显著的骨髓毒性。糖皮质激素增加感染风险却无额外的抗肿瘤获益。伊布替尼，一类布鲁顿酪氨酸激酶（BTK）抑制剂，对 CLL 极为有效，越来越多将其作为主要治疗药物。烷化剂包括苯达莫司汀和氯苯脲也具有抗肿瘤活性。维奈克拉（bcl-2 抑制剂）也是一种有效的药物。每月静脉输注免疫球蛋白可明显减少严重感染的发生，但费用高昂，通常仅用于合并严重感染的患者。大多数患者倾向于姑息性治疗。年轻患者则可考虑采取大剂量化疗和自体或异基因造血干细胞移植，已有长期无病存活案例。小移植，即预处理方案以免疫抑制为主而非骨髓抑制，其毒性较小，但是疗效与大剂量化疗相当或更优。单克隆抗体包括阿仑单抗（抗 CD52）和利妥昔单抗、奥滨尤妥珠单抗、奥法木单抗（均为抗 CD20）单药治疗，或是联合苯丁酸氮芥也具疗效。其他方案还包括给予靶向 CD19 和 CD22 的嵌合抗原受体 T 细胞。维奈克拉（bcl-2 抑制剂）联合伊布替尼极具疗效。

惰性淋巴瘤

惰性淋巴瘤的自然病程可达数年，中位生存期约 14 年。滤泡性淋巴瘤是最常见的惰性淋巴瘤，约占所有淋巴组织恶性肿瘤的 1/3。

滤泡性淋巴瘤

滤泡性淋巴瘤通常表现为无痛性外周淋巴结肿大，一般累及多个淋巴结区。B 组症状（发热、盗汗、消瘦）见于 10% 患者，相较霍奇金淋巴瘤的发生率低。约 25% 患者就诊前淋巴结已经萎缩减小。中位发病年龄 55 岁。85% 患者诊断时已经播散转移。肝和骨髓是常见的髓外受累部位。

肿瘤呈滤泡样或结节样生长，提示恶性细胞来源于滤泡生发中心。85% 滤泡性淋巴瘤伴有 t（14；18），致使抑制细胞凋亡蛋白 bcl-2 过度表达。正常滤泡生发中心的 B 细胞受到抗原刺激后，免疫球蛋白可变区不断突变，从而生成针对特定抗原更具亲和力的抗体。滤泡性淋巴瘤细胞的突变率也较高，造成的基因损伤由此累积。随着时间推移，滤泡性淋巴瘤大量的基因损伤（例如 p53 突变），将促使肿瘤生长加速，进展为难治的弥漫大 B 细胞淋巴瘤。大多数死于滤泡性淋巴瘤的患者具有组织学转化。转化率大约为每年 3%，其成因归于疾病自身，而无关于治疗。随着治疗手段改进，组织学进展的比率有所下降。滤泡性淋巴瘤的国际预后指数见表 67-3。

治疗　滤泡性淋巴瘤

仅 15% 滤泡性淋巴瘤呈局限性病变，但本病绝大多数可通过放疗治愈。尽管多种治疗措施均可促使进展期患者获得缓解，但是均难以达到治愈。保守观察、烷化剂单药治疗、核苷类似物（氟达拉滨或克拉屈滨）、联合化疗、放疗和生物制剂[α 干扰素、利妥昔单抗（抗 CD20）等单克隆抗体]均为可采用的治疗选择。超过 90% 的患者对治疗有反应，强化治疗可使 50% ～ 75% 患者获得完全缓解。CHOP 方案（环磷酰胺、阿霉素、长春新碱和泼尼松）联合利妥昔单抗治疗的缓解期中位时间超过 6 年。苯达莫司汀联合利妥昔单抗颇具疗效。对于年轻患者，采取大剂量化疗和自体造血干细胞移植或小移植的试验性方案正在进行中，其疗效尚不得知。采用同位素标记的抗 CD20 抗体（替伊莫单抗，In-111；托西莫单抗，I-131）进行放射免疫治疗可获得持久性的疗效。联合化疗，无论是否给予单克隆抗体作为维持治疗，均可延长生存，延缓或阻止组织学进展，特别是对于具有不良预后特征的患者。化疗＋利妥昔单抗可使缓解期更为长久；一些资料提示更长的缓解期可改善生存。

表 67-3　滤泡性淋巴瘤的国际预后指数 -2（FLIPI-2）

5 项临床危险因素	
年龄＞ 60 岁	
血清 β_2 微球蛋白水平升高	
血红蛋白＜ 12 g/dl	
骨髓受累	
受累淋巴结最大直径＞ 6 cm	
0 个危险因素＝低危	5 年无进展生存率 76% ～ 80%
1 ～ 2 个危险因素＝中危	5 年无进展生存率 49% ～ 51%
3 ～ 5 个危险因素＝高危	5 年无进展生存率 20% ～ 37%

侵袭性淋巴瘤

许多病理类型的淋巴瘤具有侵袭性，未经治疗的中位生存期为 6 个月，近乎全部未经治疗者于 1 年内死亡。患者可表现为无症状性淋巴结肿大，或是任何受累淋巴结与结外组织所引发的症状：累及纵隔可造成上腔静脉综合征或心脏压塞；腹膜后淋巴结肿大可引起泌尿道梗阻；腹部肿块可导致疼痛、腹水、消化道梗阻或穿孔；中枢神经系统受累时可出现意识障碍、脑神经症状、头痛、痫性发作和（或）脊髓压迫；骨骼受累可引起疼痛或病理性骨折。约 45% 患者伴有 B 组症状。

弥漫性大 B 细胞淋巴瘤是最常见的侵袭性淋巴瘤，占全部淋巴瘤的 35% ～ 45%。全部淋巴组织恶性肿瘤中，侵袭性淋巴瘤约占 60%，其中 85% 来源于成熟 B 细胞，15% 起源于周围（胸腺后）T 细胞。

临床诊治思路　侵袭性淋巴瘤

早期诊断性活检至关重要。患者的处置取决于临床症状与其疾病表现形式。累及 Waldeyer 淋巴环者应完善详尽的消化道检查。骨骼和骨髓受累的患者应进行腰椎穿刺评价是否发生中枢神经系统侵犯。

治疗　侵袭性淋巴瘤

局限性侵袭性淋巴瘤通常需要进行 4 个疗程的 CHOP 联合化疗方案 ± 受累野放疗。约有 85% 患者能够治愈。CHOP ＋利妥昔单抗方案似乎比 CHOP ＋放疗方案更为有效。疾病较晚期患者的治疗选择仍存在争议，可选用 6 个疗程的 CHOP 联合化疗方案＋利妥昔单抗。疗效受到肿瘤负荷（通常以 LDH 水平、分期和结外受累部位的数目来评价）和生理储备情况（通常以年龄和 Karnofsky 评分判定）影响（表 67-4）。CHOP ＋利妥昔单抗可治愈 2/3 的患者。剂量调整的 EPOCH（依托泊苷、泼尼松、长春新碱、环磷酰胺和阿霉素）静脉化疗方案，联合利妥昔单抗对于更具侵袭性的双重"打击"淋巴瘤（兼有 c-Myc 和 bcl-6 突变）疗效更优。一些医学中心对高中危和高危患者，采用序贯大剂量化疗方案使 75% 患者获得长期生存。除此，其他研究均未能证实大剂量化疗的作用。

表 67–4　非霍奇金淋巴瘤的国际预后指数

5 项临床危险因素
　　年龄 ≥ 60 岁
　　血清乳酸脱氢酶水平升高
　　全身状态评分 ≥ 2（ECOG 评分）或 ≤ 70（Karnofsky 评分）
　　Ann Arbor 分期 Ⅲ 期或 Ⅳ 期
　　> 1 个结外器官受累

统计患者具备的危险因素个数

根据淋巴瘤的类型进行分组

对于弥漫性大 B 细胞淋巴瘤：

0 ～ 1 个危险因素＝低危	占 35%；5 年生存率 73%
2 个危险因素＝低中危	占 27%；5 年生存率 51%
3 个危险因素＝高中危	占 22%；5 年生存率 43%
4 ～ 5 个危险因素＝高危	占 16%；5 年生存率 26%

对于应用 R-CHOP 方案治疗的弥漫性大 B 细胞淋巴瘤：

0 个危险因素＝非常良好	占 10%；5 年生存率 94%
1 ～ 2 个危险因素＝良好	占 45%；5 年生存率 79%
3 ～ 5 个危险因素＝不良	占 45%；5 年生存率 55%

缩略词： ECOG，美国东部肿瘤协作组；R-CHOP，利妥昔单抗、环磷酰胺、阿霉素、长春新碱和泼尼松

　　约 30% ～ 45% 患者经初始标准联合化疗未能获得治愈，可采用大剂量化疗和自体造血干细胞移植进行挽救治疗。

　　对于累及特定部位（如中枢神经系统、胃）的淋巴瘤，或处于特定临床状况下（如并存其他疾患、AIDS）需采取特殊治疗措施。接受免疫抑制剂治疗的患者发生淋巴瘤，可能在其停用免疫抑制剂后自发缓解。异基因骨髓移植后发生的淋巴瘤，可通过供者淋巴细胞输注而获得缓解。

　　伴有快速增长巨型肿块的侵袭性淋巴瘤患者，进行治疗时可能出现肿瘤溶解综合征（第 27 章）；给予水化、碱化尿液、别嘌呤醇、拉布立酶是挽救其生命的预防性措施。

急性淋巴细胞白血病 / 淋巴瘤

■ 急性淋巴母细胞白血病和淋巴母细胞淋巴瘤

儿童比成人更为常见（总计约 6000 例 / 年）。大多数儿童急性白血病起源于 B 淋巴细胞。大多数成人急性白血病，以及所有淋巴母细胞淋巴瘤的肿瘤细胞几乎均来源于胸腺，且患者可伴有纵隔肿物。患者通常表现为新近出现骨髓衰竭症状（苍白、疲乏、出血、发热和感染）。常有肝脾大和淋巴结肿大。男性患者可出现因白血病细胞浸润所致的睾丸肿大。脑膜侵犯见于初诊之时，或其后进展累及。除贫血、血小板减少和外周血幼稚细胞增多以外，还可出现 LDH 升高、低钠血症和低钾血症。在 FAB 分型中，成人 L2 型常见而儿童 L1 型常见。骨髓原始淋巴细胞 ≥ 20% 方可诊断白血病。具有高白细胞计数，年龄 > 35 岁，伴有 t（9；22）、t（1；19）和 t（4；11）染色体异常的患者预后不良。急性 T 淋巴母细胞白血病中 HOX11 表达阳性者预后相对较好。

治疗 ▶ 急性淋巴母细胞白血病 / 淋巴母细胞淋巴瘤

成功的治疗包括强化诱导治疗、预防中枢神经系统白血病和持续约 2 年的维持治疗。长春新碱、左旋门冬酰胺酶、阿糖胞苷、柔红霉素和泼尼松均为有效药物。鞘内注射甲氨蝶呤或静脉应用大剂量甲氨蝶呤可预防中枢神经系统白血病。大约 60% ～ 65% 患者可获得长期生存。骨髓移植在初始治疗中的地位和时机尚存争议，但是多达 30% 的复发患者能够通过挽救性骨髓移植获得治愈。

■ Burkitt 淋巴瘤 / 白血病

Burkitt 淋巴瘤 / 白血病也是更常见于儿童。8 号染色体上 *c-myc* 基因易位和免疫球蛋白重链或轻链基因重排与发病相关。患者多呈现播散性受累，出现腹部巨大包块、肝脾大和淋巴结肿大。如果表现为白血病，则 FAB 分型归为 L3 型。

治疗 ▶ Burkitt 淋巴瘤 / 白血病

切除腹部巨大包块可改善预后。侵袭性白血病的有效治疗药物包括长春新碱、环磷酰胺、6- 巯基嘌呤、阿霉素和泼尼松。

CODOX-M 和 BFM 方案是最为有效的方案，治愈率可达 50%～60%。是否需要维持治疗尚不清楚。预防肿瘤溶解综合征至关重要（第27 章）。

■ 成人 T 细胞白血病 / 淋巴瘤（ATL）

ATL 非常少见，仅约 2% 的人类 T 淋巴细胞白血病病毒 I 型（HTLV- I）感染者发生 ATL。一些 HTLV- I 感染者因脊髓受累而发生痉挛性截瘫，但是不发生肿瘤。ATL 的特征性临床表现包括：白细胞增高而不伴严重贫血和血小板减少；皮肤浸润、肝肿大、肺浸润、脑膜浸润和机会性感染。肿瘤细胞是具有马蹄形或花瓣形细胞核的 CD4 阳性 T 细胞。几乎所有患者均发生高钙血症，其与肿瘤细胞释放的细胞因子有关。

治疗　成人 T 细胞白血病 / 淋巴瘤

由于患者伴有免疫缺陷，积极治疗伴随着严重的毒性反应。糖皮质激素能够缓解高钙血症。虽然肿瘤对治疗有反应，但反应期通常很短。一些患者可应用齐多夫定和干扰素进行姑息治疗。来那度胺和莫格利珠单抗（抗 CCR4 受体抗体）均有抗肿瘤活性。

浆细胞病

浆细胞病的标志性特点是异常浆细胞生成免疫球蛋白分子或片段。患者血清和（或）尿液中可检出异常浆细胞生成的完整免疫球蛋白分子，或是重链或轻链，称之为 M 蛋白（M 表示单克隆性）。M 蛋白的量反映患者的肿瘤负荷。尿液中出现的克隆性轻链（本周蛋白），是其中一些患者唯一可被检测到的肿瘤产物。M 蛋白也可见于其他淋巴组织恶性肿瘤、非淋巴组织癌症以及肝硬化、结节病、寄生虫感染和自身免疫性疾病等非肿瘤性疾病。

■ 多发性骨髓瘤

多发性骨髓瘤是浆细胞于骨髓内（非淋巴结中）恶性增殖的疾病。每年近乎 31 000 例新发病例。疾病的表现源于肿瘤细胞增殖、肿瘤产物的局部和远处效应，以及宿主对肿瘤的反应。约 70% 患者发生骨痛，多累及肋骨和背部，活动时诱发。骨骼病变为多发性溶骨性破坏，极少伴有成骨反应。因此，骨扫描不如 X 线检查具有意义。肿瘤细胞生成的破骨细胞激活因子引起钙释放入血，继而出现高钙血症和相应的临床表现。正常免疫球蛋白的合成减少及分解代谢增加造成低丙种球蛋白血症，同时肿瘤可生成一些尚未被鉴定的因子抑制中性粒细胞的迁移，导致患者细菌感染易感性增高，尤其是引发肺炎的肺炎球菌、肺炎克雷伯杆菌和金黄色葡萄球菌，以及累及泌尿道的大肠杆菌和其他革兰氏阴性杆菌。至少 75% 的患者在病程中发生感染。25% 的患者因为高钙血症、感染、轻链毒性、尿酸性肾病和脱水等原因出现肾衰竭。发生神经系统症状的原因为高黏滞血症、冷球蛋白血症，罕见由于淀粉样物质沉积于神经系统。贫血的发生率为 80%，与骨髓痨和肿瘤生成物质对红系造血的抑制有关。凝血功能异常可导致出血。

诊断

骨髓浆细胞 > 10%、溶骨性病变以及血清和（或）尿 M 蛋白是诊断的主要条件。意义未明的单克隆免疫球蛋白增多症（MGUS）较骨髓瘤更为多见，其在 70 岁以上人群中发病率约 6%。通常，MGUS 的 M 蛋白水平 < 20 g/L，血清 β_2 微球蛋白水平低、骨髓中浆细胞 < 10%，且不伴骨骼损害。MGUS 进展为骨髓瘤的终生风险约为 25%。如果 M 蛋白为 IgM，浓度水平 > 1.5 gm/dl，游离轻链比值 < 0.26 或 > 1.65，则疾病进展风险随之增高。

分期

疾病分期影响生存期（表 67-5）。

治疗　多发性骨髓瘤

大约 10% 患者疾病进展非常缓慢（因此被称作"冒烟型骨髓瘤"），其不需治疗直至异常蛋白 > 50 g/L 或出现进展性骨病。孤立性浆细胞瘤和髓外浆细胞瘤患者通常可采用局部放疗治愈。支持性照护包括早期抗感染治疗、糖皮质激素控制高钙血症、水化及排钠性利尿；长期应用双膦酸盐对抗骨破坏；预防尿酸性肾病和脱水。针对肿瘤通常采取姑息治疗。初始治疗选择如下方案之一，取决于患者是否进行大剂量化疗和自体干细胞移植。适宜移植的患者（避免应用烷化剂）：来那度胺 5 ~ 25 mg/d PO，连续 21 天，间隔 28 天给药一次，联合每月第 1 ~ 4 天地塞米松 40 mg/d，以及第 1、

表 67-5　骨髓瘤分期系统

Durie-Salmon 分期系统

分期	标准	估计瘤细胞数，$\times 10^{12}$ 细胞 /m²
I	符合下列 4 项： 1. 血红蛋白 > 100 g/L（10 g/dl） 2. 血清钙 < 3 mmol/L（< 12 mg/dl） 3. 骨 X 线检查正常或孤立病变 4. 低 M 蛋白水平 　　a. IgG < 50 g/L（5 g/dl） 　　b. IgA < 30 g/L（3 g/dl） 　　c. 尿轻链 < 4 g/24 h	< 0.6（低）
II	既不符合 I 期又不符合 III 期	0.6 ～ 1.2（中等）
III	符合下列任何一项或以上： 1. 血红蛋白 < 85 g/L（8.5 g/dl） 2. 血清钙 > 3 mmol/L（> 12 mg/dl） 3. X 线检查示溶骨性病灶 > 3 个 4. 高 M 蛋白水平 　　a. IgG > 70 g/L（7 g/dl） 　　b. IgA > 50 g/L（5 g/dl） 　　c. 尿轻链 > 12 g/24 h	> 1.2（高）

水平	分期	中位生存期，月
根据血清肌酐水平分类亚组		
A < 177 μmol/L（< 2 mg/dl）	I A	61
B > 177 μmol/L（> 2 mg/dl）	II A，B	55
	III A	30
	III B	15
国际分期系统		
β_2M < 3.5，alb ≥ 3.5	I（28%）	62
β_2M < 3.5 但 alb < 3.5 或 β_2M = 3.5 ～ 5.5	II（39%）	44
β_2M > 5.5	III（33%）	29

注：β_2M，血清 β_2 微球蛋白（单位 mg/L）；alb，血清白蛋白（单位 g/dl）；括号中为每一分期患者所占百分比

8 和 15 天硼替佐米 1.3 mg/m² IV 或 SC，近乎所有患者可获得缓解，其中 1/3 为完全缓解。以来那度胺作为维持治疗可改善生存率，其需同时给予预防血栓治疗。不适合移植的患者，可采用相同的治疗方案，但使用烷化剂亦可有效，例如美法仑，8 mg/m² PO，每 4 ～ 6 周用药 4 ～ 7 天，联合泼尼松。大约 60% 患者症状可获得显著改善，同时 M 蛋白水平减少约 75%。联合应用硼替佐米能够提高美法仑的反应率。试验方案中，序贯采用大剂量美法仑和连续两次自体造血干细胞移植，半数年龄 < 65 岁的患者可获得完全缓解。但是，是否能够延长生存尚需长期随访。新型蛋白酶体抑制剂，如卡非佐米和伊沙佐米，免疫调节剂如泊马度胺，单克隆抗体如达雷妥尤单抗（抗 CD38）和埃罗妥珠单抗（抗 SLAMF7），以及组蛋白去乙酰化酶抑制剂如帕比司他，均已被临床试验用于各种联合治疗方案。这些进入临床试验的患者，将为临床决策提供依据。姑息性治疗的患者遵循慢性病程，目前总体中位生存期为 8 年以上。

■ 霍奇金病（Hodgkin's disease）

每年新诊断病例约 8500 例。霍奇金病（HD）是 Reed-Sternberg 细胞肿瘤，其为通常表达 CD30 和 CD15 的非整倍体细胞，也可表达其他 B 细胞或 T 细胞标志。绝大多数肿瘤细胞起源于 B 细胞，其免疫球蛋白基因重排，但并不表达。肿大淋巴结中绝大多数细胞为正常淋巴细胞、浆细胞、单核细胞和嗜酸性粒细胞。病因不明，但是同卵双胞胎同时发病的风险较异卵双胞胎高出 99 倍，提示本病具遗传倾向性。组织学亚型分布中，75% 为结节硬化型，20% 为混合细胞型，富于淋巴细胞型和淋巴细胞减消型共约占 5%。

临床表现

常表现为无症状淋巴结肿大或伴有发热、盗汗、消瘦和皮肤瘙痒。纵隔病变（常见于结节硬化型）可能出现咳嗽。疾病易于向相邻淋巴结群扩散。上腔静脉阻塞或脊髓压迫时可引起相应症状。罕有累及骨髓和肝的病例。

鉴别诊断

- 感染：单核细胞增多症、病毒综合征、弓形虫病、组织胞浆菌病、原发性结核病。

- 其他恶性肿瘤：尤其头颈部肿瘤。
- 结节病：纵隔和肺门淋巴结肿大。

免疫系统和造血系统异常

- 细胞免疫缺陷（即使淋巴瘤治疗成功后仍存在）；皮肤免疫防御反应低下；丧失对嗜血杆菌和肺炎球菌荚膜抗原产生抗体的能力。
- 贫血；红细胞沉降率（血沉）增快；类白血病反应；嗜酸性粒细胞增多；淋巴细胞减少；骨髓纤维化及肉芽肿形成。

分期

Ann Arbor 分期见表 67-6。根据体格检查、胸部 X 线片、胸腹部 CT、骨髓活检、超声检查及淋巴管造影对疾病进行分期。如果患者

表 67-6 霍奇金病的 Ann Arbor 分期系统

分期	定义
I	病变局限于单个淋巴结区或淋巴结构（如脾、胸腺、Waldeyer 淋巴环）
II	病变局限于横膈同侧两个或以上淋巴结区（纵隔被视为单一部位；一侧肺门淋巴结考虑为单个区域受累，双侧肺门淋巴结受累则归为 II 期）
III	病变侵及横膈两侧的淋巴结区或淋巴结构
III₁	横膈下病变局限于脾、脾门淋巴结、腹腔淋巴结或肝门淋巴结
III₂	横膈下病变除 III₁ 外，还累及主动脉旁淋巴结、髂淋巴结或肠系膜淋巴结
IV	结外病变超出"结外"（E）定义的部位 侵及一个以上任何结外部位 侵及肝或骨髓
A	无症状
B	分期前 6 个月内不明原因体重减轻＞10% 1 个月内不明原因持续性发热或反复发热，体温＞38℃（100.5℉） 1 个月内反复夜间盗汗
E	除肝和骨髓以外的孤立性局限性淋巴结外组织受累

处于疾病早期，并经慎重考虑后采取单纯放疗的治疗方案，则需剖腹探查术评价脾进行外科分期。如果患者采取全身性化疗，则无需进行病理分期。

治疗 霍奇金病

大约85%患者可治愈。治疗应当在具有相应设施的中心，由富有经验的临床医生进行。大多数患者通过临床分期，接受单纯化疗或联合治疗。Ⅱ期患者通常接受2个或4个疗程的ABVD方案（阿霉素、博来霉素、长春新碱和氮烯咪胺）化疗联合或不联合受累野照射；或者小剂量化疗组成的联合方案——Stanford Ⅴ。Ⅲ期或Ⅳ期患者应接受6个疗程的联合化疗，通常是ABVD方案。应用抗CD30免疫毒素（维布妥昔单抗）替代博来霉素，其疗效相似，或可能略优于ABVD方案。伴有巨大纵隔占位（超过胸腔最大直径的1/3）者，无论分期均应接受联合治疗，包括MOPP（氮芥、长春新碱、甲基苄肼和泼尼松）/ABVD或MOPP-ABV（阿霉素、博来霉素、长春新碱）交替方案继而斗篷野照射（ABVD联合放疗具有严重肺毒性）。疾病治疗中期（2个疗程之后）正电子发射断层成像显示病变持续存在，可作为具有复发风险的标志，提示需要进一步治疗。大约半数（或以上）初始治疗失败的患者能够通过大剂量化疗和自体造血干细胞移植获得缓解。挽救性治疗成功与否或许与初始缓解的时间长短有关；相较于初始缓解时间短于1年，初始缓解时间超过1年的患者更多实现了长期疾病缓解。维布妥昔单抗对移植后复发的患者也具有疗效。

长期随访的结果，越来越清晰地认识到患者最终死于放疗相关的晚期致死性毒性反应（心肌梗死、卒中、第二肿瘤）多于霍奇金病自身。因此，无论患者处于疾病早期或晚期，为避免放射线暴露，宜尽可能采用单纯联合化疗方案。

第 68 章
皮肤肿瘤

（金江　柳小婧　译　张建中　审校）

■ 恶性黑色素瘤

最危险的皮肤恶性肿瘤；高度转移潜能；转移扩散后预后不良。

发病率

2018 年美国有 91 270 人被诊断为恶性黑色素瘤，造成 9320 人死亡。

易患因素（表 68-1）

肤色白皙、日光照射、黑色素瘤家族史、发育不良痣综合征（常染色体显性疾病，具有特征性的多发痣和皮肤黑色素瘤，可能与 9 号染色体长臂缺失相关）以及先天性巨大色素痣。黑人发病率较低。

预防

避免日晒可降低发病风险。防晒并未证实能够预防黑色素瘤。

分类

1. 浅表扩散性黑色素瘤：最常见；发生侵袭前最初为辐射状生长期。

2. 恶性雀斑样黑色素瘤：发生侵袭损害之前辐射状生长期极长；恶性雀斑样痣（Hutchinson 黑色素雀斑）是其癌前病变，老年人常见，多发生于日光暴露部位（特别是面部）。

3. 肢端雀斑样恶性黑色素瘤：是深色皮肤患者最常见的皮肤肿

表 68-1　黑色素瘤患病风险增加相关的因素

全身多发痣（数目越多＝风险越高）
家族史或个人史
发育不良痣
浅色皮肤 / 毛发 / 眼
不易晒黑者
多雀斑者
UV 照射 / 日光灼伤 / 晒灯美黑
CDKN2A 突变
MC1R 变异

瘤；发生在手掌和足底、黏膜表面、甲床和黏膜皮肤交界处；相似于恶性雀斑样黑色素瘤，但更具侵袭性。

4.结节性恶性黑色素瘤：起病即为侵袭性生长，通常预后极差。

生物学

大概半数的黑色素瘤携带激活性体细胞 *BRAF* 基因突变，通常为第 600 位的缬氨酸替换为谷氨酸（V600E）。约 20% 存在 *N-ras* 突变，极少数存在激活性 *c-kit* 突变。目前一些靶向治疗药物可针对这些突变位点发挥抗肿瘤活性。

临床表现

通常具有色素（无黑色素者极少），病变颜色多样，但是红色、白色和（或）蓝色最常见，另外还有棕色和（或）黑色。着色的皮肤直径＞ 6 mm、呈不对称、表面或边缘不规则或颜色不均的病变更应当引起重视。

预后

无远处转移的薄层皮损预后最好；皮损增厚、伴有溃疡或伴有淋巴结转移证据者预后较差。Ⅰ期（无转移的原发肿瘤）患者 15 年生存率为 80%～92%。Ⅱ期（＞ 1～4 mm）患者 15 年生存率为 51%～62%。Ⅲ期（伴区域淋巴结转移）患者，若存在 1～3 个隐匿性淋巴结转移（镜下转移），15 年生存率为 60%；若存在 1～3 个显性淋巴结转移、或累及 4 个及以上淋巴结，则 15 年生存率为 22%～38%。Ⅳ期（播散转移）15 年生存率＜ 10%。

治疗　恶性黑色素瘤

早期识别和局部切除是局限性病变的最佳方案；距肿瘤边缘 1～2 cm 与 4～5 cm 的切除范围效果相同，且通常不需皮肤移植。相较于推迟至临床复发再行手术，选择性淋巴结切除对整体生存率并无获益。辅助治疗（免疫检查点抑制剂或干扰素 α）或可降低Ⅱ期患者的复发风险，但尚存争议。更多数据支持对术后Ⅲ期患者应用纳武利尤单抗（Nivolumab）或派姆单抗（Pembrolizumab），并应对 50% 具有 *BRAF* 突变的患者进行靶向治疗。广泛转移者可应用化疗或免疫治疗（表 68-2）。威罗菲尼（Vemurafenib）960 mg PO bid 或达拉非尼（Dabrafenib）150 mg PO bid 可对半数具有 *BRAF* 突变的患者诱导缓解。中位生存期大

表 68-2　转移性黑色素瘤的治疗选择

外科手术：少转移灶给予切除根治术

免疫疗法：

　白细胞介素 -2

　免疫检查点阻断疗法

- 抗 CTLA-4：伊匹单抗
- 抗 PD-1：纳武利尤单抗、帕博利珠单抗
- 伊匹单抗联合纳武利尤单抗

试验性治疗：

　抗 PD-L1

分子靶向治疗：

　BRAF 抑制剂：维莫非尼、达拉菲尼

　MEK 抑制剂：曲美替尼、考比替尼

溶瘤病毒：Talimogene Laherparepvec

化疗：达卡巴嗪、替莫唑胺、紫杉醇、白蛋白结合型紫杉醇、卡铂

概为 16 个月。部分患者由于 MET 通路激活而出现继发性角化棘皮瘤或鳞状细胞癌。BRAF 抑制剂联合 MET 抑制剂（曲美替尼 2 mg/d）可将应答率提升至 64%，并延长中位生存期至 > 20 个月，同时预防继发性皮肤癌。抗 CTLA4 抗体伊匹单抗（Ipilimumab）可延长约 4 个月生存期。伊匹单抗联合 PD-1 抑制剂纳武利尤单抗，对 *BRAF* 突变或 *BRAF* 野生型肿瘤均有效，其应答率为 58%，作用持续约 12 个月。达卡巴嗪（250 mg/m^2 IV qd×5 天，每 3 周）联合他莫昔芬（20 mg/m^2 PO qd）可诱导 1/4 的患者产生部分应答。最大耐受剂量的干扰素联合白介素 -2（IL-2）在 15% 的患者中获得部分应答。IL-2 治疗罕有长期缓解。替莫唑胺是具有一定活性的口服制剂，能够进入中枢神经系统，目前正在对其协同放疗治疗中枢神经系统转移的效果进行评价。对于已经发生转移的病变尚无治愈性措施。疫苗与过继性细胞治疗正处于试验阶段。

■ 基底细胞癌（basal cell carcinoma，BCC）

最常见的皮肤肿瘤；最常发生于接受日光照射部位，特别是面部。

易患因素

肤色白皙、长期紫外线暴露史、暴露于无机砷化物〔福勒

（Fowler）溶液、杀虫剂（如巴黎绿）]，或暴露于电离辐射。

预防

避免日光暴露、防晒措施可降低患病风险。

分类

五种基本类型：结节溃疡型（最常见）、浅表型（形似湿疹）、色素型（可被误认为黑色素瘤）、硬斑型（伴有毛细血管扩张的斑片样皮损，呈角化者侵袭性最强）、角化型（基底鳞癌）。

临床表现

典型表现为珍珠样、半透明、光滑的丘疹，边缘卷曲，表面毛细血管扩张。

治疗　　**基底细胞癌**

局部切除可采用电干燥法、刮除、切除、冰冻或放疗；罕有转移，但可引起局部扩散。本病极少造成死亡。对于局部浸润或转移病变，维莫德吉（Vismodegib）可有效，其为基底细胞癌中常被激活的 Hedgehog 信号通路抑制剂。

■ 鳞状细胞癌（squamous cell carcinoma，SCC）

较基底细胞癌少见，但更易发生转移。

易患因素

肤色白皙、长期暴露于紫外线、烫伤或其他瘢痕（如瘢痕癌）、暴露于无机砷或电离辐射。日光性角化病是其癌前病变，可使用5-氟尿嘧啶治疗。

分类

最常表现为皮肤的溃疡结节或浅表糜烂。变异类型包括：

- *博温病（Bowen 病）：* 红色斑片或斑块，常伴鳞屑；非侵袭性；受累仅限于表皮及表皮附属物（如原位鳞状细胞癌）。
- *瘢痕癌：* 原先稳定的瘢痕突然出现变化，特别是出现溃疡或结节。
- *疣状癌：* 通常发生在足跖部；恶性度低但可能被误认为普通的疣。

临床表现

过度角化的丘疹、结节或糜烂；结节可继发溃疡。

治疗　**鳞状细胞癌**

最常采用局部切除术和莫氏（Mohs）显微外科手术；部分病例可选择放疗。转移性病变可以放疗或联合生物治疗；13-顺式维甲酸 1 mg/d PO 联合干扰素（IFN）300 万单位/日 SC。化疗可用于姑息性治疗。

预后

继发于紫外线暴露的 SCC 预后较好，如果病变发生于非日光暴露部位或与电离辐射相关则预后较差。

■ 皮肤肿瘤预防

大多数皮肤肿瘤与日光暴露有关。应建议患者避免日光照射并采取防晒措施。

第 69 章
头颈癌

（余力生　译　余力生　审校）

头颈上皮癌主要是鳞状细胞癌，来源于头颈部的黏膜表面，包括各鼻窦、口腔、鼻咽、口咽、喉咽和喉部。这些肿瘤通常是鳞状细胞癌。关于甲状腺癌见第 173 章。

■ 发病率和流行病学

每年约确诊 51 540 例头颈癌（约占成人恶性肿瘤的 3%），并有 10 000 人因本病死亡。在美国，口腔、口咽部和喉部是最常见的原发部位；而在远东和地中海国家，鼻咽部更常见。酗酒和吸烟（包括无烟型烟草）是本病的危险因素，西方国家中超过半数口咽癌与人乳头瘤病毒（HPV；通常是 HPV16 和 HPV18）相关。HPV 相关癌症预后较好，尤其对于非吸烟者。

病理学

远东地区的鼻咽癌具有其独特的组织学特征，呈伴有淋巴细胞浸润的非角化未分化恶性肿瘤，称之为淋巴上皮癌，Epstein-Barr病毒（EB病毒）为其确切致病原因。头颈部鳞状细胞癌可由癌前病变（如口腔红斑、口腔白斑）进展而来，其组织学分级直接影响疾病预后。罹患头颈癌的存活患者，常见发生头颈、肺或食管部位第二肿瘤，这极可能与上呼吸道和消化道黏膜受到类似的致癌物刺激相关。

基因改变

在头颈癌中已发现具有染色体 3p、9p、17p 和 13q 缺失和突变，p53 突变也已被报道。细胞周期蛋白 D1 可过度表达。常见表皮生长因子受体过度表达。

临床表现

头颈癌大多发生于 60 岁以上人群，症状随原发部位不同各异。鼻咽部病变通常直至晚期才出现症状，引起单侧严重的中耳炎、鼻塞或者鼻出血。口腔癌常表现为久治不愈的口腔溃疡，有时伴疼痛。口咽癌症状也出现较晚，表现为咽喉痛或耳病。声嘶可能是喉癌的早期症状。极少数患者伴有颈部或锁骨上的无痛性、质硬的肿大淋巴结。肿瘤分级取决于原发肿瘤大小和受累淋巴结的情况。头颈癌患者发生远处转移者少于 10%。

治疗　头颈癌

根据疾病的分型：局限型、局部或区域浸润型、复发或转移型决策治疗方案。约 1/3 患者为局限型病变，可依据情况选取手术切除或局部放疗根治性治疗。局限型喉癌首选放疗以保留器官功能，口腔癌则多选择手术。局限型病变 5 年生存率为 60% ～ 90%，大多数复发出现于 2 年之内。局部浸润型是最常见的头颈癌类型（> 50%），采用综合疗法，诱导化疗-手术-术后序贯放疗与化疗最为有效。放疗前或放疗中使用顺铂 [75 mg/m^2 IV 第 1 日（D1）] 和多烯紫杉醇（75 mg/m^2 IV D1），联合 5- 氟尿嘧啶（5-FU）[750 mg/（$m^2 \cdot d$），持续输注 96 ～ 120 h]，重复

3 个周期，较单纯外科手术联合放疗更为有效，5 年生存率达 34%～50%，但是可能引发严重的黏膜炎症。西安昔单抗联合放疗可较单纯放疗效果更优，但是联合化疗时并未能改善预后。头颈癌患者多见营养不良，且常并发其他疾病。获得缓解者常出现甲状腺功能减退。复发或远处转移者（大约 10% 患者）采用顺铂联合 5-FU 或紫杉醇（200～250 mg/m², 粒细胞集落刺激因子支持）或单药化疗（紫杉烷、甲氨蝶呤、顺铂或卡铂）进行姑息性治疗，有效率通常为 30%～50%，中位生存期约为 3 个月。应用免疫检查点抑制剂进行挽救性治疗，可将中位生存期提高到 7.5 个月。

■ 预防

最重要的干预措施是让患者戒烟，成功戒烟者长期生存率显著增高。顺式维甲酸预防性化疗［首 3 个月 1.5 mg/（kg·d），随后 9 个月 0.5 mg/（kg·d）］可使黏膜白斑消退，但是对于控制癌症进展缺乏一致性效果，而且可能增加主动吸烟者的患病风险。

第 70 章
肺　癌

（杨锋　译　姜冠潮　审校）

■ 发病率

2019 年，美国共确诊了大约 116 440 例男性和 110 710 例女性肺癌，其中 86% 的患者于 5 年内死亡。肺癌是癌症导致死亡的首要原因，所有癌症死亡患者中，死于肺癌的男性和女性占比分别是 26% 和 25%。高发年龄段是 55～65 岁。男性肺癌的发生率呈下降趋势，女性呈上升趋势。

■ 组织学分类

四种类型肺癌构成了 88% 的原发性肺癌，其中表皮样癌（鳞状细胞癌）29%，腺癌（含细支气管肺泡）35%，大细胞癌 9%，小细胞癌（或燕麦细胞癌）18%。组织学类型（小细胞癌 vs. 非小细胞癌）是采取何种治疗方法的主要决定因素。小细胞癌常表现为广泛播散，而非小细胞癌多呈局灶病变。表皮样癌和小细胞癌典型表现为中心型占位，而腺癌和大细胞癌常表现为周围型结节或占位。20%～30%的表皮样癌和大细胞癌可出现癌性空洞。

■ 病因

肺癌的主要原因是使用烟草制品，尤其是香烟。肺癌细胞可有 ≥ 10 处获得性基因损伤，最常见的是 ras 原癌基因点突变；myc 家族原癌基因扩增、重排或转录激活；bcl-2、Her-2/neu 和端粒酶过表达；染色体 1p、1q、3p12-13、3p14（FHIT 基因区）、3p21、3p24-25、3q、5q、9p（p16 和 p15 周期蛋白依赖性蛋白激酶抑制剂）、11p13、11p15、13q14（rb 基因）、16q 和 17p13（p53 基因）的缺失。3p 和 9p 丢失是最早期事件，其可在支气管上皮增生时就被检出。p53 异常和 ras 点突变通常仅在侵袭性癌中发现。少数腺癌患者具有重要意义的表皮生长因子受体（EGFR）突变，或 alk 与 ros 融合基因。肺癌的驱动基因突变见图 70-1。

■ 临床表现

仅 5%～15% 的肺癌在无症状期被检出。中心型支气管内肿瘤常引起咳嗽、咯血、喘息、哮鸣、呼吸困难和局限性肺炎。周围型肺癌常见疼痛、咳嗽、呼吸困难和癌性空洞形成而引起肺脓肿症状。原发肿瘤转移扩散可能造成气管阻塞、吞咽困难、声音嘶哑、霍纳（Horner）综合征。肿瘤局部转移还可导致上腔静脉综合征、胸腔积液、呼吸衰竭。大约 50% 表皮样癌，80% 腺癌和大细胞癌，以及 >

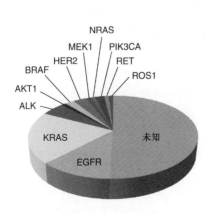

NSCLC驱动基因突变的频率	
AKT1	1%
ALK	3%～7%
BRAF	1%～3%
EGFR	10%～35%
HER2	2%～4%
KRAS	15%～25%
MEK1	1%
NRAS	1%
PIK3CA	1%～3%
RET	1%～2%
ROS1	1%～2%

图 70-1　腺癌的驱动基因。NSCLC，非小细胞肺癌

95% 小细胞癌出现胸外转移。脑转移、病理性骨折、肝转移以及脊髓受压均带来了许多临床难题。副癌综合征为提示肺癌或肿瘤复发的表现（第78章）。30% 的患者伴有体重下降、厌食、发热等全身症状；内分泌综合征见于 12% 的患者，包括高钙血症（表皮样癌）、抗利尿激素分泌不当综合征（小细胞癌）、男性乳腺发育（大细胞癌）。30% 的患者伴有骨结缔组织综合征，包括杵状指（最常见于非小细胞癌）；肺性肥厚性骨关节病见于 1% ～ 10% 的患者（最常见于腺癌），伴有杵状指、疼痛和肿胀等症状。

■ 分期（表 70-1、表 70-2）

肿瘤分期包括两部分：①肿瘤受累部位（解剖分期）；②患者对抗肿瘤治疗的耐受能力（生理分期）评价。非小细胞肿瘤多采用 TNM 分期 / 国际分期系统（ISS）：T（原发肿瘤）、N（区域淋巴结受累）和 M（是否存在远处转移）三个因素共同来界定肿瘤不同分期组别。小细胞肿瘤分为两期：①局限期，病变局限在单侧胸

表 70-1　第 7 版与第 8 版非小细胞肺癌 TNM 分期系统的比较

	肺癌 TNM 分期（第 7 版）	肺癌 TNM 分期（第 8 版）
原发肿瘤（T）		
T1	肿瘤直径 ≤ 3 cm，周围包绕肺组织或脏层胸膜，未累及叶支气管近端	肿瘤直径 ≤ 3 cm，周围包绕肺组织或脏层胸膜，无主支气管受累
T1a	肿瘤直径 ≤ 2 cm	肿瘤直径 < 1 cm
T1b	肿瘤直径 > 2 cm，但 ≤ 3 cm	肿瘤直径 > 1 cm，但 ≤ 2 cm
T1c	不适用	肿瘤直径 > 2 cm，但 ≤ 3 cm
T2	肿瘤直径 > 3 cm，但 < 7 cm，或肿瘤具有下列特征之一：累及主支气管，但距隆突 ≥ 2 cm 侵及脏层胸膜 伴有累及肺门的肺不张或阻塞性肺炎，但未累及全肺	肿瘤直径 > 3 cm，≤ 5 cm，符合以下特征之一，但未累及全肺：累及主支气管，但距隆突 ≥ 2 cm 侵及脏层胸膜 伴有累及肺门的肺不张或阻塞性肺炎
T2a	肿瘤直径 > 3 cm，但 ≤ 5 cm	肿瘤直径 > 3 cm，但 ≤ 4 cm
T2b	肿瘤直径 > 5 cm，但 ≤ 7 cm	肿瘤直径 > 4 cm，但 ≤ 5 cm

表 70-1　第 7 版与第 8 版非小细胞肺癌 TNM 分期系统的比较（续表）

	肺癌 TNM 分期（第 7 版）	肺癌 TNM 分期（第 8 版）
T3	肿瘤直径＞ 7 cm，或符合如下任一特征：	肿瘤直径＞ 5 cm，但 ≤ 7 cm，或符合如下任一特征：
	直接侵及胸壁、膈、膈神经、纵隔胸膜、心包壁层、距隆突＜ 2 cm 的主支气管（但未侵及隆突）	直接侵及胸壁、膈、膈神经、纵隔胸膜、心包壁层、距隆突＜ 2 cm 的主支气管（但未侵及隆突）
	累及全肺的肺不张或阻塞性肺炎	累及全肺的肺不张或阻塞性肺炎
	原发肿瘤的肺叶出现多个肿瘤结节	
T4	肿瘤累及纵隔、心脏、大血管、气管、喉返神经、食管、椎体、隆突或在肿瘤同侧的不同肺叶出现肿瘤结节	肿瘤直径＞ 7 cm，或累及纵隔、心脏、大血管、气管、喉返神经、食管、椎体、隆突或在肿瘤同侧的不同肺叶出现肿瘤结节

局部淋巴结（N）

N0	无区域淋巴结转移	无区域淋巴结转移
N1	转移至同侧支气管旁和（或）肺门淋巴结和肺内淋巴结转移，包括直接侵犯	转移至同侧支气管旁和（或）肺门淋巴结和肺内淋巴结转移，包括直接侵犯
N2	转移至同侧纵隔内和（或）隆突下淋巴结	转移至同侧纵隔内和（或）隆突下淋巴结
N3	转移至对侧纵隔、对侧肺门、同侧或对侧前斜角肌及锁骨上淋巴结	转移至对侧纵隔、对侧肺门、同侧或对侧前斜角肌及锁骨上淋巴结

远处转移（M）

M0	无远处转移	无远处转移
M1	远处转移	远处转移
M1a	对侧肺叶出现肿瘤结节；伴有胸膜结节、恶性胸腔积液或恶性心包积液	对侧肺叶出现肿瘤结节；伴有胸膜结节、恶性胸腔积液或恶性心包积液
M1b	远处转移（胸外器官）	单个器官的单一转移灶
M1c		单个器官或多个器官多发性转移

表 70-2　第 7 版与第 8 版非小细胞肺癌 TNM 分期的比较

第 7 版分期				第 8 版分期			
ⅠA 期	T1a～T1b	N0	M0	ⅠA1 期	T1a	N0	M0
				ⅠA2 期	T1b	N0	M0
				ⅠA3 期	T1c	N0	M0
ⅠB 期	T2a	N0	M0	ⅠB 期	T2a	N0	M0
ⅡA 期	T1a, T1b, T2a	N1	M0	ⅡA 期	T2b	N0	M0
	T2b	N0	M0				
ⅡB 期	T2b	N1	M0	ⅡB 期	T1a～T2b	N1	M0
	T3	N0	M0		T3	N0	M0
ⅢA 期	T1a, T1b, T2a, T2b	N2	M0	ⅢA 期	T1～2b	N2	M0
	T3	N1, N2	M0		T3	N1	M0
	T4	N0, N1	M0		T4	N0/N1	M0
ⅢB 期	T4	N2	M0	ⅢB 期	T1～2b	N3	M0
	任何 T	N3	M0		T3/T4	N0/N1	M0
ⅢC 期	不适用				T3/T4	N3	M0
Ⅳ期	任何 T	任何 N	M1a/M1b	ⅣA 期	任何 T	任何 N	M1a/M1b
				ⅣB 期	任何 T	任何 N	M1c

腔和区域淋巴结；②广泛期：病变累及超过局限期定义的范围。对肿瘤进行分期所需措施包括：细致的耳、鼻、喉部检查，胸部 X 线（CXR）、胸和腹部 CT 扫描以及正电子发射断层扫描。CT 扫描可提示非小细胞肺癌纵隔淋巴结受累情况以及胸膜播散情况，但是纵隔扩散的确切评估还需要组织学检查。无症状者一般不需常规进行放射性核素扫描。如果 CXR 检查中发现占位，且无明显的根治性手术禁忌证，还需进一步检查纵隔情况。根治性外科手术的主要禁忌证包括：胸外转移、上腔静脉综合征、声带和膈神经麻痹、恶性胸腔积液、对侧肺转移、组织学诊断小细胞肺癌。

治疗　肺癌（表 70-3）

1. 外科手术用于治疗局限性病灶和非小细胞肺癌，然而大多数最初拟行根治性外科手术者最终无法手术是由于癌症转移。辅助化疗（顺铂，100 mg/m^2，4 个周期）联合第二种活性制剂（依托泊苷、长春碱、长春瑞滨、长春地辛、紫杉类）对于接受病灶完全切除的 ⅡA 和 ⅡB 期患者可改善其生存率。

2. 孤立肺结节：切除指征包括吸烟、年龄 ≥ 35 岁、病灶相对较大（> 2 cm）、无钙化、伴有胸部症状，以及相较既往 CXR 其病灶增大。

3. 对于无法切除的 Ⅱ 期非小细胞肺癌，胸腔放疗联合以顺铂为基础的化疗约可使其 1 年死亡率降低 25%。

4. 对于无法切除的非小细胞肺癌、转移癌或拒绝手术治疗的患者：考虑放疗；联合以顺铂 / 紫杉醇为基础的化疗，可使 2 年死亡率降低 13%，并提高生活质量。培美曲塞对进展性肺癌具有一定效果。

5. 小细胞癌：联合化疗是其标准治疗模式；化疗 6 ～ 12 周后的反应可预测患者的中、长期生存情况。

6. 局限期小细胞肺癌在化疗的基础上联合放疗可使 5 年生存率从 11% 提高至 20%。

7. 预防性全颅照射可使局限期小细胞肺癌患者的生存率再提高 5%。

8. 伴有支气管阻塞的肿瘤可在支气管镜下进行激光切除。

9. 放疗适用于脑转移、脊髓受压、症状性占位和骨破坏患者。

10. 鼓励戒烟。

11. 腺癌患者（全部肺癌中约占 3%）：其中 7% 的患者伴有表皮生长因子受体（EGFR）活性突变，其对 EGFR 拮抗剂（吉非替尼或厄洛替尼）通常有效；约 5% 具有 alk 基因重排，对赛立替尼或布加替尼或有效。

12. 针对肺癌患者的各种临床情况，几乎均展开了免疫检查点抑制剂的临床试验。抗 PD-1 抗体和抗 PD-L1 抗体无论单药或是联合用药均显示出其有效性。但是疗效预测仍难以预判；一些研究提示，较高的肿瘤突变负荷是有效性的关键预测因素。肿瘤上 PD-L1 的表达与疗效之间的关系尚不清楚。整体有效性约为 40% ～ 50%，并且提高了无进展生存率。

表 70-3　肺癌患者的治疗措施总结

非小细胞肺癌

I A 期，I B 期，II A 期，II B 期和部分III A 期：

　外科切除适用于 I A 期，I B 期，II A 期及 II B 期

　外科切除和纵隔淋巴结清扫联合新辅助化疗适用于"N2 受累程度轻微"
　　的III A 期病灶（通过开胸探查术或纵隔镜检查术发现）

　N2 期可考虑手术后放疗

　I B 期：个体化评估化疗的风险和获益，不常规予辅助化疗

　II 期：辅助化疗

根治性放疗适用于无法手术的患者

III A 期中特定类型的 T3 期肿瘤：

　肿瘤伴有胸壁受累（T3）：肿瘤及受累胸壁全切，考虑术后放疗

　肺上沟癌（Pancoast 瘤）（T3）：术前放疗（30 ～ 45 Gy）联合化疗，并
　　进行受累肺及胸壁全切及术后放疗

　近端气道受累（距隆突 < 2 cm），不伴纵隔结节：袖状切除，尽可能保
　　留远端正常肺组织或肺叶切除

III A 期中"严重、巨块型、临床上确定为 N2 期肿瘤"（术前发现）者和
III B 期可耐受放疗者：

　身体状况和医疗条件允许的情况下，同时进行根治性放疗联合化疗，否则
　　可化疗后序贯放疗或单独进行放疗，或是化疗联合免疫检查点抑制剂

III B 期累及隆突（T4）但并非 N2 受累：

　考虑肺叶切除及受累气管袖状切除，与对侧支气管主干直接吻合

IV 期和多数较为严重的III B 期：

　放疗减轻局部症状

　具备活动能力者给予化疗；特定患者可考虑化疗联合贝伐单抗，或是化
　　疗联合免疫检查点抑制剂

　大量恶性胸腔积液的患者给予胸腔引流

　对于孤立的脑或肾上腺转移瘤，可考虑切除原发肿瘤和转移灶

小细胞肺癌

局限期（身体状况良好）：化疗，联合同步胸部放疗

广泛期（身体状况良好）：化疗，联合或不联合免疫检查点抑制剂

肿瘤完全缓解者（各期肿瘤）：考虑预防性头颅放疗（各期肿瘤）

身体状况不良的患者（各期肿瘤）：

　改良剂量联合化疗

　姑息性放疗

支气管肺泡癌或腺癌伴有表皮生长因子（EGF）受体突变或 ALK 重排

吉非替尼或厄洛替尼（EGF 受体激酶活性抑制剂）

克唑替尼（ALK 抑制剂）

全部患者

放疗适用于脑转移、脊髓受压、负重部位溶骨破坏、伴有症状的局灶性病
变（神经麻痹、气道阻塞、咯血、胸内大静脉栓塞、化疗无效的非小细
胞肺癌和小细胞肺癌）

化疗期间注意支持治疗，妥善地诊断与处理合并的其他临床问题

鼓励戒烟

符合标准的患者可参与进行临床试验

■ 预后

仅有 20% 的患者确诊肺癌时为局限性病灶，其 5 年生存率男性为 30%；女性为 50%。晚期肺癌患者的 5 年生存率仅为 5%。肺癌不同分期生存率见表 70-4。

■ 筛查

美国国家癌症中心对高危人群（年龄 55 ~ 74 岁，吸烟 30 ＋包 /年）采用低辐射剂量螺旋 CT 进行肺癌筛查，结果提示肺癌死亡率减少 20%，但对于总体人群死亡率却影响甚微。

表 70-4　不同分期和 TNM 分类非小细胞肺癌的 5 年生存率

分期	TNM 第 7 版	5 年生存率, %*
Ⅰ A	T1a ~ T1bN0M0	83
Ⅰ B	T2aN0M0	68
Ⅱ A	T1a ~ T2aN1M0 T2bN0M0	60
Ⅱ B	T2bN1M0 T3N0M0	53
Ⅲ A	T1a ~ T3N2M0 T3N1M0 T4N0 ~ 1M0	36
Ⅲ B	T4N2MO T1a ~ T4N3M0	26
Ⅳ	任何 T， 任何 N，伴 M1a 或 M1b	13

第71章
乳腺癌

（杜炜 译 王殊 审校）

■ 发病率及流行病学

乳腺癌是女性最常见的肿瘤。2019 年，美国 266 120 名女性被诊断为乳腺癌，其中 40 920 名因此而死亡。男性也可以发生乳腺癌，女性与男性发病率之比为 150∶1。乳腺癌是一种激素依赖性疾病。月经初潮年龄较晚，绝经年龄较早，第一次足月妊娠年龄小于 18 岁的女性患乳腺癌的风险明显降低。在美国，平均每 9 名女性之中就有 1 人会罹患乳腺癌。高脂饮食是否为高危因素尚存争议。口服避孕药对乳腺癌的发病风险影响甚微，但可降低子宫内膜癌和卵巢癌的发生风险。人工流产并不会增加乳腺癌风险。激素替代治疗轻度增高乳腺癌的发病风险，但是其有助于改善生活质量、骨矿物质的沉积并降低结直肠癌的发病风险。然而，与此同时其使得心血管疾病及血栓性疾病的发病率显著上升。30 岁之前曾接受过放射性治疗的女性乳腺癌的发病风险也会增加。母亲或姐妹患有乳腺癌也会增加乳腺癌的发病风险。

■ 遗传学

约有 8% ～ 10% 的乳腺癌归因为遗传性因素，其中约有 5% 为 *BRCA-1* 基因突变。*BRCA-1* 定位于人类染色体 17q21，与 DNA 转录偶联修复有关。德系犹太妇女有 1% 携带相同的 *BRCA-1* 突变（第 185 位的腺嘌呤和鸟嘌呤缺失）。*BRCA-1* 综合征包括女性卵巢癌及男性前列腺癌发病风险增高。11 号染色体上的 *BRCA-2* 基因突变见于 2% ～ 3% 的乳腺癌患者。基因突变与男性及女性乳腺癌风险增高均相关。生殖细胞系 *p53* 突变（Li-Fraumeni 综合征）十分罕见，但可引起多种家族性恶性肿瘤，例如乳腺癌、肉瘤及其他恶性病变。*PALB2*、*hCHK2* 和 *PTEN* 突变可能是某些家族性乳腺癌的致病原因。散发的乳腺癌可见多种基因改变，包括 *HER-2/neu* 的过表达（见于 25% 病例）、*p53* 突变（见于 40% 病例）及其他基因位点的杂合缺失。

基因分析可明确乳腺癌的特定亚型（详见下文）。对基因组表达的检测可帮助预测其临床表现，从而确定治疗方案和疗程。

■ 诊断

乳腺癌一般通过对乳腺钼靶或触诊发现的肿块进行活检来确诊。强烈建议女性每月检查自己的乳房。对于绝经前的女性，存疑或不似恶性的（小）肿块应在 2 ～ 4 周内再次复查。绝经前女性中整个生理周期中持续存在的肿块，或绝经后女性出现的任何肿块，都应进行穿刺活检。如为囊性肿块，且穿刺液呈非血性液体，回归至定期常规筛检。如囊性肿块穿刺抽液后仍有残留肿块，或穿刺液呈血性液体，则应进行乳腺钼靶检查及肿块切除活检。如为实性肿块，同样应当接受乳腺钼靶检查及切除活检。对 50 岁以上女性，每隔 1 年进行一次乳腺钼靶筛查可有效挽救生命，但是否应对 40 岁之后的女性常规进行乳腺钼靶筛查仍有争议，主要是基于如下事实：①在 40 ～ 49 岁的女性中，乳腺癌并不常见，因此筛查阳性率较低；②对 40 ～ 49 岁的筛查阳性的女性进行进一步检查，能够确认为乳腺癌者较少；③在那些 40 ～ 49 岁时每年都做筛查的女性中，其中半数由于发现异常而需要接受诊断性操作（通常是活检），但最终极少被证实为乳腺癌。然而，仍有许多人相信从 40 岁开始进行乳腺钼靶筛查具有价值。经过 13 ～ 15 年的随访发现，那些从 40 岁就开始接受筛查的女性，其生存率小幅提高。具有家族性乳腺癌病史的女性在接受乳腺钼靶筛查时更易出现假阴性结果，对于这些女性而言，MRI 是更好的筛查手段。据称，具有致密型（纤维腺组织占 > 50%）乳房的女性，其乳腺癌患病风险增高（1.2 ～ 2 倍），但尚不清楚是否需要加强监测。

■ 临床和分子分期

乳腺癌的分期直接影响疾病的治疗和预后（表 71-1）。除非乳腺肿块巨大或固定于胸壁，否则都应在切除肿块时对同侧腋窝进行分期（详见下述）。特定分期之内，肿瘤的特性可影响患者预后：表达雌激素受体（ER）者预后较好，然而 *HER2/neu* 过表达、*p53* 突变、高生长分数、非整倍体者预后不良。乳腺癌的分子分型包括：管腔 A 型和 B 型（雌激素受体阳性）、正常乳腺样型、*HER2* 过表达型，以及基底细胞样型（或称之为"三阴"型，无激素受体表达，无 *HER2* 过表达）。乳腺癌几乎可以转移至任何部位，但最常见的是骨、肺、肝、软组织和脑。

表 71-1   乳腺癌的分期

原发肿瘤（T）	
T0	无原发肿瘤证据
TIS	原位癌
T1	肿瘤最大直径≤ 2 cm
T1a	肿瘤最大直径> 0.1 cm，但≤ 0.5 cm
T1b	肿瘤最大直径> 0.5 cm，但≤ 1 cm
T1c	肿瘤最大直径> 1 cm，但≤ 2 cm
T2	肿瘤最大直径> 2 cm，但≤ 5 cm
T3	肿瘤最大直径> 5 cm
T4	侵及胸壁、炎性乳癌、皮肤出现溃疡或卫星结节
区域淋巴结（N）	
PN0（i -）	组织学上无区域淋巴结转移，免疫组化阴性
PN0（i +）	组织学上无区域淋巴结转移，免疫组化阳性，但阳性区域≤ 0.2 mm
PN0（mol -）	组织学上无区域淋巴结转移，分子检测（RT-PCR）阴性
PN0（mol +）	组织学上无区域淋巴结转移，分子检测（RT-PCR）阳性
PN1	同侧 1 ~ 3 个腋窝淋巴结受累，或通过前哨淋巴结活检发现内乳淋巴结微小转移灶，但临床不明显[a]
PN1mi	微转移（最大病灶> 0.2 mm，但是≤ 2 mm）
PN1a	同侧 1 ~ 3 个腋窝淋巴结受累
PN1b	通过前哨淋巴结活检发现内乳淋巴结微小转移灶，但临床表现不明显[a]
PN1c	同侧 1 ~ 3 个腋窝淋巴结受累，且通过前哨淋巴结活检发现内乳淋巴结微小转移灶，但临床不明显[a]（如果阳性腋窝淋巴结> 3 个，则内乳淋巴结被归为 pN3b 以反映肿瘤负荷增加）
pN2	4 ~ 9 个腋窝淋巴结受累，或腋窝淋巴结未受累但内乳淋巴结受累临床表现明显[a]
pN3	≥10 个腋窝淋巴结转移；或锁骨下淋巴结转移；或有 1 个或更多腋窝淋巴结受累，且有临床明显[a]的同侧内乳淋巴结；或有 3 个及以上的腋窝淋巴结受累，伴内乳淋巴结临床表现阴性的微小转移；或同侧隆突下淋巴结转移

表 71-1 乳腺癌的分期（续表）

远处转移（M）

M0	无远处转移
M1	远处转移（包括转移至同侧锁骨下淋巴结）

分期组合

0 期	Tis	N0	M0
Ⅰ 期	T1	N0	M0
ⅡA 期	T0	N1	M0
	T1	N1	M0
	T2	N0	M0
ⅡB 期	T2	N1	M0
	T3	N0	M0
ⅢA 期	T0	N2	M0
	T1	N2	M0
	T2	N2	M0
	T3	N1、N2	M0
ⅢB 期	T4	任何 N	M0
	任何 T	N3	M0
ⅢC 期	任何 T	N3	M0
Ⅳ 期	任何 T	任何 N	M1

[a] "临床表现明显"定义为：影像学检查（除淋巴结显像外）或临床检查发现异常。
缩略词：RT-PCR，反转录聚合酶链反应。
资料来源：Used with permission of the American Joint Committee on Cancer（AJCC），Chicago，Illinois. The original source for this material is the AJCC Cancer Staging Manual，7th ed. New York，Springer，2010；www.springeronline.com.

治疗 乳腺癌

　　不同分期乳腺癌的 5 年生存率见表 71-2。乳腺癌的治疗方案取决于肿瘤分期和是否表达激素受体和 *HER2*。

　　导管原位癌是发生在乳腺导管内的非浸润性肿瘤，治疗选择是完整切除联合乳腺放疗。一项研究显示，他莫西芬辅助治疗可进一步降低肿瘤的复发风险。

表 71–2　不同分期乳腺癌患者的 5 年生存率

分期	5 年生存率
0	99%
I	92%
II A	82%
II B	65%
III A	47%
III B	44%
IV	14%

资料来源：Modified from data of the National Cancer Institute—Surveillance，Epidemiology，and End Results（SEER）. National Institutes of Health（NIH）.

　　浸润性乳腺癌分为可手术型、局部进展型及转移型。可手术型乳腺癌中，初治选择乳腺癌改良根治术，或是保留乳房乳腺癌切除术联合术后放疗的预后相近。前哨淋巴结活检可用于替代腋窝淋巴结清扫评价淋巴结受累情况。术中可通过在肿瘤所在位置注射染料辨识前哨淋巴结，其为首个显色的淋巴结。肿瘤直径＜ 1 cm 且腋窝淋巴结阴性的女性，除了保留乳房乳腺癌切除术及联合术后放疗之外，并不需要其他额外治疗。具有如下情况的患者联合 6 个月的辅助化疗是获益的：腋窝淋巴结受累的绝经前女性、淋巴结阳性但肿瘤巨大或肿瘤具有预后不良特性的绝经前或绝经后女性、淋巴结受累且雌激素受体阴性的绝经后女性。直径＞ 1 cm 且雌激素受体阳性的绝经后女性，无论其腋窝淋巴结是否受累，都应使用芳香化酶抑制剂治疗。在芳香化酶抑制剂的疗效被认可之前就已经开始接受他莫西芬治疗的女性，应在他莫西芬用满 5 年之后转换为芳香化酶抑制剂，并继续治疗 5 年。

　　无论处于绝经前还是绝经后，辅助化疗联合激素治疗都适用于雌激素受体阳性伴淋巴结受累者，而雌激素受体阴性不伴淋巴结受累者，则可单独应用辅助化疗治疗。多种化疗方案可供选择，其中最为有效的是：多柔比星（60 mg/m^2）和环磷酰胺（600 mg/m^2）IV，每隔 3 周给药一次，4 个周期；随后序贯紫杉醇（175 mg/m^2），持续输注 3 h，亦是每隔 3 周用药一次，4 个周期。对于 HER-2 基因阳性的乳腺癌患者，曲妥珠单抗联合化疗可以增强化疗对于预防肿瘤复发的能力。其他联合用药方案的疗效还有待进一步证实。绝经前的女性接受卵巢去势治疗[如使用促黄体激素释放激素（LHRH）抑制剂戈舍瑞林]与辅助化疗具有相近的疗效。

他莫西芬辅助治疗（20 mg/d，用药 5 年）或芳香化酶抑制剂治疗（阿那曲唑、来曲唑、依西美坦）可用于雌激素受体阳性且淋巴结受累的绝经后女性，也可用于雌激素受体阳性、淋巴结无受累但肿瘤巨大或肿瘤具有预后不良特性的绝经后女性。大约半数局限性乳腺癌患者出现复发。大剂量辅助治疗联合骨髓支持治疗并未显现更佳的疗效，甚至那些具有高复发风险的女性也未能从中获益。对于表达 *HER2* 的乳腺癌患者，曲妥珠单抗辅助治疗联合化疗可至少降低 50% 的复发率。

局部进展型的乳腺癌患者从新辅助化疗（如 CAF 方案：环磷酰胺 500 mg/m^2 IV D1、多柔比星 50 mg/m^2 IV D1、5- 氟尿嘧啶 500 mg/m^2 IV D1 D8，每隔 4 周重复，共 6 个周期）后进行手术治疗联合局部放疗中获益。

转移癌的治疗主要取决于雌激素受体表达情况和治疗理念。目前为止，并无可治愈转移癌的方法。随机试验表明，造血干细胞移植支持下高剂量化疗并不改善生存率。传统治疗（雌激素受体阳性使用芳香化酶抑制剂，雌激素受体阴性则联合化疗）的中位生存期约为 22 个月。肿瘤表达 *HER2/neu* 的患者采用化疗联合曲妥珠单抗（抗 *HER2/neu*）治疗可提高疗效。恩美曲妥珠单抗（trastuzumab emtansine）是一种靶向 *HER2* 表达细胞的药物，具有抗肿瘤活性。一些专家倡议肿瘤转移的情况下序贯应用单个抗肿瘤活性药物。对于蒽环类及紫杉醇类药物抵抗的患者，可使用的活性药物包括卡培他滨、长春瑞滨、吉西他滨、伊立替康及铂类。正处于他莫西芬辅助治疗的患者，可能获益于更换为芳香化酶抑制剂（如来曲唑、阿那曲唑）。半数对某种内分泌治疗有效的患者，同时也对另一种内分泌治疗有所应答。二膦酸盐类药物减少骨骼系统并发症，还可增强其他治疗的抗肿瘤效应。放疗是缓解症状的有效手段。

■ 预防

乳腺癌患者发生第二次乳腺癌的风险为 0.5%/ 年。乳腺癌高危人群可通过口服他莫西芬 5 年将其发病风险降低 49%。携带 *BRCA-1* 突变基因的女性在接受乳房单纯切除后可使其罹患乳腺癌的风险降低 90%。

第 72 章
胃肠道肿瘤

（叶颖江　译　王杉　审校）

食管癌

2019 年美国新发 17 060 例食管癌，16 080 例死亡；男性较女性多发。中国、伊朗、阿富汗、西伯利亚地区、蒙古等是高发地区。美国黑人发病率高于白人；发病年龄多在 60 岁以上；由于多数患者出现症状时已经是进展期，因此 5 年生存率＜ 10%。

■ 病理

20% 的食管癌为鳞状细胞癌（鳞癌），多发生在食管上 2/3 段。75% 为腺癌，多位于下 1/3 段，肿瘤起源于柱状化生（Barrett 食管）区域、腺管组织，或是胃贲门腺癌直接浸润；罕有淋巴瘤及黑色素瘤。5% 的食管癌发生在食管上 1/3 段，20% 在食管中 1/3 段，75% 在食管下 1/3 段。15% 的食管癌表达 *HER2/neu*。

■ 危险因素

鳞癌的主要危险因素：酗酒、吸烟（两者具有协同作用）。其他危险因素：碱烧伤及食管狭窄、接触放射性物质、头部和颈部的恶性肿瘤、贲门失迟缓、吸食鸦片类、Plummer-Vinson 综合征、胼胝症、长期饮用高温茶水以及维生素 A、锌、钼和硒缺乏等。Barrett 食管、慢性胃食管反流、肥胖和吸烟是腺癌的危险因素。

■ 临床特点

进行性吞咽困难（最初为固体食物，随后进展为流食）、体重快速下降、胸痛（侵犯纵隔）、吞咽痛、误吸（梗阻、支气管食管瘘）、声嘶（侵犯喉神经）、高钙血症（鳞癌引发的甲状旁腺素相关肽分泌增多）；偶有出血，可间断大量出血；体格检查往往未见显著异常。

■ 诊断

气钡双重对比造影可作为吞咽困难的初筛检查；可弯曲胃食管镜是最敏感、最特异的检查；内镜活检和食管黏膜刷取脱落细胞的病理学检查可确定诊断（单独一项检查也足够敏感）；CT 和超声内镜可用于评估局部浸润和淋巴结转移。PET 扫描可用于评估纵隔淋巴结和远处转移。

治疗 食管癌

只有 40% 的食管癌患者能进行外科手术治疗，且并发症（瘘、脓肿、误吸）的发生率很高。鳞癌：术前给予化疗 [5- 氟尿嘧啶（5-FU）、顺铂] 和放射治疗可延长寿命并提高治愈率。腺癌：根治性切除的可能性极低；进行根治手术的食管癌患者，5 年生存率 < 20%。姑息性治疗手段包括：激光消融、机械扩张、放疗、食管支架。为提供营养支持，常需行胃造瘘和空肠造瘘术。虽然术前联合放化疗具有一定效果，但是其不良反应也不容忽视。联合贝伐珠单抗获益并不显著。

胃癌

发病率最高的国家是日本、中国、智利、爱尔兰；世界总体范围发病率在下降，美国在过去 60 年间，下降至原来的 1/8；在 2019 年，新发 27 510 例，死亡 11 140 例。男女比例为 2:1；发病高峰在 60 ～ 70 岁间；总体 5 年生存率 < 15%。

■ 危险因素

美国居民发病率在过去 80 年内逐渐降低。社会低收入群体发病率增加。通过对移民及其后代的研究，发现环境因素是重要影响因素。发病率增高也与若干食物相关，包括：硝酸盐制品、熏制食品、高盐食品等。一级亲属发病率增高提示遗传因素的作用。其他危险因素包括萎缩性胃炎、幽门螺杆菌感染、毕 II 式手术、胃空肠吻合术、胃腺瘤、恶性贫血、增生性胃息肉（后两者与萎缩性胃炎相关）、Ménétrier 病，A 型血型人群发病率呈轻度上升。

■ 病理

85% 为腺癌，大多局限（息肉型或溃疡型），2/3 发生在胃窦和胃小弯，常为溃疡型（"肠型"）；较少出现弥漫性浸润（胃蜂窝织炎型）或者浅表扩散（弥漫病变在年轻患者中多见；地域差异较小；预后极差）；转移多发生在局部淋巴结、肝、腹膜；全身转移不常见；淋巴瘤占 15%（免疫功能正常者多发生在结外淋巴组织），包括低度恶性黏膜相关淋巴组织（MALT）和侵袭性弥漫大 B 细胞淋巴瘤；平滑肌肉瘤和胃肠间质瘤（GIST）较少见。

■ 临床特点

最常见的临床表现是进行性上腹不适，多伴有体重减轻、厌食、恶心；常见急性或慢性胃肠道出血（黏膜溃疡）；吞咽困难（贲门部位）；呕吐（幽门以及广泛浸润）；早饱感；早期病变体检常无阳性发现；进展期时腹部压痛、面色苍白、恶病质是常见体征；较少可触及肿块；远处转移表现有肝大、腹水、左侧锁骨上或斜角肌区淋巴结肿大；或脐周、卵巢、直肠前肿块（结节性架板样肿块）；低热、皮肤病变（结节、皮肌炎、棘皮症或者皮脂角化症）。实验室检查：2/3 伴有缺铁性贫血；80% 粪便潜血呈阳性；少数伴随全血细胞减少和微血管病性溶血性贫血（骨髓浸润）、类白血病反应、游走性血栓性静脉炎或者黑棘皮病。

■ 诊断

气钡双重造影检查有助于诊断，但已逐渐被敏感性和特异性更好的胃镜检查所取代，CT 有助于评估分期和手术指征；组织活检和黏膜刷片细胞学检查可确定病理学诊断；浅表组织的活检对淋巴瘤的诊断价值不高（淋巴瘤多发生在黏膜下）；对于鉴别良恶性胃溃疡，多次活检和随访观察溃疡愈合情况极为关键。

治疗 ▶ 胃癌

腺癌：仅有部分患者能够通过胃切除手术治愈（＜1/3）；局限于黏膜层的能够完整切除的肿瘤少见，其治愈率为 80%；深部浸润、淋巴结转移，但无远处转移可进行手术切除的患者，其 5 年生存率降至 20%（表 72-1）。对于远端病变，胃大部切除术同全胃切除术的效果相近，但是并发症发生率较低；脾切除、胰腺部分切除、根治性淋巴结清除的获益并不确定。术后辅助化疗（5-FU/亚叶酸钙）联合放疗使患者中位生存时间延长 7 个月。应用表柔比星或紫杉醇联合顺铂，外加 5-FU 或卡培他滨的新辅助化疗方案可使肿瘤降期并提升手术效果。术前术后均应用化疗者疗效更佳。免疫检查点抑制剂对部分患者有效。对于晚期的疼痛、梗阻和出血，姑息性治疗措施包括手术、内镜下扩张、放疗、化疗以及雷莫芦单抗（一种抗血管生成抗体）。

表 72-1 胃癌的分期系统

分期	TNM	特点	病例数 %	5 年生存率 %
			来自 ACS 的数据	
0	$T_{is}N0M0$	淋巴结阴性，局限于黏膜层	1	90
I A	T1N0M0	淋巴结阴性，侵及黏膜固有层及黏膜下层	7	59
I B	T2N0M0 T1N1M0	淋巴结阴性，侵及黏膜肌层	10	44
II	T1N2M0 T2N1M0	淋巴结阳性，突破黏膜层但未突破浆膜层； 或者	17	29
	T3N0M0	淋巴结阴性，突破浆膜层		
III A	T2N2M0 T3N1-2M0	淋巴结阳性，侵及黏膜肌层或突破浆膜层	21	15
III B	T4N0-1M0	淋巴结阴性，侵犯周围组织	14	9
III C	T4N2-3M0	＞3 个淋巴结阳性，侵及脏层腹膜或毗邻结构		
	T3N3M0	≥7 个淋巴结阳性，突破浆膜层但未侵及脏层腹膜和毗邻结构		
IV	T4N2M0	淋巴结阳性，侵及周围组织或者	30	3
	T1-4N0-2M1	远处转移		

缩略词：ACS，美国肿瘤协会；TNM，肿瘤-淋巴结-远处转移

　　淋巴瘤：低度恶性 MALT 淋巴瘤病因为幽门螺杆菌感染，根治幽门螺杆菌后半数患者完全缓解；其余患者对联合化疗有效，包括环磷酰胺、多柔比星、长春新碱、泼尼松（CHOP）和利妥昔单抗。弥漫大 B 细胞淋巴瘤可给予 CHOP 方案联合利妥昔单抗治疗，或者胃大部切除术后进行化疗；其 5 年生存率为 50%～60%。

　　平滑肌肉瘤：大多数患者可通过手术治疗治愈。对于表达 c-kit 酪氨酸激酶（CD117）的肿瘤（GIST），部分病例对甲磺酸伊马替尼有效。

胃良性肿瘤

远较胃恶性肿瘤少见；增生性息肉最为常见；腺瘤、错构瘤、平滑肌肉瘤罕见；30% 腺瘤和少数增生性息肉与胃的恶性病变相关。息肉病综合征包括 Peutz-Jeghers 和家族性腺瘤性息肉病（错构瘤和腺瘤）、Gardner 综合征（腺瘤）及 Cronkhite-Canada 综合征（囊性息肉）。

■ 临床特点

通常无症状；偶表现为出血症状或者上腹部不适。

治疗 胃良性肿瘤

内镜治疗或者外科手术切除。

小肠肿瘤

■ 临床特点

小肠肿瘤不常见（占全部胃肠道肿瘤的 5%）；常表现为出血、腹痛、体重下降、发热或者肠梗阻（持续或者间断）；麸质过敏症、累及小肠的克罗恩（Crohn）病、AIDS、器官移植、自身免疫性疾病均会增加淋巴瘤的发生率。

■ 病理

病理多为良性。最常见的类型是腺瘤（通常是十二指肠）、平滑肌瘤（肠壁内）和脂肪瘤（回肠常见）。恶性肿瘤中 50% 为腺癌，多发生于十二指肠（Vater 壶腹以及附近）或空肠近端，与良性腺瘤共存。原发肠道淋巴瘤（非霍奇金型）占 25%，局部肿块型常见（西方型），通常为 T 细胞来源，与既往腹腔疾病相关；弥漫浸润型（地中海型），多为免疫增生性小肠疾病（IPSID；α-重链疾病）；B 细胞 MALT 淋巴瘤，与空肠弯曲杆菌感染相关，临床常表现为肠道吸收不良；类癌（通常无症状），少数表现为出血或肠套叠（详见下文）。

■ 诊断

内镜检查和活检对于十二指肠及近段空肠的肿瘤诊断最具价值；此外，X 线钡剂造影是最佳的诊断性检查；小肠直接造影剂灌注检查（灌肠造影法）有时可显示常规小肠 X 线检查未能发现的肿瘤病灶；常需血管造影（肿瘤血管丛显像）或者剖腹探查确定诊断；CT 有助于判定肿瘤的范围（尤其是淋巴瘤）。

治疗 小肠肿瘤

外科手术切除。辅助化疗对局灶型的淋巴瘤有效。用于进展性淋巴瘤的联合化疗方案加上口服抗生素（如四环素）能够治愈 IPSID。对于其他小肠肿瘤，没有证据证实化疗或者放疗能够治愈。

结肠息肉

■ 管状腺瘤

见于约 30% 的成人，带蒂或广基，通常无症状。近 5% 患者粪便潜血阳性，也可造成肠梗阻。管状腺瘤恶变率同其大小相关（直径 < 1.5 cm，恶变率 < 2%；直径 > 2.5 cm，恶变率 > 10%），广基管状腺瘤恶变率更高。65% 管状腺瘤发生于直肠乙状结肠交界处，可通过钡灌肠或者结肠镜诊断。*治疗*：全结肠镜检查可发现多发病灶（发生率为 30%）；内镜下切除（如果息肉巨大或内镜下无法切除，则行外科手术切除）；每 2 ~ 3 年结肠镜检查随访。

■ 绒毛管状腺瘤

总体上比管状腺瘤体积大，通常为广基腺瘤，恶变风险高（直径 > 2 cm 时，恶变率高达 30%）；多发生于左半结肠，偶伴高钾分泌性腹泻。*治疗*：同管状腺瘤。

■ 增生性息肉

无症状，常在结肠镜检查中偶然发现，很少 > 5 mm，无恶变倾向，无需治疗。

■ 遗传性息肉综合征

见表 72-2。

1. 家族性结肠息肉病（FPC）：全结肠弥漫腺瘤性息肉（可达数千枚）；常染色体显性遗传，与 5 号染色体上结肠腺瘤性息肉（APC）基因的缺失相关；40 岁以上患者的恶变率为 100%。*治疗*：30 岁之前进行预防性全结肠切除术或者结肠次全切除及回肠直肠吻合术；结肠次全切除避免了回肠造瘘术，但是必须严密进行直肠镜检查随诊；对 FPC 确诊者同胞兄妹和子代需在 35 岁前每年定期行结肠镜或

表 72-2　遗传性胃肠道息肉综合征（常染色体显性遗传）

综合征	息肉分布	组织学类型	恶变	伴发病变
家族性腺瘤性息肉病	大肠	腺瘤	常见	无
Gardner 综合征	大肠、小肠	腺瘤	常见	骨瘤、纤维瘤、脂肪瘤、表皮样囊肿、壶腹周围癌、先天性视网膜色素上皮细胞肥大
Turcot 综合征	大肠	腺瘤	常见	脑部恶性肿瘤
MYH- 相关性息肉病	大肠	腺瘤	常见	无
非息肉性综合征（Lynch 综合征）	大肠（多为近端）	腺瘤	常见	子宫内膜及卵巢肿瘤（最为常见），胃部、泌尿生殖系统、胰腺及胆道恶性肿瘤（较为少见）
Peutz-Jeghers 综合征	小肠、大肠、胃	错构瘤	罕见	皮肤黏膜色素沉着，卵巢、乳腺、胰腺、子宫内膜肿瘤
幼年性息肉病	大肠、小肠、胃	错构瘤，很少进展为腺瘤	罕见	各种先天性异常

者影像学检查；舒林酸及其他非甾体抗炎药（NSAIDs）可使息肉消退及阻断其进展。

2. Gardner 综合征：FPC 的变异型，伴有软组织肿瘤（表皮样囊肿、骨瘤、脂肪瘤、纤维瘤、硬纤维瘤）；胃十二指肠息肉、壶腹周围癌发生率更高。*治疗*：如同 FPC，结肠切除术后通过粪便潜血试验监测小肠疾病。

3. MYH- 相关性息肉病：罕见的常染色体隐性遗传的综合征，由 MUT4H 双等位基因突变引起。*治疗*：从 25 ～ 30 岁起每 2 年进行一次肠镜检查。

4. Turcot 综合征：FPC 的罕见变异型，合并脑部恶性肿瘤。*治疗*：如同 FPC。

5. 非息肉性综合征：家族性综合征，结肠癌患病率为 50%，发病高峰年龄为 50 岁，常合并多发的原发肿瘤（尤其是子宫内膜癌），常染色体显性遗传，与 DNA 错配修复相关。

6. 幼年性息肉病：多发结肠及小肠良性错构瘤；常见肠道出血。其他症状：腹痛、腹泻、偶见肠套叠。切除后较少复发；散发腺瘤性息肉恶变为结肠癌的风险较低。是否进行预防性结肠切除术尚存争议。

7. Peutz-Jeghers 综合征：全胃肠道多发的错构瘤性息肉，小肠较结肠分布密集；常见胃肠道出血；胃肠道及其他部位发生癌症的风险略高。不建议行预防性手术。

结直肠癌

人群中第二常见的肿瘤。在美国，其占据癌症相关死亡总数的 10%；50 岁以上发病率显著上升，男女发病率基本相同。2019 年数据显示新发 145 600 例，死亡 51 020 例。

■ 病因和危险因素

大部分结肠癌从腺瘤性息肉发展而来。息肉—不典型增生—原位癌—侵袭性癌的基因学过程已基本明确。包括：原癌基因 K-ras 点突变、DNA 去甲基化导致基因过度表达、APC 等位基因（抑癌基因）缺失、18 号染色体 DCC（结肠癌中）等位基因缺失、17 号染色体上 p53 基因缺失和突变。遗传性非息肉性结肠癌由 DNA 错配修复基因突变所致，分别是位于 2 号染色体的 hMSH2 基因和 3 号染色体的 hMLH1 基因，可同时引起结肠和其他部位癌症。其诊断要求三个或以上亲属患有结肠癌，其中一名是一级亲属，同时至少一名 50 岁以前发病；并至少影响两代家族。环境因素也是致病原因，如接受放射治疗、吸烟；在发达国家、城市地区、经济优越群体中，结肠癌的发病率不断增高；罹患高胆固醇血症和冠状动脉疾病者风险增高；尽管饮食的直接作用尚未得到证实，但是低纤维、高动物脂肪饮食与风险增加相关；长期膳食补钙及每日服用阿司匹林可能降低发病风险。结肠癌患者一级亲属的发病率明显上升，其家族成员发生癌症风险增高；乳腺或者妇科癌症病史、家族性息肉综合征病史、罹患溃疡性结肠炎或克罗恩病 > 10 年、输尿管乙状结肠吻合术病史 > 15 年人群均是发病高危人群。具有恶性肿瘤家族史的患者罹患结肠癌多位于右半结肠，且发病年龄大多 < 50 岁；牛链球菌菌血症患者发病风险高。

■ 病理

几乎都是腺癌；75% 位于脾曲远端（除外息肉病或遗传性癌症综合征）；可呈息肉型、广基型、菌伞型或者浸润型；肿瘤分型和分化程度与病程无关。术中侵袭程度分级（Dukes 分期）是用于判断预后的最佳因素（图 72-1）。由于脊柱旁静脉引流，直肠乙状结肠癌可在早期就转移到肺。其他预后不良的相关因素包括：术前血清癌胚抗原（CEA）> 5 ng/ml（> 5 μg/L）、组织学呈低分化、肠穿孔、病灶侵犯血管、与相邻脏器粘连、非整倍体；特定 5、17 和 18 号染色体缺失；以及 ras 原癌基因突变。15% 肿瘤具有 DNA 修复缺陷。

■ 临床特征

左半结肠癌常表现为直肠出血、排便习惯改变（便条变细、便秘、间断腹泻、里急后重）、腹痛或者后背痛；盲肠和升结肠癌多表现为贫血、粪便潜血阳性、体重下降；其他并发症：穿孔、瘘、肠扭转、腹股沟疝；实验室检查：50% 右半结肠病变伴发贫血。

■ 诊断

无症状人群可通过粪便潜血筛查早期发现肿瘤（详见下文）；应用 60 cm 可弯曲乙状结肠镜可发现半数以上结肠癌；气钡双重对比造影可揭示约 85% 乙状结肠镜未能发现的肿瘤；结肠镜是最具敏感性与特异性的检查，还可取活检，并同步切除息肉（预防息肉恶变），但是其费用较为昂贵。相较结肠镜，放射学检查和虚拟结肠镜在诊断中并无明显优势。

治疗　结直肠癌

局部病灶：外科手术切除包含肿瘤的结肠节段；术前应完善检查评估手术方案和预后，包括：结肠镜、胸部 X 线片、肝功能、血清癌胚抗原（CEA）水平及腹部 CT 扫描。部分患者可切除孤立性肝转移灶。辅助盆腔放疗联合 5-FU 化疗可降低直肠癌的局部复发率（对生存率无显著影响）；放疗对结肠癌并无益处；术前放疗能够提高直肠癌切除率，并控制局部病变。对于直肠癌，直肠全系膜切除术比传统的直肠前切除术疗效更佳。辅助化疗［5-FU/亚叶酸钙联合奥沙利铂（FOLFOX），或 FOLFOX 联合贝伐珠单抗，或 5-FU/ 亚叶酸钙联合伊立替康（FOLFIRI）］可降低 C（Ⅲ）期患者复发率及改善生存率，但对 B（Ⅱ）期患者的生存率影响尚

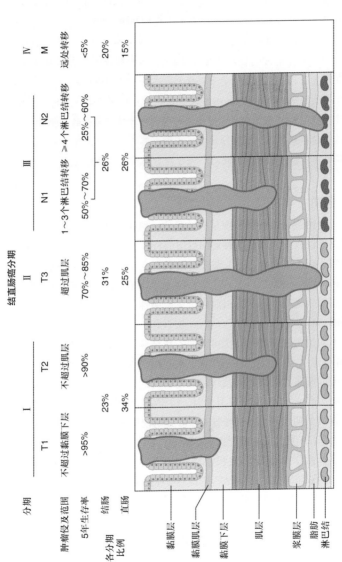

图 72-1 结直肠癌患者的分期与预后

结直肠癌分期

分期	I	II	III		IV
	T1	T2	T3	N1	N2	M
肿瘤侵及范围	不超过黏膜下层	不超过肌层	超过肌层	1～3个淋巴结转移	≥4个淋巴结转移	远处转移
5年生存率 结肠	>95%	>90%	70%～85%	50%～70%	25%～60%	<5%
直肠				26%		20%
各分期比例 结肠	23%		31%	26%		15%
直肠	34%		25%	26%		15%

黏膜层
黏膜肌层
黏膜下层
肌层
浆膜层
脂肪
淋巴结

不明确；定期复查血清 CEA 水平对指导后续治疗和评估复发极具价值。术后随访：每年进行肝功能、全血细胞计数。第一年进行放射学或者结肠镜检查，如果正常，每三年复检一次，同时行常规筛查（详见下文）。如果发现息肉，切除后 1 年复查一次。*进展期肿瘤（局部无法切除或者远处转移）*：应选择全身化疗（5-FU/ 亚叶酸钙联合奥沙利铂及贝伐珠单抗），伊立替康常用作二线治疗；表皮生长因子（EGF）受体抗体（西妥昔单抗、帕尼单抗）可增强化疗的疗效，但对伴有 *ras* 突变的肿瘤无效。动脉介入化疗［氟脲苷（FUDR）］和（或）放疗能够缓解部分肝转移患者的症状。孤立性肝转移灶可通过肝部分切除术去除，其 5 年生存率约 25%。伴有错配修复缺陷的患者对化疗和免疫检查点抑制剂更为敏感。

■ 预防

粪便潜血筛查可发现早期结肠癌；然而粪便潜血试验对癌症的敏感性仅有约 50%；对肿瘤和息肉的特异性约为 25% ～ 40%。新的检测手段（如 Cologard）整合潜血和突变基因检测，使其更具敏感性和特异性。摄食红肉、铁、阿司匹林及上消化道出血可出现假阳性。服用维生素 C、间歇性出血则可见假阴性。基因检测不受上述因素影响。40 岁以上人群每年应行一次直肠指检和粪便潜血试验，50 岁以上人群每 3 年进行一次可弯曲乙状结肠镜筛查，对于高风险人群（详见上文），年龄应相应提前。经过对粪便潜血阳性者进行仔细检查（可弯曲乙状结肠镜及气钡双重对比造影或者单纯结肠镜检查），其中 20% ～ 40% 被发现为息肉，约 5% 为结肠癌；对无症状者进行筛查可早期发现结肠癌（如 Dukes 分期较早的结肠癌），从而提高可切除率；结肠癌的总体死亡率在随访了 13 年之后才出现下降。对于结肠癌患者的一级亲属，更积极的筛查手段主要包括对 40 岁以上人群进行气钡双重对比造影或结肠镜检查。NSAIDs 和环氧化酶 2 抑制剂能够抑制腺瘤进展并降低高危人群患病率，但暂不推荐用于普通人群。

肛管癌

肛管癌占大肠癌的 1% ～ 2%，美国 2019 年确诊 8300 例，死亡 1290 例；肛管癌与慢性刺激密切相关，如尖锐湿疣、肛裂 / 肛瘘、慢性痔疮、黏膜白斑病、肛管创伤等。女性较男性易感。男同性恋者患病风险增高。人乳头瘤病毒是其致病原因。临床表现为出血、疼痛、肛周肿块。对于 < 3 cm 的原发病变，放疗联合化疗（5-FU 和丝裂霉素）可使 80% 患者痊愈。对于病变巨大或者放化疗后复发的患者，应当进行经腹会阴联合直肠切除术及结肠造口术。

良性肝脏肿瘤

肝细胞腺瘤最常见于 30 ～ 40 岁服用避孕药的女性。大多数都是偶然发现，但也可引发疼痛；肿瘤内出血可能引起血流动力学紊乱。10% 的腺瘤可能恶变。患有腺瘤的妇女需停用避孕药。巨大的浅表性肿瘤可切除。局灶性结节增生也更常见于女性，但并非由避孕药所致。血管造影可显见肿瘤血管及其内间隔，通常无临床症状。

肝细胞癌

2019 年，美国约有 42 030 例肝细胞癌患者，但在世界范围内，肝细胞癌可能是最常见的肿瘤；2019 年在美国造成 31 780 例死亡。男女患病比例为 4 : 1；通常发生于 50 ～ 60 岁肝硬化患者。肝细胞癌在亚洲和非洲高发（逐年增长）与乙型、丙型肝炎病毒感染相关。乙型病毒性肝炎疫苗有效预防，以及丙型病毒性肝炎药物治疗获得成功，应可降低发病率。黄曲霉毒素暴露可造成发病，由于其导致特征性分子改变，即 *p53* 基因 249 号密码子突变。常见伴有 *TERT*（端粒酶逆转录酶）启动子和 *CTNNB1*（β - 连环蛋白基因）突变。

■ 临床表现

已知罹患肝病者腹部超声检查发现异常，或甲胎蛋白（AFP）升高；或由于维生素 K 缺乏生成脱 - γ - 羧基凝血酶原（DCP）；肝功能异常；恶病质；腹痛；发热。

■ 体格检查

黄疸；乏力；皮肤瘙痒；扑翼样震颤；定向力障碍；肝脾大；腹水；外周水肿。

治疗 肝细胞癌

可选择的治疗方案为外科手术切除和肝移植，但是成功率极低。射频消融、经导管动脉栓塞术（TACE）和 ^{90} 钇可使较小的肿瘤消退。索拉非尼和仑伐替尼对部分患者有效，持续数月时间。

■ 筛查和预防

是否应当对高危人群进行筛查目前仍有争议。乙型病毒性肝炎疫苗接种可以预防患病。干扰素 - α 能够预防慢性活动性丙型病毒性肝炎患者发生肝癌，也很可能对于乙型病毒性肝炎具有相同作用。病毒蛋白酶抑制剂（如雷迪帕韦）联合病毒聚合酶抑制剂（如索非布韦）治疗 12 ～ 24 周可治愈大多数慢性丙型病毒性肝炎患者。

胰腺癌

2019 年，美国新发约 56 770 例，死亡 45 750 例。发病率呈下降趋势，但几乎所有确诊病例均致命。胰腺癌为导管细胞癌，发现时多数已出现扩散。大约 70% 肿瘤发生于胰头，20% 在胰体，10% 在胰尾。K-ras 基因突变见于 85% 的肿瘤，以及 9 号染色体上的 p16 细胞周期依赖性激酶抑制因子也参与发病。长期糖尿病、慢性胰腺炎、吸烟均增加患病风险；饮用咖啡、酗酒及胆石症不属于危险因素。患者多表现为疼痛、体重减轻，弯腰前屈位可缓解疼痛。胰头癌可造成胆道梗阻，常表现为黄疸。CA19-9 可作为部分患者的血清肿瘤标志物。约有 10% 患者可通过根治性手术切除。部分患者可从术后辅助化疗（5-FU）中获益。吉西他滨联合厄洛替尼或卡培他滨可缓解晚期患者的症状。部分患者可从 FOLFIRINOX 联合方案中获益，其主要包括 5-FU、伊立替康和奥沙利铂。FOLFIRINOX 方案可延长完全手术切除者的无病生存期。

胃肠道和胰腺内分泌肿瘤

■ 类癌

胃肠道内分泌肿瘤中，类癌占 75%；发生率是每百万人口约 15 例。90% 肿瘤源于胃肠道 Kulchitsky 细胞，最常见于阑尾、回肠和直肠。小肠和支气管的类癌相较其他部位恶性程度更高。5% 类癌患者表现为类癌综合征，经典的三联征是皮肤潮红、腹泻、心脏瓣膜疾病。胃肠道起源的肿瘤，出现症状时多预示已有肝转移。

通过肿瘤定位或者测得尿中 5- 羟色胺代谢产物［5- 羟吲哚乙酸（5-HIAA）］> 15 mg/d 确诊。奥曲肽闪烁显像可确定约 2/3 的原发和转移肿瘤。

治疗　类癌

如若可行则手术切除。症状可通过抗组胺药、血清素受体拮抗剂和奥曲肽（150～1500 mg/d，分三次给药，或缓释剂型奥曲肽 -LAN 每月 10～30 mg IM）控制。转移性病灶可采用肝动脉栓塞和化疗（5-FU 联合链脲霉素或者阿霉素）。每周三次皮下注射干扰素 -α［（3～10）百万单位］可缓解症状。mTOR 抑制剂依维莫司、激酶抑制剂舒尼替尼均具有抗肿瘤效应。放射性标记的奥曲肽类似物同样有效。类癌预后差异极大，5 年生存率从 95%（病变局限）到 20%（肝转移）不等。类癌综合征患者自首次出现皮肤潮红起，其中位生存时间为 2.5 年。

胰岛细胞肿瘤

胰岛细胞肿瘤主要包括胃泌素瘤、胰岛素瘤、血管活性肠肽（VIP）瘤、胰高血糖素瘤、生长抑素瘤；其主要特点列于表 72-3。

表 72-3　胃肠道内分泌肿瘤综合征

综合征	细胞类型	临床特点	恶性百分比	主要产物
类癌综合征	肠嗜铬细胞、肠嗜铬样细胞	潮红、腹泻、喘息、低血压	约 100%	5- 羟色胺、组胺、多细胞肽
Zollinger-Ellison，胃泌素瘤	非 β 胰岛细胞、十二指肠 G 细胞	消化性溃疡、腹泻	约 70%	胃泌素
胰岛素瘤	胰岛 β 细胞	低血糖症	约 10%	胰岛素
VIP 瘤（Verner-Morrison，WDHA）	胰岛 D_1 细胞	腹泻、低钾血症、胃酸缺乏	约 60%	血管活性肠肽
胰高血糖素瘤	胰岛 A 细胞	轻型糖尿病、坏死松解性游走性红斑、舌炎	> 75%	胰高血糖素
生长抑素瘤	胰岛 D 细胞	糖尿病、腹泻、脂肪泻、胆石症	约 70%	生长抑素

缩略词：WDHA，水样泻、低钾血症、胃酸缺乏

肿瘤根据其分泌的主要激素命名。一般胰岛细胞肿瘤生长缓慢，症状与其生成的激素相关。胃泌素瘤及消化性溃疡构成了 Zollinger-Ellison 综合征。胃泌素瘤罕见（4 例 /1 千万人口），且 25% ~ 50% 为 I 型多发性内分泌瘤病（MEN- I）综合征的组分。

胰岛素瘤表现为 Whipple 三联征：空腹低血糖、低血糖症状、症状在静脉输注葡萄糖后缓解。空腹低血糖时，血清胰岛素水平正常或升高有诊断意义。胰岛素瘤也同 MEN- I 相关。

Verner 和 Morrison 描述了一种综合征，主要表现为水样腹泻、低钾血症、胃酸缺乏及肾衰竭，与分泌血管活性肠肽（VIP）的胰岛细胞肿瘤相关。VIP 瘤极其少见（1 例 /1 千万人口），肿瘤多在出现症状前已生长至较大的体积。

胰高血糖素瘤通常表现为糖尿病以及坏死松解性游走性红斑，特征性表现为红色、突出表面和带有鳞屑的皮疹，多见于面部、腹部、会阴及远端肢体。胰高血糖素水平 > 1000 ng/L，且不被葡萄糖抑制，具有诊断价值。

生长抑素瘤的典型三联表现包括糖尿病、脂肪泻以及胆石症。

激发试验用于协助功能型内分泌肿瘤的诊断：甲苯磺丁脲增加生长抑素瘤的生长抑素分泌；五肽胃泌素增加甲状腺髓质（C 细胞）肿瘤的降钙素分泌；肠促胰素增加胃泌素瘤的胃泌素分泌。如果影像学未能发现肿瘤，血管造影或者选择性静脉取样测定激素水平可确定肿瘤位置。CT 或者 MRI 检查可发现淋巴结和肝转移。

治疗　胰岛细胞肿瘤

如有可能，首选手术切除。口服依维莫司 10 mg qd 或者舒尼替尼 37.5 mg qd 可显著延缓（约 12 个月）进展期肿瘤，以及延长转移性肿瘤患者的生存期。奥曲肽可抑制大多数肿瘤分泌激素。放射性标记的奥曲肽制剂具有抗肿瘤作用，可使疾病长期稳定。IFN-α 可减轻症状。链脲霉素联合阿霉素化疗对 60% ~ 90% 患者有效。对于肝转移可采取动脉栓塞或化疗栓塞姑息性治疗。

第73章
泌尿生殖系统癌

（徐涛 译 王晓峰 审校）

膀胱癌

■ 发病率和流行病学

在美国，每年约有 80 470 例新发膀胱癌患者，其中 17 670 人死亡。中位发病年龄为 65 岁。吸烟占据发病风险的 50%。接触多环芳烃可增加发病风险，尤其是慢速乙酰化个体。烟囱清洁工、干洗工以及铝制造业工人的发病风险明显增加。长期接触环磷酰胺可使膀胱癌风险增加 9 倍。血吸虫感染也能增加发病风险，尤其是鳞状细胞癌。

■ 病因

发病早期染色体 9q 出现异常。17p（p53）、18q（DCC 基因位点）、13q（RB）、3p 和 5q 基因缺失是浸润性膀胱癌的典型特点。表皮生长因子受体与 *HER2/neu* 受体过表达也很常见。

■ 病理

90% 以上的膀胱癌起源于移行上皮；3% 为鳞状细胞癌，2% 为腺癌，神经内分泌小细胞癌仅占不足 1%。所有移行上皮覆盖部位均有发病风险，包括肾盂、输尿管、膀胱和尿道近端 2/3；其中，90% 位于膀胱，8% 位于肾盂，2% 位于输尿管或尿道。预后受组织学级别影响。肿瘤复发风险与原发肿瘤的大小、数量以及生长方式相关。

■ 临床表现

其中 80% ~ 90% 的患者首发症状为血尿；但在血尿的病因中，膀胱炎（22%）较膀胱癌（15%）更为常见。首先使用膀胱镜对患者进行肿瘤分期和治疗。浅表肿瘤可行膀胱镜下切除；如有肌层浸润，则进行更大范围的外科手术切除。

治疗　膀胱癌

根据肿瘤的侵及范围选择治疗方案：浅表、浸润或转移。其中75%为浅表性，20%为浸润性，5%为转移癌。浅表病变可行膀胱镜下切除。尽管80%有可能完全切除，但复发率高达30%～80%；30%复发癌出现分级和分期进展。膀胱腔内灌注卡介苗（BCG）可使复发风险降低40%～45%。术后需每3个月监测复发。

肌层浸润性膀胱癌（MIBT）的标准治疗为根治性膀胱切除术（表73-1）。如未累及膀胱周围脂肪或淋巴结，5年生存率为70%；侵犯膀胱周围脂肪但未侵犯淋巴结，5年生存率为50%；侵及单个淋巴结，5年生存率为35%；侵及淋巴结数目≥6时，5年生存率为10%。无法耐受根治性手术的患者，接受5000～7000 cGy外放射治疗后，5年生存率为30%～35%。如果预先进行2个疗程的CMV方案化疗（甲氨蝶呤，30 mg/m²，第1、8天；长春新碱，4 mg/m²，第1、8天；顺铂，100 mg/m²，第2天；每个周期为21天），随后同期给予4000 cGy外放射及顺铂联合治疗，可使高达45%的患者得以保留膀胱。

转移癌应给予联合化疗。有效方案包括CMV方案（如上所述）；M-VAC方案（甲氨蝶呤，30 mg/m²，第1、15、22天；

表73-1　MIBC患者的治疗方案

治疗	患者选择	临床预后
保留膀胱放化疗	无CIS，无肾积水，需行最大限度TURBT	65%治愈，55%膀胱完整保留，预后高度取决于患者选择
保留膀胱的膀胱部分切除术	最理想的是膀胱顶部的孤立性肿瘤	差异较大，预后高度取决于患者选择
膀胱切除术	任何MIBC患者	单纯外科手术治愈率为50%，预后高度取决于患者选择
以顺铂为基础的新辅助化疗	适合使用顺铂的MIBC患者	相较于单独切除膀胱术，总生存期改善5%～10%
其他以顺铂为基础的辅助化疗	适合使用顺铂的膀胱切除术后高危MIBC患者（pT3～4，N＋）	改善程度与新辅助化疗相似，然而数据缺乏可靠性，很多患者不适合辅助化疗

缩略词：CIS，原位癌；MIBC，肌层浸润性膀胱癌；TURBT，经尿道膀胱肿瘤切除术

长春新碱，3 mg/m²，第2、15、22天；阿霉素，30 mg/m²，第2天；顺铂，70 mg/m²，第2天；每个周期为28天）；或是顺铂（70 mg/m²，第2天）联合吉西他滨（1000 mg/m²，第1、8、15天，每个周期为28天）；或是卡铂联合紫杉醇。单独使用免疫检查点抑制剂（PD-1/PD-L1抗体）有效，并且正在被纳入联合治疗方案中。大约70%患者化疗有效，其中20%完全缓解，10%～15%可获得长期无病生存。

肾癌

■ 发病率和流行病学

在美国，每年约有73 820例新发肾癌患者，其中14 770人死亡。吸烟者占20%～30%。获得性囊性肾病增加发病风险。两种家族遗传性肾癌综合征：包括罕见的常染色体显性遗传综合征和von Hippel-Lindau病。大约其中35%von Hippel-Lindau病进展为肾癌。结节性硬化和多囊肾也增加发病风险。

■ 病因

大部分为散发病例；无论如何，最常见的染色体异常（发生率60%）为3p21～26的缺失或重排。von Hippel-Lindau病基已被定位于此区域，并且似乎具有泛素连接酶活性，可影响转录速度和受损蛋白的降解。目前尚不清楚基因异常引起肾癌发生的机制。

■ 病理

共有5种病理类型：透明细胞癌（75%）、乳头状癌（15%）、嫌色细胞癌（5%）、嗜酸细胞癌（3%）和集合管癌（2%）。透明细胞癌起源于近曲小管。乳头状癌倾向于双侧、多发，常伴7和（或）17号染色体三体。嫌色细胞癌和嗜酸细胞癌较少出现染色体异常，表现为偏惰性的进展过程。

■ 临床表现

经典的肾癌三联征包括血尿、腰痛和腹部包块，但仅见于10%～20%的患者。最常见的症状包括血尿（40%）、腰痛（40%）、可被触及的包块（33%）以及体重下降（33%）。也可出现副癌综合征，如红细胞增多症（3%）、高钙血症（5%）和非转移性肝功能异常（Stauffer综合征，15%）。检查应当包括静脉肾盂造影、肾脏超声、腹盆腔 CT、胸部 X 线片、尿液分析和尿细胞学检查等。肿瘤局限于肾为 I 期，累及 Gerota 筋膜以内为 II 期，局部浸润淋巴结和（或）下腔静脉为 III 期，侵及邻近脏器或远处转移为 IV 期。预后与分期相关，I 期的 5 年存活率为 66%，II 期为 64%，III 期为 42%，IV 期为 11%。

治疗   肾癌

根治性肾切除术是 I、II 期和大部分 III 期肾癌的标准治疗方案。外科手术也适用于转移癌出现难以控制的局部症状（出血、疼痛）。各类单药治疗的有效率为 40%～48%，包括舒尼替尼（50 mg/d，每个疗程用药 4 周，停药 2 周）；索拉非尼（400 mg bid）；替西罗莫司（25 mg/w IV），或是其相关药物依维莫司（10 mg/d PO）；PD-1 抑制剂纳武单抗，以及卡博替尼（60 mg/d PO，其为 MET、AXL 和 VEGFR 抑制剂）。舒尼替尼和索拉非尼通过抑制肿瘤细胞内激酶发挥抗血管生成作用。替西罗莫司是一种哺乳动物西罗莫司（雷帕霉素）靶蛋白（mTOR）抑制剂。纳武单抗使 T 细胞激活，从而杀伤肿瘤细胞。相较于单独使用舒尼替尼，联合使用 PD-1 或 PD-L1 免疫检查点抑制剂与阿昔替尼（VEGF 抑制剂）的有效性似乎更为理想和持久。大约 10%～15% 晚期患者使用 IL-2 和（或）IFN-α 有效。IFN-α 联合贝伐珠单抗能够改善应答率。部分患者可获得持久缓解。化疗收效甚微，甚至无效。

睾丸癌

■ 发病率和流行病学

每年的新发病例约为 9560 例，其中 410 例死亡。20～40 岁是发病高峰年龄。白人男性的发病率是黑人男性的 4～5 倍。隐睾人群的睾丸癌发病风险增加。早期行睾丸固定术可以预防睾丸癌。睾丸女性化综合征也增加发病风险。Klinefelter 综合征与纵隔生殖细胞瘤的发生相关。

■ 病因

病因不明。可能与一种典型的细胞遗传缺陷，即 12 号染色体短臂等臂相关。

■ 病理

两种主要类型：精原细胞瘤和非精原细胞瘤，约各占50%。精原细胞瘤的自然病程较为惰性，对放疗高度敏感。非精原细胞瘤包括四种类型：胚胎癌、畸胎瘤、绒毛膜癌和内胚窦（卵黄囊）瘤。

■ 临床表现

经典的首发表现为无痛性睾丸肿物。出现疼痛，应与附睾炎或睾丸炎进行鉴别；可给予短期的抗生素试验性治疗。分期评估包括血清肿瘤标志物甲胎蛋白（AFP）和人绒毛膜促性腺激素（hCG）检测、胸部X线片及腹盆腔CT。经腹股沟切除原发肿瘤时可对淋巴结进行分期。肿瘤局限于睾丸、附睾或精索内为Ⅰ期；累及腹膜后淋巴结为Ⅱ期；累及超出腹膜后为Ⅲ期。在精原细胞瘤中，70%为Ⅰ期，20%为Ⅱ期，10%为Ⅲ期。非精原细胞瘤各期均占33%。精原细胞瘤和非精原细胞瘤的hCG水平均可升高，而AFP升高仅见于非精原细胞瘤。如治疗得当，95%的患者可治愈。纵隔原发性非精原细胞瘤与白血病或其他血液系统疾病相关，预后差于睾丸原发肿瘤（约33%）。

治疗 睾丸癌（图73-1）

对于Ⅰ期和Ⅱ期精原细胞瘤，有效的治疗方案为：先行经腹股沟睾丸切除术，再给予腹膜后放疗（2500～3000 cGy）。对于Ⅰ期和Ⅱ期非精原细胞瘤，有效的治疗方案为：经腹股沟睾丸切除，同时进行腹膜后淋巴结清扫。如已伴有较大的淋巴结转移，或为Ⅲ期患者，给予化疗。标准化疗方案为顺铂（20 mg/m^2，第1～5天）、依托泊苷（100 mg/m^2，第1～5天）、博来霉素（30 U，第2、9、16天），每21天为1个周期，共4个周期。如肿瘤标志物浓度降至零，则行残余肿瘤切除，其大多数为坏死组织或畸胎瘤。初始治疗失败的患者，其中25%可通过挽救性治疗获得治愈。

Ⅰ期

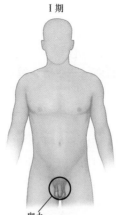

睾丸

	精原细胞瘤	非精原细胞瘤
Ⅰ A 期 pT1：局限于睾丸，不伴血管/ 淋巴管浸润	积极监测； 或，辅助性卡铂×1个疗程； 或，辅助性主动脉旁RT	积极监测； 或保留神经的RPLND
Ⅰ B 期 pT2：局限于睾丸，伴血管/淋巴 管浸润或通过睾丸白膜侵犯鞘膜	积极监测； 或，辅助性卡铂×1个疗程； 或，辅助性主动脉旁RT	辅助性BEP×1个疗程； 或，积极监测； 或，保留神经的RPLND
Ⅰ S 期 睾丸切除后，肿瘤标志物再次升高	BEP×3个疗程， 或，EP×4个疗程	BEP×3个疗程； 或，EP×4个疗程

A

Ⅱ期

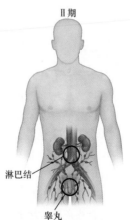

淋巴结

睾丸

	精原细胞瘤	非精原细胞瘤
Ⅱ A 期 N1：淋巴结≤2 cm	主动脉旁及同侧髂血管旁RT； 或，BEP×3个疗程； 或，EP×4个疗程	保留神经的RPLND； 或，BEP×3个疗程； 或，EP×4个疗程
Ⅱ B 期 N2：淋巴结2～5 cm	BEP×3个疗程； 或，EP×4个疗程； 或，主动脉旁及同侧髂血管旁RT	BEP×3个疗程； 或，EP×4个疗程 +/−化疗后RPLND
Ⅱ C 期 N3：淋巴结>5 cm	BEP×3个疗程； 或，EP×4个疗程	BEP×3个疗程； 或，EP×4个疗程； +/−化疗后RPLND

B

图 73-1　睾丸癌的分期治疗

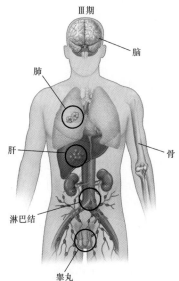

Ⅲ期

脑

肺

肝

骨

淋巴结

睾丸

	精原细胞瘤	非精原细胞瘤
ⅢA期 （低分险）	BEP×3个疗程； 或，EP×4个疗程	BEP×3个疗程； 或，EP×4个疗程； +/－化疗后手术切除
ⅢB期 （中风险）	BEP×3个疗程； 或，VIP×4个疗程	BEP×3个疗程； 或，VIP×4个疗程； +/－化疗后手术切除
ⅢC期 （高风险）	N/A	BEP×3个疗程； 或，VIP×4个疗程； +/－化疗后手术切除

缩略词：BEP，博来霉素、依托泊苷、顺铂；EP，依托泊苷、顺铂；RPLND，腹膜后淋巴结清扫术；RT，放射治疗；VIP，依托泊苷、异环磷酰胺、顺铂；N/A，不适用

C

图 73-1 续图

第 74 章
妇科肿瘤

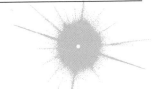

（梁斯晨 译 王建六 审校）

卵巢癌

■ 发病率及流行病学

美国每年有 225 300 例新发病例，13 980 名妇女死于卵巢癌。50 岁后发病率升高，70～80 岁达至高峰。未生育妇女发病风险增高，

妊娠及口服避孕药可降低风险（每妊娠一次可降低约 10% 的风险），约 5% 病例具有家族史。

■ 遗传学

BRCA-1 和 *BRCA-2* 基因突变的女性易患乳腺癌和卵巢癌。对非家族性卵巢上皮细胞癌进行细胞遗传学分析，经常可发现复杂核型异常，包括 1 号和 11 号染色体结构变异以及染色体 3q、6q、11q、13q 和 17 的基因座杂合性缺失，也常见 *C-myc*、*H-ras*、*K-ras* 和 *HER2/neu* 基因突变或过度表达。不同于结肠癌，卵巢癌的发病并无明确癌前病变的演变过程。林奇综合征及遗传性非息肉病性结直肠癌的患者，也可因 DNA 错配修复基因突变而发生卵巢癌。卵巢子宫内膜样癌的女性常伴有 *ARID1A* 突变，其编码 DNA 重塑复合物亚基。

■ 筛查

对普通女性展开筛查并无显著效果。遗传性卵巢癌占总发病人数的 10%。对于 *BRCA-1* 或 *BRCA-2* 突变的 40 岁以上女性，应进行预防性双侧输卵管及卵巢切除术。

■ 临床表现

多数患者有腹痛、腹胀、泌尿系症状，如有体重增加则预示疾病扩散至盆腔外。局限性的卵巢癌通常没有自觉症状，常规盆腔检查时可触及附件区无痛性肿物。排卵期女性偶然发现的卵巢肿物大多为卵巢生理性囊肿，多在 1 ～ 3 个月经周期后消失。绝经后女性的附件肿物大多为病理性的，应当手术切除。80% ～ 85% 卵巢癌女性血清 CA-125 ≥ 35 U/ml（高于正常），但其他原因也可致 CA-125 升高。

■ 病理

半数卵巢肿瘤为良性，1/3 为恶性，其余为低度潜在恶性（交界性）。交界性肿瘤具有恶性肿瘤细胞的特性但并无侵袭性。恶性卵巢上皮性肿瘤主要有 5 种类型：浆液性囊腺癌（50%）、黏液性囊腺癌（25%）、子宫内膜样癌（15%）、透明细胞癌（5%）和勃勒纳瘤（1%，来源于泌尿道上皮或移行上皮）。其余（4%）为间质或生殖细胞肿瘤，就如同男性的睾丸癌（第 73 章）。组织学分级是卵巢上皮性肿瘤的重要预后因素。

■ 分期

肿瘤扩散程度依据手术时肉眼及术中探查腹膜及膈肌来确定。

应行经腹全子宫切除术、双侧输卵管及卵巢切除术、大网膜部分切除术、盆腔及腹主动脉旁淋巴结活检术及腹腔冲洗液检查。分期系统及其对生存的影响见表 74-1。Ⅰ期约占全部患者总数的 23%，Ⅱ期占 13%，Ⅲ期占 47%，以及Ⅳ期占 16%。

治疗 卵巢癌

Ⅰ期患者术后如无肿瘤残留，肿瘤分化程度高或中等，术后不需后续治疗，其 5 年生存率＞95%。对于能够完整切除肿瘤的Ⅱ期患者，以及分化较差的Ⅰ期患者，给予单药顺铂或顺铂联合紫杉醇辅助治疗后 5 年生存率为 80%。大范围转移者，尝试进行最大限度肿瘤细胞减灭术。那些没有明显残留病变的女性，中位生存期为 39 个月；残留肿瘤可见者，则为 17 个月。最终进行外科手术前进行化疗（新辅助），可提高患者肿瘤被完整切除的比例。晚期患者应每隔 3 周或 4 周给予紫杉醇 175 mg/m²，持续输注 3 h，随后联合卡铂，按曲线下面积（AUC = 6）给药。卡铂剂量采用 Calvert 公式计算：剂量＝目标 AUC×（肾小球滤过率＋25）。一些数据支持腹腔内给药化疗，还有一些数据支持采取热化疗。完全缓解率约 55%，中位生存时间为 38 个月。

子宫内膜癌

■ 发病率和流行病学

最常见的妇科恶性肿瘤，美国每年确诊 61 180 例，其中 12 160 名女性因此死亡。主要发生于绝经后期女性。子宫内膜癌患者常为肥胖、月经周期改变、未生育、绝经晚和绝经后出血者。服用他莫昔芬防止乳腺癌复发和雌激素替代治疗的女性发病风险小幅度增高。发病高峰期为 60～70 岁。

■ 临床表现

阴道异常分泌物（90%）、异常阴道流血（80%）、白带异常（10%）是最常见的症状。

■ 病理

75%～80% 的子宫内膜癌为腺癌。其余多种类型包括黏液癌、浆液性乳头状癌，以及分泌型、纤毛型和透明细胞型癌。预后取决

表 74-1　妇科恶性肿瘤分期及生存率

分期	卵巢癌	5 年生存率，%	子宫内膜癌	5 年生存率，%	宫颈癌	5 年生存率，%
0	—		—		原位癌	100
I	局限于卵巢	88～95	局限于宫腔	>90	局限于子宫颈	85
II	局限于盆腔内	70～80	累及宫体及宫颈	～75	侵犯至子宫外但未及骨盆壁	65
III	腹腔内扩散	25～40	扩散至子宫外但超出真骨盆	45～60	侵犯至骨盆壁和（或）下 1/3 阴道，或肾积水	35
IV	扩散至腹腔外	17	扩散至真骨盆外或累及膀胱或直肠	～20	侵犯至膀胱黏膜或直肠或骨盆外	7

于分期、组织学分级及侵及子宫肌层的程度。

分期

经腹全子宫切除及双侧输卵管卵巢切除同时既是治疗选择，也是对肿瘤分期的举措。分期及其对预后的影响见表 74-1。Ⅰ 期约占全部患者总数的 75%，Ⅱ 期占 13%，Ⅲ 期占 9%，Ⅳ 期占 3%。

治疗　子宫内膜癌

对于组织学分级较差、侵犯子宫深肌层、扩散至子宫低位或子宫颈者，应进行腔内或体外放射治疗。如果侵犯宫颈较深，术前放疗可提高肿瘤切除率。Ⅲ 期患者应进行手术及放疗。Ⅳ 期患者通常给予姑息性治疗。孕激素类药物，如羟孕酮、甲地孕酮，以及抗雌激素制剂他莫昔芬，可对 20% 的患者产生疗效。阿霉素 60 mg/m^2 IV D1，联合顺铂 50 mg/m^2 IV D1，每隔 3 周重复，总共 8 个周期，有效率为 45%。

宫颈癌

发病率和流行病学

美国每年诊断的侵袭性宫颈癌约 13 170 例，通过巴氏涂片检出的宫颈原位癌约 50 000 例。每年 4250 名女性死于宫颈癌，其中 85% 从未行巴氏涂片检查。宫颈癌是不发达国家的主要疾病，最常见于社会经济地位较低群体、较早开始性生活和（或）多个性伴侣及吸烟者。与宫颈癌发病相关的人乳头瘤病毒（HPV）类型主要是 16 和 18 型。病毒侵袭细胞周期中 G1 检验点，E7 基因编码蛋白与 Rb 蛋白结合并使其失活，E6 基因编码蛋白促使 p53 抑癌基因降解。危险因素包括庞大数量性伴侣、较早开始性生活、性病史、HIV 感染和大量吸烟。

筛查

女性应在其开始性生活后或自 20 岁起筛查。如果连续两次巴氏涂片结果阴性，应每 3 年复查一次。涂片异常需进一步行阴道镜下宫颈活组织检查，以 3% 醋酸涂染宫颈后可见病变区域呈白色。如证实为宫颈原位癌，应行治疗性宫颈锥切术。

■ 预防

无论男性、女性和儿童（9 ～ 26 岁）均应接种 Gardasil 疫苗预防感染两种血清型病毒（16 和 18 型），其与美国 70% 宫颈癌发病相关。

■ 临床表现

患者可出现异常阴道流血、性交后阴道流血、月经增多或月经间期出血。也可有阴道排液、腰痛及泌尿系症状。

■ 分期

临床分期需麻醉下进行盆腔检查，包括膀胱镜检查及直肠镜检查。胸部 X 线片、静脉肾盂造影及腹部 CT 可用于检查转移灶。分期及对预后的影响见表 74-1。确诊的患者中，Ⅰ 期患者占 47%，Ⅱ 期占 28%，Ⅲ 期占 21%，Ⅳ 期占 4%。

治疗　宫颈癌

宫颈原位癌可行宫颈锥切术治愈。Ⅰ 期患者应行根治性子宫切除或放疗。Ⅱ ～ Ⅳ 期患者一般给予放疗，可采用近距离照射和远距离照射，或综合治疗。盆腔脏器切除术很少用于控制疾病进展，尤其是中心复发或持续存在肿瘤的情况下。局部进展期肿瘤（Ⅱ B ～ Ⅳ A 期）多采取同时放化疗的方案。化疗可作为放射增敏剂，以羟基脲、5- 氟尿嘧啶和顺铂同时联合放疗可获得满意的疗效。常用方案为放疗第 1 天顺铂 75 mg/m² IV，持续输注＞ 4 h；放疗第 1 ～ 5 天，5- 氟尿嘧啶 4 g IV，持续 96 h。前述治疗可减少复发率达 30% ～ 50%。晚期患者给予单药（顺铂、伊立替康、异环磷酰胺）姑息性治疗。贝伐珠单抗（Bevacizumab）可提高化疗的抗肿瘤效果。其他潜在有效性的药物包括 mTOR 抑制剂（替西罗莫司）和免疫检查点抑制剂，尤其对于具有 DNA 修复缺陷的肿瘤患者。

罕见妇科肿瘤

良性纤维瘤中罕见平滑肌肉瘤。多西紫杉醇 / 吉西他滨、异环磷酰胺 / 多柔比星和曲贝替定的化疗均可有效。妊娠滋养细胞肿瘤可通过单药（如为局限性：甲氨蝶呤或放线菌素 D）或联合化疗（如为广泛转移，采取 EMA-CO 方案：依托泊苷、甲氨蝶呤和放线菌素 D，以及环磷酰胺与长春新碱交替使用）治愈。

第75章
神经系统肿瘤

（程敏　译　高旭光　审校）

临床诊治路径　神经系统肿瘤

临床表现　脑部肿瘤可表现为全身和（或）局灶性症状和体征。非特异性症状包括头痛（伴或不伴恶心、呕吐）、认知障碍、人格改变以及步态异常。典型脑部肿瘤引起的头痛于晨起最为显著，日间改善，但此特点仅见于少数患者。视乳头水肿可能提示颅内压增高。局灶性症状和体征包括偏瘫、失语或视野缺损；通常呈亚急性，以及进展性。痫性发作是常见的临床表现，可见于约25%颅内转移瘤或恶性胶质瘤患者，并且是高达90%低级别胶质瘤患者的主要症状。

评估　与转移瘤不同的是，原发性脑部肿瘤多无恶性肿瘤的血清学特征，如红细胞沉降率或肿瘤特异性抗原升高。头颅增强MRI是所有疑似脑部肿瘤患者首选的诊断检查；CT扫描适用于无法进行MRI检查的患者。恶性脑肿瘤增强扫描时通常可被强化，并且可能伴有中心区域坏死；典型特征是瘤体周边被邻近的脑白质水肿环绕。低级别胶质瘤通常无强化。脑膜瘤具有典型的MRI表现，其以硬脑膜为基底，增强扫描可被强化，具有硬膜尾征，可压迫但不侵袭大脑。极少需要其他检查如脑血管造影、脑电图或腰椎穿刺等，诊断价值也十分有限。

治疗　神经系统肿瘤

对症治疗

- 糖皮质激素（地塞米松8～16 mg/d，PO或IV）可暂时减轻脑水肿。
- 痫性发作者给予抗癫痫药物（左乙拉西坦、托吡酯、拉莫三嗪、丙戊酸或拉考沙胺）（第184章）；无需预防性应用抗癫痫药物。
- 无法活动的患者给予小剂量肝素SC。

特异性治疗

根据肿瘤的具体类型进行治疗，包括外科手术、放疗和化疗。

■ 原发性颅内肿瘤

星形细胞瘤（包括胶质母细胞瘤）

星形细胞瘤具有浸润性，推测为胶质细胞起源，是最常见的原发性颅内肿瘤。目前仅知晓的危险因素为离子辐射、罕见的遗传综合征（神经纤维瘤病、结节性硬化）和免疫抑制（原发性中枢神经系统淋巴瘤）。肿瘤沿白质浸润生长，往往难以完全切除。影像学检查（图75-1）无法显示肿瘤的全部范围。Ⅰ级星形细胞瘤（毛细胞型星形细胞瘤）是儿童最常见的脑瘤，好发于小脑，可通过完全切除而治愈。Ⅱ级星形细胞瘤在青年人中通常表现为痫性发作；如有可能，应尽量外科手术切除。复发风险较高的患者（次全切除或年龄＞40岁），放疗序贯 PCV 方案［甲基苄肼、洛莫司汀（CCNU）和长春新碱］化疗可能带来获益。大多数Ⅱ级星形细胞瘤会转化为恶性，造成患者死亡，平均中位生存期为 5 ～ 10 年。Ⅲ级（间变性星形细胞瘤）及Ⅳ级（胶质母细胞瘤）星形细胞瘤的治疗相似，先行

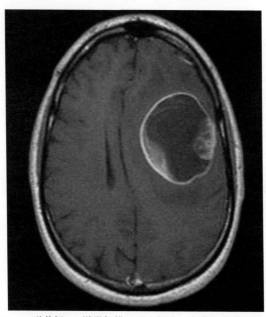

图 75-1 磁共振 T1 增强扫描显示左额叶巨大囊性胶质母细胞瘤

最大范围安全切除，再予放疗联合替莫唑胺化疗，最后给予 6 ～ 12 个月替莫唑胺辅助治疗。此方案使中位生存期增加至 14.6 ～ 18 个月，5 年生存率接近 10%；而单纯放疗的中位生存期仅为 12 个月。即使给予最佳治疗，胶质母细胞瘤仍然难以避免复发。复发患者的治疗选择包括再次手术、卡莫司汀缓释植入剂以及交替化疗方案。再次放疗极少有效。贝伐单抗是一种人源化血管内皮生长因子（VEGF）的单克隆抗体，可延长无进展生存期，但不延长总生存期。

少突胶质细胞瘤

相较于单纯星形细胞瘤，少突胶质细胞瘤一般对治疗更敏感，预后更好。影像学检查通常无强化，常伴部分钙化。治疗上采用外科手术切除；对于有残余病变或者年龄＞ 40 岁者，需联合放疗和化疗。中位生存时间在 10 年以上。

室管膜瘤

起源于室管膜细胞；细胞密度很高。成人室管膜瘤位于脊髓中央管者多于颅内。如果可以完全切除，则有可能治愈。部分切除的肿瘤将来会复发并需要放疗。

原发性中枢神经系统淋巴瘤

B 细胞恶性肿瘤；大多数发生于免疫抑制人群（器官移植、HIV 感染），Epstein-Barr 病毒（EBV）在此类人群中扮演着重要角色。发病率呈上升趋势，尤其是在免疫功能正常的老年人中。可表现为单个占位（更常见于免疫功能正常者），也可能是多发性占位或脑膜病变。眼部和软脑膜受累各占 15% ～ 20%。糖皮质激素治疗可获得显著但短暂的疗效；因此在取得活检前，暂缓使用糖皮质激素。患者需检测 HIV，并通过全身 PET 或 CT 检查、脊椎 MRI、脑脊液分析以及眼部裂隙灯检查评价疾病累及范围。对于免疫功能正常者，大剂量甲氨蝶呤治疗的中位生存期可达 50 个月。联合使用阿糖胞苷可增加应答率，抗 CD20 单克隆抗体利妥昔单抗也经常被纳入治疗方案。全脑放疗可延长无进展生存期，但无法延长总生存期。免疫功能低下的患者预后较差，治疗采用大剂量甲氨蝶呤疗法，HIV 感染者同时给予抗逆转录病毒治疗；全脑放疗仅适用于不能耐受全身化疗的患者。

髓母细胞瘤

儿童最常见的恶性脑肿瘤。半数位于颅后窝；为富于细胞性肿瘤；起源于神经前体细胞。治疗采用外科手术、放疗和化疗。大约70% 患者可长期存活，但通常存在严重的神经认知功能损害。

脑膜瘤

最常见的原发性脑肿瘤。附着于硬脑膜的轴外占位；影像学上显示致密、均匀的造影剂强化具有诊断意义（图 75-2）。体积大，伴随症状的良性脑膜瘤通过外科手术完全切除可以治愈。次全切除的患者进行局部放疗可降低复发率。小病灶，无症状性脑膜瘤可影像学随访而不进行手术。侵袭性脑膜瘤极其罕见，治疗需采用手术切除联合放疗或立体定向放射外科治疗（SRS）。

施旺细胞瘤

前庭施旺细胞瘤表现为逐渐进展、难以解释的单侧听力丧失。MRI 可见位于小脑脑桥角的致密、均匀强化的肿瘤病灶。外科手术切除可以保留听力。

■ 神经系统转移瘤

经血流播散最为常见。颅骨转移瘤极少侵袭中枢神经系统；可压迫邻近的脑组织、脑神经，或者阻塞颅内静脉窦。常常转移至神经系统的原发肿瘤列于表 75-1。脑转移瘤在 MRI 上边界清楚，呈环

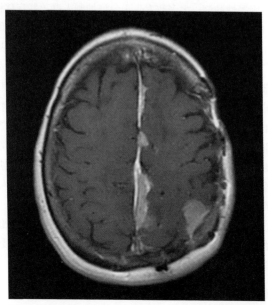

图 75-2　磁共振 T1 增强扫描显示沿大脑镰和左侧顶叶皮质分布的多发脑膜瘤

表 75–1　常见原发肿瘤神经系统转移的发生率

	脑转移 %	软脑膜转移 %	硬膜外脊髓压迫症 %
肺癌	41	17	15
乳腺癌	19	57	22
黑色素瘤	10	12	4
前列腺癌	1	1	10
胃肠道肿瘤	7	—	5
肾癌	3	2	7
淋巴瘤	< 1	10	10
肉瘤	7	1	9
其他	11		18

状或弥漫性强化。影像学表现并不特异；类似表现可见于颅内感染（包括脑脓肿）、脱髓鞘病变、结节病、放射性脑坏死或原发性脑肿瘤（全身性恶性肿瘤患者的第二原发恶性肿瘤）。多数临床情境中，单纯影像学检查通常就足以明确诊断，因此极少需要进行活检。然而，大约 10% 全身性恶性肿瘤患者伴有颅内转移，此时需要对原发肿瘤或者可获取的脑转移瘤进行活检制订治疗方案。近乎半数脑转移瘤为单发，其余半数为多发。治疗可选用糖皮质激素、放疗或者外科手术。既往标准治疗方案为全脑放疗；糖皮质激素联合放疗可使近 80% 的患者获得改善，但无法实现治愈，并且伴随神经认知毒性，中位生存期仅为 4～6 个月。如果具备条件可考虑 SRS（伽马刀、直线加速器、质子束或射波刀），其已成为治疗脑转移瘤的主要放射肿瘤学方法，能够清除可见病灶，使 80%～90% 的患者获得肿瘤局部控制。SRS 可以有效治疗多达 10 处病灶；但是，仅限于≤ 3 cm 的病灶，对≤ 1 cm 的转移瘤疗效最佳。

其他治疗选择包括手术切除单个转移灶，或有时为 2 个病灶，其后全脑放疗；对化疗药物高度敏感的肿瘤类型可能对全身化疗产生显著效果，如生殖细胞肿瘤或具有特定表皮生长因子受体（EGFR）突变从而对 EGFR 抑制剂敏感的小细胞肺癌。免疫治疗也能有效抑制对此疗法敏感的原发肿瘤，如黑色素瘤。

软脑膜转移瘤

也称为癌性脑膜炎、脑膜癌病，或者在某些特定肿瘤的情况下称为白血病或淋巴瘤性脑膜炎。表现为头痛、脑病、脑神经或多发性神经根受损症状。通过脑脊液细胞学、MRI（肿瘤呈结节状沉积于脑膜或弥漫性脑膜强化）或者脑膜活检确定诊断。脑脊液循环受阻可导致脑积水。姑息性治疗为主，通常对症状相关的受累区域进行放疗，或者化疗（全身或鞘内）。

转移瘤脊髓压迫症

椎体转移瘤向后方扩展进入硬膜外腔压迫脊髓（第 22 章）。最常见的原发肿瘤是乳腺癌、肺癌、前列腺癌、肾癌、淋巴瘤及骨髓瘤。背痛（＞90%）先于肢体无力、感觉平面或者尿便失禁出现。此为临床急症；及早识别即将发生脊髓压迫症对于避免灾难性后遗症至关重要。通过 MRI 明确诊断；脊椎整体成像对于识别其他临床无症状病变至关重要。脑脊液中发现肿瘤细胞可确诊；然而，首次腰椎穿刺时，仅有 50% 患者脑脊液细胞学检查呈阳性，即使 3 次采样送检后仍有 10% 漏诊。新技术手段，如稀有细胞捕获，对脑脊液中的肿瘤细胞具有更强的鉴定能力。治疗方法是给予手术切除，序贯放疗。如果手术不可行，放疗或 SRS 是最佳选择。

放疗并发症

中枢神经系统放射性损伤的三种类型：

1.*急性损伤*：在放疗过程中或之后立即出现头痛、嗜睡、恶心呕吐、神经功能缺陷加重。在目前采用的放疗方案中较少发生。给予糖皮质激素可预防及治疗。

2.*早期迟发性损伤*：原有神经功能缺陷恶化或再现；放疗后数周或数月内出现。MRI 显示 T2 高信号，偶为类似肿瘤复发强化的表现（"假性进展"），呈自限性，糖皮质激素可改善症状；如果症状非常严重，可能需要手术切除。脊髓放疗可导致伴有感觉异常的 Lhermitte 征；通常亦为良性、自限性。

3.*晚期迟发性损伤*：痴呆或其他进行性神经功能缺陷；典型者发生于放疗后数月至数年。MRI 可见脑白质信号异常（脑白质病），或呈环形强化的占位病变（放射性脑坏死）。PET 能够鉴别迟发性坏死和肿瘤复发，MR 灌注成像亦有相同作用。对于进展性放射性脑坏死，除非糖皮质激素能够有效控制，否则最好给予姑息性手术切除。大动脉的放射性损伤促使动脉粥样硬化进展，增加放疗数年后的卒中风险。放疗的迟发效应还包括下丘脑或垂体损伤，造成内分泌功能失调。放疗射线暴露也是患者多年后发生第二肿瘤的危险因素。

第76章
前列腺增生和前列腺癌

（许克新　译　王晓峰　审校）

前列腺增生

前列腺增大在老年男性人群中非常普遍。从45岁开始，包绕尿道周围的前列腺出现腺体增生，并造成尿路出口梗阻。白种人症状始于65岁，黑种人则为60岁。膀胱逼尿肌代偿性肥大抵消了尿道受压，因此临床症状发生晚于腺体增生。随着梗阻加重，患者逐渐出现尿线细而无力、排尿等待以及尿后滴沥等症状。膀胱刺激症状如尿痛、尿急（可能由于炎症或肿瘤）并不常见。随着残余尿量的增加，患者将出现充溢性尿失禁和夜尿等症状。常用药物如镇静药和解充血药、感染以及饮酒均可诱发尿潴留。由于前列腺增生的高发生率，其和肿瘤的关系并不明确。

直肠指诊时，可触及增生的前列腺表面光滑、质韧、有弹性，中央沟可能消失。前列腺增生时前列腺特异性抗原（PSA）水平可升高，但其水平 < 10 ng/ml，除非合并前列腺癌（详见下文）。然而，肿瘤也可表现为低PSA水平。

治疗　前列腺增生

无症状的患者无需治疗；出现尿路梗阻的并发症，如尿潴留、肾功能不全、反复尿路感染、血尿以及膀胱结石等，则需行前列腺切除术，通常采取经尿道前列腺切除术（TURP）。对于其他患者，则要根据功能障碍与不适程度情况，以及治疗可能的不良反应综合考虑。倘若患者的症状较轻，允许保守观察，并评估病情进展变化。如果患者要求治疗，可考虑两类药物，其一是 α_1 肾上腺素能受体阻滞剂，特拉唑嗪（睡前服1 mg，根据症状加量，最大剂量20 mg/d），可松弛膀胱颈平滑肌并增加尿流率；其二是 5α 还原酶抑制剂，非那雄胺（5 mg/d）或度他雄胺（2.5 mg/d），可阻断睾酮向双氢睾酮的转化，并使前列腺体积平均缩小约24%。TURP治疗最具效果，但同时并发症也最多。经尿道微波热疗（TUMT）疗效可与TURP相仿。目前尚未有直接对比药物与外科手术治疗的研究。

前列腺癌

2019 年，美国诊断 174 650 例男性前列腺癌，其发病率约为乳腺癌的 60%。常规检测 PSA 的减少引致病例数下降。2018 年，大约 31 620 名男性因前列腺癌死亡。对于经筛查发现血清 PSA 升高，但症状较轻的男性，需要通过复杂的流程完成癌症的早期诊断。与其他肿瘤相似，其发病与年龄相关，黑人较白人更为常见。症状通常与良性前列腺增生相似且难以区分，但是前列腺癌更常伴有尿痛、背痛及髋部疼痛。95% 的前列腺癌组织学表现为腺癌。其生物学行为与组织学分级（Gleason 评分）相关。

不同于良性前列腺增生，前列腺癌通常发生于前列腺外周带，直肠指诊在前列腺后部表面可以发现单个或多个质硬、不规则的结节。指诊阴性且 PSA ≤ 4 ng/ml 应每年定期随诊。指诊异常或 PSA > 10 ng/ml，则需要行超声引导下经直肠（TRUS）前列腺穿刺活检或 MRI 引导下穿刺活检。对于指诊正常，以及 PSA 在 4.1 ～ 10 ng/ml 之间，不同医学中心的处理策略不同。一些中心选择经直肠的前列腺 B 超检查，发现异常则进行穿刺活检；如果无异常则进行随访；一些中心选择 1 年后复查 PSA，如果 PSA 增长 > 0.75 ng/ml 则进行穿刺活检。其他基于 PSA 检测来鉴别早期前列腺癌和良性前列腺增生的指标包括：结合及游离 PSA 定量、PSA 密度（PSA 与前列腺体积之比）等。然而，大约 1/3 的前列腺癌患者 PSA 水平并不升高。

淋巴转移情况通过外科手术评价；Gleason 评分 5 分及以下的患者，仅有 10% 出现淋巴转移；Gleason 评分 9 分或 10 分的患者，则其中 70% 出现淋巴转移。PSA 水平也与转移相关；PSA < 10 ng/ml 的患者仅有 10% 出现淋巴转移。骨转移是最常见的远处转移。Whitmore-Jewett 分级包括：A：未触及肿瘤但 TURP 标本中可见；B：单叶（B1）或两叶（B2）前列腺均可触及肿瘤；C：可触及肿瘤达包膜外；D：远处转移。

治疗　前列腺癌

对于 A ～ C 期的患者，外科手术（耻骨后前列腺切除术）和放疗（三维适形放疗）疗效相似。然而，大多数患者采取了手术治疗。两种方式均会引起阳痿，其中手术更易致使尿失禁；放疗很可能会引起直肠炎、出血及尿道狭窄。对于局限性前列腺癌，放疗时辅助内分泌治疗（戈舍瑞林）可改善预后。进行前列腺根治切除术的患者要求其预期寿命≥5年。A 期患者与同年龄段非肿瘤患者的生存时间无差别。B、C 期患者的 10 年生存率分别为 82% 和 42%。

局限性前列腺癌术后 PSA 升高的患者可进行前列腺闪烁扫描检查（针对前列腺特异性膜抗原的抗体）。如果无摄取，则可继续观察。如果前列腺床呈现摄取，提示局部复发，需要对相应部位采取外照射治疗。如果患者最初接受了放疗，局部复发时可选择手术治疗。然而，大多数患者中，经局部治疗后 PSA 升高，则提示全身性转移。对这类患者尚不明确应何时进行干预。如果 PSA 水平在<10 个月内翻倍，通常会启动治疗。

对于临床明确的转移性前列腺癌，或者 PSA 迅速上升的患者，雄激素剥夺是治疗选择。外科去势有效，但多数患者倾向每个月使用亮丙瑞林 7.5 mg IM（抑制垂体促性腺激素生成），联合氟他胺 250 mg PO tid（一类雄激素受体抑制剂）。目前联合氟他胺的作用尚存在争议。其他的治疗方式包括：肾上腺切除术、垂体切除术、使用雌激素和氨鲁米特（药物性肾上腺切除）。D 期前列腺癌患者的中位生存期约为 33 个月。一些患者对激素撤退治疗有效，肿瘤体积缩小。并非所有处于内分泌治疗，疾病仍呈进展变化的患者就意味着去势抵抗。二线激素治疗通过抑制肿瘤内生成的雄激素发挥作用；阿比特龙（一种抑制雄激素合成的 CYP17 抑制剂）以及恩杂鲁胺和阿帕鲁胺（竞争性抑制雄激素与受体结合）改善总体生存率。许多接受内分泌治疗后病情仍进展的患者，为激素非依赖性前列腺癌，通常与雄激素受体基因突变及 bcl-2 表达相关，也是引起化疗耐药的原因。化疗主要用于前列腺癌的姑息治疗。米托蒽醌、雌二醇氮芥、紫杉醇，尤其是多西他赛和卡巴他赛，单一用药均有效，也有临床试验正在探索联合用药。相比单纯支持疗法，化疗更能减轻疼痛。Sipuleucel-T 是一类特异性主动免疫疗法，使激素抵抗性前列腺癌患者增加 4 个月的生存期，然而肿瘤体积并无明显变化。锶-89 和钐-152 可用于缓解转移性前列腺癌的骨痛。双膦酸盐可减少骨骼相关事件。

■ 前列腺癌的预防

非那雄胺和度他雄胺可使前列腺癌发病率减少 25%，但并未见到其对整体生存率的改善。此外，癌症转至更高的 Gleason 分级，但疾病的临床病程似乎没有改变。

第 77 章
原发灶不明转移癌

（高志冬　叶颖江　译　王杉　审校）

原发灶不明转移癌（CUPS）定义如下：活检为恶性肿瘤；通过病史、体格检查、胸部 X 线片、盆腹腔 CT、全血细胞计数、实验室检查、乳腺 X 线摄影（女性）、β - 人绒毛膜促性腺激素（hCG）水平（男性）、甲胎蛋白（AFP）水平（男性）及前列腺特异性抗原（PSA）水平（男性）等检查后，肿瘤原发部位仍不明确；或病理活检的组织学特征与活检部位原发肿瘤不一致。CUPS 中，大约 90% 为腺癌（60% 为高或中分化；30% 为低分化）；5% 为鳞状细胞癌，2% 为神经内分泌瘤，3% 为未分化恶性肿瘤。CUPS 的发病率逐年减少，其原因或许是病理诊断手段的进步；目前占所有肿瘤的 3%，较 15 年前下降 10% ～ 15%。大多数患者年龄＞ 60 岁。肿瘤多为非整倍体。来源于此类肿瘤的细胞系常有 1 号染色体异常。

■ 临床表现

患者可表现为疲乏、体重下降、疼痛、出血、腹水、皮下肿块和淋巴结肿大。一旦证实为恶性转移癌，诊断应着重于排查是否为可治愈性肿瘤，如淋巴瘤、霍奇金病、生殖细胞瘤、卵巢癌、头颈癌和未分化神经外胚层瘤等；或经治疗后可显著缓解的肿瘤，如乳腺癌或前列腺癌。通常，确诊这些肿瘤类型更多是依赖病理学家，而非昂贵的临床诊断性检查。局部症状、接触致癌物质或曾接受电灼疗法治疗皮肤疾病等病史可指向进行相关临床检查；然而，缺乏可疑病史和体格检查发现时，获取足量的肿瘤组织，进行详细的光学显微镜、超微结构、免疫学、细胞核型、分子生物学分析是明确诊断最为关键的举措（表 77-1）。

细胞角蛋白亚型的表达分析可缩小诊断范围（图 77-1）。

■ 诊断

对于原发灶不明的腺癌，通过组织学评估明确来源的路径，见图 77-2。

表 77-1 用于明确诊断 CUPS 的免疫组化染色选择

最可能的原发灶	常用于辅助 CUPS[a] 鉴别诊断的免疫组化
乳腺癌	ER、GCDFP-15、乳腺珠蛋白、Her-2/neu、GATA3
卵巢 / 输卵管癌	ER、*WT1* 基因、CK7、PAX8、PAX2
肺腺癌	TTF-1；核染色、天冬氨酸蛋白酶 A、SP-A1
生殖细胞肿瘤	β -hCG、AFP、OCT3/4、CKIT、CD30（胚胎）、SALL4
前列腺癌	PSA、α - 甲酰辅酶 A 消旋酶 /P504S（AMACR/P504S）、P501S（前列腺特异性蛋白 prostein）、PSMA、NKX3-1
肠道肿瘤	CK7、CK20、CDX-2、CEA
神经内分泌肿瘤	嗜铬粒蛋白、突触小泡蛋白、CD56
肉瘤	肌间线蛋白（硬纤维瘤）、凝血因子Ⅷ（血管肉瘤）、CD31、平滑肌肌动蛋白（平滑肌肉瘤）、MyoD1（横纹肌肉瘤）
肾癌	RCC、CD10、PAX8、CD10
肝细胞癌	Hep Par-1、Arg-1、磷脂酰肌醇蛋白聚糖 -3（glypican 3）
黑色素瘤	S100、SOX-10、波形蛋白（vimentin）、HMB-45、酪氨酸酶、黑色素 A（melan-A）
尿路上皮肿瘤	CK7、CK20、血栓调节蛋白、人尿路上皮特异蛋白 3（uroplakin Ⅲ）
间皮瘤	钙结合蛋白、*WT1*、D2-40、间皮素
淋巴瘤	LCA、CD3、CD4、CD5、CD20、CD45
鳞状细胞癌	p63、p40（肺鳞状细胞癌）、CK5/6

[a] 共染色阳性相较单个染色阳性结果对于原发位置推断的提示更优。即使经过优化，并无任何免疫组化组合具有 100% 的敏感性或特异性（如卵巢黏液性癌可呈肠道肿瘤相关标志物阳性）。

缩略词：AFP，甲胎蛋白；Arg-1，精氨酸酶 -1；β -hCG，β - 人绒毛膜促性腺激素；CDX-2：尾型同源盒基因转录因子 -2；CEA，癌胚抗原；CKIT：原癌基因 ckit 编码的 ckit 蛋白，属于酪氨酸激酶的一种；CUPS，原发灶不明转移癌；ER，雌激素受体；GATA3：GATA 结合蛋白 3；GCDFP-15，囊泡病液体蛋白 15；HMB-45：黑色素小体；LCA，白细胞共同抗原；NKX3-1：神经激肽 3 同源盒基因 1；OCT3/4：八聚体结合转录因子 3/4；PAX8：配对盒基因 8；PSA，前列腺特异性抗原；PSMA，前列腺特异性膜抗原；RCC：肾细胞癌抗体；SALL4：婆罗双树样基因 4；SOX-10：Y 染色体性别决定区盒结构域 -10；SP-A1，表面活性物质相关蛋白 A1；TTF，甲状腺转录因子；WT，Wilms 瘤

■ 预后

　　鳞状上皮细胞癌患者的中位生存期为 9 个月；对于腺癌或未分类肿瘤，其中位生存期为 4 ～ 6 个月。原发灶明确的肿瘤患者一般

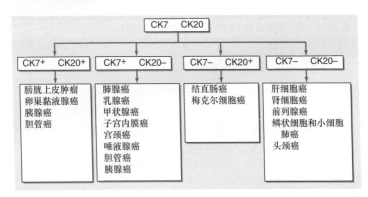

图 77-1　细胞角蛋白（CK7 和 CK20）标志物检测用于原发灶不明转移癌的诊断

预后相对较好；累及范围局限和组织学具有神经内分泌特点的肿瘤，其预后相对较好。原发灶无法明确的患者应采取放疗姑息性治疗以减轻其症状。通用的化疗方案疗效有限，却常造成毒性反应。根据特定的临床特征，可进行个体化治疗。

原发灶不明性腺外生殖细胞肿瘤综合征

年龄＜ 50 岁，肿瘤累及中线结构、肺实质或淋巴结，且肿瘤生长迅速，可能为生殖细胞肿瘤。血清肿瘤标志物可升高，或不升高。应用顺铂、依托泊苷、博来霉素（第 73 章）联合化疗完全缓解率约≥ 25%，约 15% 可被治愈。对于肿瘤内伴有 12 号染色体异常的患者，也应采用此方案试验性治疗。

女性腹膜播散癌

对于存在盆腔肿物或疼痛，腺癌广泛遍及腹膜腔，但是未能明确肿瘤原发灶的女性，可能为原发性乳头状浆液性腹膜癌。肿瘤中可见沙瘤体或 CA-125 水平升高更倾向于肿瘤起源于卵巢。这类患者应进行紫杉醇联合顺铂或卡铂化疗后接受减瘤手术治疗（第 74 章）。大约 20% 患者获得缓解，其中 10% 可存活至少 2 年。

女性腋下淋巴结转移癌

此类女性即使体格检查和钼靶 X 线检查未发现乳房肿块，或肿瘤中雌、孕激素受体阴性，仍应根据其处在绝经前或绝经后状况，

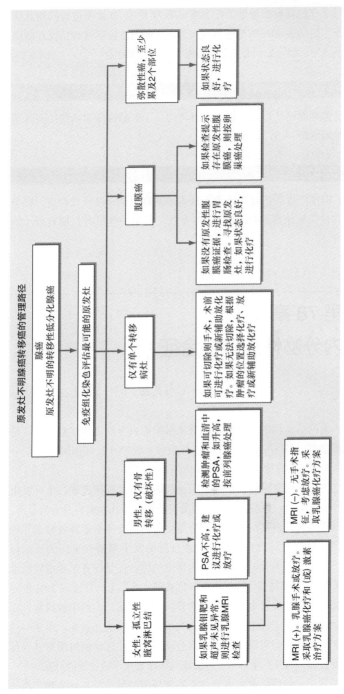

图 77-2 原发灶不明腺癌转移的管理路径

采用适宜的乳腺癌辅助治疗方案（第 71 章）。如果不进行同侧乳房放疗，则高达 50% 的患者将进展为乳房肿物。虽然这种情况在临床上很少见，但可如同 II 期乳腺癌患者一样长期生存。

男性成骨细胞骨转移

前列腺癌的可能性极大，可考虑给予经验性激素治疗（亮丙瑞林和氟他胺）（第 76 章）。

宫颈淋巴结转移

即使广视野内窥镜检查子宫头部及宫颈部未见原发肿瘤，此类患者接受顺铂和 5-FU 化疗也可有效，其中一些患者长期有效（第 69 章）。

第 78 章
内分泌性副癌综合征

（周灵丽　译　蔡晓凌　审校）

无论是良性还是恶性非内分泌组织均可分泌多种激素，尤其是肽类激素，多种肿瘤不止生成一类激素（表 78-1）。临床中，异位分泌的激素极为重要，主要是基于以下两个原因。

其一，内分泌综合征既可能是肿瘤的首发临床表现，也可发生于肿瘤终末期。某些情况下，内分泌表现甚至比肿瘤自身更为显著，如良性或缓慢进展的恶性肿瘤分泌促肾上腺皮质激素释放激素并造成严重的库欣综合征。异位激素分泌的发生率随着采用的诊断标准不同而有所差异。临床中最为常见的综合征是促肾上腺皮质激素（ACTH）分泌过多、高钙血症和低血糖。实际上，15%～20% 的库欣综合征由于促肾上腺皮质激素异位分泌引起，大约半数持续性高钙血症患者由于罹患恶性肿瘤而非甲状旁腺功能亢进症。由于一些快速生长的肿瘤可迅速形成激素分泌能力，临床诊断时需对其保持高度警惕；另外，激素水平可呈现与临床表现不成比例的升高。

其二，异位激素可成为具有临床价值的肿瘤循环标志物。由于

表 78–1　异位激素分泌所致的副癌综合征

副癌综合征	异位激素	典型肿瘤类型 [a]
常见		
恶性高钙血症	甲状旁腺激素相关蛋白（PTHrP）	鳞状细胞癌（头颈部、肺、皮肤）、乳腺癌、泌尿生殖系统癌、胃肠道癌
	1,25（OH）$_2$-D	淋巴瘤
	甲状旁腺激素（PTH）（罕见）	肺癌、卵巢癌
	前列腺素 E$_2$（罕见）	肾癌、肺癌
抗利尿激素分泌不当综合征（SIADH）	血管加压素	肺（鳞癌、小细胞癌）、胃肠道癌、泌尿生殖系统癌、卵巢癌
库欣综合征	促肾上腺皮质激素（ACTH）	肺癌（小细胞癌、支气管类癌、腺癌、鳞癌）、胸腺癌、胰岛细胞癌、甲状腺髓样癌
	促肾上腺皮质激素释放激素（CRH）（罕见）	胰岛细胞癌、类癌、肺癌、前列腺癌
	异位表达的抑胃肽（GIP）、黄体生成素（LH）/人绒毛膜促性腺激素（hCG）、其他 G 蛋白偶联受体（罕见）	肾上腺大结节性增生
较少见		
非胰岛细胞性低血糖	胰岛素样生长因子（IGF-Ⅱ）	间质细胞瘤、肉瘤、肾上腺癌、肝癌、胃肠道癌、肾癌、前列腺癌
	胰岛素（罕见）	宫颈癌（小细胞癌）
男性女性化	hCG [b]	睾丸癌（胚胎癌、精原细胞瘤）、生殖细胞癌、绒毛膜癌、肺癌、肝癌、胰岛细胞癌
腹泻或肠道蠕动增强	降钙素 [c]	肺癌、结肠癌、乳腺癌、甲状腺髓样癌
	血管活性肠肽（VIP）	胰腺癌、嗜铬细胞瘤、食管癌

表 78-1   异位激素分泌所致的副癌综合征（续表）

副癌综合征	异位激素	典型肿瘤类型[a]
罕见		
肿瘤源性骨软化症	磷调节因子［成纤维细胞生长因子 23（FGF23）］	血管外皮细胞瘤、成骨细胞瘤、纤维瘤、肉瘤、巨细胞瘤、前列腺癌、肺癌
肢端肥大症	生长激素释放激素（GHRH）	胰岛细胞癌、支气管类癌和其他类癌
	生长激素（GH）	肺癌、胰岛细胞癌
甲状腺功能亢进症	促甲状腺激素（TSH）	葡萄胎、胚胎瘤、甲状腺肿样卵巢瘤
高血压	肾素	球旁细胞肿瘤、肾癌、肺癌、胰腺癌、卵巢癌
消耗性甲状腺功能减退症	3 型脱碘酶	肝血管瘤

[a] 仅列出最常见的肿瘤类型。对于大多数异位激素分泌综合征，已有更多类型的肿瘤被报道可分泌一种或多种激素。

[b] hCG 由滋养细胞肿瘤异位生成。某些特定肿瘤生成总量不成比例的 hCG α 和 hCG β 亚单位。由于 hCG 与 TSH 受体结合力较弱，即使高水平的 hCG 也罕有造成甲状腺功能亢进症的情况。

[c] 降钙素由甲状腺髓样癌异位生成，可用作肿瘤标志物

异位激素分泌的多样性，出于诊断目的的筛检血浆激素水平并不符合成本效益。然而，对于那些已知分泌某些激素的恶性肿瘤，动态测量血液循环中激素水平可作为肿瘤完全切除或者疗效评估的标志物。同理，血浆激素水平升高可能预示肿瘤复发，先于出现显著的肿瘤占位效应。然而，某些肿瘤复发并不分泌激素，因此不能单凭激素水平的测量来判定肿瘤活跃程度。

治疗   内分泌性副癌综合征

对于异位生成激素的肿瘤，应当尽可能直接切除。当肿瘤无法切除或治愈时，给予特定的治疗针对性抑制激素分泌（如奥曲肽治疗异位肢端肥大症或米托坦抑制异位 ACTH 综合征肾上腺皮质激素的生成）或者阻断激素对组织水平的效应（如使用地美环素治疗抗利尿激素分泌不当综合征）。

■ 高钙血症

最常见的副癌综合征，恶性高钙血症占所有高钙血症的 40%。伴有高钙血症的癌症患者中，80% 的高钙血症由甲状旁腺激素相关肽介导，20% 为细胞因子，如白细胞介素 1 和肿瘤坏死因子引起的局部溶骨造成。多种肿瘤均可导致高钙血症（表 78-1）。患者可表现为委靡不振、疲乏、意识模糊、食欲减退、骨痛、多尿、虚弱、便秘、恶心和呕吐。血钙水平极高时，患者可出现意识模糊、嗜睡、昏迷，甚至死亡。伴有高钙血症的癌症患者，中位生存期为 1 ～ 3 个月。补充生理盐水、呋塞米（利尿）和帕米磷酸钠（60 ～ 90 mg IV）或唑来膦酸盐（4 ～ 8 mg IV）可在 2 天内控制血钙水平，并抑制钙的释放持续数周。如果需要快速控制血钙水平，可使用降钙素（2 ～ 8 U/kg）。口服双膦酸盐可用作长期治疗。对于血液恶性肿瘤，糖皮质激素可有效控制高钙血症。

■ 低钠血症

无症状的患者多在检查血清电解质时才被发现。低钠血症通常由于肿瘤分泌精氨酸血管加压素，被称为抗利尿激素分泌不当综合征（SIADH）。心房利钠激素也可引起低钠血症。SIADH 最常见于小细胞肺癌（15%）和头颈部癌（3%）。多种药物也可诱发 SIADH。其症状为疲乏、无法集中注意力、恶心、虚弱、食欲减退和头痛，可通过限制液体摄入量 500 ml/d 或使用地美环素（150 ～ 300 mg，每日 3 ～ 4 次）阻断激素效应而得以控制。给予血管加压素受体拮抗剂，考尼伐坦（20 ～ 120 mg PO bid 或 IV 10 ～ 40 mg），可有效纠正低钠血症，尤其是联合限制液体摄入。托伐普坦（15 mg/d）也同样有效。严重低钠血症（< 115 meq/L）或出现意识状态改变时，需给予生理盐水联合利尿剂治疗；为避免发生并发症，例如脑桥中央髓鞘溶解症，应将纠正血钠水平的速度控制在每小时 < 1 meq/L。

■ 异位促肾上腺皮质激素综合征

当肿瘤中阿片促黑素皮质素原 mRNA 表达促使生成 ACTH 时，将导致大量糖皮质激素和盐皮质激素分泌。患者表现为库欣综合征，出现低钾性碱中毒、虚弱、高血压和高血糖。约有半数病例发生于小细胞肺癌。ACTH 分泌对病情预后不利。酮康唑（300 ～ 600 mg bid）或美替拉酮（250 ～ 500 mg qid）可用于抑制肾上腺类固醇的合成。

第79章
神经系统副肿瘤综合征

（马妍　译　孙阿萍　审校）

副肿瘤性神经疾病（PND）是癌症相关而影响到神经系统任何部分的综合征；其发生机制是因肿瘤自身而非肿瘤转移或癌症并发症如凝血异常、卒中、代谢及营养状态、感染及癌症治疗的不良反应等。其中60%患者在诊断癌症前即出现神经系统症状。PND见于0.5%～1%的癌症患者，但在神经细胞瘤和小细胞肺癌（SCLC）患者中发生率达2%～3%，胸腺瘤或硬化性骨髓瘤患者中则高达30%～50%。

■ 临床表现

发现特征性副肿瘤综合征（表79-1）表现时应立即筛查肿瘤，因为对肿瘤采取及时治疗可能改善PND的预后；许多PND患者也可并无肿瘤征象。根据患者的临床特点，在排除其他肿瘤相关疾病

表 79-1　神经系统副肿瘤综合征

典型综合征：通常与肿瘤伴发	非典型综合征：可能不与肿瘤伴发
脑脊髓炎	脑干脑炎
边缘叶脑炎	僵人综合征
小脑变性（成人）	进行性脑脊髓炎伴强直及肌阵挛
斜视眼阵挛-肌阵挛	坏死性脊髓病
亚急性感觉神经元病	运动神经元病
胃肠轻瘫或假性梗阻	吉兰-巴雷综合征
皮肌炎（成人）	亚急性及慢性混合性感觉-运动神经病
Lambert-Eaton 肌无力综合征	浆细胞病和淋巴瘤相关的神经病
伴有视网膜病的肿瘤或黑色素瘤	神经血管炎
	单纯自主神经病
	急性坏死性脊髓病
	多发性肌炎
	视神经病
	BDUMP
	周围神经过度兴奋（神经性肌强直）
	重症肌无力

缩略词：BDUMP，双眼弥漫性葡萄膜黑色素细胞增生

后，可通过血清或脑脊液抗体或电生理诊断性检查而确定诊断。大多数 PND 是通过肿瘤表达的神经元蛋白激发免疫反应而介导发病。抗细胞内抗原免疫反应相关的 PND，通常治疗效果不佳（表 79-2），而对中枢神经系统神经元细胞表面或神经肌肉突触的抗原产生相关抗体的患者，对免疫治疗效果较好（表 79-3）。任何类型的 PND，如果抗神经元抗体为阴性，其诊断基于肿瘤确切存在，且排除肿瘤相关或其他疾病。全身 PET-CT 扫描常可发现其他检查无法探及的肿瘤。

MRI 和脑脊液检查对于排除肿瘤直接扩散引起的神经系统并发症很重要。大多数 PND 的 MRI 表现是非特异性的。脑脊液典型表现为轻度至中度的细胞增多（单核细胞 < 200/mm³，以淋巴细胞为主），蛋白升高、寡克隆区带表现不一。

■ 副肿瘤脑脊髓炎和局灶性脑炎与细胞内神经元蛋白抗体（表 79-2）

脑脊髓炎是一种多灶性神经系统受累的炎症过程。临床表现取决于受累部位、症状，可单独出现或合并出现。

- 皮质脑炎可表现为"局部持续癫痫"。
- 边缘叶脑炎的临床特征包括意识模糊、抑郁、躁动、焦虑、严重的近事记忆功能损害、复杂部分性癫痫发作以及痴呆（MRI 往往提示一侧或双侧颞叶内侧异常改变）。
- 脑干脑炎表现为眼动障碍（眼球震颤、眼阵挛、核上性或核性麻痹）、脑神经麻痹、构音障碍、吞咽困难和中枢性自主神经功能障碍。
- 斜视性眼阵挛-肌阵挛综合征的特征性表现包括与注视方向无关的双眼眼球不自主、无节律的异常运动，伴肌阵挛；通常伴有共济失调。
- 副肿瘤性小脑变性，初始表现为头晕、眼球震颤、视物模糊或复视、恶心和呕吐；数天或数周后，可出现构音障碍、步态和肢体的共济失调以及不同程度的吞咽困难。
- 脊髓炎，可出现下肢或上肢运动神经元症状，肌阵挛，肌强直和痉挛。
- 自主神经功能障碍可出现神经轴在多个层次受累的表现，包括下丘脑、脑干和自主神经。心律失常、直立（体位）性低血压和中枢性低通气是常见的死亡原因。
- 肿瘤相关视网膜病涉及视锥和视杆细胞的功能障碍，包括光

表 79-2 抗细胞内抗原的抗体、相关的神经综合征和肿瘤

抗体	相关的神经综合征	肿瘤
抗 -Hu（ANNA1）	脑脊髓炎、亚急性感觉神经元病	小细胞肺癌
抗 -Yo（PCA1）	小脑变性	卵巢癌、乳腺癌
抗 -Ri（ANNA2）	小脑变性、斜视眼阵挛、脑干脑炎	乳腺癌、妇科肿瘤、小细胞肺癌
抗 -CRMP5（CV2）	脑脊髓炎、舞蹈症、视神经炎、葡萄膜炎、周围神经病	小细胞肺癌、胸腺瘤、其他
抗 -Ma 蛋白	边缘叶脑炎、下丘脑脑炎、脑干脑炎	睾丸肿瘤（Ma2）、其他（Ma）
抗 -amphiphysin[a]	僵人综合征、脑脊髓炎	乳腺癌、小细胞肺癌
恢复蛋白、双极细胞抗体、其他[b]	肿瘤相关性视网膜病（CAR）、黑色素瘤相关性视网膜病（MAR）	小细胞肺癌（CAR）、黑色素瘤（MAR）
抗 -GAD	僵人综合征、小脑综合征、边缘叶脑炎	不常见的肿瘤（胸腺瘤和其他肿瘤）

[a] 在突触囊泡内吞过程中，amphiphysin 可能暴露在细胞表面。
[b] 已经检测及各类靶抗原
缩略词：CRMP，坍塌反应调节蛋白；GAD，谷氨酸脱羧酶

敏感、进行性视觉和色觉感知功能丧失、中央或周围性盲点、夜盲症以及视网膜电图（ERG）的明视和暗视反应阈值降低。

- 背根神经节病（感觉神经元病）以感觉缺失以及反射减弱或消失为特征；各种感觉均可受累。

治疗 脑脊髓炎和局灶性脑炎

大多数对治疗反应不佳。症状稳定或部分神经功能改善可能发生，特别是当肿瘤对治疗有满意的反应时。缺乏对治疗的对照试验；旨在清除细胞内抗原抗体的治疗，如静脉注射免疫球蛋白（IVIg）或血浆置换通常是失败的。主要关注的应该是治疗肿瘤，并考虑免疫疗法，如环磷酰胺或他克莫司，旨在控制致病性细胞毒性 T 细胞反应。

■ 抗细胞表面抗原抗体或抗突触蛋白抗体相关的脑炎（表 79-3）

这是一个不断增长的疾病组，伴或不伴有肿瘤。例如，N- 甲基 -D- 天冬氨酸（NMDA）受体自身抗体表现为病毒感染样综合征，随后出现显著的精神障碍，伴有不自主运动；在年轻女性，卵巢畸胎瘤是常见的，可能发生复发。尽管有时严重，患者通常对肿瘤治疗（如果发现）和免疫治疗有反应。

富亮氨酸胶质瘤失活 1 蛋白（LGI1）抗体脑炎主要发生在年龄 > 50 岁的患者，常表现为记忆丧失和癫痫发作（边缘性脑病），伴低钠血症和睡眠障碍。在一些患者中，脑炎在发作前或发作时伴有肌阵挛样运动，称为面臂肌张力障碍发作。

类接触蛋白相关蛋白 2（Caspr2）抗体脑炎多见于年龄 > 50 岁的患者，与 Morvan 综合征（脑炎，失眠，精神错乱，幻觉，自主神经功能障碍和神经肌强直）有关，或具有以下三种或更多的核心症状的脑炎：脑病，小脑症状，外周神经系统亢奋，自主神经失调，失眠，神经性疼痛或体重减轻。

γ 氨基丁酸 B 受体抗体脑炎通常与边缘性脑炎和癫痫发作有关。在极少数情况下，患者会出现小脑症状和眼阵挛。

γ 氨基丁酸 A 受体抗体脑炎与显著的癫痫发作和癫痫持续状态相关，通常需要药物诱导的镇静。

AMPA 受体抗体脑炎会影响中年妇女，她们会出现急性边缘功能障碍或较少见的显著精神症状；70% 的患者在肺、乳房或胸腺有潜在肿瘤。神经系统症状可能会复发；不一定与肿瘤复发有关。

治疗　抗细胞表面或突触抗原抗体脑炎

大多数患者对免疫疗法和肿瘤治疗（如果合适）有反应。虽然没有标准化的治疗方案，但最常见的方法是采用渐进式免疫治疗，首先使用糖皮质激素、IVIg 或血浆置换，如果没有反应，则使用利妥昔单抗或环磷酰胺。

神经和肌肉的 PND

这些疾病在肿瘤的发展过程中随时可能发生。血清和尿液免疫检查应考虑周围神经病变的未知原因；单克隆 γ 病的检测表明需

表 79-3 抗细胞表面或突触抗原的抗体、相关的神经综合征以及肿瘤

抗体	相关的神经综合征	肿瘤
抗 -AChR（肌肉）[a]	重症肌无力	胸腺瘤
抗 -AChR（神经元）[a]	自主神经节病	小细胞肺癌
抗 -VGCC[a]	LEMS、小脑变性	小细胞肺癌
抗 -NMDAR[a]	抗 NMDAR 脑炎	青年女性畸胎瘤（儿童或男性罕见）
抗 -LGI 1[b]	边缘叶脑炎、低钠血症、面臂强直或肌张力障碍样发作	罕见胸腺瘤
抗 -Caspr2[b]	Morvan 综合征、神经肌强直、边缘叶脑炎	胸腺瘤、前列腺癌
抗 -GABA$_B$R[c]	边缘叶脑炎、痫性发作	小细胞肺癌、神经内分泌肿瘤
抗 -GABA$_A$R[d]	具有明显癫痫发作和癫痫持续状态的脑炎；较少发生眼阵挛和僵人综合征	30% 患者有胸腺瘤
抗 -AMPAR[a]	复发性边缘叶脑炎	小细胞肺癌、胸腺瘤、乳腺癌
甘氨酸受体	PERM，僵人综合征	罕见，胸腺瘤、肺癌、霍奇金淋巴瘤
抗 DPPX[a]	躁动、肌阵挛、震颤、癫痫、惊跳、强直性脑脊髓炎	无肿瘤，但经常腹泻或恶病质提示副肿瘤
抗 -Neurexin3 α	不伴明显特征的自身免疫性脑炎	无相关肿瘤
抗多巴胺 -2R	基底节脑炎	无相关肿瘤
抗 -Tr（DNER）	小脑综合征	霍奇金淋巴瘤或无肿瘤
抗 -mGluR1	小脑综合征	霍奇金淋巴瘤或无肿瘤
抗 -mGluR5	不伴明显特征的自身免疫性脑炎	霍奇金淋巴瘤或无肿瘤
IgLON5	NERM 或快速 REM 睡眠障碍和脑干功能障碍	无相关肿瘤

[a] 这些抗体的直接致病作用已在培养的神经元或动物模型中得到证实。

[b] 既往称为抗电压门控钾通道（VGKC）；目前包括在 VGKC- 复合蛋白中。值得注意的是，除了 LGI1 和 Caspr2 之外，VGKC- 复合蛋白抗体的意义是不确定的（抗原是未知的，对免疫治疗的反应是可变的）。

[c] 高度疑似这些抗体具有致病性

缩略词：AChR，乙酰胆碱受体；AMPAR，α- 氨基 -3- 羟基 -5- 甲基 -4- 异恶唑丙酸受体；Caspr2，类接触蛋白相关蛋白 2；DNER，delta/notch 样表皮生子因子相关受体；DPPX，二肽基 - 肽酶样蛋白 6；GABA$_A$R，γ 氨基丁酸 A 受体；GABA$_B$R，γ 氨基丁酸 B 受体；mGluR，代谢型谷氨酸受体；LEMS，Lambert-Eaton 肌无力综合征；LGI1，富亮氨酸胶质瘤失活 1 蛋白；NMDAR，N- 甲基 -D- 天冬氨酸受体；NERM，非快速眼动期；PERM，进行性脑脊髓炎伴强直及眼阵挛；ERM；快速眼动期；VGCC，电压门控钙通道

要更多的研究来发现 B 细胞或浆细胞恶性肿瘤。如果以脱髓鞘为主（第 196 章），静脉注射免疫球蛋白（IVIg）、血浆置换或糖皮质激素可改善症状。

重症肌无力参见第 197 章；皮肌炎参见第 198 章。

第7篇　传染病学

第80章
传染病的威胁与日俱增

（张漫　译　杨鹏　审校）

传染病仍然是全球第二大死因。尽管在传染病的诊断、治疗和预防方面取得了许多进展，但抗生素耐药以及新发/再发传染病的威胁依然造成挑战。

抗生素耐药性

- 近年来，多重耐药的发生率呈上升趋势，且不同地区和同一地区不同机构之间都存在差异。抗生素耐药性的总体发生率受以下因素的影响：患者群体中的带菌情况、利于耐药菌株的抗菌药物使用以及耐药菌株从环境或其他人（如手卫生较差的医护人员）到患者的传播。

- 据美国疾病预防控制中心（CDC）估计，美国每年发生超过200万例的耐药菌感染，造成23 000人死亡，鉴于其对公共卫生的影响，确定了最受关注的几种特定耐药病原体（表80-1）。

- 细菌通过以下三种机制来躲避抗菌药物的活性：①改变或绕过靶点减少与药物的结合，②通过减少吸收或增加主动外排改变药物对靶点的通路，③对药物修饰以降低其活性（表80-2）。

- 美国疾病预防控制中心强调采取四项行动来解决日益严重的抗菌素耐药性问题：①预防感染，②追踪耐药模式，③改进现有抗菌药物的使用，④开发新的抗菌药物和诊断测试方法。

新发/再发传染病

- 如果发病率在过去20年内有所增加，或预计在不久的将来会增加，则认为是新发。

- 再发传染病是指曾经被控制，但最近发病率有所增加或预计会增加的传染病。

表 80-1　美国的抗生素耐药威胁，2013

威胁程度	病原体
紧急的	艰难梭状芽孢杆菌
	耐碳青霉烯类肠杆菌
	耐药淋病奈瑟菌
严重的	多重耐药不动杆菌
	耐药弯曲杆菌
	超广谱 β - 内酰胺酶（ESBLs）肠杆菌科
	耐万古霉素肠球菌
	多重耐药铜绿假单胞菌
	耐药非伤寒沙门菌
	耐药伤寒沙门菌
	耐药志贺菌
	耐甲氧西林金黄色葡萄球菌
	耐药肺炎链球菌
	耐药结核分枝杆菌
关注的	耐万古霉素金黄色葡萄球菌
	耐红霉素 A 群链球菌
	耐克林霉素 B 群链球菌

资料来源：U.S. Centers for Disease Control and Prevention.

表 80-2　最常见的抗菌药物耐药机制

抗菌药物	主要靶点	作用机制	耐药机制
β - 内酰胺类抗生素（青霉素类、头孢菌素类、单环 β - 内酰胺类、碳青霉烯类）	细胞壁合成	抑制细胞壁促进交联黏肽转肽酶（青霉素结合蛋白，转肽酶）	1. β - 内酰胺酶对药物的灭活 2. 改变青霉素结合蛋白的靶位 3. 降低孔蛋白的扩散作用
糖肽类和脂糖肽类抗生素（万古霉素、替考拉宁、泰拉万星、达巴万星、奥利万星）	细胞壁合成	通过与肽聚糖前体侧链末端 D- 丙氨酰 -D- 丙氨酸结合，阻断细胞壁糖基转移酶 替考拉宁、泰拉万星、达巴万星、奥利万星：影响膜功能	1. 改变 D- 丙氨酰 -D- 丙氨酸靶位（D- 丙氨酰 -D- 乳酸） 2. 在远离细胞壁合成酶的部位增加 D- 丙氨酰 -D- 丙氨酸靶位结合

表 80-2 最常见的抗菌药物耐药机制（续表）

抗菌药物	主要靶点	作用机制	耐药机制
杆菌肽	细胞壁合成	阻断细胞壁前体的脂质载体	主动药物外排
磷霉素	细胞壁合成	通过与烯醇式丙酮酸转移酶结合使酶失活，阻断磷酸烯醇式丙酮酸与 N-乙酰-D-葡萄糖胺的结合	1. 靶酶过表达 2. 药物修饰酶
氨基糖苷类抗生素（庆大霉素、妥布霉素、阿米卡星）	细胞壁合成	结合 30S 核糖体亚基阻断肽链的移位引起 mRNA 错译	1. 药物修饰酶 2. 核糖体结合位点甲基化 3. 通过主动外排减少对靶位的渗透
四环素类抗生素（四环素、多西环素、米诺环素）	蛋白质合成	结合 30S 核糖体亚基抑制肽延伸	1. 主动药物外排 2. 核糖体保护蛋白
替加环素	蛋白质合成	与四环素类作用机制相同	主动药物外排（与影响四环素的泵不同）
大环内酯类抗生素（红霉素、克拉霉素、阿奇霉素）及酮内酯泰利霉素	蛋白质合成	结合 50S 核糖体亚基阻断肽链释放	1. 核糖体结合位点甲基化 2. 主动药物外排
林可酰胺类抗生素（克林霉素）	蛋白质合成	结合 50S 核糖体亚基阻断肽键形成	核糖体结合位点甲基化
链阳菌素类（奎奴普丁、达福普汀）	蛋白质合成	与大环内酯类作用机制相同	1. 与大环内酯类耐药机制相同 2. 药物修饰酶
氯霉素	蛋白质合成	结合 50S 核糖体亚基阻断氨酰 tRNA 定位	药物修饰酶
噁唑烷酮类（利奈唑胺、特地唑胺）	蛋白质合成	结合 50S 核糖体亚基抑制肽合成的起始	1. 改变 rRNA 结合位点 2. 核糖体结合位点甲基化

表 80-2   最常见的抗菌药物耐药机制（续表）

抗菌药物	主要靶点	作用机制	耐药机制
莫匹罗星	蛋白质合成	阻断异亮氨酸 tRNA 合成酶	1. 获得有抗性的 tRNA 合成酶（药物代谢旁路） 2. 改变天然 tRNA 合成酶靶位
磺胺类（磺胺嘧啶、磺胺异噁唑和磺胺甲噁唑）	叶酸合成	抑制二氢蝶酸合成酶	获得有抗性的二氢蝶酸合成酶（药物代谢旁路）
甲氧苄啶	叶酸合成	抑制二氢叶酸还原酶	获得有抗性的二氢叶酸还原酶（药物代谢旁路）
喹诺酮类药物（诺氟沙星、环丙沙星、氧氟沙星、左氧氟沙星、莫西沙星、吉米沙星、德拉沙星）	DNA 合成	抑制 DNA 回旋酶和 DNA 拓扑异构酶 IV 酶 -DNA- 药物复合物：阻断 DNA 复制装置	1. 改变靶位 2. 主动外排 3. 保护靶点免受药物作用 4. 药物修饰酶（环丙沙星）
利福霉素（利福平、利福布汀、利福喷汀）	RNA 合成	抑制 RNA 聚合酶	改变靶位
呋喃妥因	核酸合成	还原损伤 DNA 的活性药物衍生物	改变药物活化酶
甲硝唑	核酸合成	还原损伤 DNA 的活性药物衍生物	1. 改变药物活化酶 2. 获得解毒酶 3. 主动外排
多黏菌素 [多黏菌素 B 和多黏菌素 E（黏菌素）]	细胞膜	结合脂多糖并破坏外膜和细胞质膜	通过减少与药物的结合改变细胞膜电荷
达托霉素	细胞膜	产生膜通道和膜泄漏	通过减少与药物的结合改变细胞膜电荷

- 疾病出现或再发的原因包括人口统计和行为、技术和工业、经济发展和土地利用、国际旅行和商业、微生物适应和变化以及公共卫生措施的失效。
- 表 80-3 为截至 2017 年的新发和再发传染病示例。

表 80-3　新发和再发传染病示例

细菌和立克次体	病毒和朊病毒	真菌和寄生虫
无形体病	基孔肯雅病毒感染	球孢子菌病
炭疽病	变异型克雅病	微小隐孢子虫
莱姆病	登革热	感染
O139 群霍乱弧菌	埃博拉病毒、马尔堡病毒感染	环孢子虫感染
感染	肠病毒 D68 感染	耐药性疟疾
白喉	汉坦病毒（无名病毒、汉城病毒）感染	
埃立克体病	亨德拉病毒、尼帕病毒感染	
大肠杆菌 O157：	丙型肝炎	
H7 感染	戊型肝炎	
大肠杆菌 O154：	人类免疫缺陷病毒 1 型和 2 型感染	
H4 感染	人类疱疹病毒 6 型、8 型感染	
嗜肺军团菌感染	人类嗜 T 淋巴细胞病毒 1、2 型感染	
鼠疫	甲型 H1N1 流感、H5N7 禽流感、H7N7	
万古霉素耐药的	禽流感、H7N9 禽流感	
金黄色葡萄球	拉沙热	
菌感染	狂犬病毒感染	
结核病	中东呼吸综合征（MERS）	
	猴痘	
	裂谷热病毒感染	
	严重急性呼吸综合征（SARS）	
	西尼罗河病毒感染	
	白水阿罗约病毒感染	
	黄热病	
	寨卡	

第 81 章
医疗保健机构获得性感染

（曹煜隆　译　高燕　审校）

医院获得性感染或医院感染（即入院时不存在或非潜伏期的感染）以及其他医疗保健相关感染，据估计在美国每年影响多达 170 万患者，医疗费用约为（100～330）亿美元，并导致 9.9 万人死亡。尽管在降低感染风险的努力中受到日益增长的免疫抑制患者数量、耐药细菌、真菌和病毒多重感染以及侵入性操作和装置的挑战，但普遍认为几乎所有与医疗保健相关的感染应该是可以避免的，即所谓的"零容忍"态度。因此，美国联邦政府正在立法，防止医院为赔付至少 14 项特定医院感染造成的医疗花费而提高医疗保险费用。

■ 预防医院获得性感染

医院内的病原体有感染源，通过大部分可预见的途径传播，并且具备易感宿主，这些特征使得监测和预防措施行之有效。

- 监测：基于医院电子数据库的计算机算法正在取代基于微生物实验室结果和护理单元的人工调查，这些方法都会追踪入院后获得的感染。监测结果通常用率来表示，感染率的分母应包括暴露于特定危险因素的患者数量（如使用呼吸机的患者数量）或干预天数（如每 1000 住院天数中使用呼吸机的天数）。
- 防控措施：手卫生是防止交叉感染的最重要措施。
  - 医务人员手卫生依从率很低，通常＜50%。
  - 其他措施包括识别和清除感染源，尽量减少侵入性操作和导管的使用。
- 隔离技术：隔离感染患者是感染控制过程中的一项重要环节。
  - 标准预防措施包括手卫生，在诊疗护理过程中可能接触血液、体液、不完整皮肤或黏膜时戴手套。在某些情况下，还会佩戴口罩、护目镜和穿隔离衣。
  - 基于传播途径的指南：经空气、飞沫和接触传播的预防措施——医务人员（至少）应佩戴 N95 口罩、外科口罩、戴手套及穿隔离衣，预防疾病从具有传染性的患者传播。对于具有多种传播途径的疾病，应实行多种预防措施（如针对水痘有接触和空气传播隔离）。

■ 院内感染与装置相关感染

院内感染病例中 25% ～ 50% 存在侵入性装置。强化教育、使用基于证据的"组合式"干预措施、使用检查清单来改进依从性，并改进侵入性装置的设计，可降低感染率。表 81-1 总结了常见医院感染类型的有效干预措施。

- 尿路感染（UTI）：UTI 约占医院感染的 14%，所导致的医疗费用约为 900 美元。

  - 大多数院内 UTI 与先前使用的医疗装置或留置导尿有关。每日会增加 3% ～ 7% 的感染风险，是由于细菌从尿道周围区域逆行或导管腔内污染所致。

  - 男性使用外套式导尿管可能会降低尿路感染的风险。

  - 最常见的病原菌是大肠埃希菌、院内革兰氏阴性杆菌、肠球菌和念珠菌［尤其多见于重症监护治疗病房（ICU）患者］。

  - 对于长期留置导尿管的疑似尿路感染，导管内壁的定植菌可能与实际的病原菌不同，应更换导尿管并获取新鲜尿液标本进行细菌培养以确认感染。

  - 与所有院内感染相同，有必要在开始诊疗的过程中多次进行培养以确认感染的持续存在。

- 肺炎：肺炎占医院感染的 24%，导致住院时间增加 12 ～ 14 天，增加约 4 万美元的额外费用，并且与其他身体部位的感染相比，肺炎所导致的死亡人数更多。约 10% 使用机械呼吸的患者会发生呼吸机相关事件。

  - 医院获得性肺炎的危险因素包括增加潜在病原体定植的事件，如先前的抗菌治疗、污染的呼吸机回路或装置、胃液酸度下降；或增加误吸风险的事件，如留置鼻胃管、气管插管或患者意识水平下降等；以及导致宿主肺部防御机制受损的疾病，如慢性阻塞性肺疾病、高龄及上腹部手术。

  - 病原微生物包括住院早期的社区获得性病原菌（如肺炎链球菌、流感嗜血杆菌）和住院后期的金黄色葡萄球菌、铜绿假单胞菌、肺炎克雷伯菌、肠杆菌和不动杆菌。

  - 肺炎诊断困难，因为临床诊断标准灵敏度高但特异性相对低（如发热、白细胞增多、脓性分泌物增多，以及胸部 X 线片上新发或变化的肺部浸润影）。

表 81-1 基于循证的预防常见医疗保健相关感染和其他不良事件的"组合干预措施"[a]

预防中心静脉导管感染

导管插管组合措施

- 对医护人员进行留置导管和护理培训
- 使用氯己定（洗必泰）对留置导管部位进行消毒
- 置入导管时，采取最大无菌屏障和无菌操作
- 将置管所需物品统一存放（如使用置管工具包或集中放置于推车中）
- 使用检查清单加强"组合干预措施"的依从性
- 如果违反无菌操作，监督护士应及时终止操作

导管维护组合措施

- 每天用洗必泰擦浴患者
- 保持敷料干净、干燥
- 加强医护人员手卫生

每日询问：是否需要导管？如不需要则拔除

预防呼吸机相关事件

- 尽可能避免机械呼吸机的使用
- 抬高床头 $30° \sim 45°$
- 定期使用洗必泰清洁口腔（存在争议）
- 采取"间歇镇静"并每日进行拔管评估
- 预防深静脉血栓（除非存在禁忌证）

预防手术部位感染

- 谨慎选择外科医生
- 手术前 1 h 内预防性使用抗菌药物且在 24 h 内停用
- 直至手术前再进行备皮，使用剪刀或不去除毛发
- 用含酒精的洗必泰消毒手术部位

预防尿路感染

- 仅在患者需要（如防止尿潴留）时放置导尿管，而不是为了方便操作
- 插管时需严格执行无菌操作
- 尽量减少操作或打开排尿系统

每日询问：是否需要导尿管？如不需要则拔除

预防病原体的交叉感染

- 在接触患者或其周围环境之前和之后，用酒精揉搓清洁双手

[a] 有关预防装置相关感染和手术相关感染的其他干预措施请参阅正文；建议将清单和人员培训作为每个"干预组合"的管理工具。

资料来源：Adapted from information presented at the following websites：www.cdc.gov/hicpac/pubs.html；www.cdc.gov/HAI/index.html；www.ihi.org.

- 不应通过被上呼吸道污染的下呼吸道样本来寻找病因；标本定量培养的诊断灵敏度可达 80%。
- 留置鼻胃管或经鼻气管插管的发热患者应排除鼻窦炎或中耳炎。
- 手术部位感染：手术部位感染约占医院感染的 24%，导致增加 11 天的住院时长以及额外 3000 ～ 29 000 美元的医疗费用。
    - 手术部位感染通常发生于患者离院之后，因此很难评估其真实的发病率。
    - 危险因素包括患者的基础疾病（如糖尿病或肥胖）和高龄、预防性使用抗菌药物的不恰当时机、留置引流管、术前住院时间过长、手术前一日备皮（而不是手术开始前）、手术持续时间过长以及肢体远端部位感染。
    - 手术部位感染通常是由患者的内源性或医院获得性菌群引起的。
        - 金黄色葡萄球菌、凝固酶阴性葡萄球菌、肠道菌群和厌氧菌是最常见的病原菌。
        - 在术后 24 ～ 48 h 内出现快速进展的手术部位感染时，应怀疑由 A 组链球菌或梭菌感染所致。
    - 手术部位感染的治疗需要控制感染的来源（引流或切除感染或坏死组织），并针对最可能的或实验室证实的病原菌进行抗菌药物治疗。
- 血管内装置感染：血管内装置感染约占医院感染的 10% ～ 15%，导致住院时间延长 7 ～ 15 天，住院费用增加 3.1 万～ 6.5 万美元，其归因死亡率为 12% ～ 25%。
    - 成人股静脉插管感染风险较高。
        - 导管相关血流感染很大程度上来自导管插入部位皮肤的菌群，病原体通过体表污染导管尖端。
        - 输液的污染很少见，但会导致流行性装置相关的菌血症。
        - 从导管相关的菌血症中分离出最常见的病原菌包括凝固酶阴性葡萄球菌、金黄色葡萄球菌（在美国有 ≥ 50% 分离株对甲氧西林耐药）、肠球菌、医院内革兰氏阴性杆菌和念珠菌。
    - 导管部位外观变化或留置导管的患者无其他来源的发热或菌血症时需怀疑导管相关感染。可通过外周血培养和导管尖端的半定量或定量培养得到相同的细菌来确诊。

- 在治疗感染的过程中，除了给予适当的抗菌药物治疗外，还应考虑的因素包括心内膜炎的风险水平（金黄色葡萄球菌菌血症患者心内膜炎风险较高），以及是否拔除导管，这经常是治疗感染的必要措施。
  - 拔除导管的决定应基于患者疾病的严重程度、导管被感染的证据强度、是否存在局部或全身并发症、对特定病原体的评估以及保留导管患者应用抗菌治疗的效果。
  - 在试图保留可能受感染的导管时，应使用"抗生素封管"技术（让浓缩的抗菌药物溶液留在导管腔内，同时进行全身抗菌治疗）。

■ 传染病和新发或再发传染病

尽管传染病暴发和新发或再发病原体经常受到广泛关注，但仅占医院感染的 5% 以下。

- 流行性感冒（流感）：主要感染控制措施包括：①为普通人群和医务人员提供疫苗接种；②尽早使用抗病毒药物控制暴发；③对有症状的患者进行监测与实施飞沫隔离措施；这些已被证实可有效控制流感，包括 2009 H1N1 的大流行。
- 院内腹泻：近年来，医疗保健相关腹泻的发病率一直在持续升高。
  - 艰难梭菌感染率，尤其是毒性更强的 NAP1/BI/027 菌株的感染率持续升高，特别是在老年患者中。主要感染控制措施包括：①合理使用抗生素（特别是氟喹诺酮类药物）；②对不典型临床症状病例高度警惕；③加强隔离室的清洁消毒；④早期诊断、治疗和实施接触预防措施。
  - 当腹泻伴有明显的恶心和呕吐症状，粪便细菌培养阴性，应怀疑诺如病毒感染暴发。接触隔离预防措施需要加强环境清洁消毒，并禁止医务人员带病工作或带病者探视。
- 水痘：对儿童和易感医务人员进行常规水痘疫苗接种，可降低院内传播风险。
- 肺结核：应及时识别并隔离肺结核患者；使用 100% 排气的负压单间隔离病房，且每小时换气至少 6 ~ 12 次；医务人员进入隔离病房时应佩戴 N95 口罩，并对暴露的易感人员进行血清学检测随访或皮肤敏感试验。
- A 组链球菌感染：即使只有一两个院内病例也应考虑感染暴

发的可能性，应启动流行病学调查。大多数暴发与手术伤口及手术室中无症状携带者有关。与院内传播有关的携带 A 组链球菌的医务人员在抗感染治疗清除病原菌之前不得返回医院从事诊疗工作。

- 真菌感染：医院装修过程中会扬起尘土，使得真菌孢子在空气中传播。对中性粒细胞减少患者的丝状真菌感染（如曲霉菌或镰刀菌）进行常规监测有助于确定是否存在广泛的环境风险。念珠菌是一种新发的多重耐药病原菌，可导致侵入性医疗保健相关感染。

- 军团菌感染：如果发现院内军团菌感染病例，应进行环境样本的培养（如自来水或院内装饰喷泉用水）；如果培养到军团菌，且临床和环境分离株的类型显示出相关性，则应采取根除措施。

- 耐药细菌感染：耐药菌的感染防控取决于严密的实验室监测、严格的感染控制措施以及积极的抗生素管理政策。

  - 分子分型有助于鉴别由单一菌株引起的暴发（需要强调手卫生和对共同暴露来源的评估），或是多克隆菌株暴发（需要再次强调慎用抗生素和表 81-1 中的"组合干预措施"）。

  - 引起关注的耐药菌包括耐甲氧西林金黄色葡萄球菌、产碳青霉烯酶和超广谱 β - 内酰胺酶的革兰氏阴性细菌、泛耐药不动杆菌和耐万古霉素肠球菌。

- 警惕生物恐怖：培训、有效的内-外部信息交流机制以及风险评估能力是防止生物恐怖事件的关键措施。

第 82 章
免疫抑制宿主的感染

（陈媛媛　译　高燕　审校）

免疫抑制患者发生普通感染和机会性感染的风险均增高。

肿瘤患者的感染

表 82-1 中列出人体正常抵御感染的屏障，在免疫抑制患者中上

表82-1　肿瘤患者正常屏障破坏而易于感染

屏障类型	相应病变	涉及的细胞	病原体	相关肿瘤	疾病
物理屏障	皮肤破损	皮肤上皮细胞	葡萄球菌、链球菌	头颈部鳞状细胞癌	蜂窝织炎、广泛皮肤感染
排泄功能	开放性通道阻塞：尿道、胆道及肠道	腔内上皮细胞	革兰氏阴性菌	肾、子宫、胆道肿瘤及许多转移瘤	急性重症菌血症、泌尿系感染
淋巴功能	淋巴结切除	淋巴结	葡萄球菌、链球菌	乳腺癌术后	蜂窝织炎
脾对微生物的清除	脾切除术	脾网状内皮细胞	肺炎链球菌、流感嗜血杆菌、脑膜炎奈瑟球菌、巴贝虫、二氧化碳嗜纤维菌	霍奇金病、白血病	急骤进展性脓毒血症
吞噬作用	粒细胞缺乏	粒细胞（中性粒细胞）	葡萄球菌、链球菌、肠道微生物、真菌	急性髓细胞性白血病、急性淋巴细胞白血病、毛细胞白血病	菌血症
体液免疫	抗体缺乏	B细胞	肺炎链球菌、流感嗜血杆菌、脑膜炎奈瑟球菌	慢性淋巴细胞性白血病、多发性骨髓瘤	带荚膜的病原体感染、鼻窦炎、肺炎
细胞免疫	T细胞缺乏	T细胞和巨噬细胞	结核分枝杆菌、李斯特菌、疱疹病毒（HSV）、真菌、胞内寄生虫	霍奇金病、淋巴瘤、T细胞淋巴瘤	单纯胞内菌、淋巴瘤、胞内真菌、寄生虫、胞内病毒再激活

述屏障受损，尤其是特定类型的肿瘤患者。肿瘤患者感染相关死亡率呈下降趋势，这与早期应用广谱抗菌药物、对经 4 ～ 7 天抗感染治疗仍发热且血培养阴性的患者给予经验性抗真菌治疗，以及对无发热的中性粒细胞缺乏患者给予广谱抗菌药预防性抗感染治疗相关。

■ 各系统感染综合征

- **皮肤感染**：肿瘤患者常伴发各种类型的皮肤感染，可能是细菌性或真菌性脓毒血症的早期征象，尤其粒细胞缺乏患者（中性粒细胞计数＜ 500/μl）。
  - 蜂窝织炎：最常由 A 组链球菌和金黄色葡萄球菌感染所致。中性粒细胞缺乏患者也可由少见病原体（如大肠杆菌、铜绿假单胞菌及真菌）感染引起。
  - 斑疹和（或）丘疹：由细菌（如铜绿假单胞菌所致脓毒性坏疽）或真菌（如假丝酵母菌）感染所致。
  - Sweet 综合征或发热性嗜中性细胞皮肤病：多见于粒细胞缺乏患者（尤其是急性髓细胞性白血病患者），表现为红色或紫红色丘疹或结节，并形成边界清楚的斑块，伴高热及红细胞沉降率（血沉）增快。皮损最常分布于面部、颈部及手臂。
  - 累及黏膜的多形性红斑：常见于单纯疱疹病毒感染，与Stevens-Johson 综合征不同，后者常与药物相关且皮损分布范围广。上述两种皮损均可见于肿瘤患者。
  - 药疹：药物相关性皮疹，尤其和肿瘤治疗应用的细胞因子相关，增加肿瘤患者皮疹鉴别诊断的难度。
- **导管相关感染**：插管出口部位感染，最常表现为插管部位红斑。
  - 由凝固酶阴性葡萄球菌引起的感染通常可以在不拔除导管的情况下进行药物治疗。
  - 由其他病原体引起的感染，包括金黄色葡萄球菌、假单胞菌、念珠菌、窄食单胞菌和芽孢杆菌，通常需要拔除导管。
  - 如果在"隧道式"导管皮下部位出现红纹，必须拔除导管以防进展至蜂窝织炎和组织坏死。
- **上消化道感染**：因化疗药物损伤皮肤黏膜所致感染非常多见。
  - 口腔黏膜炎常与草绿色链球菌和单纯疱疹病毒感染相关。
  - 口腔念珠菌感染（鹅口疮）常见。
  - 食管炎可由白色念珠菌和单纯疱疹病毒感染所致。

- **下消化道感染**：肠道正常定植的菌群如穿过肠道上皮层可导致严重感染。
  - 慢性播散性念珠菌病：血液系统恶性肿瘤患者处于中性粒细胞缺乏期时，念珠菌播散至各器官（如肝、脾、肾）的结果，通常在中性粒细胞数量恢复时出现症状。患者常出现抗生素治疗无效的持续性发热、腹痛及碱性磷酸酶水平升高。虽然通过活检可检查出肉芽肿、酵母菌或假菌丝，但诊断通常是基于影像学检查（CT、MRI）。治疗应针对其病原体，白色念珠菌最常见，也可为热带念珠菌或其他念珠菌所致。
  - 结肠炎（坏死性结肠炎）：儿童比成人常见，急性髓细胞性白血病和急性淋巴细胞白血病患者比其他肿瘤患者多见。患者常出现发热、右下腹压痛及腹泻（常为血性）。诊断常基于影像学发现结肠壁增厚。治疗包括覆盖肠道菌群的抗菌药物治疗及外科手术（发生肠穿孔时）。
- **中枢神经系统感染**：患者对特定感染的易感性取决于是否存在持续中性粒细胞减少、细胞免疫缺陷（如大剂量糖皮质激素治疗、细胞毒性药物化疗）或体液免疫缺陷（如患慢性淋巴细胞白血病、脾切除术后或骨髓移植后）。
  - 脑膜炎：病原体应考虑隐球菌或李斯特菌，尤其是细胞免疫缺陷患者。体液免疫缺陷患者也有感染荚膜菌（如肺炎链球菌、流感嗜血杆菌和脑膜炎奈瑟菌）的风险。
  - 脑炎：细胞免疫缺陷患者特别易患水痘-带状疱疹病毒、JC病毒（进行性多灶性白质脑病的病原体）、巨细胞病毒、李斯特菌、单纯疱疹病毒及人类疱疹病毒 6 型感染。
  - 颅内占位：最常表现为头痛，伴或不伴发热、神经系统异常。持续中性粒细胞减少症患者出现曲霉属、诺卡菌属或隐球菌属所致的脑脓肿风险增加。细胞免疫缺陷患者感染弓形虫和 EB 病毒（引起淋巴细胞增殖性疾病）的风险增加。确诊需要组织活检。
- **肺部感染**：鉴于肺炎许多常见的症状和体征（如脓性痰、查体肺部实变体征）都依赖于中性粒细胞浸润，由此造成免疫抑制患者发生肺炎时诊断困难。影像学上肺部浸润性改变有助于缩小鉴别诊断范围。
  - 局限性浸润：考虑细菌性肺炎（包括军团菌及分枝杆菌）、

局部出血或栓塞和肿瘤。

- 结节性浸润：考虑真菌感染（如曲霉菌、毛霉菌）、诺卡菌感染和复发性肿瘤。咯血可作为患者发生曲霉菌感染的征象。确诊需要活检发现真菌。
- 弥漫性浸润：考虑与病毒（尤其是巨细胞病毒）、衣原体、肺孢子菌、弓形虫或分枝杆菌感染相关。在免疫功能正常患者中常表现为上呼吸道感染的病原体（如流感病毒、呼吸道合胞病毒）在免疫抑制患者中可引起致死性肺炎。非感染性疾病包括放射性肺炎、充血性心力衰竭、弥漫性肺泡出血（骨髓移植术后）及药物（如博来霉素、烷化剂）相关肺损伤。

- **肾和输尿管感染**：常与肿瘤导致的梗阻相关。
  - 肾易发生念珠菌感染，感染途径包括血流播散或经膀胱逆行感染。持续性真菌尿应筛检肾感染证据（如真菌球）。
  - BK 病毒和腺病毒可引起出血性膀胱炎。

临床思路　中性粒细胞减少伴发热

图 82-1 为中性粒细胞减少伴发热患者的诊断与治疗流程。

- 初始治疗方案应根据培养结果调整；皮肤和黏膜表面的培养可能存在误导。

- 除非有临床或微生物学检查证据，否则初始治疗方案中不宜增添抗菌药物。因警惕革兰氏阴性杆菌感染而增加抗菌药物（如 β - 内酰胺类药物联合氨基糖苷类抗菌药物）并不提高疗效（但却增加毒性），包括对于铜绿假单胞菌的感染治疗亦是如此。

- 关于经验性抗真菌治疗，脂质体两性霉素 B、新型唑类（如伏立康唑或泊沙康唑）和棘白菌素（如卡泊芬净）正在取代普通的两性霉素 B。棘白菌素对于唑类耐药的念珠菌治疗有效。

- 在抗病毒治疗方面，使用阿昔洛韦治疗单纯疱疹病毒和水痘-带状疱疹病毒的临床经验最为丰富。新型抗病毒药物（如西多福韦、膦甲酸钠）抗病毒活性谱更广，可提升抗病毒效果。

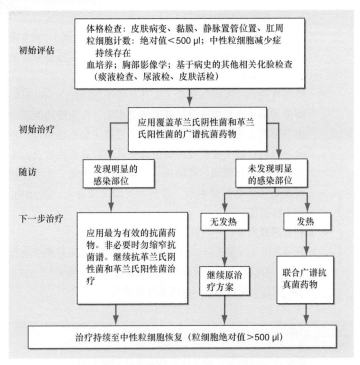

图 82-1 中性粒细胞减少伴发热患者的诊断与治疗流程

- 对于预计持续存在中性粒细胞减少症的患者使用预防性抗生素（如氟喹诺酮类药物），或对进行造血干细胞移植（见下文）的患者使用抗真菌药（如氟康唑）可预防感染。急性淋巴细胞白血病患者和接受含糖皮质激素治疗方案的患者都必须预防肺孢子菌感染。

器官移植患者的感染

评估移植受者的感染必须考虑供体器官携带的感染病原体和受者的免疫抑制药物方案，这将增加其潜伏感染（以及其他感染）的易感性。

- 移植前供者的评估应包括详尽的致病性病毒血清学检测（如单纯疱疹病毒 1 型、单纯疱疹病毒 2 型、水痘-带状疱疹病毒、巨细胞病毒、EB 病毒、人类免疫缺陷病毒及甲、乙、丙型肝炎病毒）和结核分枝杆菌；其他评估应基于供者病史，包括饮食习惯、接触史和旅行史。

- 受者移植前评估通常较供者更为深入，应包括呼吸道病毒及胃肠道病原体的检查。受慢性基础疾病及化疗影响，受者血清学检查结果并不完全可靠。

■ 造血干细胞移植（HSCT）后感染

- **发病机制**：HSCT 中清髓处理使先天性和获得性免疫细胞完全缺失。这种暂时性免疫功能彻底丧失状态和随后的重建过程使宿主极易发生感染。
- **病因**：大多数感染发生在 HSCT 后可预料的时间窗内（表 82-2）。
  - 细菌性感染：中性粒细胞减少相关的感染合并症在移植后第 1 个月内最为常见。一些医疗中心给予预防性抗菌药物（如喹诺酮）以降低革兰氏阴性菌菌血症，但这将增加艰难梭菌结肠炎的患病风险。
    - 皮肤和肠道定植菌（如金黄色葡萄球菌、凝固酶阴性葡萄球菌、大肠杆菌）是 HSCT 后数天内感染的最重要致

表 82-2　造血干细胞移植后常见感染

感染部位	移植后阶段		
	早期（＜1 个月）	中期（1～4 个月）	晚期（＞6 个月）
播散性	需氧细菌（革兰氏阴性、革兰氏阳性）	念珠菌、曲霉菌、EBV	带荚膜的细菌（肺炎链球菌、流感嗜血杆菌、脑膜炎奈瑟球菌）
皮肤和黏膜	HSV	HHV-6	VZV、HPV（疣）
肺	需氧细菌（革兰氏阴性、革兰氏阳性）、念珠菌、曲霉菌、其他真菌、HSV	CMV、季节性呼吸道病毒、肺孢子菌、弓形虫	肺孢子菌、诺卡菌、肺炎链球菌
胃肠道	艰难梭菌	CMV、腺病毒	EBV、CMV
肾		BK 病毒、腺病毒	
脑		HHV-6、弓形虫	弓形虫、JC 病毒（罕见）
骨髓		CMV、HHV-6	CMV、HHV-6

缩略词：CMV，巨细胞病毒；EBV，Epstein-Barr 病毒；HHV-6，人类疱疹病毒 6 型；HPV，人乳头瘤病毒；HSV，单纯疱疹病毒；VZV，水痘-带状疱疹病毒

病菌，此后院内获得性感染病原体和丝状细菌（如万古霉素耐药的肠球菌、不动杆菌、耐药革兰氏阴性菌和诺卡菌属）更为常见。

- 在移植后期（免疫重建后 6 个月以上），最常见带荚膜的病原体感染引起的菌血症，尤其是无脾或低丙种球蛋白血症的患者。

- 真菌感染：移植后 1 周，真菌感染逐渐增多，尤其是接受广谱抗菌药物治疗的患者。因越来越多的机构预防性应用氟康唑，耐药真菌（如曲霉菌、镰刀菌）日渐普遍，但念珠菌仍是最常见的病原体。

  - 长期应用糖皮质激素或其他免疫抑制剂的患者，无论中性粒细胞缺乏是否恢复，其念珠菌或曲霉菌及地方性真菌再激活风险均增加。

  - 推荐应用甲氧苄啶-磺胺甲噁唑（TMP-SMX，每天 160/800 mg，于移植后起始口服，并持续至少 1 年）预防肺孢子菌肺炎。

- 寄生虫感染：预防性应用 TMP-SMX 同时可保护患者免受弓形虫及由于特定细菌所致的晚发感染，包括诺卡菌、产单核细胞李斯特菌、肺炎链球菌和流感嗜血杆菌。

  - 鉴于国际旅行增多，原本通常局限于特定环境的寄生虫疾病（如类圆线虫、利什曼原虫、贾第鞭毛虫、隐孢子虫），越来越多见于 HSCT 后的感染再激活。

- 病毒感染：对 HSV 血清学阳性的患者预防性应用阿昔洛韦或伐昔洛韦，可降低黏膜炎的发生率，并避免肺炎和其他 HSV 相关疾病。

  - HSCT 后几个月内常出现带状疱疹，通常可由阿昔洛韦治愈。

  - 人类疱疹病毒 6 型感染可使得单核细胞及血小板植入延迟，并可引起脑炎或肺炎。抗病毒治疗的效果尚不确切。

  - CMV 疾病（如间质性肺炎、骨髓抑制、结肠炎和植入失败）常发生在 HSCT 后 30 ～ 90 天。重症患者多见于异基因造血干细胞移植者，常与移植物抗宿主病相关，肺炎是其首要的死亡原因。由于更昔洛韦相关的毒副作用，抢先治疗（仅在血液中检测到 CMV 后才开始抗病毒治疗）已经取代预防性治疗（对所有移植受者或供者血清阳性的患者进行治疗）。

- 也可发生 EBV 相关淋巴细胞增殖性疾病以及由呼吸道病毒（如呼吸道合胞病毒、副流感病毒、偏肺病毒、流感病毒、腺病毒）引起的感染。HSCT 后患者的尿液中发现 BK 病毒（一种多瘤病毒）可能与出血性膀胱炎有关。

■ 实体器官移植（SOT）后感染

- **发病机制**：不同于 HSCT，实体器官移植后患者并不发生中性粒细胞减少阶段，因此两者发生的感染也不相同。但实体器官移植受者需长期应用免疫抑制剂，可引起慢性 T 细胞免疫功能损伤。此外，受者的免疫细胞（如效应 T 细胞）和供者器官（异体移植）之间的 HLA 配型不合的状态持续存在，使器官始终处于高感染风险之中。

- **病因学**：与 HSCT 类似，感染的风险取决于移植后时间。
  - 早期感染（移植后 1 个月以内）：最常见的病原体是细胞外的微生物，常源自手术切口或吻合部位。
  - 中期感染（移植后 1～6 个月）：患者细胞免疫受抑制的表现日趋明显，感染病原体包括病毒、分枝杆菌、地方性真菌及寄生虫，可分为获得性感染或再激活感染。

    - CMV 可引起严重的系统性疾病或移植器官感染；后者增加移植器官排斥风险，而积极增强免疫抑制治疗反过来可能促进 CMV 复制。

    - 诊断、治疗和预防性治疗 CMV 感染是阻断恶性循环的关键。

  - 晚期感染（移植后 6 个月以上）：此阶段的感染与慢性 T 细胞免疫功能受损患者的感染相似（如李斯特菌、诺卡氏菌、红球菌、分枝杆菌、各种真菌、其他细胞内生物感染）。

    - EBV 相关淋巴细胞增殖性疾病最常见于接受心脏移植或肺移植（及其他采用高强度免疫抑制方案）的患者；一旦发生，如果病情允许应减量或停用免疫抑制剂治疗，并考虑使用抗 B 细胞抗体治疗。

    - 通常建议所有实体器官移植受者预防性治疗肺孢子菌肺炎至少 1 年。

    - 实体器官移植后 12 个月内结核发病率明显高于 HSCT 术后，也反映了当地结核病的流行情况。

- **特定情况**: 上述内容适用于所有器官移植患者,但是特定器官移植各具不同的考虑点。
  - 肾脏移植: 移植后 4 ~ 6 个月内预防性应用 TMP-SMX 可降低早期和中期感染的发生率,尤其是因手术改变解剖结构引起的泌尿系感染。CMV 是移植后中期感染最主要的病原体;肾移植术后 1 ~ 4 个月出现发热症状的患者中,50% 被证实是 CMV 感染引起的,因此许多中心对高危患者使用缬更昔洛韦预防性治疗。BK 病毒尿症和 BK 病毒血症常被诊断为迟发性疾病,与输尿管狭窄、肾病和血管病变相关,需减量免疫抑制剂以降低移植物排异的发生率。
  - 心脏移植: 纵隔炎是心脏移植的早期并发症,通常由典型的皮肤菌群感染引起,少数由支原体引起。由于心脏移植患者中弓形虫感染(一种中期感染)总体发病率高,有必要行血清学筛查和预防性治疗(如 TMP-SMX)。
  - 肺移植: 肺移植患者早期易患肺炎和纵隔感染。CMV 感染发病率高(供体或受体血清阳性率为 75% ~ 100%)表明抗病毒预防至关重要;停止预防治疗可能出现晚发感染,但是因免疫抑制剂用量减少,患者感染相对容易控制。
  - 肝移植: 细菌性脓肿和腹膜炎是移植后早期常见的并发症,通常由胆道漏引起。真菌感染的发生率很高,与术前使用糖皮质激素、长期使用抗生素和大剂量免疫抑制剂治疗相关。复发(再激活)乙型和丙型肝炎病毒感染仍是临床难题。应用乙型肝炎病毒免疫球蛋白和预防乙型肝炎病毒的抗病毒药物能预防乙型肝炎病毒再感染。丙型肝炎病毒再感染见于未经抗病毒治疗的丙型病毒性肝炎患者,目前直接抗病毒药物对移植前的丙型肝炎病毒感染和预防移植后移植物的再感染有效。

免疫抑制患者的疫苗接种

对接受化疗的癌症患者、霍奇金病患者和造血干细胞移植受者的疫苗接种建议见表 82-3。对于实体器官移植受者,应在免疫抑制之前给予常规疫苗和加强剂。持续免疫抑制的患者应每 5 年重复接种肺炎球菌疫苗,一般不应接种活疫苗。

表 82-3 接受化疗的癌症患者和移植受者的疫苗接种建议 [a]

疫苗	在适应证患者中应用			
	高强度化疗	霍奇金病	造血干细胞移植	实体器官移植
白喉－破伤风两联疫苗 [b]	常规方案及必要时给予加强	无特殊建议	移植后 6～12 个月予 3 剂	移植前注射破伤风－白喉－无细胞百日咳疫苗
脊髓灰质炎 [c]	常规全量方案，并予加强	无特殊建议	移植后 6～12 个月予 3 剂	移植前注射
B 型流感嗜血杆菌结合物	常规方案，儿童予加强	治疗前免疫接种，3 个月后给予加强	移植后 6～12 个月予 3 剂（同隔 1 个月）	移植前注射
人乳头瘤病毒疫苗 [d]	9～45 岁女性建议接种 9 价疫苗	9～45 岁女性建议接种 9 价疫苗	9～45 岁女性建议接种 9 价疫苗	9～45 岁女性建议接种 9 价疫苗
甲型肝炎疫苗	同正常人群（与职业和生活方式相关）	同正常人群（与职业和生活方式相关）	同正常人群（与职业和生活方式相关）	移植前注射
乙型肝炎疫苗	同正常人群	同正常人群（与职业和生活方式相关）	移植后 6～12 个月给予 3 剂	移植前注射

表82-3　接受化疗的癌症患者和移植受者的疫苗接种建议 [a]（续表）

疫苗	在适应证患者中应用			
	高强度化疗	霍奇金病	造血干细胞移植	实体器官移植 [f]
肺炎球菌结合疫苗，肺炎球菌多糖疫苗 [c]	尽可能化疗前完成初始接种	脾切除患者应接种23价肺炎球菌多糖疫苗	移植后3～6个月开始接种3剂13价肺炎球菌结合疫苗，至少8周后接种1剂23价肺炎球菌多糖疫苗。5年后可接种第2剂23价肺炎球菌多糖疫苗	分2步接种 [f]
4价脑膜炎球菌疫苗 [g]	脾切除患者和居住在流行地区的患者，包括居住在集体宿舍的大学（专）生	脾切除患者和居住在流行地区的患者，包括居住在集体宿舍的大学（专）生。5年后可予加强	脾切除患者和居住在流行地区的患者，包括居住在集体宿舍的大学（专）生。5年后可予加强	移植前注射
流感疫苗	季节性接种	季节性接种	季节性接种（建议最早可在移植后4个月给予季节性接种剂量；如果在移植后大于6个月接种，建议增加剂量）	季节性接种
麻疹/腮腺炎/风疹疫苗	禁忌	化疗期间禁忌	移植后24个月无移植物宿主病的患者	季节性接种

表 82-3　接受化疗的癌症患者和移植受者的疫苗接种建议 [a]（续表）

疫苗	高强度化疗	霍奇金病	在适应证患者中应用	
			造血干细胞移植	实体器官移植
水痘-带状疱疹疫苗 [h]	禁忌 [i]	禁忌	禁忌（CDC 建议在重新评估后个体化应用）	移植前注射

[a] 免疫接种顾问委员会和疾病预防控制中心（CDC）指南的最新推荐请参阅 http://www.cdc.gov/vaccines。

[b] 建议成人注射单剂破伤风-白喉-无细胞百日咳（TDaP）三联疫苗，然后每 10 年注射一次加强剂量的破伤风-白喉（Td）疫苗。

[c] 禁忌活病毒疫苗，宜采用灭活疫苗。

[d] 登录 CDC 网站（www.cdc.gov/vaccines）以获取最新的建议。

[e] 两种肺炎球菌疫苗可预防肺炎球菌疾病。一种针对 13 种血清型的活性结合疫苗（13 价肺炎球菌结合疫苗，或 PCV13）。现有三种不同的剂量为所有儿童接种。对 23 种血清型活性的多糖疫苗（23 价肺炎球菌多糖疫苗，或 PPSV23）产生的抗体滴度低于结合疫苗所获得的抗体滴度，并且免疫力可能下降更快。由于造血干细胞移植受者的化疗消除了免疫记忆，因此建议对所有此类患者重新接种。发生了血液干细胞移植受者疫苗接种疗效更佳；但由于需要预防严重疾病，大多数情况下应在移植后 6～12 个月内接种肺炎球菌疫苗。因 PPSV23 包括 PCV13 中不存在的血清型。干细胞移植重建疫苗接种效果更佳；干细胞移植受者接种最少应在最后 1 剂 PCV13 后至少 8 周接受 1 剂 PPSV23。尽管单剂 PPSV23 抗体滴度明显下降，但多剂 PPSV23 经验有限，有关此类恶性肿瘤接种的安全性、毒性或有效性给药不足。基于此原因，目前 CDC 建议对免疫抑制患者（包括移植受者、霍奇金病、淋巴瘤或全身性恶性肿瘤患者）在最后一次给药后至少 5 年接种单 1 剂 PPSV23。除单次额外剂量外，此时不推荐进一步剂量。

[f] 第一步：对所有移植候选者在接种 1 剂肺炎球菌结合疫苗 Prevnar®（13 价肺炎球菌疫苗，PCV13）。如果移植候选人之前已接种过 Pneumovax®（23 价肺炎球菌多糖疫苗，PPSV23），则应至少 6 周内使用 13 价肺炎球菌疫苗。第二步：在接种 13 价肺炎球菌疫苗后至少 8 周内接种 1 剂 23 价肺炎球菌疫苗；5 年后接种肺炎球菌加强剂量的 23 价肺炎球菌疫苗（即接种 13 价肺炎球菌疫苗之前），则在至少 3 年后给予第 2 剂 23 价肺炎球菌疫苗。

[g] 脑膜炎球菌结合疫苗 MenACWY 推荐用于≤55 岁的成人，脑膜炎球菌多糖疫苗（MPSV4）推荐用于≥56 岁的成人。

[h] 包括儿童水痘疫苗和成人带状疱疹疫苗。

[i] 联系制造商以获取更多有关在急性淋巴细胞白血病儿童患者中的使用详情

第83章
感染性心内膜炎

（李忠佑　译　靳文英　审校）

急性心内膜炎为迅速破坏心脏结构的发热性疾患，经血行传播感染心外组织，可在数周内恶化进展而死亡。亚急性心内膜炎较少引起迁移性感染，除非合并严重栓塞事件或细菌性动脉瘤破裂，否则一般病情进展较慢。

- **流行病学**：在发达国家，心内膜炎的年发病率为每10万人口中4～7例，更多见于老年。
  - 易患因素包括医疗照护相关行为、先天性心脏病、静脉注射违禁药品、退行性瓣膜病，以及存在植入性心内装置。
  - 慢性风湿性心脏病是低收入国家人群罹患本病的危险因素。
  - 心内膜炎中16%～30%发生于人工瓣膜置换人群，术后最初6～12个月为发病的最高风险阶段。
- **病因及微生物学**：由于侵入门户不同，临床各类型心内膜炎的致病微生物相异。
  - 自体瓣膜性心内膜炎（NVE）的常见病原菌包括草绿色链球菌、葡萄球菌和HACEK菌群（嗜血杆菌属、放线杆菌属、人心杆菌属、啮蚀艾肯菌属、金氏杆菌属），其经由口腔、皮肤和上呼吸道进入血液播散。解没食子酸链球菌解没食子酸亚种（原称牛链球菌生物Ⅰ型）源于肠道，与结肠息肉或癌症的发病相关。
  - 医疗保健相关性NVE常由金黄色葡萄球菌、凝固酶阴性葡萄球菌（CoNS）和肠球菌引起。患者在过去90天内曾与医疗照护系统发生过紧密接触，可在院内（55%）或社区（45%）发病。
  - 人工瓣膜心内膜炎（PVE）发生于术后60天内，由于术中污染或术后并发菌血症所致，常见病原菌为CoNS、金黄色葡萄球菌、兼性革兰氏阴性杆菌、类白喉杆菌或真菌。术后1年发生的心内膜炎与社区获得性NVE的病原菌谱相同。术后2～12个月，由于CoNS引发的PVE，通常为迟发性院内感染。

- 心血管植入式电子设备（CIED）相关心内膜炎，累及包括电子设备自身和其与心内膜接触处，偶见伴发主动脉瓣和二尖瓣感染。1/3 的 CIED 相关心内膜炎患者在装置植入或操作后 3 个月之内发病，1/3 在 4 ～ 12 个月后发病，1/3 在 1 年之后。大多数病例由金黄色葡萄球菌和 CoNS（通常是耐甲氧西林菌株）引起。

- 静脉药瘾者心内膜炎，尤其是累及三尖瓣者，通常由金黄色葡萄球菌（多为耐甲氧西林菌株）引起。静脉药瘾者发生的左心瓣膜感染除常见的病原菌以外，还可由铜绿假单胞菌、念珠菌属、芽孢杆菌属、乳酸杆菌属和棒状杆菌属引发。

- 大约 5% ～ 15% 的心内膜炎病例血培养阴性，其中 1/3 ～ 1/2 既往曾使用过抗生素；其余血培养阴性病例则由于苛养菌感染引起，如营养缺陷菌颗粒链菌属和乏养菌属、HACEK 菌群、伯纳特立克次体、巴尔通体菌属、布鲁菌属和惠普尔养障体感染。

- **发病机制**：受损的内膜容易受到强毒力病原菌（如金黄色葡萄球菌）的直接感染，或形成非感染性血小板纤维素性血栓[被称为无菌性血栓性心内膜炎（NBTE）]，当机体出现一过性菌血症时形成感染。

  - NBTE 源于心内结构异常（如二尖瓣反流、主动脉瓣狭窄、主动脉瓣反流）、高凝状态[引起恶病质性心内膜炎（marantic endocatditis），其形成非感染性赘生物]以及抗磷脂综合征。

  - 病原微生物进入血循环后，通过表面黏附分子附着于内膜表面或 NBTE 部位。

  - 心内膜炎的临床表现由于下述因素引发：细胞因子生成、心内结构破坏、赘生物脱落造成栓塞、菌血症造成血行性感染，以及免疫复合物沉积致使组织损伤。

- **临床表现**：临床表现多样，可呈急性或亚急性，病程特点很大程度上取决于其致病微生物：金黄色链球菌、β 溶血性链球菌、肺炎双球菌和里昂葡萄球菌以急性起病为特点；反之，草绿色链球菌、肠球菌、CoNS（里昂葡萄球菌除外）和 HACEK 菌群多以亚急性起病。

  - 全身症状：一般非特异性，可包括发热、寒战、体重下降、肌痛或关节痛。
- 心脏表现：近乎 85% 急性 NVE 患者都可闻及心脏杂音，尤其是新发或响度增强反流杂音。
  - 30% ～ 40% 患者进展为心力衰竭，通常由于瓣膜功能障碍所致。
  - 感染扩散可造成瓣周脓肿，并可进一步形成心内瘘道。脓肿可由主动脉根部扩展至室间隔，从而破坏心脏传导系统，或播散累及心包引起心包炎。
- 心外表现：大约 50% 患者发生动脉栓塞，其中半数先于心内膜炎的诊断；血行播散引起的局灶性感染最常见于皮肤、脾、肾、骨骼和脑膜。
  - 金黄色葡糖球菌引起的心内膜炎，活动性赘生物直径＞10 mm；以及感染累及二尖瓣（尤其是前叶）增加栓塞风险。
  - 15% ～ 35% 患者并发脑血管栓塞，表现为卒中或脑病，其中半数病例先于心内膜炎的诊断；然而，30% ～ 65% 的左侧心内膜炎患者在 MRI 上发现了临床无症状栓塞的证据。
    - 抗生素治疗后卒中的发生率显著降低，并且其与赘生物大小变化无关；3% 卒中发生在有效治疗 1 周之后，但是这些晚发的栓塞事件并不特异性构成抗生素治疗失败的证据。
    - 其他神经系统的并发症包括无菌性或化脓性脑膜炎、真菌性动脉瘤破裂引起的颅内出血（感染部位或菌栓附着处动脉壁变薄并局部扩张）或出血性梗死、痫性发作，以及微脓肿（尤其是金黄色葡萄球菌所致）。
  - 免疫复合物在肾小球基底膜沉积，引起肾小球肾炎和肾功能障碍，经抗生素治疗可改善。
  - 亚急性感染性心内膜炎的非化脓性外周表现（如 Janeway 损害和 Roth 斑）与感染病程相关，随着早期诊断和治疗，目前已经很少见。
- 特定易感状态发病的临床表现：基础病况可影响疾病的症状和体征。
  - 静脉药瘾者：大约 50% 静脉药瘾者心内膜炎局限于三尖瓣，表现为发热、乏力、脓毒性肺栓塞（表现为咳嗽、胸膜炎性胸痛、结节性肺浸润，或偶有脓胸或脓气胸），无心脏杂音，以及缺乏周围体征表现。静脉药瘾者左侧心内膜炎的临床特征与典型心内膜炎一致。

- 医疗保健相关性心内膜炎：心内无植入设备者呈典型的临床表现；经静脉起搏器或埋藏式心脏复律除颤器植入术后心内膜炎，可伴脉冲发生器的囊袋感染，引起发热、微弱心脏杂音和菌栓所致的肺部症状。

- 人工瓣膜心内膜炎（PVE）：瓣膜外科术后 60 天内发生的心内膜炎病例中，其典型症状可被围术期合并症掩盖。瓣周感染在 PVE 中较常见，引起瓣膜开裂、反流性心脏杂音、充血性心力衰竭或心脏传导阻滞。

- **诊断**：只有对赘生物进行组织学和微生物学鉴定后，才可确诊感染性心内膜炎无疑。

  - 改良 Duke 标准（表 83-1）用于诊断感染性心内膜炎兼具良好的敏感性和特异性，其着重于微生物学证据和超声心动图表现。

    - 临床确诊需满足 2 条主要标准；或 1 条主要标准加 3 条次要标准；或满足 5 条次要标准。

    - 可疑心内膜炎的诊断需满足 1 条主要标准加 1 条次要标准；或 3 条次要标准。

  - 从未接受过抗生素治疗的患者，需在最初 24 h 内从不同部位分别留取 3 次血培养标本，每次间隔至少 2 h，且每次各留取 2 套血样。如果 48 ～ 72 h 后血培养阴性，则应重复采血 2 ～ 3 次。

  - 血清学检查有助于特殊病原体性心内膜炎的诊断，如布鲁菌属、巴尔通体菌属、军团菌属、鹦鹉热衣原体，或伯纳特立克次体。缺乏血培养阳性结果时，对赘生物进行组织学检查、培养、直接荧光抗体检测技术，和（或）PCR 可能有助于鉴定致病微生物。

  - 应完善超声心动图检查以确定诊断，并鉴定赘生物大小、检出心内并发症及评估心脏功能。

    - 经胸超声心动图（TTE）难以检出直径＜ 2 mm 的赘生物，不足以评估人工瓣膜或检出心内并发症。除此，20% 患者应用受限于其技术短板——由于肺气肿或体型因素。然而，对于心内膜炎疑似度较低的患者，TTE 检查足矣。

表 83-1　用于感染性心内膜炎临床诊断的改良 Duke 标准 [a]

主要标准

1. 血培养阳性

    两次血培养提示为感染性心内膜炎的典型病原菌:

    　　草绿色链球菌、牛链球菌、HACEK 菌群、金黄色葡萄球菌,

    　　或社区获得性肠球菌而无原发灶, **或**

    持续的血培养阳性, 病原体与感染性心内膜炎相一致, 符合如下情况:

    　　血培养留取间隔 12 h 以上, **或**

    　　所有 3 次、≥ 4 次分别留取的血培养中大多数阳性, 同时首末采血至

    　　　少间隔 1 h, **或**

    单次血培养伯纳特立克次体阳性或逆相 I IgG 抗体滴度 ≥ 1: 800

2. 心内膜受累证据

    超声心动图异常 [b]

    　　在心内瓣膜或其支持结构、血液反流路径或植入物发现心内漂浮团块,

    　　　无法用解剖因素解释, **或**

    　　脓肿, **或**

    　　新发的人工瓣膜部分开裂, **或**

    　　新发的瓣膜反流(原先并不显著的心脏杂音增强或变化)

次要标准

1. 易患因素: 结构性心脏病 [c] 或静脉药物滥用

2. 发热: ≥ 38.0℃ (≥ 100.4 ℉)

3. 血管表现: 大动脉栓塞、化脓性肺梗死、感染性动脉瘤、颅内出血、结膜出血、Janeway 损害

4. 免疫表现: 肾小球肾炎、Osler 结节、Roth 斑、类风湿因子

5. 微生物学证据: 血培养阳性但不符合上述主要标准 [d], 或符合感染性心内膜炎活动性细菌感染的血清学证据

[a] 心内膜炎确诊标准为符合 2 条主要标准; 或 1 条主要标准和 3 条次要标准; 或 5 条次要标准。详情见表格。

[b] 疑似人工瓣膜心内膜炎或复杂性心内膜炎, 需经食管超声心动图进行充分评估。

[c] 瓣膜狭窄或反流、具有人工瓣膜、先天性心脏病完全或部分纠正状态(除外单纯房间隔缺损、修复的室间隔缺损和闭合的动脉导管未闭)、既往罹患心内膜炎或肥厚型心肌病。

[d] 除外凝固酶阳性葡萄球菌和类白喉杆菌属单次培养阳性, 其常见于培养污染; 以及不经常引起感染性心内膜炎的病原体, 如革兰氏阴性杆菌。

资料来源: Adapted from Li JS et al: Proposed modifications to the Duke criteria for the diagnosis of infective endocarditis. Clin Infect Dis 30: 633, 2000. With permission from Oxford University Press.

- 经食管超声心动图(TEE)对于确诊心内膜炎病例中赘生物的检出率 > 90%, 适用于评估人工瓣膜, 以及检出脓肿、瓣膜穿孔或心内瘘道。

- 当临床疑似心内膜炎时，TEE 检查结果阴性不能除外诊断，需在其后 7 ～ 10 天内复查 1 ～ 2 次。
- 对于金黄色葡萄球菌菌血症者，推荐常规超声心动图检查（最好是 TEE）。

治疗 心内膜炎

抗生素治疗

- 需长疗程杀菌类抗生素治疗。各类微生物特异性治疗方案见表 83-2。
  - 重复检测血培养直至完全阴性。再次发热时需重复血培养，并在治疗后 4 ～ 6 周复查以确定治愈。
  - 对于接受抗生素治疗 7 天仍然发热的患者，应注意筛查有无瓣周或心外脓肿。
- 急性心内膜炎的患者在留取 3 次血培养后应尽早开始抗生素治疗，但亚急性心内膜炎患者，如果临床病情稳定，应在确定诊断之后才给予抗生素治疗。
- 接受万古霉素或氨基糖苷类抗生素治疗的患者应监测血药浓度。应定期进行肾、肝和（或）血液学的毒性检测。

病原特异性治疗

- B 型、C 型或 G 型链球菌所引起的心内膜炎，推荐使用青霉素相对耐药链球菌的治疗方案（表 83-2）。
- 肠球菌感染需干扰细胞壁合成的药物联合氨基糖苷类抗生素（庆大霉素或链霉素）协同杀菌。应当检测肠球菌是否对氨基糖苷类抗生素耐药。药物治疗效果良好的患者，如果在治疗 2 ～ 3 周后出现毒性反应，可以停用氨基糖苷类抗生素。如果对所有氨基糖苷类抗生素高度耐药，单独使用干扰细胞壁合成的药物治疗 8 ～ 12 周。对于粪肠球菌感染，可给予大剂量氨苄西林联合头孢曲松治疗。如果分离菌株对常规使用的药物耐药，则建议考虑外科手术治疗（表 83-3）。
- 对于葡萄球菌感染 NVE，β 内酰胺类抗生素基础上联合庆大霉素 3 ～ 5 天并不能改善预后，因此不推荐。
- 对于金黄色葡萄球菌引起的心内膜炎，如果分离菌株对万古霉素最低抑菌浓度（MIC）≥ 2 μg/ml，使用达托霉素

表 83-2　常见病原体所致感染性心内膜炎的抗生素治疗 [a]

病原体	药物（剂量、疗程）	说明
链球菌		
青霉素敏感性链球菌、解没食子酸链球菌（MIC ≤ 0.12 μg/ml[b]），	• 青霉素 G（2～3 mU IV q4 h×4 周） • 头孢曲松（2 g IV qd×4 周，单剂给药） • 万古霉素[c]（15 mg/kg IV q12 h×4 周） • 青霉素 G（2～3 mU IV q4 h）或头孢曲松（2 g IV qd）×2 周； **联合** 庆大霉素[d]（3 mg/kg IV 或 IM，单剂给药[c]，或分次等量用药 q8 h×2 周）	如果不具备青霉素，可使用氨苄青霉素或阿莫西林（2 g IV q4 h） 非速发型青霉素过敏患者可使用头孢曲松 严重或速发型 β 内酰胺类过敏患者使用万古霉素 对于氨基糖苷类抗生素毒性差风险增高者、人工瓣膜或复杂性心内膜炎的患者，避免使用 2 周方案
青霉素相对耐药链球菌、解没食子酸链球菌（0.12 μg/ml < MIC < 0.5 μg/ml[f]）	**联合** • 青霉素 G（4 mU IV q4h）或头孢曲松（2 g IV qd）×4 周； **联合** 庆大霉素[d]（3 mg/kg IV 或 IM，单剂给药[c]，或分次等量给药 q8 h×2 周） • 万古霉素[c]（15 mg/kg IV q12 h×4 周）	如果不具备青霉素，可使用氨苄青霉素或阿莫西林（2 g IV q4 h）。链球菌性 PVE（青霉素 MIC ≤ 0.1 μg/ml）推荐单独应用青霉素 6 周或其初始于 2 周联合庆大霉素 如果无法耐受青霉素，使用万古霉素。非速发型 β 内酰胺过敏患者可单独使用头孢曲松或联合与庆大霉素

表 83-2　常见病原体所致感染性心内膜炎的抗生素治疗ᵃ（续表）

病原体	药物（剂量，疗程）	说明
青霉素中度耐药链球菌（0.5 μg/ml ≤ MIC < 8 μg/mlᵍ）；颗粒链球菌属、乏养菌属、孪生球菌属	• 青霉素 G（4～5 mU IV q4 h）×6周 联合 庆大霉素ᵈ（3 mg/kg IV 或 IM，单剂给药ᵉ，或分次等量给药 q8 h×6周） • 万古霉素ᶜ（15 mg/kg IV q12 h×4 周）	推荐用于链球菌性 PVE（青霉素 MIC > 0.1 μg/ml） 一些人更倾向于此方案
肠球菌ᵇ	青霉素 G（4～5 mU IV q4 h） 联合 庆大霉素ᵈ（1 mg/kg IV q8 h），均 ×4～6周 • 氨苄青霉素（2 g IV q4 h） 联合 庆大霉素ᵈ（1 mg/kg IV q8 h），均 ×4～6周 • 万古霉素ᶜ（15 mg/kg IV q12 h） 联合 庆大霉素ᵈ（1 mg/kg IV q8 h），均 ×4～6周	如果 NVE 症状持续<3个月，可采用 4 周方案。对于 PVE 和症状持续超过 3 个月的 NVE，给予 6 周疗程。部分患者可缩短庆大霉素疗程（详见正文）。如果并非对链霉素高度耐药，可使用链霉素（7.5 mg/kg q12 h）替代庆大霉素 可使用阿莫西林替代氨苄西林（剂量相同） 仅对青霉素过敏者（优选进行青霉素脱敏），以及分离菌株对青霉素/氨苄青霉素耐药患者使用万古霉素联合庆大霉素的方案

表 83-2　常见病原体所致感染性心内膜炎的抗生素治疗 [a]（续表）

病原体	药物（剂量，疗程）	说明
	• 氨苄青霉素（2 g IV q4 h） 联合 头孢曲松（2 g IV qd），均 6 周	用于分离菌株为粪肠球菌者，无论是否伴有对庆大霉素和链霉素高度耐药；或用于氨基糖苷类抗生素肾毒性风险增高者（肌酐清除率 < 50 ml/min；详见正文）
葡萄球菌（金黄色葡萄球菌和凝固酶阴性葡萄球菌）		
甲氧西林敏感（MSSA）的自体瓣膜感染（无人工装置）	• 萘夫西林、苯唑西林或氟氯西林（2 g IV q4 h × 4 ~ 6 周）	如果分离菌株为青霉素敏感（如不产 β 内酰胺酶），可使用青霉素（4 mU q4 h）。优选 6 周方案
	• 头孢唑林（2 g IV q8 h × 4 ~ 6 周）	非速发型青霉素过敏者可使用头孢唑林，优选 6 周方案
	• 万古霉素 [c]（15 mg/kg IV q8 h × 4 ~ 6 周）	万古霉素仅用于速发型或严重青霉素过敏（等麻疹）者；关于联合庆大霉素，夫西地酸或利福平的内容详见正文。优选 6 周方案
耐甲氧西林（MRSA）的自体瓣膜感染（无人工装置）	• 万古霉素 [c]（15 mg/kg IV q8 ~ 12 h × 4 ~ 6 周）	不推荐常规使用利福平（详见正文）。万古霉素 MIC > 1.0 µg/ml 或万古霉素治疗期间持续菌血症的 MRSA，考虑大剂量使用达托霉素（详见正文）

表83-2 常见病原体所致感染性心内膜炎的抗生素治疗ᵃ（续表）

病原体	药物（剂量，疗程）	说明
甲氧西林敏感（MSSA）的人工瓣膜感染	• 萘夫西林、苯唑西林或氯唑西林（2 g IV q4h×6～8周） 联合 庆大霉素ᵈ（1 mg/kg IV 或 IM q8h×2周） 联合 • 利福平ⁱ（300 mg PO q8h×6～8周）	初始2周使用庆大霉素，并在起始应用利福平之前确定患者对庆大霉素的敏感性（详见正文）；对青霉素严重过敏的患者采用MRSA治疗方案；如果对β内酰胺酶只是轻度的非速发型过敏反应，可使用头孢唑林替代萘夫西林、苯夫西林或氯唑西林
耐甲氧西林（MRSA）的人工瓣膜感染	• 万古霉素ᶜ（15 mg/kg IV q12h×6～8周）， 联合 庆大霉素ᵈ（1 mg/kg IV 或 IM q8h×2周） 联合 利福平ⁱ（300 mg PO q8h×6～8周）	初始2周使用庆大霉素，并在起始应用利福平之前确定患者对庆大霉素的敏感性
HACEK 菌群	• 头孢曲松（2 g IV qd×4周） • 氨苄西林/舒巴坦（3 g IV q6h×4周）	或其他剂量相当的三代头孢菌素 敏感菌株可使用环丙沙星（400 mg IV q12h）
伯纳特立克次体	• 多西环素（100 mg PO q12h） 联合 羟氯喹（200 mg PO q8h），二者均至少18个月（自体瓣膜）或24个月（人工瓣膜）	治疗期间随访血清学检测监测疗效（逆相Ⅰ IgG和IgA下降4倍，以及逆相Ⅱ IgM阴性），并在此后用于复发监测

表 83-2 常见病原体所致感染性心内膜炎的抗生素治疗 ª（续表）

病原体	药物（剂量，疗程）	说明
巴尔通体菌属	• 多西环素（100 mg q12 h PO）6 周 联合 庆大霉素（1 mg/kg IV q8 h×2 周）	无法耐受多西环素可使用阿奇霉素（500 mg PO qd）。一些专家建议，除非外科手术清除所有感染灶，否则多西环素应持续使用 3～6 个月

a 方案改编自美国心脏协会（AHA）和欧洲心脏病学会（ESC），以及少部分参考英国抗菌化疗学会（BSAC）指南。对于肾功能不全的患者必须调整庆大霉素、链霉素和万古霉素剂量。应用标准体重计算庆大霉素和链霉素的每千克体重剂量：男性＝50 kg + 2.3 kg/英寸×（身高－5 英尺），女性＝45.5 kg + 2.3 kg/英寸×（身高－5 英尺）。1 英寸＝2.54 cm；1 英尺＝30.48 cm。

b MIC ≤ 0.125 μg/ml（ESC 和 BSAC 标准）。

c 万古霉素使用剂量基于实际体重。链球菌和肠球菌感染时调整药物谷浓度为 10～15 μg/ml；葡萄球菌感染时的药物谷浓度为 15～20 μg/ml。

d 氨基糖苷类抗生素在肠球菌感染的心内膜炎时不应单次给予全部日剂量，并应作为初始治疗的一部分。肌注或静脉输注庆大霉素 20～30 min，1 h 后测定的药物峰浓度和谷浓度应分别为 3.5 μg/ml 和 ≤ 0.1 μg/ml；链霉素（测定时间同庆大霉素）的峰浓度和谷浓度分别为 20～35 μg/ml 和 < 10 μg/ml。

e 奈替米星（4 mg/kg，单剂给药）可替代庆大霉素。

f 0.125 μg/ml < MIC ≤ 2.0 μg/ml（ESC 标准）；0.125 μg/ml < MIC ≤ 5.0 μg/ml（BSAC 标准）。

g MIC > 2.0 μg/ml（ESC 标准）；采用肠球菌方案治疗（BSAC 推荐）。

h 必须评估抗生素的敏感性。

i 利福平将降低华法林和双香豆素的抗凝作用。

缩略词：NVE，自体瓣膜心内膜炎；PVE，人工瓣膜心内膜炎

（8～10 mg/kg IV qd）有效。尽管这一方案还未通过美国食品和药品监督管理局（FDA）许可，并且分离菌株应进行达托霉素敏感性的检测。

- 葡萄球菌感染 PVE 需多种抗生素联合治疗 6～8 周。利福平极其重要，因其可杀灭黏附于异物上的病原体。利福平联合另外两种抗生素的方案，可避免体内形成利福平耐药。应在利福平治疗前检测庆大霉素的敏感性，如果提示分离菌株耐药，采用另一种氨基糖苷类药物、氟喹诺酮、头孢洛林或其他活性药物替代。

- 血培养结果确定前或培养阴性时，应根据病因的流行病学线索（如静脉药瘾者心内膜炎、医疗保健相关性心内膜炎等）进行经验性治疗。

  - 既往未接受抗生素治疗而血培养阴性的患者，金黄色葡萄球菌、凝固酶阴性葡萄球菌（CoNS）和肠球菌感染的可能性较小。此时经验性治疗应靶向营养缺陷型细菌、HACEK 菌群和巴尔通体菌属。

  - 如果此前接受过抗生素治疗而目前血培养阴性，建议经验性治疗采用广谱方案并需覆盖先前药物抑制的病原体。

手术治疗

- 手术干预的时机和指征列于表 83-3，然而这些指征中的大多数并不是绝对的，其建议衍生于观察性研究和专家意见。中重度难治性心力衰竭是感染性心内膜炎手术治疗的主要指征。

- 如果合并非出血性栓塞性脑卒中，若病情许可，心脏外科手术应延后 2～3 周，出血性脑卒中则应延后 4 周。心脏手术前应首先治疗真菌性动脉瘤破裂。

- 心脏外科术后抗生素的疗程取决于手术指征。

  - 非复杂性 NVE 病例，敏感菌株感染所致，并且术中瓣膜组织培养阴性，术前和术后治疗时长应等同于推荐的总疗程，其中术后疗程约 2 周。

  - 对于瓣周脓肿、未治愈的 PVE 或瓣膜组织培养阳性的心内膜炎患者，术后应给予全量疗程。

- **临床转归**：死亡或其他不良预后与抗生素疗效并不相关，而与合并症以及心内膜炎相关终末脏器并发症相关。

表 83-3 感染性心内膜炎患者手术干预的时机

时机	手术指征	
	强力支持的证据	证据矛盾，但多数支持手术
急诊手术（当日）	瓣膜功能障碍伴肺水肿或心源性休克 急性主动脉瓣反流合并二尖瓣提前关闭 Valsalva 窦瘤破裂进入右心 破裂进入心包	
限期手术（1～2 天）	赘生物阻塞瓣膜 人工瓣膜不稳定（开裂） 急性主动脉或二尖瓣反流伴心力衰竭（NYHA 分级 III 级或 IV 级） 室间隔穿孔 瓣周感染进展伴或不伴心电图传导系统新发改变 抗生素治疗无效	赘生物直径＞10 mm 合并严重，但非紧急的主动脉瓣或二尖瓣功能障碍[a] 大栓子伴持续存在大赘生物（＞10 mm） 活动性赘生物＞30 mm
择期手术（尽早）	进展性人工瓣膜瓣周反流 瓣膜功能障碍，经抗生素治疗≥7～10 天仍持续存在感染 真菌（霉菌）心内膜炎	葡萄球菌性人工瓣膜心内膜炎伴心内并发症 术后早期发生的人工瓣膜心内膜炎（瓣膜外科手术后≤2 个月） 念珠菌性心内膜炎 抗生素耐药微生物感染

[a] 单一中心随机试验支持，显示早期外科手术获益。实施需要临床判断。如果选择手术，必须尽早进行。

资料来源：Adapted from Olaison L，Pettersson G：Current best practices and guidelines indications for surgical intervention in infective endocarditis. Infect Dis Clin North Am 16：453，2002.

- 草绿色链球菌、HACEK 菌群或肠球菌所致 NVE 的生存率为 85%～90%，非静脉药瘾者中金黄色葡萄球菌感染 NVE 的生存率为 55%～70%。

- 瓣膜置换术后 2 周内发生的 PVE 的死亡率为 40%～50%，而迟发型 PVE 的死亡率仅为 10%～20%。

- **预防**：美国心脏协会和欧洲心脏病学会修订了预防性应用抗生素的范畴，限制其仅应用于具有高危心内膜炎严重并发症和死亡风险的人群。

- 仅推荐涉及牙龈或牙根尖周组织或口腔黏膜穿孔的牙科操作（包括呼吸道手术）进行预防性用药。对于胃肠道或泌尿生殖道手术操作的患者不建议进行预防性用药，除非泌尿生殖系感染。
- 表83-4列出了建议预防性用药的高危心脏疾患，表83-5列出了推荐的预防性抗生素方案。

表83-4　牙科操作前建议给予心内膜炎预防性用药的高危心脏疾患

人工心脏瓣膜

既往心内膜炎

未纠正的发绀型先天性心脏病，包括姑息性分流或经导管造口术后

先天性心脏病完全纠正术后的6个月内

未完全纠正的先天性心脏病，修复材料邻近有残余缺损

心脏移植后发生的瓣膜病变 [a]

---

[a] 欧洲心脏病学会并不推荐此类人群为预防性用药的适用人群。

资料来源： Wilson W et al：Prevention of infective endocarditis. Circulation 116：1736，2007；Habib G et al：Guidelines on the prevention，diagnosis，and treatment of infective endocarditis. Eur Heart J 30：2369，2009.

表83-5　高危心脏疾患成人心内膜炎预防性用药的抗生素方案 [a, b]

A. 标准口服方案

　1. 阿莫西林：术前1 h给予2 g PO

B. 无法口服药物

　1. 氨苄青霉素：术前1 h给予2 g IV或IM

C. 青霉素过敏

　1. 克拉霉素或阿奇霉素：术前1 h给予500 mg PO

　2. 头孢氨苄 [c]：术前1 h给予2 g PO

　3. 克林霉素：术前1 h给予600 mg PO

D. 青霉素过敏，且无法口服药物

　1. 头孢唑林 [c] 或头孢曲松 [c]：术前30 min给予1 g IV或IM

　2. 克林霉素：术前1 h给予600 mg IV或IM

---

[a] 儿童剂量：阿莫西林、氨苄青霉素、头孢氨苄或头孢羟氨苄50 mg/kg PO；头孢唑林25 mg/kg IV；克林霉素20 mg/kg PO或25 mg/kg IV；克拉霉素15 mg/kg PO；万古霉素20 mg/kg IV。

[b] 高危心脏疾患见表83-4。对于其他情况不建议预防性用药。

[c] 青霉素速发型过敏反应（荨麻疹、血管性水肿、过敏反应）的患者不可应用头孢菌素类抗生素。

资料来源： Wilson W et al：Prevention of infective endocarditis. Circulation 116：1736，2007；Habib G et al：Guidelines on the prevention，diagnosis，and treatment of infective endocarditis. Eur Heart J 30：2369，2009.

第84章
腹腔感染

（许楠楠　译　王刚　审校）

当机体正常解剖屏障被破坏时，就会造成腹腔感染。肠道或腹腔内脏器中的微生物进入无菌的腹膜腔，引起腹膜炎。如果感染得不到有效的治疗，则会形成脓肿。

腹膜炎

腹膜炎是一种危及生命的疾病，常伴有菌血症和脓毒症。原发性腹膜炎没有明确的感染源，而继发性腹膜炎是由腹腔内脏器渗漏引起的。这两个过程的病原微生物和临床表现不同。

■ 原发性（自发性）细菌性腹膜炎

- **流行病学**：原发性细菌性腹膜炎（PBP）在肝硬化（通常是酒精性肝硬化）和腹腔积液的患者中最为常见，但在这些患者中仅有 ≤ 10% 会发展为原发性细菌性腹膜炎。另外，还可见于在其他疾病（如恶性肿瘤、肝炎）。

- **发病机制**：肝脏病变和门静脉循环系统改变损害了肝的过滤功能，细菌通过血流播散到腹水中引起原发性细菌性腹膜炎。

- **微生物学**：肠道革兰氏阴性菌（如大肠埃希菌）或革兰氏阳性菌（如链球菌、肠球菌和肺炎链球菌）是最常见的病原体。
  - 通常为单一病原体感染。
  - 当培养结果提示包括厌氧菌在内的多种微生物感染时，应重新考虑原发性细菌性腹膜炎的诊断，并寻找继发性腹膜炎的来源。

- **临床表现**：尽管部分患者会出现急性腹痛或腹膜刺激征，但一些患者仅有非特异性和非定位性症状（如全身不适、乏力、肝性脑病等）。发热很常见（约见于 80% 的患者）。

- **诊断**：若腹水样本中多形核白细胞 > 250/μl，可诊断为原发性细菌性腹膜炎。
  - 将 10 ml 腹水直接接种于血培养瓶中可提高培养的阳性率。

– 因患者常合并菌血症，应进行血培养。

- **预防**：高达 70% 的原发性细菌性腹膜炎患者会在 1 年内复发。预防性应用氟喹诺酮类药物（如环丙沙星，每周 500 mg）或甲氧苄啶-磺胺甲噁唑（TMP-SMX；每日 1 片倍剂型）可将复发率降至 20%，但随治疗时间的延长，严重葡萄球菌感染的风险会增加。

治疗 原发性（自发性）细菌性腹膜炎

经验性治疗方案包括第三代头孢菌素（如头孢曲松，2 g，每 24 h 一次，静脉注射；或头孢噻肟，2 g，每 8 h 一次，静脉注射）或哌拉西林 / 他唑巴坦（3.375 g，每 6 h 一次，静脉注射）。

- 病原学明确后，应改用致病菌敏感的窄谱抗菌药物。
- 治疗应持续至少 5 天，对于合并菌血症或病情改善缓慢的患者可延长疗程（长达 2 周）。
- 白蛋白（诊断原发性细菌性腹膜炎 6 h 内按 1.5 g/kg 体重给药，第 3 天按 1.0 g/kg 体重给药）可提高血肌酐 ≥ 1 mg/dl、BUN ≥ 30 mg/dl 或总胆红素 ≥ 4 mg/dl 患者的存活率。

■ 继发性腹膜炎

- **发病机制**：继发性腹膜炎是由于腹腔脏器内容物渗漏导致细菌感染腹膜而发生的。
- **微生物学**：病原体通常为混合微生物，以革兰氏阴性菌和厌氧菌为主，尤其在结肠为感染源时。致病微生物取决于原发感染灶的菌群。
- **临床表现**：首发症状可能为局灶或不明显，取决于最初受累的主要脏器。一旦感染扩散到腹膜腔，疼痛可加重；患者通常呈屈膝卧位，不敢活动，以避免牵拉腹膜腔的神经纤维。咳嗽或打喷嚏可引起剧烈的锐痛。患者可出现明显的主动和被动的前腹壁肌肉防卫反应，压痛（常伴有反跳痛）和发热。
- **诊断**：虽然继发性腹膜炎比原发性腹膜炎更易从腹水中分离出病原体，但初步诊断通常通过影像学检查或手术确定感染源。腹腔穿刺仅用于创伤患者排除腹腔积血。

治疗　继发性腹膜炎

- 应尽早使用针对致病菌的抗生素，如青霉素／β 内酰胺酶抑制剂组合，或氟喹诺酮或第三代头孢菌素联合甲硝唑。
  - ICU 中的危重患者和（或）与医疗保健相关感染的患者应给予碳青霉烯类药物以覆盖可能耐药的革兰氏阴性菌（包括铜绿假单胞菌）。如亚胺培南（500 mg，每 6 h 一次，静脉注射）、美罗培南（1 g，每 8 h 一次，静脉注射）、大剂量哌拉西林／他唑巴坦（4.5 g，每 6 h 一次，静脉注射）或药物组合如甲硝唑联合头孢吡肟（2 g，每 8 h 一次，静脉注射）或头孢他啶（2 g，每 8 h 一次，静脉注射）。治疗方案可以根据患者的耐药菌病史和（或）考虑肠球菌或真菌感染而进行调整。
  - 通常需要外科手术干预。

■ 持续不卧床腹膜透析（continuous ambulatory peritoneal dialysis，CAPD）患者腹膜炎

- **发病机制**：与血管内装置相关性感染类似，病原体沿导管迁移至腹腔——体内异物作为感染的侵入点。
- **微生物学**：腹膜透析相关性腹膜炎通常涉及皮肤微生物，包括葡萄球菌，如凝固酶阴性葡萄球菌和金黄色葡萄球菌，约占病例的 45%；偶见革兰氏阴性菌和真菌（如念珠菌）。多种病原体感染提示应尽快评估继发性腹膜炎的可能。
- **临床表现**：腹膜透析相关性腹膜炎与继发性腹膜炎临床表现类似，常见弥漫性腹痛和腹膜炎体征。
- **诊断**：留取数百毫升透析液离心后培养。
  - 使用血培养瓶可提高培养的阳性率。
  - 透析液通常混浊，白细胞数 > 100/μl，中性粒细胞 > 50%；中性粒细胞百分比比白细胞计数更为重要。

治疗　腹膜透析患者并发腹膜炎

- 经验性用药应覆盖葡萄球菌和革兰氏阴性菌［如头孢唑林联合氟喹诺酮或第三代头孢菌素（如头孢他啶等）］。若甲氧西林耐药，有明显的导管出口部位感染或者毒血症，则

应使用万古霉素代替头孢唑林。

- 抗生素通过腹膜内途径连续性（如每次更换透析液时）或间断性（如每日一次，每次药物剂量足以在腹腔内维持 6 h）给药。重症患者应静脉途径给予相同的治疗方案。
- 对于真菌感染、出口部位或窦道感染，或者 48 ～ 96 h 内病情没有改善者，应考虑拔除透析管。
- 非复杂的腹膜透析相关性腹膜炎疗程为 14 天；对于出口部位或窦道感染的患者需要延长疗程，可长达 21 天。

腹腔内脓肿

腹腔内脓肿多通过影像学检查确诊，其中腹部 CT 最常用。

■ 腹腔脓肿

- **流行病学**：在腹内脓肿中，74% 是腹膜内或腹膜后脓肿，而非脏器脓肿。
- **发病机制**：大多数腹膜内脓肿是结肠来源的。未经治疗的腹膜炎形成脓肿提示疾病进展，同时也代表着宿主限制感染扩散的防御性反应。
- **微生物学**：通常为多重微生物感染；最常见的厌氧菌是脆弱拟杆菌。

治疗　腹腔脓肿

- 对原发病灶进行引流和（或）外科手术，同时辅以抗菌治疗。
  - 憩室脓肿通常局限，不需要手术干预。
  - 推荐使用覆盖革兰氏阴性菌和厌氧菌的抗菌药物（参见上文"继发性腹膜炎"）。通过充分控制感染源，抗生素治疗疗程可限制在 4 天或 5 天。

脏器脓肿

■ 肝脓肿

- **流行病学、发病机制和微生物学**：肝脓肿占腹腔脏器脓肿的一半，最常见病因为胆道疾病（由需氧革兰氏阴性菌或肠球菌感染导致），较少由盆腔和其他腹腔感染的局部扩散（由包括需氧和厌氧菌的混合病原体感染导致，其中以脆弱拟杆菌最常见）或血行播散（为单一病原体感染，通常是金黄色葡萄球菌或链球菌如米氏链球菌）所引起。

- 阿米巴肝脓肿较常见，95%以上的患者阿米巴血清学检查呈阳性。

- **临床表现**：患者有发热、食欲减退、体重减轻、恶心和呕吐，仅约50%的患者症状局限于右上腹，如压痛、肝大和黄疸。约70%的患者血清碱性磷酸酶水平升高，常见白细胞增多。1/3～1/2的患者合并菌血症。

治疗　肝脓肿

- 引流是主要的治疗措施（图84-1），长疗程抗菌药物治疗也有效。
  - 经验性治疗方案与腹腔内脓毒症和继发性细菌性腹膜炎相同。
  - 以下情况中，经皮穿刺引流往往失败：有多个、体积较大的脓肿；脓液黏稠易堵塞引流管；合并相关疾病（如胆道疾病）需要手术；酵母菌肝脓肿；或经治疗4～7天后病情无改善。

脾脓肿

- **流行病学和发病机制**：脾脓肿较肝脓肿少见，通常由原发感染灶（如心内膜炎）血行播散而来。通常是在患者死亡后才获得诊断；若不及时治疗，常可危及生命。

- **微生物学**：脾脓肿最常由链球菌引起；其次是金黄色葡萄球菌。革兰氏阴性菌可在有尿路病灶、菌血症或其他腹腔来源感染的患者中引起脾脓肿；沙门菌相当常见，尤其是患有镰状细胞病的患者。

- **临床表现**：约50%的患者出现腹痛或脾大，约25%的患者疼痛局限于左上腹。发热和白细胞升高很常见。

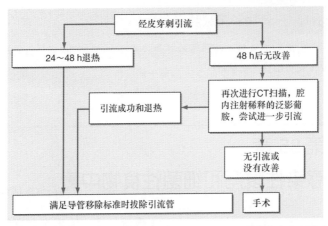

图 84-1 经皮穿刺引流治疗腹腔内脓肿患者的流程。抗菌药物治疗应同时进行。[Reprinted with permission from Lorber B (ed): Atlas of Infectious Diseases, vol VII: Intraabdominal Infections, Hepatitis, and Gastroenteritis. Philadelphia, Current Medicine, 1996, p 1.30, as adapted from Rotstein OD, Simmons RL, in Gorbach SL et al (eds): Infectious Diseases. Philadelphia, Saunders, 1992, p 668.]

治疗 脾脓肿

多发或复杂多腔脓肿的患者应进行脾切除，同时辅以抗菌药物治疗，并接种抗荚膜微生物（肺炎链球菌、流感嗜血杆菌和脑膜炎奈瑟球菌）疫苗。经皮穿刺引流适用于单个小脓肿（＜3 cm），也适用于手术风险较高的患者。

肾周和肾脓肿

- **流行病学和发病机制**：肾周脓肿和肾脓肿并不常见。这些脓肿中超过 75% 病例是由上行性感染所致，常合并肾盂肾炎。肾结石是最重要的危险因素，可造成局部尿路梗阻。

- **微生物学**：大肠埃希菌、变形杆菌属（与磷酸铵镁结石有关）和克雷伯菌属是最常见的致病微生物；偶见念珠菌属。

- **临床表现**：临床症状呈非特异性，包括腰痛、腹痛和发热。当出现以下情况时应考虑肾周和肾脓肿的诊断：肾盂肾炎患者治疗 4 天或 5 天后仍持续发热；尿培养为多种病原微生物混合菌落；肾结石患者；尿培养阴性的患者出现发热和脓尿。

治疗　肾周和肾脓肿

引流和有效的抗菌药物治疗是必不可少的。经皮穿刺引流通常可成功治疗肾周脓肿。

第85章
感染性腹泻和细菌性食物中毒

（张清　译　陈志海　审校）

急性感染性腹泻每年可造成170万人死亡，是全世界5岁以下儿童第二大常见的感染性死亡原因（仅次于下呼吸道感染）。由于涉及多种感染性病原体，因此其临床表现相对也较多样（表85-1）。感染性腹泻患者的诊疗流程见图85-1。

非炎症性腹泻

■ 细菌性食物中毒

如果有证据支持同源性暴发，询问其摄入的相关食物和进食后出现腹泻的时间可以为致病菌提供线索。

- 金黄色葡萄球菌：在室温下放置的食物中可产生肠毒素（如野餐时）。
  - 该病潜伏期为1～6 h，持续时间小于12 h，临床症状包括恶心、呕吐，腹部绞痛和腹泻，通常无发热表现。
  - 大多数人都是接触了细菌携带者后感染的。
- 蜡样芽孢杆菌：感染该菌后可产生呕吐型或腹泻型食物中毒。
  - 呕吐型的食物中毒类似于金黄色葡萄球菌引起的食物中毒，由葡萄球菌类型的肠毒素引起，潜伏期为1～6 h，并与受污染的炒饭有关。
  - 腹泻型的食物中毒的潜伏期为8～16 h，由一种类似大肠埃希杆菌不耐热毒素（LT）的肠毒素引起，表现为腹泻和腹部绞痛，不伴有呕吐。

表 85-1 引起急性腹泻的胃肠道病原体

机制	位置	疾病	便检结果	相关病原体的举例
非炎症（肠毒素）	近端小肠	水样泻	无白细胞；粪便乳铁蛋白正常或轻度升高	霍乱弧菌，肠产毒性大肠埃希菌 [LT 和（或）ST]，肠聚集性大肠埃希菌、产气荚膜梭菌、蜡样芽孢杆菌、金黄色葡萄球菌、嗜水气单胞菌、志贺单胞菌、轮状病毒、诺如病毒、肠道腺病毒、蓝氏贾第鞭毛虫、隐孢子虫属、环孢菌属、微孢子虫
炎症（病原菌侵袭或细胞毒素）	结肠或远端小肠	痢疾或感染性腹泻	多形核白细胞为主；粪便乳铁蛋白显著增加	志贺菌属、沙门菌属、空肠弯曲菌、肠出血性大肠埃希菌、肠侵袭性大肠埃希菌、小肠结肠炎耶尔森菌、单核细胞增生李斯特菌、副溶血弧菌、艰难梭菌、嗜水气单胞菌、痢疾志贺菌、溶组织内阿米巴、产酸克雷伯菌
穿透力	远端小肠	肠热病	单个核白细胞为主	伤寒沙门菌、小肠结肠炎耶尔森菌

缩略词：LT，不耐热肠毒素；ST，热稳定肠毒素

- *产气荚膜梭菌*：摄入未煮熟的肉类、家禽或豆类后，其内含有的耐热孢子会在人肠道内产生毒素。潜伏期为 8～14 h，持续时间 ≤ 24 h，无呕吐或发热，患者会出现腹泻和腹部绞痛。

■ 霍乱

微生物学

霍乱弧菌是兼性厌氧的革兰氏阴性杆菌，活动活泼。霍乱弧菌血清群 O1（古典和埃尔托生物型）和 O139 可引起霍乱。

霍乱弧菌的流行地区是沿海水域以及咸水河口，其产生的毒素导致了疾病的发生。

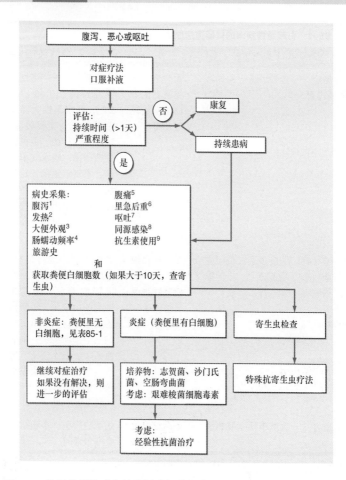

图 85-1 社区获得性感染性腹泻或细菌性食物中毒患者的诊疗流程。上标序号：1.持续大于 2 周的腹泻一般定义为慢性腹泻，在这种情况下，导致急性腹泻的许多原因的可能性要小得多，需要考虑其他病因。2.发热通常意味着是侵袭性疾病，但是发热和腹泻也可由胃肠道以外的感染引起，如疟疾。3.粪便中含有血液或黏液表明存在大肠溃疡。化验发现不含白细胞的血便应警惕产生志贺毒素的肠出血性大肠埃希菌感染的可能性。大块的白色粪便表明小肠吸收不良。大量的"米泔样"粪便提示霍乱或有类似的毒素致病。4.在特定时期内频繁腹泻是提示即将脱水的第一个警告。5.腹痛可能在炎症过程中最为严重，如志贺菌、弯曲杆菌和坏死性毒素引起的炎症过程。在严重的霍乱病例中会出现由电解质流失引起的疼痛性腹肌痉挛。腹胀在贾第虫病中很常见。阑尾炎样综合征提示应进行冷富集小肠结肠炎耶尔森菌培养。6.里急后重（疼痛性直肠痉挛，有强烈的排便冲动但很少排便）可能是直肠炎的一个特征，如痢疾或阿米巴病。7.呕吐意味着急性感染（如毒素介导的疾病或食物中毒），但在各种全身性疾病（如疟疾）和肠梗阻中也

流行病学

目前，非洲、亚洲和美洲分别向世界卫生组织（WHO）报告了 40%、35% 和 20% 以上的病例来源。但是，估计有 90% 的病例并未被上报或没有明确特定的病原学。

- 据估计，每年有 200 万例以上的病例，死亡人数超过 10 万人。
- 通过粪便污染水源和食物传播。引起感染需要摄入相对较多的病原体（与其他病原体感染致病所需的菌量相比），需要食入 $10^5 \sim 10^8$ 个菌体才能引起发病。

临床表现

潜伏期为 24 ～ 48 h，随后患者会出现呕吐和无痛性水样腹泻，可发生严重、快速进行性脱水并在数小时内死亡。

- 第一天的液体丢失量可能大于 250 ml/kg。
- 粪便具有典型的"米泔水样"外观：有腥味的非血性黏液灰色混浊液体。

诊断

在选择性培养基［如硫代硫酸盐-柠檬酸盐-胆汁盐-蔗糖（TCBS）琼脂］上进行粪便培养可以分离出*霍乱弧菌*。抗原检测分析可用于现场检测。

治疗 霍乱

快速补液至关重要，最好使用 WHO 推荐的低渗透压口服补液溶液（ORS），配方为（每升水）：钠离子 75 mmol、钾离子 20 mmol、氯离子 65 mmol、柠檬酸盐 10 mmol 和葡萄糖 75 mmol。

可出现明显的呕吐。8. 询问患者周围的人是否有相似病症是一种比列出近期进食清单更有效的明确感染源的方法。如果存在同源感染，则可以对特定的食物进行调查。有关细菌性食物中毒的讨论，请参阅正文。9. 近期抗生素治疗史或当前正在使用抗生素治疗时则需警惕艰难梭菌性腹泻。如果可能，停止抗生素治疗并考虑对艰难梭菌毒素进行检测。同时抗生素的使用也会增加沙门菌病慢性肠道携带的风险［摘自：From Steiner TS, Guerrant RL: Principles and syndromes of enteric infection, in Mandell, Douglas, and Bennett's Principles and Practice of Infectious Diseases, 7th ed, Mandell GL et al（eds）. Philadelphia, Churchill Livingstone, 2010, pp 1335-1351；Guerrant RL, Bobak DA: N Engl J Med 325: 327, 1991.］。

- 如果可能的话，加入米粉的 ORS 在治疗霍乱上优于标准的 ORS。
- 如果没有 ORS，可以在 1 L 安全水中加入 0.5 茶匙食盐和 6 茶匙蔗糖，钾可以单独提供（如香蕉或绿椰子水）。
- 重度脱水的患者首选静脉补液（最好使用乳酸林格液），并在 3～4 h 内补充全部不足的液体量（在第 1 h 内补充一半）。
- 抗生素治疗可缩短腹泻的持续时间和腹泻的量（阿奇霉素，每次 1 g；红霉素，250 mg 口服，每天 2 次，连续 3 天；四环素，500 mg 口服，每天 2 次，连续 3 天；或环丙沙星，500 mg 口服，每天 2 次，连续 3 天）。

■ 副溶血性弧菌和非 O1 群霍乱弧菌

摄入受污染的海水或未煮熟的海鲜可发生感染。潜伏期为 4 小时至 4 天，持续时间小于 7 天，患者会出现恶心、呕吐、腹部绞痛、水样腹泻，偶尔会出现发热和寒战。痢疾是一种不太常见的临床表现。患有合并症（如肝病）的患者有时会出现需要抗生素治疗的肠外感染。

■ 诺如病毒和人类杯状病毒

微生物学和流行病学

这些单链 RNA 病毒是导致旅行者腹泻和病毒性胃肠炎的常见原因，在全球所有年龄段的人群中均可流行，在寒冷的季节发病率较高。在美国，50% 的非细菌性胃肠炎暴发是由诺如病毒引起的。非常少的病原体即可引起感染。粪口途径是主要的传播方式，飞沫传播、污染物接触和人与人之间的接触也可导致感染。

临床表现

潜伏期为 24 h（12～72 h），持续时间为 12～60 h，患者会突然出现恶心、呕吐、腹泻和（或）腹部绞痛，并伴有全身症状（如发热、头痛、寒战），稀水样便，非黏液血便，无白细胞。

诊断

已经开发了 PCR 分析来检测粪便和其他体液中的病毒。酶免疫分析法（EIA）由于敏感性差，限制了其在暴发之外的临床应用。

治疗　感染诺如病毒和人类杯状病毒的患者

只需要支持性治疗。

■ 轮状病毒

轮状病毒

是一种分节段的双链 RNA 病毒，全世界几乎所有的 3 ～ 5 岁儿童均可感染该病毒；如果成年人暴露在其中，也可发生感染。

- 再次感染的临床症状较首次感染减轻。
- 在感染的第 1 周，大量病毒通过粪便排出，通过粪口途径和人与人之间接触传播。
- 深秋和冬季是发病的高峰期。

临床表现

潜伏期为 1 ～ 3 天，持续时间为 3 ～ 7 天，潜伏期后疾病突然发作，呕吐通常先于腹泻（稀水样便，不含血或白细胞）出现，大约有 1/3 的患者出现发热，体温大于 39℃（＞ 102.2 ℉）。

诊断

酶免疫分析法（EIA）或病毒 RNA 检测技术（如 PCR），可检测到粪便样本中的轮状病毒。

治疗　轮状病毒

感染只需要支持性治疗，频繁呕吐的患者出现严重脱水时，需要静脉补液，应避免使用抗生素和抗胃肠动力药物。

预防

轮状病毒疫苗，其中两种疫苗已列入美国婴儿的常规疫苗接种计划中。接种疫苗后使轮状病毒病住院患者人数减少了 70%～80%。值得注意的是，在资源匮乏的地区，轮状病毒疫苗的效力较低（50%～65%）。

■ 贾第虫病

微生物学和流行病学

蓝氏贾第鞭毛虫（又称为肠贾第鞭毛虫或十二指肠贾第鞭毛虫）

是一种寄生在人类和其他哺乳动物小肠上的肠道寄生原虫。

- 包囊从环境中被摄取后，在小肠中脱囊，并释放残留在小肠近端的鞭毛滋养体。一些滋养体重新形成包囊，产生的包囊随粪便排出。
- 病毒通过粪口途径、摄入受污染的食物和水传播，或在卫生条件差的环境中（如日托中心、机构环境）传播，其也可以在人与人之间传播。仅摄入 10 个包囊即可引起感染。
- 活包囊可以通过煮沸或过滤从水中根除，用于控制细菌的标准氯化技术并不会破坏包囊。
- 低龄、初次暴露及低丙种球蛋白血症患者被感染的风险增加，这表明体液免疫在蓝氏贾第鞭毛虫感染中发挥了作用。

临床表现

潜伏期为 5 天至 3 周，病情较轻的患者表现为无症状带虫状态（最常见），病情较重的患者表现为暴发性腹泻和吸收不良。

- 早期突出的临床症状包括恶心、呕吐、嗳气、腹痛、腹胀和腹泻，通常持续 1 周以上。发热、血便或黏液便较罕见。
- 慢性贾第虫病可以是发作性的，也可以是持续性的；腹泻不明显，但会出现腹胀加重、硫磺味嗳气，可伴有体重减轻。
- 在某些情况下，疾病会很严重，出现吸收不良、生长迟缓、脱水和（或）肠外表现（如前葡萄膜炎、关节炎）。

诊断

贾第虫病可以通过粪便中的寄生虫抗原检测、粪便标本中包囊（椭圆形、含有 4 个细胞核）或滋养体（梨形扁平虫体、有 4 对鞭毛）检测或核酸扩增试验进行诊断。鉴于包囊排泄的间歇性，需要多次采集标本进行检测。

治疗 ▷ 贾第虫病

- 甲硝唑（250 mg，每日 3 次，连续 5 天）的治愈率大于 90%；替硝唑（2 g，口服 1 次）可能更有效。硝唑胺（500 mg，每日 3 次，连续 3 天）是一种备选药物。
- 若症状持续，再次治疗前应判断是否为蓝氏贾第鞭毛虫的延续感染，并寻找可能引起再次感染的来源。使用甲硝唑长期疗法（750 mg，每日 3 次，连续 21 天）可成功治疗。

■ 隐孢子虫病

微生物学和流行病学

隐孢子虫感染是由人隐孢子虫和微小隐孢子虫引起的。

- 宿主吞食成熟卵囊后，子孢子脱囊而出，附着于肠上皮细胞，并产生孢子化的卵囊，随粪便排出。在免疫功能正常的个体中，半数感染量约为 132 个卵囊。
- 感染性卵囊的人际传播可能发生在密切接触者和日托机构中。水传播很常见，标准氯化不能杀死卵囊。

临床表现

潜伏期为 1 周，患者可保持无症状或出现水样、非血性腹泻，偶尔会出现持续 1～2 周的恶心、厌食、发热、腹痛和（或）体重减轻。在免疫功能低下的宿主中（尤其是那些 $CD4^+T$ 细胞计数＜ 100/μl 的宿主），可发展为慢性腹泻，腹泻量较大，导致严重脱水、体重减轻和消瘦，胆道可受累。

诊断

应当采集多日的粪便样本检测卵囊（直径 4～5 μm，小于大多数寄生虫）。常规粪便检查中的虫卵和寄生虫不能检测到隐孢子虫，改良的抗酸染色、直接免疫荧光技术和酶免疫分析法（EIA）可以帮助诊断。

治疗	隐孢子虫病

- 硝唑尼特（500 mg，每天 2 次，持续 3 天）对免疫功能正常的患者有效，但对艾滋病患者无效；后者经抗逆转录病毒治疗改善免疫状态后症状可得到缓解。
- 除了抗原虫药外，支持性治疗包括补充液体和电解质，以及使用止泻药。

■ 囊虫病

贝氏囊孢子虫（原为贝氏等孢菌）感染是通过摄入卵囊获得的，在热带和亚热带国家最常见。急性感染以突然发热、腹痛、非血性水样泻起病，可持续数周或数月。可出现嗜酸性粒细胞增多症。免疫力低下（如艾滋病）患者可患有类似于隐孢子虫病的慢性疾病。

改良的抗酸染色检测到粪便中的大卵囊（25 μm）可诊断。

> ### 治疗 ▶ 囊虫病
>
> - 甲氧苄氨嘧啶-磺胺甲噁唑（TMP-SMX；160/800 mg 每天 2 次，连续 10 天）对免疫功能正常的患者有效。
>   - 艾滋病患者在接受治疗 10 天后仍持续有胃肠道症状的患者应继续服用 3 周 TMP-SMX（每天 3 次，每次 160/800 mg）。
>   - 乙胺嘧啶（50 ~ 75 mg/d）可用于不耐受 TMP-SMX 的患者。
>   - 患有艾滋病的患者需要抑虫维持治疗（TMP-SMX，160/800 mg，每周 3 次），以防止复发。

■ 环孢子虫病

卡耶塔环孢子虫可以通过水或食物（如罗勒、覆盆子）传播。临床症状包括打嗝、流感样症状、腹胀和腹泻。疾病可为自限性或持续 1 个月以上。粪便中检出卵囊（球形，8 ~ 10 μm）可诊断；需进行针对性的辅助检查。

> ### 治疗 ▶ 环孢子虫病
>
> TMP-SMX（160/800 mg，7 ~ 10 天）有效。艾滋病患者需要进行抑虫维持治疗，以防止复发。

炎性腹泻

■ 沙门菌病

微生物学和流行病学

沙门菌是兼性厌氧革兰氏阴性杆菌，摄入 200 到 10^6 个菌体时才会引起感染。

- 胃酸降低或肠道完整性遭到破坏的情况下易感性增加。
- 微生物穿过小肠黏液层，通过覆盖在派尔集合淋巴结（Peyer）表面的 M 细胞上穿过肠上皮。
  - 伤寒沙门菌和副伤寒沙门菌在巨噬细胞中存活，然后通过淋巴管播散到全身，最终定植于网状内皮组织。

- 非伤寒沙门菌最常导致胃肠炎，侵入大肠和小肠黏膜，导致大量中性粒细胞浸润（区别于伤寒时的单核细胞浸润）。

流行病学与临床表现

沙门菌感染造成伤寒还是胃肠炎取决于特定的细菌种属。

- 伤寒（肠热症）：伤寒是一种以发热和腹痛为特征的全身性疾病，由伤寒沙门菌或副伤寒沙门菌引起，人类是其唯一宿主。
  - 摄入被慢性携带者污染的食物或水后发病，在发达国家很少见。在世界范围内，有 2100 万至 2700 万病例，每年有 20 万至 60 万人死亡。
  - 在潜伏期 5 ～ 21 天后，常见的症状有持续发热（＞75% 的病例）、头痛（80%）、寒战（35%～45%）、厌食（55%）和腹痛（30%～40%）。其他症状和体征可能包括出汗、咳嗽、全身乏力、关节痛、恶心、呕吐和腹泻，偶有便秘。
  - 体征包括玫瑰斑（淡红色、斑丘疹），肝脾大，鼻出血和相对缓脉。
  - 肠穿孔和（或）胃肠道出血可在疾病的第 3 和第 4 周发生；2%～40% 的患者出现神经系统症状（如脑膜炎、吉兰-巴雷综合征）。
  - 2%～5% 的长期（＞1 年）携带沙门菌患者可在其尿或粪便中检测到该菌。
- 非伤寒沙门菌病（NTS）：最常见的由鼠伤寒沙门菌或肠炎沙门菌引起，NTS 通常在暴露后 6 ～ 48 h 内表现为持续 3 ～ 7 天的胃肠炎（恶心、呕吐、非血性腹泻、腹部痉挛和发热）。
  - 在美国，NTS 每年导致 1200 万人患病。
  - 疾病来源于多种动物宿主。主要传播方式是通过受污染的食品，如鸡蛋（肠炎沙门菌）、家禽、未煮熟的肉类、乳制品、加工食品以及新鲜农产品。接触宠物，尤其是接触爬行动物时也会感染。
  - 粪便培养阳性持续 4 ～ 5 周，并且在极少数慢性携带病例中可持续阳性超过 1 年。
  - 菌血症（通常由猪霍乱沙门菌和都柏林沙门菌引起）在 8% 的患者中发生；在这些患者中，5%～10% 会发生局部感染（如肝脾脓肿、脑膜炎、肺炎、骨髓炎）。

- 反应性关节炎可继发于沙门菌胃肠炎，特别是在具有 HLA-B27 表型阳性的人群中。

诊断

血液、粪便或其他标本的阳性培养可诊断。

治疗 沙门菌病

- **伤寒**：氟喹诺酮类药物（如环丙沙星，500 mg，口服，每天 2 次，持续 5～7 天）对易感微生物最有效。
  - 对环丙沙星敏感性降低和环丙沙星耐药率高的地区（如印度、尼泊尔和非洲的一些地区），应采用头孢曲松（2 g/d，静脉注射，持续 10～14 天）和阿奇霉素（1 g/d，口服，持续 5 天）进行经验性治疗，或高剂量环丙沙星（750 mg 口服，每天 2 次或 400 mg 静脉注射，每天 3 次，10～14 天；仅适用于对环丙沙星敏感性降低的菌株）。
  - 地塞米松在疾病严重的情况下可能是有益的。
- **NTS**：大多数情况下不推荐抗生素治疗，因为它不会缩短症状持续时间，而且与复发率增加、延长带菌状态和药物不良反应有关。
  - 以下患者可能需要抗生素治疗：月龄 ≤ 3 个月的婴儿；年龄大于 50 岁且疑似动脉粥样硬化的患者；免疫抑制患者；心脏、瓣膜或血管内异常的患者和患有严重关节疾病的患者。
  - 给予氟喹诺酮类或第三代头孢菌素 3～7 天或直至退热（免疫功能正常的患者）或 1～2 周（免疫功能低下的患者）。
  - 艾滋病患者发生沙门菌菌血症的风险很高，应在静脉治疗 1～2 周后接受 4 周口服氟喹诺酮治疗。在复发的情况下，应考虑使用氟喹诺酮或 TMP-SMX 进行长期抑菌治疗。
  - 患有血管内感染或心内膜炎的患者应接受 6 周的第三代头孢菌素治疗。

■ 弯曲杆菌病

微生物学

弯曲杆菌是一种能运动的弯曲革兰氏阴性杆菌，其是引起美国胃肠炎的常见细菌，其中大多数病例由空肠弯曲杆菌引起。

流行病学

弯曲杆菌是许多可食用动物和家庭宠物胃肠道中的常见共生菌。在发达国家，30% ～ 70% 的人群是因摄入受污染的家禽而发病的。人因接触或食用生的及未煮熟的食物，或与感染的动物直接接触而被感染。

临床特征

2 ～ 4 天（范围为 1 ～ 7 天）的潜伏期之后会出现发热、头痛、肌痛和（或）不适的前驱症状。在接下来的 12 ～ 48 h 内，出现腹泻（成人病例中 10% 的粪便含有血液）、痉挛性腹痛和发热。

- 大多数病例是自限性的，但 10% ～ 20% 的患者疾病持续时间超过 1 周，并且可能与炎性肠病混淆。
- 空肠弯曲杆菌以外的菌种（如胎儿弯曲杆菌）可在正常宿主中引起类似的疾病或在免疫功能低下的患者中引起无原发病灶的长期复发性系统性疾病。
  - 可为暴发性病程，多器官出现细菌定植，尤以血供丰富部位为著。
  - 孕妇感染可导致胎儿死亡。
- 目前有三种肠外感染模式：①正常宿主肠炎的短暂菌血症（良性病程，无须特殊治疗）；②正常宿主持续性菌血症或局灶性感染；③在受损宿主中持续菌血症或局部感染。
- 并发症包括反应性关节炎（尤其是具有 HLA-B27 表型阳性的人）和吉兰-巴雷综合征（其中 20% ～ 40% 的病例与弯曲杆菌相关）。

诊断

通过粪便、血液或其他标本在特殊培养基上和（或）使用选择性技术进行培养确认诊断。

治疗　弯曲杆菌病

- 补充液体和电解质是治疗的基础。
- 不推荐使用抗胃肠动力药物，因为与中毒性巨结肠有关。
- 对于高热、血性或重度腹泻、持续时间超过 1 周和症状恶化的患者，应进行抗生素治疗（阿奇霉素，每日 500 mg 口服，连续 3 天或单剂量 1000 mg 口服）。尽管氟喹诺酮类药物耐药性增加，仍可作为治疗的一种选择。

■ 志贺菌病与肠道感染大肠埃希菌

微生物学和流行病学

　　志贺菌是一种小型的革兰氏阴性非动力杆菌，与大肠埃希菌密切相关。四种最常见的志贺菌血清型分别是痢疾志贺菌 1 型、福氏志贺菌、鲍氏志贺菌和宋氏志贺菌（在工业化国家中更为普遍）。人类是主要的宿主，但志贺菌可以在其他高等灵长类动物中发现。在奶牛中也可以发现产志贺毒素大肠埃希菌（STEC）和肠出血性大肠埃希菌（EHEC）。

- 通过粪口途径在人与人之间传播是志贺菌最常见的传播途径［STEC、EHEC 和产志贺毒素的肠聚集性大肠埃希菌（ST-EAEC）偶尔也是这种传播途径］；摄入受污染的食物和水是 STEC/EHEC/ST-EAEC 更常见的传播途径（偶尔也是志贺菌的传播途径）。
- 仅摄入 100 个菌体即可引起感染，这也是该菌引起家庭聚集高发感染的原因。
- 某些大肠杆菌菌株（包括 O157：H7）产生的志贺毒素和志贺样毒素是影响疾病严重程度的重要因素。该毒素以内皮细胞为靶点，在志贺菌和大肠杆菌感染的微血管病并发症中发挥重要作用，如溶血性尿毒症综合征（HUS；即 Coombs 阴性溶血性贫血、血小板减少症和急性肾衰竭）和血栓性血小板减少性紫癜。
- 对 1966—1997 年发生的志贺菌病例的分析显示，每年发生 1.65 亿例（其中 69% 的病例是 5 岁以下儿童），死亡人数为 50 万～ 110 万；自那时以来，死亡率有所下降，但出现了耐多药菌株。

临床表现

潜伏期为 1 ~ 4 天，志贺菌病会经历三个阶段：水样腹泻、痢疾（黏液脓血便）和感染后阶段。

- 大多数发病在 1 周内消退，无须治疗；通过适当的治疗，几天内就会恢复，不会有后遗症。
- 并发症主要是肠道表现（如中毒性巨结肠、肠道穿孔、直肠脱垂）或代谢紊乱（如低血糖、低钠血症）。在发展中国家，由痢疾志贺菌 1 型产生的志贺毒素与溶血性尿毒症综合征有关，但在工业化国家很少见，在这些国家，多由大肠埃希菌 O157：H7 引起。

诊断

志贺菌病可通过粪便培养直接诊断。STEC/EHEC 感染通过培养（检测不发酵山梨醇的大肠埃希菌菌株，随后对 O157 进行血清分型）和志贺毒素的检测（可快速检测非 O157 STEC/EHEC 和 O157：H7 的山梨糖醇发酵菌株）。

治疗　志贺菌病与 STEC/EHEC/ST-EAEC 感染

- 在美国，由于志贺菌易传染性，建议使用抗生素。氟喹诺酮类药物（如环丙沙星，500 mg，每天 2 次）有效，头孢曲松、阿奇霉素、匹美西林和一些第五代喹诺酮类药物也有效。
  - 痢疾志贺菌感染应治疗 5 天，非痢疾志贺菌感染应治疗 3 天。
  - 免疫功能低下的患者应接受 7 ~ 10 天的治疗。
- 应避免对 STEC/EHEC/ST-EAEC 感染进行抗生素治疗，因为抗生素可能会增加 HUS 的发生率。
- 通常不需要补液；志贺菌感染很少引起严重脱水。如有需要，应口服补液，并尽快开始补充营养。使用抗胃肠动力药物可能会延长发热时间，增加 HUS 和中毒性巨结肠的风险。

■ 耶尔森菌病

微生物学和临床表现

小肠结肠炎耶尔森菌和假结核耶尔森菌是非动力革兰氏阴性杆

菌，引起小肠炎或小肠结肠炎，表现为平均持续 2 周的自限性腹泻。也可导致肠系膜腺炎（尤其常见于假结核耶尔森菌）和终末回肠炎（尤其常见于小肠结肠炎耶尔森菌），两者症状都与急性阑尾炎类似。败血症可能发生在患有慢性肝病、恶性肿瘤、糖尿病和其他基础疾病的患者中。在 HLA-B27 阳性患者中，感染与反应性关节炎有关。

诊断

小肠结肠炎耶尔森菌感染患者的粪便培养需要使用特殊培养基。

治疗　耶尔森菌病

抗生素不适用于小肠结肠炎耶尔森菌引起的腹泻，支持治疗即可。

■ 阿米巴病

微生物学和流行病学

阿米巴病是由溶组织内阿米巴所致，世界上 10% 的人口被感染，是寄生虫病（仅次于疟疾）的第二大常见死因。摄入粪便污染的水、食物或手中的包囊后感染。活动的滋养体从小肠的包囊中释放出来，然后在大肠中引起感染。滋养体可能会从粪便（活动性痢疾）或包囊中排出。排泄的包囊在潮湿环境中可存活数周。

临床表现

大多数携带阿米巴原虫的患者是无症状的，但有些患者在摄入阿米巴包囊后 2 ~ 6 周会发展为炎性结肠炎。

- 可能出现痢疾，每天排便 10 ~ 12 次，主要由血液和黏液组成，发热的患者不足 40%。
- 暴发性阿米巴结肠炎在儿童中更常见，其特征是大量腹泻、严重腹痛伴有腹膜刺激征、发热。
- 肝脓肿是最常见的肠外感染类型，可在暴露于溶组织内阿米巴后数月出现（通常 ≤ 5 个月）。患者表现为右上腹部疼痛、发热、右侧胸腔积液和肝区疼痛，通常没有活动性结肠炎。脓肿可破入膈并转移到其他部位（如肺、心脏）。

诊断

标准的诊断方法是三次粪便样本镜检与血清学检测相结合。

- 高达 10% 的急性阿米巴肝脓肿患者的血清为阴性；如果临床仍然高度怀疑，应在 1 周内重复检测。

治疗　阿米巴病

- 对于阿米巴结肠炎和阿米巴肝脓肿，推荐替硝唑（2 g/d，口服，连续 3 天）或甲硝唑（750 mg 口服或静脉注射，每日 3 次，连续 5 ～ 10 天）。
  - 在治疗开始的 3 天内，大于 90% 的患者临床症状有改变。
  - 很少需要进行肝脓肿引流。引流的指征包括需要除外化脓性脓肿、在 3 ～ 5 天内对治疗无反应、有肝脓肿破裂的威胁或需要防止肝左叶脓肿破裂进入心包。
- 结肠炎或肝脓肿患者也应接受口服药物治疗，以确保根除感染。帕罗霉素是首选药物（500 mg，口服每日 3 次，持续 10 天）；碘喹啉是一种替代药物（650 mg，口服每日 3 次，持续 20 天）。

■ 艰难梭菌感染（CDI）

微生物学和流行病学

艰难梭菌是一种专性厌氧、革兰氏阳性、可形成孢子的芽孢杆菌，可引起腹泻，通常是在医院内获得的。这种疾病通常与抗生素治疗有关；几乎所有的抗生素均有 CDI 的风险。

- 艰难梭菌定植于肠道后生成芽孢并繁殖，分泌毒素 A（一种肠毒素）和毒素 B（一种细胞毒素），引起腹泻和伪膜性结肠炎。住院时间大于 2 周的成人患者的粪便定植率通常 ≥ 20%；相比之下，社区居民的定植率为 1% ～ 3%。
- 芽孢可以在医院的环境表面持续存在数月，也可存在于未能严格执行手卫生的医院员工手上。
- 自 2000 年以来，美国、加拿大和欧洲的 CDI 发病率和严重程度显著增加。流行的 NAP1/BI/027 菌株是增加的主要原因，其特征是与记录的对照菌株相比，毒素 A 和毒素 B 的产量是对照菌株的 16 ～ 23 倍，存在第三种毒素（二元毒素），以及对氟喹诺酮类药物的高耐药性；然而，人感染这种特殊的流行毒株后的发病率在过去几年中一直在下降，同时人类 CDI 的发病率也在下降。

临床表现

最常见的表现是腹泻，粪便外观非血性，为软便或水样便，并带有特殊气味。患者每天排便次数可达 20 次。发热、腹痛和白细胞增多亦是常见的。

- 可能会发生由非动力性肠梗阻引起的便秘。此时如出现不明原因的白细胞增多时（WBC ≥ 15 000/μl）需警惕 CDI。这些患者出现中毒性巨结肠和败血症等并发症的风险很高。
- 15% ~ 30% 的由艰难梭菌感染导致腹泻的患者在治疗后会复发。

诊断

在腹泻（每 24 h 排不成形便 ≥ 3 次，持续 ≥ 2 天）患者中，通过检测粪便中产生毒素的菌体、毒素 A 或毒素 B 或鉴定结肠中的假膜可诊断 CDI。

- 大多数针对毒素的实验室检测（例如 EIA）均缺乏敏感性，但不推荐重复检测。PCR 检测快速、灵敏且具有高度特异性。
- 不建议对无症状患者（包括结束治疗治愈的患者）进行检测。

治疗　艰难梭菌感染

- 初发型 CDI：在可行的情况下，停止正在进行的抗菌治疗可有效治愈 15% ~ 23% 的病例，建议立即开始特定的治疗。
  - 无论疾病严重程度如何，建议使用万古霉素（125 mg，每日 2 次口服，持续 10 天）或非达霉素（200 mg，每日 2 次口服，持续 10 天）。甲硝唑只推荐用于轻度至中度严重的疾病。
- 复发型 CDI：第一次复发应与第一次发作的治疗一样。
  - 对于多次复发，没有标准治疗的患者，可以选择的治疗方案包括万古霉素长疗程递减的方案（125 mg 每天 2 次，连续 1 周，然后每天 1 次，连续 1 周，然后 2 ~ 3 天 1 次，连续 2 ~ 8 周）、给予万古霉素序贯治疗（125 mg 每天 1 次，连续 10 天）、利福昔明（400 mg 每天 2 次，连续 2 周）、非达霉素治疗和粪便微生物群移植。

- 暴发型 CDI：在肠梗阻的情况下，使用口服抗生素进行治疗的效果较差。万古霉素（口服或经鼻胃管和保留灌肠）与静脉注射甲硝唑的联合应用取得了一些成效，静脉注射替加环素也是如此。同时外科结肠切除术也可以挽救生命。

第86章
性传播疾病和生殖道感染

（王雪　译　伦文辉　审校）

概述

- 广泛流行，大多数（美国）成人至少患过一次性传播疾病（STI）。
- STI 在人群中传播的初始速度是由以下三个因素决定的：易感人群同感染者的性接触频率；每次性接触的传播效率；感染者感染力的维持时间。
- STI 的治疗与管理首先评估危险因素，随后是临床评估、诊断性检测或筛查，治疗需涵盖大多数可能的病因，最后是预防和控制。控制 STI 的 4 "C" 原则包括：接触者（contact）的追踪、确保治疗的依从性（compliance）、降低风险性的咨询（counseling）、包括避孕套（condom）的推广和使用。

特殊综合征

■ 男性尿道炎

病原学及流行病学

大多数病例是由淋病奈瑟菌或沙眼衣原体引起的。其他致病生物包括生殖支原体、解脲脲原体、阴道毛滴虫和单纯疱疹病毒（HSV），以及偶尔可引起细菌性阴道炎的厌氧菌（特别是纤毛菌属）。30% ～ 40% 的非淋菌性尿道炎（NGU）由衣原体感染所致。而衣原体阴性的 NGU 很可能由生殖支原体感染引起。

临床表现

男性尿道炎的主要表现为尿道分泌物增多或排尿困难，或二者同时存在，但通常无尿频现象。

诊断

挤压尿道时可见黏液脓性尿道分泌物。此外，尿道分泌物的革兰氏染色涂片发现每高倍视野中性粒细胞≥2个可明确诊断。

- 也可以取患者 20～30 ml 首次晨尿，离心沉淀后进行革兰氏染色。
- 若革兰氏染色可见细胞内革兰氏阴性双球菌可判定为淋病奈瑟菌。
- 可取清晨首段尿进行多重核酸扩增试验（NAAT）检测淋病奈瑟菌和沙眼衣原体感染。

治疗   男性尿道炎

- 尿道炎应及时治疗，即使病原学检测尚未得出结果。
  - 排除其他疾病，治疗淋菌性尿道炎可选用单次给予头孢曲松（250 mg IM）和阿奇霉素（1 g PO，单次）治疗，治疗衣原体感染用阿奇霉素（1 g PO，单次）或多西环素（100 mg bid×7 天）；阿奇霉素治疗生殖支原体的疗效正在迅速下降。
  - 同时，性伴侣应接受相同治疗。
- 复发的处理：如果有再次暴露，患者和性伴侣都需要再次治疗。如果患者没有再次暴露史，应考虑阴道毛滴虫感染（留取清晨首次晨尿和尿道拭子进行培养或 NAAT）或耐药的生殖支原体或解脲脲原体感染，推荐使用甲硝唑、阿奇霉素（1 g PO，单次）治疗，或这两种药物联合治疗。如果首次治疗时未使用阿奇霉素，则选择阿奇霉素治疗尤为重要。莫西沙星可考虑用于治疗难治性非淋菌性、非衣原体性尿道炎。

■ 附睾炎

病原学

对于 < 35 岁性生活活跃的男性，附睾炎常由沙眼衣原体引起，

淋病奈瑟菌引起的少见。

- 年龄较大者或接受尿道器械操作之后发生的附睾炎，常见尿道来源的病原体。
- 有肛交行为的男性，则要考虑大肠埃希菌感染。

临床表现

急性附睾炎通常为单侧，表现为附睾疼痛、肿胀、压痛，可伴或不伴有尿道炎的症状。须与睾丸扭转、肿瘤或外伤鉴别。若治疗后症状仍持续存在，须考虑睾丸肿瘤或慢性肉芽肿性疾病（如结核）的可能。

治疗 附睾炎

- 头孢曲松（250 mg IM 单次），继以多西环素（100 mg PO bid×10 天）对沙眼衣原体和淋病奈瑟菌引起的附睾炎有效。
- 目前已不推荐口服头孢菌素类和氟喹诺酮类，因为淋病奈瑟菌的耐药性逐渐升高。
- 如果怀疑大肠杆菌感染，并且在尿液培养中检测到此类微生物，可以使用左氧氟沙星（500 mg PO bid×10 天）或氧氟沙星（300 mg PO bid×10 天）。

■ 女性尿道炎（尿道综合征）

病原学及临床表现

女性症状性尿道炎，又称尿道综合征，可由沙眼衣原体、淋病奈瑟菌引起，偶尔也可由 HSV 引起。临床表现为"内源性"排尿困难（通常无尿频、尿急症状）和脓尿，尿培养未发现大肠埃希菌和其他尿路病原体，并且白细胞计数 $\geq$ 100/ml。

诊断

特异性检测发现淋病奈瑟菌或沙眼衣原体感染可帮助诊断，如取首次晨尿 10 ml 进行 NAAT。

治疗 女性尿道炎（尿道综合征）

同上述"男性尿道炎"。

■ 外阴阴道感染

病原学

外阴阴道感染可由多种病原体引起，包括淋病奈瑟菌、沙眼衣原体（尤其是宫颈炎）、阴道毛滴虫、白色念珠菌、阴道加特纳菌和 HSV。

临床表现

外阴阴道感染包括一系列疾病，具体情况不同，临床表现亦不同。

- 主诉存在异常阴道分泌物提示可能有阴道滴虫病或细菌性阴道病。
  - 阴道滴虫病表现为外阴刺激，大量白色或黄色均质分泌物，通常 pH 值 ≥ 5。
  - 细菌性阴道病表现为阴道恶臭，阴道壁上均匀附有轻度增多的白色或灰色均质分泌物，通常 pH 值 > 4.5。
  - 妊娠早期发生滴虫性阴道病或细菌性阴道病与早产相关。
- 外阴疾病如生殖器疱疹或外阴阴道念珠菌病可引起外阴瘙痒、烧灼感、激惹感、皮损以及外源性排尿困难（当尿液经过红肿的外阴或上皮细胞损伤部位时发生排尿困难）或性交困难。

诊断

对外阴阴道症状的评估包括盆腔检查（使用阴道窥器）和诊断性检测，包括：

- 阴道分泌物 pH 值的检测；细菌性阴道病的分泌物中加入 10% 氢氧化钾后可出现鱼腥味；分泌物与生理盐水混合后于显微镜下观察可见活动的毛滴虫和（或）细菌性阴道病的线索细胞（边缘贴附大量球杆菌的阴道上皮细胞），而阴道念珠菌病分泌物用 10% 氢氧化钾固定后于显微镜下可见菌丝或假菌丝。
- NAAT 可以检测阴道毛滴虫。

治疗 ▶ 外阴阴道感染

- 外阴阴道念珠菌病：咪康唑阴道栓剂（100 mg）、克霉唑阴道片剂（100 mg/d，3 ～ 7 天）或氟康唑（150 mg PO，单次）均有效。
- 阴道滴虫病：甲硝唑（2 g PO，单次）或替硝唑均有效。标准治疗还包括性伴侣同时接受相同的治疗。

- 细菌性阴道病：甲硝唑（500 mg PO bid×7 天）或 2% 克林霉素乳膏（每晚外用，充分涂抹连续 7 天）或 0.75% 甲硝唑凝胶（每天一次，阴道涂抹连续 5 天）有效，但均易复发。

■ 黏液脓性宫颈炎

病原学

主要致病原包括淋病奈瑟菌、沙眼衣原体以及生殖支原体。但应注意，用 NAAT 检测病原体，HSV 和阴道毛滴虫在近一半病例中为阴性。

临床表现

表现为柱状上皮和子宫颈内膜上皮下的炎症，可导致男性无症状性尿道炎。

诊断

宫颈口有黄色黏液脓性分泌物行宫颈黏液革兰氏染色，发现每高倍视野中中性粒细胞 ≥ 20 个则提示宫颈炎。染色发现细胞内革兰氏阴性双球菌对诊断具有特异性，但敏感性 < 50%。因此，常用 NAAT 检测淋病奈瑟菌和沙眼衣原体。

治疗 黏液脓性宫颈炎

同上述"男性尿道炎"。

■ 盆腔感染性疾病（PID）

病原学

盆腔感染性疾病（PID）通常为经由宫颈或阴道上行至子宫内膜和（或）输卵管的感染。急性 PID 最常见的病原体包括引起子宫颈内膜炎的病原体如淋病奈瑟菌、沙眼衣原体、生殖支原体等；引起细菌性阴道炎的厌氧菌；还有 25% ～ 33% 的病例由其他病原体如普雷沃菌属、消化链球菌属、大肠杆菌、流感嗜血杆菌、B 族链球菌等引起。

流行病学

2014 年，美国有 51 000 例患者因 PID 就诊，而每年有超过 70 000 ～ 100 000 名患者因该病住院。

- PID 的危险因素包括：宫颈炎、细菌性阴道病、输卵管炎史或近期阴道冲洗史、月经和近期应用宫内节育器（IUD）。
- 口服避孕药可降低患病风险。

临床表现

临床表现根据感染的播散程度而定。

- 子宫内膜炎：表现为腹部正中疼痛及异常阴道流血。若无合并输卵管炎，则下腹、附件、宫颈举痛及腹部反跳痛较轻。
- 输卵管炎：最初为黏液脓性宫颈炎的表现，逐渐进展至子宫内膜炎症状，最终可导致双下腹疼痛及盆腔疼痛。若发展为腹膜炎，可表现为恶心、呕吐及腹部触痛加剧。
- 肝周炎（Fitz-Hugh-Curtis 综合征）：可见于 3% ~ 10% 的女性患者，最常由衣原体性输卵管炎引起，表现为肝周炎症引起的胸膜炎样上腹痛及触痛。
- 阑尾周围炎：约 5% 患者可患阑尾浆膜炎，但不累及肠黏膜。通常由淋球菌或衣原体性输卵管炎引起。

诊断

多数淋球菌或衣原体感染的 PID 患者经阴道镜检可有黏液脓性宫颈炎的表现。体格检查还常发现宫颈举痛，子宫底压痛和（或）腹部附件压痛。取阴道或宫颈内拭子进行 NAAT 以检测淋病奈瑟菌和沙眼衣原体。

治疗　盆腔感染性疾病

- 对于性生活活跃的年轻女性或具有 PID 危险因素的女性，或无原因的盆腔或下腹痛以及宫颈举痛、子宫或附件压痛者，均应给予经验性治疗。
- 以下情况考虑住院治疗：①诊断不明确，不能排除行外科手术的可能；②妊娠；③可疑盆腔脓肿；④病情严重，无法接受门诊治疗；⑤HIV 感染；⑥不能随诊或对门诊治疗无法耐受；⑦门诊治疗无效。
- 门诊治疗：头孢曲松（250 mg IM，单次）联合多西环素（100 mg PO bid×14 天）以及甲硝唑（500 mg PO bid×14 天）。接受门诊治疗的女性患者须在 72 h 后重新进行临床评估。

- 静脉方案：以下两种治疗方案需持续用药至患者病情好转后 48 h。所有患者均应给予多西环素（100 mg PO bid×14 天）。若选择下述含克林霉素的治疗方案，亦可继续给予克林霉素（450 mg PO qid）完成疗程。
  - 头孢替坦（2 g IV q12 h）或头孢西丁（2 g IV q6 h）联合多西环素（100 mg IV/PO q12 h）。
  - 克林霉素（900 mg IV q8 h）联合庆大霉素（首剂 2.0 mg/kg IV/IM，其后继以 1.5 mg/kg q8 h）。
- 性伴侣须进行检查，并给予抗淋球菌和衣原体感染的经验性治疗。

预后

晚期后遗症包括不孕（1 次 PID 发作后不孕危险为 11%，2 次发作后为 23%，3 次或以上为 54%）、异位妊娠（风险增加 7 倍）、慢性盆腔疼痛和复发性输卵管炎。

■ 生殖器溃疡

该病在美国最常见的病因是生殖器疱疹、梅毒以及软下疳。表 86-1 列出各病原体以及其引起的不同临床表现。若患者接受抗微生物治疗后溃疡仍不能缓解，且之前未进行过 HIV 感染的相关检测，则需通过血清检测评价其 HIV 的感染状况。通常情况下，在所有实验室检查结果出来前及时给予治疗可提高疗效，减少传播并使那些可能不会复诊的患者得到治疗。

■ 直肠炎、直肠结肠炎、小肠结肠炎、小肠炎

病原学及流行病学

通过肛交获得 HSV、淋病奈瑟菌以及沙眼衣原体［包括引起性病性淋巴肉芽肿（LGV）的菌株］的感染是引起大部分女性及有男-男性接触者（MSM）感染性直肠炎最常见的原因。

性传播性直肠结肠炎通常由弯曲菌属和志贺菌属引起。而在无 HIV 感染的 MSM 中，小肠炎通常由蓝氏贾第鞭毛虫引起。

临床表现

直肠炎和直肠结肠炎表现为肛门直肠疼痛和黏液脓血便。直肠炎易出现里急后重和便秘，而直肠结肠炎和小肠炎更易出现腹泻。

表 86-1　生殖器溃疡的临床特征

特征	梅毒	疱疹	软下疳	性病性淋巴肉芽肿	腹股沟肉芽肿
潜伏期	9～90 天	2～7 天	1～14 天	3 天至 6 周	1～4 周（可长至 6 个月）
早期原发皮损	丘疹	水疱	脓疱	丘疹、脓疱或水疱	丘疹
皮损数目	通常单个	多个	多个、可融合	通常单个、难以发现，常为淋巴结病变表现	不定
直径	5～15 mm	1～2 mm	不定	2～10 mm	不定
边缘	界限清、边缘隆起呈圆形或卵圆形	边缘红斑	边缘不清、锯齿状、不规则	边缘隆起、圆形或卵圆形	边缘隆起、不规则
深度	表浅或较深	表浅	潜行、穿凿样	浅表或较深	隆起
基底	光滑、无脓性渗出、基本无出血	浆液性渗出、红肿、无出血	脓性渗出、易出血	表现多样、无出血	红色、柔软、易出血
质地	硬	无	软	偶尔硬	硬
疼痛	不常见	常有触痛	通常疼痛明显	不定	不常见
淋巴结受累	坚硬、无触痛、双侧	坚硬、触痛、初期常为双侧	触痛、可化脓、多房性、常为单侧	触痛、可化脓、常为单侧	不累及淋巴结、假性腹股沟淋巴结肿（pseudo buboes）、沟腺炎

资料来源：From Ballard RM, in Holmes KK et al（eds）: Sexually Transmitted Diseases, 4th ed. New York, McGraw-Hill, 2008.

- HSV 引起的直肠炎和 LGV 直肠结肠炎常可导致剧烈疼痛、发热以及全身症状。
- 原发性 HSV 感染可引起骶神经根病变，表现为尿潴留和肛门括约肌功能失调。

诊断

患者须接受肛门镜检查以观察直肠黏膜和分泌物情况，并获取标本，用于诊断直肠淋病、衣原体感染、疱疹和梅毒。

治疗 **直肠炎，直肠结肠炎，小肠结肠炎和小肠炎**

- 应当在检验结果出来之前，针对淋球菌和衣原体感染进行经验性治疗，如头孢曲松（250 mg IM，单剂），继以多西环素（100 mg PO bid×7 天），对于梅毒或疱疹则应根据检验结果给予相应治疗。
- 如果被证实或怀疑 LGV 直肠炎，应给予多西环素（100 mg PO bid×21 天）。

病原体各论

■ 淋病

病原学

淋病奈瑟菌，是淋病的主要致病原，为革兰氏阴性非芽孢不动菌，成对独立生长，如双球菌。

流行病学

2016 年美国报告大约有 450 000 例淋病患者；而这大概只有实际患病人数的一半，多数病例未被报告，或自行治疗，或在无实验室诊断下进行非特异性治疗。

- 美国报告的病例中超过 70% 发生在 15 ～ 24 岁的女性和 20 ～ 29 岁的男性人群中。
- 淋病更容易从男性通过性接触传播给女性。有 50% ～ 70% 的女性是由于与男性淋病患者发生无保护措施的性接触而获得的。大约 2/3 的男性患者为无症状性淋病患者。
- 耐药菌株广泛存在。青霉素、阿莫西林和四环素不再是治疗该病的有效药物，口服头孢菌素和氟喹诺酮类也不再被常规推荐。此外，一些国家已分离出对头孢曲松和阿奇霉素高度耐药的菌株，联合耐药可能导致目前所推荐的双重治疗方案失败（见下文）。

临床表现

除播散性淋病外，感染的部位还可反映性交方式。

- 尿道炎和宫颈炎的潜伏期分别为 2 ～ 7 天和 10 天左右（见上述）。
- 肛门直肠淋病可导致女性和 MSM 人群的急性直肠炎，而其中女性直肠炎是因女性宫颈分泌物扩散至直肠。
- 咽部淋病通常因口交传染而来，症状较轻或无症状。咽部感染通常与生殖器感染合并存在，且常能自行缓解，极少再通过性接触传播。
- 眼部淋病通常为自身接种引起，临床表现有眼睑水肿、充血、球结膜水肿以及大量的脓性分泌物。
- 妊娠期患病对母体及胎儿均可产生严重影响：
  - 输卵管炎和盆腔感染性疾病可导致流产。
  - 妊娠晚期疾病可导致破膜延迟、早产、绒毛膜羊膜炎、脐带炎和新生儿败血症。
  - 新生儿眼炎，是新生儿淋病最常见的一种，可预防性应用眼药膏，例如含有红霉素和四环素的眼药膏，但治疗需应用系统性抗生素。
- 淋球菌性关节炎多因淋球菌菌血症导致器官播散而致。患者可在菌血症期内发病，但并不常见，化脓性关节炎常累及一个或两个关节，最常见为膝关节、腕关节、踝关节以及肘关节；常合并腱鞘炎和皮疹。播散性淋病的危险因素有月经和攻膜复合物 C5 ～ C9 等补体缺陷。

诊断

取泌尿生殖器的样本进行 NAAT、病原体培养和显微镜检查（可见细胞内双球菌）可进行诊断。尿液样本的 NAAT 最敏感。宫颈分泌物细菌单独培养的敏感度可达 80% ～ 90%。

治疗　淋病

详见表 86-2。

表 86-2 淋球菌感染的推荐治疗：2015 年美国疾病预防控制中心指南

诊断	治疗选择[a]
无合并症的宫颈、尿道、咽部[b]或直肠淋球菌感染	
一线治疗	头孢曲松（250 mg IM，单次） **联合** 阿奇霉素（1 g PO，单次）
替代治疗方案[c]	头孢克肟（400 mg PO，单次）或头孢噻肟（500 mg IM，单次）或头孢吡肟（500 mg IM，单次）或大观霉素（2 g IM，单次）[d,e]或头孢替坦（1 g IM，单剂）联合丙磺舒（1 g PO，单次）[d]或头孢西丁（2 g IM，单次）联合丙磺舒（1 g PO，单次）[d] **联合** 阿奇霉素（1 g PO，单次）
附睾炎	头孢曲松（250 mg IM，单次），然后多西环素（100 mg PO bid×10 天）
盆腔感染性疾病	见正文
成人淋球菌性感染性结合膜炎	头孢曲松（1 g IM，单次）[f]
新生儿眼炎[g]	头孢曲松（20～50 mg/kg IV，单次，不超过 125 mg）
播散性淋球菌感染[h]	
初次治疗[i]	
患者可耐受 β 内酰胺类药物	头孢曲松（1 g IM/IV q24 h，推荐）或头孢噻肟（1 g IV q8 h）或头孢唑肟（1 g IV q8 h）
患者对 β 内酰胺类药物过敏	大观霉素（2 g IM q12 h）[d]
后续治疗[i]	头孢克肟（400 mg PO bid）
脑膜炎或心内膜炎	有关具体的建议，请参见正文[j]

[a] 采用推荐方案治疗罕有无效者，这种情况下应评价再发感染或考虑其他诊断。

[b] 头孢曲松和阿奇霉素是唯一推荐的治疗咽部淋病的药物。

[c] 使用替代治疗方案的感染者的随访情况见正文。

[d] 大观霉素、头孢替坦、头孢西丁作为可选择的替代药物，目前在美国缺货或供应紧张。

[e] 大观霉素对咽部淋病可能无效。

[f] 同时立即用盐水冲洗患眼（单次）。

[g] 预防性治疗在正文中述及。

[h] 如果诊断不确定，有化脓性关节炎，或不能坚持治疗，则需住院治疗。

[i] 所有初始方案应包括阿奇霉素（1 g PO，单次），并应在临床改善开始后持续 24～48 h，到那时，如果致病微生物的培养可证明其对抗生素的敏感性，则可改用口服药物（如头孢克肟）。如果没有分离出任何生物体，且诊断是可靠的，则应继续使用头孢曲松治疗至少 1 周。

[j] 住院治疗可排除可疑的脑膜炎或心内膜炎

■ 沙眼衣原体感染

病原学

沙眼衣原体是一类专性细胞内细菌,可分为两个生物学亚型:沙眼和 LGV。前者可导致眼部的沙眼和泌尿生殖系统感染;后者引起性病性淋巴肉芽肿。

流行病学

世界卫生组织(WHO)评估全世界每年大约有超过 1.064 亿例沙眼衣原体感染,是最流行的细菌性性传播疾病。其中,美国每年大约有 200 万~ 300 万沙眼衣原体感染病例,使该病成为美国最常报告的传染病。

临床表现

在发生沙眼衣原体生殖系统感染的病例中,80% ~ 90% 的女性和大于 50% 的男性缺乏症状,其他患者有非常轻微的症状。

- 尿道炎、附睾炎、宫颈炎、输卵管炎、盆腔感染性疾病以及直肠炎在上文已讨论。
- 1% ~ 2% 的 NGU 患者会出现反应性关节炎,可同时出现结膜炎、尿道炎或宫颈炎、关节炎和皮肤黏膜损害等,大多数为沙眼衣原体感染所致。80% 以上患者有 HLA-B27 表型阳性。
- LGV 为侵袭性系统性性传播疾病。异性恋患者多在性接触 2 ~ 6 周后出现,表现为腹股沟疼痛的淋巴结病变。随着淋巴结周炎的逐渐进展,可出现波动性的化脓性结节,最后形成多发性瘘道,数月后可自行愈合。更多临床表现见表 86-1。

诊断

尿液或泌尿生殖道拭子 NAAT 可用于诊断。血清学检查可辅助诊断沙眼衣原体引起的 LGV 和新生儿肺炎,但是无法用来诊断无合并症的泌尿生殖道感染。

治疗 ▶ **沙眼衣原体感染**

- 见上述"特殊综合征"。
- 应用多西环素(100 mg PO bid)或红霉素(500 mg PO qid)治疗 LGV,疗程至少 3 周。

■ 支原体感染

病原学及流行病学

支原体是目前所知的可独立生活的最小微生物，没有细胞壁。人型支原体、生殖支原体、解脲脲原体、微小脲原体是泌尿生殖道疾病的主要病原体。无症状的女性患者阴道内常可发现这些病原体的存在。

临床表现

解脲脲原体是衣原体阴性 NGU 的常见致病原。人型支原体和生殖支原体与 PID 相关。此外，5% ～ 10% 产后热或流产后热可能与人型支原体有关。

诊断

泌尿生殖系统的支原体感染常采用 PCR 手段进行病原体检测。也可进行病原体培养，但首先需要在相关实验室进行。血清学检测没有帮助。

治疗	支原体感染

上文推荐用于非淋菌性尿道炎和盆腔感染性疾病的治疗均适用于生殖道支原体感染的治疗。

■ 梅毒

病原学及流行病学

梅毒是由螺旋体属亚种的苍白密螺旋体引起的。苍白密螺旋体为一种细小的、螺旋状的微生物，胞体被三层胞膜所包裹，人是其唯一的天然宿主，且病原体无法进行体外培养。

- 传播途径包括通过性行为接触有传染性的病损（硬下疳、黏膜斑、皮疹或扁平湿疣）传播；其他非性接触传播方式非常少见，包括亲密的个人接触、子宫内感染、输血和器官移植等。
- 全世界每年报告 1100 万病例。
  - 2000 年美国报告的梅毒病例有 31 575 例。
  - 一期梅毒合并二期梅毒（可以更好提示疾病活动性）总的报告从 2000 年的不到 6000 例上升至 2015 年的 23 872 例，且主要为 MSM，而其中约 50% 的人合并 HIV 感染。

- 梅毒通过性接触的传播率很高：许多暴露者在第一次被发现时就已经有梅毒的表现，对于暴露后 30 天仍然无症状的接触者，如果不进行治疗，约 30% 的接触者会发展成梅毒。因此治疗近期性接触暴露者至关重要。

发病机制

苍白密螺旋体可穿过完整的黏膜或微损伤处，数小时内便可进入淋巴组织和血液，导致系统感染和转移灶。在中位潜伏期 21 天后，接种部位可出现一期损害（硬下疳），持续 4 ～ 6 周，可自行愈合。尽管抗体滴度很高，二期梅毒的全身性、实质性和皮肤黏膜表现一般会在 6 ～ 12 周后出现，可在 2 ～ 6 周内消退。随后感染进入潜伏期，约 1/3 的未经治疗患者最终会发展为三期梅毒（梅毒性树胶肿、心血管梅毒、神经梅毒）。

临床表现

梅毒的进展可分为三个阶段，各期梅毒临床表现不同：一期梅毒、二期梅毒（随后是一段潜伏期感染）和三期梅毒。梅毒也可以从母亲传播给胎儿。

- 一期梅毒：典型表现为在接触部位（阴茎、肛管或直肠、口腔、宫颈和阴唇）出现硬下疳，但常常不被注意。具体表现见表 86-1。局部淋巴结肿大可在硬下疳愈合后很长时间内持续存在。
- 二期梅毒：可表现为多种形式，主要为皮肤黏膜的皮损和泛发性无痛性淋巴结肿大。
  - 皮肤皮损多种多样，可以不明显，但多为粉红或淡红色斑疹，无瘙痒，广泛分布在躯干和四肢，包括手掌和足底。
  - 在潮湿的皱褶部位，丘疹可扩大、糜烂，形成广泛的有高度传染性的损害，称为扁平湿疣。
  - 表浅的黏膜糜烂（黏膜斑）和全身症状（包括咽痛、发热、身体不适）也可出现。
  - 其他少见的表现包括肝炎、肾炎、关节炎和眼部损害（如视神经炎、前葡萄膜炎、虹膜炎等）。
- 潜伏梅毒：患者梅毒血清学检查阳性，但没有临床表现。早期潜伏梅毒指的是感染后 1 年内的潜伏梅毒，而晚期潜伏梅毒指感染超过 1 年或具体感染时间不详。
- 晚期梅毒：典型表现包括神经梅毒、心血管梅毒和树胶肿。

- 神经梅毒：是连续的疾病谱，感染早期就会发生无症状神经梅毒，逐渐发展为麻痹性痴呆和脊髓痨。症状性神经梅毒可有以下三种主要表现。但除了合并有 HIV 感染者外，目前均较少见。脑膜梅毒包括头痛、恶心、呕吐、颈项强直、脑神经受累、癫痫发作和精神状态的变化，多出现在感染后 1 年内。脑膜血管梅毒在感染后 10 年内，常常表现为亚急性脑炎前驱症状，逐渐发展至血管综合征。脑实质病变如麻痹性痴呆多发生在感染后 20 年，而脊髓痨多发生在感染后 25 ~ 30 年。麻痹性痴呆主要表现在性格、情感、反射（过度反应）、眼（Argyll Robertson 瞳孔，调节反射存在，光反射消失）、知觉（错觉、妄想、幻想）、智力（近期记忆力下降、方向辨别、判断、计算、洞察能力下降）、语言（能力下降）等方面。脊髓痨表现为脊髓后角、后根和后根神经节脱髓鞘的症状和体征，如共济失调性宽基步态和足下垂、感觉异常、膀胱障碍、性功能下降、反射消失；位置觉、深痛觉、温度觉消失。

- 心血管梅毒：10% 的未治疗患者在感染后 10 ~ 40 年内会发展为心血管梅毒。表现为大血管提供血供的营养血管因动脉内膜炎而堵塞，从而导致主动脉炎、主动脉反流、囊状动脉瘤或冠状动脉口狭窄。

- 树胶肿：通常是孤立性损害，表现为中央坏死的肉芽肿性炎症，常发生于皮肤和骨骼系统，但其他器官如脑等均可受累。

● 先天梅毒：妊娠的各个阶段均可发生梅毒感染，但胎儿的病变一般在妊娠 4 个月以后出现，所以妊娠女性均应在妊娠早期接受梅毒检测。

诊断

梅毒螺旋体和非梅毒螺旋体血清学检测是主要的诊断方法。抗体滴度的变化可用于监测治疗反应。

● 非梅毒螺旋体血清学检测，用于检出针对心磷脂-卵磷脂-胆固醇抗原复合物的 IgM 和 IgG 抗体，包括快速血浆反应素环状卡片试验（RPR）和性病研究实验室玻片试验（VDRL），推荐用于梅毒筛查或血清抗体定量。早期梅毒治疗后，抗体滴度呈 ≥ 4 倍的持续下降则认为治疗有效。

- 梅毒螺旋体血清学检测包括凝集试验（如 TPPA 试验）、荧光螺旋体抗体吸附试验（FTA-ABS）和酶免疫或化学发光免疫分析（EIA/CIA），可用于确认非梅毒螺旋体血清学试验的结果。由于假阳性率高，不应作为筛查试验。即使治疗成功后梅毒螺旋体血清学检测结果呈持久阳性。
- 对于有神经系统症状和体征的梅毒，RPR 或 VDRL 滴度 ≥ 1：32；或可疑治疗失败，$CD4^+$ T 细胞 < 350/µl 的 HIV 感染者可做腰椎穿刺检测脑脊液。
  - 神经梅毒脑脊液（CSF）检查显示细胞增多（WBC > 5/µl）、蛋白浓度升高（> 45 mg/dl），脑脊液的 VDRL 试验结果阳性，该试验特异性高但敏感性差。非吸附性 FTA 试验敏感性高，但特异性差。非吸附性 FTA 阴性可排除神经梅毒。
- 梅毒患者应进行艾滋病评估。

治疗　梅毒

- 见表 86-3 的推荐治疗。
- 50% 的一期梅毒和 90% 的二期梅毒在初次治疗后出现 Jarisch-Herxheimer 反应（吉海反应），包括发热、寒战、肌痛、心悸、头痛、呼吸急促及血管扩张。症状在 12 ~ 24 h 后可自行消退。
- 治疗反应的评估：一期和二期梅毒应在治疗后的 6 个月和 12 个月时分别行 VDRL 或 RPR 滴度检测，晚期梅毒或潜伏梅毒应在治疗后 6、12 和 24 个月分别进行检测。
  - 若合并有 HIV 感染的各期梅毒，应在治疗后 3、6、9、12 和 24 个月时分别进行检测。
  - 如血清学滴度下降没有达到 4 倍，临床症状持续存在或再次出现，需再次接受治疗。此外，患者需行脑脊液检查，如果脑脊液异常，需按神经梅毒进行治疗，如果脑脊液正常需按晚期潜伏梅毒治疗。
  - 神经梅毒的治疗中，脑脊液细胞计数应每 6 个月检测一次，直到脑脊液细胞计数恢复正常。无 HIV 感染的梅毒患者，经适当治疗后，脑脊液细胞计数可在 3 ~ 12 个月后恢复正常。

表 86-3 梅毒的推荐治疗方案ᵃ

梅毒分期	无青霉素过敏史者	有青霉素过敏史者
一期、二期或早期潜伏梅毒	脑脊液正常或未行脑脊液检查：苄星青霉素（2.4 mU IM，单次） 脑脊液异常：治疗同神经梅毒	脑脊液正常或未行脑脊液检查：盐酸四环素（500 mg PO qid）或多西环素（100 mg PO bid）治疗 2 周 脑脊液异常：治疗同神经梅毒
晚期潜伏期（或时间不详的潜伏期），心血管梅毒或良性三期梅毒	脑脊液正常或未检查：苄星青霉素（2.4 mU IM 每周，持续 3 周） 脑脊液异常：治疗同神经梅毒	脑脊液检查正常且 HIV 感染阴性：盐酸四环素（500 mg PO qid）或多西环素（100 mg PO bid），治疗 4 周 脑脊液检查正常及 HIV 阳性：若患者不能保证依从性，给予青霉素脱敏治疗 脑脊液异常：治疗同神经梅毒
神经梅毒（无症状性或症状性）	水剂青霉素 G（18～24 mU/d IV，3～4 mU q4 h 或持续滴注）治疗 10～14 天或水剂普鲁卡因青霉素 G（2.4 mU/d IM）联合口服丙磺舒（500 mg PO qid），疗程 10～14 天	给予青霉素脱敏治疗
妊娠期梅毒	根据分期	给予青霉素脱敏治疗

ᵃ 有关脑脊液检查指征，请见文本。

缩略词：mU，百万单位。

资料来源：Adapted from the 2015 Sexually Transmitted Diseases Treatment Guidelines from the Centers for Disease Control and Prevention.

■ 单纯疱疹病毒感染

病原学及流行病学

单纯疱疹病毒（HSV）是一种线性双链 DNA 病毒，分为两个亚型：HSV-1、HSV-2。

- HSV 可通过黏膜和皮肤破损处进入表真皮的细胞，形成病毒复制体，并可进入神经细胞，在机体内呈远心性扩散。

- 在美国，超过 90% 的 40 岁成年人有抗 HSV-1 型抗体；15%～20% 的美国人有抗 HSV-2 型抗体。在低收入国家感染率更高。

- 未被诊断的 HSV-2 携带者，以及大量无症状的生殖道病毒感染患者，促使 HSV 持续流行。

- 生殖器 HSV-1 型感染的第一年复发率（约 55%）要低于 HSV-2 型（约 90%）。

临床表现

具体临床表现详见表 86-1。HSV-1 和 HSV-2 感染引起的生殖器疱疹首次发病症状类似，以发热、头痛、不适、肌痛为特征，超过 80% 的女性原发生殖器疱疹有宫颈或尿道受累。局部症状包括疼痛、排尿困难、阴道和尿道分泌物，以及腹股沟淋巴结压痛。

诊断

HSV DNA 的 PCR 检测是最敏感的实验室技术，被推荐用于 HSV 感染的实验室确认。HSV 培养被用于有抗病毒药物敏感性实验需求的时候。底灶基底刮片进行 Wrighit 或 Giemsa 染色（Tzanck 试验）或 Papanicolaou 染色可以较好地检测巨细胞或核内包涵体，但多数临床医师对该项技术并不熟练，其不能区分 HSV 和水痘-带状疱疹病毒。

治疗   HSV 引起的生殖系统感染

- 首次发病：口服阿昔洛韦（400 mg tid）或伐昔洛韦（1 g bid）或泛昔洛韦（250 mg bid），疗程 7 ～ 14 天。
- 症状性复发：口服阿昔洛韦（800 mg tid×2 天）或伐昔洛韦（500 mg bid×3 天）或泛昔洛韦（750 mg/1000 mg bid×1 天；或 1500 mg 顿服；或首剂 500 mg，继以 250 mg q12 h×3 天），均可缩短皮损持续时间。
- 抑制复发：口服阿昔洛韦（400 ～ 800 mg bid）或伐昔洛韦（500 mg qd）。患者若每年复发 > 9 次须口服伐昔洛韦（1 g qd，或 500 mg bid）或泛昔洛韦（250 ～ 500 mg bid）。每日口服伐昔洛韦相比泛昔洛韦对减少亚临床病毒的排出更有效。

■ 软下疳（杜克雷嗜血杆菌感染）

软下疳是由杜克雷嗜血杆菌引起的一种性传播疾病，以生殖器溃疡和腹股沟淋巴结炎以及非性传播的皮肤溃疡为体征。杜克雷嗜血杆菌可直接导致患病，且可增加 HIV 感染的易感性和传播有效性。临床表现见表 86-1，皮损中培养出杜克雷嗜血杆菌可明确诊断，PCR 技术也逐渐被应用于检测。如果出现临床表现不易区分的情况（包括一个或多个疼痛的生殖器溃疡），梅毒和 HSV 感染的阴性测试结果，就可以做出软下疳的诊断。

治疗 软下疳

- 疾病预防控制中心（CDC）推荐方案为阿奇霉素（1 g PO，单剂）、环丙沙星（500 mg PO bid×3 天）、头孢曲松（250 mg IM，单次）或红霉素碱（500 mg PO tid×7 天）。
- 患者出现症状前 10 天内曾与其有过性接触者，无论是否发生症状均需治疗。

杜诺凡病（肉芽肿克雷伯菌感染）

病原学及流行病学

杜诺凡病也称腹股沟肉芽肿，由肉芽肿克雷伯菌引起。该病主要在巴布亚新几内亚、南非的部分地区、印度、法属圭亚那及澳大利亚原住民地区流行，美国报道病例很少。

临床表现

临床表现见表 86-1。皮损分为四种类型：①溃疡肉芽肿性皮损，为典型皮损，触之易出血；②肥厚性或疣状溃疡，边缘隆起，不规则；③坏死伴强烈异味的溃疡，可导致组织结构破坏；④硬化性或瘢痕性溃疡，伴纤维组织和瘢痕组织增生。本病 90% 均侵犯生殖器部位，10% 会侵犯腹股沟区域。

诊断

病变处涂片或活检样本上大单核细胞中发现典型的杜诺凡小体（革兰氏染色阴性的胞质内囊泡内深染小体，呈别针样）可确定诊断。也可采用聚合酶链反应检测。

治疗 杜诺凡病

治疗可选用阿奇霉素（首日 1 g，随后每日 500 mg，疗程 7 天；或每周 1 g，疗程 4 周）。此外，可选用多西环素（100 mg bid）、甲氧苄啶-磺胺甲噁唑（960 mg bid）、红霉素（500 mg qid）或四环素（500 mg qid），疗程均为 14 天。如果选择 14 天疗程的方案，应监测患者皮损状况，直至完全愈合。

■ 人乳头瘤病毒（HPV）感染

病原学

乳头瘤病毒是无包膜的双链 DNA 病毒。目前已知超过 125 种 HPV 类型，均各自有其特异的临床表现。例如 HPV16 和 18 与宫颈癌和肛门癌密切相关，分别导致 70%～85% 和约 90% 的病例；HPV6 型和 11 型与生殖器疣（又叫尖锐湿疣）相关。

流行病学和临床表现

- 人乳头瘤病毒通过性交、口交以及接触伴侣的生殖器传播。
- 首次感染和诊断 HPV 相关癌症之间的间隔可能长于 20 年，HIV 感染可以加速这种进展。
- 疣的物理外观因解剖位置而异，如阴部的白色软丘疹和阴茎上凸起的角化色素斑。
- 尽管亚临床宫颈 HPV 感染很常见，宫颈癌患者早期常出现容易出血的侵蚀性癌；更晚期的癌表现为溃疡性病变或外生性病变。
- 尽管 20% 的患者无症状，肛门癌通常表现为直肠出血、疼痛或有肿物。

诊断

大多数肉眼可见的疣仅结合病史和体检就能被正确诊断。子宫颈癌检查的主要方法是从 21 岁开始每 3 年进行一次巴氏涂片细胞学检查；对于 ≥ 30 岁的女性，若同时检测 HPV DNA 也为阴性，则检测间隔可延长至 5 年。对高危人群可进行肛门检查。

治疗 人乳头瘤病毒感染

- 多数病例可自行缓解。目前的治疗方法并非完全有效，且部分药物具有明显的不良反应。
- 医疗机构可提供的治疗手段包括冷冻治疗、手术切除、病灶内注射干扰素或激光手术治疗。
- 院外患者自行使用的治疗方法包括咪喹莫特（5% 或 3.75% 乳膏，每周 3 次，持续 16 周）。鬼臼毒素（0.05% 溶液或凝胶或 0.15% 乳膏）和茶多酚（15% 软膏）偶尔用于外生殖器疣，但其他方法更有效，耐受性更好。

预防

目前有针对 HPV6、11、16 和 18 型的四价疫苗（加德西，默克）；针对 HPV6、11、16、18、31、33、45、52 和 58 型的九价疫苗（加德西 -9，默克公司）；还有一种针对 16 型和 18 型 HPV 的二价疫苗（希瑞适，葛兰素史克）。美国疾病预防控制中心建议所有 11～12 岁的青少年以及 13～26 岁以前没有完成整个疫苗接种过程的青年男女接种疫苗。

第87章
皮肤、软组织、骨及关节感染

（张碧莹 译 路明 审校）

皮肤和软组织感染

皮肤和软组织感染的诊断主要通过详细询问病史（如发病时间、旅行史、动物接触或叮咬、创伤以及基础疾病状况）和细致体格检查（病变的表现和分布）来确立。表 87-1 总结了常见皮肤感染的治疗方案，通常给予静脉治疗，直到全身感染性症状和体征改善。皮肤病变包括以下几个类型。

1. 水疱：由病原微生物在表皮内增殖所致，多为病毒，如水痘-带状疱疹病毒、单纯疱疹病毒、柯萨奇病毒、痘病毒、小蛛立克次体等。

2. 大疱：由产生毒素的病原体引起。不同的毒素可影响不同的皮肤层次。如葡萄球菌烫伤样皮肤综合征和中毒性表皮坏死松解症分别累及的是皮肤的角质层和生发层。此外，大疱也可见于坏死性筋膜炎、气性坏疽和创伤弧菌感染。

3. 结痂：由化脓性链球菌（传染性脓疱病）或金黄色葡萄球菌（大疱性脓疱病）引起的脓疱病通常在早期的大疱阶段后出现褐色厚壳。结痂也见于一些系统性真菌感染、皮肤真菌感染或分枝杆菌感染。能够识别传染性脓疱病很重要，因为其与链球菌感染后肾小球肾炎发生相关。

表 87-1　常见皮肤感染的治疗

诊断 / 类型	首选治疗	备选治疗	相关章节
动物咬伤（预防或早期感染）[a]	阿莫西林 / 克拉维酸（875/125 mg PO bid）	多西环素（100 mg PO bid）	29
动物咬伤[a]（已发生感染）	氨苄西林 / 舒巴坦（1.5 ～ 3 g IV q6 h）	克林霉素（600 ～ 900 mg IV q8 h）**联合**环丙沙星（400 mg IV q12 h）或头孢西丁（2 g IV q6 h）	29
杆菌性血管瘤病	红霉素（500 mg PO qid）	多西环素（100 mg PO bid）	94
单纯疱疹（生殖器原发感染）	阿昔洛韦（400 mg PO tid 10 天）	泛昔洛韦（250 mg PO tid 5 ～ 10 天）或伐昔洛韦（1000 mg PO bid 10 天）	102
带状疱疹（年龄 > 50 岁免疫功能正常者）	阿昔洛韦（800 mg PO 每日 5 次，7 ～ 10 天）	泛昔洛韦（500 mg PO tid 7 ～ 10 天）或伐昔洛韦（1000 mg PO tid 7 天）	102
蜂窝织炎（葡萄球菌或链球菌[b, c]）	萘夫西林或苯唑西林（2 g IV q4 ～ 6 h）	头孢唑啉（1 ～ 2 g q8 h）或氨苄西林 / 舒巴坦（1.5 ～ 3 g IV q6 h）或红霉素（0.5 ～ 1 g IV q6 h）或克林霉素（600 ～ 900 mg IV q8 h）	89, 90
MRSA 引起的皮肤感染[d]	万古霉素（1 g IV q12 h）	利奈唑胺（600 mg IV q12 h）	89
坏死性筋膜炎（A 族链球菌[b]）	克林霉素（600 ～ 900 mg IV q6 ～ 8 h）联合青霉素 G（400 万 U IV q4 h）	克林霉素（600 ～ 900 mg IV q6 ～ 8 h）联合头孢菌素（一代或二代）	90
坏死性筋膜炎（需氧厌氧混合感染）	氨苄西林（2 g IV q4 h）联合克林霉素（600 ～ 900 mg IV q6 ～ 8 h）联合环丙沙星（400 mg IV q6 ～ 8 h）	万古霉素（1 g IV q6 h）联合甲硝唑（500 mg IV q6 h）联合环丙沙星（400 mg IV q6 ～ 8 h）	95

表 87-1 常见皮肤感染的治疗（续表）

诊断/类型	首选治疗	备选治疗	相关章节
气性坏疽	克林霉素（600～900 mg IV q6～8 h）联合青霉素 G（400万 U IV q4～6 h）	克林霉素（600～900 mg IV q6～8 h）联合头孢西丁（2 g IV q6 h）	95

[a] 多杀巴斯德菌：与狗咬伤和猫咬伤相关的病原体，对头孢氨苄、双氯西林、克林霉素和红霉素耐药。啮蚀艾肯菌是一种通常与人咬伤有关的细菌，对克林霉素、耐青霉素酶青霉素和甲硝唑耐药，但对甲氧苄啶-磺胺甲噁唑和氟喹诺酮类敏感。

[b] 目前在美国 A 族链球菌对红霉素的耐药率约为 5%，但是在其他一些国家已达到 70%～100%。大多数（但不是所有）红霉素耐药 A 族链球菌对克林霉素敏感。约 90% 的金黄色葡萄球菌菌株对克林霉素敏感，但耐药性（固有的和诱导的）都在增加。

[c] 医院获得性金黄色葡萄球菌严重感染或社区获得性金黄色葡萄球菌感染，本表推荐的 β 内酰胺类抗生素对其没有疗效，可能是由于耐甲氧西林菌株引起的，需要换用万古霉素、达托霉素或利奈唑胺。

[d] 一些耐甲氧西林金黄色葡萄球菌（MRSA）仍对四环素和甲氧苄啶-磺胺甲噁唑敏感。达托霉素（4 mg/kg IV q24 h）或替加环素（负荷剂量 100 mg，后 50 mg IV q12 h）是治疗 MRSA 的备选方案

4. 毛囊炎：毛囊的局部感染通常由金黄色葡萄球菌引起。"热浴盆毛囊炎"是由铜绿假单胞菌引起的弥漫性毛囊炎。淡水中禽类血吸虫穿透入人的毛囊后会引起过敏反应，导致"游泳者瘙痒"。

5. 丘疹和结节性病变：皮肤隆起病变可以有多种不同形式，病原体包括汉赛巴尔通体（典型猫抓热和杆菌性血管瘤病）、苍白密螺旋体、人乳头瘤病毒、分枝杆菌和蠕虫。

6. 溃疡伴或不伴焦痂：可由皮肤炭疽、溃疡腺型兔热病、鼠疫和分枝杆菌感染引起。生殖器溃疡性病变则可能是由疼痛的软下疳或无痛的梅毒所致。

7. 丹毒：面部或四肢皮肤突发红肿，与正常皮肤界限清楚，疼痛剧烈，进展迅速。化脓性链球菌是唯一的病原体。

■ 蜂窝织炎

- 发病机制：细菌突破皮肤屏障进入表皮，可能是外伤（如割伤、擦伤、烧伤）或医源性损伤（如手术切口、静脉导管）。皮肤红斑区域的扩大可能由细胞外毒素和（或）机体免疫反

应所致，而非细菌数量的增加。

- **微生物学**：致病微生物包括共生的菌群（如金黄色葡萄球菌、化脓性链球菌）或多种外源性细菌。对于后者，完整详尽的病史和流行病学数据可能有助于查明病因。

  - 引起蜂窝织炎的外源性细菌包括：猫或狗咬伤后的多杀巴斯德菌；狗咬伤后的犬咬二氧化碳嗜纤维菌；人咬伤后的啮蚀艾肯菌；与中性粒细胞减少患者的坏死性脓疱疮、踩到钉子上所致的穿透性损伤或热浴盆毛囊炎相关的铜绿假单胞菌；淡水中皮肤伤口感染的嗜水气单胞菌；与家猪和鱼类接触后猪红斑丹毒丝菌。

- **临床表现**：皮肤急性炎症性表现的特征为局部疼痛、红斑、肿胀和发热。

  - 金黄色葡萄球菌引起的蜂窝织炎常从局部感染的中心部位向外蔓延，如脓肿或受感染的异物，被称为化脓性蜂窝织炎。

  - 化脓性链球菌引起的非化脓性蜂窝织炎，迅速扩散至弥漫性病变，通常伴有发热和淋巴管炎。

- **诊断**：当有引流、开放性伤口或明显的入口时，革兰氏染色和细菌培养可协助明确病原。对病灶边缘进行细针抽吸或穿刺活检的诊断阳性率仅为 20%。

- **治疗**：见表 87-1。

■ 坏死性筋膜炎

- **发病机制**：感染由于皮肤或黏膜屏障的完整性破坏所致，与恶性肿瘤、憩室、痔疮或肛瘘相关。

  - 在没有明显入口的感染病例中，坏死性筋膜炎可能是由一过性菌血症在非穿透性创伤部位（如挫伤或肌肉拉伤）的局部种植所致。

  - 感染播散至深筋膜，并沿着筋膜平面穿透至静脉和淋巴管。

- **微生物学**：坏死性筋膜炎是由化脓性链球菌、需氧/厌氧菌混合感染，或产气荚膜梭菌引起；偶有报道产杀白细胞素（PVL）的耐甲氧西林金黄色葡萄球菌（MRSA）菌株。

- **临床表现**：出现皮肤表现（如紫色大疱、皮肤脆弱、皮肤坏死、形成硬结、重度水肿）的时间取决于感染是从皮肤表面开始（快速起病）还是较深的皮肤结构层次开始（缓慢起病）。

- 在疾病早期，剧烈疼痛和不明原因的发热可能是唯一的临床表现。

- 真皮乳头中血管内形成血栓导致周围神经缺血以及其所支配的区域麻痹。

- 在疾病晚期，患者可表现为中毒样反应，常发生休克和多脏器功能衰竭。

- **诊断**：基于临床表现即可做出诊断。其他诊断线索包括通过影像学发现深部组织存在气体（常见于梭菌属，罕见于化脓性链球菌）以及血清肌酸激酶（CPK）显著升高（当并发肌炎时）。

- **治疗**：紧急手术，对深筋膜和肌肉进行切开引流，以及去除坏死组织，是至关重要的。表 87-1 提供了推荐的抗生素治疗方案。

■ 肌炎和肌坏死

- **临床表现和微生物学**：感染累及肌肉有不同的临床表现，取决于不同的病因。

  - 肌炎：可由细菌（梭菌、链球菌）、病毒（流行性感冒病毒、登革病毒、柯萨奇病毒），或寄生虫（旋毛虫、猪带绦虫或弓形虫）引起。通常表现为肌痛，在柯萨奇病毒、旋毛虫和细菌感染时尤为严重。

  - 化脓性肌炎：通常由金黄色葡萄球菌引起的局限性肌肉感染，在热带地区多见，常无明确的外伤入口。

  - 肌坏死：病原体包括梭菌属（产气荚膜梭菌、败血症梭菌、溶组织梭菌和索氏梭菌）或需氧 / 厌氧菌混合感染。肌坏死通常和创伤相关，然而由败血症梭菌所致的自发性坏疽常发生于中性粒细胞减少、胃肠道恶性肿瘤或憩室病患者。典型的子宫气性坏疽由索氏梭菌引起，见于自然或人工流产后或分娩后的健康女性；因为很少或几乎没有明显的定位体征，且进展迅速，这种感染几乎都是致命的。

- **诊断和治疗**

  - 紧急手术干预探查深层组织结构，获取组织培养和药敏，清除坏死组织并降低分隔腔压力，这些既有诊断意义，又有治疗意义。

- 经验性抗感染治疗应覆盖可能的病原体，如对于化脓性肌炎可给予万古霉素（1 g q12 h IV），对于需氧 / 厌氧菌混合感染可给予氨苄西林 / 舒巴坦（2 ～ 3 g q6 h IV）。
- 对于梭菌引起的肌坏死治疗（气性坏疽），参见表 87-1。

感染性关节炎

- **发病机制**：关节感染常见途径包括血源性播散（最常见的途径）、从邻近相连部位感染蔓延或直接感染（如创伤或手术）。急性细菌感染由于关节腔内压升高和引发机体免疫反应，可导致关节软骨的迅速破坏。
- **微生物学**：发病年龄不同，病原体也不同。金黄色葡萄球菌在所有年龄段的成人中占非淋病病原体分离株的首位。
  - 5 岁以下儿童的主要病原体为金黄色葡萄球菌、化脓性链球菌、金氏杆菌。
  - 在年轻人中，淋病奈瑟球菌是最常见的病原体。
  - 在成年人中，金黄色葡萄球菌占主导，但革兰氏阴性杆菌、肺炎球菌和 β - 溶血性链球菌在老年人中可占 1/3。
  - 化脓性关节炎的其他病原体还包括伯氏疏螺旋体（莱姆病）、结核和其他分枝杆菌、真菌（如球孢子菌病、组织胞浆菌病）和病毒（如风疹、流行性腮腺炎、乙型肝炎、细小病毒感染）。
- **流行病学和临床表现**：危险因素和临床表现与是否淋病奈瑟球菌所致有关。
  - 非淋病细菌性关节炎：在类风湿关节炎、糖尿病、糖皮质激素治疗、血液透析、恶性肿瘤和静脉药瘾者中发生风险高。
    - 大约 90% 患者表现为单关节受累，最常见的是膝关节，依次是髋、肩、腕和肘关节。静脉药瘾者中，脊柱、骶髂关节和胸锁关节感染常见。
    - 患者有中到重度疼痛、关节腔积液、活动受限和发热。
  - 淋病关节炎：女性发生播散性淋病奈瑟球菌感染和关节炎的概率是男性的 2 ～ 3 倍，尤其是在经期和孕期（参见第 86 章）。
    - 播散性淋病奈瑟球菌感染最常见的临床表现为发热、寒战、皮疹和关节症状（游走性关节炎）。皮损和关节表现被认为是因血液循环中淋病奈瑟球菌和组织中免疫复合物沉积的免疫反应所致；因此滑液培养持续呈阴性。

- 在真性淋病关节炎（通常继发于播散性淋病奈瑟球菌感染），常为单个关节受累，如髋、膝、踝或腕关节受累。

- 关节假体感染：全关节置换术中有 1%～4% 并发感染，大部分都是在术中或围术期发生。

- 由金黄色葡萄球菌、化脓性链球菌和肠杆菌引起的感染，起病急。

- 而由凝固酶阴性葡萄球菌或类白喉杆菌引起感染时，临床表现隐匿。

- 反应性关节炎：约 1% 非淋病尿道炎和 2% 的肠道感染（如小肠结肠炎耶尔森菌、福氏志贺菌、空肠弯曲菌和沙门菌）可发生反应性关节炎。这些患者中只有少数有典型反应性关节炎的其他表现，如尿道炎、结膜炎、葡萄膜炎、口腔溃疡和皮疹。

- **诊断**：如果临床考虑到关节感染，于感染部位行滑液穿刺检查是有必要的。不同病原体感染在白细胞计数的升高程度上不一致，但是滑液培养和晶体检查（除外痛风和假性痛风）可以帮助缩小诊断范围。

- 正常滑液中细胞计数 < 180/μl（主要是单核细胞）。在急性细菌性关节感染时滑液中细胞计数平均 100 000/μl（25 000～250 000/μl），中性粒细胞占比 > 90%。发生淋病奈瑟球菌关节炎时，滑液中细胞计数 > 50 000/μl，但是革兰氏染色大多是阴性的，培养阳性率不足 40%。因此，应从其他潜在感染部位的黏膜留取培养用于淋病奈瑟球菌感染的诊断。分枝杆菌或真菌感染引起的化脓性关节炎，滑液中细胞计数 10 000～30 000/μl，中性粒细胞占比 50%～70%。在非感染性炎性关节炎时滑液中细胞计数通常低于 30 000～50 000/μl。

- 需要对滑液进行革兰氏染色。抽取滑液后立即注入血培养瓶可提高培养检出率。

- 金黄色葡萄球菌引起的感染，血培养阳性率为 50%～70%，其他病原体感染时血培养阳性则并不常见。

- X 线平片检查可见软组织肿胀，关节间隙增宽，由于关节囊扩张可导致关节平面移位。关节间隙狭窄和骨质侵蚀破坏提示疾病进展至晚期。

治疗　感染性关节炎

- 积极进行脓液引流和坏死物清除对于感染的控制，以及预防软骨破坏、感染后退行性关节炎、关节畸形和不稳定至关重要。

- 当滑液涂片未见病原体，经验性给予三代头孢菌素（头孢噻肟 1 g IV q8 h；或头孢曲松 1 ~ 2 g IV qd）可覆盖绝大多数社区获得性感染。当涂片可见革兰氏阳性球菌时，应给予万古霉素（1 g IV q12 h）覆盖耐甲氧西林金黄色葡萄球菌（MRSA）。

  - 对于静脉吸毒者或其他易感患者，应考虑给予针对革兰氏阴性杆菌如铜绿假单胞菌的治疗。

  - 如果病原学培养阳性，则应根据培养结果和药敏试验调整治疗方案。

- 金黄色葡萄球菌感染的疗程为 4 周，革兰氏阴性肠杆菌感染的疗程为 3 ~ 4 周，肺炎球菌或链球菌的疗程为 2 周。

- 淋病关节炎的起始治疗可给予头孢曲松（1 g/d），直到病情改善；依据分泌物培养的病原学及药敏，可续贯口服氟喹诺酮类药物（如环丙沙星 500 mg PO bid）或阿莫西林（500 mg PO tid）7 天后结束治疗。若合并衣原体感染，可给予阿奇霉素（1 g）顿服。

- 关节假体感染应给予外科手术干预和高剂量抗生素静脉输液 4 ~ 6 周。关节植入物通常不得不被移除，但为了保全关节，可尝试给予抗生素控制感染。临床上给予 3 ~ 6 个月环丙沙星或利福平已成功用于治疗金黄色葡萄球菌引起病程相对较短的关节假体感染，但该方案尚有待于前瞻性试验来进一步证实。

骨髓炎

- **发病机制和流行病学**：骨髓炎根据发病机制、感染持续时间、感染部位，以及是否存在人工植入物有不同的分类方法。典型的骨髓炎的感染途径是血源性播散，从手术部位，或糖尿病患者合并供血不足、神经病变的继发感染灶向相邻部位蔓延所致。最常见原发感染灶是尿路、皮肤和软组织、血管内导管和心内膜。成年人血源性骨髓炎是导致椎骨感染的最常见原因，在年龄＞ 70 岁人群中发生率为 6.5/10 万。

- **微生物学**：不管受累的解剖部位如何，金黄色葡萄球菌都是最常见的致病菌，约占 40% ～ 50%。
  - 革兰氏阴性杆菌约占 10% ～ 20%。
- **临床表现**：患者临床表现为发热，局部疼痛伴有压痛。受累区域既往有手术史（即使是很久以前的手术）或创伤史均应疑诊骨髓炎。
- **诊断**：
  - 有必要进行影像学检查，有时须行有创性操作获取病变部位标本来确诊。
  - 血培养阳性率为 30% ～ 78%。如果之前接受过抗生素治疗，阳性率则会更低。
  - CT 和 MRI，尤其是 MRI 可以增加检测敏感性。
- **治疗**：
  - 表 87-2 列举了用于无植入物骨髓炎的抗生素治疗方案推荐。
  - 关于最佳给药途径和用药疗程，尚仍有争议。一般来说，对于急性骨髓炎推荐 6 周的静脉抗菌药物治疗。如果培养出的病原体对抗生素敏感，且使用口服抗生素后显示出临床有效，患者肠道功能又正常（无呕吐），也可考虑从静脉给药转为口服治疗。
  - 血清炎性标志物（红细胞沉降率、C 反应蛋白）的定期检测可以用于评估抗感染的疗效（尤其适用于金黄色葡萄球菌感染）。
  - 慢性骨髓炎或者植入物相关的感染通常需外科手术干预。

表 87-2   成年人无植入物骨髓炎的抗生素治疗方案 [a]

病原体	抗生素治疗药物（剂量 [b]、途径）
葡萄球菌属	
甲氧西林敏感	萘夫西林或苯唑西林 [c]（2 g IV q6 h） **续贯** 利福平（300 ～ 450 mg PO q12 h）联合左氧氟沙星（750 mg PO qd 或 500 mg PO q12 h）
甲氧西林耐药	万古霉素 [d]（15 mg/kg IV q12 h）或达托霉素（> 6 ～ 8 mg/kg IV q24 h） **续贯** 利福平（300 ～ 450 mg PO q12 h） **联合** 左氧氟沙星（750 mg PO qd 或 500 mg PO q12 h）或甲氧苄啶–磺胺甲噁唑 [e]（双倍强度片剂 1 片口服 q8 h）或夫地西酸（500 mg PO q8 h）
链球菌属	青霉素 G [c]（500 万 U IV q6 h）或头孢曲松（2 g IV qd）
肠杆菌	环丙沙星（750 mg PO q12 h）
喹诺酮敏感	
喹诺酮耐药 [f]	亚胺培南（500 mg IV q6 h）
铜绿假单胞菌	头孢吡肟或头孢他啶（2 g IV q8 h）联合氨基糖苷类 [g] **或** 哌拉西林–他唑巴坦（4.5 g IV q8 h）联合氨基糖苷类 [g] 2 ～ 4 周 **续贯** 环丙沙星 [h]（750 mg PO q12 h）
厌氧菌	克林霉素（600 mg IV q6 ～ 8 h）2 ～ 4 周 **续贯** 克林霉素 [i]（300 mg PO q6 h）

[a] 除非另有说明，否则抗生素治疗的持续时间为 6 周。

[b] 所有剂量均适用于肾功能正常的成人。

[c] 当患者出现迟发型青霉素过敏时，可予头孢呋辛 1.5 g IV q6 ～ 8 h；当患者出现速发型青霉素过敏时，青霉素应替换为万古霉素 1 g IV q12 h。

[d] 目标万古霉素浓度：15 ～ 20 μg/ml。

[e] 甲氧苄啶–磺胺甲噁唑双倍强度片剂含有 160 mg 甲氧苄啶和 800 mg 磺胺甲噁唑。

[f] 包括分离菌株产超广谱 β 内酰胺酶的情况。

[g] 尚未证实需要联合氨基糖苷类药物。然而联合可降低 β 内酰胺类耐药的风险。

[h] 仅在之前使用过 β 内酰胺类药物治疗后才开始环丙沙星治疗的主要原因是，当存在明显较大的细菌载量时会增加喹诺酮药物耐药风险。

[i] 备选方案：青霉素 G（500 万 U IV q6 h）或头孢曲松（2 g IV q24 h）可用于治疗革兰氏阳性厌氧菌（如痤疮丙酸杆菌），甲硝唑（500 mg IV/PO q8 h）可用于治疗革兰氏阴性厌氧菌（如拟杆菌属）。

资料来源：From Zimmerli W: Vertebral Osteomyelitis. N Engl J Med 362: 1022, 2010. © Massachusetts Medical Society. Reprinted with permission.

第88章
肺炎球菌感染

（王鹤 译 齐文杰 审校）

■ 微生物学

- 肺炎链球菌（肺炎球菌）是一种革兰氏阳性球菌，呈链状生长，在血琼脂上可引起 α-溶血，可溶于胆汁，对奥普托欣试验敏感。
- 几乎每种肺炎球菌临床分离株都具有多糖荚膜，这可使细菌在没有特异性抗体存在的情况下免于被吞噬；目前已经鉴定出的荚膜种类有98种。

■ 流行病学

- 在工业化国家中，儿童是肺炎链球菌的主要传播媒介：小于5岁的儿童中有20%～50%存在无症状鼻咽部肺炎链球菌定植（青壮年占5%～15%）。相比之下，在低收入国家中，所有年龄组都存在更高的定植率。
- 肺炎球菌病发病率因季节（冬季较高）、性别（男性较高），以及患者基础情况（如脾功能不全，慢性呼吸、心、肝、肾疾病，免疫抑制等）而异。
- 肺炎球菌结合疫苗的出现和广泛使用（在工业化国家），使得侵袭性肺炎球菌病的流行病学发生了剧烈变化，在美国，婴幼儿中发病率下降了75%以上。

■ 发病机制

- 肺炎球菌在鼻咽部定植可持续数个月，这会刺激人体产生特异性的血清IgG，最终导致细菌从鼻咽部被清除。所以，肺炎球菌病通常是与最近一次获得的新的定植血清型有关。
- 一旦患者的鼻咽部存在定植，那么细菌可通过血液传播到远隔部位（如大脑、关节、骨骼），也可通过局部扩散到毗邻的区域（如中耳、肺）。
- 局部细胞因子的产生，特别是在继发于病毒感染后，有利于肺炎球菌的黏附。细菌自身的成分如肽聚糖和磷壁酸，也可以诱导炎症的发生，导致机体出现特征性病理学改变，从而允许细菌的侵入。

■ 临床表现和诊断

肺炎球菌病的临床表现取决于细菌的感染部位以及疾病的病程长短。

肺炎

肺炎球菌肺炎——在严重的肺炎球菌综合征中最为常见，根据临床检验结果很难与其他病因导致的肺炎相鉴别。

- 患者通常伴有发热，突发的咳嗽、咳痰与呼吸困难。
  - 患者可能出现胸膜炎性胸痛、畏寒寒战，以及肌肉酸痛。
  - 在老年患者中，临床表现和体征的特异性往往较低，也许以委靡不振或者各种不适为主诉，同时可以不伴有发热与咳嗽。
- 体格检查中，成年患者可有呼吸急促（大于 30 次 / 分）和心动过速，胸部某个固定区域听诊可闻及啰音，叩诊则为实音。
  - 在某些情况下，可能出现低血压、支气管呼吸音、胸膜摩擦音或者发绀等体征。
  - 当膈胸膜受累时患者可出现上腹痛。
- 肺炎球菌肺炎一般通过革兰氏染色和痰培养来确诊。
  - 在等待细菌培养结果的同时，胸部 X 线片——经典的表现为肺叶或肺段的实变——可以为诊断提供一些辅助证据，尽管在病程早期或患者存在脱水时，胸部影像学也可能是正常的。
  - 在肺炎球菌感染的病例中仅 5% ～ 20% 存在血培养阳性。
  - 白细胞增高（大于 15 000/μl）较为常见；而不足 10% 的病例中存在白细胞减少的情况，患者白细胞减少与病情危重及预后不良存在相关性。
  - 在鼻咽部定植率较低的成年患者中，一份阳性的肺炎球菌尿抗原检测，往往具有较高的预测价值。
  - 与病毒或其他细菌病原体共同感染是很常见的。
- 脓胸发生在不足 5% 的病例中，当患者经过适当的抗生素治疗 4 ～ 5 天后，仍然存在胸腔积液、发热以及白细胞增多时，应予以考虑。胸腔积液明显呈脓性、细菌阳性或 pH ≤ 7.1 的胸腔积液提示存在脓胸可能，需要积极引流。

脑膜炎

肺炎链球菌是成人和儿童脑膜炎最常见的致病菌之一。肺炎球菌性脑膜炎可表现为原发，也可以是其他肺炎球菌病的并发症（如中耳炎、感染性颅骨骨折、菌血症）。肺炎球菌脑膜炎在临床表现上与其他化脓性脑膜炎并无区别。

- 患者可表现为发热、头痛、颈强、畏光，以及偶尔的癫痫发作和意识障碍。
- 体格检查时，患者可表现出中毒症状，意识改变，心动过缓和高血压（这提示颅内压增高）。在成年患者中，一小部分患者还可引出凯尔尼格（Kernig）征或布鲁津斯基（Brudzinski）征，也可出现脑神经麻痹（特别是第Ⅲ和第Ⅵ对脑神经）。
- 肺炎球菌性脑膜炎的诊断依赖于脑脊液检查，脑脊液检查可见蛋白水平升高，白细胞计数升高，葡萄糖浓度降低。病原体可以通过培养、抗原检测或 PCR 等方法进行特异性鉴定。血培养结果提示肺炎链球菌，同时患者具有脑膜炎的临床表现时，也可作为确诊病例。

其他侵袭性表现

肺炎链球菌几乎可以感染身体任何部位，引起各种侵袭性症状表现，包括菌血症、骨髓炎、感染性关节炎、心内膜炎、心包炎、腹膜炎等。基本的诊断方法是通过使用无菌技术从感染部位收集标本，对其进行革兰氏染色、细菌培养、相关的荚膜抗原测定，以及 PCR 来明确。溶血尿毒症综合征可使侵袭性肺炎球菌病变得更加复杂化。

非侵袭性表现

鼻窦炎和中耳炎是由肺炎链球菌引起的两种最常见的非侵袭性临床疾病，后者是最常见的肺炎球菌感染表现之一，也是最常影响幼儿的一种疾病。详情请参阅第 59 章。

治疗　肺炎球菌感染

- 青霉素仍然是治疗由敏感菌株引起的肺炎球菌病的首选方案，每日剂量范围从轻症感染的 5 万 U/kg 到脑膜炎的 30 万 U/kg。大环内酯类和头孢菌素类可作为青霉素过敏患者的替代药物，但与青霉素相比没有优势。

- 耐 β 内酰胺类药物的菌株检出率日益增多，因而抗生素的选择通常需要参考所分离菌株的 MIC 值，特别是在侵袭性疾病出现的情况下。

肺炎

- 门诊治疗：阿莫西林（1 g，PO，q8 h）对几乎所有肺炎球菌肺炎病例均有效。氟喹诺酮类药物（如左氧氟沙星，500～750 mg/d；或莫西沙星，400 mg/d）在美国也是十分有效的，但这类药物比阿莫西林要贵得多。而克林霉素和阿奇霉素治疗有效率则分别为 90% 和 80%。
- 住院治疗：对于非危重症患者，推荐使用 β 内酰胺类抗生素，如青霉素（3～4 mU，IV，q4 h）或头孢曲松（1 g，IV，q12～24 h）。对于危重症患者，可应用万古霉素治疗，一旦有药敏结果回报，则应根据药敏结果调整用药。
- 治疗时间：目前最佳疗程尚不确定，慎重起见，建议抗生素治疗持续到患者退热后至少 5 天以上。

脑膜炎

- 由于肺炎球菌的耐药率上升，一线治疗应选择万古霉素（1 g，IV，q12 h）联合第三代头孢菌素（头孢曲松，2 g，IV，q12 h；或头孢噻肟，2 g，IV，q4 h）。对于存在 β 内酰胺类药物过敏的患者，可使用利福平（600 mg/d）来替代第三代头孢菌素。
- 一旦获得药敏结果，应适当调整抗生素方案。如果分离菌株对青霉素和头孢菌素存在耐药，则应继续使用万古霉素联合头孢菌素。
- 如果病原学检查结果提示对青霉素不敏感，同时在未获得头孢菌素敏感性信息的情况下，患者的临床状态没有改善甚至恶化，又或者患者已经开始接受了有可能掩盖临床症状的药物如地塞米松的治疗，则应在 48 h 后复查腰椎穿刺。
- 对于社区获得性细菌性脑膜炎的成年患者，在使用第一剂抗生素之前或者与之同时应该给予地塞米松联合治疗，因为糖皮质激素的应用已被证明可显著降低患者病死率，预防出现严重听力损失以及各种神经系统后遗症。关于这种做法是否对儿童也有益，目前尚无确切数据支持。

■ 预防

- 凡 65 岁以上及 2 ~ 64 岁之间具有肺炎球菌病发病高风险者，均应接种 23 价肺炎球菌多糖疫苗（PPSV23），其含有 23 种最流行的肺炎链球菌血清型荚膜多糖。
  - 2 岁以上且持续具有高感染风险的人群，应每隔 5 年接种一次。
  - 仅具有大于 65 岁这一条疫苗接种指征的人群，不需要定期的反复接种。
- PPSV23 的疫苗效果是存在争议的；它似乎仅对侵袭性肺炎球菌病有效，但对无菌血症表现的肺炎球菌肺炎效果较差或无效。
- PPSV23 目前认为可以给予患者的最长保护期限为 5 年。
- 由于婴幼儿免疫系统不健全，对肺炎球菌多糖疫苗反应差，这就促使肺炎球菌结合疫苗的开发。在美国，婴儿目前建议常规接种肺炎球菌结合疫苗 PCV13，其中含有与疾病最相关的 13 种血清型。
  - 免疫功能低下的儿童和成人，以及所有 65 岁以上的老人在接受 PPSV23 前均应先接受 PCV13 的接种。
  - 肺炎球菌结合疫苗在预防相关血清型细菌所导致的侵袭性肺炎球菌病、肺炎、中耳炎、鼻咽部定植，以及全因死亡率等方面具有很高的保护效力。
  - 在美国，疫苗的使用，使其所覆盖血清型的侵袭性肺炎球菌病发病率在整体人口中减少了 90% 以上，这组数据也包括那些未接种疫苗的成人，因为他们也从大面积疫苗接种中得到了间接的保护。

第 89 章
葡萄球菌感染

（赵勇 译 齐文杰 审校）

■ 微生物学

葡萄球菌是革兰氏阳性球菌，在革兰氏染色涂片上呈葡萄样簇集，过氧化氢酶阳性（不同于链球菌），无动力，需氧或兼性厌氧。

金黄色葡萄球菌是葡萄球菌中毒性最强的菌种，与其他葡萄球菌区别在于其产生凝固酶。

■ 金黄色葡萄球菌感染

流行病学

金黄色葡萄球菌是社区获得性感染的重要病因，也是院内感染的主要病原。

- 金黄色葡萄球菌是人体正常菌群的组成部分，最常定植于鼻前庭和口咽，也可定植于皮肤（特别是受损皮肤）、阴道、腋窝和会阴处。这些定植部位是引起感染的病原体潜伏灶。
- 在健康人中，20% ～ 40% 的人存在一过性金黄色葡萄球菌定植，而将近 10% 的人存在长期金黄色葡萄球菌定植。在胰岛素依赖型糖尿病患者、艾滋病毒感染者、静脉药瘾者、血液透析患者和皮肤损伤患者中，金黄色葡萄球菌定植的比例尤其高。
- 虽然已经有金黄色葡萄球菌通过呼吸道分泌物传播的报道，但绝大多数金黄色葡萄球菌由人与人直接接触传播。大多数金黄色葡萄球菌感染是由患者自身的定植菌株引起的。
- 耐甲氧西林金黄色葡萄球菌（MRSA）在医院内很常见，在社区环境中的患病率在没有医疗暴露的个体中显著增加。
  - 在美国，USA300 菌株（由脉冲场凝胶电泳分离）成为大多数社区获得性 MRSA（CA-MRSA）感染的主要病因，并可在免疫功能正常的患者中引起重症感染。

发病机制

金黄色葡萄球菌是一种化脓性病原体，以其诱导脓肿形成的能力而著称。

- 侵袭性疾病：侵袭性金黄色葡萄球菌从感染到发生需经过以下部分或全部过程：
  - 定植 / 接种：细菌定植于组织表面，尤其在鼻前庭，或者直接接种到组织中，如经轻微的擦伤处或静脉导管被带到组织中。
  - 侵入：细菌在感染部位复制，并产生有助于细菌生存和局部扩散的酶。产生葡萄球菌杀白细胞毒素（Panton-Valentine）的 CA-MRSA 菌株与重症感染相关。
  - 逃避宿主防御机制：金黄色葡萄球菌具有抗吞噬作用的多

糖微囊，有助于逃避宿主防御反应，并在脓肿形成中起作用。而且金黄色葡萄球菌可以在细胞内存活，并在条件适宜时再引起复发感染。

　– 转移扩散：金黄色葡萄球菌能在多形核白细胞中存活，并可能利用这些细胞扩散到其他组织部位并进行繁殖。

● 毒素介导的疾病：金黄色葡萄球菌产生三种毒素：细胞毒素、致热毒素超抗原和表皮剥脱性毒素。

　– 抗毒素抗体保护机体免受毒素介导的葡萄球菌疾病。

　– 肠毒素和中毒性休克综合征 1 型毒素（TSST-1）作为"超抗原"或 T 细胞有丝分裂原，引起大量炎症介质释放，导致包括发热、皮疹和低血压在内的多系统表现。

诊断

金黄色葡萄球菌感染很容易通过革兰氏染色和感染组织的显微镜检查来诊断。

● 感染标本的常规培养常产生阳性结果，血液培养有时甚至在感染局限于血管外部位时也呈阳性。

● PCR 检测已被开发且越来越多地用于快速检测。

临床症状

皮肤及软组织感染

金黄色葡萄球菌可引起多种以脓疱疮为特征的皮肤感染，但这些脓疱许多情况也可以由 A 组链球菌和其他链球菌引起。易感因素包括皮肤病（如湿疹）、皮肤损伤（如轻微创伤）、注射操作和个人卫生条件不良。

● 感染可以是表浅的（如毛囊炎、蜂窝织炎、脓疱病），也可以比较深在和伴有疼痛（如疖、痈、化脓性汗腺炎）。

　– 痈（通常位于下颈部）比疖（从毛囊延伸出来的）更严重和疼痛；通常由于融合在一起的病变累及深层皮下组织所致。

　– 哺乳期妇女的乳腺炎可表现为浅表蜂窝织炎或脓肿形成。

肌肉及骨骼感染　更多细节详见第 87 章。

● 金黄色葡萄球菌是引起骨髓炎最常见的原因，既可以是血行播散引起，也可来自邻近软组织感染的蔓延（如糖尿病或血管性溃疡）。

　– 成人血源性骨髓炎常累及脊柱，多见于心内膜炎患者、接受血液透析的患者、静脉药瘾者或糖尿病患者。临床表现为剧烈的背痛和发热，但有时也可以很隐匿。

- 硬膜外脓肿是一种严重的并发症，除骨髓炎症状外，还可表现为排尿困难、行走困难或根性疼痛；如果治疗不及时，神经系统损害可能会进展到需要外科手术干预。
- 邻近软组织感染引起的骨髓炎可表现为骨暴露、瘘管引流、愈合不良或持续排液。

● 金黄色葡萄球菌是成人和儿童化脓性关节炎最常见的原因。成人金黄色葡萄球菌化脓性关节炎可由外伤、手术或血行播散引起。

- 最常受累的是膝关节、肩关节、髋关节和指（趾）关节。
- 关节积液检查显示 PMN > 50 000/μl，革兰氏染色显示阳性并呈簇状排列的球菌。

● 脓性肌炎，一种常见于热带的骨骼肌感染，常见于免疫功能低下患者（如 HIV 感染患者），引起发热、受累肌群的肿胀和疼痛，病原菌通常为金黄色葡萄球菌。

呼吸道感染

● 新生儿和婴儿会出现以发热、呼吸困难、呼吸衰竭为特征的严重感染，已知的并发症包括肺囊肿（卷发样、薄壁空洞）、气胸和脓胸。

● 社区获得性肺炎通常继发于病毒感染（如流行性感冒）后，表现为发热、血性痰，及中肺野肺囊肿或多发斑片状肺浸润。

- 血培养常为阴性。

● 医院获得性肺炎常见于气管插管患者，临床表现与其他细菌引起的肺炎难以区分。

- 患者产生大量脓性痰并发热，出现新的肺部浸润以及呼吸窘迫。

菌血症及脓毒症

据估计，菌血症期间迁徙性播散的发生率高达 31%，最常见感染部位包括骨骼、关节、肾及肺。

● 糖尿病、HIV 感染和肾功能不全常与金黄色葡萄球菌菌血症相关，且出现并发症的风险增高。

感染性心内膜炎　更多细节详见第 83 章。

- 金黄色葡萄球菌是全世界范围内感染性心内膜炎的首要原因，占 25% ～ 35%。
- 由于静脉注射毒品、血液透析、血管内支架和免疫抑制状态，该病发病率正在升高。
- 尽管使用了有效的抗生素，死亡率仍达 20% ～ 40%。
- 金黄色葡萄球菌性心内膜炎常发生于以下四种情况：①与静脉注射毒品有关的右心心内膜炎，②左心自体瓣膜心内膜炎，③人工瓣膜心内膜炎，和④医源性心内膜炎。

尿路感染 提示血行播散，由金黄色葡萄球菌导致的尿路感染并不常见。

假体相关感染 与凝固酶阴性葡萄球菌（CoNS）相比，金黄色葡萄球菌引起的相关感染起病更急，局部和全身临床表现进展更迅速。通常需要移除人工假体才能达到有效的治疗。

CA-MRSA 感染 CA-MRSA 感染最常见于皮肤和软组织部位，其中 5% ～ 10% 的感染具有侵袭性并可能危及生命（如坏死性筋膜炎、坏死性肺炎、脓毒症、暴发性紫癜）。

毒素介导的疾病 金黄色葡萄球菌产生的每种毒素均可导致一类特征性的综合征。

- 食物中毒：造成的原因是食品处理人员将产生毒素的金黄色葡萄球菌污染到食品中，随后在有利于其滋生的食品（如奶油冻、土豆沙拉、加工肉）环境中产生毒素而导致的结果。
  - 即使加热杀死细菌，热稳定性毒素也不会被破坏。
  - 由于该疾病是由预先形成的毒素引起的，因此发病迅速且具有暴发性，在摄入受污染食物后 1 ～ 6 h 内发生。
  - 主要症状和体征表现为恶心和呕吐，也可出现腹泻，低血压和脱水；通常没有发热。
  - 症状在 8 ～ 10 h 内消失；治疗完全是支持性治疗。
- 中毒性休克综合征（TSS）：由肠毒素（许多非月经期 TSS 病例）或 TSST-1（一些非月经期病例和 > 90% 的月经期病例）导致。
  - 虽然特定毒素可能不同，但月经期和非月经期患者的临床表现相似。
  - 诊断基于一系列临床表现。表 89-1 概述了葡萄球菌 TSS 的

表 89-1　金黄色葡萄球菌中毒性休克综合征的定义

临床标准

病例具有以下临床表现：

- 发热：体温 ≥ 38.9℃（≥ 102.0℉）
- 皮疹：弥漫红斑疹
- 脱皮：出疹后 1 ～ 2 周
- 低血压：成人收缩期血压 ≤ 90 mmHg，年龄小于 16 岁的儿童小于第五个百分点
- 多系统受累（下列系统表现 ≥ 3 项）
  - 胃肠道：发病时呕吐或腹泻
  - 肌肉：严重肌痛或血清肌酸激酶水平 ≥ 2 倍正常值上限
  - 黏膜：阴道、口咽部或结膜充血
  - 肾：血尿素氮或肌酐水平 ≥ 2 倍正常值上限，或在没有尿路感染的情况下尿沉渣出现脓尿（≥ 每高倍视野 5 个白细胞）
  - 肝：总胆红素或转氨酶水平 ≥ 2 倍正常值上限
  - 血液系统：血小板计数 < $10^5/\mu l$
  - 中枢神经系统：在没有发热和低血压的情况下，无局部神经系统定位体征的定向力障碍或意识改变

实验室标准

如果已行以下检查，结果应为阴性：

- 血液或脑脊液培养检测其他病原体 [a]
- 洛矶山斑点热、钩端螺旋体病或麻疹的血清学检测

病例分类

疑似病例：符合实验室标准，且满足 5 项临床标准中的 4 项

确诊病例：符合实验室标准且 5 项临床标准均满足，包括脱皮（除非在脱皮发生前患者已死亡）

[a] 血培养可能金黄色葡萄球菌阳性

资料来源：Centers for Disease Control and Prevention（https://www.cdc.gov/nndss/conditions/toxic-shock-syndrome-other-than-streptococcal/case-definition/2011/）.

　　病例定义。
  - 月经期相关病例发生在月经开始后 2 ～ 3 天。
  - 疾病只发生在缺乏毒素抗体的人群中。
- 葡萄球菌烫伤样皮肤综合征（SSSS）：最常影响新生儿和儿童。皮肤脆弱，有柔软、壁厚、充满液体的大疱，可导致表皮大片剥脱。尼氏征（Nikolsky's sign）阳性，此时轻微压力即可引起水疱的损伤破裂，使皮肤基底层裸露。

预防

洗手，认真执行适当的隔离程序，可以预防金黄色葡萄球菌感染的传播。在高危患者（如重症监护治疗病房患者）中，清除鼻腔携带的金黄色葡萄球菌（如用莫匹罗星）和（或）在其他身体部位的定植（如用洗必泰），已经成功地预防了金黄色葡萄球菌的感染。

■ 凝固酶阴性葡萄球菌（CoNS）导致的感染

微生物学

CoNS 的毒性通常比金黄色葡萄球菌弱，但却是导致假体感染的重要和常见原因。

- CoNS 菌种中，表皮葡萄球菌最常引起疾病，它也是皮肤、口咽部和阴道菌群的正常组成部分。
- 腐生葡萄球菌是引起尿路感染的常见原因。
- 卢顿葡萄球菌和施氏葡萄球菌毒力比其他种类 CoNS 毒力更强，并导致严重感染，可能是因为相比于其他种类 CoNS，它们与金黄色葡萄球菌共有更多的毒力因子。

发病机制

CoNS 非常容易引起假体装置感染，因为它们可以分泌细胞外多糖（多糖-蛋白质复合物或黏液），在假体装置表面形成生物膜，保护细菌免受宿主防御和抗生素治疗，同时允许细菌存活。

临床症状

CoNS 会导致各种各样的假体相关感染。局部感染的症状常较轻，疾病进展缓慢，系统检查所见有限。可能有发热和轻度白细胞增多。与假体装置无关的感染并不常见，但高达 5% 的自体瓣膜心内膜炎病例是由某些种类的 CoNS 引起的。中性粒细胞减少的患者和早产儿也有感染 CoNS 的风险，尤其是那些有血管内装置的患者。

诊断

通过标准方法很容易检测到 CoNS，但是区分感染和定植比较困难，因为 CoNS 是血培养和其他培养常见的污染菌。CoNS 血培养阳性的病例中只有 10% ～ 20% 反映了真正的菌血症。

治疗　葡萄球菌感染

- 感染源控制（如脓液引流，感染累及的植入物移除）和抗生素的快速使用至关重要。由于 CA-MRSA 的出现，对所有病灶采集的样本进行病原体和抗生素敏感性鉴定尤为重要。

- 对于复杂的感染，金黄色葡萄球菌感染的抗生素治疗通常会延长疗程（即 4 ~ 6 周），这些复杂感染定义为：在治疗开始后 96 h 血培养仍呈阳性，感染在社区中获得，感染的可移动病灶没有被清除，或者感染的部位比较深。对于计划短疗程（即 2 周）的非复杂性菌血症，需要进行经食管超声心动图检查以排除心内膜炎。

- 表 89-2 总结了严重葡萄球菌感染的抗菌治疗。

  - 耐青霉素酶的 β 内酰胺类抗生素，如萘夫西林、苯唑西林和头孢菌素类，对耐青霉素菌株高度有效。

  - 医院内 MRSA 的发病率很高，已经发现对万古霉素中介或完全耐药的菌株。总体而言，万古霉素的杀菌效果不如 β 内酰胺类抗生素可靠，只有在绝对需要的情况下才能使用。对 β 内酰胺类抗生素的脱敏仍然是治疗威胁生命的感染的一种选择。

  - 在新的抗葡萄球菌药物中，头孢洛林是第五代头孢菌素，对 MRSA 有杀菌作用；达托霉素是杀菌药但对肺部感染无效；奎奴普丁 / 达福普汀具有典型的杀菌作用，但对红霉素或克林霉素耐药菌株仅有抑菌作用；利奈唑胺是抑菌药，而且口服或肠外给药后具有相似的生物利用度；而替加环素，作为一种广谱的二甲胺四环素类似物，对 MRSA 表现为抑菌作用。泰拉万星是万古霉素的脂糖肽衍生物，对万古霉素敏感性降低的菌株（即万古霉素中介金黄色葡萄球菌，VISA）具有活性；长效脂糖肽（达巴万星和奥利万星）可以每周使用。

- 其他替代药物包括喹诺酮类药物，但葡萄球菌对这些药物的耐药性正逐渐增加，尤其是在耐甲氧西林金黄色葡萄球菌（MRSA）菌株中。

- 甲氧苄啶 - 磺胺甲噁唑（TMP-SMX）和米诺环素已成功用于治疗对万古霉素有毒副作用或不耐受的 MRSA 感染。

表 89-2 葡萄球菌感染的抗菌治疗 a

敏感/耐药菌株	首选药物	备选药物	注释
严重感染的静脉用药			
对青霉素敏感	青霉素 G (4 mU q4 h)	萘夫西林或苯唑西林 (2 g q4 h)、头孢唑啉 (2 g q8 h)、万古霉素 (15～20 mg/kg q8 h b)	对青霉素敏感的菌株不到 5%。临床微生物实验室必须确认该菌株不产 β 内酰胺酶
对甲氧西林敏感	萘夫西林或苯唑西林 (2 g q4 h)	头孢唑啉 (2 g q8 h)、万古霉素 (2 g q8 h b)	青霉素过敏的患者，若其反应为非速发型，可用头孢菌素治疗；当需要最大杀菌活性时，某些严重感染病例（如人工瓣膜心内膜炎），可能需要对 β 内酰胺类药物脱敏。A 型 β 内酰胺酶可快速水解头孢唑啉，降低其对心内膜炎的疗效。万古霉素疗效不如 β 内酰胺类抗葡萄球菌药
对甲氧西林耐药	万古霉素 (15～20 mg/kg q8～12 h b)、达托霉素 (6～10 mg/kg IV q24 h b, d) 用于菌血症、心内膜炎及复杂皮肤感染	利奈唑胺 (600 mg q12 h PO 或 IV)、头孢洛林 (600 mg IV, q8～12 h)、泰拉万星 (7.5～10 mg/kg IV q24 h) b、甲氧苄啶-磺胺甲噁唑 [5 mg (基于甲氧苄啶)/kg 静脉注射 q8～12 h] f、较新型药物包括特地唑胺 (200 mg 每日一次 IV 或 PO)、奥利万星 (单次剂量为 1200 mg) 和道古霉素 (单剂量 1500 mg)。这些药仅批准用于治疗皮肤及软组织感染 g	在选择使用替代药物之前，必须进行敏感性测试。多数情况下辅助治疗的疗效还不确定。利奈唑胺、头孢洛林和泰拉万星对大多数 VISA 和 VRSA 菌株都有体外活性。对于人工瓣膜心内膜炎的治疗详见正文 c

表89-2 葡萄球菌感染的抗菌治疗ᵃ（续表）

敏感 耐药菌株	首选药物	备选药物	注释
甲氧西林耐药且对万古霉素中介或完全耐药ᶜ	达托霉素（6～10 mg/kg q24 hᵇ·ᵈ）用于菌血症、心内膜炎和复杂皮肤感染	与耐甲氧西林菌株相同（核实抗生素敏感性）或头孢洛林（600 mg，IV q8～12 h）较新型药物包括特地唑胺（200 mg 每日一次 IV 或 PO）、奥利万星（单剂量为 1200 mg）和道古霉素（单剂量 1500 mg）。这三药仅批准用于治疗皮肤及软组织感染	与耐甲氧西林菌株相同；核实抗生素敏感性。头孢洛林可以单独使用，也可以以联合达托霉素使用
敏感性不确定（即经验治疗）	万古霉素（15～20 mg/kg q8～12 hᵇ），达托霉素（6～10 mg/kg q24 hᵇ·ᵈ）用于菌血症、心内膜炎，复杂的皮肤感染	—	当分离株的药敏结果不确定时，给予经验性治疗。鉴于社区中耐甲氧西林的菌株发生率增加，对于疑似社区葡萄球菌感染，推荐使用获得性金黄色葡萄球菌感染。推荐使用万古霉素联合或不联合 β 内酰胺类抗生素。如果社区常见分离株对万古霉素 MIC 升高（≥ 1.5 μg/ml），则推荐使用达托霉素

皮肤和软组织感染的口服治疗

对甲氧西林敏感	双氯西林（500 mg qid），头孢氨苄（500 mg qid），或头孢羟氨苄（1 g q12 h）	米诺环素或多西环素（100 mg q12 hᵇ），甲氧苄啶-磺胺甲噁唑（1 或 2 片 bid），克林霉素（300～450 mg tid），利奈唑胺（600 mg PO q12 h），特地唑胺（200 mg PO q24 h）	了解特定地区临床分离菌对抗生素的敏感性非常重要。所有积液都应该引流并送检培养

表 89-2　葡萄球菌感染的抗菌治疗[a]（续表）

敏感 / 耐药菌株	首选药物	备选药物	注释
对甲氧西林耐药	克林霉素（300～450 mg tid），甲氧苄啶-磺胺甲噁唑（1 或 2 片 bid），米诺环素或多西环素（100 mg q12h[b]），利奈唑胺（600 mg bid），特地唑胺（200 mg 一日一次）	与 "首选药物" 下的选项相同	了解特定地区临床分离菌对抗生素的敏感性非常重要。所有积液都应引流并送检培养

[a] 推荐剂量适用于肝肾功能正常的成人。

[b] 肌酐清除率下降的患者必须调整剂量。

[c] 对于人工瓣膜心内膜炎的治疗，推荐联合庆大霉素（1 mg/kg q8 h）和利福平（300 mg PO q8 h），如果肌酐清除率降低则需要调整庆大霉素剂量。

[d] 达托霉素不能用于治疗肺炎。

[e] 已有报道临床感染中分离出耐万古霉素金黄色葡萄球菌。

[f] 甲氧苄啶-磺胺甲噁唑可能不如万古霉素有效。

[g] 关于达托霉素、奥利万星和特地唑胺治疗侵袭性感染的疗效数据有限。

缩略词：VISA，万古霉素中介金黄色葡萄球菌；VRSA，耐万古霉素金黄色葡萄球菌。

资料来源：Data from Liu C et al: Clin Infect Dis 52: 285, 2011; Stevens DL et al: Clin Infect Dis 59: 148, 2014; Stevens DL et al: Med Lett Drugs Ther 56: 39, 2014; and Baddour LM et al: Circulation 132: 1435, 2015.

- 抗葡萄球菌药物的联合应用已用于增强杀菌活性，优化经验性治疗（如使用 β 内酰胺类抗生素加万古霉素），在某些情况下（如右侧心内膜炎）缩短治疗持续时间。

有关治疗的特殊注意事项包括：

- 经验性治疗：通常需要对 MRSA 的经验性覆盖。

- 挽救疗法：尽管进行了适当的治疗，但治疗持续性菌血症（＞3天）的最佳方案尚不清楚，通常建议联合使用不同种类的抗生素。

- 非复杂性皮肤及软组织感染：切开和引流即足够，无论加或不加口服抗生素。

- 自体瓣膜心内膜炎：对于甲氧西林敏感的金黄色葡萄球菌，推荐使用 β 内酰胺类抗生素；对于耐甲氧西林金黄色葡萄球菌推荐使用万古霉素（15～20 mg/kg，每8～12 h）或达托霉素（6～10 mg/kg，每24 h）。治疗应持续6周。

- 人工瓣膜心内膜炎：除抗生素外通常还需要手术治疗。推荐 β 内酰胺类药物（如果是 MRSA，使用万古霉素或达托霉素）联合庆大霉素治疗2周以及联合利福平治疗≥6周。

- 血源性骨髓炎或化脓性关节炎：对于儿童4周的疗程已足够，但成年人需要更长的疗程。关节感染需要反复抽吸或关节镜检查来预防炎症细胞的损害。

- 慢性骨髓炎：除了抗生素治疗，大多数情况下需要外科清创治疗。

- 人工关节感染：环丙沙星和利福平的组合已被成功应用，尤其在人工关节无法取出时。

- 中毒性休克综合征（TSS）：最重要的是支持性治疗和去除卫生棉条或其他填充物，或对感染部位进行清创。克林霉素和半合成青霉素（或万古霉素，如果分离菌株对甲氧西林耐药）的组合经常被推荐。

  - 推荐使用克林霉素，因为它是一种蛋白合成抑制剂，且已被证明在体外能减少毒素的合成；利奈唑胺似乎也有效。

  - 另外，静脉注射免疫球蛋白有益。

第90章
链球菌/肠球菌感染，白喉，其他棒状杆菌及相关菌种引起的感染

（孔祥婧　译　陈志海　审校）

链球菌和肠球菌感染

■ 微生物学

链球菌和肠球菌是革兰氏阳性球菌，在液体培养基中呈链状生长。

- 在血琼脂培养基上培养时呈现出三种溶血模式：
  - *α-溶血*导致部分溶血，使琼脂呈草绿色。这种溶血模式可见于肺炎链球菌和草绿色链球菌。
  - *β-溶血*会导致一个菌落周围产生完整的溶血带。这种模式可见于 Lancefield 分型中的 A、B、C 和 G 群链球菌，这些菌群可形成大的（≥ 0.5 mm）菌落。Lancefield 分型是基于细菌细胞壁上的多糖抗原。
  - *γ-溶血*即不发生溶血。典型的代表是肠球菌、非肠球菌的 D 群链球菌和厌氧链球菌。
- 链球菌和肠球菌可作为正常菌群，定植在呼吸道、胃肠道和泌尿生殖系统。其中一些亚型在疾病的发生中也起重要作用。

■ A 群链球菌（GAS）

流行病学和发病机制

A 群链球菌（group A streptococcus，GAS；又称化脓性链球菌，S. pyogenes）可引起化脓性感染，与感染后综合征有关，如急性风湿热（acute rheumatic fever，ARF）和链球菌感染后肾小球肾炎（poststreptococcal glomerulonephritis，PSGN）。

- 可能有超过 20% 的人有无症状咽部 GAS 定植。
  - GAS 引起的咽炎，是儿童时期最常见的细菌感染疾病之一。
  - GAS 感染导致的渗出性咽炎占儿童（＞ 3 岁）所有渗出性咽炎病例的 20% ～ 40%。
- GAS 感染在发展中国家的发病率大约是发达国家的 10 倍。

在全球范围内，GAS 每年都会导致约 500 000 人死亡。

- GAS 主要的表面蛋白（M 蛋白）和透明质酸多糖荚膜，可使其免受吞噬细胞的吞噬和杀伤。

- GAS 能产生大量的细胞外产物，导致局部和全身毒性反应；这些细胞外产物包括链球菌溶血素 S 和链球菌溶血素 O、链激酶、脱氧核糖核酸酶，以及可引起猩红热皮疹、中毒性休克综合征（TSS）和坏死性筋膜炎的致热外毒素。

- 呼吸道飞沫传播仍是最常见的传播途径，尽管也发现了其他不常见的传播途径。

临床表现

咽炎　在潜伏期 1～4 天后，患者通常会出现咽痛、发热、寒战、委靡和胃肠道表现。

- 查体可发现咽喉黏膜红肿，后咽和扁桃体表面有脓性渗出物，以及颈前区淋巴结压痛。

- 当患者有咳嗽、鼻炎、声音嘶哑、结膜炎或黏膜溃疡等症状时，更倾向于诊断为病毒性咽炎而非 GAS 感染。

- 咽喉部分泌物细菌培养是诊断链球菌咽炎的金标准。
  - 咽喉部分泌物乳胶凝集试验或酶免疫分析检测具有高度特异性（＞95%），可作为快速确诊手段。
  - 上述快速检测的相对敏感性仅为 55%～90%，所以当结果为阴性时，应进一步行咽喉部分泌物培养确认。

治疗　A 群链球菌咽炎

- 推荐的治疗方法详见表 90-1。
  - 治疗的主要目的是防止化脓性并发症（如淋巴结炎、脓肿、鼻窦炎、菌血症、肺炎）和急性风湿热的发生；而并不能缩短病程或减少链球菌感染后肾小球肾炎的发生。
  - 疗程结束后不推荐常规行咽喉部分泌物培养。

- 无症状咽部带菌者通常不需要治疗；然而，当患者是潜在传染源（如医护人员等）时，可使用第一代头孢菌素（如头孢氨苄，500 mg PO bid，连续 10 天）或克林霉素（300 mg PO tid，连续 10 天）治疗。10 日疗程的万古霉素（250 mg PO qid）和利福平（600 mg PO bid，连续 10 天）可以根除直肠内定植的 GAS。

表 90–1　A 群链球菌感染的治疗方法

感染	治疗 [a]
咽炎	苄星青霉素 G（1.2 mU IM）或青霉素 V（250 mg PO tid 或 500 mg PO bid）×10 日 ［儿童＜ 27 kg：苄星青霉素 G（600 000 U IM）或青霉素 V（250 mg PO bid 或 tid）×10 日］
脓疱病	治疗方式同咽炎
丹毒 / 蜂窝织炎	重度：青霉素 G（1 ～ 2 mU IV q4 h） 轻度至中度：普鲁卡因青霉素（1.2 mU IM bid）
坏死性筋膜炎 / 肌炎	外科清创加青霉素 G（2 ～ 4 mU IV q4 h）加克林霉素 [b]（600 ～ 900 mg IV q8 h）
肺炎 / 脓胸	青霉素 G（2 ～ 4 mU IV q4 h），加脓胸引流
链球菌中毒性休克综合征	青霉素 G（2 ～ 4 mU IV q4 h）加克林霉素 [b]（600 ～ 900 mg IV q8 h）加静脉注射免疫球蛋白 [b]（2 g/kg 单次剂量）

[a] 青霉素过敏：如果对青霉素过敏，但过敏的性质不是速发型超敏反应（如过敏性休克或荨麻疹）或其他可能危及生命的反应（如严重皮疹和发热），则可使用第一代头孢氨苄或头孢羟氨苄替代青霉素。其他可以替代的口服药物有红霉素（10 mg/kg PO qid，每次最高剂量不超过 250 mg）和阿奇霉素（12 mg/kg PO qd，共 5 日疗程；每日最高剂量不超过 500 mg）。万古霉素是静脉替代治疗方案。
[b] 疗效未经临床研究证实，由多名专家推荐

　　猩红热　猩红热也是由 GAS 感染所致，通常表现为伴有特征性皮疹的咽部炎症。如今的发病例数较以往明显减少，尽管偶尔也会有小范围暴发。

- 皮疹通常在起病的 2 天内出现，首先出现在躯干上部，逐渐扩散到四肢，但不累及手掌和足底。皮肤有类似砂纸的触感。
- 其他临床表现还有口周苍白圈、草莓舌（舌苔上的舌乳头增大）和帕氏线（皮肤褶皱处皮疹加重）。
- 皮疹在 6 ～ 9 天内就会有所改善，伴有手掌和足底的皮屑脱落。

皮肤和软组织感染　详细的临床表现和治疗见第 87 章。

- 脓疱病：一种浅表皮肤感染，儿童易患，好发于温暖的季节或气候，在卫生条件差的地方常见。
  - 开始为红色丘疹，逐渐演变为脓疱状病损，最终形成特征性的蜂窝状结痂，通常累及鼻、唇周围的面部区域和下肢。

患者常不伴发热。

- GAS 脓疱病与链球菌感染后肾小球肾炎有关，但不会导致急性风湿热。

- 治疗详见表 90-1。鉴于金黄色葡萄球菌引起的脓疱病发病率不断增加，经验性抗生素治疗应同时覆盖 GAS 和金黄色葡萄球菌。

  - 因此，可使用双氯西林或头孢氨苄（250 mg PO qid，连续 10 日）。

  - 局部外涂莫匹罗星软膏也有效。

- 蜂窝织炎：GAS 蜂窝织炎常发生在正常淋巴引流受阻的区域（如手术损伤或之前曾患蜂窝织炎的部位）。病原菌从皮肤破损部位入侵，可在距破损较远处发生蜂窝织炎。

  - GAS 可能会导致术后伤口感染，往往进展迅速，但渗出物稀薄。

  - 丹毒是蜂窝织炎的一种特殊形式，其特征是局部皮温升高、疼痛，急性发作期局部会有鲜红肿胀，与正常皮肤有明显的界线。

    - 丹毒通常累及面颊部或下肢，几乎全部由 β - 溶血性链球菌引起，多为 GAS。

    - 受累皮肤通常有橘皮状纹理，2 或 3 天后可能形成水泡或大疱。

  - 由 GAS 引起的丹毒或蜂窝织炎，治疗详见表 90-1；经验性抗生素治疗应同时覆盖 GAS 和金黄色葡萄球菌。

- 坏死性筋膜炎：详见第 87 章。60% 的坏死性筋膜炎病例由 GAS 导致。有关治疗方案详见表 90-1。

肺炎和脓胸　健康人群所患肺炎小部分可由 GAS 引起。

- 患者会出现胸膜炎性胸痛、发热、寒战和呼吸困难等症状；约 50% 合并胸腔积液，与肺炎链球菌肺炎的无菌性渗出不同，GAS 肺炎胸腔积液几乎都合并感染，应该早期充分引流以防止脓腔形成。

- 有关治疗方案，详见表 90-1。

菌血症　在大多数成人 GAS 菌血症病例中，通常有局部感染灶的存在，常继发于坏死性筋膜炎，偶见于蜂窝织炎或肺炎。

- 如果没有明显的感染灶，应考虑心内膜炎、隐匿性脓肿或骨髓炎的诊断。

中毒性休克综合征（TSS）　与金黄色葡萄球菌导致的 TSS 患者不同，链球菌 TSS 患者通常不伴有皮疹，一般表现为菌血症，有相应的软组织感染（蜂窝织炎、坏死性筋膜炎或肌炎）。

- 表 90-2 给出了推荐的链球菌 TSS 诊断标准。
- 链球菌 TSS 的病死率≥30%，其中大部分死于休克和呼吸衰竭。
- 治疗详见表 90-1。

预防

虽然日常与 GAS 感染者接触的人感染风险增加，但患病率很低，不推荐常规使用抗生素预防。然而，如果日常接触异常严重的感染病例，或有侵入性感染的高危因素，可以考虑给予预防性抗生素治疗。

■ C 群和 G 群链球菌

- C 群和 G 群链球菌的感染类似于 GAS。包括蜂窝织炎、菌血症（常见于老年人或慢性病患者）、肺炎和软组织感染。
- 在血琼脂上形成小菌落（<0.5 mm）的菌株通常属于米氏链球菌群（包括中间链球菌，咽峡炎链球菌）；形成大菌落的 C 群和 G 群链球菌现在被认为是一个独立的菌种（停乳链球菌

表 90-2　推荐的链球菌中毒性休克综合征诊断标准 [a]

Ⅰ. A 群链球菌（化脓性链球菌）的分离部位
　A. 来自一个正常无菌的部位
　B. 来自有菌的部位
Ⅱ. 体现严重程度的临床体征
　A. 低血压
　B. ≥2 条以下特征：
　　1. 肾功能不全
　　2. 凝血功能异常
　　3. 肝功能损害
　　4. 成人呼吸窘迫综合征
　　5. 弥漫性红斑状皮疹，可伴有脱屑
　　6. 软组织坏死，包括坏死性筋膜炎、肌炎、坏疽病

[a] 符合ⅠA、ⅡA 和ⅡB 标准者为确诊 TSS 病例。符合ⅠB、ⅡA 和ⅡB 标准且无其他病原体依据时则为可疑病例。

资料来源：Modified from Working Group on Severe Streptococcal Infections：JAMA 269：390，1993.

似马亚种）。

- 症状与 GAS 感染时相似的患者，治疗方法也相同。
  - 尽管尚没有证据显示加用庆大霉素效果更好，但单独应用青霉素的临床效果不佳。所以一些专家建议青霉素联合庆大霉素（1 mg/kg IV q8 h）治疗 C 群或 G 群链球菌引起的心内膜炎或化脓性关节炎。
  - 关节感染常需要反复抽液或开放引流才能治愈。

■ B 群链球菌（GBS）

- GBS 是新生儿脑膜炎和败血症的主要致病菌，也是女性围产期发热的常见致病菌。
  - 有 GBS 定植（5% ~ 40% 女性）的母亲阴道分娩时，约有一半的新生儿会有 GBS 定植，但只有 1% ~ 2% 发生感染。
  - 母体有 GBS 定植，新生儿感染 GBS 的高危因素有：早产、胎膜早破（分娩前 > 24 h）、难产、发热、绒毛膜炎等。
- GBS 产前筛查的普及已将新生儿感染的发病率降低至 0.6/1000；所以 GBS 侵入性感染在成年人中更多见。

新生儿感染

- 早发感染发生在出生的第 1 周内（中位年龄，20 h）。感染是在出生时母体生殖道内获得的。
  - 新生儿通常有呼吸窘迫、嗜睡和低血压等典型临床表现。
  - 约 100% 的病例有菌血症，1/3 ~ 1/2 的病例发生肺炎，1/3 的病例发生脑膜炎。
- 迟发感染发生在大于 1 周到 3 月龄的婴儿中（平均年龄，3 ~ 4 周）。病原体既可以在分娩时获得，也可通过后期接触传染源获得。
  - 脑膜炎是最常见的临床表现形式。
  - 表现为嗜睡、发热、易怒、进食差和偶尔癫痫发作。

治疗　新生儿 B 群链球菌感染

- 青霉素是治疗所有 GBS 感染的首选药物。
  - 在尚未获知培养结果前，疑似 GBS 脓毒症的经验性抗生素治疗方案为氨苄西林联合庆大霉素。
  - 许多医生持续给予庆大霉素直至患儿临床症状改善。

- 预防：识别可能造成新生儿 GBS 感染的高危孕产妇，并在分娩期间预防性地使用氨苄西林或青霉素，可以降低新生儿感染的风险。
- 目前建议在妊娠 35 ～ 37 周时对母亲进行肛门和生殖器定植 GBS 的筛查。
- 有 GBS 感染婴儿生育史者、怀孕期间有过 GBS 泌尿道感染者，或虽无培养结果但有上述高危情况的产妇，均应接受产时预防（推荐方案是青霉素首剂负荷量 500 mU，然后 250 mU q4 h，直到分娩）。
  - 如果产妇对青霉素类过敏但发生严重过敏反应风险低，可以用头孢唑啉。
  - 如果产妇有严重过敏反应的风险，可使用克林霉素作为替代用药，前提是该菌株对克林霉素敏感。否则，应使用万古霉素。

成人中的感染

　　大多数成人在妊娠和分娩期感染 GBS。其他感染多见于老年人，特别是有基础疾病的患者，如糖尿病或恶性肿瘤患者。

- 常可导致蜂窝织炎、软组织感染、尿路感染、肺炎、心内膜炎和化脓性关节炎。
- 推荐使用青霉素（局部感染剂量为 12 mU/d；对于心内膜炎或脑膜炎，剂量为 18 ～ 24 mU/d，分次使用）。万古霉素是青霉素过敏患者的替代用药。
- 约 4% 的病例出现复发或反复侵入性感染。

■ 非肠球菌 D 群链球菌

　　人类易感的非肠球菌 D 群链球菌主要是解没食子酸链球菌和婴儿链球菌（早期一并划分为牛链球菌），它们各有两个亚种。

- 与胃肠道恶性肿瘤及其他肠道病变有关，在 ≥ 60% 的 D 群链球菌心内膜炎患者中发现胃肠道病变。
- 与肠球菌不同，D 群链球菌所致的心内膜炎可以单独用青霉素治疗。

■ 草绿色链球菌

- 许多草绿色链球菌种是口腔正常菌群的一部分，在牙齿和牙龈交界处附近。轻微的创伤如使用牙线或刷牙会引起一过性菌血症。

- 草绿色链球菌易引起心内膜炎。此外，它们通常是鼻窦感染、脑脓肿、肝脓肿中混合菌群的一部分。

- 菌血症在中性粒细胞缺乏症患者中常见，可进展为以高热和休克为表现的脓毒症。高危因素包括大剂量阿糖胞苷化疗、曾用甲氧苄啶-磺胺甲噁唑（TMP-SMX）或氟喹诺酮类药物、黏膜炎、用抗酸剂或组胺拮抗剂治疗。

- 米氏链球菌群（包括中间链球菌、咽峡炎链球菌、星座链球菌）在溶血特征（α-、β-或γ-溶血）和致病方面都不同于其他草绿色链球菌。通常导致化脓性感染，尤其是脑和脏器脓肿。感染也多发于口腔和呼吸道，形成扁桃体周围脓肿、脓胸和肺脓肿。

- 中性粒细胞缺乏症患者应在药敏试验未知前用万古霉素治疗；其他患者可以用青霉素治疗。

■ 营养缺陷菌属和颗粒链菌属（营养变异链球菌）

- 以前被称为营养变异链球菌的病原体现在被划分为营养缺陷菌属以及颗粒链菌属的三个亚种中。这些微生物需要营养丰富的培养基（如含有维生素 B_6）才能生长。

- 与草绿色链球菌相比，营养变异链球菌心内膜炎治疗失败和复发更常见。因此，治疗必须联合青霉素和庆大霉素（1 mg/kg q8 h）。

■ 肠球菌

微生物学

肠球菌是革兰氏阳性球菌，镜下以单球、双球菌或短链形式存在。

- 肠球菌因与链球菌有许多相似的形态学和表型特征，曾经被归类为链球菌属。

- 肠球菌在血琼脂平板上生长时通常不发生溶血。

- 肠球菌对多种常用抗生素具有天然耐药性。屎肠球菌耐药性最强，美国分离出的屎肠球菌超过80%对万古霉素具有耐药性（即耐万古霉素肠球菌，vancomycin-resistant enterococcus，简称VRE），超过90%对氨苄西林耐药。相比之下，粪肠球菌分离株对万古霉素和氨苄西林的耐药率要低得多。

流行病学

尽管在人类感染中已分离出 ≥ 18 种肠球菌，但绝大多数肠球菌感染是由粪肠球菌和屎肠球菌引起的。

- 肠球菌是院内感染的第二大常见致病菌（仅次于葡萄球菌），由粪肠球菌和屎肠球菌引起的感染病例数大致相等。
- VRE 的定植易诱发感染（与抗生素敏感株不同）。定植的高危因素包括：长期住院；抗生素疗程长；长期在监护病房、外科病房和（或）重症监护治疗病房住院；器官移植；肾衰竭；高急性生理与慢性健康评估（APACHE）评分；或与 VRE 定植的患者有过近距离接触。

临床表现

肠球菌会引起尿路感染，尤其是使用过泌尿道器械的患者和慢性前列腺炎患者，也可引起血管内导管相关的菌血症、自体瓣膜和人工瓣膜的细菌性心内膜炎（通常表现为亚急性）、脑膜炎（特别是神经外科手术后）、软组织感染（特别容易涉及手术伤口）、新生儿感染。也可参与导致混合性腹内感染。

治疗　肠球菌感染

- 鉴于单药应用 β 内酰胺类的治愈率较低，推荐使用细胞壁活性剂（β 内酰胺类或糖肽类）联合庆大霉素或链霉素治疗严重的肠球菌感染。但如果对氨基糖苷类高水平耐药（庆大霉素 MIC > 500 μg/ml；链霉素 MIC > 2000 μg/ml）会丧失协同作用。所以严重感染的分离株必须鉴定耐药性。
- 氨苄西林联合头孢曲松治疗粪肠球菌心内膜炎，疗效与氨苄西林联合庆大霉素相仿，是目前推荐的一线治疗方案，特别是对于有氨基糖苷类毒性风险的患者。
- 对于耐万古霉素和氨苄西林屎肠球菌引起的严重感染：
  - 推荐使用高剂量达托霉素（每日 10 ～ 12 mg/kg）联合另一种药物（氨苄西林、头孢洛林或替加环素），也可再加用氨基糖苷类（如果对氨基糖苷类不存在高水平耐药性）。
  - 其他方案包括利奈唑胺（600 mg IV q12 h）；大剂量氨苄西林（如果氨苄西林 MIC ≤ 64 μg/ml）加或不加氨基糖苷类；氨苄西林联合亚胺培南（如果氨苄西林 MIC ≤ 32 μg/ml）；

> 奎奴普丁 / 达福普汀（每日 22.5 mg/kg 分次使用 q8 h）
> 加上活性剂（多西环素加利福平或加一种氟喹诺酮类）。
> （因为有 VRE 的存在，奎奴普丁 / 达福普汀不再被 FDA
> 批准治疗 VRE 的心内膜炎。）

棒状杆菌及相关感染

■ 白喉

微生物学

白喉棒状杆菌是一种革兰氏阳性、无荚膜、不形成孢子的棒状不动杆菌。由其导致的鼻咽部和皮肤感染称为白喉。

- 细菌通常在培养基上呈平行线状（栅栏状）排列，像汉字一样。
- 一些菌株，包括溃疡棒状杆菌和假结核棒状杆菌，会产生白喉毒素，引起心肌炎、多发性神经病变和其他全身毒性，在呼吸道感染中与咽部伪膜的形成有关。

流行病学和发病机制

由于常规免疫接种，美国每年诊断出的白喉病例不到 5 例。

- 非洲和亚洲的发展中国家仍会出现大暴发；据报告 2014 年全球约 7000 例白喉，但可能有更多的病例未被报告。
- 通过气溶胶传播，主要在近距离接触时传播。
- 白喉毒素——主要的致病因子——能够不可逆地抑制蛋白质合成，从而导致细胞死亡。

临床表现

- 呼吸性白喉：白喉棒状杆菌引起的上呼吸道感染通常有 2 ～ 5 天的潜伏期，可通过一系列症状如咽喉痛，低热，扁桃体、咽部或鼻部伪膜形成等进行诊断。
  - 与 GAS 咽炎不同，白喉假膜紧密黏附于组织上，剥脱伪膜通常会引起出血。
  - 扁桃体弥漫肿胀，下颌下和气管旁软组织的大面积水肿，导致"牛颈"征，接着会表现为呼气恶臭、说话口齿不清、呼吸急促等。
  - 局部组织肿胀和伪膜脱落可造成致命的呼吸道阻塞。
  - 疾病的前 2 周可出现神经系统表现，最初表现为吞咽困难和鼻构音障碍，逐步进展为脑神经受累（如舌无力、面部麻木、睫状肌麻痹引起的视物模糊）。

- 数周后，可出现全身性感觉运动多发性神经病变，还可能会有明显的自主神经功能障碍（包括低血压）。
- 渡过急性期的患者会逐渐恢复。

- 皮肤白喉：这种皮肤病表现形式多样，一般特征是穿凿样溃疡病灶表面为坏死组织或假膜。患者通常因溃疡不愈合或逐渐扩大而就诊；病变直径很少超过 5 cm。

诊断

确诊是基于临床表现和病变部位中检出白喉棒状杆菌或产毒溃疡棒状杆菌（通过分离培养或组织学鉴定）。

- 考虑白喉时应通知实验室，实验室须使用合适的选择性培养基。
- 在美国，呼吸性白喉是一种法定传染病；皮肤白喉不是。

治疗 白喉

- 白喉抗毒素在治疗中最重要，应用越早越好。在美国获取抗毒素，需第一时间联系国家卫生部门，然后致电 CDC 的紧急行动中心 770-488-7100。有关详细信息，请参阅 http://www.cdc.gov/diphtheria/dat.html。
- 治疗白喉抗生素疗程需达到 14 天，以阻断传播。推荐的治疗方案是：①普鲁卡因青霉素 G（600 000 U IM q12 h；儿童 12 500 ～ 25 000 U/kg IM q12 h），直到患者可口服青霉素 V（125 ～ 250 mg qid）；②红霉素（成人 500 mg IV q6 h；儿童 40 ～ 50 mg/kg qd，分 2 ～ 4 次给药），直到患者可以口服红霉素（500 mg qid）。
  - 不能耐受青霉素或红霉素的患者可以选择利福平或克林霉素。
  - 抗生素治疗结束后第 1 天和第 14 天，应进行白喉棒状杆菌的培养证明已根治。如果治疗 2 周后病原菌仍未根除，建议再增加 10 天的疗程，然后再重复培养。
- 应进行呼吸道隔离，并密切监测心脏和呼吸功能。

预后

白喉的总体病死率为 5% ～ 10%，但＜ 5 岁的儿童和＞ 40 岁的成人的病死率可能接近 20%。死亡的危险因素包括：疾病发作和白喉抗毒素注射之间间隔时间较长；牛颈白喉；心肌炎伴室性心动过速；心房颤动；完全性心脏传导阻滞；年龄 > 60 岁或 < 6 个月；酗酒；广泛的伪膜蔓延；喉部、气管或支气管受累。

预防

- DTaP（白喉、破伤风类毒素和非细胞性百日咳疫苗）用于 6 岁以下儿童的初次免疫接种；建议 ≥ 7 岁的儿童和成人使用 Tdap（破伤风类毒素、减毒的白喉类毒素和非细胞性百日咳疫苗）。以前没有接种过 Tdap 的成年人，无论上次接种 Td 后（破伤风和白喉类毒素）多久，都应该接种单次剂量的 Tdap。

- Td 推荐用于成人每 10 年一次的加强免疫或用于容易出现破伤风的伤口。如果距上次接种 Td 已有 10 年以上，19 ~ 64 岁的成年人应该接受单剂量 Tdap。

- 呼吸道白喉患者的密切接触者应进行咽喉部的白喉棒状杆菌培养，并口服 7 ~ 10 天的红霉素或苄星青霉素（≥ 6 岁，1.2 mU；< 6 岁，600 000 U），免疫接种状态不明确的均应接种疫苗。

■ 其他棒状杆菌及相关菌种

非白喉棒状杆菌和相关菌种通常是人类正常菌群的组成部分。尽管经常被认为是污染菌，但这些细菌与免疫功能低下患者的侵入性感染有关。

- 溃疡棒状杆菌感染是一种人畜共患病，其表现和白喉类似，治疗也相似。

- 杰氏棒状杆菌可感染癌症或严重免疫缺陷患者，可导致严重败血症、心内膜炎、医源性感染、肺炎和软组织感染。治疗方法包括清除感染灶，使用万古霉素或利奈唑胺。

- 解脲棒状杆菌可引起脓毒症和院内尿路感染，包括碱性沉着性膀胱炎（一种慢性膀胱炎症，与膀胱表面溃疡性病变壁上的磷酸镁铵沉积有关）。万古霉素或利奈唑胺治疗有效。

- 红球菌属是形态从球形到长条形、弯曲的棒状革兰氏阳性杆菌，通常耐酸。最常见的感染表现是：免疫功能低下的患者有肺上叶结节样空洞性肺炎（类似于肺结核和诺卡菌病），常与人类免疫缺陷（HIV）病毒感染同时发生。万古霉素是首选药物，但也可用大环内酯类、克林霉素、利福平、TMP-SMX 治疗。

- 溶血隐秘杆菌可引起咽炎和慢性皮肤溃疡，通常伴有猩红热样皮疹。对 β 内酰胺类药物、大环内酯类、氟喹诺酮类、克林霉素、万古霉素和多西环素敏感。有青霉素耐药的报道。

第91章
脑膜炎奈瑟菌和李斯特菌感染

（葛子若 译 陈志海 审校）

脑膜炎奈瑟菌感染

- **病原学和微生物学**：脑膜炎奈瑟菌是一种过氧化氢酶和氧化酶阳性、革兰氏阴性需氧双球菌，具有仅定植于人类的多糖荚膜。
  - 在 12 个血清组中，只有 6 个血清组〔A、B、C、X、Y 和 W（既往名称为 W135）〕为侵袭性疾病的主要病原体。
  - 血清组 A、W 和 X 在撒哈拉以南非洲地区易引起反复流行。血清组 B 可引起地方病，血清组 C 和 Y 可引起散发病例和小规模暴发流行。
- **流行病学**：据估计，全世界每年发生的脑膜炎奈瑟菌感染多达 50 万例，死亡率约为 10%。
  - 脑膜炎奈瑟菌定植于人类鼻咽部时常无症状，这种无症状的鼻咽部携带可在超过 > 25% 的健康青少年和约 10% 的成年人中检出。
  - 脑膜炎奈瑟菌感染的模式包括流行、暴发（如大学、难民营）、高流行地方病以及散发或地方性病例。
  - 尽管大多数国家主要是散发病例（0.3～5 例 /10 万人），但撒哈拉以南非洲地区的流行率可能高达 1000 例 /10 万人。
  - 脑膜炎奈瑟菌感染在婴儿中的发病率最高，在青少年和年轻人（15～25 岁）中出现第二个发病高峰。
  - 脑膜炎奈瑟菌感染的其他高危因素包括补体缺乏（如 C5～C9、备解素、D 因子）、与携带者密切接触、接触烟草烟雾以及近期存在由病毒或支原体引起的上呼吸道感染。
- **发病机制**：在侵袭性菌株感染后的数日内，通常仅极少数定植于上呼吸道的脑膜炎奈瑟菌可穿透黏膜入血。

- 荚膜是一种重要的毒力因子，可抵抗吞噬作用，并有助于避免在不同宿主间传播过程中出现的干燥脱水。
- 疾病的严重程度与内毒素血症、炎症反应的程度有关。
- 内皮损伤可导致血管通透性增加和血容量不足，血管进而代偿性收缩，最终导致心输出量减少。
- 由促凝途径激活和抗凝途径下调引起的血管内血栓形成，可导致脑膜炎奈瑟菌血症中常见的特征性暴发性紫癜。

● 临床表现：最常见的临床综合征是脑膜炎和脑膜炎奈瑟菌败血症，通常在感染病原体后 4 天内发病。

- 80% 以上的脑膜炎奈瑟菌病患者出现压之不褪色的皮疹（瘀点或紫癜），疾病早期可不出现皮疹，或难与其他病毒性皮疹区分。
- 30% ～ 50% 的病例仅单纯存在脑膜炎奈瑟菌性脑膜炎（无败血症）。
  ● 除非伴有瘀点或紫癜性皮疹，否则此类脑膜炎与其他形式的细菌性脑膜炎难以鉴别。
  ● 在婴儿和幼儿中常缺乏或难以辨别典型的脑脊髓膜炎症状（如头痛、颈强直、畏光）。
- 20% 的病例仅有脑膜炎奈瑟菌败血症，早期可能表现为流感样症状（如发热、头痛、肌痛、呕吐、腹痛）。
  ● 可能进展为休克（如心动过速、外周灌注不良、少尿）、因脑灌注减少导致意识水平下降、自发性出血（肺、胃或脑），最终导致多器官衰竭和死亡。
  ● 不良预后因素包括缺乏脑膜炎表现、低血压、相对低体温（< 38℃）、白细胞减少和血小板减少。
- 慢性脑膜炎奈瑟菌血症表现为反复发作的瘀点、皮疹，伴有发热，关节疼痛，关节炎特征和脾大，极少被识别出来，如不治疗可进展为急性脑膜炎奈瑟菌败血症。
  ● 这种情况偶尔与补体缺乏或磺胺类药物应用不当有关。
- 脑膜炎奈瑟菌后反应性疾病是免疫复合物介导的疾病，通常在脑膜炎奈瑟菌病发病后 4 ～ 10 日出现。
  ● 表现包括斑丘疹或血管炎性皮疹（2% 患者出现）、关节炎（≤ 8% 患者）、虹膜炎（1% 患者）或浆膜炎。这些临床表现可自发缓解且无后遗症。

- 少见的临床表现包括肺炎、化脓性关节炎、骨髓炎、化脓性心包炎、眼内炎、结膜炎或原发性腹膜炎。

- **诊断**：尽管脑膜炎奈瑟菌感染常通过临床表现诊断，但因为75%的病例血培养阳性，因此仍需进行血培养检查，有助于确认诊断并促进公共卫生调查。

  - 在出现发热和瘀点、皮疹的情况下，白细胞计数和炎症标志物水平的升高提示脑膜炎奈瑟菌感染。

  - 如院前已使用抗生素治疗，血培养通常为阴性。相比之下，全血样本的实时聚合酶链反应（PCR）分析在抗生素起始治疗数日内仍有效，可使诊断率提高40%以上。

  - 除非存在临床禁忌，否则对于疑似脑膜炎奈瑟菌脑膜炎病例均应进行腰椎穿刺。

    - 脑脊液革兰氏染色敏感性约为80%，脑脊液培养敏感性为90%。脑脊液乳胶凝集试验不敏感，应避免使用。

    - 因为腰椎穿刺操作体位可能会对循环状态产生不利影响，所以脑膜炎奈瑟菌败血症患者应避免进行腰椎穿刺。

治疗 **脑膜炎奈瑟菌感染**

- 初始治疗应侧重于紧急的临床问题（如低血容量休克、颅内压升高、开放气道）和抗菌治疗。

- 疑似脑膜炎奈瑟菌病的经验性抗生素治疗包括第三代头孢菌素，如头孢曲松［每日 75～100 mg/kg（最大值4 g/d），分1或2次静脉注射］或头孢噻肟［每日 200 mg/kg（最大值8 g/d），分4次静脉注射］，可有效覆盖脑膜炎奈瑟菌和其他可能产生相似临床表现的潜在青霉素耐药微生物。

- 脑膜炎奈瑟菌脑膜炎和脑膜炎奈瑟菌败血症常规治疗7天。
  - 在资源贫乏地区，应用单剂量头孢曲松证实有效。

- 其他病灶的脑膜炎奈瑟菌感染（如肺炎、关节炎）的治疗通常要持续到临床和实验室指标均提示感染已控制。通常在开始适当的抗生素治疗后24 h内，培养结果变为阴性。

- 脑膜炎奈瑟菌病还有其他辅助疗法（如脂多糖抗体、重组杀菌/通透性增加蛋白、活化蛋白C），但无证据支持，目前不推荐使用。

- **预后**：尽管有抗生素和其他强化医疗干预措施，但仍有约 10% 的脑膜炎奈瑟菌病患者死亡。
  - 紫癜性皮肤损伤坏死后可导致瘢痕形成，约 10% 的病例可能需要植皮。
  - 5% 的患者出现听力损失，7% 的患者有神经系统并发症，约 25% 的 B 组脑膜炎奈瑟菌病患者有心理障碍。
- **预防**：多糖疫苗和结合疫苗可用于一级预防，二级预防应使用抗生素。
  - 目前，脑膜炎奈瑟菌多糖疫苗包括二价（A 型和 C 型血清组）和四价（A、C、Y 和 W 型血清组）疫苗，可为成人提供 2 ～ 10 年的免疫力。由于 B 多糖与在胎儿中表达的多糖相同，因此被认为是自体成分，故而没有靶向脑膜炎奈瑟菌血清 B 组的普通多糖疫苗。但基于荚膜下抗原的两种不同疫苗已被批准用于预防 B 组脑膜炎奈瑟菌病。
  - 目前已经开发出多种脑膜炎奈瑟菌结合疫苗，并在很大程度上取代了普通多糖疫苗。在美国，最常使用的是四价疫苗（血清组 A、C、Y 和 W）。
  - 脑膜炎奈瑟菌病患者的密切接触者（如共同居住和接吻）应接受环丙沙星、氧氟沙星或头孢曲松预防，以消除鼻咽部定植的脑膜炎奈瑟菌。
    - 利福平在 15% ～ 20% 的携带者中无效，并且有耐药的相关报道。
    - 使用抗生素治疗（如青霉素）但未清除定植的脑膜炎奈瑟菌病患者也应在治疗结束时给予预防性用药。

李斯特菌感染

- **病原学和微生物学**：李斯特单核细胞增生菌（简称李斯特菌）是一种食源性病原体，可引起严重感染，特别是在孕妇和免疫功能低下的个体中。
  - 该生物体是一种兼性厌氧、不产芽孢的革兰氏阳性杆菌，在低温下培养时表现出运动性。
  - 患者摄入含有大量细菌的食物后，李斯特菌表达的毒力因子使其能够进入细胞、在细胞内生长和在细胞间传播。
- **流行病学**：
  - 李斯特菌常见于加工和未加工食品中，如软奶酪、熟食肉类、热狗、牛奶和凉拌沙拉中。新鲜水果和蔬菜也可以传播该病原体。

- 尚无流行病学或临床资料证实人-人之间的传播（除母婴垂直传播）或水源性感染。

- **临床表现**：李斯特菌可表现为多种临床综合征，其中最常见的是脑膜炎和败血症。

  - 胃肠炎：可在进食含有大量病菌的食物后 48 h 内发生。

    - 表现包括发热、腹泻、头痛以及全身症状。

    - 当暴发急性肠胃炎，且其他筛查的病原微生物培养为阴性时，应当考虑到李斯特菌感染的可能。

  - 菌血症：患者表现为发热、寒战以及肌痛和关节疼痛。脑膜受累、局灶性神经系统功能损害或精神状态改变可能有提示意义。

  - 脑膜炎：在美国成人中，社区获得性脑膜炎病例中 5% ～ 10% 是由李斯特菌所致，病死率为 15% ～ 26%。

    - 李斯特菌脑膜炎与其他细菌性脑膜炎的不同之处在于其表现通常是亚急性，脑膜刺激征和畏光较少见。

    - 脑脊液检查中白细胞通常 < 1000/μl，以中性粒细胞为主，但升高比例不如其他细菌性脑膜炎明显。在约 30% ～ 40% 的病例中可见到脑脊液葡萄糖水平降低及革兰氏染色阳性。

  - 脑膜脑炎和局灶性中枢神经系统感染：李斯特菌可直接侵犯脑实质，引起脑炎或局灶性脑脓肿。

    - 在中枢神经系统感染中，约 10% 表现为肉眼可见的脓肿，有时易被误诊为肿瘤。

    - 脑干受累可出现重症脑干脑炎，临床症状常呈两相性，前驱症状为发热和头痛，随后是神经功能减退和局部症状。

  - 孕妇和新生儿感染：妊娠期李斯特菌病是一种严重的感染，可导致流产和胎儿死亡。

    - 李斯特菌妊娠期感染通常伴有菌血症，表现为非特异性发热性疾病，包括肌痛 / 关节痛、背痛和头痛。中枢神经系统受累并不常见。受感染妊娠女性分娩后通常恢复良好。

    - 在受感染的妊娠女性中，多达 70% ～ 90% 的胎儿可能会被感染。胎儿宫内感染的总体死亡率接近 50%，通过产前治疗，该风险可降低到约 20%。

- 婴儿脓毒性肉芽肿病是一种宫内严重感染，其特征是播散性粟粒样脓肿和肉芽肿，最常见于皮肤、肝和脾。
- 新生儿迟发性感染通常出现在产后 10 ～ 30 日，患儿母亲多无临床症状。

- **诊断**：医生在接诊高危人群时考虑到李斯特菌感染的可能性有助于及时诊断。高危人群包括孕妇、老人、新生儿、免疫功能低下个体及具有不良生活方式或患有慢性基础疾病（如酗酒、糖尿病）的患者。
  - 当从通常无菌的部位（如血液、脑脊液或羊水）培养出李斯特菌时，即可诊断。
  - 李斯特菌在脑脊液革兰氏染色中可能与"类白喉杆菌"或肺炎球菌混淆，也可因革兰氏染色可变而与嗜血杆菌混淆。
  - 血清学检测和 PCR 检测目前在临床上无应用价值。

治疗   李斯特菌感染

- 氨苄西林（1 次 2 g，IV，每 6 h 1 次）是治疗李斯特菌感染的首选药物；青霉素也具有较强杀菌活性。
  - 许多专家建议联合庆大霉素（1.0 ～ 1.7 mg/kg，IV，每 8 h 1 次）以发挥协同作用。
  - 青霉素过敏患者，应给予甲氧苄啶-磺胺甲噁唑（按甲氧苄啶计算每日 15 ～ 20 mg/kg，每 6 ～ 8 h 分次静脉注射）。头孢菌素无效。
  - 新生儿应按体重应用氨苄西林和庆大霉素。
- 治疗的持续时间取决于感染类型：菌血症 2 周，脑膜炎 3 周，脑脓肿 / 脑炎 6 ～ 8 周，心内膜炎 4 ～ 6 周。新生儿早发型感染往往更严重，需治疗 2 周以上。

- **预后**：通过及时治疗，多数患者可完全康复。
  - 脑脓肿或脑炎患者常遗留永久性神经系统功能障碍。
  - 在一项经治活产新生儿病例系列研究中，60% 患儿完全治愈，24% 死亡，13% 遗留神经系统功能障碍或其他并发症。
- **预防**：孕妇和其他有李斯特菌感染高危因素的人应避免食用软奶酪。虽然即食和熟食食品的风险相对较低，但仍应避免食用或者彻底重新加热后再食用。

第 92 章
由嗜血杆菌属、鲍特菌属、莫拉菌属和哈切克菌群引起的感染

（周梦兰　译　刘正印　审校）

流感嗜血杆菌

■ 微生物学

流感嗜血杆菌是一种革兰氏阴性、多形小球杆菌，在无氧和有氧环境下均可生长。

- 根据抗原特异性多糖荚膜分为六种主要的血清型（血清型 a ~ f）。
- 无荚膜株被称为不可分型株（NTHi）。

■ 流行病学

流感嗜血杆菌仅是人类病原体，通过空气飞沫播散或直接接触病原体的分泌物或污染物传播。

- B 型流感嗜血杆菌（Hib）在临床上最重要，它会引起系统性侵袭性疾病，主要发生在婴儿和 6 岁以下儿童中。
- 在 194 个世界卫生组织成员国中，99% 已经引进了 Hib 结合疫苗，但世界上仍有大量儿童未接种该疫苗。
- 可分型和不可分型的菌株均可定植在鼻咽部而无临床感染症状。

■ 致病机制

Hib 可以通过侵袭和从呼吸道播散到远处（如脑膜、骨骼、关节）引起全身性疾病。而 NTHi 从鼻咽部播散至临近区域（如中耳、下呼吸道）引起疾病。

- 菌株的荚膜多糖对其抵抗机体的调理吞噬作用至关重要。
- 在婴儿体内，来自母体的荚膜多糖抗体水平从出生至 6 个月大时开始逐渐下降，在没有接种疫苗的情况下，抗体水平在 2 ~ 3 岁时下降至最低。

■ 临床表现

- **Hib 感染**：大多数严重的 Hib 感染与脑膜炎或会厌炎有关。
  - 脑膜炎：主要影响 2 岁以下儿童，临床表现和其他细菌引起的脑膜炎类似。
    - 死亡率约为 5%。
    - 发病率高：6% 的患者有神经性耳聋；25% 的患者遗留严重的残疾；50% 的患者会有神经系统后遗症。
  - 会厌炎：出现在 2 ~ 7 岁儿童中，偶尔出现在成年人中。它包括会厌和会厌上组织的蜂窝织炎，临床症状从喉咙疼痛和发热开始快速发展成吞咽困难、流涎和呼吸道梗阻。
  - 其他感染：包括蜂窝织炎、肺炎、骨髓炎、化脓性关节炎以及不明原因的菌血症。
- **NTHi 感染**：NTHi 是成人下呼吸道感染的常见病因，特别是那些患有慢性阻塞性肺疾病（COPD）的患者。
  - COPD 急性加重：以咳嗽增多、咳痰和呼吸短促为特征。
  - 肺炎：临床表现和其他细菌性肺炎（包括肺炎球菌肺炎）相似。
  - 其他感染：NTHi 是儿童中耳炎最普遍的致病因素之一，它也是成人和儿童鼻窦炎和新生儿菌血症的重要致病因素。但它在成人中引起侵袭性感染并不常见。

■ 诊断

微生物培养是诊断最可靠的方法。

- 脑脊液（CSF）革兰氏染色出现革兰氏阴性球杆菌是流感嗜血杆菌性脑膜炎的有力证据。
- b 型的荚膜多聚物成分聚核糖醇磷酸核糖酯（PRP）检测，可以在 CSF 培养结果之前快速诊断 Hib 脑膜炎提供帮助。

治疗　流感嗜血杆菌感染

- Hib 脑膜炎的初始治疗由一种三代头孢菌素组成：对于成人，头孢曲松钠（2 g，每 12 h 一次）或头孢噻肟（2 g，4 ~ 6 h 一次）；对于儿童，头孢曲松钠（37.5 ~ 50 mg/kg，每 12 h 一次）或头孢噻肟（50 mg/kg，每 6 h 一次）。

- 大于 2 月龄的儿童应该辅以地塞米松（0.15 mg/kg，IV，每 6 h 一次，持续 2 天）治疗以减少神经系统后遗症的发生率。
- 抗生素治疗应持续 7 ～ 14 天。
- 除脑膜炎外的侵袭性感染的抗生素治疗同样采用三代头孢菌素，但给药剂量与脑膜炎不同——比如对于成人，头孢曲松钠（每天 2 g）。
- 治疗时间依据临床反应，但一个疗程一般持续 1 ～ 2 周。
- 大部分的 NTHi 感染可以用口服抗生素治疗，如阿莫西林、广谱头孢菌素、大环内酯类（阿奇霉素或克拉霉素）和氟喹诺酮（在非妊娠成人中）。
- 大约 20% ～ 35% 的 NTHi 菌株生产 β 内酰胺酶。
- 因携带变异的青霉素结合蛋白而导致的对氨苄西林耐药的菌株在欧洲和日本日益增多。
- 世界多个地区大环内酯类耐药性正在增长。

■ 预防

在全球范围内，推荐所有儿童都使用 Hib 疫苗；免疫接种应该从 2 月龄开始。

- Hib 疾病患者的家庭接触者中，对 Hib 感染的二次发病率高。在有 Hib 感染者的家庭内所有的儿童和成人（除了孕妇）及 4 岁以下的不完全免疫的接触者，都应该给予口服利福平来预防感染。
- 一种结合了 NTHi 和肺炎链球菌抗原的疫苗在美国之外的很多国家都被使用，对预防流感嗜血杆菌中耳炎可发挥部分功效。

百日咳

■ 微生物学和致病机制

百日咳鲍特菌，是引起百日咳的病因，为革兰氏阴性、多形性、需氧、苛养芽孢杆菌，附着于鼻咽的纤毛上皮细胞，局部繁殖，并产生大量毒素和生物活性产物。

- 副百日咳鲍特菌会引起一种类似、但通常较轻的疾病。霍氏鲍特菌引起的感染有 20% 的患者出现百日咳样综合征。

- 百日咳鲍特菌产生的最重要的毒素是百日咳毒素，具有二磷酸腺苷核糖基化活性。在副百日咳鲍特菌中缺少这种毒素也许可以解释感染后其症状较轻的原因。

■ 流行病学

百日咳具有高度传染性。在家庭内，未接受免疫接种的接触者的发病率为 80% ～ 100%，接受免疫接种的接触者的发病率为 20%。

- 百日咳仍然是引起发展中国家婴儿高发病率和高死亡率的重要疾病，2013 年世界范围内有约 63 000 例年龄小于 5 岁的儿童死于百日咳。
- 在美国，尽管儿童期疫苗让百日咳的发生率减少超过 95%，2012 年仍有超过 40 000 例病例报道，青少年和成人的发病率逐渐增长。
- 在 12% ～ 30% 的病例中，成人咳嗽超过 2 周可能由百日咳鲍特菌引起。
- 严重的发病率和死亡率仅限于年龄小于 6 个月的婴儿。

■ 临床表现

在 7 ～ 10 天的潜伏期后，感染者开始出现长期咳嗽，症状在婴幼儿中通常更严重。

- 初始症状（卡他期）和一般的感冒症状类似（如鼻炎、流泪、轻度咳嗽、低热、委靡不振），持续 1 ～ 2 周。
- 随后是发作期，持续 2 ～ 4 周，典型的特征是阵发性、痉挛样咳嗽，每日发作 5 ～ 10 次，伴呕吐或鸡鸣样回声。痉挛发作时会出现呼吸暂停和发绀，大多数的并发症出现在此期。
- 在恢复期，阵发性咳嗽将在 1 ～ 3 个月后逐步缓解。6 ～ 12 个月内，如有病毒感染可能会诱发阵发性咳嗽的复发。
- 青少年和成人的临床表现常常是非典型的，阵发性咳嗽和鸡鸣样回声比较少见。若推断百日咳为成人长期咳嗽的病因，则咳嗽后呕吐是其最好的证据。
- 幼儿出现淋巴细胞增多症（淋巴细胞绝对计数大于 $10^5/\mu l$）应考虑百日咳的可能，但该表现在青少年和成人中并不常见。

■ 诊断

- 鼻咽分泌物培养百日咳鲍特菌阳性是诊断的金标准，未治疗的百日咳病例在发病后平均 3 周内保持阳性。临床上除非患者已经处于发作期，否则一般不考虑百日咳诊断，因此通过细菌培养证明诊断的机会很小。

- 分泌物必须立即接种到选择培养基上。

- 阳性结果至少需要培养 5 天。

- 和培养相比，对鼻咽部样本进行 PCR 检测则更加敏感，出现阳性结果的时间在受过治疗和未受过治疗的患者中都更长。

- 基于 PCR 假阳性结果的假暴发的病例报道，提示 PCR 仍需要标准化。

- 尽管血清学结果在症状持续超过 4 个月的患者中可能有帮助，但医疗护理和预先免疫接种的影响可能使对结果的解释更加复杂化。

治疗　百日咳

- 除非早在卡他期就用药，抗生素治疗并不能显著改变临床进程，但可以根除鼻咽部的病原微生物。

  - 大环内酯类（红霉素，每天 1～2 g，使用 1～2 周；克拉霉素，250 mg 每日 2 次，最多 1 周；或者阿奇霉素，第一天用 500 mg，随后 4 天每天 250 mg）可选用。

  - 推荐给大环内酯类不耐受患者使用甲氧苄啶-磺胺甲噁唑（TMP-SMX；2 周内使用双倍剂量的药品，每日 2 次，口服）。

- 止咳药对百日咳治疗无效并且在百日咳的管理中没有作用。

- 住院患者需要进行呼吸隔离直到抗生素用药第 5 天。

■ 预防

- 对于患者的家庭接触者推荐大环内酯类药物预防，特别是患有严重疾病的高风险的家庭成员（如小于 1 岁的儿童、孕妇）；然而，没有证据表明该方案能够减少疾病的发生率。

- 除了定期的儿童免疫接种计划之外，青少年和成人应该接受无细胞百日咳疫苗的一剂增强剂。一些国家，包括美国和英国，也推荐为妊娠晚期的孕妇接种疫苗。

卡他莫拉菌

■ 微生物学和流行病学

卡他莫拉菌是一种无荚膜的革兰氏阴性双球菌。作为上呼吸道的正常菌群的一部分，约33%～100%的婴儿存在定植；定植率随着年龄增长稳步下降。

■ 临床表现

- 卡他莫拉菌感染中，约15%～20%的儿童出现急性中耳炎。在临床上，卡他莫拉菌和NTHi造成的急性中耳炎较少发热，且红斑和鼓膜鼓胀的发生率低，比肺炎链球菌造成的症状要轻。
- 约20%儿童细菌性鼻窦炎是由卡他莫拉菌引起的，而在成人细菌性鼻窦炎中由卡他莫拉菌感染所占比例更少。
- 在成人中，卡他莫拉菌是COPD急性加重的常见原因，约占10%。
- 卡他莫拉菌肺炎不常见，通常感染那些有潜在心肺疾病的老年患者。

■ 诊断

通常不建议进行侵入性操作来明确中耳炎或鼻窦炎的病因。从COPD患者的痰液中分离卡他莫拉菌有提示感染的可能，但却不能认为是确诊的依据。

治疗　卡他莫拉菌感染

- 按照经验，通常使用对肺炎链球菌、流感嗜血杆菌和卡他莫拉菌有抑制活性的抗生素来控制儿童中耳炎和成人COPD急性发作。
- 大部分卡他莫拉菌菌株对阿莫西林、广谱头孢菌素、大环内酯类、TMP-SMX和氟喹诺酮敏感。
- 超过90%的卡他莫拉菌菌株产生 β 内酰胺酶，并对氨苄青霉素耐药。在亚洲，大环内酯类和氟喹诺酮的耐药性也在增加。

哈切克（HACEK）菌群

■ 微生物学

哈切克菌群由苛养的、缓慢生长的革兰氏阴性菌组成，其生长需要二氧化碳。几种嗜血杆菌属、放线聚合杆菌（原名放线杆菌）、无营养聚合杆菌（原名嗜血聚合杆菌）、人心杆菌、侵蚀艾肯菌和金格杆菌组成了该菌群。哈切克菌群是常见的口腔定植菌，能引起口腔感染和严重的系统性疾病，特别是心内膜炎。

■ 临床表现

- 0.8% ～ 6% 的感染性心内膜炎（IE）病例是由哈切克菌群引起的；这些病例大部分都是由聚合杆菌、嗜血杆菌和人心杆菌引起的。

- 比较典型的感染常发生于有基础心脏瓣膜疾病的患者，通常在最近有牙科手术或鼻咽感染的情况下发生。

- 主动脉瓣和二尖瓣感染最常见。聚合杆菌和嗜血杆菌感染最常引起二尖瓣赘生物的形成，而人心杆菌感染与主动脉瓣赘生物形成相关。

- 常见栓塞现象，有 28% ～ 71% 的感染者会出现。

- 副流感嗜血杆菌是哈切克菌群心内膜炎病例中分离出的最常见的嗜血杆菌菌种。患者通常在患病的前 2 个月内出现症状，并且 19% ～ 50% 的患者发展成慢性心力衰竭（CHF）。

- 聚合杆菌是引起哈切克菌群心内膜炎最常见的病因，它比嗜血杆菌更常引起人工瓣膜心内膜炎。从软组织感染中分离出的往往是放线聚合杆菌和以色列放线菌。患有聚合杆菌性心内膜炎的患者通常患有牙周病或最近接受过牙科治疗，并且在 IE 诊断前已经患病了几个月。

- 人心杆菌感染最典型的表现是引起患有心脏瓣膜疾病或有人工心脏瓣膜基础疾病患者的心内膜炎。诊断前通常患者已有长期的全身性感染的表现。人心杆菌也被报道与心内膜炎有关。

- 侵蚀艾肯菌通常是混合感染的病原体组成部分，常见于人类咬伤、头部和颈部软组织感染、心内膜炎和静脉吸毒者的感染。

- 金格杆菌是 4 岁以下儿童肌肉骨骼感染的常见原因。临床样本接种到需氧血培养瓶中可加快该微生物的生长。由金格杆菌引起的感染性心内膜炎出现在之前患有瓣膜疾病的大龄儿童和成人中。

治疗 哈切克菌群感染

- 表 92-1 列出了治疗由哈切克菌群引起的心内膜炎和其他一系列感染的抗生素方案。
- 自体瓣膜心内膜炎需要治疗 4 周，人工瓣膜心内膜炎需要治疗 6 周。
- 和其他革兰氏阴性菌引起的人工瓣膜心内膜炎不同，哈切克菌群引起的心内膜炎常常不需手术，仅通过抗菌药物治疗就可治愈。

表 92-1 哈切克菌群感染的治疗

微生物	首选治疗	可选药物	备注
嗜血杆菌属 聚合杆菌属 心杆菌属 侵蚀艾肯菌 金格杆菌	头孢曲松钠 （每天 2 g）	氨苄青霉素 / 舒巴坦（氨苄青霉素 3 g，每 6 h 一次） 左氧氟沙星（每天 750 mg）	嗜血杆菌属和聚合杆菌属对氨苄青霉素 / 舒巴坦耐药。使用左氧氟沙星治疗心内膜炎的数据有限。不推荐使用氟喹诺酮治疗 18 岁以下的患者。 如果病原菌对青霉素或氨苄青霉素敏感，可以使用青霉素（1600 万～1800 万单位每天，分每 4 h 一次）或氨苄青霉素（2 g，每 4 h 一次）进行治疗。然而，由于哈切克菌群生长缓慢，体外药敏检测可能比较困难，并且所产生的 β 内酰胺酶可能无法被检测到。

第93章
革兰氏阴性肠道细菌及假单胞菌导致的疾病

（王小辉 译 马序竹 审校）

革兰氏阴性肠道细菌

■ 概述

革兰氏阴性杆菌（Gram-negative bacilli，GNB）是人类结肠道正常菌群和（或）一些环境滋生菌，可以定植于黏膜和皮肤表面，尤其是在长期护理机构患者的黏膜和皮肤表面以及医院设备表面。GNB可以在健康人及免疫缺陷宿主中导致各种部位的感染，大肠埃希菌引起的肠外感染最为常见，其次是克雷伯菌属细菌。从任何无菌部位分离出GNB通常都意味着感染，而从非无菌部位分离出的GNB是否是感染需要结合临床判断。早期适当的抗菌治疗可以改善临床预后。鉴于全球范围内多药耐药GNB［如，产超广谱β内酰胺酶（ESBL）和AmpC β内酰胺酶］的增加，对于危重患者，恰当的处理方案应该是在等待药敏结果同时，给予联合经验性抗感染治疗。

■ 肠外致病性大肠埃希菌（extraintestinal pathogenic *E.coli*, ExPEC）

与肠内致病性大肠埃希菌（见下文）不同，ExPEC菌株通常是健康人的正常肠道菌，当它们进入正常无菌的肠外部位（如尿路、腹腔或肺部）时才会致病。大多数ExPEC菌株的毒力因子不同于其他共生菌株，也不同于引起肠道感染的致病菌株。

临床表现

临床表现在很大程度上取决于ExPEC感染的部位。

- 泌尿系感染：泌尿系统是ExPEC最常见的感染部位；详见第147章。约600万～800万例次非卧床绝经前妇女的急性单纯性泌尿系感染中，由大肠埃希菌引起的占80%～90%。

- 腹部和盆腔感染：腹部和盆腔是 ExPEC 感染的第二常见部位，可以是从多重细菌的混合感染中分离出的病原体；详见第 84 章。症状包括腹膜炎、腹腔脓肿和胆管炎。
- 肺炎：在医院获得性肺炎患者中，ExPEC 通常是第三或第四位常见 GNB 菌种，是长期护理机构中肺炎患者的常见病原体；详见第 134 章。
- 脑膜炎：大肠埃希菌是导致新生儿脑膜炎的两种主要致病菌之一（另一种是 B 群链球菌）。常见菌株是 K1 荚膜血清型。
- 蜂窝织炎/肌肉骨骼感染：大肠埃希菌常导致褥疮、糖尿病性下肢溃疡、蜂窝织炎和烧伤部位或手术部位感染。血源性骨髓炎，尤其是脊椎骨髓炎，由大肠埃希菌导致的比例往往比普遍认知的更多，详见第 87 章。
- 菌血症：大肠埃希菌菌血症可由任何部位的原发感染引起，但最常见的是泌尿系统（50%～67%），其次是腹部（25%）。大肠埃希菌菌血症总是具有较大的临床意义，且可能与脓毒症有关。血管内感染很少见，但也有报道。

诊断

ExPEC 在需氧或厌氧条件下的标准培养基上都能很好地生长。90% 以上的菌株发酵乳糖，呈吲哚阳性。

治疗　大肠埃希菌引起的肠外感染

- 对氨苄西林、第一代头孢菌素、甲氧苄啶-磺胺甲噁唑（TMP-SMX）和氟喹诺酮类药物的耐药率＞20%。在严重感染的患者中，避免经验性使用上述药物治疗。产 ESBL 大肠埃希菌逐渐增加（8%～60%）。
- 碳青霉烯类、阿米卡星、哌拉西林-他唑巴坦、头孢他啶-阿维巴坦和头孢洛扎-他唑巴坦总体上是抗菌活性最好的药物，但产碳青霉烯酶的菌株正在增加。
- 尽可能选用恰当的窄谱抗菌药物和避免应用抗菌药物治疗非感染的定植菌，对减少大肠埃希菌对抗菌药物耐药性的增加十分重要。

■ 肠内致病性大肠埃希菌

微生物学与临床表现

至少有 5 种不同的肠内致病性大肠埃希菌；详见第 85 章。如前所述，这些菌株几乎不是健康人体的肠道菌群。

- 产志贺毒素大肠埃希菌（Shiga toxin-producing E.coli，STEC）/ 肠出血性大肠埃希菌（enterohemorrhagic E.coli，EHEC）/产志贺毒素肠聚集性大肠埃希菌（Shiga toxin-producing enteroag-gregative E. coli，ST-EAEC）：除腹泻外，STEC/EHEC 感染还会导致 2% ～ 8% 的患者出现溶血尿毒症综合征（HUS），特别是在年幼或年长的患者中。在成人，特别是年轻女性，ST-EAEC 导致 HUS 的比率较高（约为 20%）。

  - STEC/EHEC/ST-EAEC 与摄入受污染的食物（如未煮熟的碎牛肉、新鲜农产品）和水有关；人与人之间的传播（如在日间托管中心传播）是二次传播的重要途径。

  - 小于 10^2 个菌落数（colony-forming units，CFU）的 STEC/EHEC/ST-EAEC 即可导致感染。

  - 不同于其他致病型，STEC/EHEC/ST-EAEC（包括大肠埃希菌 O157：H7）感染的发病率，在发达国家比发展中国家高。

- 肠产毒性大肠埃希菌（enterotoxigenic，ETEC）：ETEC 是导致热带和低收入国家儿童地方性腹泻的主要原因，也是旅行者腹泻的最常见病原体；致病需要 10^6 ～ 10^8 CFU。

- 肠致病性大肠埃希菌（enteropathogenic E.coli，EPEC）：EPEC 是发展中国家婴儿腹泻的重要病因。

- 肠侵袭性大肠埃希菌（enteroinvasive E.coli，EIEC）：EIEC 是腹泻的少见病原体，产生的炎症性结肠炎（粪便带有黏液、血和炎性细胞）与志贺菌导致的肠炎相似，主要影响发展中国家的儿童和旅行者；致病需要 10^8 ～ 10^{10} CFU。

- 肠聚集性和弥漫黏附性大肠埃希菌（enteroaggregative and diffusely adherent E.coli，EAEC）：EAEC，最初报道于发展中国家的幼儿感染。近来更多的研究表明，EAEC 导致感染需要相当大的菌量，可能是发达国家中各年龄段患者迁延性水样泻的常见原因。

诊断

尽管对于治疗来说，特异性菌种诊断通常不是必需的，但是检测 STEC/EHEC/ST-EAEC 具有重要的公共卫生意义。除了细菌培养（筛选不发酵山梨醇的大肠埃希菌株，然后进行 O157 血清分型）外，还推荐检测志贺毒素或毒素基因。

> **治疗** ▎ 大肠埃希菌引起的肠内感染
>
> ● 详见第 85 章。补充水和电解质，STEC/EHEC/ST-EAEC 感染时，慎用抗菌药物（因为抗菌药物的使用可能会增加 HUS 的发生）。

■ 克雷伯菌

流行病学

在健康人的结肠中，肺炎克雷伯菌定植率为 5% ～ 35%，从医学的角度看，肺炎克雷伯菌是最重要的克雷伯菌属细菌。产酸克雷伯菌主要导致长期护理机构和医院患者感染。肺炎克雷伯菌鼻硬结亚种可导致热带地区患者的慢性萎缩性鼻炎。

临床表现

与其他 GNB 感染一样，克雷伯菌属细菌感染的临床表现取决于感染的部位。

● 肺炎：克雷伯菌是导致长期护理机构和医院住院患者肺炎的常见病原菌。在亚洲和南非，高毒力肺炎克雷伯菌引起的社区获得性肺炎越来越普遍，特别是在年轻、健康的患者中。
   – 其表现与其他肠道 GNB 引起的肺炎相似，表现为脓痰和在 X 线片上的肺部浸润影。
   – 感染可进展为肺坏死、胸腔积液和脓胸。
● 泌尿系感染：肺炎克雷伯菌导致的单纯性膀胱炎占 1% ～ 2%，导致的复杂性泌尿系感染占 5% ～ 17%。
● 腹部感染：克雷伯菌引起的一系列疾病与大肠埃希菌相似，但发生率低。高毒力菌株已成为单一菌感染的社区获得性肝脓肿、自发性细菌性腹膜炎和脾脓肿的常见原因。
● 菌血症：菌血症可由任何部位的原发感染引起；泌尿道、呼吸道和腹部（特别是肝脓肿）感染各占 15% ～ 30%。
● 其他感染：克雷伯菌蜂窝织炎或软组织感染最常见于存在失活组织和免疫受损的宿主中。克雷伯菌还可引起眼内炎、医院内获得性鼻窦炎和骨髓炎。

诊断

克雷伯菌通常发酵乳糖，但肺炎克雷伯菌鼻硬结亚种和臭鼻亚种为非发酵菌并吲哚阴性。

治疗 **克雷伯菌感染**

- 克雷伯菌对氨苄西林和替卡西林天然耐药，对呋喃妥因的敏感性不一致。
  - 质粒介导 ESBL 的增加，导致对第三代和第四代头孢菌素、氨基糖苷类、四环素类和甲氧苄啶-磺胺甲噁唑的耐药性增加。
  - 对氟喹诺酮类药物耐药性正在增加，特别是在产 ESBL 的菌株中。
- 对严重或健康照护机构获得性克雷伯菌感染的患者，可经验性酌情使用阿米卡星或碳青霉烯类药物；然而，产碳青霉烯酶菌株有上升趋势。对产碳青霉烯酶菌株感染的最佳治疗方案尚不明确，但基于体外药敏试验结果，替加环素、多黏菌素（如黏菌素）和头孢他啶阿维巴坦（对金属碳青霉烯酶无效）是最常使用的药物。当对这些药物也存在耐药时，通常使用联合治疗方案。

■ 变形杆菌

流行病学

奇异变形杆菌是 50% 健康人的正常肠道定植菌群，在所有变形杆菌感染中 90% 是由奇异变形杆菌引起的。普通变形杆菌和彭氏变形杆菌主要分离于长期照护机构和医院的患者中。

临床表现

变形杆菌引起的感染多为泌尿系感染。变形杆菌占单纯尿路感染的 1%～2%，占医院获得性尿路感染的 5%，占复杂尿路感染（特别是与导尿管相关的尿路感染）的 10%～15%。

- 变形杆菌可产高水平的尿素酶，导致尿液碱化，最终形成磷酸和碳酸磷灰石结石。

- 其他部位的感染不常见，可包括肺炎、腹部感染、软组织感染和菌血症。

诊断

变形杆菌菌株典型的呈乳糖阴性，产硫化氢，并在琼脂平板上表现出迁移生长。奇异变形杆菌和彭氏变形杆菌为吲哚阴性，普通变形杆菌为吲哚阳性。

治疗　变形杆菌感染

- 奇异变形杆菌对除四环素、头孢唑啉、呋喃妥因、多黏菌素和替加环素外的大多数药物敏感。对氨苄西林、第一代头孢菌素和氟喹诺酮类药物的耐药性正在增加。
- 普通变形杆菌和彭氏变形杆菌更为耐药。在普通变形杆菌中，染色体 AmpC β 内酰胺酶可被诱导表达。碳青霉烯类、第四代头孢菌素、阿米卡星、TMP-SMX 和磷霉素对变形杆菌有优异的抗菌活性，对 90% ~ 100% 的变形杆菌菌株敏感。

■ 其他革兰氏阴性肠道菌

- 肠杆菌属（如阴沟肠杆菌、产气肠杆菌）、不动杆菌属（如鲍曼不动杆菌）、沙雷菌属（如黏质沙雷菌）和柠檬酸杆菌属（如弗氏柠檬酸杆菌、克氏柠檬酸杆菌）通常引起医院感染。危险因素包括免疫抑制、存在基础疾病、之前使用过抗菌药物和入住 ICU。
- 由摩根菌属（如摩氏摩根菌）和普鲁威登菌属（如斯氏普鲁威登菌、雷氏普鲁威登菌）引起的感染在流行病学、致病性和临床表现方面类似于变形杆菌感染，但几乎只发生在长期护理机构的患者中，在住院患者中发病率较低。

■ 临床表现

这些微生物引起的疾病通常与其他革兰氏阴性菌引起的疾病类似，包括肺炎（特别是呼吸机相关）、尿路感染（特别是导管相关）、导管相关性血流感染、手术部位感染和腹部感染。

- 柠檬酸杆菌属、摩根菌属和普鲁威登菌属细菌感染通常与尿路感染相关。

- 不动杆菌属细菌会导致创伤患者（如战区士兵、受自然灾害伤者）的皮肤和软组织感染。在 ICU 的患者中经常发生鲍曼不动杆菌感染。

治疗 其他革兰氏阴性菌引起的感染

- 这些致病菌存在着广泛的抗菌药物耐药性，使得治疗极具挑战。
  - 这些微生物（如沙雷菌属、普鲁威登菌属、不动杆菌属、柠檬酸杆菌属、肠杆菌属、摩根菌属）多数产 AmpC β 内酰胺酶，因此对第三代头孢菌素、单环 β 内酰胺类以及很多情况下对 β 内酰胺 / β 内酰胺酶抑制剂产生耐药性。
  - 摩根菌属和普鲁威登菌属细菌对多黏菌素和替加环素天然耐药。
- 碳青霉烯类和阿米卡星是最可靠敏感的药物，对第四代头孢菌素是否敏感，取决于菌株是否产 ESBL。实施体外药敏试验是必要的。一些菌株可能仅对黏菌素和多黏菌素 B 敏感。

气单胞菌属

气单胞菌属（如嗜水气单胞菌、豚鼠气单胞菌、维氏气单胞菌、达肯气单胞菌）在饮用水、淡水和土壤中可增殖，是胃肠炎的主要原因。气单胞菌引起婴儿和免疫缺陷者的菌血症和脓毒症，特别是患有癌症、肝胆疾病、创伤或烧伤的人。这些病原体导致的皮肤感染与铜绿假单胞菌引起的坏疽性脓疱相似。气单胞菌可引起与导管、手术切口和使用水蛭相关的院内感染。

治疗 气单胞菌属感染

- 气单胞菌属细菌通常对氟喹诺酮类药物（如环丙沙星，500 mg PO q12 h 或 400 mg IV q12 h）、第三代和第四代头孢菌素、碳青霉烯类和氨基糖苷类药物敏感。
- 气单胞菌可以产生各种 β 内酰胺酶，包括碳青霉烯酶，因此药敏试验对指导治疗十分关键。

铜绿假单胞菌及相关微生物

假单胞菌属细菌为革兰氏阴性非发酵菌。这组包括三个医学上重要的菌属——假单胞菌属、伯克霍尔德菌属和窄食单胞菌属，均是典型的机会性感染致病菌。

■ 铜绿假单胞菌

微生物学

铜绿假单胞菌是一种能活动的革兰氏阴性杆菌，通常会产生绿色或蓝色的色素，可有黏液样外观（这在囊性纤维化患者的分离株中特别常见）。铜绿假单胞菌与肠杆菌的不同之处在于它在氧化酶试验中呈阳性反应，并且不发酵乳糖。

流行病学

铜绿假单胞菌主要存在于潮湿环境中（如土壤、自来水、台面），因此人类通常会接触到此微生物。铜绿假单胞菌感染的易感因素很多，包括皮肤或黏膜屏障的破坏（如烧伤或创伤）、免疫抑制（如中性粒细胞减少、艾滋病或糖尿病）和正常菌群的破坏（如广谱抗生素治疗）。

- 铜绿假单胞菌不再是中性粒细胞减少症或烧伤患者危及生命的菌血症的主要原因。
- 铜绿假单胞菌血症是目前 ICU 患者中最常见的菌血症。

临床表现

铜绿假单胞菌可以感染几乎全身各个部位，但是更易累及肺部。

- 肺炎：铜绿假单胞菌被认为是呼吸机相关性肺炎的主要致病菌，但感染同定植可能很难区分。
  - 临床上，大多数患者浸润病灶进展缓慢，但有些患者进展迅速。浸润可发生坏死。
  - 获取样本进行培养方面，有创操作（如支气管肺泡灌洗、保护性毛刷远端气道取样）是否优于气管吸痰尚不清楚。
  - 铜绿假单胞菌所导致的慢性呼吸道感染与基础疾病或易感状态（如囊性纤维化、支气管扩张）相关。
- 菌血症：铜绿假单胞菌血症的表现一般而言与脓毒症相似，但可能更为严重，死亡率为 28% ～ 44%。
  - 中性粒细胞减少或艾滋病患者中特征性皮损（坏疽性脓疱）

最初表现为疼痛、红肿、斑丘疹，最终变黑并坏死。

- 血管内感染多数发生在静脉吸毒者和人工瓣膜置入的患者。
- 骨和关节感染：铜绿假单胞菌是骨和关节感染的少见致病菌。
  - 注射药物的使用（胸锁关节感染和椎体骨髓炎相关）和老年人中的尿路感染（椎体骨髓炎相关）是危险因素。
  - 铜绿假单胞菌的足部骨髓炎最常发生于锋利物穿透胶鞋的足部穿刺伤，最常见于儿童。
- 中枢神经系统感染：铜绿假单胞菌引起的中枢神经系统感染相对罕见，继发于外科手术或头部创伤。
- 眼部感染：通常由隐形眼镜的表面损伤或外伤引起角膜炎和角膜溃疡。这些感染可迅速进展到整个眼球，需要立即治疗干预。继发于菌血症的铜绿假单胞菌眼内炎是一种暴发性疾病，伴有剧烈疼痛、球结膜水肿、视力下降、前葡萄膜炎、玻璃体受累和全眼炎。
- 耳部感染：除轻度游泳性耳部感染外，假单胞菌耳部感染可导致恶性外耳炎，这是一种危及生命的感染，表现为严重的耳痛和听力下降。
  - 患者可能出现脑神经麻痹或海绵状静脉窦血栓形成。
  - 由铜绿假单胞菌引起的耳部感染多发生于老年糖尿病患者。
- 泌尿系感染：由铜绿假单胞菌引起的尿路感染，通常由泌尿道置入物、泌尿生殖道梗阻、尿路器械操作或手术引起。
- 皮肤和软组织感染：铜绿假单胞菌可引起多种皮炎，包括中性粒细胞减少症患者坏疽性脓疱、毛囊炎和其他丘疹或泡状病变。反复感染与泡澡池、温泉池和游泳池等环境有关。
- 发热伴中性粒细胞缺乏患者的感染：由于高感染率和高死亡率，在这类患者中，铜绿假单胞菌往往被作为抗感染治疗的目标。
- 艾滋病患者的感染：艾滋病患者合并铜绿假单胞菌感染可以是致命性的，但临床表现不是特别严重。
  - 肺炎是最常见的感染类型，以空洞型为高发。
  - 自抗逆转录病毒疗法问世以来，铜绿假单胞菌感染在这些患者中的发病率有所下降，但仍有发生。

治疗　铜绿假单胞菌感染

- 抗菌药物的选择和方案见表 93-1。
- 一些观察性研究表明对分离菌株敏感的具有抗假单胞菌活性的 β 内酰胺类药物单药与联合治疗一样有效。然而，如果当地一线药物的敏感率小于 80%，则应经验性给予联合治疗，直到获得药敏数据。

■ 假单胞菌属相关的细菌

嗜麦芽窄食单胞菌

嗜麦芽窄食单胞菌是条件致病菌。该菌导致的感染，多数发生于应用广谱抗菌药物清除了正常菌群之后的免疫抑制患者。

- 嗜麦芽窄食单胞菌导致的肺炎（特别是呼吸机相关性肺炎），可伴或不伴有菌血症。
- 已有报道嗜麦芽窄食单胞菌性中心静脉感染（最常发生在癌症患者）和中性粒细胞减少患者的坏疽性脓疱。

洋葱伯克霍尔德菌

该微生物是广谱抗菌治疗期间的呼吸道定植菌，是呼吸机相关性肺炎、导管相关性感染和伤口感染的原因。

- 洋葱伯克霍尔德菌被认为是 ICU 患者中耐药的院内感染病原体。
- 洋葱伯克霍尔德菌可导致囊性纤维化患者呼吸窘迫和败血症的快速致死综合征（"洋葱伯克霍尔德菌综合征"）。

治疗　嗜麦芽窄食单胞菌和洋葱伯克霍尔德菌感染

- 由于对很多抗菌药物存在天然耐药，治疗药物有限。推荐使用的抗菌药物见表 93-1。

其他杂菌

类鼻疽病是东南亚和澳大利亚北部的地方病，由类鼻疽伯克霍尔德菌引起。鼻疽病与马或其他马科动物密切接触有关，是由鼻疽伯克霍尔德菌引起的。这些疾病表现为急性或慢性肺部或肺外化脓性疾病或急性败血症。治疗推荐见表 93-1。

表93-1　铜绿假单胞菌及相关菌种感染的抗菌药物治疗

感染	抗菌药物及剂量	其他事项
菌血症　非粒细胞缺乏患者	头孢他啶（2 g q8 h IV）或头孢吡肟（2 g q8 h IV）或哌拉西林/他唑巴坦（3.375 g q4 h IV）或亚胺培南（500 mg q6 h IV）或美罗培南（1 g q8 h IV）或多利培南（500 mg q8 h IV）**可选择**阿米卡星（7.5 mg/kg q12 h 或 15 mg/kg q24 h IV）	在休克患者和对β内酰胺类药物耐药率高的地区或医院联合氨基糖苷类。妥布霉素可代替阿米卡星（药敏允许）。非中性粒细胞减少患者的治疗时间为7天。中性粒细胞减少症患者应接受治疗直至中性粒细胞恢复正常
粒细胞缺乏患者	头孢吡肟（2 g q8 h IV）或上述剂量抗菌药物（多利培南除外）	
感染性心内膜炎	抗菌药物方案同菌血症，疗程6～8周	常见用药期间出现耐药。反复发作需手术干预治疗
肺炎	药物品种和剂量同菌血症，但由于耐药率高，碳青霉烯类药物不应作为唯一的主要药物	IDSA指南推荐联合使用氨基糖苷类或环丙沙星。疗程为7天
骨髓炎　恶性外耳道炎	头孢吡肟或头孢他啶剂量同菌血症；不必联合使用氨基糖苷类治疗；可使用环丙沙星（500～750 mg q12 h PO）	疗程因药物品种而异（如β内酰胺类药物6周；除穿刺伤性骨髓炎治疗2～4周以外，口服用药至少3个月）
中枢神经系统感染	头孢他啶、头孢吡肟（2 g q8 h IV）或美罗培南（1 g q8 h IV）	脓肿或其他闭合腔内感染可能需要引流，疗程≥2周
眼部感染　角膜炎/溃疡	局部治疗：妥布霉素、环丙沙星、左氧氟沙星眼药水	尽可能使用最大剂量或联合用药。疗程2周或直到眼部病变治愈，以时间较短者为准
眼内炎	头孢他啶或头孢吡肟，同中枢神经系统感染**联合**局部治疗	

表 93–1　铜绿假单胞菌及相关菌种感染的抗菌药物治疗（续表）

感染	抗菌药物及剂量	其他事项
泌尿系感染	环丙沙星（500 mg q12 h PO）或左氧氟沙星（750 mg q24 h）或任何氨基糖苷类（总剂量每日一次给予）	存在梗阻或异物可能会导致复发。复杂尿路感染治疗疗程为 7 ～ 10 天（肾盂肾炎可达 2 周）
耐多药铜绿假单胞菌感染	头孢他啶 / 阿维巴坦（2.5 g q8 h，持续静滴 2 h 以上）或头孢洛扎 / 他唑巴坦（1.5 g q8 h）或黏菌素（100 mg q12 h IV，使用达到临床应答的最短疗程）	肺炎患者可能需要更高剂量的头孢洛扎 / 他唑巴坦。不同患者使用的黏菌素剂量不相同。在肾衰竭时需要调整黏菌素的剂量。肺炎可加用黏菌素（100 mg q12 h）吸入
洋葱伯克霍尔德菌感染	美罗培南（1 g q8 h IV）或 TMP-SMX（1600/320 mg q12 h IV）14 天	细菌对这两种抗菌药物的耐药率在增加。不推荐两药联合，因为可能存在拮抗
类鼻疽病（类鼻疽伯克霍尔德菌）、鼻疽病（鼻疽伯克霍尔德菌）	头孢他啶（2 g q6 h）或美罗培南（1 g q8 h）或亚胺培南（500 mg q6 h）2 周。序贯 TMP-SMX（1600/320 mg q12 h PO）3 个月	
嗜麦芽窄食单胞菌感染	TMP-SMX（1600/320 mg q12 h IV）联合替卡西林 / 克拉维酸（3.1 g q4 h IV）14 天	细菌对所有抗菌药物的耐药性在增加。左氧氟沙星或替加环素可作为替代品种，但是关于这些药物的临床治疗经验发表的文献不多

缩略词：IDSA，美国感染病学会；TMP-SMX，甲氧苄啶-磺胺甲噁唑

第94章
其他革兰氏阴性杆菌感染

（刘丹　译　王艳　审校）

布鲁菌病

■ 微生物学

布鲁杆菌是一种微小的、革兰氏阴性、无芽孢、无荚膜、无运动能力、细胞内繁殖的棒状或球杆状菌属。临床相关布鲁菌属主要有四种：羊种布鲁菌（最常见的感染源为绵羊、山羊和骆驼）、猪种布鲁菌（感染源为猪）、牛种布鲁菌（感染源为牛或水牛）、狗种布鲁菌（感染源为狗）。

■ 流行病学

布鲁菌病经消化道、呼吸道、黏膜或皮肤接触等途径进行传播。人群中此病的发生通常是在工作环境（如屠宰场、农场）或家庭环境（如食用受病畜污染的食品，尤其是乳制品）中与接触病畜或其畜产品相关。由于诊断困难和报告制度不健全，布鲁菌病的全球流行率尚不清楚。

■ 临床表现

无论感染何种布鲁菌病菌属，主要表现为以下三种常见临床类型之一：伤寒样发热，但其临床症状较伤寒轻；发热伴急性单关节炎，髋关节或膝关节最常见，儿童可发生化脓性关节炎；持续性发热，痛楚难忍（腰部、臀部疼痛），老年患者可发生脊柱炎。

- 潜伏期为1周至数月，随后出现波状热、大汗、表情淡漠、乏力、纳差，以及头痛、肌痛和寒战等非特异性症状。
- 布鲁菌感染可引起淋巴结肿大、肝脾大、附睾睾丸炎、神经系统症状和局部脓肿。
- 鉴于长期发热和类似症状，结核病是最重要的鉴别诊断（表94-1）。

表 94-1　脊柱影像学表现：布鲁菌病与结核的鉴别诊断

	布鲁菌病	结核病
受累部位	腰椎或其他部位	腰背部
脊柱	多灶性或成片	病灶成片
椎间盘炎	出现晚	出现早
椎体	完整，晚期可出现形态改变	形态改变出现较早
椎管狭窄	少见	常见
骨骺炎	前上壁（Pom 征）	通常见于上/下椎间盘区、中心、骨膜下
骨赘	前外侧（鹰嘴样改变）	不常见
畸形	楔形变（不常见）	前楔形，后凸样变
预后	硬化症，全身性改变	表现各异
椎旁脓肿	小，呈局限性	常见，远处转移，常分布在横突
腰大肌脓肿	少见	较常见

■ 诊断

实验室人员应高度警惕疑似标本，做好防护，避免职业感染。

- 在 50% ～ 70% 的患者体内可培养出布鲁菌。采用全自动血培养系统（BACTEC systems），通常需 7 ～ 10 天培养出布鲁菌；3 周后未培养出布鲁菌者可排除感染。
- 与细菌培养相比，PCR（检测血或组织标本中布鲁菌核酸）更敏感、快速、准确和安全。
- 感染早期，IgM 凝集试验可呈阳性。在非流行地区，IgM 滴度 ≥ 1：160 具有诊断意义；流行地区 IgM 滴度 ≥ 1：320 具有诊断意义。

治疗　布鲁菌病

- 推荐治疗方案：链霉素 0.75 ～ 1 g/d IM（或庆大霉素 5 ～ 6 mg/kg qd）14 ～ 21 天，联合多西环素 100 mg bid，6 周。
  - 利福平（600 ～ 900 mg/d）联合多西环素（100 mg bid）疗程 6 周，为世界卫生组织（WHO）目前推荐使用的备选治疗方案。

> – 有明显神经系统症状患者，建议在标准治疗方案基础上加用头孢曲松，疗程至少 3 ～ 6 个月。
>
> – 心内膜炎需四联药物治疗（氨基糖苷类、利福平、四环素、头孢曲松或氟喹诺酮类），疗程至少 6 周。
>
> – 复发率在 5% 至 > 20%，与选用的抗生素治疗方案有关。患者应随访 2 年以上。

- IgM 的凝集测定在感染早期呈阳性。单滴度 ≥ 1∶160 和 ≥ 1∶320 的单滴度分别在非流行地区和流行地区进行诊断。

兔热病

■ 微生物学与流行病学

土拉弗朗西斯菌（Francisella tularensis）是一种微小、革兰氏阴性需氧杆菌，该菌是唯一致兔热病菌属。它是潜在的生物武器致病菌。

- 昆虫叮咬（如蜱虫、鹿虻等）、接触带菌的野生动物（如在狩猎或剥皮时）、进食未煮熟的带菌肉类、饮用受污染的水或吸入受污染的气溶胶均可经皮肤、口腔、肺或眼睛等途径进入机体。
  - 吸入低至 ≤ 25 的土拉弗朗西斯菌即可导致感染。
- 在美国，兔热病多分布于阿肯色州、堪萨斯州、俄克拉荷马州和密苏里州。

■ 临床表现

- 经 3 ～ 7 天的潜伏期后，出现急性发热、寒战、头痛、乏力、关节痛和肌痛。溃疡腺型 / 腺型兔热病最为常见，临床上也可见到其他类型，或呈全身性疾病表现。
- 溃疡腺型 / 腺型兔热病：溃疡腺型兔热病特征性表现是一个小丘疹逐渐形成溃疡，并伴有局部淋巴结疼痛。
  - 30% 的病例出现皮肤表现（如结节性红斑、丘疹 / 斑丘疹）。
  - 腺型兔热病表现为上述淋巴结病变，但不伴有溃疡形成。
  - 如果超过 2 周未治疗，淋巴结可化脓。
- 口咽型和眼腺型兔热病：口咽感染表现为发热、咽喉痛、颈部淋巴结肿痛显著（通常是单侧）以及咽炎（伴有渗出或小溃疡）。眼腺型兔热病非常罕见，经带菌的手接触眼睛引起结膜感染，或暴露于感染性气溶胶中均可导致眼腺型兔热症。临床表现为发热、单侧化脓性结膜炎、眼睑肿胀、眼睑结膜溃疡或脓疱，并可伴有耳前、下颌下或颈部淋巴结病变。

- **肺型兔热病**：原发性肺型兔热病是该病最严重的临床类型，经呼吸道直接感染。本型亦可由其他临床类型继发所致。
  - 临床表现与其他病因性肺炎症状和体征相似（如阵发性干咳、呼吸困难、胸膜炎性胸痛或胸骨后疼痛，胸部 X 线呈单个或多个肺叶浸润）。
  - 20% ～ 30% 的病例伴有渗出性胸腔积液。
- **伤寒型兔热病**：在认识到病菌经咽喉部、消化道进入体内之前，这个名称最初用于归类来源不清的全身性感染患者。现在这个术语已经很少使用。

■ 诊断

兔热病的诊断需要细菌培养呈阳性，或急性期和恢复期血清抗体滴度升高。

- 血清学试验有助于诊断各种临床类型的兔热病。但由于发病 10 天后才可检测到抗体，故血清学试验在急性感染期的诊断价值有限。
- 抗生素使用前应进行临床样本收集和病原学培养。样本类型（如呼吸道分泌物、胸腔积液、病灶拭子、淋巴结活检）取决于疾病临床类型。血标本检测适用于所有临床类型。如可疑为兔热病，则必须告知实验室，以降低实验室工作人员的职业感染风险。
- 特异性 PCR 检测和直接荧光检测方法均有助于土拉弗朗西斯菌的诊断。

治疗　兔热病

- 链霉素（1 g IM bid，疗程 10 天），多西环素（100 mg PO bid，疗程 14 天）和四环素（500 mg PO qid，疗程 14 天）是 FDA 批准的治疗兔热病药物。
- 重症患者推荐使用氨基糖苷类药物。首选庆大霉素（首剂

1.5 ～ 2 mg/kg，后 1 ～ 1.7 mg/kg IV 或 IM q8 h；或者使用 5 ～ 7 mg/kg IV q12 h，疗程 10 ～ 14 天。根据感染的性质和严重程度选择不同方案）。

- 美国传染病学会的皮肤软组织感染治疗指南，建议轻至中度患者使用左氧氟沙星（500 mg PO qd）或环丙沙星（750 mg PO bid），疗程 14 天以上。
- 多西环素（100 mg PO bid）或环丙沙星（500 mg PO bid）治疗 14 天，可用于预防土拉弗朗西斯菌作为生物武器对机体的损害。

鼠疫

■ 流行病学

鼠疫是一种由鼠疫耶尔森菌引起的全身性人畜共患传染病，主要在非洲（全球 96% 以上人类感染者集中在非洲的偏远地区）、亚洲和美洲的偏远地区的小型啮齿类动物间流行。啮齿动物死亡后，鼠蚤（节肢动物媒介）寻找新的宿主，将致病菌传播给人类。

- 除经鼠蚤叮咬传播外，人类也可以通过直接接触带菌的组织或经气溶胶而感染。由于其空气传播特性，鼠疫耶尔森菌可作为潜在的生物武器。
- 美国每年平均有 7 例感染者，其中大部分靠近"四角地"（新墨西哥州、亚利桑那州、科罗拉多州和犹他州的交汇点）以及加利福尼亚州西部、俄勒冈州南部和内华达州西部。

■ 临床表现

在全球范围内，80% ～ 95% 的病例为腺型鼠疫，10% ～ 20% 病例为原发性败血症型鼠疫，原发性肺型鼠疫则少见。

- 腺型鼠疫：经 2 ～ 6 天潜伏期后，急起高热（＞ 38℃）、委靡不振、肌痛、头晕，以及鼠蚤叮咬处或其他感染部位的局部淋巴结炎所引起的进行性疼痛。
  - 腹股沟处可触及柔软肿大的淋巴结，内核坚硬，与周围粘连。
  - 有效治疗后，2 ～ 5 天内体温可恢复至正常，尽管腹股沟淋巴结肿大可能持续＞ 1 周，并伴有波动感。如未及时治疗，可导致感染播散，并引起严重的并发症（如继发性肺型鼠疫、脑膜炎）。

- 原发性败血症型鼠疫：患者有革兰氏阴性菌败血症表现，前期无淋巴结肿大。该型可见于各年龄段，40 岁以上人群发病风险较大。糖尿病和血色病是其他高危因素。
- 原发性肺型鼠疫：数小时至 3 天的潜伏期。急起发热、非特异性症状（如头痛、肌痛、呕吐）和呼吸道症状（如咳嗽、胸痛、血痰）。
  - 肺炎初始局限在肺段，后进展为大叶性肺炎，最终扩展至双肺。
  - 未及时治疗的患者，死亡率达 100%，即使给予有效的治疗，死亡率仍高达 50% 以上。

■ 诊断

WHO 建议鼠疫疑似病例，需由实验室检测确认。

- 合适的送检标本有助于诊断：腺型鼠疫（腹股沟淋巴结内注射 1 ml 生理盐水，再抽取穿刺液送检）、肺型鼠疫（支气管肺泡灌洗液或痰）和败血症型鼠疫（血标本）。送检标本经革兰氏（Gram's）、韦森（Wayson）或赖特-吉姆萨（Wright-Giemsa）染色法，镜下可见双极浓染的革兰氏阴性棒状杆菌。
- 为避免实验室人员感染，鼠疫耶尔森菌培养应在参考实验室（reference laboratories）内进行。培养物可进行直接免疫荧光、PCR 或特异性噬菌体裂解检测等确认试验。该菌最适宜温度为 25 ～ 29℃。
- 无其他诊断性实验阳性结果的情况下，可选择血清学实验。

| 治疗 | 鼠疫 |

- 药物首选：链霉素（1 g IM q12 h）或庆大霉素（5 mg/kg IV q24 h）。二线用药：左氧氟沙星（500 mg PO/IV q24 h）、多西环素（200 mg/d PO/IV 分 1 或 2 剂）和氯霉素（25 mg/kg PO/IV q6 h）。疗程 10 ～ 14 天（或治疗至退热后 2 天）。
- 对住院的肺型鼠疫患者或疑似病例的患者呼吸道分泌物进行隔离，直至治疗至少 48 h 后。

预防

密接接触过"未经治疗的肺型鼠疫患者"的家人、医护工作者及其他近距离密接人员（< 2 m），建议进行 7 天预防性治疗。

多西环素（200 mg/d PO/IV，分 1 或 2 剂）、左氧氟沙星（500 mg PO q24 h）、环丙沙星（500 mg PO q12 h）和复方磺胺甲噁唑（320 mg 甲氧苄啶成分，PO q12 h）均可有效预防。

巴尔通体感染

- 巴尔通体是一种对生长条件要求苛刻、兼性细胞内寄生的革兰氏阴性菌，人类感染后可引起多种疾病。
- 大部分巴尔通体已适应与某些家养或野生哺乳动物体内生存，这些带菌动物成为巴尔通体病的感染源。杆菌样巴尔通体和五日热巴尔通体例外，不引起人畜共患病。
- 临床表现通常取决于感染巴尔通体的种属和感染者的免疫状态。
- 巴尔通体感染的治疗详见表 94-2。

典型猫抓病（CSD）

■ 微生物学与流行病学

汉赛巴尔通体是猫抓病的主要病原体，其他巴尔通体少见。顾名思义，猫抓病主要通过猫的抓伤、咬伤以及猫舔舐人的破损皮肤引起感染，尤其幼猫。成年和儿童发病率相同。美国猫抓病的发病率约为（4 ~ 10）/100 000。

■ 临床表现

在猫抓伤或接触猫 ≥ 1 ~ 3 周，85% ~ 90% 的猫抓病患者可出现典型的临床表现：感染部位局部病灶（丘疹、水泡或结节），随后出现局部痛性淋巴结肿大。

- 腋窝和滑车外淋巴结最常受累，10% ~ 15% 患者淋巴结可发生化脓。
- 50% 左右的患者出现低热、乏力和食欲不振。
- 10% ~ 15% 非典型患者可有淋巴结外表现（如不明原因发热、眼部症状、神经系统症状、骨髓炎）。
- 免疫功能正常的患者，持续数周或数月后可自愈。但是某些眼科症状可能导致中度或重度视力丧失。

表 94-2　成人巴尔通体病的抗菌治疗

疾病	治疗
典型猫抓病（CSD）	一般无须治疗；广泛性淋巴结肿大的患者，可给予阿奇霉素（第 1 天 500 mg PO，第 2～5 天每天 250 mg PO）
典型猫抓病视神经视网膜炎	视力无明显受损时，全身性抗生素使用尚有争议。重症患者，可给予多西环素（100 mg PO bid）联合利福平（300 mg PO bid），疗程 4～6 周。视情况全身应用糖皮质激素
其他非典型的猫抓病表现[a]	视神经性视网膜炎的疗程应个体化
战壕热或慢性五日热巴尔通体败血症	庆大霉素（3 mg/kg IV，一天一次，疗程 14 天）联合多西环素（200 mg PO，每天一次或 100 mg PO bid，疗程 6 周）
疑似巴尔通体心内膜炎	庆大霉素[b]（1 mg/kg IV q8 h，疗程至少超过 14 天）联合多西环素（100 mg PO/IV bid 为期 6 周[c]）联合头孢曲松（2 g IV 一天一次，为期 6 周）
确诊巴尔通体心内膜炎	庆大霉素[b]（1 mg/kg IV q8 h，疗程至少超过 14 天）联合多西环素（100 mg PO/IV bid 为期 6 周[c]）
杆菌性血管瘤病	红霉素（500 mg PO qid，疗程 3 个月）或多西环素（100 mg PO bid 3 个月）
杆菌性紫癜	红霉素[d]（500 mg PO qid，疗程 4 个月）或多西环素（100 mg PO bid 疗程 4 个月）
卡里翁病	
奥罗亚热	氯霉素（500 mg PO/IV qid，疗程 14 天）联合其他抗生素（首选 β 内酰胺类）或环丙沙星（500 mg PO bid，疗程 10 天）
秘鲁疣	利福平（10 mg/kg PO，一天一次，最大 600 mg，疗程 14 天）或链霉素（15～20 mg/kg IM，一天一次，10 天）

[a] 目前缺少典型猫抓病脑膜炎和肝脾大有效治疗的数据。可按照视神经性视网膜炎的治疗方案进行。

[b] 部分专家推荐：庆大霉素 3 mg/kg IV，一天一次。如有庆大霉素使用禁忌，可使用利福平（300 mg PO bid）联合多西环素治疗确诊巴尔通体心内膜炎。

[c] 部分专家建议多西环素的口服疗程应延长至 3～6 个月。

[d] 其他大环内酯类可能有效，可替代红霉素或多西环素。

资料来源：Rolain JM et al：Antimicrob Agents Chemother 48：1921，2004. Amended with permission from American Society of Microbiology.

■ 诊断

　　最常用的诊断方法是血清学实验，但敏感性和特异性变化较大。而且血清学检测阳性可能需要数周的时间。巴尔通体培养困难，淋巴结、脓液或初次感染部位病灶组织行 PCR 检测具有高度的敏感性和特异性。

杆菌性血管瘤病和紫癜

　　杆菌性血管瘤病是由汉赛巴尔通体和五日热巴尔通体感染所引起的疾病，而杆菌性紫癜是由前者感染所致。多见于 $CD4^+$ T 细胞计数 $< 100/\mu l$ 的 HIV 感染患者。

- 杆菌性血管瘤病患者表现为一处或多处无痛性皮肤病变，可呈棕褐色、红色或紫色，也可能表现为皮肤包块、结节或溃疡性斑块和疣状生长。溶骨性病变主要发生在长骨，影像学可进展为溶骨性破坏。
- 杆菌性紫癜是一种血管增生异常导致充血性囊性病变，主要累及肝、脾和淋巴结。影像学表现为肝内病灶呈低密度样改变。
- 两种疾病诊断依靠组织病理学检测。血培养可呈阳性。

战壕热

- 战壕热（五日热）是由五日热巴尔通体感染所致，人类是其唯一动物宿主，经人类体虱在人群间传播。
- 与第一次世界大战时期相比，现在战壕热病例明显减少。该病目前主要在流浪者中传播。
- 通常经过 15 ～ 25 天潜伏期，临床表现各异，从轻度发热性疾病进展为反复发作或迁延性消耗性疾病。热型呈周期热，4 ～ 5 天发热期，间隔约 5 天后再次发作。
- 诊断：血培养五日热巴尔通体阳性。
- 未经治疗，该病通常会持续 4 ～ 6 周。死亡较罕见。

巴尔通体心内膜炎

　　巴尔通体菌属（通常是五日热巴尔通体或汉赛巴尔通体）是血培养阴性心内膜炎的重要致病因素。该病临床症状与其他病因所致的亚急性心内膜炎相似（见第 83 章）。即使延长血培养时间（至 6

周 ），阳性率也仅达约 25%。血培养阴性患者，可通过血清学或 PCR
检测心脏瓣膜组织中的巴尔通体。

卡里翁病（奥罗亚热和秘鲁疣）

　　卡里翁病由杆菌状巴尔通体感染所致，由秘鲁、厄瓜多尔和哥
伦比亚的安第斯山谷的白蛉为传播载体。

- 患者早期呈奥罗亚热，表现为菌血症和全身系统性表现；晚
  期出现秘鲁疣。
- 奥罗亚热可表现为无贫血的、非特异性菌血症，也可表现为
  急性、严重的溶血性贫血，伴有肝大和急性黄疸。
  - 秘鲁疣，呈大小不一、红色、血管瘤样皮肤内血管病变，
    即在全身性症状出现后数周至数月才表现出来。皮损可持
    续数月至 1 年。
- 全身性疾病阶段，吉姆萨染色血涂片可见典型的红细胞胞内
  杆菌，血和骨髓培养呈阳性。血清学检测有助于诊断。组织
  学活检有助于秘鲁疣确诊。

第 95 章
厌氧菌感染

（张宇涵　译　王艳　审校）

定义

- 专性厌氧菌：氧浓度 ≥ 0.5% 的环境下可致死。
- 耐氧菌：可以耐受有氧条件但无法利用氧生长。
- 兼性厌氧菌：在有氧或无氧条件下均可生长。

破伤风

■ 微生物学、流行病学以及发病机制

　　破伤风以肌张力增高及肌痉挛为特征，这是由于破伤风梭菌产
生的破伤风痉挛毒素所致。

- 破伤风梭菌是一种在土壤中广泛存在的革兰氏阳性产芽孢厌氧杆菌，芽孢抵抗力强。
- 破伤风在发达国家是罕见病：2013 年美国报道了 26 例病例，大多数病例未完成全程接种或未接种疫苗。
- 芽孢污染伤口（特别是穿刺伤，或新生儿脐带残端）达到适宜的厌氧环境（即坏死组织），微生物即开始繁殖并释放毒素。
  - 毒素阻断了突触前膜抑制性神经传导素的释放（甘氨酸和 γ - 氨基丁酸），α - 运动神经元的静息发放频率提高，导致僵直。
  - 低至 2.5 ng/kg 的毒素剂量即可致命。

■ 临床表现

破伤风梭菌大多可以导致局限在伤口附近肌肉的局部轻微病变，或者更严重的全身疾病（如新生儿病）。

- 如果局限性头颅破伤风涉及脑神经，咽喉部肌肉痉挛可导致误吸或气道梗阻。这种情况预后不佳。
- 全身早期症状可能会有牙关紧闭、肌肉疼痛僵硬、背痛及吞咽困难。随着疾病进展，痛性肌痉挛进一步加重可造成压缩性骨折。
  - 没有通气支持的情况下，呼吸衰竭是破伤风最常见的死亡原因。
  - 严重破伤风第二周，自主神经障碍（如血压不稳、胃肠积滞、气管分泌物增加、急性高排出量肾衰竭）常见，此时心血管事件是导致死亡的主要风险因素。

诊断

诊断基于临床表现。伤口培养出破伤风梭菌进一步支持诊断。

治疗　破伤风

- 早期治疗的关键是阻止毒素继续产生释放以及中和循环中毒素。
  - 明确感染伤口、清洁伤口并清除坏死组织，去除厌氧性感染灶，阻止毒素进一步产生。

- 首选甲硝唑（400 mg 直肠给药或 500 mg IV q6 h，疗程 7 天）。青霉素（100 000 ~ 200 000 IU/kg qd）亦可选用，但理论上可能加重痉挛。
- 抗毒素应尽早使用。
- 标准疗法包括肌内注射一剂破伤风免疫球蛋白（TIG）（3000 ~ 5000 IU）或马抗毒素（10 000 ~ 20 000 IU）。然而证据表明，比起肌内注射，鞘内注射 TIG 能够阻止疾病进展并且能带来更好的预后。由于过敏反应更少，我们更推荐 TIG。

- 在安静的环境中监测和支持性治疗非常重要，因为光和声音可以激发痉挛。
  - 苯二氮䓬类药物、氯丙嗪或苯巴比妥的强效镇静作用可以控制痉挛；硫酸镁也可以作为一种肌肉松弛剂。控制痉挛的剂量也可以导致呼吸抑制；因此，需要在机械通气的情况下使用药物控制痉挛。
  - 众所周知，严重破伤风可导致血流动力学不稳，治疗困难；需要增强镇静（如硫酸镁、芬太尼、吗啡）或使用特异性作用于心血管系统的短效药物（如艾司洛尔、钙通道阻滞剂、正性肌力药）。
- 疾病恢复可能需要 4 ~ 6 周；自然病程不会诱导免疫，恢复期患者应行被动免疫。

■ 预防

疫苗可以有效预防疾病。

- 对于未接受基础免疫的青少年，建议先补种 3 剂基础疫苗，然后完成 2 剂增强疫苗接种。而儿童期即完成全程基础免疫者无须再次接受基础免疫，仅需间隔 4 周以上完成 2 剂增强疫苗接种。
- 如果患者的伤口有感染破伤风的风险，而其疫苗接种不完全或情况不明确或者上一剂加强疫苗已超过 10 年，需进行疫苗接种；若患者伤口分类为非清洁伤口，也需要接受 TIG 被动免疫。

■ 预后

潜伏期短（从受伤到症状出现）、发病快（从症状出现到全身痉挛）与不良预后有关。

肉毒中毒

■ 微生物学、流行病学以及发病机制

肉毒中毒是由肉毒梭菌或其他产毒素的梭菌属产生的神经毒素引起的一种麻痹性疾病。肉毒梭菌是一类革兰氏阳性厌氧芽孢杆菌。

- 肉毒中毒是由于毒素通过对酶的调控从而抑制神经肌肉接头的乙酰胆碱释放。
  - 肉毒梭菌 A、B、E、F（罕见）型引起人类疾病，A 型毒素导致临床症状最重。
  - E 型与食用水生植物有关。
- 食用被肉毒毒素污染的食物是主要的传播途径，芽孢污染伤口也可致病。
  - 美国大多数食源性肉毒中毒事件（平均每年 20 例）与家庭保存的食物有关。
  - 婴儿肉毒中毒是由于小于 1 岁的儿童肠道内定植产毒素梭菌所致，是美国最常见的疾病类型，每年报道病例数约 80 ~ 100 例。
- 毒素不耐热，芽孢耐热，因此即使适当加热食物并不能完全避免感染。
- 肉毒毒素是已知毒性最强的物质之一，是生物恐怖活动的潜在生化武器。

■ 临床表现

肉毒中毒分为 4 种临床类型：①食源性肉毒中毒；②创伤性肉毒中毒；③婴儿肉毒中毒；④成人肠道毒血症，与婴儿肉毒中毒相似。疾病表现为双侧脑神经麻痹（复视、构音困难、发声困难、上睑下垂、面瘫、咽反射受损），可进展至呼吸衰竭、对称性横纹肌迟缓性麻痹甚至死亡。由于麻痹性肠梗阻所致的便秘很常见，通常不伴发热。

- 食源性肉毒中毒在摄取被肉毒毒素污染的食物后 8 ~ 36 h（根据剂量，可能长达 10 天）出现，严重程度从轻微到致命（24 h 内）不等。恶心、呕吐、腹痛等可能出现在神经麻痹前或神经麻痹后。
- 创伤性肉毒中毒出现于芽孢污染伤口后芽孢萌发的情况，潜伏期 4 ~ 17 天。

- 在婴儿肉毒中毒和成人肠道毒血症中，芽孢在肠道内萌发，产生毒素，毒素被吸收后致病。婴儿这种方式的感染经常与污染的蜂蜜有关；因此，12个月以下的婴儿不要喂食蜂蜜。成人患者通常有结构性或功能性肠病，或近期抗菌药物使用造成的肠道菌群失调。

■ 诊断

诊断基于临床症状。确诊通过对临床样本（血清、粪便、胃抽吸物、伤口组织）和食物采样的毒素检测。

- 即使患者肉毒中毒，检测结果也可能阴性，尤其是取样时间距症状出现超过7天；可能需要补充其他检测（如便或伤口组织产毒素梭菌培养）。
- 2个或2个以上的肉毒中毒症状病例同时出现具有特异性，其他类似肉毒中毒的疾病少有集体发病。

治疗　肉毒中毒

- 治疗关键是细致的支持治疗并立即使用肉毒抗毒素，这是唯一有针对性治疗。
  - 成人用马血清抗毒素，可联系（美国）疾病预防控制中心（CDC）（770-488-7100）；婴儿用人源性抗毒素（注册名为BabyBIG），可联系加州公共卫生部（510-231-7600）。
  - 创伤性肉毒中毒时，应尽快对可疑伤口和脓肿进行清洗、清创、即刻引流，应根据临床判断来指导抗菌药物使用（如青霉素），因其疗效尚不确定，且可能由于细菌溶解导致循环毒素增加。

■ 预后

肉毒抗毒素通过中和游离毒素来控制疾病进展，但对已有麻痹无效。毒素结合不可逆，但神经接头可再生。

其他梭菌感染

■ 微生物学和发病机制

梭菌为多形、革兰氏阳性、产芽孢微生物。大多是专性厌氧菌，一部分（如败毒梭菌和第三梭菌）在空气中可以生长但不能形成孢子。

- 在人体中，梭菌定植在胃肠道、女性生殖道和口腔黏膜。
- 梭菌属比其他菌种产生更多的蛋白质毒素；产气荚膜梭菌 ε 毒素是最致命的毒素之一并被认为是生物恐怖活动的潜在生物武器。

■ 流行病学和临床表现

危及生命的梭菌感染包括中毒（食物中毒、破伤风）、坏死性小肠炎 / 结肠炎、菌血症、肌坏死和中毒性休克综合征（TSS）。

- 梭菌伤口污染：在开放性外伤中，30% ～ 80% 是梭菌污染。梭菌感染的诊断应该基于临床症状和体征，因为梭菌从化脓伤口和愈合良好的伤口中分离率相同。
- 包含梭菌的多菌种感染：梭菌在全身多部位感染中均可出现；66% 的黏膜完整性损坏相关的腹腔内感染涉及梭菌（大多为多枝梭菌、产气荚膜梭菌、双酶梭菌）。
- 肠道梭菌感染：疾病包括食源性感染、抗菌药物相关的结肠炎（见第 85 章）和肠道广泛坏死（包括小肠炎坏死和坏死性小肠结肠炎，这两种疾病分别由产毒素的产气荚膜梭菌 C 型和 A 型所致）。
- 梭菌菌血症中 79% 与 C 型产气荚膜梭菌有关；当出现肌坏死时，菌血症预后很差。
  - 败毒梭菌也普遍与菌血症相关（＜ 5%）。败毒梭菌菌血症中超过 50% 的患者有胃肠道疾病或基础恶性肿瘤。中性粒细胞减少（多种病因）也与败毒梭菌菌血症有关。
    - 梭菌菌血症的患者（特别是败毒梭菌所致）需要即刻治疗，因感染易转移并易导致自发性肌坏死。
- 梭菌皮肤和软组织感染：坏死性梭菌软组织感染进展很快，特征是组织破坏、组织内有气体、休克。大多数患者有严重疼痛、捻发音、硬结并快速发展为皮肤脱落、紫罗兰色大疱、明显的心动过速。
  - 产气荚膜梭菌肌坏死（气性坏疽）伴有菌血症、低血压和多器官衰竭，不治疗通常致命。
    - 创伤性气性坏疽的潜伏期为 6 小时至 4 天。起初表现为感染部位的剧烈疼痛，随后发展为恶臭伤口，伤口处有血清渗出和气泡。

- 自发性气性坏疽通常由胃肠道来源的毒性梭菌经血源播散至正常肌肉所致。如出现精神错乱、非外伤情况下的剧烈疼痛、发热，应高度怀疑自发性气性坏疽。

- 中毒性休克综合征（TSS）：子宫内膜梭状杆菌感染（尤其是索氏梭菌）通常与妊娠和妇科手术相关，可很快进展至TSS和死亡。

  - 首先出现水肿、积液、严重白细胞增多（5万～20万/μl）和血液浓缩［红细胞比容（Hct）75%～80%］等全身表现，随后会出现低血压和多器官衰竭。

  - 通常不伴发热。

- 其他梭菌性皮肤和组织感染包括捻发音蜂窝织炎（累及糖尿病患者的皮下组织或腹膜后组织）、溶组织梭状杆菌所致的蜂窝织炎和脓肿形成、索氏梭菌或产气荚膜梭菌所致的眼内炎。

■ 诊断

单纯从临床样本中分离到梭菌并不能诊断疾病，必须结合临床症状和体征进行诊断。

治疗　其他梭菌感染

- 表95-1列出了梭菌感染的治疗。

混合型厌氧菌感染

■ 微生物学、流行病学和发病机制

不产孢子的厌氧菌是口腔、下消化道、皮肤、女性生殖道等黏膜表面的正常定植菌群的重要组成成分，对宿主的生理、代谢、免疫功能起到至关重要的作用。

- 大多数与临床相关的致病厌氧菌相对耐氧。

  - 临床相关厌氧菌包括革兰氏阳性球菌（如肠球菌属），革兰氏阳性杆菌（如产孢子梭菌和痤疮丙酸杆菌），革兰氏阴性杆菌（如肠道的脆弱拟杆菌，口腔和胃肠道的梭菌属，口腔和女性生殖道的普氏菌属，口腔微生物中的卟啉

表 95–1　梭菌感染的治疗

情况	抗菌药物治疗	青霉素过敏	附加治疗 / 注释
伤口污染	无	—	治疗需结合下表所列临床症状和体征，不能仅凭病原学结果
涉及梭菌的多种厌氧菌感染（如腹膜、妇科）	氨苄西林（2 g IV q4 h）加克林霉素（600～900 mg IV q6～8 h）加环丙沙星（400 mg IV q6～8 h）	万古霉素（1 g IV q12 h）加甲硝唑（500 mg IV q6 h）加环丙沙星（400 mg IV q6～8 h）	先进行经验性治疗。再根据细菌涂片、培养以及药敏结果进行调整。如果有证据，需覆盖革兰氏阴性菌（见正文）
梭菌败血症	青霉素（300～400 mU IV q4～6 h）加克林霉素（600～900 mg IV q6～8 h）	单独使用克林霉素或甲硝唑（同上）或万古霉素（同上）	无全身中毒症状的短暂菌血症无临床意义
气性坏疽[a]	青霉素 G（400 mU IV q4～6 h）加克林霉素（600～900 mg IV q6～8 h）	头孢西丁（2 g IV q6 h）加克林霉素（600～900 mg IV q6～8 h）	急诊手术探查和彻底清创至关重要。术后及开始抗菌药物使用后，可考虑高压氧疗

[a] 第三梭菌对青霉素、先锋霉素、克林霉素耐药。对于第三梭菌适当的抗菌治疗为万古霉素（1 g q12 h IV）或甲硝唑（500 mg q8 h IV）

　　单胞菌）。

- 厌氧菌感染以多菌种感染为特征（包括至少一种厌氧菌，以及常合并兼性厌氧菌），它通常在微生物进入无菌部位时出现，这些原本无菌部位由于组织缺血、创伤、手术、内脏穿孔、休克、吸入等原因造成氧化还原电势减低。细菌协同作用、细菌毒力因子、脓肿形成等因素是厌氧菌感染的发病机制。

- 厌氧菌在所有菌血症中占比 0.6% ～ 0.8%，其中拟杆菌属占 60%。

■ 临床表现

临床表现取决于感染部位。

- 口腔、头颈部感染：牙源性感染（如龋齿、牙周病、牙龈炎）非常常见，可以局部播散，并可能威胁生命。
  - 急性溃疡坏死性牙龈炎（战壕口，奋森口炎）主要症状是牙龈出血、腐败臭味、覆盖黄白色或灰色假膜的溃疡。
  - 走马疳（口颊坏疽）是一种破坏口腔软组织及骨性组织的坏疽性感染。它最常出现在营养不良或有全身疾病的 1 ～ 4 岁儿童，特别是在撒哈拉沙漠以南的非洲大陆。
  - 扁桃体周围脓肿（扁桃体炎）是最常见的咽周感染，作为急性扁桃体炎的并发症出现，成年人最常见。患者会出现喉咙痛、吞咽困难、扁桃体周围肿胀、声音低沉、悬雍垂偏向对侧等。
  - 慢性鼻窦炎和耳炎（见第 59 章）通常由厌氧菌引起。
  - 口腔、头颈部厌氧菌感染的并发症包括勒米尔综合征、骨髓炎、中枢神经系统感染（脑脓肿、硬膜外脓肿、硬膜下脓肿）、纵隔炎、肺胸膜感染、血液传播。
    - 勒米尔综合征是一种急性口咽部感染，主要由坏死梭杆菌引起，它可继发脓毒性颈内静脉血栓性静脉炎和反复发作的脓毒性血栓，血栓最常栓塞至肺。
    - 肺胸膜感染包括吸入性肺炎（与化学性肺炎较难区分，化学性肺炎由误吸胃液等肺泡刺激物引起）、肺脓肿和脓胸。针对吸入性肺炎不推荐使用抗菌药物治疗，除非出现超级细菌感染。厌氧菌性肺脓肿通常由牙源性引起。
- 腹腔内感染：详见第 84 章。
- 盆腔感染：详见第 86 章。从大多数非性传播生殖道感染（如盆腔炎、盆腔脓肿、子宫内膜炎、输卵管卵巢脓肿、术后或产后感染）女性分离的厌氧菌，通常合并大肠菌。主要的厌氧微生物是脆弱拟杆菌群和普氏菌属（双路普雷沃菌、解糖胨普雷沃菌），还涉及很多其他厌氧菌。
- 皮肤和软组织感染：详见第 87 章。创伤、缺血、手术为厌氧菌感染创造适宜的环境，导致皮肤和软组织感染。厌氧菌性蜂窝织炎最常发生的部位为颈部、躯干、腹股沟和下肢。

- 骨和关节感染：放线菌是全球引起厌氧菌骨感染最常见的病原，尤其常见于颌面部骨感染。厌氧菌关节炎不常见，通常涉及单一关节，一般由血流播散导致；痤疮丙酸杆菌、肠球菌和脆弱拟杆菌是导致脓毒性关节炎的最常见原因。

诊断

从临床标本中成功培养厌氧菌需三个重要步骤：①合格的标本采集，避免正常菌群污染；②通过厌氧菌运输介质快速地将标本运送到实验室；③正确的标本处理。腐败臭味通常表明厌氧菌感染。

治疗 混合型厌氧菌感染

- 正确的治疗包括抗菌药物使用（表95-2）、手术切除或坏死组织清创、脓肿引流。
  - 因为大多数感染同时涉及厌氧菌及需氧菌感染，抗菌药物应覆盖这两类细菌。
  - 横膈以上感染通常提示口腔微生物，其中包括很多产β内酰胺酶的微生物。因此，推荐的药物包括克林霉素，β内酰胺类抗生素/β内酰胺酶抑制剂合剂或甲硝唑联合一种针对微需氧菌和需氧链球菌有效的药物（如青霉素）。
  - 针对横膈以下的感染需应用针对拟杆菌属的药物，如头孢西丁、莫西沙星、β内酰胺类或碳青霉烯类。治疗应覆盖需氧革兰氏阴性菌，如果有证据应包括肠球菌（如氨苄西林或万古霉素）。
- 若厌氧菌感染患者对治疗应答不佳或复发，应重新评估，考虑手术引流或清创。需考虑是否有耐药革兰氏阴性兼性厌氧菌或厌氧菌重叠感染。

表 95-2　针对混合型厌氧菌感染的有效抗菌药物

抗菌药	说明
甲硝唑	针对革兰氏阳性不产孢子的厌氧菌疗效不佳（如放线菌属、丙酸杆菌属、肠球菌属）
β 内酰胺类 /β 内酰胺酶抑制剂合剂（氨苄西林-舒巴坦、替卡西林-克拉维酸、哌拉西林-他唑巴坦）	对部分革兰氏阴性厌氧菌耐药率不断增加。新型头孢菌素 /β 内酰胺类合剂可限制厌氧菌活性
克林霉素	拟杆菌属的耐药率持续增加
碳青霉烯类（美罗培南、亚胺培南、厄他培南、多利培南）	尽管检测出产碳青霉烯酶的耐药株，但目前耐药率很低（＜5%）
氯霉素	即使体外实验敏感，仍有部分临床治疗失败

第 96 章
诺卡菌病、放线菌病和惠普尔病

（周梦兰　译　刘正印　审校）

诺卡菌病

■ 微生物学

诺卡菌革兰氏染色阳性，呈分枝、串珠样菌丝，改良的抗酸性染色常为阳性。这类腐生好氧放线菌在土壤中比较常见。

- 诺卡菌属中有 9 个菌种或菌种复合体最常与人类疾病有关。
- 诺卡菌属的种鉴定在大部分检验科没有开展，虽然质谱技术的进步可能在一些资源丰富的国家改变了这种限制。
- 巴西诺卡菌最常与局部皮肤损伤有关。

■ 流行病学

诺卡菌病呈全球分布，西方国家的发病率为每 100 000 人出现约 0.375 个病例。在细胞免疫缺陷的人群中——如淋巴瘤、移植、糖皮质激素治疗、CD4$^+$T 淋巴细胞＜ 250/μl 的艾滋病患者或者免疫调节药物（如肿瘤坏死因子抑制剂）治疗的患者，诺卡菌病的风险比常人要高。

■ 致病机制

吸入破碎的菌丝后会引起肺炎和播散性疾病。

- 诺卡菌病引起的脓肿常伴随中性粒细胞浸润和坏死。
- 诺卡菌有多种机制使其能在吞噬细胞中存活。

■ 临床表现

- 呼吸道疾病：肺炎通常是亚急性的，存在数天或数周，但对免疫功能不全的患者可以是急性的。
  - 常见的症状有明显的咳嗽并伴有少量厚浓痰、发热、厌食、消瘦和委靡不振；呼吸困难、咯血和胸膜炎性胸痛较少见。
  - 胸部 CT 可能显示出单个或多个不同大小并趋于空洞化的结节浸润。1/4 的病例伴有积脓症。
  - ＞ 50% 的病例中存在肺外疾病。
- 肺外疾病：20% 的播散性疾病无肺部感染。
  - 诺卡菌的播散感染表现为亚急性脓肿，如在脑部（最常见）、皮肤、肾、骨骼、眼睛和（或）肌肉。
  - 脑脓肿一般发生在幕上，常多发，可以单个或多个，并趋于侵入脑室或扩张进入蛛网膜下隙。
  - 脑膜炎不常见，诺卡菌很难从脑脊液中培养出来。
- 皮肤破损引起的疾病：通常表现为蜂窝织炎、淋巴皮肤病或放线菌瘤。
  - 蜂窝织炎在皮肤（常常有土壤污染）破损后 1 ～ 3 周出现。
    - 坚硬、触痛、红斑、温热和局部无波动感的病变可能累及皮肤深层结构，但播散性感染比较罕见。
    - 犬耳炎诺卡菌复合体中的巴西诺卡菌在组织蜂窝织炎中最常见。
  - 淋巴皮肤病和孢子丝菌病相似，表现为破损部位有脓皮结节，伴随中央溃疡和脓性或蜂蜜色分泌物。
    - SC 结节通常出现在引流原发病灶的淋巴管边上。
  - 放线菌瘤可从局部创伤部位的结节性肿胀（典型位置在足部或手部，其他部位也会被感染）进展到瘘管形成；播散性感染罕见。

- 分泌物呈浆液性或脓性，可含有由大量菌丝组成的颗粒。
- 病变沿筋膜平面缓慢扩散，累及邻近的皮肤、SC 组织和骨骼，可在数月或数年后引起广泛畸形。
- 眼部疾病：眼部手术后或手术中发生播散性感染时会引起眼内炎。

■ 诊断

- 痰液或脓液镜检培养发现诺卡菌。诺卡菌性肺炎患者的痰涂片常常为阴性，可能需要支气管镜检来获取合适的样本。
  - 培养出诺卡菌需要 2～4 周。为了提高检出率，若临床考虑诺卡菌病，则应该提醒检验科。
  - 诺卡菌痰培养阳性对免疫功能不全的患者可认为感染，但在免疫功能正常的患者身上也可能为定植。
- 怀疑放线菌瘤应该检查病灶分泌物中的颗粒，分泌物的性状有助于鉴别该诊断与真菌性足菌肿（涉及真菌的病例）、葡萄球菌病（涉及球菌或杆菌的病例）。
  - 放线菌瘤中的颗粒由从中心辐射而出的细菌丝（0.5～1 μm）组成。
  - 相反，真菌性足菌肿中的颗粒细菌丝更粗（2～5 μm）且包裹在基质中，葡萄球菌病的颗粒则由松散的细菌群组成。
- 对患有肺部疾病或播散性疾病的患者应该考虑颅脑影像学检查。

治疗　诺卡菌病

- 复方新诺明（TMP-SMX；治疗起始甲氧苄啶和磺胺甲噁唑每天分别使用 10 mg～20 mg/kg 和 50 mg～100 mg/kg，随后分别减至 5 mg/kg 和 25 mg/kg）可作为大多数患者的治疗药物。
  - 药敏试验，特别是在重症病例和治疗后未改善病例中，可以指导替代治疗，需要在参考实验室中进行。
  - 有效的替代口服药物有二甲胺四环素、利奈唑胺（服用超过 2～3 周常会因其副作用而复杂化）、阿莫西林（除了诺瓦诺卡菌复合体中的菌株）和氟喹诺酮（以莫西沙星和吉米沙星最为有效）。
  - 有效的注射药物包括阿米卡星、头孢曲松、头孢噻肟和亚胺培南。

- 重症患者最开始时使用 TMP-SMX、阿米卡星还有头孢曲松或亚胺培南进行联合治疗。有明显的临床改善后，治疗方案通常可简化为单独的一种口服药物。
- 诺卡菌感染的外科治疗和其他细菌性感染类似。
  - 大的或抗生素治疗无反应的脑脓肿应该抽吸。
  - 对于放线菌瘤，药物治疗通常足够。
- 复发常见
  - 需要长期治疗（表 96-1）。
  - 治疗结束后需要对患者随访至少 6 个月。

放线菌病

微生物学

放线菌病主要由厌氧的或微需氧的细菌引起，主要来自放线菌属（如以色列放线菌、内氏放线菌、龋齿放线菌），定植在口腔、结肠和阴道。大部分感染是多种微生物混合感染，但其他菌种在该病致病机制中的作用尚不清晰。

流行病学

口腔卫生差、长期使用宫内节育器（IUCD）和给予免疫抑制药

表 96-1 诺卡菌病的治疗时间

疾病	时间
肺或系统性的	
免疫功能正常	6～12 个月
免疫功能缺陷	12 个月 [a]
中枢神经系统疾病	12 个月 [b]
组织蜂窝织炎、淋巴皮肤病综合征	2 个月
骨髓炎、关节炎、喉炎、鼻窦炎	4 个月
放线菌瘤	临床治愈后 6～12 个月
角膜炎	局部：直到明显治愈 系统性：直到明显治愈后的 2～4 个月

[a] 对于一些患有艾滋病并且 CD4$^+$ T 淋巴细胞计数 < 200/μl 或患有慢性肉芽肿病的患者，肺部或系统性疾病的治疗需要无限期延续下去。

[b] 如果所有明显的中枢神经系统疾病都已被切除，治疗时间可以缩短至 6 个月

物（如抗肿瘤坏死因子 α 药物、糖皮质激素、二膦酸盐）治疗都与放线菌病相关。

■ 致病机制

黏膜屏障被打破后，常驻放线菌会引起局部感染并以一种缓慢渐进的方式穿过组织平面扩散。放线菌病的标志是单发或多发具有纤维化壁的硬化性病变（致密的纤维化硬结），常被称为 "木板样"。若病变中心坏死并伴随中性粒细胞和硫磺颗粒的病理改变几乎可以确诊为该疾病。

■ 临床表现

- 口腔颈面部疾病：感染开始时是软组织肿胀、脓肿、肿块或溃疡性病变，常出现在下颌角，偶尔会延伸至颅骨、颈椎或胸腔，有不同程度的疼痛、发热和白细胞增多。放射治疗以及（尤其是）二膦酸盐治疗与上下颌的放线菌病有关。
- 胸部疾病：通常累及胸实质和（或）胸膜间隙，常见胸痛、发热和消瘦。
  - 影像学检查显示肿块性病变或肺炎。可能会出现空洞性疾病，＞ 50% 的患者有胸膜增厚、积液或脓胸。
  - 病变跨越裂隙或胸膜并且可能累及纵隔、相连骨或胸壁（自溃性脓胸）。若没有这些发现，该病常被误诊为肿瘤或肺炎。
- 腹部疾病：腹部疾病可能要在初次感染（如阑尾炎、憩室炎、肠道手术）的数月或数年后才会有临床表现，并且任何腹部脏器或区域都会被累及，因此该疾病的诊断很具有挑战性。
  - 该病常表现为固定在下层组织的脓肿、肿块或病变，常被误诊为癌症。
  - 形成窦道至腹壁、肛周区域或其他器官可能出现感染，类似炎性肠病。无法愈合的复发性疾病、创伤或瘘管应考虑放线菌病。
- 盆腔疾病：盆腔放线菌病常和已放置＞ 1 年的宫内节育器有关；其他外部异物（如心脏修补网状织物）也有关联。常无疼痛表现。
  - 患者有发热、消瘦、腹部疼痛和异常的阴道流血或分泌物。子宫内膜炎可发展成盆腔肿块或输卵管卵巢脓肿。
  - 如果没有症状且巴氏染色样本中鉴定出放线菌样微生物，

应对患者进行密切随访，但没有必要取出宫内节育器。有症状的患者可能已经取出了宫内节育器，如果排除了晚期疾病，则要接受为期 14 天的经验性抗生素治疗来应对具有可能性的早期子宫内膜炎。

- 其他部位：放线菌病会累及肌肉骨骼组织、软组织或中枢神经系统（罕见），可发生血行性播散，最常见于肺和肝。

■ 诊断

- 当有肿块样的慢性进行性病变跨越组织边界、引起窦道感染和（或）尽管经过短期抗生素治疗，患者仍有难治性或复发性感染的证据时，应考虑放线菌病。

- 获取诊断用的样本可能需要抽吸、活检或手术切除。显微镜鉴定脓液或组织中的硫磺颗粒（一种由细菌、磷酸钙和宿主物质组成的体内基质）有助于诊断；然而，还需要额外的病理学和微生物学检查来区分放线菌病与足分支菌病和葡萄球菌病，因为它们都会产生硫磺颗粒。

- 无氧培养一般需要 5～7 天才能得到阳性结果，但也可能花费 2～4 周；即使是单一剂量的抗生素也会影响放线菌的生长。

治疗 ▶ 放线菌病

- 对于严重的感染和大肿块，建议静脉注射治疗 2～6 周（通常使用青霉素，每天 18～24 百万单位静脉注射）随后口服治疗 6～12 个月（如使用青霉素或氨苄青霉素）。
  - 范围较小的疾病，特别是涉及口颈面部区域，可能用较短的疗程即可治愈。
  - 如果治疗后病灶消失（经 CT 或 MRI 量化），可以将复发率降到最低。
- 合适的替代药物包括四环素（如米诺霉素或二甲胺四环素，100 mg PO/IV q12 h）、头孢曲松钠或碳青霉烯类。

惠普尔病

■ 微生物学和流行病学

惠普尔病是由惠普尔养障体引起的一种慢性多器官感染，惠普尔养障体是一种革兰氏染色弱阳性杆菌。人类是已知的唯一宿主。

血清阳性率研究表明约 50% 西欧人和他们中约 75% 在塞内加尔农村的人曾暴露于惠普尔养障体，该病的患病率预估在每 100 万人中出现 1 ～ 3 例。传播途径未知，但很可能包括粪口传播以及飞沫和（或）空气传播。

■ 临床表现

暴露于惠普尔养障体后通常无症状携带，但也会引起急性病或慢性感染（惠普尔病）。

- 急性感染：惠普尔养障体感染会导致发热、急性肠胃炎和（或）肺炎。
- 慢性感染："经典"的惠普尔病常常开始于单关节或多关节痛 / 血清阴性关节炎。十二指肠和（或）空肠受累及引起的胃肠道体征和症状（腹泻、消瘦、腹痛）平均在 6 ～ 8 年后开始。其他器官系统（如中枢神经系统和心脏、肺和淋巴系统）都会受到不同程度的影响。

■ 诊断

诊断的关键是考虑到惠普尔养障体感染。对组织样本而非体液进行基于 PCR 的检测通常具有更高的诊断率。肠道活检样本的组织学检查仍然是重要的诊断步骤，尽管其敏感性低于 PCR。血清学在诊断活动性感染方面价值不大。

治疗 惠普尔病

尽管最佳的方案和治疗疗程未知（可能和感染位置有关），但使用头孢曲松钠（2 g IV q24 h）或美罗培南（1 g IV q8 h）2 周并在随后的 3 ～ 12 个月内使用 TMP-SMX（160/800 mg PO bid）似乎是有效的。对于中枢神经系统或心脏感染，使用头孢曲松钠（2 g IV q12 h）或美罗培南（2 g IV q8 h）2 ～ 4 周，随后使用口服多西环素或米诺环素联合羟化氯喹或氯喹加强治疗≥ 1 年，较为稳妥。

第 97 章
结核病和其他分枝杆菌感染

（刘荣梅 译 高孟秋 审校）

结核病

■ 微生物学

结核病（TB）的致病菌为结核分枝杆菌复合群，结核分枝杆菌复合群包括结核分枝杆菌和牛型分枝杆菌。结核分枝杆菌是人类分枝杆菌病最常见和最重要的致病菌；牛型分枝杆菌（是其他数种分枝杆菌之一）可通过摄入未高温消毒的牛奶致病。结核分枝杆菌为细长的革兰氏染色呈中性的耐酸、需氧杆菌，由于其细胞壁含有大量分枝菌酸和其他脂类，结核分枝杆菌不能被酸性酒精脱色。

■ 流行病学

据估计，2016 年全球新增结核病病例 1040 万例，结核病相关死亡约 170 万人，主要发生于低收入国家。就全球而言结核病发病率是稳定、略有下降的。

- 美国结核病主要感染患艾滋病的成人、移民、老年人和弱势 / 边缘人群。

- 耐多药（MDR：至少同时对异烟肼和利福平耐药）和广泛耐药（XDR：对异烟肼、利福平、氟喹诺酮类药物、阿米卡星、卡那霉素或卷曲霉素耐药）结核分枝杆菌分离菌株频繁出现；2016 年新发耐多药结核病约 50 万例，其中约 9.5% 可能为广泛耐药。

- 肺结核患者通过咳嗽、打喷嚏或说话时形成的带菌飞沫核传播疾病。
  - 直径 < 5 ～ 10 µm 的微粒可在空气中悬浮数小时。
  - 传染性取决于与结核病患者的接触密切程度和接触时间、患者的传染程度以及与患者共处的环境。
  - 有空洞或喉部病变的患者最具传染性，痰中抗酸杆菌（AFB）可多达 $10^5 ～ 10^7$/ml。

- 结核分枝杆菌感染后发展为活动性结核病的危险因素包括：

近期（18个月内）感染、合并疾病（如艾滋病、糖尿病、矽肺、免疫抑制状态、胃切除术后）、营养不良、吸烟和存在肺纤维化病变。

■ 发病机制

到达肺泡的AFB被巨噬细胞吞噬。结核分枝杆菌破坏吞噬体的成熟、繁殖，分解巨噬细胞，并扩散到局部淋巴结，从淋巴结扩散到全身。感染初期通常无症状，可诱导细胞免疫和体液免疫。

- 大约在感染后的2～4周，由迟发型超敏反应引起组织损伤［结核菌素皮肤试验（TST）的原理］，含有繁殖期结核分枝杆菌的未活化巨噬细胞被破坏，引发巨噬细胞激活效应而杀死AFB，于原发病灶处和播散部位形成肉芽肿。病变可以通过纤维化愈合，也可以进一步发展。尽管"治愈"，活菌仍能在巨噬细胞或坏死物内休眠数年。
- 细胞介导免疫反应起到部分保护作用。肺泡巨噬细胞分泌的细胞因子影响疾病的临床表现、肉芽肿形成，并可杀灭分枝杆菌。

■ 临床表现

结核病分为肺结核、肺外结核或两者兼有。10%～40%的患者发生肺外结核，艾滋病患者肺外结核的发生率更高。

肺结核　原发性肺结核可无症状或仅有轻微症状和体征（发热、偶有刺激性胸膜痛），有别于原发性结核感染后或成人型结核的迁延病程。

- 原发性肺结核的感染部位通常位于肺中叶和下叶。原发病灶通常可自愈，并残存钙化结节（Ghon结节）。
  - 一过性肺门和气管旁淋巴结肿大常见。
  - 免疫抑制患者和儿童，原发性病变可迅速进展为症状显著的临床疾病，出现空洞、胸腔积液和血行播散（粟粒病变）。
- 成人型肺结核最初表现为非特异性和隐匿性症状、体征，如日间发热、盗汗、体重减轻、厌食、周身不适和虚弱。
  - 随着病情的发展，患者出现咳嗽和咳脓痰，痰中常伴有血丝，可能会出现广泛的空洞，空洞侵蚀血管壁偶有大咯血。
  - 病变通常局限于肺上叶尖、后段和下叶背段。

肺外结核　可累及身体任何部位，但最常见受累部位（按好发频率降序排列）依次是淋巴结、胸膜、泌尿生殖道、骨关节、脑膜、腹膜和心包。艾滋病合并结核病的患者中高达 2/3 患有肺外结核。

- 淋巴结结核（lymphadenitis）占肺外结核的 35%，尤其是儿童和艾滋病患者。典型表现为颈部和锁骨上淋巴结（scrofula，瘰疬）无痛性肿胀。

  – 早期为孤立的淋巴结，可以发展成一个无边界的有瘘管的肿块。

  – 淋巴结细针穿刺或手术切除活检可明确诊断。70% ～ 80% 的病例培养阳性。

- 胸膜受累很常见（约占肺外结核的 20%），是由结核分枝杆菌抗原引起的超敏反应或肺内实质性炎症病灶扩散所致。

  – 胸腔积液呈草绿色渗出液，蛋白质含量大于血清蛋白含量的 50%，葡萄糖水平正常或减低，pH 值通常约为 7.3（偶尔 < 7.2），细胞数增多（500 ～ 6000/μl）。如果胸腔积液中腺苷脱氨酶水平很低，可基本排除结核性胸膜炎。

  – 常需行胸膜活检确定诊断，活检标本培养阳性率高达 80%，PCR 检测阳性率达 75%。胸腔积液直接涂片、培养和 PCR 的敏感性较差。

  – 脓胸是肺结核的一种罕见并发症，由于空洞破裂导致大量结核分枝杆菌进入胸膜腔所致。在这种情况下，直接涂片和培养常呈阳性，治疗除化疗外，通常还需要手术引流。

- 泌尿生殖系统结核以局部症状为主（如尿频、排尿困难、血尿、腹痛或腰痛），高达 75% 的患者胸部 X 线片显示陈旧或现症肺部结核病变。在出现严重破坏性肾脏病变后偶然发现泌尿生殖系统结核。

  – 90% 的病例尿液分析显示为脓尿、血尿，而细菌培养阴性。

  – 90% 的病例可通过 3 份晨尿标本做分枝杆菌培养得以诊断。

- 骨结核最常见的部位是负重关节（脊柱、髋和膝关节）。

  – 脊柱结核（波特病，Pott's disease）通常累及 2 个或更多相邻椎体；在成人中，通常侵犯低位胸椎 / 高位腰椎。病灶扩散到相邻的椎体，随后侵犯椎间盘，进一步可引起椎体塌陷（脊柱后凸、驼背），并可形成椎旁冷脓肿。

- 脑膜炎最常见于幼儿和 HIV 血清阳性患者。该病通常在 1 ～ 2 周内进展，并常伴有脑神经麻痹（尤其是动眼神经）。最终进展为昏迷，伴有脑积水和颅内压增高。

  – 脑脊液淋巴细胞计数升高、蛋白水平升高、葡萄糖浓度降低。脑脊液结核菌培养阳性率为 80%。PCR 敏感性约为 80%，是初始诊断的首选方法。

- 约 25% 经治患者可见神经系统后遗症；应用糖皮质激素可提高 14 岁以上患者的生存率，但不会降低神经系统后遗症的发生率。

- 胃肠道结核可以感染胃肠道的任何部分（回肠和盲肠最常见），引起腹痛、肠梗阻、便血、可触及的肿块。结核性腹膜炎继发于淋巴结破裂和腹腔器官结核病灶播散；通常需行腹膜活检诊断。

- 心包炎的特征是急性或亚急性起病的发热、胸骨后疼痛，有时伴心包摩擦音，常见心包积液。即使是治疗后的患者，慢性缩窄性心包炎仍是潜在的致命性并发症。辅助应用糖皮质激素仍有争议；没有确凿的数据表明辅助应用糖皮质激素有益处。

- 粟粒病变是由于结核分枝杆菌全身血行播散引起。症状非特异性，多个器官可出现小肉芽肿（1～2 mm）性病变。可出现肝大、脾大、淋巴结肿大和眼脉络膜结节。

HIV 感染相关结核病　结核病的临床表现因 HIV 感染的不同阶段而异。当细胞介导的免疫功能仅部分受损时，肺结核表现为典型的上叶空洞性病变。HIV 晚期，原发结核样改变明显，伴弥漫性间质浸润或粟粒样浸润，很少或没有空洞形成，伴有胸腔内淋巴结肿大。

- 肺外结核发生增多；常见形式包括淋巴结炎、脑膜炎、胸膜炎、心包炎、菌血症和播散性病变。

- 免疫重建炎症反应综合征（immune reconstitution inflammatory syndrome，IRIS），发生在抗逆转录病毒治疗开始后 1～3 个月，可加重结核病症状和体征。

■ 诊断

诊断的关键是获得可靠的诊断依据。

- 用显微镜检查标本中的抗酸菌（AFB）——即标本用姜尼 Ziehl-Neelsen 碱性品红染色后通过光学显微镜观察或用金胺-罗丹明染色后通过荧光显微镜观察，可以提供诊断依据。对于疑似肺结核患者，应检查 2～3 份痰标本。

- 确定诊断需要培养出结核分枝杆菌，或临床标本中鉴定出结核分枝杆菌的 DNA。

- 液体培养和分子生物学方法菌种鉴定可将确定诊断所需时间从 4 ~ 8 周缩短至 2 ~ 3 周。
- 核酸扩增技术不仅有助于快速确诊涂片阳性的结核病，也可用于涂阴肺结核和肺外结核。

- 药物敏感性可以通过在固体培养基上的间接测试来评估（耗时 ≥ 8 周），也可于液体培养基中直接测试（约需要 3 周）或 PCR 检测（可以在数小时内报告结果）。

- 由于敏感性和特异性低，TST 在活动性结核病中的诊断价值有限，但却广泛应用于筛查潜伏性结核感染。

- γ 干扰素释放试验（IGRA）测定结核特异性抗原刺激 T 细胞释放的 γ 干扰素，与 TST 相比，IGRA 对结核分枝杆菌具有更高的特异性。

- 在结核病低发病率地区，IGRA 可能比 TST 更敏感。
- 在结核病高发和（或）艾滋病高负担地区，IGRA 的诊断价值差异很大，目前成本可能限制了其更广泛的使用。

治疗　结核病

药物

一线药物

- 利福平：利福平是最重要和最有效的抗结核药物。成人的标准剂量是每天 600 mg。
  - 药物分布于全身组织，包括炎性脑膜，可使体液（如尿液、唾液、眼泪）变成橙红色，通过胆汁和肠肝循环排出体外。
  - 利福平通常耐受性良好；不良事件很少发生，一般轻微。
  - 值得注意的是，利福平是肝细胞色素 p450 的强效诱导剂，可缩短许多其他药物的半衰期。
- 异烟肼：异烟肼是治疗活动性和潜伏性结核病的关键药物。通常成人剂量是每天 300 mg 或 900 mg 每周 2 次。
  - 异烟肼广泛分布于全身和受感染的组织，包括脑脊液和体腔。
  - 最主要的毒性反应是肝毒性和周围神经病。
    - 异烟肼相关性肝炎是异质性的。年龄增长、摄入酒精以及产后，使其发生频率增加。

- 由于阻碍维生素 B_6 代谢引起周围神经病，因此，伴有糖尿病、酗酒或营养不良等神经病变的危险因素的患者应补充维生素 B_6（25 ～ 50 mg/d）。
- 乙胺丁醇：药效最低的一线药物，在标准一线药物治疗方案中，乙胺丁醇与其他药物具有协同作用。乙胺丁醇的剂量通常是每天 15 mg/kg。
  - 药物分布于全身，但到达脑脊液的浓度低。
  - 乙胺丁醇可引起剂量依赖性视神经炎，产生中央暗点，损害视力和影响分辨绿色的能力。
- 吡嗪酰胺：一般剂量为每日 15 ～ 30 mg/kg（最大剂量为 2 g/d）。药物在体内分布良好，包括脑脊液。
  - 吡嗪酰胺引起可治愈的高尿酸血症很常见。
  - 吡嗪酰胺引起痛风罕见。

其他有效药物

- 链霉素：通常的成人剂量为每日 0.75 ～ 1.0 g IM，或每周 5 次。链霉素可引起耳毒性（主要是前庭毒性），但肾毒性小于其他氨基糖苷类。
- 利福布汀：利福布汀的药物相互作用比利福平少，被推荐用于正在服用蛋白酶抑制剂或非核苷类逆转录酶抑制剂的 HIV 患者。利福布汀在组织中浓度比血浆浓度高 5 ～ 10 倍，半衰期比利福平长。最常见的不良反应是胃肠道反应，有利福平相关不良反应的成人结核病患者对利福布汀有良好的耐受性。
- 利福喷汀：利福喷汀类似于利福平，但每周仅服用 1 次或 2 次。由于复发率升高，该药物未被批准用于治疗 HIV 感染者。

二线药物

- 氟喹诺酮类：左氧氟沙星、加替沙星（因严重毒性已在美国退市）和莫西沙星，具有确实的、广谱的抗分枝杆菌活性，环丙沙星和氧氟沙星因疗效差已不再推荐用于治疗结核。
- 其他药物（如卷曲霉素、氯法齐明、利奈唑胺、碳青霉烯类、贝达喹啉）不常使用，但可用于耐药结核分枝杆菌所致的结核病。

治疗方案

见表 97-1

- 在强化期（杀菌期），大多数结核杆菌被杀灭，症状消退，通常患者变得没有传染性。巩固治疗阶段是为了消除持留状态的结核分枝杆菌，防止复发。

- 不遵守治疗方案是治愈的最大障碍。如果可能应采取直视下治疗（特别是在最初的 2 个月）和固定剂量复合剂治疗。

- 细菌学评价是监测治疗效果的首选方法。

  - 治疗 3 个月后，几乎所有患者的痰培养都是阴性的。如果培养仍然呈阳性，应怀疑治疗失败和存在耐药性。

  - 肺外结核的细菌学监测可能不具有可行性。在这些情况下，必须通过临床和影像学检查评估治疗效果。

- 耐药性可以是原发的（即在治疗前的菌株中存在耐药菌株），也可以是获得性的（即在治疗过程中由于治疗方案不当或依从性差产生）。

- MDR- 和 XDR-TB 的治疗方案应通过咨询专家选择药物。世界卫生组织建议使用包含氟喹诺酮（左氧氟沙星或莫西沙星）、贝达喹啉、利奈唑胺、氯法齐明和环丝氨酸或特立齐酮的方案，疗程 18 ～ 20 个月。一些患者可能适用短程（9 ～ 12 个月）的 7 种药物组合的标准化治疗方案，但目前的数据表明，这种较短的治疗方案更易导致治疗失败或复发。

- 在治疗期间应密切监测药物毒性，应包括基线肝功能检查（LFT）和每月询问可能出现的肝炎症状。在治疗过程中高危人群（如老年人、每天饮酒的人）应该监测 LFT。

- 对于有肝炎症状、血清天冬氨酸氨基转移酶水平明显升高（5 ～ 6 倍）的患者，应停止治疗，肝功能恢复正常后逐一重新使用药物。

- 在艾滋病患者中开展结核病治疗需要关注三个重要问题：毒副作用增加、抗逆转录病毒药物与利福平之间的相互作用，以及间隔较大的间歇治疗会出现利福平单药耐药。

表 97-1　推荐抗结核治疗方案

指征	初始阶段 持续时间	初始阶段 药物	巩固阶段 持续时间	巩固阶段 药物
新诊断痰涂片阳性或培养阳性的病例	2	HRZE[ab]	4	HR[ac]
新诊断培养阴性的病例	2	HRZE[a]	4	HR[ad]
妊娠	2	HRE[e]	7	HR
复发或违背治疗方案[f]	→	根据快速药敏试验制定	→	→
治疗失败[f]	→	根据快速药敏试验制定	→	→
对 H 耐药（或不能耐受）	全程（6）	RZEQ	见正文	→
对 R 耐药（或不能耐受）	见正文		→	→
MDR-TB（至少对 H + R 同时耐药）	根据表 173-4		→	→
XDR-TB	根据表 173-4		→	→
不能耐受 Z	2	HRE	7	HR

a 所有的药物都应该每天服用。成人推荐每日用量：异烟肼 5 mg/kg，最大 300 mg；利福平 10 mg/kg，最大 600 mg；吡嗪酰胺 25 mg/kg，最大 2 g；乙胺丁醇 15 mg/kg。

b 过去曾使用链霉素代替乙胺丁醇，但链霉素不再是一线药物。

c 临床试验表明，HIV 阴性的非空洞型肺结核患者在初始阶段治疗后经 AFB 涂片阴性，可在巩固阶段给予每周一次的利福喷丁/异烟肼。但此方案很少应用。

d 美国胸科学会、疾病预防控制中心以及美国传染病学会建议对痰涂片阴性和痰涂片阴性的 HIV 阴性患者进行为期 2 个月的巩固治疗。

e 吡嗪酰胺不包含在最初的治疗方案中，疗程最短应为 9 个月。

f 使用快速药敏方法鉴定药性，有助于在治疗开始时给予恰当的治疗方案。此方案被 WHO 和国际结核和肺部疾病联合会安全应用。如果吡嗪酰胺可以在孕期安全应用，疗程最短应为 9 个月。

缩略词：E，乙胺丁醇；H，异烟肼；MDR-TB，耐多药结核病；Q，氟喹诺酮类抗生素；R，利福平；WHO，世界卫生组织；XDR-TB，广泛耐药结核病；Z，吡嗪酰胺

■ 预防

- 疫苗接种：牛结核分枝杆菌的减毒株、卡介苗（BCG），可保护婴幼儿免患严重的结核病（如脑膜炎和粟粒性结核病），建议在结核病高流行的国家常规使用。

- 潜伏感染的治疗：通过 TST 或 IGRA 确定需要化学药物预防治疗的人群。根据皮肤反应大小和存在的风险确定 TST 阳性结果（表 97-2）。对于有潜伏感染证据的患者，应考虑进行药物治疗（表 97-3）。活动性肝病患者不能服用异烟肼。

表 97-2　结核菌素反应的判断标准

危险组	结核菌素反应大小（单位：mm）
HIV 感染者	≥ 5
近期接触结核患者	≥ 5[a]
器官移植者	≥ 5
胸部影像显示纤维病灶的陈旧结核	≥ 5
免疫抑制者——比如因糖皮质激素或肿瘤坏死因子 α 抑制剂的使用	≥ 5
高危人群[b]	≥ 5
近期来自高流行国家的移民（≤ 5 岁）	≥ 10
注射毒品者	≥ 10
分子生物实验室人员；高危聚集场所居民及雇员[c]	≥ 10
儿童 < 5 岁儿童，暴露于高危聚集场所的儿童及青少年	≥ 10
低危人群[d]	≥ 15

[a] 结核菌素皮试阴性的接触者，特别是儿童，应在接触结核后 2 ~ 3 个月内接受预防治疗，然后再进行结核菌素皮肤测试（TST）。如果结果仍然是阴性的应该停止预防治疗。不论 TST 结果如何，感染 HIV 的密切接触者应接受全程治疗。

[b] 包括矽肺和需血液透析的终末期肾病。

[c] 场所包括监狱、疗养院、无家可归者收容所、医院和其他医疗场所。

[d] 除非为了就业需要而进行动态 TST 筛查，否则这些低危人群不需要 TST 检查。应根据个人的风险 / 收益决定治疗。

资料来源：Adapted from Centers for Disease Control and Prevention：TB elimination—treatment options for latent tuberculosis infection（2011）. Available at http://www.cdc.gov/tb/publications/factsheets/testing/skintestresults.pdf.

表 97-3　结核分枝杆菌潜伏感染推荐的治疗方案和药物剂量 [a]

方案	剂量	不良事件
异烟肼单药 6 ～ 9 个月	成人：每天 5 mg/kg（最高剂量 300 mg） 儿童：每天 10 mg/kg	药物性肝损伤，恶心、呕吐、腹部疼痛，皮疹，周围神经病，头晕，嗜睡，癫痫发作
利福平单药 3 ～ 4 个月	成人：每天 10 mg/kg 儿童：每天 10 mg/kg（最高剂量：< 45 kg，450 mg/d；> 45 kg，600 mg/d）	流感样综合征，皮肤皮疹，药物性肝损害，厌食，恶心，腹痛，中性粒细胞减少症，血小板减少症，肾脏反应（如急性肾小管坏死和间质性肾炎）
异烟肼联合利福平 3 ～ 4 个月	如上所述	如上所述
利福喷汀联合异烟肼 3 个月	成人和儿童： 异烟肼：每周 15 mg/kg（900 mg） 利福喷汀：每周 15 ～ 30 mg/kg（900 mg）	过敏反应，瘀点性皮疹，药物性肝损伤，厌食、恶心、腹部疼痛，低血压反应

[a] 关于这些疗法的证据和局限性的完整描述见正文。
资料来源：World Health Organization.

麻风病

■ 微生物学和流行病学

　　麻风病是由麻风分枝杆菌引起的一种非致命性慢性传染病。麻风分枝杆菌是一种胞内菌，在显微镜下与其他分枝杆菌难以区分。这种微生物仅存在于人类、犰狳（某些地方）和水藓中。

● 麻风分枝杆菌尚不能在体外培养。这种微生物在小鼠体内的倍增时间为 2 周（相对比，大肠杆菌的倍增时间为 20 min，结核分枝杆菌则为 1 天）。

● 麻风病与贫穷和农村地区有关，为发生于发展中国家的一种疾病；其全球患病率难以估算，估计全球病例为 60 万至 800 万不等。

－全球 80% 以上的病例发生在以下几个国家：印度、中国、缅甸、印度尼西亚、尼泊尔、巴西、尼日利亚和马达加斯加。

－在美国，约 4000 人患麻风病，每年新增 100 ～ 200 例。

- 传播途径尚不确定，但可能是通过鼻腔吸入飞沫、接触污染的土壤或通过虫媒传播。

■ 临床表现

从结核样型麻风到瘤型麻风，病变范围从不对称的局部斑点和斑块演变成对称性的全身皮肤结节状硬化表现。患者的临床表现与菌量负荷增加及麻风分枝杆菌特异性细胞免疫功能丧失相关。预后、并发症和抗菌治疗的强度取决于患者的临床表现。潜伏期 2 ～ 40 年不等，通常 5 ～ 7 年。

结核样型（TT）麻风病　是麻风疾病谱中较轻的，其症状仅限于皮肤和周围神经。

- 一个或几个边缘明显的白色斑点或斑块，感觉减退，失去汗腺，毛囊仍存在。AFB 数量很少或阴性。
- 一个或几个不对称的增粗的周围神经——多见于尺神经、耳后神经、腓神经和胫后神经——伴有感觉迟钝和肌病。

瘤型（LL）麻风病　患者出现对称分布的皮肤结节、高出皮面的斑块和弥漫性皮肤浸润，可导致狮子面容、眉毛和睫毛缺失、耳垂下垂以及干燥的鳞屑样皮肤。

- 大量麻风分枝杆菌存在于皮肤（高达 $10^9/g$）、神经和除了肺和中枢神经系统以外的所有器官。
- 因麻风分枝杆菌入侵导致神经增粗和损伤，通常是对称的。

■ 并发症

- 麻风反应：这些常见的免疫介导的炎症状态引起相当高的发病率。麻风结节性红斑——以疼痛性红色斑性丘疹、1 周内自发性消退为特征——瘤型（LL）麻风病患者在治疗开始的 2 年内，约 50% 会发生麻风结节性红斑。
- 四肢：神经病变导致麻木，影响精细触觉、疼痛和热感。麻风病的远端手指缺失是感觉丧失、创伤和继发性感染的结果，还可能源于在麻风病患者中尚不清楚的、复杂的骨溶解过程。
- 眼：由于麻风可并发脑神经麻痹、睑裂闭合不全和角膜不敏感，导致角膜创伤、继发感染和（未经治疗的）角膜溃疡和混浊。麻风病是低收入国家失明的主要原因。
- 神经脓肿：麻风病患者可出现神经脓肿（最常见的是尺神经），需要紧急手术减压以防止不可逆的后遗症。

■ 诊断

对于结核样型（TT）麻风病，应在皮肤病变的皮损边缘活检。瘤型 LL 麻风病，即使外表正常的皮肤，活检也经常呈阳性结果。血清学检查、皮肤试验和皮肤的 PCR 检测的诊断价值有限。

治疗　麻风病

药物

- 利福平（600 mg 每日或每月）是针对麻风分枝杆菌的唯一杀菌剂。有关利福平的详细描述，请参阅前面的结核分枝杆菌部分。治疗复发率＞10%，最常发生在 10 年后。
- 氨苯砜（50～100 mg/d）单药治疗导致的与耐药相关的复发率仅为 2.5%。
  - 血红蛋白水平下降约 1 g/dl 是常见的不良反应；氨苯砜综合征（高热、贫血、剥脱性皮炎和单核细胞增多症）很少发生。
  - 治疗前必须排除 G6PD 缺乏症，以避免溶血性贫血。
- 氯法齐明（50～100 mg/d，100 mg 每周 3 次，或 300 mg 每月 1 次）是一种吩嗪亚氨基醌染料，是对麻风分枝杆菌有弱活性的药物，不良反应有皮肤红-黑变色。

治疗方案

麻风病的传统治疗方法最初是基于 1982 年世界卫生组织提出的建议（之后对其中一些建议做了修改），但许多专家认为，更强化的方案是必要的。

- 结核样型麻风病：成人，结核样型麻风病用氨苯砜（100 mg/d）联合利福平（每月 600 mg，督导治疗），持续 6 个月。更强化的方案是包含氨苯砜（100 mg/d）的方案治疗 5 年。
- 瘤型麻风病：成人，瘤型麻风病用氨苯砜（100 mg/d）联合氯法齐明（50 mg/d）（非督导治疗），联合利福平（每月 600 mg）加氯法齐明（每月 300 mg）（监督治疗），治疗 1～2 年。更强化的方案是包含利福平（600 mg/d）的方案治疗 3 年，联合氨苯砜（100 mg/d）长期持续治疗。
  - 复发可能在数年后发生；需要长时间的随访。

- 麻风反应
  - 有形成溃疡风险或发生在重要容貌区域的病变可以糖皮质激素治疗（40～60 mg/d，至少 3 个月）。
  - 如果有麻风结节性红斑并持续存在，应给予类固醇 2 个短疗程（40～60 mg/d，持续 1～2 周），沙利度胺（100～300 mg 每晚）。由于沙利度胺的致畸作用，其使用应严格监管。

非结核分枝杆菌（NTM）感染

非结核分枝杆菌或非典型分枝杆菌，是指除结核分枝杆菌复合群和麻风分枝杆菌以外的分枝杆菌，广泛分布于土壤和水中。

■ 微生物学

NTM 分为快速生长型和缓慢生长型（培养基上菌落形成时间分别为＜ 7 天和≥ 7 天）。脓肿分枝杆菌、偶发分枝杆菌和龟分枝杆菌属于快速生长型；缓慢生长型有鸟分枝杆菌和胞内分枝杆菌（即鸟分枝杆菌复合群，或 MAC）、堪萨斯分枝杆菌、溃疡分枝杆菌和海分枝杆菌。

■ 流行病学

大多数 NTM 在人类中很少致病，除非宿主某些防御功能受损（如支气管扩张）或被破坏（例如脂肪抽吸术或外伤时接种于人体）。北美洲的大部分非结核分枝杆菌病是由堪萨斯分枝杆菌、鸟-胞内分枝杆菌复合群和脓肿分枝杆菌引起的。

■ 临床表现

虽然 NTM 种类繁多，但其临床表现可按其所感染的器官系统大致分类。

- 播散性 NTM 疾病现在相当罕见；即使 HIV 严重感染的患者在有效的艾滋病治疗和有效的预防性抗分枝杆菌治疗下，也不常发展为播散性 NTM。
  - 病原菌通常会从肠道侵入骨髓和血液，但是疾病进展缓慢，患者需要几周或几个月的时间才能呈现出症状，包括委靡不振、发热、体重减轻、脏器肿大和淋巴结肿大。
  - 如果儿童有 2 个或 2 个以上的器官系统受累而且没有医源

性原因，应评估是否合并 γ - 干扰素 / 白细胞介素 -12 通路的缺陷。

- 肺部疾病是在工业化国家 NTM 感染最常见的部位。在北美鸟–胞内分枝杆菌复合群感染最常见，患者表现为数月或数年清喉咙习惯、持续咳嗽、慢性疲劳。堪萨斯分枝杆菌可以引起类结核症状，包括咯血、胸痛和肺部空洞性病变。

- 孤立性颈部淋巴结肿大是北美幼儿中最常见的 NTM 感染，最常由鸟–胞内分枝杆菌复合群引起。淋巴结通常坚韧、无痛，在无全身症状的情况下进展。

- 皮肤和软组织病变：由病原体通过皮肤破口进入引起，不同种类的 NTM 所致的皮肤组织感染与特定的暴露有关。

  - 偶发分枝杆菌感染与足疗相关，尤其是足疗前有皮肤擦伤（如腿部剃毛）时更易感染。

  - 快速生长型 NTM 感染与外科手术器械（特别是整形手术）、注射和其他操作引起的皮肤污染造成感染暴发有关。这些感染通常伴有疼痛、红斑、引流性结节，通常不伴发热或全身症状。

  - 海分枝杆菌感染可从鱼缸、游泳池、藤壶和鱼鳞等处感染。患者通常会出现丘疹或溃疡（"鱼缸肉芽肿"），可发展为与申克孢子丝菌（Sporothrix schenckii.）感染相似的手臂肌腱炎和触痛结节。病变在感染后数天或者数周出现。

  - 溃疡分枝杆菌是一种水生微生物，主要存在于热带地区，尤其是非洲。典型皮肤损伤是形成无痛、清洁的溃疡，可出现坏死并可导致骨髓炎。

■ 诊断

与结核分枝杆菌相似，临床标本通过抗酸染色或荧光染色涂片检测发现 NTM，也可以在分枝杆菌培养基上培养。从临床标本中分离出的 NTM 可能为定植菌，需要对病原菌的临床意义进行评估。

- 从血液样本中分离出 NTM 是感染疾病的确凿证据；多种 NTM 需要特殊培养基，无法在标准血液培养基中生长。

- 美国胸科学会已经发布了非结核分枝杆菌肺病的诊断指南，该指南要求 3 份痰标本中的 2 份培养出 NTM，一份支气管肺泡灌洗样本阳性，或一份伴肉芽肿性炎症的肺组织活检样本，或切片中发现分枝杆菌和培养物中发现 NTM。尽管指南针对于鸟–胞内分枝杆菌复合群（MAC）、脓肿分枝杆菌和堪萨斯分枝杆菌，但它们可能同样适用于其他的非结核分枝杆菌。

- 唯一的抗生素敏感性评估测试是鸟–胞内分枝杆菌复合群对克拉霉素以及堪萨斯分枝杆菌对利福平的敏感性测试。

治疗　NTM 感染

由于 NTM 的演变需要很长一段时间，因此在明确感染细菌的种属前，很少进行紧急治疗。

- 鸟–胞内分枝杆菌复合群感染需要使用大环内酯（克拉霉素或阿奇霉素）、乙胺丁醇和利福霉素（利福平或利福布汀）多药物联合治疗。需要长期治疗，一般在培养阴转后持续治疗 12 个月，通常疗程至少持续 18 个月。

- 堪萨斯分枝杆菌肺病在许多方面与结核病相似，异烟肼（300 mg/d）、利福平（600 mg/d）和乙胺丁醇（15 mg/kg/d）方案治疗有效。治疗持续到培养阴转后至少 1 年。

- 由快速生长型 NTM 引起的肺外疾病，通常可应用大环内酯和另一种药物（根据体外敏感试验结果进行选择）成功治疗。由脓肿分枝杆菌所引起的肺部疾病很难治愈，需要大环内酯联合一种静脉注射剂，如阿米卡星、碳青霉烯、头孢西丁或替加环素的反复治疗。

- 海分枝杆菌感染在临床解决孤立的软组织病变后，联合应用大环内酯、乙胺丁醇和利福霉素 1～2 个月可以有效治疗，根据临床演变，肌腱和骨骼受累情况可能需要延长疗程。

- 由其他种类 NTM 引起的感染尚无明确的治疗方案，但是大环内酯类和氨基糖苷类药物通常是有效的，可根据指征联用其他药物。

第 98 章
莱姆病和其他非梅毒性螺旋体感染

（张婷玉　译　陈志海　审校）

莱姆疏螺旋体病

■ 微生物学与流行病学

莱姆病的病原体是伯氏疏螺旋体，是一种难培养的微需氧螺旋体。致病性莱姆疏螺旋体病的病原体主要有三种基因型：狭义伯氏疏螺旋体（以下简称伯氏疏螺旋体，*B. burgdorferi*）、伽氏疏螺旋体（*Borrelia garinii*）和阿弗西尼疏螺旋体（*Borrelia afzelii*）。

- 在美国，伯氏疏螺旋体是导致莱姆病的唯一病原体；伽氏疏螺旋体和阿弗西尼疏螺旋体见于亚洲；在欧洲这三种螺旋体均有出现。

- 莱姆病是美国最常见的媒介传播疾病，每年报告的病例约 300 000 例。
  - 硬蜱是主要传播媒介。
  - 肩突硬蜱是美国东北部和中西部的主要传播媒介，也传播巴贝虫病和无形体病；太平洋硬蜱是美国西部的主要传播媒介。

- 白足鼠是肩突硬蜱幼蜱和稚蜱的第一宿主。白尾鹿是其成蜱阶段的第一宿主。

- 初夏稚蜱摄食 ≥ 24 h 后即可将本病传播给人类。

■ 临床表现

莱姆病通常先出现游走性红斑（EM；一期，局部感染），然后出现播散感染（二期）或导致持续感染（三期）。

- 一期（局部感染）：经过 3 ~ 32 天的潜伏期后，80% 的患者在蜱虫叮咬部位（通常是大腿、腹股沟或腋窝处）出现游走性红斑。
  - 典型的表现是充血性红斑缓慢扩张，由中心逐渐向四周呈环形扩大，其外缘成鲜红色，而中心苍白。有时可见皮疹中心充血，形成硬结、水疱或坏死，或大环中又有小红环形成。

– 多数患者并未意识到曾被蜱虫叮咬。

- 二期（播散感染）：一些患者可能未注意到游走性红斑，许多患者在感染后数日或数周后，因血行播散出现继发性环状皮肤损害、非特异性全身症状、神经功能障碍，或心脏受累表现。

  – 非特异性症状和体征包括严重头痛、轻度颈抵抗、发热、寒战、游走性骨骼肌肉疼痛、关节痛和全身不适、乏力。无论是否经过治疗，这些症状均可在数周内消失。

  – 约 15% 的患者出现神经系统功能障碍，包括脑膜炎、脑炎、脑神经炎（包括双侧面神经麻痹）、运动或感觉神经根病变、多神经炎、共济失调或脊髓炎。脑脊液检查可见淋巴细胞增多（约 100/μl），伴蛋白水平升高，糖正常或稍低。

  – 约 8% 的患者出现心脏受累。最常见的表现是不同程度的房室传导阻滞，也可发生急性心肌心包炎。心脏受累通常仅持续数周，但未经治疗的患者可能复发。

- 三期（持续感染）：在美国，未经治疗的患者中约 60% 出现关节病变，典型的表现是反复发作的大关节炎（特别是膝关节炎），持续数周或数月。

  – 关节液中的细胞计数范围为 500 ～ 110 000/μl（平均 25 000/μl）；以中性粒细胞为主。

  – 彻底根除螺旋体后，关节炎仍可持续存在，这可能与感染引起的自身免疫或螺旋体抗原的产生有关。

  – 慢性神经系统受累（如影响记忆、情绪或睡眠的轻微脑病；周围神经病）较少见。严重的脑脊髓炎主要由欧洲伽氏疏螺旋体感染导致。

  – 慢性萎缩性肢端皮炎是莱姆病的晚期皮肤表现，见于欧洲和亚洲患者，与阿弗西尼疏螺旋体感染有关。

- 慢性莱姆病：数月或数年后，约 10% 的患者会出现疼痛、神经认知表现或疲劳综合征，这种综合征与慢性疲劳综合征和纤维肌痛难以区分。尚无证据表明这些症状是由活动性感染引起的。

■ 诊断

诊断依据是血清学检查和临床表现。

- 仅 20% ～ 30% 患者的急性期血清学检测呈阳性结果，而 70% ～ 80% 的患者在 2 ～ 4 周后的恢复期样本中检测呈阳性结果。值得注意的是，血清学检查不能区分现症感染和既往感染，因为 IgM 和 IgG 在治疗后可能会持续数年。
  - 仅对中高度怀疑患者进行两步法血清学检测（ELISA 筛查和免疫印迹法确认）。
  - IgM 和 IgG 检测应在发病的 2 个月内进行，之后仅需要检测 IgG。
  - CDC 采用的标准规定，IgM 免疫印迹法检测至少有 2 ～ 3 条清晰条带，IgG 免疫印迹法检测至少有 5 ～ 10 条清晰条带才提示阳性结果。
- PCR 方法对关节液检测阳性率最高，对脑脊液的敏感性较低，而血浆或尿液标本的阳性率极低。
- 也可进行病原分离培养，但多用于实验研究，不作为常规的诊断。

治疗 莱姆疏螺旋体病

- 多西环素（100 mg bid）是局部感染或播散感染的男性和非妊娠女性患者的首选药物，对无形体病也有效。
  - 阿莫西林（500 mg tid）、头孢呋辛（500 mg bid）、红霉素（250 mg qid）和新型大环内酯类药物是替代药物（按顺序优先选择）。
  - 除严重的神经系统受累或三度房室传导阻滞外，均可予口服抗生素。
  - 局部感染的疗程通常为 14 天，播散感染的疗程通常为 21 天。
  - 大约 15% 的患者在治疗后 24 h 内出现赫氏反应。
  - 对于有严重器质性神经损害的患者，应静脉注射头孢曲松，疗程 14 ～ 28 天。头孢噻肟或青霉素也可以选择。
  - 高度房室传导阻滞（PR 间期 > 0.3 s）的患者至少应在部分疗程中接受静脉治疗，建议进行心电监护。
  - 莱姆病关节炎的患者建议口服多西环素或阿莫西林 30 天。
    - 对于口服药物无效的患者，建议静脉注射头孢曲松 28 天。

- 对于口服和静脉注射抗生素后关节炎症持续数月甚至数年的患者，使用非甾体抗炎药、改善病情抗风湿病药物或滑膜切除术治疗可能有效。
  - 对于被诊断为慢性莱姆病的患者，尚无证据显示联合加用其他抗生素治疗有效。

■ 预防

被蜱虫叮咬后感染伯氏疏螺旋体的风险很低，因此不常规推荐抗生素预防治疗。然而，如果发现附着的、充盈血的肩突硬蜱稚蜱或随访困难，可在蜱虫叮咬后 72 h 内给予单次剂量 200 mg 的多西环素，以预防莱姆病。

■ 预后

在疾病早期接受治疗的效果最好。大多数患者可痊愈，极少有后遗症。

地方性密螺旋体病

■ 微生物学与流行病学

地方性密螺旋体病包括三类：雅司病（苍白密螺旋体极细亚种）、地方性梅毒（苍白密螺旋体地方亚种）和品他病（品他密螺旋体），是儿童中慢性非性传播感染性疾病，与梅毒（苍白密螺旋体苍白亚种）密切相关。

- 主要通过直接接触传播。
- 世界卫生组织（WHO）最近的全球估计（1995 年）表明，每年有 460 000 新发病例，250 万感染者。
- 这种疾病仅限于发展中国家农村地区人群和近期从这些地区移居者。

■ 临床表现

性病梅毒与非性病密螺旋体病的主要临床区别是：非性病感染不伴先天性传播和中枢神经系统受累，但并非绝对如此。

- 雅司病的特点是由一个或多个原发病灶（"母瘤"），发展为多发性播散性皮肤病变。
  - 在病原体感染后 3 ~ 4 周，最初的皮损形成丘疹，最终扩大为溃疡，并伴局部淋巴结病，通常在 6 个月内自愈。

- 雅司病流行区的大部分溃疡性皮损含有杜氏嗜血杆菌，作为唯一病原体或与苍白密螺旋体极细亚种结合。
- 10% 的未经治疗患者出现晚期皮肤和长骨树胶状病变，与麻风病和利什曼病的破坏性病变相似。
- 地方性梅毒早期病变主要局限于皮肤和黏膜表面。患者出现口腔内丘疹，继而出现口腔黏膜的黏液斑和类似二期梅毒扁平湿疣的皮肤黏膜病变。与雅司病相比，地方性梅毒更易出现破坏性树胶肿、骨炎和毁形性鼻咽炎（造成鼻、上颌、腭部和咽部的破坏）。
- 品他病是最良性的密螺旋体感染，不导致破坏性损害，也不会累及皮肤以外的组织。本病分三期，其特征是肤色发生明显变化。

诊断

基于临床表现、皮损涂片光镜检查和梅毒血清学检查（同性病梅毒）。

治疗　地方性密螺旋体病

WHO 建议对确诊患者及其接触者的首选治疗包括单剂阿奇霉素（30 mg/kg；最大剂量 2 g）或苄星青霉素（成人 120 万单位，10 岁以下儿童 60 万单位）。多西环素和四环素可以作为替代治疗。

钩端螺旋体病

微生物学与流行病学

钩端螺旋体病是一种全球性的重要人畜共患病，由致病性钩端螺旋体引起，临床表现从无症状感染到致死性感染等均可出现。

- 啮齿动物，特别是老鼠，是最主要的宿主，但钩端螺旋体病几乎感染所有哺乳动物物种。可因接触感染动物的尿液、血液或组织而受感染，最常见的是与环境污染接触（如在游憩性淡水活动）。
- 全球每年有约 100 万例重症感染发生，平均病死率约 10%。

■ 临床表现

平均潜伏期 1 ～ 2 周后，钩端螺旋体感染会导致亚临床感染、发热性疾病或 Weil 病（最严重类型）。

- 钩端螺旋体病的病程分两期。初始钩体血症期持续 3 ～ 10 天，以发热为主要表现；在此期间可以从血液中培养出病原体。再过 3 ～ 10 天（免疫期），症状消失，可以从尿液中培养出钩端螺旋体。
  - 非特异性的病理表现可能包括结膜充血、咽部疼痛和充血、肌肉压痛、淋巴结肿大、肺部湿啰音、黄疸、肝脾大和一过性皮疹。
- 严重钩端螺旋体病，通常被称为 Weil 综合征，包括出血、黄疸和急性肾损伤。高达 50% 的患者死于感染性休克合并多器官衰竭和（或）严重出血并发症，最常见受累部位包括肺部、胃肠道、泌尿生殖系和皮肤。神经系统表现包括钩端螺旋体脑膜炎。

■ 诊断

流行病学暴露史结合符合钩端螺旋体病的任何临床表现提示临床诊断并指导确证试验。

- 确诊取决于病原学分离培养（需要几周或几个月）、PCR 阳性、血清转换或抗体滴度升高 ≥ 4 倍。
  - 发病最初 7 ～ 10 天内，血和脑脊液中可分离培养出钩端螺旋体。
  - 患病第 2 周尿培养呈阳性。

治疗　钩端螺旋体病

- 早期应用抗生素可能会缩短重症钩端螺旋体病的病程，并预防轻症向重症进展。
- 对于轻症者，建议口服多西环素、阿奇霉素、氨苄青霉素或阿莫西林。在立克次体病合并症的地区，多西环素或阿奇霉素是首选药物。
- 对于重症者，应肠外给予青霉素、头孢曲松、头孢噻肟或多西环素治疗。严重的钩端螺旋体病在确诊之前通常需要经验性应用广谱抗生素治疗。

回归热

■ 微生物学

虱传回归热（LBRF）由回归热螺旋体引起，通过体虱在人与人之间传播。螺旋体不通过叮咬传播，当蜱破碎（如搔抓后），螺旋体随皮肤创面进入人体而感染。蜱传回归热（TBRF）是由多种包柔螺旋体通过钝缘蜱属的叮咬引起的动物源性传染病。宫本疏螺旋体可引起回归热，通过硬蜱（如肩胛硬蜱）从其他哺乳动物传播给人类，硬蜱也可传播伯氏疏螺旋体和其他蜱媒疾病。

■ 流行病学

LBRF 的传播仅限于埃塞俄比亚和邻近国家，疫情发生在饥荒、自然灾害和战争期间。TBRF 分布于世界各地，以非洲地区为多。在北美，大多数 TBRF 病例是由赫氏疏螺旋体和特氏疏螺旋体引起的，在美国西部和加拿大流行。

■ 临床表现

- LBRF 和 TBRF 都表现为突发高热，发热期间出现无发热期。
  - 在 LBRF 中，第一次发热持续 3 ～ 6 天，随后紧接着是一次较轻的发作。
  - 在 TBRF 中，多个发热期每次持续 1 ～ 3 天。
  - 在这两种形式中，发热间隔期（无发热期）为 4 ～ 14 天。
- 除了发热，患者通常还会出现头痛、肌痛、恶心、腹痛（由于肝脾大）和关节痛。
  - 瘀点、瘀斑和鼻出血在 LBRF 中常见，而在 TBRF 中不常见。
  - 神经系统症状（如贝尔麻痹、耳聋、视力障碍）在 TBRF 中更为常见。

■ 诊断

对于有典型病史的患者（即在发病前 1 ～ 2 周在高危区域接触体虱、软体蜱虫或硬体硬蜱和具有典型的发热模式），实验室通过在发热期血液中检测或分离出螺旋体即可诊断。当螺旋体的浓度 $\geqslant 10^5$/ml 时，对瑞氏染色或 Giemsa 染色的外周血薄涂片进行显微镜检查可发现螺旋体。

- PCR 检测可能在 2 次发热间隔期发现螺旋体。
- 血清学诊断方法受到假阳性结果和敏感性差的限制。

治疗 回归热

- 单剂多西环素（200 mg PO）、四环素（500 mg PO）或青霉素 G（40 万～80 万单位 IM）对 LBRF 有效。TBRF 首选四环素（500 mg q6 h）或多西环素（100 mg bid），共 10 天疗程；有四环素禁忌证时可选用红霉素（500 mg q6 h）。在抗生素治疗开始后的 2～3 h 内，可出现主要表现为寒战、发热和低血压的赫氏反应，在 LBRF 中发生率约为 80%，在 TBRF 中发生率约为 50%。鉴于有些病例是致命的，在第一剂抗生素注射后，应对患者进行几个小时的监测。
- 治疗宫本疏螺旋体感染的经验有限，可遵循莱姆病的治疗指南。

■ 预后

未经治疗的 LBRF 和 TBRF 的病死率分别为 10%～70% 和 4%～10%。经过治疗，LBRF 病死率为 2%～5%，TBRF 病死率＜2%。

第 99 章
立克次体病

（蒋晓月 译 陈志海 审校）

微生物学

立克次体是一类专性胞内寄生的革兰氏阴性球杆状或短杆状小体，通过蜱、螨、蚤或虱传播。除虱传斑疹伤寒外，人类为其偶见宿主。

临床表现

所有急性立克次体病在发病初期 5 日内具有相似的临床表现，出现一系列的非特异性症状和体征，包括：发热、头痛、肌痛伴或不伴恶心、呕吐及咳嗽。随着疾病的进展，不同病例可出现皮疹如斑疹、斑丘疹或水疱疹，形成焦痂，发生肺炎、脑膜脑炎等（详见表99-1）。

蜱传和螨传斑点热

■ 落基山斑点热（Rocky Mountain spotted fever，RMSF）

流行病学

RMSF 由立氏立克次体引起，是所有立克次体病中病死率最高的一种。

- 在美国中南和东南各州最为流行，多在 5～9 月发病。
- 在患葡萄糖 -6- 磷酸脱氢酶缺乏症的黑人男性患者中，偶见 RMSF 暴发性流行。
- RMSF 在不同的地区由不同种类的蜱虫传播，如：RMSF 的传播媒介在美国东部 2/3 的地区及加利福尼亚州主要是美国犬蜱（变异革蜱，*Dermacentor variabilis*），而在西部主要是落基山木蜱（安氏革蜱，*D. andersoni*）。

发病机制

立克次体在蜱叮咬 6 h 后感染人体，随着淋巴血源性播散累及内皮细胞形成多处病灶，导致血管通透性增加，造成水肿、低血容量及局部缺血，引起局部组织和器官的损伤。

临床表现

潜伏期为 1 周（2～14 天）。在出现非特异性症状 3 日后，半数患者出现皮疹，其特征是手腕和脚踝出现斑疹，随之蔓延到四肢的其他部位及躯干。

- 41%～59% 的患者中皮损最终形成瘀斑，约有 74% 的患者在第 6 天或之后出现皮疹。发病第 5 日后，43% 患者皮损累及手掌和足底，但有 18%～64% 的患者手足并不受累。
- 患者可出现低血容量症、肾前性氮质血症、低血压、非心源性肺水肿、肾衰竭、肝损伤和心脏受累后伴随心律失常。出血较罕见，但其继发性严重血管损害可危及生命。
- 中枢神经系统受累表现为脑炎、局灶性神经功能缺损或脑膜脑炎，是影响落基山斑点热预后的一个重要决定因素。发生脑膜脑炎时，脑脊液中白细胞数目增多，以单核细胞或中性粒细胞为主，蛋白含量增高，葡萄糖含量正常。

表99-1 立克次体感染的特征

疾病	病原体	传播途径	地理分布	潜伏期（天）	病程（天）	皮疹（%）	焦痂（%）	淋巴结病ᵃ（%）
落基山斑点热	立氏立克次体	蜱叮咬：安氏革蜱、变异革蜱、卡延花蜱、灰黄花蜱、血红扇头蜱	美国；中/南美洲；墨西哥、巴西、美国	2～14	10～20	90	<1	+
地中海斑点热	康氏立克次体	蜱叮咬：血红扇头蜱、短小扇头蜱	南欧、非洲、中东、中亚	5～7	7～14	97	50	+
非洲蜱咬热	非洲立克次体	蜱叮咬：希伯来花蜱、彩饰花蜱	撒哈拉以南非洲地区、西印度	4～10	4～19	50	90	+++
斑点病	派氏立克次体	蜱叮咬：斑点花蜱、虎斑花蜱	美国、南美洲	2～10	6～16	88	94	++
太平洋岸蜱咬热	364D立克次体	蜱叮咬：西方革蜱	美国	3～9	5～14	14	100	+++
立克次体痘疹	小蛛立克次体	恙螨叮咬：类脂恙虫	美国、乌克兰、土耳其、墨西哥、克罗地亚	10～17	3～11	100	90	+++
蜱传淋巴结结病	斯洛伐克立克次体	蜱叮咬：边缘革蜱、网纹革蜱	欧洲	7～9	17～180	5	100	++++
蚤传斑点热	猫立克次体	蚤（机制不明）：猫栉首蚤	全球	8～16	8～16	80	15	－
流行性斑疹伤寒	普氏立克次体	虱排泄物：体虱、飞松鼠体表的蚤和虱；或再燃	全球	7～14	10～18	80	无	－

表99-1　立克次体感染的特征（续表）

疾病	病原体	传播途径	地理分布	潜伏期（天）	病程（天）	皮疹（%）	焦痂（%）	淋巴结病变ᵃ（%）
鼠型斑疹伤寒	斑疹伤寒立克次体	蚤粪便：印鼠客蚤，猫栉首蚤等	全球	8~16	9~18	80	无	—
人单核细胞埃立克体病	查菲埃立克体	蜱叮咬：美洲花蜱、变异革蜱	美国	1~21	3~21	26	无	++
尤因埃立克体病	尤因埃立克体	蜱叮咬：美洲花蜱	美国	1~21	4~21	0	无	无
鼠埃立克体病	鼠埃立克体	蜱叮咬：肩突硬蜱	美国	不明	3~14	12	无	无
人粒细胞无形体病	嗜吞噬细胞无形体	蜱叮咬：肩突硬蜱、篦子硬蜱、太平洋硬蜱、全沟硬蜱	美国、欧洲、亚洲	4~8	3~14	少见	无	—
山羊无形体病（未正式命名）	山羊无形体	全沟硬蜱	中国东北	不明	11~21	17	9	+
新发埃立克体病	暂定新埃立克体	蜱叮咬：篦子硬蜱、全沟硬蜱、嗜群血蜱	欧洲、中国	≥8	11~75	10	无	无
恙虫病	恙虫热立克次体	恙螨叮咬：地里纤恙螨、其他	亚洲、澳大利亚、太平洋岛屿	9~18	6~21	50	35	+++
Q热	贝纳柯克斯体	吸入感染性分泌物质气溶胶（山羊、绵羊、牛、猫等），摄入污染的奶或奶制品	除新西兰和南极洲外的全球范围	3~30	5~57	<1	无	—

ᵃ ++++严重；+++重度；++明显；+少数患者出现；—无相关症状

- 实验室检查结果包括血清急性期反应物（如 C 反应蛋白）升高、低白蛋白血症、低钠血症和肌酸激酶水平升高。

预后

未经治疗的患者通常在 8 ～ 15 日内死亡；暴发性 RMSF 患者可在 5 日内死亡。尽管已应用有效的抗生素，病死率仍可达 3% ～ 5%，多由诊断延误所致。RMSF 存活患者可完全康复。

诊断

RMSF 在发病的最初 3 天内极难诊断，只有 3% 的患者有典型的三联征，即发热、皮疹和蜱暴露史。患者出现皮疹时应考虑 RMSF。

- 采集皮疹病变活检样本进行免疫组化检查，是在急性期诊断该疾病的唯一有用的诊断手段，其敏感性为 70%，特异性为 100%。
- 最常用的血清学检查是间接免疫荧光试验，通常在发病后 7 ～ 10 天呈阳性，滴度 ≥ 1 : 64 具有诊断意义。

治疗 ▶ 落基山斑点热

- 儿童及成人患者，多西环素（100 mg bid PO/IV）是治疗该病的首选药物，但对于孕妇及对多西环素过敏的患者，应选用氯霉素进行治疗。
- 治疗应持续至患者不再发热且症状有所缓解（通常在退热后 3 ～ 5 天）。

■ 其他蜱传斑点热

- 康氏立克次体可导致欧洲南部、非洲、亚洲等地区的蜱传斑点热。
- 康氏立克次体感染的疾病名称因地区而异（如地中海斑点热、肯尼亚蜱传斑疹伤寒）。
  - 该疾病的特点是高热、皮疹，大多在出现发热前，在蜱叮咬部位出现焦痂。
  - 伴有糖尿病、酗酒或心力衰竭的重症患者中病死率可达 50%。
- 非洲立克次体感染导致的非洲蜱咬热，发生于撒哈拉以南非洲及加勒比海地区。该病临床表现为轻型，出现头痛、发热、焦痂和局部淋巴结肿大。

- 蜱传斑点热的诊断基于临床表现及流行病学资料；通过血清学实验或病原学发现立克次体可确诊。

治疗　其他蜱传斑点热

多西环素（100 mg PO bid，1～5天）或氯霉素（500 mg PO qid，7～10天）治疗有效。孕妇可用交沙霉素（3 g/d PO，5天）治疗。

■ 立克次体痘

流行病学

立克次体痘是由小蛛立克次体引起的，由鼠及其身上的螨虫传播的疾病。最初发现主要在纽约市，美国其他城镇或农村地区以及乌克兰、克罗地亚、墨西哥和土耳其也有报道。

临床表现

患者在螨叮咬部位出现丘疹，丘疹中心逐渐形成水疱，最终变成周围红肿的无痛性黑壳焦痂，焦痂区域淋巴结肿大。

- 在10～17天的潜伏期后，出现不适、寒战、发热、头痛和肌痛预示着疾病的发作。
- 斑疹出现在发病的第2～6天，并依次演变为丘疹、水疱和焦痂，皮损愈合后不留瘢痕。
- 未经治疗的患者，可持续发热6～10天。

治疗　立克次体痘

选用多西环素。

蚤传和虱传立克次体病

■ 地方性鼠型斑疹伤寒（蚤传）

病因及流行病学

地方性鼠型斑疹伤寒由斑疹伤寒立克次体引起，鼠为其储存宿主，通过跳蚤传播。

- 当携带立克次体的跳蚤粪便通过抓挠侵入瘙痒性咬伤病灶时

导致人类感染；人可将含有立克次体的蚤粪抓入瘙痒的叮咬破损处而感染。较少出现蚤叮咬所致直接感染或吸入蚤粪气溶胶的呼吸道感染。

- 在美国，地方性斑疹伤寒主要流行于德克萨斯州南部和加利福尼亚州南部；在全球范围内，该疾病通常出现在热带和亚热带等温暖地区（沿海地区多见）。
- 患者多无法回忆起蚤叮咬史，但约40%患者具有动物接触史，包括猫、负鼠、浣熊、臭鼬及鼠接触史。
- 重型疾病的危险因素包括高龄、存在基础疾病和磺胺类药物用药史。

临床表现

患者在突发寒战、发热前的1～3天内常出现前驱症状，包括头痛、肌痛、关节痛和恶心等不适；早期病程中普遍出现恶心、呕吐症状。

- 13%的患者（通常在症状出现后约4天）出现典型皮疹；2天后，剩余的半数患者出现斑丘疹，通常躯干多于四肢，瘀点较少见，很少累及面部、手掌或足底。
- 肺部受累较常见，其中有35%的患者出现干咳。由于间质性肺炎、肺水肿和胸腔积液，几乎1/4的患者胸部X线片表现出实变影。
- 实验室检查异常包括贫血、病程早期的白细胞计数减少和病程晚期的白细胞计数增多、血小板减少、低钠血症、低白蛋白血症、肝转氨酶水平轻度升高和肾前性氮质血症。
- 并发症包括呼吸衰竭、呕血、脑出血和溶血等。
- 未经治疗的患者平均病程为12天（9～18天）。

诊断

诊断基于微生物培养、PCR、急性期和恢复期血清学化验，或免疫组织学检查；大多数患者采取经验性治疗。

治疗　地方性鼠型斑疹伤寒（蚤传）

多西环素（100 mg PO bid，7～15天）治疗有效，对于不适用多西环素的患者，可应用环丙沙星替代。

■ 流行性斑疹伤寒（虱传）

病因及流行病学

流行性斑疹伤寒由普氏立克次体引起，由人虱传播。美国东部的飞松鼠及其携带的虱、蚤维持着普氏立克次体的动物源性循环。

- 在卫生环境较差的条件下，尤其是寒冷气候、战争或自然灾害时期，虱寄生于衣物上。
- 虱吸食流行性斑疹伤寒患者血液，受染的虱叮咬人时，将立克次体排泄于人的皮肤表面。患者搔抓时，病原体由此进入人体内。
- Brill-Zinsser 病常于急性感染的数年后发病，是流行性斑疹伤寒的一种复发表现。普氏立克次体在宿主体内休眠，在免疫低下时激活。

临床表现

流行性斑疹伤寒的主要临床表现包括突发高热、虚脱、剧烈头痛、咳嗽和严重肌痛。畏光伴结膜充血、眼睛疼痛也是常见的临床表现。

- 患者常在第 5 天左右出现躯干上部的皮疹，并蔓延至除面部、手掌和足底以外的所有体表区域。
- 严重患者可出现意识障碍、昏迷、皮肤坏死和指（趾）坏疽。
- 未经治疗的患者病死率为 7%～40%。患者可进展为肾衰竭、多器官受累和神经系统受累。

诊断

流行性斑疹伤寒有时被误诊为伤寒。诊断可以基于血清学、免疫组织化学或在患者身上找到的虱中检测到病原体。

治疗 流行性斑疹伤寒（虱传）

尽管一次性给予多西环素 200 mg 在流行情况下已经证明有效，仍可应用多西环素（100 mg bid）直至患者退热后 3～5 天。

■ 恙虫病

- 恙虫热立克次体是恙虫病的病原体，在丛林环境中由恙螨或其幼虫传播。

- 疾病发生于梅雨季节，在东南亚、澳大利亚北部及太平洋岛流行。
- 典型的临床表现包括恙螨叮咬部位的焦痂、区域淋巴结肿大和斑丘疹——但这些表现于当地患者中少见。西方人通常不会完全出现上述三个症状。重症患者可出现脑炎和间质性肺炎。
- 该病的诊断有赖于血清学检测（免疫荧光法、间接免疫过氧化物酶和酶联免疫分析法）；对于焦痂和血液，可进行 PCR 分析。

治疗 恙虫病

多西环素（100 mg bid）或氯霉素（500 mg qid），7～15 天；阿奇霉素（500 mg qd），3 天。

埃立克体病和无形体病

4 种不同的*埃立克体*、2 种*无形体*和 1 种新埃立克体全部为专性胞内寄生生物，通过蜱传播给人类，并导致严重的流行性感染。

■ 人单核细胞埃立克体病（human monocytotropic ehrlichiosis，HME）

病因及流行病学

HME 是由*查菲埃立克体*引起的。通常于 5～7 月在美国的东南部、中南部和大西洋中部各州流行。发病率可高达 414 例 /1000 人口。

- *查菲埃立克体*通过*美洲花蜱*传播，白尾鹿是其主要宿主。
- 患者平均年龄 52 岁；62% 的患者为男性。
- *尤因埃立克体*和*鼠埃立克体*临床表现类似于 HME，但相对较轻。

临床表现

临床表现主要为非特异性表现，包括发热（97%）、头痛（70%）、肌痛（68%）和不适感（77%）。可能会出现恶心、呕吐、腹泻、咳嗽、皮疹和意识障碍。

- 平均潜伏期为 8 天。

- 出现严重的疾病表现为：高达 77% 的患者需住院治疗，2% 的患者死亡。并发症包括肾衰竭、DIC 样综合征、肺炎、感染性休克样综合征、成人呼吸窘迫综合征、心力衰竭、肝炎、脑膜脑炎和出血。
- 常见白细胞减少（66%）、血小板减少（86%）和血清转氨酶水平升高（89%）。

诊断

由于 HME 为可致死性疾病，通常需要基于临床诊断给予经验性抗生素治疗。在开始抗生素治疗前应先留取样本进行 PCR 检测，并且可以应用回顾性血清学诊断以增加抗体的检出。在 < 10% 的外周血涂片中可以检测到桑葚状包涵体。

治疗　**人单核细胞埃立克体病**

多西环素（100 mg PO/IV bid）或四环素（250 ~ 500 mg PO q6 h），治疗持续至退热后 3 ~ 5 天。

■ 人粒细胞无形体病（human granulocytotropic anaplasmosis，HGA）

病因及流行病学

HGA 由*嗜吞噬细胞无形体*引起。在美国，主要发生在东北部和中西部各州。

- 其地理分布与莱姆病和*巴贝虫*感染类似，这三种病原体均以肩突硬蜱作为媒介昆虫。
- HGA 发病高峰在 5 月至 7 月，但全年均可发病。
- HGA 的流行病学与 HME 相似，男性（59%）和老年人（平均年龄 51 岁）更易受到感染。

临床表现

流行区域血清学阳性率较高，推测多数患者为亚临床感染。

- 在 4 ~ 8 天的潜伏期后，患者出现发热（75% ~ 100%）、肌痛（75%）、头痛（83%）和不适感（97%）。
- 严重的并发症常见于老年患者，包括肾衰竭、呼吸窘迫、中毒性休克样综合征、肺炎和 DIC 或感染性休克样综合征。

- 实验室检查可发现白细胞计数减少（60%）、血小板计数减少（79%）和血清转氨酶水平升高（91%）。

诊断

在 5 月至 12 月患有流感样表现和具有非典型莱姆病严重表现的患者应考虑 HGA。

- 20% ～ 75% 患者的外周血涂片中可找到中性粒细胞内的包涵体。
- 应用抗生素治疗前的 PCR 检测或回顾性血清学检测结果中，抗体滴度升高 4 倍以上可以确诊。

治疗　人粒细胞无形体病

多西环素（100 mg PO bid），大多数患者在 24 ～ 48 h 内退热。孕妇和 8 岁以下的儿童可用利福平治疗。

预防

HME 和 HGA 的预防措施包括在流行区避免蜱叮咬、穿着防护服、使用驱虫剂，在接触蜱虫后仔细检查并迅速清除附着的蜱。

Q 热

微生物学

*贝纳柯克斯体*是 Q 热的病原体，是一种微小专性寄生于细胞内的革兰氏阴性多形球杆小体。

流行病学及发病机制

Q 热是一种全球性的人畜共患病。大多数人类感染源于牛、绵羊和山羊，许多其他动物也可作为传播媒介或宿主。

- *贝纳柯克斯体*定居于受感染雌性哺乳动物的子宫和乳腺中。其在妊娠期间被激活，且胎盘中浓度极高。当受感染动物分娩时，病原体以气溶胶的形式播散，吸入后发生感染。
- 屠宰场工人、兽医、农民以及接触感染动物者（尤其是暴露于新生动物或被感染的产褥物品人群），都是高危人群。
- 美国每年报告 28 ～ 54 例病例；澳大利亚每年每 100 万人口中发生 30 例感染。

临床表现

急性 Q 热的具体表现因地域而异（如加拿大新斯科舍省的肺炎和法国马赛的肉芽肿性肝炎），这可能反映了感染途径或感染菌株的差异；慢性 Q 热常导致心内膜炎。

- 急性 Q 热：潜伏期 3 ~ 30 天，患者可能出现流感样综合征、久热不退、肺炎、肝炎、心包炎、心肌炎、脑膜脑炎和妊娠期感染。
  - 症状多为非特异性的（如发热、乏力、头痛、寒战、出汗、恶心、呕吐、腹泻、咳嗽，偶有皮疹）。
  - 流行地区患者胸部 X 线片上的多个斑片影高度提示 Q 热肺炎。
  - 白细胞计数通常正常，但可出现血小板减少。恢复期可出现反应性血小板增多。
  - Q 热后可出现持续乏力及一系列非特异性症状（如头痛、肌痛、关节痛），可称 Q 热后乏力综合征。
- 慢性 Q 热：心内膜炎患者通常既往患有心脏瓣膜疾病、免疫抑制或慢性肾衰竭。
  - 无发热或有低热；患者在确诊前可能患病 > 1 年。
  - 经食管超声心动图可在 21% ~ 50% 的病例中检查出瓣膜赘生物，而仅 12% 的患者可通过经胸超声心动图检查出瓣膜赘生物。赘生物不同于其他细菌性心内膜炎中的赘生物，表现为瓣膜上被上皮细胞覆盖的结节。
  - 所有血培养阴性的心内膜炎患者都应考虑本病。
  - 贝纳柯克斯体可通过低速离心-快速分离病毒法分离，但由于其传染性极高，大多数实验室都禁止进行分离。可以使用组织或活检标本进行 PCR 检测，常用血清学检查协助诊断；常用间接免疫荧光法。

治疗 ▶ Q 热

- 急性 Q 热应用多西环素治疗（100 mg bid，14 天）。
  - 喹诺酮类同样有效。
  - 诊断 Q 热的妊娠妇女应口服复方新诺明及叶酸至妊娠结束（特别是在孕早期）。

- 慢性 Q 热应用多西环素（100 mg bid）和羟氯喹（200 mg tid；维持血药浓度在 0.8 ～ 1.2 μg/ml）18 个月。

  - 羟氯喹使多西环素对贝纳柯克斯体具有杀灭作用。
  - 应确定多西环素对患者分离株的最低抑菌浓度（MIC），并监测血药浓度，目标是血药浓度与多西环素 MIC 的比率≥ 1。
  - 应告知患者治疗过程中存在光过敏和肾毒性风险。
  - 无法接受多西环素联合羟氯喹治疗的患者，应使用至少两种对贝纳柯克斯体有效的药物进行治疗。可使用利福平（300 mg 每日一次）联合多西环素（100 mg bid）或环丙沙星（750 mg bid）。
  - 这种替代方案的用药持续时间目前并无定论。当患者的 I 期 IgG 抗体下降为原先的 1/4 达 1 年，II 期 IgM 抗体消失，达到临床稳定状态时，可考虑停药。

第 100 章
肺炎支原体、军团菌属和肺炎衣原体

（田地　译　徐艳利　审校）

　　肺炎支原体、军团菌属和肺炎衣原体通常被归为"非典型"社区获得性肺炎的最重要病因（关于泌尿生殖道支原体的讨论，见第 86 章。）

肺炎支原体

　　支原体的大小为 150 ～ 350 nm，是最小的可独立生存的有机体。这些不同支原体的基因组序列帮助确定了细胞生命所需的最小基因集。支原体缺乏细胞壁，仅以质膜为界，定植于呼吸道和泌尿生殖道的黏膜表面。

■ 流行病学

肺炎支原体感染在世界范围内发生，没有明显季节性。感染多导致上呼吸道感染，约是引起肺炎的 20 倍。

- 潜伏期为 2～4 周，主要是通过吸入气溶胶感染。
- 肺炎支原体感染引起的肺炎约占成人社区获得性肺炎的 23%。

■ 临床表现

一般不能通过临床表现来鉴别肺炎支原体肺炎或其他细菌感染引起的肺炎。

- 急性肺炎支原体感染表现为咽炎、气管支气管炎和（或）喘息性非特异性上呼吸道综合征。
- 有 3%～13% 的感染者发展为肺炎，最常见的症状是干咳，可伴有头痛、周身不适、畏寒，发热常见。
- 体格检查时，约 80% 的患者可出现喘息或啰音。
- 症状通常在起病后 2～3 周内消失，适当的抗菌治疗可显著缩短疾病的持续时间。
- 肺炎支原体感染很少引起严重疾病，且极少导致死亡。
- 肺外表现相对不常见，包括皮疹（如多形性红斑、皮疹）、神经系统表现（如脑炎、吉兰-巴雷综合征、急性脱髓鞘性脑脊髓炎）、化脓性关节炎（尤其是低丙种球蛋白血症患者）和血液学表现（如溶血性贫血、凝血功能障碍）。

■ 诊断

临床表现、非微生物实验室检查和胸部 X 线片不能鉴别支原体肺炎或其他细菌性肺炎。

- 急性期呼吸道分泌物 PCR 检测可诊断，敏感性为 65%～90%，特异性为 90%～100%。
- 不推荐肺炎支原体培养（需要特殊培养基）用于常规诊断，因为其敏感性≤60%，且生长需要数周的时间。
- 肺炎支原体血清抗体 IgM 和 IgG 检测，需要对患者的急性期和恢复期样本进行比较，因此对于活动性感染的诊断用处有限。此外，急性感染后 IgM 抗体可持续 1 年。
- 冷凝集滴度的测定是非特异性的，不推荐用于肺炎支原体感染的诊断。

治疗　**肺炎支原体感染**

- 抗生素选择包括大环内酯（阿奇霉素，500 mg PO 第 1 天，250 mg 第 2～5 天）、四环素（多西环素，100 mg PO bid，共 10～14 天）和呼吸喹诺酮（左氧氟沙星，500～750 mg PO qd，共 10～14 天）。
- 由于高 MIC，不推荐环丙沙星和氧氟沙星治疗肺炎支原体。

军团菌

■ 微生物学

军团菌科是一种细胞内需氧的革兰氏阴性杆菌，可在缓冲炭酵母提取物（BCYE）琼脂上生长。80%～90% 的人类军团菌病是由嗜肺军团菌引起的，包括 16 个血清型；其中血清型 1、4 和 6 最常见。

■ 流行病学

- 军团菌可污染淡水和人工水源。疫情暴发可源于饮用水，但很少来源于冷却塔。
- 主要通过吸入传播，但也可通过雾化和呼吸道操作期间直接感染肺部。
- 在社区获得性肺炎中，军团菌感染易被忽视，只有约 3% 的患者被明确诊断。如果医院的供水系统被军团菌污染，将会导致 10%～50% 的医院获得性肺炎。
- 患有慢性肺病、吸烟和（或）老年、免疫抑制或刚出院的患者是军团菌感染的高风险人群。

■ 临床表现

军团菌感染表现为急性、发热、自限性疾病（庞蒂亚克热）或肺炎（军团病）。

- 庞蒂亚克热是一种类似流感样疾病，潜伏期为 24～48 h。97% 的病例出现乏力、疲劳和肌痛，发热、畏寒和头痛也很常见，但不会发展成肺炎。这种疾病是自限性的，不需要抗菌治疗，数天后自行恢复。
- 军团病比其他非典型肺炎更严重，更易导致患者入住 ICU。
  - 在 2～10 天的潜伏期后开始出现非特异性症状（如发热、不适、疲劳、头痛、厌食），随后出现轻度咳嗽、少痰。可出现明显的胸痛和胃肠道症状。
- 影像学检查无特异性,但 28% ～ 63% 的患者入院时出现胸腔积液。
- 军团病的临床表现与其他肺炎不易区分,但腹泻、意识模糊、体温 > 39℃(> 102.2 ℉)、低钠血症、转氨酶升高、血尿、低磷血症、肌酸磷酸激酶水平升高比其他肺炎更常见。
- 肺外感染由血行播散引起,最常影响心脏(如心肌炎、心包炎)。

■ 诊断

建议所有社区获得性肺炎患者进行军团菌检测,尤其是军团菌尿抗原检测。

- 痰标本或支气管镜检查标本可进行直接荧光抗体(DFA)染色和培养。
  - DFA 检测快速、特异,但不如培养敏感。
  - BCYE 培养基上培养(用抗生素抑制竞争菌群)需要 3 ～ 5 天;对于非嗜肺军团菌可能需要 2 周的时间。
- 血清学检测需要比较患者的急性期和恢复期血清抗体。恢复期血清抗体 4 倍滴度升高通常需要 12 周,单次抗体滴度 1 : 256 可作为军团病的证据。
- 尿抗原检测快速、廉价、易于执行、敏感性合理(70% ～ 90%)且特异性高(95% ～ 100%)。此检测只能用于嗜肺军团菌血清型 1 型,正是这型菌导致 80% 军团菌感染病例。
  - 患者感染后短时间内即可在尿中检测到抗原,此抗原可持续 10 个月,甚至在抗生素治疗期间也可检测到。

治疗 军团菌感染

- 新一代大环内酯类药物(如阿奇霉素,500 mg/d IV 或 PO,首次剂量可加倍;或克拉霉素 500 mg bid IV 或 PO)或氟喹诺酮类药物(如左氧氟沙星 750 mg/d IV 或 500 mg/d PO 或莫西沙星 400 mg/d PO)。
  - 重症患者建议使用利福平(300 ～ 600 mg bid)联合任何一种药物。

> - 也可选择应用四环素（多西环素 100 mg bid IV 或 PO）。
> - 免疫功能正常者应给予 10 ～ 14 天治疗，免疫功能低下患者应接受为期 3 周的治疗。
>   - 由于阿奇霉素半衰期长，5 ～ 10 天的疗程是足够的。
>   - 通常注射治疗开始后 3 ～ 5 天内出现临床效果，此时可换用口服治疗。

■ 预后

　　未及时接受治疗的免疫功能低下患者的死亡率接近 80%，免疫功能正常的患者未经治疗死亡率可接近 31%，但在适当和及时接受治疗的情况下，死亡率为 3% ～ 11%。疲劳、虚弱和神经症状可以持续超过 1 年。

肺炎衣原体

■ 流行病学

　　肺炎衣原体是人类呼吸道疾病的常见病因，主要发生在年轻人。

- 40% ～ 70% 的血清流行率表明肺炎衣原体在世界范围内广泛存在。在学龄期人群中即可检测到血清学阳性者，每长 10 年阳性者增加 10%。
- 肺炎衣原体在动脉粥样硬化疾病中的作用曾一直被讨论，但大规模的研究结果并不支持这一观点。

■ 临床表现

　　肺炎衣原体感染后可出现急性咽炎、鼻窦炎、支气管炎和肺炎。

- 肺炎衣原体引起的肺炎类似于支原体肺炎。早期可出现上呼吸道症状、发热、干咳，听诊无明显异常，胸部 X 线片可见小段浸润，白细胞不高。
  - 原发性感染比再感染更严重。
  - 老年患者可发展为重症病例。

■ 诊断

　　血清学是诊断肺炎衣原体感染的有效临床证据。

- 恢复期血清标本滴度较急性期 4 倍升高是急性肺炎衣原体感染的证据。

- 肺炎衣原体培养较困难，且并不作为常规检查。PCR 检测目前仅用于科研。

治疗 肺炎衣原体感染

- 建议红霉素或四环素（2 g/d，共 10 ~ 14 天）。
- 其他大环内酯（如阿奇霉素）或喹诺酮类（如左氧氟沙星）可作为替代药物。

第 101 章
沙眼衣原体和鹦鹉热衣原体

（田雯　译　徐艳利　审校）

■ 微生物学

- 衣原体是一种严格细胞内寄生菌，同时具有 DNA 和 RNA（这是与病毒相区别的特征），并且具有与革兰氏阴性细菌相似的细胞壁。
- 这些生物有一个复杂的繁殖周期，以两种形式存在：
  - 原体（感染性形式）适应于细胞外生存，网状体适应于细胞内生存和增殖。
  - 在感染后 18 ~ 24 h 内，网状体复制并凝聚成原体，释放后感染其他细胞或人。
- 有三种衣原体可以感染人类：沙眼衣原体、鹦鹉热衣原体和肺炎衣原体。
  - 补体结合试验（CF）和酶免疫测定可检测衣原体脂多糖，但只能在种属水平上鉴定衣原体。
  - 微量免疫荧光试验（MIF）可区分三种衣原体。
  - 关于肺炎衣原体的讨论，详见第 100 章。

沙眼衣原体感染

■ 生殖器感染，包括性病淋巴肉芽肿

详见第 86 章。

■ 沙眼和成人包涵体结膜炎（AIC）

病因学

- 沙眼是一种由沙眼衣原体 A、B、Ba 和 C 血清型引起的慢性结膜炎。通过接触感染者眼部的分泌物传播，有时通过苍蝇传播。
- AIC 是一种急性眼部感染性疾病，成人通过接触感染者的生殖器分泌物而感染，感染者分娩的新生儿也可以发生感染。这种感染是由性传播的沙眼衣原体菌株引起的，通常由血清 D-K 型引起。

流行病学

沙眼是可预防的感染性失明的主要原因，目前已有约 600 万人受到影响。在非洲北部和撒哈拉以南非洲、中东及亚洲部分地区这些本病的高流行地区内，出生 3 年内沙眼的罹患率接近 100%。再感染和持续感染也很常见。

临床表现

沙眼和 AIC 在临床上均表现为结膜炎，以结膜内小淋巴滤泡为特征。沙眼通常在 2 岁之前隐匿发病。

- 随着沙眼疾病发展，角膜出现炎性白细胞浸润和浅表血管形成（血管翳形成）。
  - 瘢痕最终使得眼睑扭曲变形，睫毛向内旋转磨损眼球（倒睫和内翻）。
  - 角膜上皮最终形成溃疡，继而形成瘢痕和导致失明。
  - 杯状细胞、泪管和腺体的破坏引起干眼综合征（干燥症），导致角膜混浊和继发性细菌性角膜溃疡。
- AIC 是一种伴有耳前淋巴结病变的急性单侧滤泡性结膜炎，与腺病毒或单纯疱疹病毒引起的急性结膜炎相似。
  - 角膜炎症表现为散在混浊、点状上皮糜烂和角膜表面新生血管化。
  - 如果不治疗，这种疾病可能持续 6 周至 2 年。

诊断

如出现以下体征的 2 项，即可临床诊断沙眼：上睑结膜淋巴滤泡、典型的结膜瘢痕、血管翳或角膜缘滤泡。

- 对伴有严重炎症的患儿进行结膜涂片吉姆萨染色，约 10% ～ 60% 可发现细胞质内衣原体包涵体。
- 衣原体核酸扩增试验对于检测衣原体感染更敏感。

治疗　沙眼 /AIC

阿奇霉素（1 g，顿服）或多西环素（100 mg PO bid，共 7 天）治疗 AIC 有效。需要同时对性伴侣进行治疗，以预防眼部再感染和衣原体生殖器疾病。

鹦鹉热衣原体感染

病原学和流行病学

大多数鸟类都可以携带鹦鹉热衣原体，但鹦鹉类（如鹦鹉、长尾小鹦鹉）最常受到感染。人类感染并不常见，仅以人畜共患病的形式发生。

- 饲养家禽的工作人员和宠物鸟的主人是主要的暴露人群。
- 鹦鹉热衣原体存在于受感染鸟类的鼻腔分泌物、排泄物、组织和羽毛中，通过直接接触受感染鸟类或吸入气溶胶传染给人类，尚无人与人之间传播的记录。
- 通过对进口禽类的检疫和改进兽医卫生措施，现在很少出现鹦鹉热暴发和散发病例，美国每年的报告确诊病例不到 50 例。

临床表现

人类鹦鹉热的严重程度不一，可以从无症状或轻度感染到急性原发性非典型肺炎（在 10% 的未经治疗的病例中可能是致命的），甚至发展为严重的慢性肺炎。

- 在经过 5 ～ 19 天的潜伏期后，患者出现发热、畏寒、肌肉酸痛、严重头痛、肝和（或）脾大以及胃肠道症状。
- 心脏并发症可能包括心内膜炎和心肌炎。

诊断

该病通过血清学诊断确诊：

- MIF 是诊断的金标准。
- 单次抗体滴度＞ 1∶16 或急性期与恢复期双份血清样本抗体
  滴度升高 4 倍，结合临床相关综合征，可用于鹦鹉热诊断。

> **治疗** ▶ **鹦鹉热衣原体感染**
>
> - 首选抗生素是四环素（250 mg PO qid，连用 3 周）。
> - 替代药物可选红霉素（500 mg PO qid）。

第 102 章
单纯疱疹病毒、水痘－带状疱疹病毒、巨细胞病毒、爱泼斯坦－巴尔病毒（EB 病毒）和人类疱疹病毒（HPV）6 型、7 型和 8 型感染

（张大伟　张芳芳　译　秦恩强　审校）

单纯疱疹病毒（HSV）

■ 微生物学与发病机制

单纯疱疹病毒 HSV-1 和 HSV-2 都是线性双链 DNA 病毒，两者具备 50% 序列同源性。黏膜表面或磨损的皮肤部位暴露于单纯疱疹病毒可使病毒进入表皮和真皮细胞内复制，随后感染神经细胞和在神经节形成潜伏感染。

- 当病毒基因恢复正常表达就会重新激活，黏膜表面出现病毒。
- 在临床上抗体介导和细胞介导的免疫（包括针对病毒亚型的特异性免疫）都很重要。

■ 流行病学

与 HSV-2 相比，HSV-1 感染的频率更高，发病年龄也更早，90% 以上的 50 岁成年人已有抗 HSV-1 的抗体。通常 HSV-2 抗体青春

期前被检出阳性者较少，并且与性活动相关。发展中国家的 HSV-2 抗体阳性率高于发达国家；在撒哈拉以南的非洲，高达 60% 的孕妇血清呈 HSV-2 抗体阳性。

- HSV 通过接触活动期的病变创面传播，或者通过接触无症状者黏膜皮肤表面脱落的病毒传播。
- HSV 再激活非常常见：PCR 技术可检测到 20% ~ 30% 的 HSV DNA 阳性，大多数生殖器 HSV 再激活持续时间 < 6 h。
- HSV-2 不明携带者体内的大量病毒库和无症状者的 HSV-2 频繁再激活促进了其在全世界的持续传播。
- HSV-2 感染者的 HIV-1 的感染率增加 2 ~ 4 倍；事实上，33% ~ 50% 的 HIV-1 感染可能与撒哈拉以南的非洲人群 HSV-2 感染和男-男性接触感染 HSV-2 相关。

■ 临床表现

这两种病毒亚型都能引起难以区分的生殖器和口腔-面部感染。总体而言，生殖器 HSV-2 重新激活（reactivate）的可能性是生殖器 HSV-1 重新激活的 2 倍，HSV-2 感染复发（recur）的频率是生殖器 HSV-1 的 8 ~ 10 倍。相反，口腔-唇部 HSV-1 感染比口腔-唇部 HSV-2 感染复发更频繁。两种亚型原发病毒的感染潜伏期为 1 ~ 26 天（中位数为 6 ~ 8 天）。

口腔-面部感染

原发性 HSV-1 感染可导致牙龈炎、咽炎，以及长达 2 周的发热、不适、肌痛、不能进食和颈部淋巴结肿大，伴有上颚、牙龈、舌头、嘴唇、面部、咽后和（或）扁桃体损伤，偶发渗出性咽炎。

- 三叉神经节潜伏的 HSV 再激活与唾液、口腔内黏膜溃疡，或唇面部交界 / 外部面部溃疡、病毒无症状分泌有关。
  - 大约 50% ~ 70% 接受三叉神经根减压术的患者和 10% ~ 15% 接受拔牙术的患者，术后平均 3 天出现口唇疱疹。
  - 面神经下颌部 HSV-1 或 VZV 的再激活导致松弛性麻痹（贝尔麻痹）。
- 免疫抑制的患者会出现严重的感染，蔓延到黏膜和皮肤，导致脆性增加、坏死、出血、疼痛，甚至不能进食或饮水。
- 患有特应性皮炎的患者也可能出现严重的口腔-面部 HSV 感染（疱疹性湿疹），伴有广泛的皮肤损害，偶发内脏播散。
- 多形性红斑 75% 的诱因为 HSV 感染。

生殖器感染（见第 86 章）

首次发作的原发性生殖器疱疹以发热、头痛、疼痛和浑身不适为特征。肌肉酸痛、瘙痒、排尿困难、阴道和尿道出现分泌物、腹股沟淋巴结肿痛是主要的局部症状。

- 既往感染过 HSV-1 的患者病情较轻。
- 再激活感染通常表现为亚临床症状，或可引起生殖器病变或伴有排尿困难的尿道炎。
- 即使没有肛交史，肛周病变也可能由于先前生殖道感染在骶部皮肤形成潜伏病毒感染而发生。

化脓性指头炎

患者手指感染 HSV 会突然出现水肿、红斑、疼痛和指尖的水疱或脓疱性病变，常易与化脓性细菌感染的病变混淆。常见发热、淋巴结炎、肱骨内上髁和腋下淋巴结肿大。

外伤性疱疹（角斗士疱疹）

摔跤时皮肤创伤引起的 HSV 感染可发生在身体任何部位，但通常影响胸部、耳朵、面部和手。

眼部感染

在美国 HSV 是导致角膜性失明最常见的原因。

- HSV 感染导致的角膜炎表现为疼痛急性发作、视物模糊、结膜水肿、结膜炎和树突状角膜病变。局部使用糖皮质激素可加重疾病。复发较为常见。
- 其他临床表现包括脉络膜视网膜炎和急性坏死性视网膜炎。

中枢和周围神经系统感染

在美国，10%～20% 的散发性病毒性脑炎病例由 HSV 感染导致，其中 95% 的病例由于 HSV-1 引起（原发或再激活感染）。估计年发病率为每 2.3/100 万。

- 患者表现为急性发热和局部神经系统症状和体征，特别是在颞叶。在重症病例中，由于出血性坏死可在脑脊液中发现红细胞。
- 考虑到感染的潜在严重性，应根据经验开始抗病毒治疗，直到确诊或做出替代性诊断。
- HSV 脑膜炎是一种急性自限性疾病，通常与原发性生殖器 HSV 感染相关，临床表现为头痛、发热和轻度畏光，通常持续 2～7 天。

- 在无菌性脑膜炎病例中，3% ～ 15% 的病例是由 HSV 感染导致。
- HSV 是复发性淋巴细胞性脑膜炎（莫拉雷特脑膜炎）最常见的病因。
- HSV 或 VZV 引起的自主神经功能障碍通常影响骶尾区域，可导致麻木、臀部或会阴区域刺痛、尿潴留、便秘和阳痿。
  - 症状需要数天或数周才能缓解。
  - 在罕见情况下，HSV 感染后可能出现横贯性脊髓炎或吉兰-巴雷综合征。

内脏感染

内脏器官 HSV 感染多由病毒血症引起；常见多器官受累，但偶尔仅累及食管、肺或肝。

- 在 HSV 食管炎中，患者表现为吞咽疼痛、吞咽困难、胸骨后疼痛、体重减轻、红斑基底上的多发椭圆形溃疡。有必要检测 HSV 以鉴别食管炎的其他病因（如念珠菌性食管炎）。
- HSV 性肺炎罕见，但可见于免疫功能严重低下的患者，可导致局灶性坏死性肺炎，病死率＞ 80%。
- 肝脏 HSV 感染主要发生在免疫功能抑制的患者，临床表现为发热、胆红素和血清转氨酶水平突然升高以及白细胞减少（白细胞＜ 4000/μl）。

新生儿感染

在小于 6 周龄的 HSV 感染婴儿中，内脏和（或）中枢神经系统感染频率最高；若未经治疗，患儿病死率为 65%。

- 感染通常是于围产期通过分娩时接触受感染的生殖器分泌物获得的。
- 约 50% ～ 70% 的病例由 HSV-2 感染引起。新近感染 HSV 的母亲所生的婴儿，感染风险增加了 10 倍。

■ 诊断

推荐用 PCR 诊断 HSV 感染。显微镜检查、病毒培养（如需抗病毒敏感性测试）和血清学在诊断单纯疱疹病毒感染方面也有临床应用价值，但敏感性较低。

- 无论采用哪种检测方法，水疱性病变比溃疡性黏膜病变敏感性更高，原发性感染比复发性感染敏感性更高，免疫功能抑制患者比免疫功能正常患者感染敏感性更高。

- Tzanck 涂片（从病灶底部刮片进行吉姆萨染色）检测 HSV 和 VZV 感染导致的巨细胞或核内包涵体的敏感性较低；该涂片技术需要有临床经验的工作人员操作。

- 血清学检测可证明单纯疱疹病毒感染；目前还没有可靠的 IgM 检测方法来确定是否急性 HSV 感染。

治疗　单纯疱疹病毒感染

- 表 102-1 详述了 HSV 感染的抗病毒治疗。

  - 所有获准用于抗 HSV 的抗病毒药物都能抑制病毒 DNA 聚合酶。

  - 阿昔洛韦可在肾实质结晶，导致一过性肾功能不全，应给予患者充分水化，输液时间应超过 1 h。

  - 阿昔洛韦耐药的单纯疱疹病毒株罕见，但是已被鉴定出来，主要存在于免疫功能抑制的患者中，通常这些分离株对伐昔洛韦和泛昔洛韦也有耐药性，这两种药物的耐药机制与阿昔洛韦相似。

  - 抗病毒药物既不能根除潜伏感染，也不能影响停止治疗后的复发。

表 102-1　HSV 感染的抗病毒治疗

Ⅰ. 皮肤黏膜 HSV 感染

 A. 免疫抑制患者的感染

  1. *首发或复发急性期*：静脉注射阿昔洛韦（5 mg/kg q8 h）或口服阿昔洛韦（400 mg qid）、泛昔洛韦（500 mg bid 或 tid）或伐昔洛韦（500 mg bid）有效，治疗时间 7～14 天不等。静脉注射治疗 2～7 天，临床好转后改口服治疗。

  2. *抑制再激活*（生殖器或口腔-唇部）：静脉注射阿昔洛韦（5 mg/kg q8 h）或口服伐昔洛韦（500 mg bid）或阿昔洛韦（400～800 mg，每天 3～5 次）可防止移植后 30 天内复发。通常持续免疫抑制的患者采用长期 HSV 抑制策略。在骨髓和肾移植受者中，口服伐昔洛韦（2 g/d）也可有效减少巨细胞病毒感染。HIV 阳性人群中，长期口服伐昔洛韦（4 g/d）与血栓性血小板减少性紫癜相关。在 HIV 感染者口服阿昔洛韦（400～800 mg bid）、伐昔洛韦（500 mg bid）或泛昔洛韦（500 mg bid）可有效降低 HSV-1 和 HSV-2 的临床和亚临床再激活。

表 102-1   HSV 感染的抗病毒治疗（续表）

B. 免疫正常患者感染

1. 生殖器疱疹

a. *首次发作*：口服阿昔洛韦（200 mg，5 次 / 日或 400 mg tid）、伐昔洛韦（1 g bid）或泛昔洛韦（250 mg bid）7 ~ 14 天治疗有效。静脉注射阿昔洛韦（5 mg/kg q8 h，连续 5 天）用于治疗重症或神经系统并发症，如无菌性脑膜炎。

b. *有症状的复发性生殖器疱疹*：短程（1 ~ 3 天）方案因成本低、依从性好且方便为治疗首选。口服阿昔洛韦（800 mg tid，疗程 2 天）、伐昔洛韦（500 mg bid，疗程 3 天）或泛昔洛韦（750 mg 或 1000 mg bid，疗程 1 天；单次 1500 mg；或 500 mg 起始，然后 250 mg q12 h 2 天）可有效缩短病变持续时间。其他选择包括口服阿昔洛韦（200 mg 5 次 / 日），伐昔洛韦（500 mg bid）和泛昔洛韦（125 mg bid，疗程 5 天）。

c. *抑制复发性生殖器疱疹*：口服阿昔洛韦（400 ~ 800 mg bid）或伐昔洛韦（500 mg/d）。每年发作次数 > 9 次的患者应口服伐昔洛韦（1 g/d 或 500 mg bid）或泛昔洛韦（250 mg bid 或 500 mg bid）。

2. 口腔-唇疱疹病毒感染

a. *首次发作*：口服阿昔洛韦（200 mg 5 次 / 日或 400 mg tid）；可使用口服阿昔洛韦混悬液（600 mg/m^2 qid）。口服泛昔洛韦（250 mg bid）或伐昔洛韦（1 g bid）方案已用于临床，疗程为 5 ~ 10 天。

b. *复发*：如果在前驱症状刚出现即启动治疗，单剂或 1 天的治疗可有效减少疼痛并加速愈合。方案包括口服泛昔洛韦（单剂 1500 mg 或 750 mg bid，疗程 1 天）或伐昔洛韦（单剂 2 g 或 2 g bid，疗程 1 天）。喷昔洛韦乳膏每日 6 次自我涂抹治疗可有效加速口腔-唇疱疹病毒感染的愈合。局部外用阿昔洛韦乳膏也能加速愈合。

c. *口腔-唇 HSV 再激活的治疗*：如果在暴露前或者暴露过程中持续（通常为 5 ~ 10 天）口服阿昔洛韦（400 mg bid）可防止感染再激活和与严重日晒相关的复发性口腔-唇 HSV 感染的再激活。

3. *外科手术中口腔或生殖器 HSV 感染的预防*：一些外科手术如激光皮肤表面磨削术、三叉神经根减压术和腰椎间盘手术都与 HSV 再激活有关。静脉注射阿昔洛韦（3 ~ 5 mg/kg q8 h）或口服阿昔洛韦（800 mg bid）、伐昔洛韦（500 mg bid）或泛昔洛韦（250 mg bid）可有效减少再激活。治疗应在手术前 48 h 开始并持续 3 ~ 7 天。

4. *疱疹性化脓性指头炎*：口服阿昔洛韦（200 mg，疗程 5 天）或替代方案：400 mg tid，疗程 7 ~ 10 天。

表 102-1　HSV 感染的抗病毒治疗（续表）

    5. *HSV 直肠炎*：口服阿昔洛韦（400 mg，5 次 / 日）有助于缩短感
       染病程。对免疫抑制患者或重症感染患者静脉注射阿昔洛韦
       （5 mg/kg q8 h）可能有效。

    6. *眼部 HSV 感染*：急性角膜炎外用三氟胸苷、阿糖胞苷、碘苷、
       阿昔洛韦、喷昔洛韦和干扰素均有效。有些病例可能需要清创。
       局部使用类固醇激素可能使疾病恶化。

Ⅱ. 中枢神经系统 HSV 病毒感染

    A. *HSV 脑炎*：静脉注射阿昔洛韦（10 mg/kg q8 h；30 mg/kg qd），疗
       程持续 10 天或直到脑脊液中检测不到 HSV DNA。

    B. *HSV 无菌性脑膜炎*：目前尚无系统抗病毒治疗的相关研究。如果要
       进行治疗，可静脉注射阿昔洛韦［15 ～ 30 mg/（kg·d）］。

    C. *自主神经根病变*：目前尚无相关研究。大多数权威机构建议试用静
       脉注射阿昔洛韦。

Ⅲ. 新生儿单纯疱疹病毒感染：静脉注射阿昔洛韦［60 mg/（kg·d），分 3
    次］。建议静脉注射疗程为 21 天。应监测是否存在复发。口服阿昔洛
    韦混悬液疗程应持续 3 ～ 4 个月抑制病毒。

Ⅳ. 内脏 HSV 感染

    A. *HSV 食管炎*：静脉注射阿昔洛韦［15 mg/（kg·d）］。在一些轻度
       免疫抑制的患者中，口服伐昔洛韦或泛昔洛韦有效。

    B. *HSV 肺炎*：目前暂无对照临床研究。可考虑静脉注射阿昔洛韦
       ［15 mg/（kg·d）］。

Ⅴ. 播散性 HSV 感染：暂无对照临床研究。可尝试静脉注射阿昔洛韦
    （5 mg/kg q8 h）。肾功能不全者可能需要调整剂量。暂无确切证据表明
    治疗能降低死亡风险。

Ⅵ. HSV 相关的多形性红斑：一些观察性研究发现口服阿昔洛韦（400 mg
    bid 或 tid）或伐昔洛韦（500 mg bid）可抑制多形性红斑。

Ⅶ. 阿昔洛韦耐药的 HSV 感染：静脉注射膦甲酸钠（40 mg/kg q8 h）直到
    病变愈合。目前最佳疗程和抑制病变的有效性尚不清楚。一些患者皮
    肤应用三氟胸苷或 1% 西多福韦凝胶可能会受益，这两种药物必须在药
    房配制，每天使用一次，持续 5 ～ 7 天。可考虑局部应用咪喹莫特乳
    膏。目前正在研究解旋酶引物酶抑制剂 Pritelivir 治疗阿昔洛韦耐药的
    HSV 感染。可考虑静脉注射西多福韦（每周 5 mg/kg）。

Ⅷ. 阿昔洛韦与妊娠：阿昔洛韦对胎儿或新生儿无不良影响。阿昔洛韦可用
    于怀孕的所有阶段和正在哺乳的妇女（在母乳中可检测到阿昔洛韦）。
    妊娠晚期应用阿昔洛韦抑制性治疗可降低复发性生殖器疱疹孕妇的剖
    宫产率。该治疗可能无法预防将 HSV 传染给新生儿。

■ 预防

使用物理屏障形式的节育措施，特别是使用避孕套可减少 HSV 传播的可能性，尤其是在无症状的病毒分泌期间。每天用伐昔洛韦进行长期治疗也可部分有效减少 HSV-2 感染，特别是易感妇女。

水痘－带状疱疹病毒（VZV）

■ 微生物学与发病机制

VZV 是一种属于疱疹病毒科的双链 DNA 病毒，致病周期与 HSV 相似。原发感染通过呼吸道传播。病毒复制引起病毒血症，表现为水痘的弥漫性和散在性皮损；随后可能在背根神经节中潜伏，通过未知机制再激活。

■ 流行病学与临床表现

VZV 引起两种不同的症状：原发感染（水痘）和再激活感染（带状疱疹）。人类是唯一已知的 VZV 的病毒储存库。

水痘

患者表现为发热、不适和特征性皮疹，在疾病进展的不同阶段表现为斑丘疹、水疱和结痂。大多数皮损较小，底部有 5 ～ 10 mm 的红斑基底，2 ～ 4 天内分批出现。严重程度因人而异，但老年患者往往病情会更严重。

- 在免疫功能正常的宿主中该疾病表现较轻，持续 3 ～ 5 天。而免疫功能抑制的患者会出现许多皮损且愈合较慢（通常基底部有出血性病变），更易出现内脏并发症，若不治疗 15% 的病例会致命。
- 潜伏期从 10 ～ 21 天不等，但通常为 14 ～ 17 天。患者在皮疹出现前 48 h 内具有传染性，持续至所有水疱结痂前。
- 该病毒传染性极强，易感人群感染后发病率为 90%。历史上 5 ～ 9 岁的儿童占所有病例的一半；疫苗接种极大地改变了该病毒传染的流行病学，水痘年发病率显著下降。
- 水痘的并发症包括皮肤细菌重叠感染、中枢神经系统受累、肺炎、心肌炎和肝损害。
  - 细菌重叠感染通常由化脓性链球菌或金黄色葡萄球菌引起。
  - 中枢神经系统受累通常为良性，皮疹发作 21 天后临床表现为急性小脑共济失调和脑膜刺激征。也可出现无菌性脑膜

炎、脑炎、横贯性脊髓炎，吉兰-巴雷综合征或瑞氏综合征
（儿童应避免服用阿司匹林）。除支持性治疗外，尚无其他
特殊疗法。

- VZV 肺炎是水痘最严重的并发症，成人发病率（高达 20%）
  高于儿童。发病后 3 ～ 5 天出现呼吸急促、咳嗽、呼吸困
  难、发热、发绀、胸膜炎性胸痛和咯血。胸部 X 线显示结节
  性浸润和间质性肺炎。肺炎的缓解与皮疹的改善同步发生。

带状疱疹

背根神经节 VZV 再激活导致带状疱疹，通常表现为某一神经支
配区域皮肤出现水疱，常伴有剧烈疼痛。

- 皮损前 48 ～ 72 h 可能出现局部皮肤疼痛，最常累及 T3 至 L3
  节段。
- 病程通常为 7 ～ 10 天，但皮肤恢复正常可能需要 2 ～ 4 周。
- 美国每年发病 ≥ 120 万例，发病率在 ≥ 50 岁的人群中最高。
- 患有带状疱疹的患者可将病毒传染给血清阴性的个体，从而
  导致水痘。
- 并发症包括眼部带状疱疹（可导致失明）、拉姆齐-亨特综
  合征（以外耳道疼痛和水疱、舌前 2/3 味觉丧失和同侧面
  瘫为特征）和带状疱疹后神经痛（皮肤病缓解后疼痛持续
  数月）。
- 免疫功能抑制的患者，尤其是霍奇金病和非霍奇金淋巴瘤患
  者，罹患重症带状疱疹和进展性疾病风险最大。此类患者
  40% 会发生皮肤播散，其他并发症（肺炎、脑膜脑炎、肝炎）
  的风险亦会增加。

■ 诊断

确诊需要在培养物中分离出 VZV，通过分子手段检测 VZV（PCR
或病变基底细胞的免疫荧光染色）或血清学（血清由阴性转化为阳
性或恢复期和急性期血清标本之间的抗体滴度升高 ≥ 4 倍）。

治疗　水痘-带状疱疹病毒感染

- *水痘*：如果在症状出现后 24 h 内开始抗病毒治疗，可能有效。
  - 对于 < 12 岁的儿童，建议使用阿昔洛韦（20 mg/kg，
    PO q6 h）。

- 对于青少年和成人，建议使用阿昔洛韦（800 mg PO，5 次/天）、伐昔洛韦（1 g PO tid）或泛昔洛韦（250 mg PO tid），疗程 5～7 天。
- 良好的卫生、细致的皮肤护理和对症止痒药，对于缓解症状和防止皮肤损伤导致细菌重叠感染非常重要。
- **带状疱疹**：抗病毒治疗可使病变愈合更快。
  - 鉴于良好的药代动力学和药效学，泛昔洛韦（500 mg tid，疗程 7 天）或伐昔洛韦（1 g PO tid，疗程 5～7 天）优于阿昔洛韦（800 mg，5 次/天，疗程 7～10 天）。
- **严重免疫功能抑制患者的 VZV 感染**：对于水痘和带状疱疹，为降低内脏并发症的风险，严重免疫功能抑制患者应至少在发病时接受静脉注射阿昔洛韦（10 mg/kg q8 h，疗程 7 天），尽管这种疗法不能加快愈合或缓解皮损疼痛症状。
  - 风险较低的免疫功能抑制患者可口服伐昔洛韦或泛昔洛韦。
  - 若条件允许，联合应用阿昔洛韦期间应减少免疫抑制剂的使用。
- **眼部带状疱疹**：抗病毒治疗，若剧痛给予止痛药并立即咨询眼科医生。
- **带状疱疹后神经痛**：加巴喷丁、普瑞巴林、阿米替林、利多卡因贴片和氟非那嗪可减轻疼痛，可与常规镇痛剂一起合用。泼尼松（在带状疱疹发病的第 1 周与抗病毒治疗一起使用，剂量为 60 mg/d，然后在随后的 2 周内以每周 50% 的剂量逐渐减量）可以加速改善生活质量，包括恢复正常活动；泼尼松治疗仅适用于出现中度或重度疼痛的健康成人。

■ 预防

有三种方法可预防 VZV 感染。

- **主动免疫**：所有儿童和血清阴性的成人，建议接种两剂水痘减毒活疫苗。无论血清学状况如何，> 50 岁的患者应接种病毒含量为水痘疫苗 18 倍的疫苗；带状疱疹疫苗可降低带状疱疹发病率及带状疱疹后神经痛的发病率。
- **被动免疫**：易受 VZV 感染、水痘并发症的高风险宿主（如免疫功能抑制患者、易受感染的孕妇、早产儿、5天内分娩的孕妇或分娩后2天内出现水痘的新生儿），可在显著暴露后96 h内（理想情况下72 h）给予注射水痘－带状疱疹免疫球蛋白（VZIg）。

- 抗病毒治疗：高强度暴露7天后，对无疫苗接种适应证的患者或直接接触后96 h窗口期已过的高危患者进行抗病毒预防，可缓解疾病的严重程度。

巨细胞病毒（CMV）

■ 微生物学

CMV是一种双链DNA疱疹病毒，因被感染细胞体积是周围细胞的2～4倍而得名。这些巨细胞含有一个偏心的核内包涵体，周围有一圈透明晕，外观呈"猫头鹰眼"。

■ 流行病学

CMV病在全球范围内分布。在许多地区几乎所有成年人都呈CMV血清阳性，美国和加拿大50%的成年人CMV血清阳性。围产期和童年早期CMV感染常见；1%的美国新生儿受到感染。

- 病毒可通过母乳、唾液、粪便和尿液传播。
- 传播需要反复或长期接触CMV，而非偶然接触。在青少年和成人中性接触传播很常见，在精液和宫颈分泌物中也发现了CMV。
- 潜伏性感染终身携带，当机体细胞介导免疫功能抑制时会导致CMV再激活（如在移植受者或感染HIV的患者中）。

■ 发病机制

初次感染CMV可引发强烈的T淋巴细胞反应；在异型淋巴细胞中，以活化的CD8$^+$T细胞为主。

- 多种细胞类型和各种器官中都可发生潜伏感染。使用免疫抑制药物（如在移植条件下）和某些免疫抑制生物制剂（如抗胸腺细胞球蛋白）时，慢性抗原刺激可促进CMV再激活。
- CMV感染通过抑制T淋巴细胞功能增加机会性感染的风险。

■ 临床表现

在免疫功能正常的患者中，最常见的临床表现是CMV单核细胞增多症，但在免疫功能抑制的患者中（包括新生儿）疾病可能更严重。

先天性 CMV 感染

在怀孕期间，原发性 CMV 感染的母亲所生的婴儿中，5% ～ 20% 的婴儿会有临床表现，病死率约为 5%。

- 60% ～ 80% 的病例会出现瘀点、肝脾大和黄疸；伴或不伴有脑钙化的小头畸形、宫内生长迟缓、早产和脉络膜视网膜炎不常见。
- 实验室检查异常发现包括肝功指标升高、血小板减少、结合性高胆红素血症、溶血和脑脊液蛋白水平升高。
- 重症感染的婴儿会有持续的智力和（或）听力障碍。
- 在无症状感染的婴儿中，5% ～ 25% 的婴儿在出生后几年内会出现明显的精神运动功能、听力、眼部或牙齿异常。

围产期 CMV 感染

围产期 CMV 是通过母乳喂养或接触母体分泌物（如在产道中）获得感染。虽然大多数患者并无症状，但可以出现与先天性 CMV 病相似的症候群，但程度较轻。

CMV 单核细胞增多症

症状和体征持续 2 ～ 6 周，包括高热、极度疲劳和不适、肌肉酸痛、头痛和肝脾大。与 EBV 感染相比，CMV 感染导致的渗出性咽峡炎和颈部淋巴结肿大较为罕见。

- 实验室检查异常发现包括相对淋巴细胞增多伴异型淋巴细胞 > 10%，转氨酶和免疫学异常（如出现冷球蛋白、类风湿因子或冷凝集素）。
- 潜伏期为 20 ～ 60 天。
- 多数患者可完全康复，但病毒相关的虚弱症状可持续数月。

免疫功能抑制的患者 CMV 感染

CMV 是器官移植术后感染最常见的病毒性病原体，移植术后 1 ～ 4 个月感染风险最高。HIV 感染患者 CD4$^+$ T 细胞计数 < 50 ～ 100/μl 易合并严重的 CMV 感染。

- 原发性 CMV 感染（包括重新感染新供体来源的毒株）比重新激活更有可能导致高病毒载量，且易表现为重症。
  - 再激活感染很常见，但症状较轻。
  - 移植的器官有特殊感染风险，如肺移植后倾向于发生 CMV

肺炎。

- 预防性抗病毒治疗或抢先治疗可降低重症感染的风险。

● 患者最初表现为发热期较长、不适、厌食、疲劳、盗汗、关
节痛或肌痛，但最终可累及多器官。

- 呼吸系统受累表现为气促、缺氧、干咳，胸部 X 线显示双
肺间质或网状结节渗出。

- 胃肠道受累通常包括肝炎和溃疡形成。结肠炎是器官移植
受者最常见的临床表现。

- CMV 脑炎特别是 HIV 感染患者可发生进行性痴呆或脑室
脑炎，其特征为脑神经受损、定向力障碍和嗜睡。

- CMV 视网膜炎是艾滋病晚期患者致盲的重要原因。

■ 诊断

诊断需要在合适的标本中分离出巨细胞病毒，或检测到其抗原，
或在临床标本中检出 DNA，并且与临床综合征表现相符。免疫荧光
检测 CMV 抗原（pp65）、PCR、病毒培养和血清学都是有效的检测
手段。

治疗　CMV 感染

● 如有可能，血清阴性的供体应给予血清阴性的移植受者。

● 更昔洛韦（5 mg/kg IV bid，疗程连续 14 ～ 21 天，然后
5 mg/kg IV qd）或缬更昔洛韦（口服制剂，更昔洛韦前体
药；900 mg PO bid，疗程 14 ～ 21 天，然后 900 mg PO
qd）对患有 CMV 视网膜炎或结肠炎的 HIV 感染者具有
70% ～ 90% 的应答率。

- 感染 CMV 导致重症时，常联合使用更昔洛韦与 CMV 免
疫球蛋白。

- 中性粒细胞减少是更昔洛韦治疗的一种常见副作用，可
能需要使用集落刺激因子治疗。

- 高危移植受者（移植前血清阳性或无症状的 CMV 培养
阳性者）可接受预防性或抑制性治疗。

- 在治疗 3 个月以上的患者中，更昔洛韦耐药很常见，通
常与 CMV UL97 基因突变有关。

- 对于巨细胞病毒视网膜炎，一些医生更倾向向玻璃体内注射更昔洛韦或膦甲酸钠加口服伐昔洛韦或静脉注射更昔洛韦，目前尚无临床试验比较这些疗法的优劣。

- 膦甲酸钠（每日 180 mg/kg IV，分 2 ～ 3 次，持续 2 周，然后每天 IV 90 ～ 120 mg/kg）可抑制 CMV DNA 聚合酶，对多数更昔洛韦耐药的 CMV 分离株具有活性。主要副作用包括电解质紊乱和肾功能不全。

- 西多福韦（每周 5 mg/kg IV，持续 2 周，然后每 2 周 3 ～ 5 mg/kg IV）是一种核苷酸类似物，对更昔洛韦耐药的 CMV 也有效；然而，此药可造成近端肾小管细胞损伤，引起严重的肾毒性。使用生理盐水充分水化和丙磺舒可以减少此种不良反应。

- CMV 免疫球蛋白或高效价免疫球蛋白可降低血清阴性的肾移植受者感染 CMV 的风险，并可预防妊娠期初次感染 CMV 的孕妇所产婴儿的先天性 CMV 感染。

爱泼斯坦－巴尔病毒（Epstein-Barr 病毒，EBV）

■ 流行病学

EBV 是一种 DNA 病毒，属于疱疹病毒科，＞ 90% 的成年人被感染过。

- 传染性单核细胞增多症（IM）是一种青年人易患疾病，在卫生条件良好的地区更为常见；在卫生条件较差的地区，被感染的患者年龄段较小。

- EBV 通过接触口腔分泌物传播（如接吻时唾液传播），90% 以上的无症状血清阳性个体口咽分泌物中可检测到 EBV。

■ 发病机制

EBV 会首先感染口咽和唾液腺的上皮细胞及扁桃体隐窝中的 B 细胞，然后出现病毒血症。

- B 细胞经历多克隆激活，记忆性 B 细胞形成 EBV 储存库。在急性感染时，反应性 T 细胞增殖，高达 40% 的 $CD8^+$ T 细胞会针对 EBV 抗原。

- 在控制 EBV 感染方面，细胞免疫比体液免疫更重要。如果 T 细胞免疫功能受损，EBV 感染的 B 细胞可能会增殖，这是向肿瘤转化迈出的一步。

■ 临床表现

　　EBV 疾病的具体临床表现取决于患者的年龄和免疫状况：低龄儿童感染通常无症状或出现轻度咽峡炎，青少年和成人会进展为 IM，免疫功能抑制的患者会进展为淋巴增殖性疾病。

- 在 IM 中疲劳、不适和肌肉酸痛等前驱症状可能持续 1 ～ 2 周，随后出现发热、渗出性咽峡炎和淋巴结肿大（淋巴结质软、对称和可移动、有触痛；脾大在第 2 周或第 3 周更明显）。

  – 潜伏期 4 ～ 6 周。

  – 早期研究报告大多数接受青霉素衍生物治疗的患者会出现斑疹；这些皮疹并不代表真正的青霉素过敏，在青霉素衍生物联用其他药物时也不经常发生。

  – 疾病持续 2 ～ 4 周，但是 10% 的患者可出现慢性疲劳 ≥ 6 个月。然而 EBV 不是慢性疲劳综合征的病因。

  – 在第 2 周或第 3 周出现淋巴细胞增多症，异型淋巴细胞 > 10%（细胞增大、胞质和空泡丰富）；常见肝功能异常。

  – 并发症包括：中枢神经系统疾病（如脑膜炎、脑炎）、Coombs 阳性的自身免疫性溶血性贫血、脾破裂及淋巴组织肥大而导致的上呼吸道阻塞。

- 淋巴增殖性疾病发生在细胞免疫缺陷的患者（如艾滋病患者、严重免疫缺陷的患者以及接受免疫抑制药物的患者）中，EB 病毒感染的 B 细胞增殖导致淋巴结和多器官浸润。患者常出现发热和淋巴结肿大或胃肠道症状。

- 口腔毛状黏膜白斑是成人早期感染 HIV 的表现，是一种舌上隆起的白色、波纹状病变，可以测到 EBV DNA。

- EBV 感染相关的恶性肿瘤包括伯基特淋巴瘤（在非洲 90% 的伯基特淋巴瘤病例与 EBV 感染相关，而在美国 15% 的伯基特淋巴瘤病例与 EBV 相关）、中国南方的间变性鼻咽癌、胃癌（9% 的胃癌 EBV 阳性）、霍奇金病（尤其混合细胞型）和中枢神经系统淋巴瘤（尤其与 HIV 相关）。

■ 诊断

　　血清学检测是诊断的主要手段。PCR 分析可用于监测淋巴增殖性疾病患者血液中 EBV-DNA 水平。

- 异嗜性抗体（图 102-1）是最基础的快速检测，用于评估血清与豚鼠肾吸附后凝集绵羊、马或牛红细胞的能力。

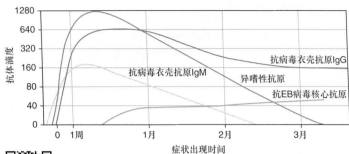

彩图 102-1

图 102-1（扫二维码看彩图） EB 病毒急性感染期间血清学变化模式。〔From Cohen JI：Epstein-Barr Virus，in Clinical Hematology. Young NS et al（eds）. Philadelphia，Mosby，2006.〕

- 感染后异嗜性抗体可持续阳性 1 年之久。
- 异嗜性抗体的单点试验比经典的异嗜性试验更为敏感；与 EBV 特异性血清学相比，其敏感性为 75%，特异性为 90%。
- 5 岁以下的幼儿及老年患者通常不会产生异嗜性抗体。
- EBV 特异性抗体可用于检测诊断异嗜性抗体阴性的患者和非典型患者。90% 以上的病例会出现 EB 病毒衣壳抗原抗体，IgM 仅在病程的头 2 ～ 3 个月出现滴度升高。
- EB 病毒核心抗原抗体在症状出现后 3 ～ 6 周才可被检测到，然后持续终生。

> ## 治疗　EBV 感染
>
> - 针对 IM 采取对症支持性治疗措施，包括休息和镇痛。
>   - 在发病的第 1 个月，应避免过度的体力活动，以减少脾破裂的可能性，若破裂需进行脾切除术。
>   - IM 的某些并发症可能需要使用糖皮质激素；如用于预防气道阻塞或治疗自身免疫性溶血性贫血、噬血细胞性淋巴组织细胞增多症或严重的血小板减少症。
>   - 抗病毒治疗（如阿昔洛韦）通常对 IM 无效，但对口腔毛状黏膜白斑有效。
> - 移植后 EBV 淋巴增殖综合征的治疗通常是直接减少免疫抑制药物的使用，尽管其他治疗措施如干扰素 α、抗 CD20 抗体（利妥昔单抗）和供者淋巴细胞输注等已获得不同程度的成功。

人类疱疹病毒（HHV）6、7 和 8 型

- HHV-6 可引起幼儿急疹（表现为玫瑰疹，一种常见的儿童发热性疾病，伴有皮疹）及婴儿 10%～20% 的高热惊厥发作而无皮疹。
  - 在老年人群中 HHV-6 与单核细胞增多综合征相关，在免疫功能抑制的宿主中与脑炎、肺炎、合胞体巨细胞肝炎和播散性疾病有关。
  - 超过 80% 的成年人 HHV-6 呈血清阳性。
- HHV-7 常在儿童时期感染，通常表现为发热和惊厥。该病毒通常存在于唾液中。
- HHV-8 感染健康儿童可表现为发热和皮疹；在免疫功能抑制的患者中感染可表现为发热、脾大、全血细胞减少和快速进展的卡波西肉瘤。
  - HHV-8 与艾滋病患者的卡波西肉瘤、体腔淋巴瘤和多中心 Castleman 病相关。
  - 与其他疱疹病毒感染不同，HHV-8 感染在某些地区（如非洲中部和南部）比其他地区（北美、亚洲、北欧）更为常见。
  - HHV-8 通过性传播，也可能通过唾液、器官移植和静脉注射药物传播。

第 103 章
流行性感冒和其他呼吸道病毒感染

（刘自帅 译 陈志海 审校）

流行性感冒

■ 微生物学和发病机制

　　流感病毒是一类分节段的单股负链 RNA 病毒，流感病毒分为甲（A）、乙（B）、丙（C）三型，流感病毒外壳表面有两种不同糖蛋白构成的辐射状突起，即表面血凝素（Hemagglutinin，H）和神经氨酸酶（Neuraminidase，N）。甲型流感病毒和乙型流感病毒是引起人类

致病的主要病原体，而丙型流感病毒仅偶尔引起轻症疾病。

- 甲型流感病毒根据表面血凝素和神经氨酸酶的抗原性不同进一步细分为若干亚型。
  - 病毒通过表面血凝素与唾液酸细胞受体结合。神经氨酸酶将病毒从细胞膜上分离，从而有助于病毒从被感染细胞中释放出来。
  - 抗原漂移（antigenic shift）（抗原表位发生改变，尤其是表面血凝素抗原）有助于病毒逃避宿主的免疫防御。甲型流感病毒抗原偏移（antigenic shift）（不同分离株之间的基因重组）导致表面抗原发了质变。甲型流感病毒在哺乳动物和鸟类中有广泛的宿主。这些特征使甲型流感病毒能够引起全球性流行。
- 流感病毒通过呼吸道飞沫中小颗粒及大颗粒气溶胶传播。疾病伴随症状如：咳嗽、打喷嚏，可促进病毒的传播。

■ 流行病学

流行性感冒（简称"流感"），常暴发于较冷的月份。典型的疫情开始于初冬，在特定社区持续 4～5 周，但对整个国家的持续影响的时间要长得多。

- 在过去的 50 年中，所有的甲型流感流行都是由 H1N1 和（或）H3N2 毒株引起的。H2N2 菌株在 1957 年至 1968 年传播，而 H1N1 菌株在此之前已经开始传播。
- 随着时间的发展，潜在引起甲型流感大流行的病毒亚型仍不断出现，此类病毒亚型具有更高数量的血凝素（如 H5、H6、H7、H9），并主要出现在亚洲。人们认为，猪是引起大流行毒株出现的重要媒介：猪可以同时感染猪流感病毒、人流感病毒和禽流感病毒，这有助于不同病毒的基因片段重组（促进抗原偏移的发生）。

■ 临床表现

流感是一种突发的呼吸系统疾病，常引起流涕、咽痛、结膜炎和咳嗽症状。典型症状通常在暴露后 48～72 h 内出现。

- 体格检查通常可以闻及显著的散在干湿啰音以及哮鸣音。局限性肺部阳性体征常提示可能与合并细菌性肺炎相关。
- 流感常伴随高热、疲劳、肌痛和全身不适症状，这是流感与其他呼吸系统疾病的主要区别。

- 全身性症状一般在 2 ～ 5 天内得到缓解，但呼吸系统症状（如反复咳嗽、运动耐力下降）可持续 1 个月以上。
- 流感的并发症（呼吸系统并发症和肺外并发症）在年龄小于 5 岁的儿童、65 岁以上的老年人、妊娠中晚期的孕妇以及伴有其他慢性疾病（如心肺疾病、免疫抑制）的患者中更为常见。
  - 呼吸系统并发症：肺炎（进行性气短、局部肺部体格检查或放射线检查阳性表现）是流感最常见的并发症，可以进一步细分为原发性流感病毒性肺炎和（或）继发性细菌性肺炎。
    - 继发性细菌性肺炎或病毒与细菌混合性肺炎的临床表现可为双相性，随着原发性流感病毒性肺炎痊愈后，可以再次出现发热和肺部阳性体征。
  - 肺外并发症：流感最常见的肺外并发症是肌炎（在乙型流感中更为常见）。其他肺外并发症包括瑞氏综合征（Reye's syndrome）、心肌 / 心包炎和中枢神经系统疾病（如脑炎、横贯性脊髓炎、吉兰-巴雷综合征）。
    - 瑞氏综合征是在儿童中发生的一种严重并发症，与乙型流感病毒感染（少数与甲型流感病毒感染有关）、水痘-带状疱疹病毒感染及阿司匹林治疗之前的病毒感染有关。

■ 实验室检查

逆转录聚合酶链反应（RT-PCR）可以检测呼吸道分泌物（如喉拭子、鼻咽清洗液、痰）中的流感病毒，是最敏感和特异性最佳的检测技术。

- 快速流感诊断实验通过检测流感病毒抗原可以迅速诊断流感病毒感染，有时还可以区分甲型和乙型流感病毒。该方法特异性较好，但敏感性较差（50% ～ 70%）。
- 血清学检测方法需要提供急性和恢复期血清，且目前仅应用于回顾性研究中。

治疗 流行性感冒

- 神经氨酸酶抑制剂被用于治疗甲型和乙型流感病毒感染。这类药物通过限制流感病毒从被感染细胞中释放而发挥作用。
  - 如果在感染后 48 h 内开始应用神经氨酸酶抑制剂（奥司他韦、扎那米韦和帕拉米韦）治疗，相比未治疗病例临床症状提前 1 ～ 2 天缓解。

> - 推荐神经氨酸酶抑制剂治疗住院患者复杂性流感病毒感染，尽管没有证据表明神经氨酸酶抑制剂在这种情况下的治疗有效性。
> - 口服奥司他韦和吸入性扎那米韦，每日应用两次，5日为一疗程。

■ 预防

每年接种灭活疫苗或减毒活疫苗是预防流感的主要公共卫生措施。

- 疫苗毒株是根据之前流感季传播的且预测在即将到来的季节传播的甲型流感病毒和乙型流感病毒的分离物而产生的。
- 对于灭活疫苗而言，如果疫苗病毒和当前流通的病毒密切相关，则预计起到 50%～75% 预防流感的作用。
- 目前推荐年龄大于 6 个月的全体人群接种流感疫苗。
- 在过去几年中，减毒活疫苗的效力受到了质疑。
- 神经氨酸酶抑制剂类药物也可以用于预防，可以在整个季节使用，也可以在密切接触确诊病例后短期内使用。

其他常见呼吸道病毒性感染

大多数情况下，病毒是导致急性下呼吸道感染的主要原因。常见的呼吸道病毒性感染可按解剖受累部位（如肺泡腔、细支气管、气管、结膜、中耳腔），疾病综合征（如鼻炎、咽炎、细支气管炎、肺炎）或病原体［如呼吸道合胞病毒（RSV）、人偏肺病毒、副流感病毒（PIV）、腺病毒］进行分类。更多呼吸道病毒性感染详情可见第 59 章。

■ 流行病学

- 年龄是患有症状性疾病的主要风险因素，儿童比成人更易感染呼吸道病毒。
- 大多数常规呼吸道病毒的感染发生在冬季。
- 重症疾病的危险因素包括潜在的肺部基础疾病（特别是慢性阻塞性肺疾病）、心血管疾病、与感染者有密切接触、吸烟、社会经济地位低和男性。
- 呼吸道病毒通常通过接触传播或通过咳嗽或打喷嚏产生的呼吸道飞沫的大颗粒气溶胶传播。
- 有研究表明从 5%～10% 的患有急性呼吸道疾病的健康人中可以培养出两种或更多的病毒。

■ 病原体

- 呼吸道合胞病毒属于副黏病毒科的成员之一，是一种单股非节段性负链 RNA 病毒。呼吸道合胞病毒传染性强，感染可以发生在任何年龄段，婴幼儿时期尤为常见。在温带地区，每年的 10 月至次年 3 月是疾病的典型流行时间。幼儿及老年人患严重下呼吸道疾病且需要住院治疗的风险最大。早期呼吸道合胞病毒感染与随后出现的哮喘之间可能存在一定关联。

- 副流感病毒属于副黏病毒科，是一组有四种不同血清型（Ⅰ～Ⅳ型）的单股负链 RNA 病毒。副流感病毒 3 型常引起重症疾病。儿童原发性感染表现为喉气管炎（群），随后感染局限于上呼吸道。

- 人偏肺病毒同样属于副黏病毒科，尽管毒力没有呼吸道合胞病毒强，但很多方面与呼吸道合胞病毒相似。首次感染发生在幼儿早期，再次感染可以发生在首次感染之后的任何时间且很常见。该病毒可累及上呼吸道和下呼吸道。

- 鼻病毒属于小 RNA 病毒科成员，是单股线形 RNA 病毒。鼻病毒有 100 多种血清型，是导致普通感冒最主要的病原体，超过 50% 的普通感冒由其引起。有放射学证据表明大多数受感染的成年人同时存在鼻窦炎。尽管证据不是很充分，但有研究表明鼻病毒还可以感染下呼吸道。

- 腺病毒属于腺病毒科，是一种双股非节段 DNA 病毒。大多数人的呼吸道感染由腺病毒 B 型和 C 型引起，可以发生于全年任意时间。急性腺病毒感染常与咽结膜热有关。免疫缺陷患者在合并感染呼吸道腺病毒时极易发生病情恶化。

- 数十种冠状病毒可感染动物，有些冠状病毒还具有交叉感染并感染人类的潜力。在 2002 年 11 月至 2003 年 7 月由重症急性呼吸综合征（SARS）相关的冠状病毒（SARS-CoV）引起的疫情中有超过 8000 人被感染，病死率高达 10%。不同于病毒性肺炎，SARS 缺乏上呼吸道症状（尽管大多数患者会出现咳嗽和呼吸困难），被感染者常表现为发热、肌痛、不适、寒冷或身体僵硬等非特异性症状。中东呼吸综合征冠状病毒（MERS-CoV）导致被感染者的病死率高达 35%。有研究认为，这种病毒起源于蝙蝠，人类通过直接或间接接触被感染的单峰骆驼而被感染。

■ 临床表现

呼吸道病毒性感染的临床表现取决于受感染的具体解剖位置。

- 普通感冒的特征性表现为鼻塞、打喷嚏、流涕、咳嗽和咽痛。
- 喉炎可伴有声音嘶哑及失音。
- 干咳或咳痰持续时间小于 3 周是急性支气管炎的特征性表现。细菌感染在慢性支气管炎中起着更突出的作用。
- 急性肺炎表现为发热、咳嗽、咳痰、呼吸困难和胸痛。

■ 诊断

呼吸综合征的临床诊断和被感染解剖位置的确定是以病史、体格检查和放射线检查为基础的。一个特异性的病原体可以通过特异性的诊断试验来确定。虽然病毒分离是诊断的金标准，但 RT-PCR 的敏感性最佳。有多种用于检测不同呼吸道病毒和细菌的试剂。然而，由于病毒基因组可以在呼吸道分泌物中持续数周，病毒的阳性检测结果可能表明是近期已痊愈的病毒感染，而不是急性感染。

> ### 治疗　急性呼吸道病毒感染
>
> 针对急性呼吸道病毒感染患者的主要且在治疗中发挥关键作用的干预措施是支持治疗，并且在操作过程中要小心谨慎。抗病毒治疗方案的选择是有限的，通常只有在病程早期及时应用才能发挥作用。在其他健康受试者中，抗生素不能改善无并发症的呼吸道病毒感染患者的结局。
>
> - 利巴韦林是一种核苷类似物抗病毒药物，目前通过气雾给药方式已被应用于治疗由呼吸道合胞病毒引起的儿童重症下呼吸道病毒感染，但治疗效果有待观察。IV 利巴韦林有时也会被用于治疗其他病毒感染（如腺病毒、副流感病毒），但其具体风险 / 疗效需要进一步研究。
> - 西多福韦是一种核苷酸类似物抗病毒药物，对大部分病毒，包括腺病毒，均有明显效果。IV 西多福韦治疗免疫缺陷患者合并重症腺病毒感染效果显著，但可能会引起严重的肾毒性。

■ 预防

由于大多数呼吸道病毒的不同血清型之间缺乏交叉保护，疫苗的研发举步维艰。然而一种预防腺病毒血清 4 型和血清 7 型的疫苗已经被应用于新入伍的士兵中，同时针对腺病毒的减活疫苗及亚种疫苗正在研发中。帕利维珠单抗是一种针对呼吸道合胞病毒 F 蛋白的人源化小鼠单克隆抗体，已获得批准应用于预防高风险婴儿的呼吸道合胞病毒感染的住院治疗。然而，它对治疗免疫能力强或免疫缺陷的人群合并呼吸道合胞病毒感染时的效果不佳。

第 104 章
麻疹、风疹、腮腺炎和细小病毒感染

（张芳芳　张大伟　译　秦恩强　审校）

麻疹

■ 定义与微生物学

　　麻疹具有高度传染性，其临床特点前驱症状表现为发热、咳嗽、鼻炎和结膜炎，随后出现泛发性的斑丘疹。麻疹是由麻疹病毒感染所致，麻疹病毒属于麻疹病毒属、副黏病毒科，是一种非分段、单股、负链 RNA 病毒。

■ 流行病学

　　人类是麻疹病毒的唯一宿主；来源于母体的抗体消失且未接种麻疹病毒疫苗的婴儿占易感个体的大部分。然而随着麻疹疫苗覆盖率的增加，该病的分布年龄上移，更多青少年和成年人受到影响。2016 年世界卫生组织美洲国家地区已消除了地方性麻疹。

- 常规接种麻疹疫苗显著减少了全球感染麻疹所导致的病死率；2015 年有 134200 例麻疹患者发生死亡。
- 患者在皮疹出现前后的几天内都具有传染性。该病毒主要通过短距离的呼吸道飞沫传播。易感接触者的继发率＞90%。

■ 临床表现

　　感染麻疹病毒约 10 天后，患者出现发热和不适，随后出现咳嗽、鼻炎和结膜炎；感染后 14 天出现特征性皮疹。

- 发际线和耳后首先出现红斑、非瘙痒性斑丘疹，逐渐蔓延至躯干和四肢，包括手掌和脚底，随后融合成片，并在第 4 天开始消退（按相同的进展顺序）。
- 麻疹黏膜斑（Koplik 斑）是麻疹的特征性表现，由直径 1 mm 灰白小点组成，周围有红晕包围。皮疹前 2 天 Koplik 斑出现在口腔黏膜上，随着皮疹的出现而消退。
- 细胞免疫功能受损的患者可能不会出现皮疹，其病死率高于免疫功能正常的患者。
- 并发症包括巨细胞病毒性肺炎、继发呼吸道细菌感染（如中耳炎、支气管肺炎）和中枢神经系统疾病。
  - 麻疹后脑炎一般在皮疹发作的 2 周内发生，以发热、癫痫和各种神经系统异常为特征，发病率为 1/1000。
  - 由麻疹病毒持续感染引起的麻疹包涵体脑炎（MIBE）和亚急性硬化性泛脑炎（SSPE）发生在急性感染数月至数年后。
    - MIBE 是一种致命的并发症，主要影响细胞免疫缺陷的患者。
    - SSPE 是一种进行性疾病，其特征是癫痫发作、认知和运动功能恶化，患者在麻疹病毒感染后 5 ~ 15 年死亡。

■ 诊断

根据特征皮疹和病理性 Koplik 斑可做出临床诊断。

- 血清学检测是最常见的实验室诊断方法。通常在皮疹发生的 1 ~ 3 天内可检测到麻疹特异性 IgM。
- 偶尔使用临床标本的病毒培养和 RT-PCR 检测麻疹。

治疗　麻疹

- 因为对麻疹尚无特异性的抗病毒药物，所以支持治疗是主要手段。及时对继发性细菌感染者进行抗生素治疗有助于降低发病率和病死率风险。
- 世界卫生组织（WHO）推荐所有麻疹儿童接受维生素 A 治疗（儿童 ≥ 12 个月：200 000 IU/d，疗程 2 天）。

■ 预防

在美国儿童常规接种两剂含有麻疹、腮腺炎和风疹（MMR）抗原的减毒活疫苗。

- 疫苗诱导的免疫力至少持续几十年；二次免疫接种后 10 ～ 15 年疫苗失败率为 5%。相比之下，自然感染会获得终身免疫力。
- 由疫苗诱导产生免疫力的孕妇所生的婴儿比自然感染获得免疫力的孕妇所生的婴儿更易感麻疹。
- 免疫球蛋白可以预防或改变免疫健全患者的疾病进程，建议 < 1 岁儿童、免疫功能受损患者和孕妇在暴露后 6 天内使用免疫球蛋白。健康患者给予 0.25 ml/kg，免疫缺陷患者接受剂量 0.5 ml/kg（最大剂量不超过 15 ml）。

风疹（德国麻疹）

微生物学和流行病学

风疹是由风疹病毒感染所致的传染性疾病。风疹病毒是一种单股包膜 RNA 病毒，属于披膜病毒科、风疹病毒属。

- 由于不完全的报告导致实际病例数可能被低估，尽管如此 2015 年全球仍报告了 22 427 例风疹。自 2004 年以来风疹已不是美国的一种地方病。
- 病毒通过呼吸道飞沫传播，首先侵入鼻咽部并在此复制。胎盘感染可导致胎儿几乎所有的器官发生慢性感染，有时出生后可持续长达 1 年。

临床表现

虽然获得性风疹感染大多为良性，但先天性风疹感染可能会更严重。

- *获得性感染*：潜伏期 14 天，获得性风疹的特征为全身充血性斑丘疹，持续时间 ≤ 3 天；近 50% 的感染表现为亚临床或无皮疹。
  - 暴露后的第 2 周，可能发生枕后和（或）耳后的淋巴结肿大。
  - 在大龄儿童和成人中，出现皮疹之前可能会出现 1 ～ 5 天的前驱期症状，包括低热、不适和上呼吸道症状。
  - 在成年人中常见关节痛和关节炎，尤其是女性。
- *先天性感染*：先天性风疹病毒感染可导致多种身体缺陷，通常累及眼睛（如白内障）、耳朵（如耳聋）和心脏（如肺动脉狭窄）。
  - 孕妇怀孕后的前 11 周感染风疹病毒，分娩后新生儿患有先天性风疹的比例高达 90%。

- 怀孕后的前 20 周感染风疹病毒，新生儿先天性风疹患病率为 20%。

■ 诊断

风疹的临床诊断通常比较困难，需依靠血清学检测协助诊断（特异性风疹病毒 IgM 或 IgG 滴度 ≥ 4 倍）。

- 如果在出疹前 4 天内采集的血液样本的 IgM 结果为阴性，但临床仍怀疑风疹，则应重复检测；IgM 抗体滴度通常阳性可维持 6 周。
- 尽管在出生第 1 个月内风疹病毒特异性 IgM 抗体滴度可能为阴性，先天性风疹仍可通过检测 IgM 抗体进行诊断；也可从咽拭子、尿液或脑脊液中分离病毒；和（或）通过监测 IgG 滴度检测协助诊断，每月滴度变化低于预期（抗体滴度稀释 2 倍）提示诊断。
- 在美国筛查孕妇风疹 IgG 抗体是常规产检的一部分；血清阴性妇女应在产后接种疫苗。考虑到可能出现假阳性结果，不建议对无相关病史或未接触风疹样疾病的孕妇行风疹 IgM 抗体检测。

治疗　风疹

对症治疗如发热和关节痛等临床症状。

无特异性治疗风疹的方法。

■ 预防

截至 2017 年，世界卫生组织成员国中有 77% 的国家建议将含风疹的疫苗纳入儿童常规疫苗接种计划。单剂疫苗可诱导 ≥ 1 岁人群血清转化率 ≥ 95%，实现长期（可能终身）免疫。

- 孕妇不应接种该疫苗，接种疫苗后至少 28 天内应避免怀孕。
- 免疫球蛋白不能预防风疹病毒暴露后的感染，因此不建议作为常规暴露后预防措施。

流行性腮腺炎

■ 定义与微生物学

流行性腮腺炎是由腮腺炎病毒引起的一种急性、系统性的传染性疾病，其最明显的特征是一个或两个腮腺肿胀，腮腺炎病毒是一种非节段性的负链 RNA 病毒，属于副黏病毒科。

流行病学

在全球没有实施流行性腮腺炎疫苗计划接种的国家，估计每年流行性腮腺炎发病率为（100 ～ 1000）/10 万。在美国推行双剂疫苗接种计划和通过学校免疫法之后，直到 2006 年腮腺炎疫情暴发之前，每年只有不到 400 例。此后尽管幼儿园的疫苗接种率保持稳定，但每年的病例数增加了 3 倍。现在，流行性腮腺炎感染最常见的是高校学生，这一发现表明疫苗免疫力正在减弱。

- 流行性腮腺炎的潜伏期大约是 19 天，人类是唯一的自然宿主。
- 腮腺炎病毒通过呼吸道分泌物和污染物传播。在症状出现前 1 周至症状出现后 1 周，患者具有传染性，在症状出现前 1 ～ 2 天传染性最高。

临床表现

近一半的感染者无明显症状或出现非特异性的呼吸道症状。

- 前驱症状包括低热、不适、肌肉疼痛、头痛和厌食可能先于腮腺发炎，一般持续 1 ～ 7 天。
  - 患者通常进食、吞咽和（或）说话困难，并且可能出现耳痛。尽管双侧腮腺可能不会同时受累，但是 2/3 的腮腺炎病例是双侧发病。
  - 腮腺肿胀一般在 1 周内消失。
- 附睾-睾丸炎是流行性腮腺炎第二常见的临床表现，在男性中青春期后有 15% ～ 30% 的病例会发生附睾-睾丸炎。
  - 睾丸炎以睾丸疼痛、触痛和肿大为特征，其中 10% ～ 30% 的病例双侧发病，1 周内好转。
  - 患有流行性腮腺炎的女性可能发生卵巢炎（表现为下腹疼痛和恶心），比例约为 5%。
  - 流行性腮腺炎后导致不孕症罕见。
- 患者可能会发生症状性的中枢神经系统疾病（如无菌性脑膜炎），比例小于 10% 且通常为自限性。
  - 流行性腮腺炎性耳聋，可能与中枢神经系统感染有关，也可能与中枢神经系统感染无关，发生率为 0.001% ～ 0.1%。
- 其他罕见的临床表现包括胰腺炎、心肌炎、甲状腺炎、肾炎和关节炎等。孕妇在妊娠期罹患流行性腮腺炎似乎不会导致早产、低出生体重或胎儿畸形。

■ 诊断

实验室诊断通常基于通过逆转录 PCR 或血清学检测临床样本（如口腔或咽喉拭子、脑脊液、尿液、精液）中的病毒 RNA。血清学检测的实用性有限，因为在症状出现后＜ 3 天或＞ 6 周内可能检测不到 IgM，并且 IgG 滴度在急性期和恢复期的样本之间通常变化很小。

治疗 流行性腮腺炎

流行性腮腺炎通常是一种良性、自限性疾病，对症及支持性治疗有助于患者康复。

■ 预防

美国目前建议两剂疫苗接种计划，幼儿≥ 1 岁之后接种第一剂，第二剂在第一剂接种至少 28 天后。2006 年在美国、英国和加拿大暴发的流行性腮腺炎疫情表明，疫苗诱导的免疫并非终身有效。

细小病毒（B19V）感染

■ 微生物学

B19V 是一种非包膜单链 DNA 病毒，属于细小病毒科，B19V 是该家族中唯一被证实能导致人类发病的病毒。

■ 流行病学

B19V 只感染人类，在全球范围内流行，主要通过呼吸途径传播。15 岁以下青少年≥ 50% 的人血清呈阳性。在老年患者中，＞ 90% 能检测到抗体。

■ 发病机制

B19V 在红系祖细胞中复制，红系祖细胞是极少数表达 B19V 受体、血型 P 抗原（红细胞糖苷脂）的细胞之一。感染导致高滴度的病毒血症，红细胞生成停滞。当 IgM 和 IgG 抗体应答时，红细胞生成恢复正常。

■ 临床表现

大多数 B19V 感染并无症状，少数仅表现为轻微的非特异性不适。

- 感染性红斑（五号病）：症状性 B19V 疾病的主要表现为暴露后 7～10 天出现传染性红斑，伴有低热，几天后出现面部"掌掴"样皮疹（在儿童中更常见）。面部皮疹发展 2～3 天后，网状斑丘疹可能扩散到肢端。

- 多发性关节病综合征：通常出现对称性关节痛，影响手的小关节，偶尔也影响脚踝、膝盖和手腕。见于 50% 的成年人（通常是女性），大多数病例在几周内自行缓解，但有些病例可持续数月。

- 暂时性再生障碍性贫血危象（TAC）：有慢性溶血性疾病（如血红蛋白病、自身免疫性溶血性贫血）并伴有 B19V 感染的患者可出现 TAC 危及生命。患者表现出严重贫血相关的症状。

- 纯红细胞再生障碍性贫血 / 慢性贫血：免疫抑制患者可进展为持续性慢性贫血，伴有网织红细胞减少，血清中 B19V DNA 水平增高，但 B19V IgG 水平低或缺失。B19V 偶尔可引起嗜血细胞综合征。

- 胎儿水肿：妊娠期间感染 B19V 可导致胎儿水肿和（或）流产。经胎盘胎儿感染的风险为 30%，流产（主要发生在妊娠中期）风险为 9%。先天性感染风险 < 1%。

■ 诊断

对免疫功能正常的患者，诊断通常依赖于检测 B19V 的特异性 IgM 抗体，该抗体可在出现感染性红斑皮疹或 TAC 的第 3 天检测到。

- 发病第 7 天可检测到 B19V 特异性 IgG，并持续终身。

- 定量 PCR 检测 B19V DNA 用于诊断早期 TAC 或慢性贫血患者。急性感染期血清病毒载量可达 $> 10^{12}$ DNA IU/ml；TAC 或慢性贫血患者的血清病毒载量通常为 $> 10^5$ DNA IU/ml。

> ## 治疗 细小病毒感染
>
> - 因暂无特异性治疗药物，一般给予 B19V 感染者支持治疗。TAC 患者应根据需要进行输血治疗。
>
> - 对于正在接受免疫抑制剂的患者，应尽可能减少免疫抑制治疗，以产生免疫反应。静脉注射免疫球蛋白［400 mg/（kg·d），疗程 5～10 天］可治愈或改善免疫抑制患者持续的 B19V 感染。

第 105 章
肠道病毒感染

（马瑞泽　译　宋蕊　审校）

■ 微生物学

- 肠道病毒因其具有在胃肠道中繁殖的能力而得名，但通常不会引起胃肠炎。
- 肠道病毒属微小 RNA 病毒科。采用分子检测技术已鉴定出肠道病毒有超过 115 种人类血清型，其中包括 3 种脊髓灰质炎病毒血清型、21 种柯萨奇病毒 A 组血清型、6 种柯萨奇病毒 B 组血清型、28 种埃可病毒血清型、肠道病毒 68 ～ 71 型及多种新型肠道病毒（从肠道病毒 73 型起始）。在美国，58% 的肠道病毒感染由 A6、A9、B4 型柯萨奇病毒，6、11、18、30 型埃可病毒和 3 型人类副病毒引起。

■ 发病机制

- 我们对脊髓灰质炎病毒感染的相关研究形成了对肠道病毒发病机制的理解基础。
- 摄入后，脊髓灰质炎病毒感染胃肠道黏膜上皮细胞，扩散至局部淋巴结，引起病毒血症，同时，病毒可在网状内皮系统中复制。某些情况下，会出现第二次病毒血症。
- 病毒可以通过血流或神经通路直接传播进入中枢神经系统。
- 病毒可在血液中存在 3 ～ 5 天，直至感染后第 3 周，口咽部仍可检出病毒，而胃肠道可直到第 12 周仍可检出病毒；丙种球蛋白缺乏症患者感染 20 年之后仍可检出病毒。
- 胃肠道通过体液免疫和分泌性免疫控制肠道病毒感染。

■ 流行病学

- 肠道病毒可在世界范围内引起疾病，尤其在人口密集地区和卫生条件较差的地区。
- 婴幼儿最为易感，且是最主要的传播者。
- 肠道病毒主要通过粪-口途径传播，空气传播和胎盘传播也有报道。

- 肠道病毒感染的潜伏期为 2 ～ 14 天，但通常 < 1 周。被感染的患者在症状出现之前和之后不久最具传染性。

■ 临床表现

脊髓灰质炎病毒

在 3 ～ 6 日的潜伏期后，约 5% 的患者出现轻微病症（顿挫型脊髓灰质炎），表现为发热、精神不振、咽喉痛、厌食、肌痛和头痛。这些症状通常于 3 天内缓解。

- 无症状感染者：占所有感染类型的 90% 以上。
- 无菌性脑膜炎（非瘫痪型脊髓灰质炎）：发生率约 1%。脑脊液检查表现为：葡萄糖和蛋白质浓度正常，淋巴细胞增多（早期多形核中性粒细胞可占优势）。
- 瘫痪型脊髓灰质炎：最不常见的类型。在发生无菌性脑膜炎 1 天后可出现，并表现为严重的背部、颈部、肌肉疼痛，以及逐渐进展的脊髓型肌无力。
  - 肌无力多不对称，近端更为明显，最多表现在下肢，上肢、腹部、胸部和延髓肌群也多被累及。
  - 麻痹通常只发生在发热期。
  - 查体可发现受累部位肌无力、肌束震颤、肌张力减弱、反射活动减弱或消失。反射消失前可以出现反射亢进。延髓麻痹可导致吞咽困难、分泌物难以排出、声音嘶哑或失声。
  - 吸气困难或神经系统受累可以导致呼吸功能不全。严重的骨髓感染可以导致循环衰竭。
  - 大多数瘫痪患者可以恢复部分功能，但约 2/3 患者残留神经系统后遗症。
- 疫苗相关脊髓灰质炎：口服接种活体疫苗后患脊髓灰质炎的风险估计为 1 例 /250 万剂，免疫缺陷患者，尤其是伴有低或无丙种球蛋白血症患者，口服接种疫苗后患脊髓灰质炎的风险较普通患者高 2000 倍。
- 脊髓灰质炎后综合征：指脊髓灰质炎后 20 ～ 40 年，新发肌肉软弱、无力。通常起病隐匿，进展缓慢，平台期为 1 ～ 10 年。

其他肠道病毒

除脊髓灰质炎外，美国每年有 500 万～ 1000 万由其他肠道病毒引起的症状性肠道病毒病例。超过 50% 的非脊髓灰质炎肠道病毒感染属于亚临床感染。

- 非特异性发热性疾病（夏季流行性感冒）：患者表现为急性发热、精神不振、头痛，并且偶发上呼吸道症状。

  疾病于 1 周内缓解。

  疾病通常在夏季和初秋高发。

- 新生儿全身性感染：指新生儿，特别是在出生后的第 1 周，出现类似细菌性败血症的表现，同时伴有发热、烦躁、嗜睡。
  - 该病可合并心肌炎、低血压、肝炎、弥散性血管内凝血、脑膜炎、肺炎等并发症。
  - 患儿母亲近期有流感样病史则应进一步考虑本病。

- 无菌性脑膜炎和脑炎：据病原统计显示，在儿童和青年人中，90% 无菌性脑膜炎由肠道病毒引起；10% ～ 35% 的病毒性脑膜炎由肠道病毒引起。
  - 患者表现为急性发热、寒战、头痛、畏光、恶心及呕吐，查体可见假性脑膜炎表现。同时可伴有腹泻、皮疹、肌痛、胸膜痛、心肌炎和疱疹。肠道病毒所致的脑炎较不常见，且通常病情轻微，健康宿主一般预后良好。
  - 脑脊液检查示细胞计数增多，有时多形核白细胞可在感染初期占优势，但 24 h 内转为淋巴细胞为主。细胞总数不超过 $1000/\mu l$。脑脊液葡萄糖和蛋白质水平通常正常。
  - 症状通常 1 周内缓解，但脑脊液异常会持续较长时间。

- 流行性胸膜痛（Bornholm 病）：患者出现急性发热，同时伴有胸膜炎性胸壁痉挛性疼痛（多见于成人）或上腹痛（多见于儿童），疼痛通常持续 15 ～ 30 min。疼痛缓解后发热逐渐消退。
  - 柯萨奇病毒 B 组是最常见病因。
  - 疾病持续数日，可使用非甾体抗炎药进行治疗，或对受累肌肉进行热疗。

- 心肌炎和心包炎：肠道病毒（如柯萨奇病毒 B 组）可以导致高达 1/3 急性心肌炎病例。患者常出现上呼吸道症状，随后出现发热、胸痛、呼吸困难、心律失常，偶尔出现心力衰竭。
  - 大多数肠道病毒导致的心包炎和心肌炎发生在新生儿（病情最严重）、青少年或年轻人。
  - 可出现心包摩擦音，心电图显示 ST 段和 T 波异常，血清心肌酶水平往往升高。

- 多达 10% 的病例进展为慢性扩张型心肌病。
- 皮疹：肠道病毒感染是导致儿童夏秋季皮疹的主要原因。埃可病毒 9 型和 16 型为最常见病原体。
- 手足口病：手足口病一般由柯萨奇病毒 A 组 16 型和肠道病毒 71 型引起。患者表现为发热、厌食、精神委靡，继而发生咽喉痛，口腔黏膜、舌部、手背或手掌出现疱疹，偶尔可出现于上颚、悬雍垂、扁桃体柱部或足部。
  - 该病具有高度传染性，幼儿侵袭率接近 100%。症状在 1 周内缓解。
  - 1998 年中国台湾发生 71 型肠道病毒感染流行，随后自 2008 年以来，中国每年都会出现成百上千的感染病例和数百例死亡病例。这些病例与中枢神经系统疾病（如脑干脑炎、癫痫）、心肌炎、肺出血密切相关。死亡患者主要是年龄＜ 5 岁的儿童。
- 疱疹性咽峡炎：通常由柯萨奇 A 组病毒引起。患者表现为急性发热、咽喉痛、吞咽痛、口腔后部出现溃疡性红斑、基底部出现灰白色丘疱疹样病变。
  - 病变可持续数周。
  - 与单纯疱疹性口腔炎相比，肠道病毒性疱疹性咽峡炎不会引起牙龈炎。
- 急性出血性结膜炎：主要与肠道病毒 70 型和柯萨奇病毒 A 组 24 型有关。患者表现为急性发作的剧烈眼痛、视物模糊、畏光、流泪。查体可见眼睑水肿、结膜水肿、眼睑下出血。症状可于 10 天内痊愈。

■ 诊断

- 患者咽拭子、直肠拭子、粪便和（或）正常体液中都可以分离出肠道病毒。
  - 正常无菌体液，如脑脊液和血清，分离出阳性结果即可确诊。
  - 相反，粪便和喉部样本培养呈阳性仅能反映病毒在这些部位定植。
- 一般情况下，血清分型主要应用于流行病学研究，但临床价值不大。
- PCR 检测技术可以检测所有感染人类的肠道病毒的血清型，且具有高灵敏性（70% ～ 100%）和特异性（＞ 80%）。

当患者出现脑膜炎症状后 > 3 天或由肠道病毒 71 型感染，脑脊液的 PCR 检测阳性可能性较小。

血清 PCR 法也可用于传播性疾病的检测。

治疗　肠道病毒感染

- 大多数肠道病毒感染性疾病属于自限性疾病，但免疫球蛋白可应用于 γ 球蛋白缺陷和慢性感染患者。
- 禁忌使用糖皮质激素。

■ 肠道病毒的预防和消除

- 注意保持手部卫生、穿防护服和戴手套，以及采取肠道预防措施（发病后 7 天内），可以有效防治疾病流行期间肠道病毒在院内传播。

- 脊髓灰质炎疫苗的接种以及根除脊髓灰质炎计划的实施，已基本消除由野生型毒株引起的脊髓灰质炎。2016 年，共有 37 例野生型脊髓灰质炎病例，均发生在尼日利亚、巴基斯坦和阿富汗，这些是世界上仅存的几个流行脊髓灰质炎的国家。野生型脊髓灰质炎病毒 2 型和 3 型已在世界根除。脊髓灰质炎疫苗衍生病毒常引起疾病的暴发和散发。

- 口服脊髓灰质炎疫苗（OPV）和注射型脊髓灰质炎灭活疫苗（IPV）均可诱导产生 IgG 和 IgA 抗体，且至少持续 5 年。

- OPV 具有成本低且易于监测的优点，为大多数发展中国家（特别是野生型脊髓灰质炎仍然流行的国家）所应用。但尽管接种多剂 OPV 后，低收入国家儿童群体中脊髓灰质炎病毒血清型的阳性率仍不理想，为根除脊髓灰质炎带来困难。

- 大多数工业化国家都采用了 all-IPV 儿童疫苗接种计划。
  - 在美国，未接种脊髓灰质炎疫苗的成人不必常规接种脊髓灰质炎疫苗，但如果有脊髓灰质炎流行地区旅游史或者在其社区或工作地有野生型脊髓灰质炎暴露史，则需接种三剂 IPV（第二剂应在第一剂注射后 1 ～ 2 个月注射；第三剂应在第二剂注射后 6 ～ 12 个月注射）。

- 已完成初级免疫接种的成人，如野生型脊髓灰质炎病毒的暴露风险增加，应接受单剂量的 IPV。

第106章
以昆虫和动物为媒介的病毒感染

（高旭 译 张伟 审校）

狂犬病

■ 微生物学

狂犬病是一种动物传染病，人类由于被患病动物咬伤而感染狂犬病毒。狂犬病毒属弹状病毒科，是一种不分节段、单股负链的RNA病毒。每种动物宿主携带不同的狂犬病毒变种。

■ 流行病学

世界范围内，每年约59 000人死于狂犬病，其中大部分感染者为亚洲和非洲的农村人口和儿童。

- 在美国和其他资源丰富的国家，地方性犬狂犬病已被消灭，但蝙蝠、浣熊、臭鼬和狐狸仍携带狂犬病毒。2015年，美国有5508例确诊的动物狂犬病病例。
- 大部分北美的人狂犬病由蝙蝠（尤其是银毛蝙蝠和东部伏翼蝠）所致，但患者可能并无确切的蝙蝠咬伤或其暴露史。

■ 发病机制

潜伏期从数日至1年不等，但通常为20～90天。在这一时期，狂犬病毒存在于被咬伤部位或其附近。

- 病毒与突触后烟酰型乙酰胆碱受体结合，并以约250 mm/d的速度沿外周神经向心性传播到中枢神经系统。中枢神经系统感染后，病毒沿外周神经离心性扩散到其他组织，包括唾液腺。因此，患狂犬病的动物唾液腺能够分泌病毒。
- 中枢神经系统最具特征性的病理学表现是内基小体（Negri body）—— 一种由狂犬病毒蛋白和病毒RNA组成的嗜酸性包涵体，主要存在于小脑的浦肯野细胞和海马体的锥体神经元中。

■ 临床表现

狂犬病一般表现为有意识的非典型脑炎；这种疾病可能在昏迷后难以识别。尽管采取了积极的治疗，但狂犬病仍然会导致死亡，狂犬病病程可分为 3 期：

- 前驱期：持续 2 ～ 10 天，表现为发热、头痛、全身不适、恶心、呕吐和焦虑或烦躁不安。50% ～ 80% 的患者在暴露部位（通常此时已愈合）或其邻近部位有感觉异常、疼痛或瘙痒，此时强烈提示狂犬病。
- 急性神经功能障碍期：80% 的患者表现为脑炎型（狂躁型）狂犬病，20% 表现为麻痹型狂犬病。
  - 脑炎型：患者会出现类似于其他病毒性脑炎的体征和症状（如发热、意识混乱、幻觉、躁动和癫痫发作），持续 2 ～ 10 天。常伴自主神经功能障碍，包括唾液分泌过多、汗毛竖立、心律失常和（或）阴茎异常勃起。
    - 狂犬病的一个显著特征是明显的早期脑干功能障碍，导致患者恐水和恐风（饮水或暴露于气流时，膈肌、辅助呼吸肌、咽喉肌不自主地发生有痛苦感的收缩反应）。
    - 唾液分泌过多和吞咽功能障碍造成"口吐泡沫"的特征性表现。
    - 通常于脑干受累后数日内死亡。在积极的支持治疗下，晚期并发症包括心肺衰竭、水平衡紊乱（抗利尿激素分泌不当综合征或尿崩症）和胃肠道出血。
  - 麻痹型：原因不明，主要表现为肌无力，但缺乏狂犬病脑炎的主要特征（兴奋过度、恐水、恐风）。肌无力通常始于被咬肢体，然后进展为四肢瘫痪。
- 昏迷和死亡：即使采取积极的支持治疗措施，也很难恢复。通常于 2 周内死亡。

■ 诊断

在北美，通常在病情相对晚期时才考虑到狂犬病的诊断。当患者出现急性非典型脑炎或急性弛缓性麻痹（包括疑似吉兰-巴雷综合征的患者）应考虑是否诊断狂犬病。

- 大部分常规实验室检查正常或无特异性，检查的重点在于鉴别其他可治疗的疾病。
- 死亡前狂犬病特异性实验室检查阴性并不能排除狂犬病的诊断，需一段时间后重复检测以明确诊断。
  - 对于未曾免疫接种的患者，血清狂犬病毒中和抗体阳性具有诊断意义，但是抗体通常直至病程晚期才出现。无论免疫状态如何，脑脊液中出现狂犬病毒特异性中和抗体均提示狂犬病脑炎。

– 逆转录PCR（RT-PCR）可以用于检测新鲜唾液样本、脑脊液、皮肤和脑组织中的病毒。

– 直接荧光抗体检测具有高度敏感性和特异性，可用于脑组织或颈背部的皮肤活检样本（毛囊基部的皮神经中可发现病毒）。

治疗 狂犬病

以对症和支持治疗为主，目前狂犬病没有确切的治疗方法。

■ 预防

狂犬病几乎都是致命的，但在潜伏期内通过适当的暴露后预防可以完全阻止发病。只有15名患者在感染狂犬病毒后存活，并且只有1例患者在发病前未接种狂犬病疫苗。

● 狂犬病暴露后的预防流程如图106-1所示。

– 局部伤口护理（如彻底清洗、对坏死组织进行清创）可以大幅降低患狂犬病的风险。

– 对于未接种过疫苗的患者，应尽快接种狂犬病灭活疫苗（三角区肌内注射1 ml），并在第3、7和14天再次注射；对于既往接种过疫苗的患者只需在第0天和第3天给予加强剂量。

– 所有未接种过疫苗的患者应在首剂疫苗接种后7天内注射狂犬病免疫球蛋白（人源狂犬病球蛋白20 IU/kg；马血清狂犬病球蛋白40 IU/kg）。应在被咬伤部位注入全部药剂；如果在解剖学上不可行，则应将剩余的狂犬病球蛋白肌内注射于伤口远处。

● 高危人群（包括前往狂犬病流行地区的某些旅行者）偶尔也进行暴露前预防。基本疫苗计划包括第0天、第7天、第21天或第28天接种三剂狂犬病疫苗。

以节肢动物和啮齿动物为媒介的病毒感染

■ 微生物学和发病机制

大多数动物源性病毒只是偶然感染人类并导致疾病；只有少数

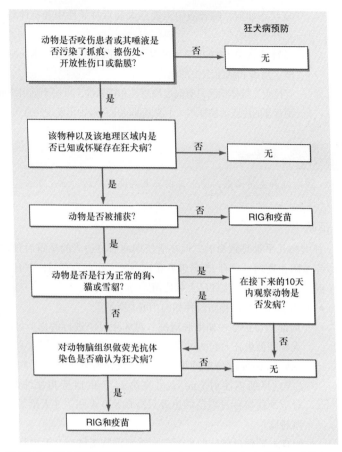

图 106-1   狂犬病暴露后预防流程图。RIG，狂犬病免疫球蛋白。〔摘自 From L Corey，in Harrison's Principles of Internal Medicine，15th ed. E Braunwald et al（eds）：New York，McGraw-Hill，2001；adapted with permission.〕

病原体经常通过节肢动物传播给人类。

- 节肢动物和啮齿动物传播的主要病毒包括沙粒病毒科、布尼亚病毒科、黄病毒科、汉坦病毒科、内罗病毒科、正黏病毒科、围布尼亚病毒科、拟病毒科、呼肠孤病毒科、弹状病毒科和披膜病毒科——均为 RNA 病毒。
- 传播媒介叮咬具有病毒血症的脊椎动物（通常是非人类）后感染这类通过节肢动物传播的病毒，病毒在传播媒介体内扩散并最终到达唾液腺，传播媒介通过叮咬而将病毒感染给其他脊椎动物。

- 人类通过吸入含有病毒的气溶胶以及与慢性感染的啮齿动物及其排泄物密切接触而感染啮齿动物传播的病毒。

■ 临床表现

一般呈亚临床感染。如果发病，通常表现为五种偶尔重叠的临床综合征之一：发热和肌痛、脑炎、关节炎和皮疹、肺部疾病或病毒性出血热（VHF）。

发热和肌痛

这是动物源性病毒感染最常见的综合征。典型表现为患者出现急性发热、寒战、严重肌痛、倦怠和头痛；而没有发现真正的关节炎。通常在 2 ～ 5 天后痊愈。包括以下疾病：

- 淋巴细胞脉络丛脑膜炎（LCM）：这种感染通过含有慢性感染的小鼠和宠物仓鼠的排泄物和分泌物的气溶胶传播。约 1/4 的患者有 3 ～ 6 天的发热期，短暂缓解，然后出现再次发热、严重头痛、恶心、呕吐和脑膜刺激征，持续 1 周左右。
  - 其他临床表现包括一过性脱发、关节炎、咽炎、咳嗽、斑丘疹和睾丸炎。
  - 妊娠妇女受感染后症状较轻，但会将病毒传染给胎儿，致使胎儿出现脑积水、小头畸形和（或）脉络膜视网膜炎。
  - 当成人患有无菌性脑膜炎，且伴有以下任何一种情况时，应考虑诊断本病：秋季发病、发热前有明显的前驱症状、脑脊液葡萄糖浓度低或脑脊液单核细胞计数 > 1000/μl。
  - LCM 病毒血症多出现在病程初始的发热期。ELISA 检出血清或脑脊液中 IgM 抗体或脑脊液 RT-PCR 阳性均可确诊 LCM。
- 登革热：每年约有 3.9 亿病例，登革热可能是全世界最严重的节肢动物传播的病毒性疾病。登革病毒 4 种血清型均以埃及伊蚊为传播媒介，埃及伊蚊也是黄热病的传播媒介。患者在 4 ～ 7 天的潜伏期后出现急性发热、前额痛、眶后痛、背痛、严重肌痛（断骨热）、淋巴结肿大、腭囊泡和巩膜充血。
  - 病程一般持续 1 周，在退热期（通常在第 3 ～ 5 天）前后经常出现斑丘疹。
  - 二次感染登革病毒，而其血清型不同，可导致严重登革热（以前称为登革出血热；见下文"病毒性出血热"）。

- 恢复期 ELISA 或配对血清检出特异性 IgM 抗体，或在急性期进行 ELISA 或 RT-PCR 检测抗原均可做出诊断。在急性期，通过将患者血液接种至蚊子或进行蚊子细胞培养，可以很容易分离出病毒。实验室检查可见白细胞减少、血小板减少和血清转氨酶升高。
- 寨卡病毒病：寨卡病毒最早于 1947 年在乌干达被发现，2007 年之前仅有 14 例确诊病例。此后，东南亚和南太平洋地区暴发了几次疫情，2015 年在巴西暴发了一场规模更大的全球疫情。人类感染通常是无症状或良性的、可自愈的，以低热、头痛、不适、非化脓性结膜炎、肌痛和关节痛为特征。在最近的疫情中，发现寨卡病毒感染与先天性感染（导致小头畸形和先天性神经系统缺陷）和吉兰-巴雷综合征有关。尽管大多数人类感染是由受感染的雌性蚊子传播的，但在围产期或通过性交、母乳喂养或输血制品也可发生传播。

脑炎

由于导致疾病的病情种类不同，临床与亚临床疾病比例、病死率和后遗症发生率差异很大。患者通常出现非特异性的前驱症状（如发热、腹痛、咽喉痛、呼吸系统体征），随后很快出现头痛、脑膜刺激征、畏光和呕吐；深部结构受累会导致嗜睡、认知障碍、局灶性神经系统体征和昏迷。急性脑炎通常持续数日至 2～3 周，恢复缓慢并可残留后遗症。应及时排除可治愈的脑炎病因（如单纯疱疹病毒）。以下是虫媒病毒脑炎的一些重要疾病：

- 日本脑炎：见于整个亚洲和西太平洋群岛。帕金森病表现和癫痫发作是重症患者的典型表现。现已具备有效的疫苗（应在第 0 天和第 28 天注射，在旅行前 1 周接种第二剂），夏季前往亚洲乡间的旅行者应接种疫苗，当地感染风险高达每周 1 例 /5000 人。
- 西尼罗脑炎：在西半球普遍存在，目前是美国虫媒病毒性脑炎的主要原因，西尼罗病毒是不伴有中枢神经系统受累的发热性疾病的常见原因，但偶尔会引起无菌性脑膜炎或脑炎。脑炎、严重后遗症和死亡多见于老年、糖尿病和高血压患者以及既往有中枢神经系统疾病的患者。少见的临床表现包括脉络膜视网膜炎、弛缓性麻痹和最初表现为局灶性神经功能障碍。

- 东方马脑炎（EEE）：主要流行于美国东海岸地区的沼泽地，夏季和早秋发病。东方马脑炎是最严重的虫媒病毒疾病之一，起病急骤，进展迅速，病死率高（50% ～ 75%），且常留有后遗症。发病 1 ～ 3 天内，脑脊液中嗜中性粒细胞显著增多提示疾病严重。

关节炎和皮疹

虫媒病毒常引起关节炎，伴有发热性疾病和斑丘疹，通常发生在温带地区的夏季。举例如下：

- 辛德比斯病毒：见于北欧和非洲南部，病毒的潜伏期小于 1 周，经常于躯干和四肢出现斑丘疹、水疱。这种情况下的关节炎呈多发性、游走性、致残性损害，急性期数日内缓解，关节疼痛可能持续数月或数年。
- 基孔肯亚病毒：见于非洲、亚洲和加勒比地区，这种病毒的潜伏期为 2 ～ 10 天，会导致急性发热、严重的关节痛、主要影响小关节的游走性多发性关节炎，在病程第 2 ～ 3 天退热时出现皮疹。
- 巴马森林病毒和罗斯河病毒：在澳大利亚和东太平洋群岛引起流行性多关节炎，这些病毒会导致在 7 ～ 9 天的潜伏期后出现皮疹和致病性对称性关节疼痛，通常缺乏其他全身症状。由于关节疼痛，分别仅有 50% 和 90% 的患者在 4 周和 3 个月时恢复正常活动。然而，55% ～ 75% 的感染者是无症状感染者。

肺部疾病

汉坦病毒（心肺）综合征［H（C）PS］患者在发病 3 ～ 4 天的前驱症状（如发热、不适、肌痛、胃肠功能紊乱）后，进入以心动过速、呼吸急促和轻度低血压为特征的心肺期。在接下来的几个小时内，病情可能会迅速发展为严重的低氧血症和呼吸衰竭；如果治疗得当，病死率约为 30% ～ 40%。住院后 2 天内仍幸存的患者通常能够康复并且没有后遗症。

- 这种疾病与接触啮齿动物有关。辛诺柏病毒感染鹿鼠，是美国引起 H（C）PS 最重要的病毒。
- 典型表现包括血小板减少（一种重要的早期线索）、血液浓缩、蛋白尿和低白蛋白血症。
- 急性期血清 IgM 检测可能呈阳性，即使在前驱期也可确诊。

血液凝块或组织的 RT-PCR 检测通常在发病第 7 ～ 9 天呈阳性结果。

- 治疗是非特异性的，需要强化呼吸道管理和其他支持措施。

病毒性出血热

VHF 综合征是基于血管不稳定和血管完整性降低的一系列异常表现。所有 VHF 综合征均以急性发热和肌痛起病，可进展为严重虚脱、头痛、头晕、畏光、腹痛和（或）胸痛、食欲不振和胃肠功能紊乱。初次体格检查可发现结膜充血、肌肉或腹部触痛、低血压、皮肤瘀点和眶周水肿。实验室检查通常显示血清转氨酶升高、蛋白尿和血液浓缩。出现休克、多灶性出血和中枢神经系统受累（脑病、昏迷、抽搐）是预后不良的征兆。早期识别很重要；采取适当的支持治疗，部分患者可给予针对病毒的特异性治疗。

- 拉沙热：拉沙热在西非流行，与其他 VHF 综合征相比，起病缓慢。15% ～ 30% 的患者有明显出血。浅肤色患者通常可见斑丘疹。
  - 妊娠妇女病死率高，胎儿病死率约为 90%。
  - 高水平病毒血症或血清天冬氨酸氨基转移酶 > 150 IU/ml 时，患者死亡风险较高。应该考虑给予利巴韦林（首剂 32 mg/kg IV，随后 16 mg/kg q6 h 4 天，然后为 8 mg/kg q8 h 6 天），以降低死亡风险。
- 鸠宁 / 阿根廷、马秋波 / 玻利维亚出血热综合征：这些综合征类似于拉沙热；然而，常见血小板减少、出血和中枢神经系统功能障碍（如意识混乱、小脑症状）。
  - 被动免疫治疗鸠宁 / 阿根廷出血热综合征疗效良好；现已具备有效疫苗。
  - 利巴韦林使用治疗拉沙热的推荐剂量可能对于所有南美 VHF 综合征均有效。
- 裂谷热：虽然裂谷热病毒通常会引起发热和肌痛，但也可发生 VHF，伴肝功能严重受累、肾衰竭，并可能造成弥散性血管内凝血。
  - 约 10% 的其他轻度感染可能会发生视网膜血管炎，且患者视力可能永久受损。
  - 裂谷热尚无有效治疗，减毒活疫苗仍处于临床试验阶段。
- 肾综合征出血热（HFRS）：在欧洲，引起肾综合征出血热的主要病毒是普马拉病毒，在巴尔干地区由多布拉伐-贝尔格莱德病毒引起，在东亚地区由汉坦病毒引起。

- 重症肾综合征出血热临床病程分为 4 期：发热期，伴有肌痛，持续 3 ～ 4 天；低血压期，常伴有休克，持续数小时至 48 h；少尿期，伴肾衰竭，持续 3 ～ 10 天；多尿期，伴尿量增多和低渗尿。
- 普马拉病毒所致感染表现大致相同，但病情程度较轻。
- 入院后 2 天内 ELISA 检出特异性 IgM 抗体呈现阳性，可确定诊断。
- 主要的治疗措施是早期控制休克和肾衰竭。起病最初 4 天内应用利巴韦林治疗可降低重症的发生率和病死率。

- 黄热病：黄热病曾发生过大流行，它可以导致典型的 VHF 综合征，伴有严重肝坏死，最常见于南美洲和非洲的城市。病毒血症持续 3 ～ 4 天，并出现黄疸、出血、呕吐黑色物、无尿和终末期谵妄。对前往流行地区的游客接种疫苗并控制蚊虫媒介埃及伊蚊，可阻断疾病传播。

- 重症革登热：既往感染过其他血清型登革病毒的患者可产生非保护性抗体，再次感染后会导致病情加重。轻症患者发生典型登革热 2 ～ 5 天后，通常于退热时，出现嗜睡、血小板减少和血液浓缩。重症患者出现明显休克，伴有发绀、肝大、腹水、胸腔积液和消化道出血。休克期持续 1 ～ 2 天。

  - 12 岁以后患病风险显著降低。重症登革热女性比男性更多见，白人比黑人更多见，在营养良好人群比在营养不良人群更多见；如果登革病毒 1（而不是登革病毒 4）先于登革病毒 2 感染，重症登革热也更为多见。
  - 经过良好的医疗照护，总病死率可降至 1%。控制疾病的关键是控制其传播媒介埃及伊蚊。

埃博拉病毒和马尔堡病毒感染

■ 微生物学

丝状病毒科包括 2 个属：马尔堡病毒和埃博拉病毒，均由能够感染人类的单股负链 RNA 病毒组成。根据病毒最初发现的地点埃博拉病毒有 5 种，马尔堡病毒有 2 种。

- 由于病死率高（莱斯顿病毒除外，是一种对人类无致病性的

埃博拉病毒）和气溶胶传播，马尔堡病毒和埃博拉病毒都是
生物安全 4 级病原体。

■ 流行病学

- 对人类致病的丝状病毒仅在非洲赤道地区流行。
- 截至 2017 年 10 月，共有 31 602 人感染丝状病毒，13 350 人
  死亡（病死率为 41.7%），其中绝大多数发生在 2014—2015
  年暴发期间。
- 自 1967 年发现丝状病毒以来，已发生约 50 起自然宿主至人
  的传播事件。目前认为蝙蝠是马尔堡病毒和埃博拉病毒的贮
  存宿主。
- 人与人之间的传播是通过直接接触或接触受感染的体液和组
  织发生的；尚无证据表明病毒可以通过气溶胶或呼吸道飞沫
  传播。

■ 发病机制

丝状病毒感染的发病机制包括免疫系统明显抑制、凝血系统严
重紊乱和血管完整性受损。虽然在内脏器官、黏膜和皮肤中出现瘀
点、瘀斑和其他出血体征，但实际上严重失血很罕见。

■ 临床表现

潜伏期为 3 ~ 25 天，发病后患者出现双相综合征，两个阶段之
间有 1 ~ 2 天的相对缓解期。

- 第一阶段持续 5 ~ 7 天，表现为急性发热、寒战、剧烈头痛、
  咳嗽、肌痛、咽炎和关节痛，并出现斑丘疹。
- 第二阶段涉及胃肠道（如腹痛、呕吐、腹泻）、呼吸道（如胸
  痛、咳嗽）、血管系统（如直立性低血压、水肿）、中枢神经
  系统（如神志不清、头痛、昏迷）和出血性表现。
- 早期出现白细胞减少，随后出现白细胞增多伴核左移，血小
  板减少，肝酶水平升高，凝血时间延长。
- 患者通常在感染后 4 ~ 14 天死亡。幸存患者可能遗留长期和
  致残性后遗症（如关节疼痛、虚弱、虹膜睫状体炎、听力丧
  失、精神病、横贯性脊髓炎）。
- 丝状病毒可在康复后存活者的肝、眼睛或睾丸中持续存在数
  月，并可重新激活（导致复发性疾病）或通过性行为传播。

■ 诊断

血中有高滴度病毒载量时可通过 ELISA 法检测抗原，病毒分离或 RT-PCR 方法进行检测。必须排除的其他诊断（因为它们与埃博拉病毒或马尔堡病毒的感染非常类似）包括其他病毒性出血热（尤其是黄热病）、恶性疟疾、伤寒和革兰氏阴性菌败血症。

治疗　埃博拉病毒和马尔堡病毒感染

- 任何治疗都必须由经验丰富的专科医生使用正确的个人防护设备（如隔离衣、手套、鞋套、面罩），并在加强安全防护措施情况下进行，以防止进一步传播。
- 由于没有有效的特异性治疗措施，丝状病毒感染完全依靠支持疗法。
- 目前正在评估包括单克隆抗体鸡尾酒疗法（ZMapp）和疫苗在内的几种实验疗法，这些疗法在小规模研究中显示出一些前景。

第 107 章
人类免疫缺陷病毒（HIV）感染和艾滋病（AIDS）

（王文静　刘昕超　译　郭彩萍　黄晓婕　审校）

■ 定义

最初，疾病预防控制中心（CDC）将艾滋病经验性定义为"可明确诊断的、存在一定程度细胞免疫功能缺陷性疾病，缺陷原因未知"。但随着致病原 HIV 的发现以及敏感和特异性检测方法的发展，艾滋病的定义发生了根本性更新。目前根据 HIV 感染相关临床表现及 $CD4^+$ T 淋巴细胞计数，将 HIV 感染者进行分类定义。从临床实践角度出发，临床医生应将 HIV 感染视为一系列疾病：从原发感染（伴或不伴急性 HIV 感染综合征），到无症状感染期，再到以机会性感染和肿瘤为特征的晚期疾病。

■ 病原学和传播途径

艾滋病由人逆转录病毒 HIV-1 或 HIV-2 感染引起。HIV-1 最常见，呈全球性流行。传播途径包括性接触、输入被污染的血液或血制品、吸毒者（IDU）共用污染的针头和注射器、分娩期或围产期母婴传播，或通过乳汁传播。医护人员及接触 HIV 感染标本的实验室人员确实存在 HIV 感染的职业风险，但此风险不大，通常是污染锐器的针刺伤而导致感染。被感染的医护人员通过各种有创操作将 HIV 传染给患者的风险极低。

■ 流行病学

截至 2017 年 11 月 1 日，美国约有 180 万人确诊感染 HIV，目前现存感染者 110 万；大约 13% 的人不知道自己感染了病毒。艾滋病死亡病例约 693 000 例。然而，由于有效抗逆转录病毒药物的使用，艾滋病的死亡率在过去 20 年间大幅度下降。全美每年新发感染者约 4 万例，该数字在过去至少 15 年中保持稳定。2017 年新确诊的成人和青少年 HIV 感染者中，约 80% 为男性、20% 为女性。在新确诊的 HIV 感染者或艾滋病患者中，68% 为男男性接触所致，23% 为异性性接触所致，6% 为共用注射器吸毒所致。HIV 感染及艾滋病呈全球性流行，发展中国家尤为严重。截至 2017 年末，全球 HIV 感染患者约 3690 万例，其中超 2/3 为撒哈拉以南非洲人，约 47% 为妇女，儿童患者约 260 万。2017 年全年全球新发 HIV 感染患者约 180 万，死亡患者 94 万。

■ 病理生理学和免疫发病机制

HIV 感染的特征性标志是重度免疫缺陷，是 T 淋巴细胞亚群（称辅助 T 细胞）从量变到质变的进行性缺陷。辅助性 T 细胞特征性地于细胞表面表达 CD4 分子，它是 HIV 最主要的细胞受体。CD4 必须与其辅助受体共存，HIV-1 才能有效侵入靶细胞。HIV-1 的两个主要辅助受体是趋化因子受体 CCR5 和 CXCR4。CD4$^+$ T 淋巴细胞是 HIV 感染的主要靶细胞，单核细胞系次之。

原发感染

初次感染时，病毒感染 CD4$^+$细胞，主要是 T 淋巴细胞，但也会感染单核细胞或骨髓起源的树突状细胞。无论是在感染初期还是后期，淋巴系统都是 HIV 感染形成和传播的重要位点。肠道相关淋巴组织（GALT）在感染灶形成和记忆性 CD4$^+$ T 细胞的早期清除中起到重要作用。

原发感染过程中，几乎所有患者都经历了病毒血症期，部分患者会出现类似单核细胞增多症样疾病的"急性逆转录病毒综合征"（详见下文）。此期在病毒向淋巴结及全身其他器官扩散中起着重要作用，最终由于 HIV 特异性免疫反应的建立，病毒复制可得到部分控制。

慢性和持续感染的形成

尽管原发感染后激起了机体强烈的免疫反应，但 HIV 病毒不能从体内清除，反而会形成慢性感染，未经治疗的患者出现临床症状的中位时间为 10 年。在这段无临床症状期间，CD4$^+$ T 细胞数量逐渐减少，但很少出现明显的临床症状或体征。然而，通过检测血浆和淋巴组织中的病毒总能发现活跃的病毒复制。感染后 6 个月至 1 年时间的病毒血症水平达到稳态（称为病毒设定点），设定点的病毒血症水平对 HIV 感染进展和预后有重要意义。感染后 6 个月至 1 年时病毒设定点低的患者相较于极高的患者，进展为艾滋病的速度要更缓慢。

晚期艾滋病

未予治疗或经治疗病毒复制未能控制的患者中（见下文），一定时间后（通常为数年），CD4$^+$ T 细胞计数会降至临界水平以下（约 200/μl），此时患者极易发生机会性感染。当 CD4$^+$ T 细胞计数小于 200/μl 或出现艾滋病相关机会性感染时可确诊艾滋病。通过有效的抗逆转录病毒治疗控制血浆病毒血症，特别是将血浆病毒载量持续维持在 50 拷贝/毫升以下，即使对于 CD4$^+$ T 细胞低下的患者，也可显著提高其生存率，包括抗病毒治疗后 CD4$^+$ T 细胞计数无明显升高者。

■ HIV 感染的免疫异常

已证实 HIV 感染患者存在广泛免疫异常，导致不同程度的免疫缺陷。包括淋巴细胞数量与质量的缺陷，也包括单核细胞/巨噬细胞及自然杀伤细胞（NK）功能的质的缺陷。在 HIV 感染患者中可出现自身免疫现象。

■ HIV 感染的免疫反应

HIV 原发感染后，机体可迅速产生体液和细胞免疫反应。体液反应包括抗体结合并中和 HIV 病毒，以及参与抗体依赖性细胞介导的细胞毒作用（ADCC）。细胞免疫反应包括 HIV 特异性 CD4$^+$ 和 CD8$^+$ T 淋巴细胞的形成，以及 NK 细胞和单核细胞介导的 ADCC。CD8$^+$ T 淋巴细胞也可通过一种非溶细胞性及非 MHC 限制性方式抑制 HIV 复制。这种作用由可溶性因子如 CC- 趋化因子 RANTES（CCL5）、巨噬细胞炎症蛋白（MIP）-1α（CCL3）和 MIP-1β（CCL4）介导。多数情况下，对 HIV 的自然免疫反应作用并不充分。在感染患者中针对 HIV 的广泛性中和抗体反应不易产生，因此通过免疫反应从患者体内自然清除病毒至今尚未有报道。

■ HIV 感染的诊断

HIV 感染的实验室诊断依赖于检出 HIV 抗体和（或）HIV 病毒或其组成成分。

HIV 感染的标准筛查试验是用酶联免疫法（EIA）检测抗 HIV 抗体。这种试验灵敏度高（＞99.5%）且特异性强。大多数商业性 EIA 试剂盒均能检测 HIV-1 和 HIV-2 的抗体，许多试剂盒还可检测 HIV 核心抗原 p24。免疫印记法能检测到针对特定分子量 HIV 抗原的抗体。在 HIV 感染后 2 周内开始出现 HIV 抗体，从病毒感染到可检测出抗体一般很少超过 3 个月。血浆 P24 抗原水平在感染后的最初数周内即可升高，早于抗 -HIV 抗体的出现。HIV 感染的血清学诊断流程见图 107-1。

HIV 可直接从外周血细胞、血浆或组织中进行培养，但该手段通常限于科研应用。应用逆转录聚合酶链反应（RT-PCR）、分支链 DNA 信号放大系统（bDNA）或核酸序列依赖性扩增检验技术（NASBA）可检测 HIV 的遗传物质，适用于 EIA 试验阳性或结果不确定，以及免疫印记试验结果不确定的患者。这些试验在感染早期即可出现阳性结果，而且血清学试验结果不可靠的患者（如低丙种球蛋白血症患者）中这些试验结果通常也为阳性。

■ HIV 感染患者的实验室监测

CD4$^+$ T 淋巴细胞计数和血浆 HIV RNA 水平测定是 HIV 感染患者的常规评价和检测的组成部分。目前普遍将 CD4$^+$ T 淋巴细胞计数作为 HIV 感染患者免疫功能的预测指标，且 CD4$^+$ T 淋巴细胞计数

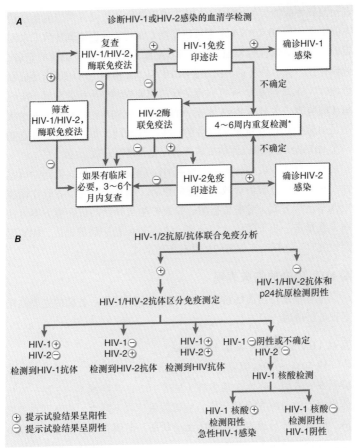

图 107-1　HIV-1 或 HIV-2 感染的血清学诊断流程。A. 流程图中应用了免疫印迹法。* 4 ～ 6 周后免疫印记结果仍为不确定，提示 HIV 感染可能性小。但应每间隔 3 个月重复检查共 2 次以排除 HIV 感染。也可检验 HIV 的 p24 抗原或 HIV RNA。B. CDC 流程图，没有应用免疫印迹法（Adapted from CDC Stacks：Quick reference guide—Laboratory testing for the diagnosis of HIV infection：updated recommendations 2014. Available from https://stacks.cdc.gov/view/cdc/23446.）

与艾滋病患者临床表现间存在密切关系。CD4$^+$ T 淋巴细胞计数小于 200/μl 的患者极易感染耶氏肺孢子菌。若 CD4$^+$ T 淋巴细胞计数降至 50/μl 以下，患者罹患巨细胞病毒（CMV）病和鸟胞内分枝杆菌感染的风险增大。患者应在确诊当时检测 CD4$^+$ T 淋巴细胞计数，并在此后每 3 ～ 6 个月检测一次（对于 CD4$^+$ T 淋巴细胞计数持续降低的患者检测频率应加大）。虽然 CD4$^+$ T 淋巴细胞计数可提供当前免疫状态的信息，但 HIV RNA 水平可以预测 CD4$^+$ T 淋巴细胞计数未来的走向。在确诊时应检测血浆 HIV RNA 水平，对于未予治疗的患者，此后每 3～4 个月复查一次。血浆 HIV RNA 检测也可用于指导抗病毒治疗（详见下文）。在抗病毒治疗的初期或调整治疗方案后，应约每 4 周监测一次 HIV RNA 水平，直至确定抗病毒治疗有效，理想状态是血浆中病毒载量无法被检出。在治疗期间，每 3～6 个月监测一次 HIV RNA 水平以评估抗病毒治疗是否持续有效。

基因型法或表型分析法可检测 HIV 病毒对不同抗病毒药的敏感性。对于当前方案治疗效果不佳的患者，相对于单纯依靠既往用药史调整治疗方案，专家依据耐药检测结果选择新的抗病毒方案可使病毒载量进一步下降约 0.5 log 值。在基础耐药率高的地区，HIV 耐药检测对于选择治疗方案同样具有指导意义。

■ HIV 感染的临床表现

本章不进行全面性讨论。下面仅对 HIV 感染后各期的主要临床表现进行概述。

急性 HIV（逆转录病毒）综合征

约 50%～70% 原发感染患者会出现急性综合征。通常出现在感染后 3～6 周。临床表现多样（见表 107-1），持续 1～2 周，当机体出现针对 HIV 的免疫反应且病毒载量达峰下降后，病情即自发缓解。随后大部分患者进入临床无症状期，但偶有患者出现快速免疫功能进行性受损乃至病情恶化。

表 107-1　急性 HIV 综合征的临床表现

一般表现	神经系统表现
发热	脑膜炎
咽炎	脑炎
淋巴结肿大	周围神经病
头痛 / 眼眶痛	脊髓病
关节痛 / 肌痛	皮肤表现
嗜睡 / 乏力	红色斑丘疹
厌食 / 消瘦	黏膜皮肤溃疡
恶心 / 呕吐 / 腹泻	

资料来源：From Tindall B，Cooper DA：Primary HIV infection：Host responses and intervention strategies. AIDS 5：1，1991.

无症状感染期

未治疗的患者从 HIV 感染到艾滋病症状出现的时间长短变化很大，估计中位时间为 10 年。在无症状期，病毒复制活跃的患者通常疾病仍在进展；并且在没有联合抗逆转录病毒治疗（cART）的情况下，CD4$^+$ T 淋巴细胞计数会降低。疾病进展的速度与血浆 HIV RNA 水平直接相关。HIV RNA 水平高的患者较 HIV RNA 水平低的患者，更快进展至症状期。

症状期

在 HIV 感染过程中任何时间均可出现 HIV 疾病症状。通常随着 CD4$^+$ T 淋巴细胞计数的不断下降，疾病谱也会发生变化。对于 CD4$^+$ T 淋巴细胞计数小于 200/μl 的患者，HIV 感染的并发症通常更为严重，甚至可危及生命。总体而言，随着患者寿命的延长，以及治疗和预防机会性感染的更好更新的方法的发展，HIV 的临床疾病谱也不断发生变化。而且，HIV 相关的各种神经系统、心血管系统、泌尿系统、代谢相关性以及肝脏病变越来越多，有的就是 HIV 感染本身的结果。无论是原发性还是继发性 HIV 感染并发症，治疗的关键均在于联合抗逆转录病毒治疗控制 HIV 复制，并采取相应的一级和二级预防措施。下面将对 HIV 感染症状期主要临床综合征进行概述。

- 持续性全身性淋巴结病：除腹股沟淋巴结以外，其他两处或两处以上部位的淋巴结肿大，除 HIV 感染外无其他原因可解释，且持续 3 个月以上。多数患者疾病会继续进展。
- 全身症状：持续 1 个月以上的发热，非刻意减肥但体重较基线下降超过 10%，不明原因腹泻持续 1 个月以上。
- 神经系统病变：HIV 相关认知障碍（HAND）最常见，其他的神经系统并发症包括机会性感染，如弓形虫和隐球菌性脑膜炎、原发性中枢神经系统淋巴瘤、中枢神经系统卡波西肉瘤、无菌性脑膜炎、脊髓病、周围神经病以及肌病。
- 继发感染性疾病：常见的继发性感染致病原包括耶氏肺孢子菌（肺炎）、巨细胞病毒（脉络膜视网膜炎、结肠炎、肺炎、肾上腺炎）、白色念珠菌（鹅口疮、食管炎）、鸟胞内分枝杆菌（局部或播散性感染）、结核分枝杆菌（肺结核或播散性结核）、新型隐球菌（脑膜炎、播散性疾病）、弓形虫（脑炎、脑内占位病变）、单纯疱疹病毒（严重黏膜皮肤病变、食管炎）、隐孢子虫或贝氏等孢子球虫（腹泻）、JC 病毒（进行性多灶性脑白质病）、细菌性致病原（肺炎、鼻窦炎、皮肤病变）。

- 继发肿瘤：卡波西肉瘤（可累及皮肤和内脏，病情较非 HIV 感染者更重），淋巴瘤（B 细胞淋巴瘤为主，可累及中枢神经系统或全身）。卡波西肉瘤、体腔淋巴瘤和多中心型 Castleman 病均与 HHV-8 感染有关，而 B 细胞淋巴瘤常与 EBV 有关。

- 其他病变：在 HIV 感染的患者中可见到各种器官特异性综合征，可能是 HIV 感染的原发表现，也可能是治疗的并发症。HIV 感染患者衰老相关性疾病的发病率也会增高。

治疗 ▶ HIV 感染

患者管理一般原则包括咨询、心理社会支持、感染和其他疾病的筛查，要求对 HIV 感染相关的疾病过程全面了解。

抗病毒治疗（见表 107-2）

联合抗逆转录病毒治疗（cART）是 HIV 感染治疗的基础。抑制 HIV 病毒复制是延长 HIV 感染患者生存时间及改善生活质量的重要手段。观察性研究和随机对照试验的数据证明，除了少数例外，cART 应用于所有感染 HIV 的患者，而且它还可以大大降低将病毒传染给未感染伴侣的风险。然而，与 HIV 治疗相关的几个重要问题至今仍没有明确答案。包括什么是最佳的 cART 初始方案，什么时候调整治疗方案，以及更改方案时哪些药物需要调整等。目前可用的治疗指南有助于这些选择（见下文）。表 107-2 列出了目前获批治疗 HIV 感染的药物。这些药物主要分为四类：病毒逆转录酶抑制剂、蛋白酶抑制剂、侵入抑制剂、整合酶抑制剂。此外，已有十余种 2 种或 2 种以上的复方药获批（见表 107-2A）。在使用抗逆转录病毒药物时，必须要考虑到药物与药物之间的多种相互作用。

核苷 / 核苷酸类似物（逆转录酶抑制剂）

此类药物可使病毒 RNA 向前病毒脱氧核糖核酸（DNA）逆转录过程中的 DNA 链合成提前终止，应与其他抗逆转录病毒药物联合使用。最常见的用法是与另一种核苷 / 核苷酸类似物及一种非核苷类逆转录酶抑制剂，或一种蛋白酶抑制剂联合应用（见下文）。

表 107-2　治疗 HIV 感染的常用抗逆转录病毒药物

药物	状态	适应证	联合治疗剂量	支持数据	毒性
核苷或核苷酸类逆转录酶抑制剂					
齐多夫定（AZT、叠氮胸腺嘧啶，*Retrovir，3'叠氮-3'-脱氧胸苷）	上市	与其他抗逆转录病毒药物联合治疗 HIV 感染	200 mg q8 h 或 300 mg bid	在早期 281 例 AIDS 或 ARC 患者安慰剂对照试验中死亡率为 19：1	贫血、粒细胞减少、肌病、乳酸酸中毒、伴有脂肪变性的肝大、头痛、恶心、指甲色素沉着、脂质异常、脂肪萎缩、高血糖
		预防母婴之间 HIV 传播		$CD4^+$ T 淋巴细胞计数 ≥ 200/μl 的妊娠妇女，妊娠 14～34 周开始口服 AZT，分娩过程中加用静脉药，并给予婴儿口服 AZT 6 周，可使 HIV 传播率降低 67.5%（从 25.5% 到 8.3%），$n = 363$	
拉米夫定（Epivir，2'3'-双脱氧-3'-巯基氧胞苷，3TC）	上市	与其他抗逆转录病毒药物联合治疗 HIV 感染	150 mg bid 300 mg qd	在 495 例 AZT 初治和 477 例 AZT 经治的患者中，联合 AZT 用药优于 AZT 单药治疗提升 $CD4^+$ T 淋巴细胞计数的效果，治疗 24 周后，AZT 单药组患者 $CD4^+$ T 淋巴细胞仍处于基线水平，而 AZT 与拉米夫定联用组 $CD4^+$ T 淋巴细胞计数较基线升高 10～50/μl；与 AZT 单药治疗相比，AIDS 或死亡的发生率下降 54%	停药后 HBV 共感染患者的肝炎暴发

表 107-2　治疗 HIV 感染的常用抗逆转录病毒药物（续表）

药物	状态	适应证	联合治疗剂量	支持数据	毒性
恩曲他滨 （FTC, Emtriva）	上市	与其他抗逆转录病毒药物联合治疗 HIV 感染	200 mg qd	与拉米夫定联合司他夫定和奈韦拉平/依非韦仑疗效相当	HBV 共感染患者停药后的肝毒性，皮肤脱色
阿巴卡韦 （Ziagen）	上市	与其他抗逆转录病毒药物联合治疗 HIV 感染	300 mg bid	24 周时病毒抑制（每组约 60% 血浆 HIV RNA < 400 拷贝/毫升）和提升 CD4$^+$ T 淋巴细胞计数（每组约 100/μl）方面，该药＋AZT＋3TC 与印地那韦＋AZT＋3TC 疗效相当	HLA-B5701＋个体的超敏反应（可能致命）：发热、皮疹、恶心、呕吐、不适/疲劳及食欲不振
富马酸替诺福韦酯 （Viread）	上市	有治疗指征时，与其他抗逆转录病毒药物联合	300 mg qd	在经治患者基础治疗方案中加入该药可使 HIV RNA 水平下降约 0.6 log 值	肾病、骨软化、HBV 共感染患者停药后的肝炎暴发
替诺福韦艾拉酚胺 （Vemlidy）	上市	与恩曲他滨和其他抗逆转录病毒药物联合治疗 HIV-1 感染	25 mg qd	与恩曲他滨和可比司他联合治疗，92% 的患者 HIV-1 RNA 水平 < 50 拷贝/毫升	恶心、肾毒性比富马酸替诺福韦酯小

非核苷类逆转录酶抑制剂

| 奈韦拉平
（Viramune） | 上市 | 与其他抗逆转录病毒药物联合治疗进行性的 HIV 感染 | 200 mg/d 14 天，然后 200 mg bid 或 400 mg 缓释剂 qd | 与核苷类药物联用时，CD4$^+$ T 淋巴细胞计数升高，HIV RNA 计数下降 | 皮疹、肝毒性 |

表107-2 治疗 HIV 感染的常用抗逆转录病毒药物（续表）

药物	状态	适应证	联合治疗剂量	支持数据	毒性
依非韦仑（Sustiva）	上市	与其他抗逆转录病毒药物联合治疗 HIV 感染	600 mg qhs	依非韦仑 + AZT + 3TC 组与咨他那韦 + AZT + 3TC 组相比，24 周的病毒抑制率、CD4+ T 淋巴细胞升高（每组约 140/μl 的升高）疗效相当（依非韦仑组病毒载量小于 50 拷贝/毫升比例更高，但大多数的那韦治疗"失败"均由咨他那韦组中断治疗率较预计高所致）	皮疹、烦躁不安、肝功能升高、嗜睡、异常多梦、抑郁、血脂异常、可能致畸
依曲韦林（Intelence）	上市	联合其他抗逆转录病毒药物，治疗对 NNRTI 和其他抗逆转录病毒药物耐药的 HIV 感染经治患者	200 mg bid	给予最优化药物背景下，相比于安慰剂，该药 HIV RNA 抑制到 < 50 拷贝/毫升的概率较高（56% vs. 39%）；CD4+ T 细胞计数增加较安慰剂高（89 vs. 64 细胞）	皮疹、恶心、超敏反应
利匹韦林（Edurant）	上市	与其他药物联合治疗初治患者	25 mg qd	在 1368 名初治患者中，除了治疗前 HIV RNA 水平 >10 万以外，其他个体在 48 周时的抑制作用同依非韦仑相似	恶心、头晕、嗜睡、眩晕、中枢神经系统毒性、相比依非韦仑，皮疹较少
蛋白酶抑制剂					
利托那韦（Norvir）	上市	在需要治疗时，与其他抗逆转录病毒药物联合治疗 HIV 感染	600 mg bid（低剂量也可用作药代动力学增敏剂）	在 CD4+ T 淋巴细胞计数 < 100/μl 的患者中，经平均 6 个月的治疗，临床进展或死亡的累计发生率从 34% 下降到 17%	恶心、腹痛、高血糖、脂肪再分配、脂质异常、可能会改变许多其他药物的浓度、感觉异常、肝炎

表107-2　治疗 HIV 感染的常用抗逆转录病毒药物（续表）

药物	状态	适应证	联合治疗剂量	支持数据	毒性
阿扎那韦（Reyataz）	上市	与其他抗逆转录病毒药物联合治疗 HIV 感染	400 mg qd，或与依非韦仑联用时阿扎那韦 300 mg qd＋利托那韦 100 mg qd	一项针对 810 例初治患者的研究显示，阿扎那韦＋AZT＋3TC 与依非韦仑＋AZT＋3TC 疗效相当。一项对 467 例初治患者的研究显示，阿扎那韦＋司他夫定＋3TC 与奈非那韦＋司他夫定＋3TC 疗效相当	高胆红素血症、PR 间期延长、恶心、呕吐、高血糖、脂肪分布不均、皮疹、转氨酶升高、肾结石
地瑞那韦（Prezista）	上市	联合 100 mg 利托那韦治疗经治成人患者	600 mg＋利托那韦 100 mg bid，随餐服	对既往广泛使用抗逆转录病毒药物的经治患者，应用包含地瑞那韦的新联合方案，24 周 HIV RNA 下降 1.89 log 值，CD4$^+$ T 淋巴细胞计数升高 92 个，对照组分别下降 0.48 log 值和计数升高 17 个	腹泻、恶心、头痛、皮疹、肝毒性、高脂血症、高血糖
侵入抑制剂					
恩夫韦肽（Fuzeon）	上市	与其他药物联合，治疗 ART 治疗中仍有 HIV-1 复制的经治患者	90 mg 皮下注射 bid	在经治患者中，优化药物基础上加用恩夫韦肽，较安慰剂更好（24 周 HIV RNA ＜ 400 拷贝/毫升 37% vs. 16%；24 周 CD4$^+$ T 淋巴细胞计数＋71 vs. ＋35）	局部注射反应、过敏反应、细菌性肺炎发生率增高
马拉韦罗（Selzentry）	上市	与其他抗逆转录病毒药物联合，治疗仅嗜 CCR5 HIV-1 患者	150 ～ 600 mg bid，剂量调整取决于联合治疗药物（见正文）	635 例嗜 CCR5 病毒感染，既往曾治疗了 4 类抗病毒药物中的 3 类联合治疗至少半年，但 HIV-1 RNA 仍大于 5000 拷贝/毫升，马拉韦罗组 24 周 61% 患者 HIV RNA 水平小于 400 拷贝/毫升，而随机对照组仅为 28%	肝毒性、发热、咳嗽、鼻咽炎、皮疹、腹痛、头晕、肌肉骨骼症状

表107-2 治疗 HIV 感染的常用抗逆转录病毒药物（续表）

药物	状态	适应证	联合治疗剂量	支持数据	毒性
伊巴珠单抗（Trogarzo）	上市	与其他抗逆转录病毒药物联合，治疗多耐药 HIV-1	单次负荷剂量为2000 mg，随后每2周一次维持剂量800 mg	25周期，50% 的 HIV-1 RNA > 1000 拷贝/毫升的耐多药 HIV-1 感染的患者。接受一种优化后背景活性药物联合伊巴珠单抗治疗，其 HIV RNA 水平<200 拷贝/毫升	皮疹、腹泻、恶心
融合酶抑制剂					
拉替拉韦（Isentress）	上市	与其他抗逆转录病毒药物联合治疗	400 mg bid	对436例3类药物耐药的患者，接受拉替拉韦治疗24周，76%患者 HIV RNA 水平小于400拷贝/毫升，而随机对照组仅为41%	恶心、头痛、腹泻、肌酸磷酸激酶升高、肌无力、肌溶解
埃替拉韦[只有与可比司他、替诺福韦、恩曲他滨联合的复方制剂的复方制剂（Stribild）]	上市	固定剂量复方制剂	1天1片	治疗经治患者，不劣于拉替拉韦或阿扎那韦/利托那韦	腹泻、恶心、上呼吸道感染、头痛
多替拉韦（Tivicay）	上市	与其他抗逆转录病毒药物联用	50 mg qd 治疗初治患者50 mg bid 治疗经治患者或联用依非韦仑或利福平的患者	不劣于拉替拉韦，优于依非韦仑或地瑞那韦/利托那韦	失眠、头痛、过敏反应、肝毒性

表 107-2　治疗 HIV 感染的常用抗逆转录病毒药物（续表）

药物	状态	适应证	联合治疗剂量	支持数据	毒性
比克替拉韦 [只有与替诺福韦艾拉酚胺和恩曲他宾联合的复方制剂（Biktarvy）]	上市	治疗 HIV 感染的成人	50 mg 比克替拉韦 / 25 mg 替诺福韦艾拉酚胺 /200 mg 恩曲他宾 qd	不劣于多替拉韦 / 替诺福韦 / 恩曲他宾及多替拉韦 / 阿巴卡韦 / 拉米夫定	恶心、腹泻、头痛

* 为原研商品名称。该药物可能存在其他通用名。

缩略词：ARC：艾滋病相关综合征；NNRTI：非核苷类逆转录酶抑制剂

表 107-2A　抗逆转录病毒药物复方制剂

名称	联合药物
Atripla[a]	富马酸替诺福韦酯＋恩曲他宾＋依非韦仑
Biktarvy[a]	替诺福韦艾拉酚胺＋恩曲他宾＋比克替拉韦
Cimduo	富马酸替诺福韦酯＋拉米夫定
Combivir	齐多夫定＋拉米夫定
Complera[a]	富马酸替诺福韦酯＋恩曲他宾＋利匹韦林
Descovy	替诺福韦艾拉酚胺＋恩曲他宾
Dutrebis	拉替拉韦＋拉米夫定
Epzicom	阿巴卡韦＋拉米夫定
Evotaz	阿扎那韦＋可比司他
Genvoya[a]	替诺福韦艾拉酚胺＋恩曲他宾＋埃替拉韦＋可比司他
Juluca	多替拉韦＋利匹韦林
Kaletra	洛匹那韦＋利托那韦
Odefsey[a]	替诺福韦艾拉酚胺＋恩曲他宾＋利匹韦林
Prezcobix	地瑞那韦＋可比司他
Stribild[a]	富马酸替诺福韦酯＋恩曲他宾＋埃替拉韦＋可比司他
Symfi[a]	富马酸替诺福韦酯＋拉米夫定＋依非韦仑（600 mg）
Symfi Lo[a]	富马酸替诺福韦酯＋拉米夫定＋依非韦仑（400 mg）
Triumeq[a]	阿巴卡韦＋拉米夫定＋多替拉韦
Truvada	富马酸替诺福韦酯＋恩曲他宾
Trizivir	齐多夫定＋拉米夫定＋阿巴卡韦

[a] 完整的每日一次单片药物方案

非核苷类逆转录酶抑制剂

此类药物与 HIV-1 逆转录酶活性位点以外的部位结合，干扰其功能并导致构象改变，从而使其失去活性。目前已有奈韦拉平、地拉夫定、依非韦仑、依曲韦林和利匹韦林 5 种药物供临床使用，已获批与其他抗逆转录病毒药物联合使用。

蛋白酶抑制剂

此类药物可选择性抑制 HIV-1 蛋白酶，作用强，在纳摩尔范围内仍具有活性。然而，与其他种类的抗逆转录病毒药物一样，蛋白酶抑制剂只能与其他抗逆转录病毒药物联合使用。

HIV 侵入抑制剂

此类药物通过干扰 HIV 与其受体或辅助受体结合或干扰 HIV 融合过程起效。目前可与 HIV-1 辅助受体结合的各种小分子药物正在临床研究中。首先上市的此类药物是融合抑制剂恩夫韦地和侵入抑制剂马拉韦罗。

HIV 整合酶抑制剂

此类药物干扰前病毒 DNA 与宿主细胞染色体整合。第一个此类药物拉替拉韦已于 2007 年获批应用于经治患者。另外三种整合酶抑制剂多替拉韦、埃替拉韦和比克替拉韦也获得了批准。

抗逆转录病毒治疗策略的选择

由于抗逆转录病毒药物众多，使抗逆转录病毒治疗成为 HIV 感染患者管理中的一个较为复杂问题。

美国人类卫生服务部专家组已发布了 HIV 感染的治疗原则（表 107-3）。目前多数指南均建议感染 HIV 即应用 cART 治疗。而且，对于有过 HIV 高危暴露但无 HIV 感染的个体也应即刻给予 4 周的治疗（详见下一页）。

表 107-3　HIV 感染的治疗原则

1. 持续 HIV 复制可导致免疫系统损伤、进展为 AIDS 和全身免疫激活。
2. 血浆 HIV RNA 水平提示 HIV 复制程度和 $CD4^+$ T 淋巴细胞破坏率。$CD4^+$ T 淋巴细胞计数提示当前免疫系统功能的水平。
3. 治疗目标是最大程度地抑制病毒复制。抑制程度越大，耐药性相似株出现的可能性越小。
4. 最有效治疗方案包括同时联用多种有效抗 HIV 药物，应选择患者以前不曾使用过的药物，或选择与患者曾经使用过的抗逆转录病毒药物无交叉耐药反应的药物。
5. 联合治疗方案中的抗逆转录病毒药物应当根据最佳方案和剂量使用。
6. 可用药物数量有限。抗逆转录病毒治疗的任何决定对于患者未来治疗方案的选择都具有长期影响。
7. 无论妊娠与否，妇女都应当接受最佳抗逆转录病毒治疗。
8. 该原则同样适用于儿童和成人。治疗儿童感染 HIV 时应考虑到其独特的病理学、病毒学和免疫学特点。
9. 依从性是确保治疗方案获得最大疗效的一个重要因素。方案越简单，患者的依从性越好。

资料来源：Modified from Principles of Therapy of HIV Infection，USPHS，and the Henry J. Kaiser Family Foundation.

一旦决定开始抗病毒治疗，医生就必须决定在初始抗病毒方案中选择哪种药物。表 107-4 列出了目前最常用的初始（联合）治疗方案。目前尚无明确数据来区分这些方法。

开始治疗后，预计 1～2 个月内血浆 HIV RNA 水平降低 1 log 值（10 倍）；最终血浆 HIV RNA 水平下降至＜50 拷贝/毫升以下；CD4$^+$ T 淋巴细胞计数在第一年内可出现 100～150/μl 的升高。如果不能达到并维持血浆 HIV RNA 水平＜50 拷贝/毫升，需考虑调整治疗方案。其他需调整治疗的原因见表 107-5。由于治疗失败需调整治疗时，注意在新方案中要包括至少 2 种新药。由于药物毒性需调整治疗的患者，则可以考虑仅更换该种药物。

继发感染和继发肿瘤的治疗

每种感染和肿瘤的治疗都是特异的。

表 107-4　大多数初治患者推荐初始联合治疗方案，无论 HIV RNA 水平或 CD4$^+$计数

多替拉韦＋替诺福韦＊＋恩曲他宾＊＊
拉替拉韦＋替诺福韦＊＋恩曲他宾＊＊
比克替拉韦＋替诺福韦＊＋恩曲他宾＊＊
埃替拉韦＋可比司他＋替诺福韦＊＋恩曲他宾＊＊
多替拉韦＋阿巴卡韦＋拉米夫定＊＊（只适用于 HLA-B＊5701 阴性的个体）

＊替诺福韦艾拉酚胺和富马酸替诺福韦酯是 FDA 批准的替诺福韦的 2 种形式。替诺福韦艾拉酚胺对骨和肾毒性较低，而富马酸替诺福韦酯使用时血脂水平更低
＊＊拉米夫定可替代恩曲他宾，反之亦然。
资料来源：Guidelines for the Use of Antiretroviral Agents in HIV-Infected Adults and Adolescents，USPHS.

表 107-5　HIV 感染患者更改抗逆转录病毒治疗方案的指征 [a]

在初始治疗后 4 周血浆 HIV RNA 水平下降不到 1 log 值。
除去间断感染、疫苗接种或试验方法误差影响外，出现血浆 HIV RNA 较最低值明显升高（3 倍或以上），复查仍高。
CD4$^+$ T 淋巴细胞数量持续下降
临床病情恶化
药物的副作用

[a] 一般而言，换药方案中需包括至少 2 种对患者有效的药物。除非是因药物毒性而调整治疗，此时可仅更换一种药物。
资料来源：Guidelines for the Use of Antiretroviral Agents in HIV-Infected Adults and Adolescents，USPHS.

继发感染的预防

对于 CD4$^+$ T 淋巴细胞计数 < 200/μl、CD4$^+$ T 淋巴细胞计数 < 50/μl、PPD 阳性或免疫无反应状态但存在结核杆菌高感染风险的患者应分别采取针对卡氏肺孢子菌肺炎、鸟分枝杆菌复合体、结核感染的一级预防。所有 CD4$^+$ T 淋巴细胞计数 < 200/μl 的患者均应接种流感疫苗和肺炎球菌多糖疫苗，CD4$^+$ T 淋巴细胞计数 > 200/μl 的患者应重复接种。如果条件允许，对 HIV 感染患者所患的每一次感染均应采取二级预防直至患者的免疫功能明显恢复。

■ HIV 和医护人员

医护人员有明确感染 HIV 的风险，但风险不大，可能通过针头刺伤、大面积黏膜表面或者开放伤口暴露于 HIV 污染的分泌物或血制品而导致感染。被确诊 HIV 感染者的血液污染的物品刺伤皮肤后感染 HIV 的风险约 0.3%，而相同的情况下感染 HBV 的风险是 20% ~ 30%。医护人员意外暴露后采取暴露后预防措施可有效降低 HIV 感染的可能性。就此方面，美国公共卫生服务工作组建议职业暴露后应尽快给予药物预防。虽然明确的治疗方案仍有争议，但是美国公共卫生服务指南推荐对于高危或其他复杂暴露者予 2 种核苷类逆转录酶抑制剂和第 3 种药物联合治疗 4 周。无论使用哪种方案，都应在暴露后尽快开始治疗，还应考虑到该病毒现有的耐药性数据。

最佳处理方法是避免暴露，包括下述通用预防措施，以及对针头和其他潜在污染物品的恰当处理。

对所有医护人员（包括正在治疗 HIV 感染者的医护人员）而言，结核（TB）传播是另一个潜在风险，故所有医护人员均应每年检查一次，了解自己的结核菌素试验（PPD）状态。

■ 疫苗

近期泰国一项临床研究显示疫苗接种对预防 HIV 感染具有中等程度保护力（有效率 31%）。但是，这种中等程度保护力还不足以推广该疫苗的应用；目前仍在积极研发安全有效的 HIV 疫苗，包括重点研究诱导广泛的 HIV 中和抗体。

■ 预防

教育、咨询、行为矫正以及在高危情况下坚持并正确使用避孕套是预防 HIV 感染的基础，静脉注射吸毒者避免共用针头至关重要。

如果可能，HIV 阳性母亲应避免进行母乳喂养，因为 HIV 病毒可通过此途径感染婴儿。在没有条件人工喂养的地区，如果条件允许对哺乳妇女进行治疗可大大降低传播概率。近期研究显示，医学监督下的成年男性包皮环切术对预防异性性接触的 HIV 传播非常重要。另外，舒发泰（Truvada）是一种含有恩曲他宾和替诺福韦的单片制剂，已获批用于男–男性行为者及从事危险行为的异性恋男性和女性的暴露前预防（PrEP），该药能有效阻断 HIV 的传播。最后，对于单阳家庭中的 HIV 感染者进行抗病毒治疗可有效预防其将 HIV 传染给未感染的伴侣。

第108章
肺孢子菌肺炎、念珠菌病和其他真菌感染

（王文静　刘昕超　译　郭彩萍　黄晓婕　审校）

概述

- 酵母菌（如念珠菌属、隐球菌属）在显微镜下呈圆形芽孢状；霉菌（如曲霉菌、根霉菌）则呈细丝状，称菌丝；双相性真菌（如组织胞浆菌属）在组织中呈球形，但在环境中则呈霉菌型。
  - 地方性感染真菌（如球孢子菌属）不是人体的正常菌落，主要通过吸入感染宿主。
  - 机会性感染真菌（如念珠菌和曲霉菌）由正常定植部位（如黏膜表面或胃肠道）侵入宿主造成感染。
- 任何真菌感染的确诊都有赖于组织病理学鉴定，可确认真菌侵入组织并伴有炎症反应。
  - 其他检测抗原（如用于组织胞浆菌、隐球菌、曲霉菌）或抗体（如用于球孢子菌）的试验具有不同程度的特异性和敏感性。

抗真菌药

■ 两性霉素 B（AmB）

AmB 是最广谱的抗真菌药，但具有显著的毒性，包括肾毒性、发热、寒战和恶心。

- AmB 具有杀菌活性，仅用于肠外给药。
- 脂质体剂型降低了肾毒性和输液反应；但脱氧胆酸盐和脂质体制剂之间的疗效是否存在显著的临床差异仍有争议。

■ 唑类

唑类的作用机制是抑制真菌细胞壁内麦角固醇的合成，从而抑制真菌生长。唑类药物无或仅有轻微肾毒性，并且有口服药剂型。

- 氟康唑：氟康唑有口服和静脉两种剂型，半衰期长，可分布于大多数体液中，包括房水和脑脊液。
  - 毒性轻微（通常可逆），包括肝毒性、高剂量时可见脱发，肌肉无力，口干及口腔中金属异味。
  - 氟康唑对球孢子菌、隐球菌性脑膜炎以及念珠菌血症有效，但对曲霉菌病或毛霉病无效。
  - 可有效预防骨髓移植和高危肝移植受者的真菌感染。
- 伏立康唑：具有口服和静脉两种剂型，是治疗曲霉菌感染的一线药物，对念珠菌属比氟康唑抗菌谱广，可覆盖光滑念珠菌和克柔念珠菌。对赛多孢子菌属、镰刀真菌和球孢子菌也有效。
  - 与氟康唑相比，伏立康唑的不足包括与多种药物存在相互作用、肝毒性、皮疹（包括光敏性）、视觉异常以及使用中需要监测药物浓度。
  - 由于它完全经由肝代谢，肝衰竭患者需要调整剂量。肾功能不全时，无须调整剂量，但考虑到环糊精的存在，合并严重肾功能损害患者应避免使用静脉制剂。
- 伊曲康唑：有口服和静脉两种剂型，可用于治疗轻中度芽生菌病和组织胞浆菌病。美国食品和药品监督管理局（FDA）已批准该药用于中性粒细胞缺乏伴发热患者的治疗，尽管大多数中心使用其他唑类药物预防和治疗这些患者。伊曲康唑的不足包括难以透过脑脊液、口服混悬液和静脉制剂中均需使用环糊精、胶囊剂型的药物吸收存在较大个体差异，以及应用胶囊剂型治疗播散性真菌病时，需监测血药浓度。

- 泊沙康唑：可用于免疫功能低下的高危患者预防曲霉菌病和念珠菌病，泊沙康唑对氟康唑耐药的念珠菌分离株也有效，并可用于其他真菌感染患者的挽救性治疗。
- 伊武康唑：可用于曲霉菌病和毛霉病，但临床经验仍然有限。

■ 棘白菌素类

棘白菌素类包括卡泊芬净、阿尼芬净和米卡芬净，通过抑制真菌细胞壁合成所必需的 β-1,3- 葡聚糖合成酶来发挥作用。这些药物被认为对念珠菌有杀菌作用，对曲霉菌有抑菌作用。

- 作为安全性最佳的抗真菌药物之一，棘白菌素类对所有念珠菌属有广谱杀菌作用，而卡泊芬净可用于曲霉菌病的挽救性治疗。
- 与环孢素联合使用时，阿尼芬净和米卡芬净无须调整剂量。

■ 氟胞嘧啶

氟胞嘧啶有良好的脑脊液穿透性，但容易导致耐药，故常与 AmB 联合使用（如治疗隐球菌脑膜炎）。不良反应为骨髓抑制。

■ 灰黄霉素和特比萘芬

灰黄霉素主要用于癣感染。特比萘芬用于治疗甲癣和癣菌病，疗效与伊曲康唑相当。

■ 外用药物

常见皮肤真菌感染可采用外用药物治疗：唑类（如克霉唑和咪康唑），多烯类（如制霉菌素）及其他药物（如环吡酮胺和特比萘芬）。

肺孢子菌肺炎（PCP）

肺孢子菌是一种肺部机会性致病真菌，是免疫功能低下的宿主发生肺炎的重要病因。

■ 微生物学

- 真正引起人类感染的是耶氏肺孢子菌，而原先认为的病原菌——卡氏肺孢子菌是引起鼠类感染的病原体。
- 发育阶段包括小滋养体阶段、孢囊阶段及介于其间的囊前阶段。

■ 流行病学

- 肺孢子菌呈全球性分布，且多数人早年就有暴露史。
- 已被证实可由环境传播及人与人之间传播；空气传播的作用尚不清楚。
- 细胞免疫和体液免疫缺陷（包括 HIV 感染、恶性肿瘤、移植、使用免疫抑制药物）易于导致 PCP。HIV 感染者的发病率与 CD4$^+$ T 淋巴细胞计数呈负相关：≥ 80% 的病例发生在计数 < 200/μl 的个体，且多数病例计数 < 100/μl。

■ 发病机制

- 病原体被吸入肺泡腔，局部增殖后引起单核细胞反应。肺泡内充满蛋白质物质并被其破坏，从而导致肺泡毛细血管损伤和表面活性剂异常增加。
- 组织学可见肺泡内充满泡沫样泡液渗出物。

■ 临床表现

- 患者可出现呼吸困难、发热和干咳。
  - HIV 感染者通常起病隐匿，表现为轻微运动不耐受或胸闷，无发热或咳嗽。经过几天到几个月的时间，这些患者会出现更典型的 PCP 症状。
  - 部分 HIV 感染者和多数伴其他类型免疫抑制患者起病急骤，在几天内就进展至呼吸衰竭。
- 体格检查无特异性，可有不同程度的低氧血症。患者最初胸部检查可能正常，但是后来，未经治疗的患者会出现弥漫性啰音和实变征象。
- 血清乳酸脱氢酶（LDH）浓度可能因为肺部损伤而升高，但这一表现既不敏感也不特异。
- 胸部 X 线典型表现为肺门周围的双侧弥漫性对称间质浸润，但这一发现对 PCP 无特异性。胸部 X 线最常见的表现是囊肿和气胸，尤其是在 HIV 感染的患者中。胸部 CT 显示几乎所有 PCP 患者都有弥漫性磨玻璃影，若胸部 CT 正常，则可基本上排除诊断。
- 播散性感染病例少有报道，通常累及淋巴结、脾和肝。

■ 诊断

- 组织病理学染色可明确诊断。

- 细胞壁染色（如六胺银染色）用于检出肺孢子菌包囊，瑞
  氏−姬姆萨染色可以发现各发育阶段的细胞核。
- 单克隆抗体免疫荧光法可增加诊断敏感度。
- 支气管肺泡灌洗液中发现肺孢子菌对诊断免疫功能低下患者
  患有 PCP 的敏感性和特异性接近 100%。
- 虽然检查痰液或咽拭子中肺孢子菌的敏感性很低，但诱导痰
  标本检测具有高敏感性（高达 90%）和特异性，但这与进行
  检测的中心的检测经验有关。
- 用 PCR 法扩增 DNA 最为敏感，但无法鉴别定植和感染。

治疗　肺孢子菌感染

- 治疗方案为甲氧嘧啶−磺胺甲噁唑（TMP-SMX），非 HIV
  感染伴轻微病症的患者疗程 14 天，其他所有患者疗程为
  21 天。TMP-SMX 的剂量和不良反应，以及替代方案详见
  表 108-1。
- 对于有 HIV 感染（以及几乎所有）中重度病例（室内空气
  中 $PaO_2 \leqslant 70$ mmHg 或 PAO_2-PaO_2 梯度 $\geqslant 35$ mmHg），联
  合糖皮质激素治疗可以提高生存率。
- 对于在开始抗逆转录病毒治疗（ART）前出现 PCP 的 HIV
  感染患者，ART 治疗通常需要在 PCP 治疗的头 2 周内开始。
- 患者通常在 4～8 天内对治疗无反应。对于 3～4 天后病
  情继续恶化，或 7～10 天后仍未好转的患者需要重新评
  估：是否有其他感染、初次抗肺孢子菌治疗是否失败，以
  及是否存在导致肺功能不全的非感染性疾病（如心力衰
  竭、肺栓塞）。

■ 预后

- 影响死亡风险的因素包括高龄、免疫抑制程度高、基础肺部
  疾病、血清白蛋白水平低、需要机械通气，以及出现气胸。

■ 预防

- 预防 PCP 最有效的措施是消除导致免疫抑制的原因（如停
  止免疫抑制治疗，治疗 HIV 感染）。
- 对于 $CD4^+$ T 淋巴细胞计数 $< 200/\mu l$ 的 HIV 感染患者应进行

表 108-1　肺孢子菌病的治疗 [a]

药物	剂量，给药途径	不良反应
首选药物		
TMP-SMX	TMP（5 mg/kg）+ SMX（25 mg/kg）q6～8 h PO 或 IV（即双倍剂量片剂，2 片，每次 3 次或每日 4 次）	发热、皮疹、血细胞减少、肝炎、高钾血症
其他药物		
阿托伐醌	750 mg bid PO	皮疹、发热、肝炎
克林霉素 + 伯氨喹	300 ～ 450 mg q6 h PO 或 600 mg q6～8 h IV 15～30 mg qd PO	溶血（G6PD 缺乏）、高铁血红蛋白血症、中性粒细胞减少、皮疹
喷他脒	3 ～ 4 mg/kg qd IV	低血压、氮质血症、心律失常（尖端扭转）、胰腺炎、糖代谢异常、低钙血症、中性粒细胞减少、肝炎
辅助用药		
泼尼松或甲泼尼龙	40 mg bid×5 d，40 mg qd×5 d，20 mg qd×11 d；PO 或 IV	消化性溃疡、高血糖、情绪改变、高血压

[a] 对非 HIV 轻症患者可给予 14 天治疗，而其他所有患者给予 21 天治疗。
缩略词：G6PD，葡萄糖 -6- 磷酸脱氢酶；TMP-SMX，甲氧嘧啶-磺胺甲噁唑

预防治疗。指南中关于其他免疫缺陷患者的预防并不明确，但对于每天服用＞20 mg 泼尼松（或同等剂量）的患者，应考虑预防治疗≥30 天。

- 预防用药详见表 108-2。TMP-SMX 是首选药物。

念珠菌病

■ 微生物学和流行病学

念珠菌是一种小型、壁薄、椭圆形酵母菌，通过出芽增殖，在组织中可呈现三种形态：芽生孢子、假菌丝和菌丝。

- 念珠菌在自然界中广泛存在，可定植于胃肠道、女性生殖道和皮肤。这种传播可能是由于抗菌药物抑制了大量的细菌后，真菌从黏膜表面进入血流所致。

表 108-2　肺孢子菌病的预防用药

药物	剂量，给药途径	注释
首选药物		
TMP-SMX	一片（双倍或单倍量）qd PO	过敏的发生率高。非致命性超敏反应可再次用药；考虑剂量递增方案
可选择药物		
氨苯砜	50 mg bid 或 100 mg qd PO	溶血与 G6PD 缺乏有关
氨苯砜 ＋ 乙胺嘧啶 ＋ 甲酰四氢叶酸	50 mg qd PO 50 mg 每周 PO 25 mg 每周 PO	甲酰四氢叶酸可改善乙胺嘧啶引起的血细胞减少
氨苯砜 ＋ 乙胺嘧啶 ＋ 甲酰四氢叶酸	200 mg 每周 PO 75 mg 每周 PO 25 mg 每周 PO	甲酰四氢叶酸可改善乙胺嘧啶引起的血细胞减少
喷他脒	每月 300 mg 经 Respirgard-Ⅱ 喷雾器吸入	气雾剂可引起支气管痉挛。喷他脒可能不如 TMP-SMX 或氨苯砜方案有效
阿托伐醌	1500 mg qd PO	需要高脂饮食以达到最佳吸收

缩略词：G6PD，葡萄糖 -6- 磷酸脱氢酶；TMP-SMX，甲氧嘧啶-磺胺甲噁唑

- 白色念珠菌常见，但目前非白色念珠菌感染（如光滑念珠菌、克柔念珠菌、近平滑念珠菌、热带念珠菌）可占所有念珠菌血症和播散性念珠菌病的 50% 左右。
  - 在美国，血培养阳性的住院患者中，念珠菌感染率排行第四。
  - 免疫系统受损、留置导管、严重烧伤的患者及低体重新生儿是发生血流播散性感染的高危人群。

■ 临床表现

念珠菌感染的严重程度从轻微感染至致命性感染，深部器官感染是最严重的感染形式。

- 皮肤黏膜念珠菌病

- 鹅口疮是出现在口腔、舌或食管的白色无痛性黏着斑，可离散分布也可融合成片。
- 阴道念珠菌病可伴瘙痒、疼痛及阴道"豆腐渣样"分泌物。
- 其他皮肤念珠菌感染包括甲沟炎、龟头炎及皮肤间擦疹（皮肤褶皱处刺激性红斑及脓疱）。
- 慢性皮肤黏膜念珠菌病是一组包括头发、指甲、皮肤和黏膜感染的异质性疾病，治疗后可持续存在，与免疫功能异常有关。

- 深部侵袭性念珠菌病：最常见于念珠菌血症经血流播散至器官，也可能是由于正常屏障被破坏，真菌持续释放所致（如留置导尿管所致肾感染）。
  - 可累及所有脏器，脑组织、脉络膜视网膜、心脏及肾脏最常受累；除合并中性粒细胞减少患者外，其他患者中很少累及肝、脾。
  - 皮肤受累表现为巨大结节样损害。
  - 脉络膜视网膜或皮肤受累提示经全身性血行播散在深部器官形成脓肿的可能性高。

■ 诊断

诊断难点是明确哪些患者存在血流播散感染；从痰、尿液或腹腔留置导管处检测到念珠菌可能仅提示定植而非深部感染。

- 念珠菌感染的诊断需在适当的临床标本中检测到菌丝或假菌丝伴有炎症反应。
- β-葡聚糖试验阴性预测值可达约90%，有助于排除播散性感染。

治疗　念珠菌病

- *皮肤黏膜念珠菌病*：首选药物为唑类，也可用制霉菌素。
  - 必要时可局部用药。
  - 口服药物可治疗阴道念珠菌感染（氟康唑单次剂量150 mg口服给药）及食管感染（氟康唑，100～200 mg/d或伊曲康唑200 mg/d）。
- *念珠菌血症及可疑播散性念珠菌病*：所有念珠菌血症患者均应在末次血培养阳性后，继续接受全身抗真菌治疗至少2周。

- 脂质体 AmB、棘白菌素和氟康唑或伏立康唑均有效；各药物疗效无明显差异。

- 抗真菌药物的选择取决于当地流行病学特点和病原敏感性。

- 中性粒细胞减少或血流动力学不稳定患者应接受广谱抗真菌药物（如 AmB、棘白菌素）。确定病原或临床疗效方可指导调整药物。

- 等待菌种鉴定和药敏时，通常经验性应用棘白菌素，结果回报后必要时调整用药。

- 尽可能去除或置换体内异物（如导管）。

- 由于念珠菌性眼内炎的发生率高，可能需要玻璃体部分切除术，所以所有念珠菌血症患者均应进行眼科检查。

- 念珠菌性心内膜炎应行瓣膜手术并予长期抗真菌治疗（见第 83 章）。

- 念珠菌性脑膜炎可予多烯类联合氟胞嘧啶（25 mg/kg qid）治疗。

- 要想成功治疗假体相关念珠菌感染（如人工关节），几乎均需要去除感染假体，并予长期抗真菌治疗。

■ 预防

异基因造血干细胞移植患者和高危肝移植受体均予氟康唑（400 mg/d）预防性治疗。部分医疗机构也对粒细胞缺乏患者行预防性抗真菌治疗。

曲霉菌病

■ 微生物学和流行病学

曲霉菌是具有分隔菌丝的真菌，分枝呈 45° 角，可产生大量孢子。全球分布广泛，主要生长在腐烂植物材料和草垫中。大多数侵袭性曲霉菌病、几乎所有慢性曲霉菌病及多数过敏综合征都与烟曲霉有关。

- 常见途径为吸入感染；免疫功能正常的健康人只有大量吸入病原体才会致病。

- 侵袭性曲霉菌病首要危险因素是严重中性粒细胞缺乏、使用糖皮质激素、使用免疫调节剂（如 TNF-α 抑制剂、依布替尼）、严重肝脏疾病、流感病毒感染和体外膜氧合治疗。

- 慢性肺曲霉病的患者常患有各种基础肺部疾病（如肺结核、结节病）。

临床表现

超过 80% 侵袭性感染患者可累及肺部；合并显著免疫功能受损的患者几乎可累及任意器官。

- 侵袭性肺曲霉病：患者可无症状或表现为发热、咳嗽、胸部不适、咯血和气短。
  - 急性病程持续时间 ≤ 1 个月，亚急性病程持续 1 ～ 3 个月。
  - 早期诊断依靠临床疑诊、筛查循环抗原（白血病患者）和紧急胸部 CT 检查。
- 侵袭性鼻窦炎：患者有发热、鼻腔或面部不适和有鼻腔分泌物的表现。侵袭性曲霉菌病的病例中有 5% ～ 10% 有鼻窦感染，主要见于白血病患者和造血干细胞移植患者。
- 支气管炎：患者表现为反复胸部感染，经抗生素治疗后仅部分好转、呼吸困难明显、咳嗽产生浓痰栓。患者通常有支气管扩张或囊性纤维化，但免疫功能受损不严重。
- 播散性曲霉病：曲霉菌从肺部播散到大脑、皮肤、甲状腺、骨骼和其他器官，之后患者发生皮肤病变，并在 1 ～ 3 天内临床恶化，伴有发热和轻度败血症症状。血液培养通常为阴性。
  - 脑曲霉病：常见孤立或多发病灶、出血性脑梗死和脑脓肿。病程可为急性或亚急性，表现为情绪改变、局部体征、癫痫发作和意识水平下降。MRI 是最有效的检查手段。
  - 皮肤曲霉病：播散性曲霉病有时可累及皮肤，表现为红斑或紫色无痛性皮损，可进展为坏死性硬痂。
- 慢性肺曲霉菌病：患者可出现单个或多个肺部空洞，可在数月至数年逐渐扩大，伴肺部症状（包括咯血）、乏力及体重减轻。典型表现为空洞周围浸润及多发空洞，可能存在曲霉菌结节。若不予治疗，可导致肺纤维化。
  - 曲霉菌球（真菌球）是慢性肺曲霉病的晚期表现。患者表现可从无症状至严重并发症（如咯血）。大约 10% 的真菌球会自发吸收。
- 慢性鼻窦炎：患者具有下述三种表现之一——上颌窦曲霉菌球；慢性侵袭性鼻窦炎具有缓慢破坏性；或慢性肉芽肿性鼻

窦炎，最常见于中东和印度，常由黄曲霉引起。

- 过敏性支气管肺曲霉菌病（ABPA）：真菌引起的过敏反应导致支气管阻塞、发作性咳嗽和呼吸困难，主要见于哮喘及囊性纤维化患者。总 IgE 水平常 > 1000 IU/ml。

■ 诊断

诊断有赖于病原体培养、分子检测、抗原检测和组织病理学；约 40% 侵袭性曲霉菌病患者于尸检时才获得诊断。

- 培养可能出现假阳性（如患者气道中有曲霉菌定植）或假阴性；只有 10% ～ 30% 的侵袭性曲霉菌病患者在病程任意时刻均可获得阳性培养结果。
- 高危患者尽早行血清半乳甘露聚糖抗原试验，因为临床症状出现前该试验就可阳性；可出现假阳性结果（如使用含有 β 内酰胺/β 内酰胺酶抑制剂的抗生素）。
- 高分辨率胸部 CT 扫描出现"晕征"（局限性磨玻璃样表现提示存在结节周围的出血性梗死）可支持诊断。

治疗 ▶ 曲霉菌病

- 推荐治疗方法及剂量见表 108-3。侵袭性曲霉菌病的患者治疗疗程从大约 3 个月至数年不等，取决于宿主状态和疗效。
- 外科治疗对某些类型曲霉菌病至关重要（如上颌窦真菌球、孤立的曲霉球，以及骨骼、心脏瓣膜、大脑及鼻窦的侵袭性感染）。

■ 转归

- 如果患者免疫功能可以重建，侵袭性曲霉菌病可以治愈，而过敏性和慢性感染则难以完全恢复。经治疗后的死亡率为 30% ～ 70%，若不予治疗，该病可危及生命。

隐球菌病

■ 微生物学和流行病学

隐球菌是一种酵母样真菌，新型隐球菌及格特隐球菌对人类具有致病性，可引起隐球菌病；多数临床实验室不常规区分这两种菌种。

- 全球分布，每年约有 100 万隐球菌感染病例，超过 60 万死

表 108-3　曲霉病的治疗 [a]

适应证	首选治疗	注意事项	次选治疗	评价
侵袭性 [b]	伏立康唑、艾沙康唑	药物相互作用（尤其是与利福平和卡马西平合用时）[c]	AmB、卡泊芬净、泊沙康唑、米卡芬净	作为首选药物。伏立康唑和艾沙康唑的有效率较 AmB 高 20%。伏立康唑推荐使用治疗药物监测（TDM）
预防	泊沙康唑片、唑口服液	伊曲康唑副作用是腹泻和呕吐，可与长春新碱相互作用	米卡芬净、AmB 雾化剂	部分医疗机构检测伊曲康唑和泊沙康唑的血药浓度
孤立的曲霉菌球	手术治疗	手术治疗多发空洞性病变效果差，首选药物治疗	伊曲康唑、伏立康唑、空腔内注射 AmB	单个大空洞曲霉球宜手术切除
慢性肺部疾病 [b]	伊曲康唑、伏立康唑	伊曲康唑胶囊与质子泵抑制剂或 H₂ 受体阻滞剂合用使吸收变差	泊沙康唑、静脉注射 AmB、静脉注射米卡芬净	治疗过程中可出现耐药，尤其是血药浓度低于治疗浓度时
变应性支气管肺曲霉病/真菌致敏的严重哮喘（真菌哮喘）	伊曲康唑	部分与糖皮质激素（包括吸入剂型）有药物相互作用	伏立康唑、泊沙康唑	多数病例需要长期治疗。治疗是否可以阻断疾病进展为支气管扩张/肺纤维化尚无明确证据

a 治疗疗程相关信息见正文。

b 这些患者需请感染科会诊。

c 线上药物相互作用信息资源：www.aspergillus.org.uk/content/antifungal-drug-interactions。

注释：负荷剂量后，伏立康唑和伊曲康唑的口服剂量通常为 200 mg bid。泊沙康唑片为 300 mg qd。艾沙康唑为 200 mg qd。伏立康唑成人静脉注射剂量为 6 mg/kg，同隔 12 h 给药两次，后予 4 mg/kg q12 h；儿童和青少年需要更大剂量；对于年龄大于 70 岁的人来说，较低剂量可能更安全。监测血药浓度有助于优化剂量。艾沙康唑的静脉注射剂量为 200 mg tid，持续 2 天（负荷量），后予 200 mg qd。卡泊芬净单次负荷量 70 mg，然后每日 50 mg；一些权威机构对体重＞80 kg 的患者可予每日 70 mg，肝功能受损患者需要较低剂量。米卡芬净每日剂量为 50 mg/d。治疗量至少 150 mg/d；米卡芬净的该适应证尚未得到美国食品和药物监督管理局（FDA）批准。去氧胆酸 AmB 每日剂量为 1 mg/kg。有多种策略可降低肾损害。合并用药、去氧胆酸 AmB 有多种雾化方案，但均未得到 FDA 批准。其他影响药物选择和剂量的因素包括年龄；肾、肝或胃肠功能障碍；药物耐受性或 Abelcet 5 mg/kg。AmB 或 AmBisome 3 mg/kg。脂质体 AmB 剂量。

缩略词：AmB，两性霉素 B

亡。多数病例患有艾滋病。

- 宿主无免疫缺陷的隐球菌极少由新型隐球菌引起。相反，格特隐球菌相关的隐球菌病则常发生于免疫功能正常的患者。
- 新型隐球菌存在于鸽子粪便污染的土壤中，而格特隐球菌与桉树有关。多数病例为吸入性肺部感染。

■ 临床表现

隐球菌病临床表现与真菌感染部位相关，常累及中枢神经系统和（或）肺部。

- CNS 受累常表现为慢性脑膜脑炎，临床表现为头痛、发热、嗜睡、感觉和记忆力减退、脑神经麻痹、视觉减退和持续数周的虚性脑膜炎（部分病例无）。
- 肺隐球菌病通常无症状，但可出现咳嗽、痰液增多和胸痛。隐球菌瘤是格特隐球菌感染所致的肺部肉芽肿病变。
- 播散性隐球菌病患者常有皮肤病变且症状多样，包括丘疹、斑块、紫癜、水泡、肿瘤样皮损和皮疹。

■ 诊断

正常情况下，无菌组织中检测到新型隐球菌可明确诊断（如脑脊液或血培养阳性）。

- 脑脊液涂片墨汁染色可快速诊断，但是含菌量低时可出现阴性结果。
- 脑脊液和（或）血清隐球菌抗原检测可为隐球菌感染诊断提供强有力的证据；但这种检测在肺隐球菌病例中常为阴性且在治疗反应检测中作用有限。

治疗 隐球菌病

- 免疫功能正常患者
  - 肺隐球菌病需接受氟康唑治疗（200 ～ 400 mg/d），维持 3 ～ 6 个月。
  - 严重的肺外感染需接受 AmB 初始治疗 [0.5 ～ 1.0 mg/（kg·d），维持 4 ～ 6 周]。
  - 中枢神经系统（CNS）感染需接受 AmB 诱导治疗（0.5 ～ 1.0 mg/kg qd），然后以氟康唑（400 mg/d）长期巩固治疗。

- 脑膜脑炎患者需 AmB［0.5 ～ 1.0 mg/（kg·d）］及氟康唑［100 mg/（kg·d）］联合治疗 6 ～ 10 周或上述两种药物同等剂量联合治疗 2 周后，用氟康唑（400 mg/d）序贯治疗 10 周。

- 免疫功能受损患者初始治疗与上述相同，但需氟康唑长期维持治疗（可能需终身维持治疗）以防复发。
  - HIV 感染者合并 CNS 隐球菌病需 AmB［0.7 ～ 1.0 mg/（kg·d）］及氟康唑［100 mg/（kg·d）］联合治疗至少 2 周，后单用氟康唑（400 mg/d）序贯治疗 10 周，然后予氟康唑（200 mg/d）终身维持治疗。
  - 其他替代治疗包括氟康唑（400 ～ 800 mg/d）联合氟胞嘧啶（100 mg/kg qd）治疗 6 ～ 10 周，后以氟康唑（200 mg/d）维持治疗。

- 新的三唑类药物（如伏立康唑、泊沙康唑）似乎有效，但临床经验仍然有限。

毛霉病

■ 微生物学和流行病学

　　毛霉病是由毛霉菌属真菌感染所致，最常见的致病菌是米根霉和代氏根霉；尽管该病命名为毛霉病，但毛霉菌属却很少致病。

- 毛霉菌具有厚壁、带状、无分隔、宽大的菌丝（6 ～ 30 μm），分支呈直角。

- 毛霉菌在环境中广泛存在，主要感染糖尿病、实体器官或造血干细胞移植、长期中性粒细胞减少、恶性肿瘤和铁过载接受去铁胺治疗的患者。

■ 临床表现

　　毛霉菌具有高度侵袭性和进展性，病死率高达 40% 以上，根据受累部位分类如下。

- 鼻眶脑毛霉病：临床最常见，患者最初有非特异性症状，包括眼睛、面部疼痛或麻木，随后出现球结膜充血、视物模糊和软组织肿胀。
  - 若不予治疗，感染可以由筛窦播散到眼眶（影响眼外肌功能，并可形成突眼和球结膜水肿），然后扩散到大脑（额叶或海绵窦）。

- – 可见感染组织逐渐从正常进展为红斑、紫色至黑色坏死硬痂。
- 肺毛霉病：次常见，患者常表现为发热、呼吸困难、咳嗽及胸痛。侵袭血管可造成坏死、空洞形成和（或）咯血。该病与曲霉菌病的鉴别至关重要，因为二者治疗方案截然不同；当出现肺部多发结节（≥ 10 个）、胸腔积液或鼻窦炎时，倾向于诊断毛霉病。
- 皮肤毛霉病：可能为外源性种植感染，也可为血流播散引起，毛霉菌所致坏死性筋膜炎死亡率高达 80%。
- 胃肠毛霉病：是早产儿的常见疾病，胃肠毛霉病在免疫功能低下的成人中发病率增加。成人患者表现为胃肠道出血和胃内真菌性肿块，并可能进展为内脏穿孔。
- 血行播散性毛霉病：感染可由原发灶播散至任意器官（最常见转移至大脑），死亡率高达 90% 以上。

■ 诊断

确诊依赖于无菌部位标本取材行病原培养结果呈阳性，但对于临床表现和病史符合的患者，即使非无菌部位（如痰液、支气管肺泡灌洗液）标本培养结果呈阳性，或病理组织学标本表面检测到毛霉菌属，也应尽快给予治疗，并等待确诊结果。

- 事实上，只有约 50% 患者培养结果呈阳性，部分原因是在组织培养前匀浆时病原被破坏。
- 如果可疑毛霉菌感染，应通知实验室采用组织切块替代组织匀浆行病原培养。

治疗 毛霉病

- 毛霉病成功治疗取决于三步：①早期开始治疗；②如果可能，尽快去除潜在易感风险因素；③如果可能，进行手术清创。
- AmB 是治疗毛霉病首选药物（脱氧胆酸盐 AmB，1 ～ 1.5 mg/kg qd；或脂质体 AmB，5 ～ 10 mg/kg qd）。
  - – 考虑到动物研究中生存率提高，一些专家更倾向棘白菌素与脂质体 AmB 联合治疗。
  - – 尽管体外试验显示泊沙康唑和艾沙康唑对毛霉菌有效，但很少有临床数据支持。

> – 初步临床试验显示脂质体 AmB 联合地拉罗司（一种铁
> 螯合剂，对分离的毛霉菌有杀菌作用；20 mg/kg qd PO，
> 持续 2～4 周）可提高生存率。
- 治疗应持续到①感染的临床症状和体征消失；②潜在免疫
  抑制解除。

组织胞浆菌病

■ 微生物学和流行病学

荚膜组织胞浆菌是双相性真菌，可引起组织胞浆菌病。

- 菌丝有传染性，可产生两种分生孢子——小孢子和大孢子。
  小孢子被吸入后可进入肺泡，变形为酵母菌样，有时带细芽。
  可在感染部位形成肉芽肿，细胞免疫功能受损患者可形成播
  散性感染。
- 组织胞浆菌病是北美地区流行最广泛的真菌感染，也可见于
  中、南美洲，非洲和亚洲。在美国，组织胞浆菌病流行于俄
  亥俄与密西西比河谷地区。
- 该菌存在于土壤中，尤其是鸟类或蝙蝠类粪便污染土壤中含
  量更为丰富。

■ 临床表现

病情严重程度可从无症状到危及生命，取决于暴露的程度、暴
露个人的免疫状态及宿主基础的肺结构。

- 免疫功能正常者通常无症状或症状轻微，病程可自限。
  - 感染后 1～4 周，患者可出现流感样症状，包括发热、寒
    战、出汗、头痛、肌痛、厌食、咳嗽、呼吸困难和胸痛。
    5%～10% 的急性组织胞浆菌病患者可出现关节痛或关节
    炎，常伴结节性红斑。
  - 可出现肺门或纵隔淋巴结肿大，导致血管、气管或食管受压。
- 免疫功能受损患者常表现为进行性播散性组织胞浆菌病
  （PDH），占总病例的 70% 左右。
  - 临床表现可呈弥漫间质性肺浸润或网状结节性肺浸润、休
    克、多器官衰竭等急性致命性过程，也可表现为局部器官
    受累、肝脾大、发热和体重减轻等亚急性病程。
  - 可出现脑膜炎、口腔黏膜溃疡、胃肠道溃疡和肾上腺功能

不全。

- 慢性肺组织胞浆菌病最常见于合并结构性肺病（如肺气肿）的吸烟患者，表现为咳嗽、咳痰、呼吸困难、低热、盗汗和体重下降。

■ 诊断

真菌培养仍然是金标准（表108-4），但轻症病例结果常为阴性，发病1个月后可转阳。

- PDH中，支气管肺泡灌洗液、骨髓穿刺和血培养阳性率最高；而慢性肺组织胞浆菌病患者痰培养或气管灌洗液培养通常阳性。
- 对细胞病理或活检标本行真菌染色有助于诊断PDH。
- 对各种体液标本［如血液、尿液、脑脊液（CSF）、支气管肺泡灌洗（BAL）液等］行组织胞浆菌抗原检测有助于诊断PDH或急性感染，也可以监测疗效。
- 血清学检查也有助于诊断，但抗体产生需要≥1个月的时间。

治疗 组织胞浆菌病

- 治疗推荐见表108-4。
- 纤维性纵隔炎，是既往纵隔组织胞浆菌病发生慢性纤维化的表现，而非活动性感染，抗真菌治疗无效。

球孢子菌病

■ 微生物学和流行病学

球孢子菌病由两种生长在土壤中的双相真菌——粗球孢子菌和波萨达斯球孢子菌引起。球孢子菌是有分枝的丝状真菌。

- 球孢子菌病分布于西半球南北纬40°之间的区域，在美国加利福尼亚州、亚利桑那州及西南部其他地区广泛流行，2011年间每10万居民中有约43个感染病例；墨西哥北部、中美洲和南美洲局部地区也有感染病例。
- 直接接触富含球孢子菌的土壤可增加感染风险，不接触土壤而吸入浮于空气中的孢子菌也可致病，这可能与气候因素（如雨季过后的干燥季节）有关。

表 108-4　组织胞浆菌病的诊断和治疗推荐

感染类型	诊断试验	推荐治疗	评价
中重度急性肺部感染，伴有弥漫性浸润和（或）低氧血症	组织胞浆菌抗原（BAL液、血清、尿液）、BAL液的细胞病理学及真菌培养	脂质体 AmB［3～5 mg/（kg·d）］± 糖皮质激素治疗 1～2 周；然后予伊曲康唑（200 mg bid）治疗 12 周。注意检测肝肾功能	通常轻症患者无须治疗，如果患者症状持续 1 个月无好转，应考虑伊曲康唑治疗
慢性/空洞性肺炎	组织胞浆菌血清学（免疫扩散和补体结合）、痰液或 BAL 液真菌培养	伊曲康唑（200 mg qd 或 bid）治疗至少 12 个月，注意监测肝功能	维持治疗至影像学检查无继续好转表现，停药后注意复发风险
进行性播散	组织胞浆菌抗原（血清、尿液）、血液或骨髓穿刺液的真菌培养、受累器官的组织活检细胞病理学检测	脂质体 AmB［3～5 mg/（kg·d）］治疗 1～2 周；然后予伊曲康唑（200 mg bid）治疗至少 12 个月。注意监测肝肾功能	首选脂质体 AmB，但若基于费用考虑也可应用 AmB 脂质复合体，如果不能解除免疫抑制状态，必要时可能需要长期维持治疗
中枢神经系统感染	组织胞浆菌抗原和 CSF 血清学检测、CSF 真菌培养	脂质体 AmB［5 mg/（kg·d）］治疗 4～6 周；然后予伊曲康唑（200 mg bid 或 tid）治疗 12 个月。注意监测肝肾功能	由于复发风险高，建议延长脂质体 AmB 治疗疗程，后持续予伊曲康唑治疗至脑脊液或 CT 结果完全正常

缩略词：AmB，两性霉素 B；BAL，支气管肺泡灌洗；CSF，脑脊液

■ 临床表现

约 60% 感染患者无症状；其余 40% 可表现为原发肺部感染，出现发热、咳嗽、胸膜炎性胸痛等症状。

- 有时原发性肺部感染可伴结节性红斑、多形性红斑、关节痛及关节炎。
  - 有盗汗、严重乏力、嗜酸性粒细胞增多及肺门纵隔淋巴结肿大病史支持本病诊断。
  - 肺部并发症包括结节（类似肺部恶性肿瘤）和空洞（支气管薄壁病损，可致咳嗽、咯血和胸膜炎性胸痛）。
- 播散性感染仅见于不到 1% 的感染者，主要为细胞免疫功能受抑制患者和孕妇。
  - 常见累及部位包括骨骼、皮肤、关节、软组织和脑膜。
  - 脑膜炎患者常有持续性头痛、嗜睡、意识混乱及轻度至中度颈项强直，且脑脊液检查可见淋巴细胞增多和糖含量显著降低。如不予治疗，死亡率近 100%。

■ 诊断

临床发现球孢子菌病具有嗜酸性粒细胞增多、肺门或纵隔淋巴结肿大的影像学表现及显著的疲劳和抗生素治疗无效的特征。血清学和真菌培养是主要诊断手段。对可疑感染标本，应告知实验室避免暴露。

- 试管沉淀法（TP）和补体固定法（CF）、免疫扩散和酶免疫分析（EIA）可用于检测 IgM 和 IgG 抗体。
  - TP 法测定抗体阳性并不预示疾病进展，脑脊液检测结果多为阴性。
  - CF 法测定血清抗体滴度升高常提示疾病进展，脑脊液抗体阳性则提示存在脑膜炎。
  - EIA 法常产生假阳性结果。
- 较多呼吸系统疾病患者的痰或其他呼吸道液体行巴氏涂片、六胺银染色或用卡尔科弗卢尔荧光增白剂可见孢囊。

治疗 **球孢子菌病**

- 绝大部分球孢子菌病患者不需治疗，除非存在以下情况：
  - 局灶性原发性肺炎患者合并潜在细胞免疫缺陷或病程迁延（即症状持续≥ 2 个月，盗汗超过 3 周，体重减轻超

过 10%，血清 CF 抗体滴度＞ 1：16，胸部 X 线检查提
示肺部广泛受累）应予氟康唑（≥ 400 mg/d）或伊曲康
唑（400 ～ 600 mg/d）。

- 弥漫性肺部感染患者通常先予 AmB（脱氧胆酸盐，0.7 ～
1 mg/kg IV qd；脂质体，3 ～ 5 mg/kg IV qd），病情好转
后可改为口服三唑类长期维持治疗。
- 慢性肺部疾病或播散性感染的患者应使用三唑类治疗时
间≥ 1 年，停止治疗后复发率约 15% ～ 30%。
- 脑膜炎患者需予终身三唑类治疗；首选氟康唑。若三唑
类疗效不佳，可予 AmB 鞘内或脑室内注射，停止治疗
后复发率为 80%。
- 直径＞ 4 cm 的肺空洞应考虑手术治疗。

芽生菌病

■ 微生物学和流行病学

皮炎芽生菌是双相性真菌，分布于美国东南部和中南部边界的
密西西比河和俄亥俄河流域，美国与加拿大边界的五大湖区和圣劳
伦斯河流域，非洲、中东和印度有散发报道。吸入富含有机碎屑的
湿润土壤中的皮炎芽生菌可致感染。

■ 临床表现

急性肺部感染的患者可突发发热、寒战、胸膜炎胸痛、肌痛和
关节痛。但多数肺芽生菌病患者表现为慢性隐匿性肺炎，伴发热、
体重下降、咳嗽、咳痰和咯血，常累及皮肤，表现为疣（更常见）
或溃疡。皮炎芽生菌病中，1/4 患者可出现骨髓炎，合并艾滋病患者
约 40% 可致中枢神经系统（CNS）病变。

■ 诊断

诊断依赖于涂片或痰液、支气管冲洗液、脓液及组织培养，治
疗期间患者的尿液及血清中抗原检测阳性可支持诊断，抗原检测也
可监测疗效。

治疗　芽生菌病

- 由于播散性感染风险高，所有患者均需予以治疗。
  - 免疫功能正常的非重症患者，无 CNS 受累，建议予伊曲康唑（200～400 mg/d，维持 6～12 个月）。
  - 免疫功能正常的重症患者或有 CNS 受累者，应先予 AmB（脱氧胆酸盐，0.7～1 mg/kg IV qd；脂质体，3～5 mg/kg IV qd）；病情好转后改为伊曲康唑（合并 CNS 感染者可予氟康唑，800 mg/d）。
  - 免疫功能受损者，无论何种感染，均应先予 AmB，病情好转后改为选取上述三唑类药物维持治疗。

马拉色菌感染

　　糠秕马拉色菌是皮肤正常菌群，可引起花斑癣（糠疹），在颈部、胸部、上肢可见圆形斑点伴色素沉着或脱失。导管相关性马拉色菌菌血症可见于经中心静脉输注脂肪乳剂的早产儿。浅表性马拉色菌感染予外用乳剂和洗剂治疗 2 周有效。由马拉色菌属引起的菌血症应立即拔除导管，停用脂肪乳，并予 AmB 或氟康唑治疗。

孢子丝菌病

■ 微生物学和流行病学

　　申克孢子丝菌是广泛分布于土壤、植物和动物中的双相真菌。直接侵犯皮肤引起感染。常见于园艺工人或种树农民。

■ 临床表现

　　淋巴皮肤孢子丝菌病可引发从接触处沿淋巴管分布的继发病变（无痛性丘疹，易形成溃疡）。其他临床表现包括：初始感染部位固定性皮损（疣状或溃疡性），无淋巴播散；骨关节病变（嗜酒患者的慢性滑膜炎或感染性关节炎）；肺部病变（常见于合并慢性阻塞性肺疾病患者）和播散性病变（免疫功能受损患者出现皮肤多发损伤，偶可累及内脏器官）。

■ 诊断

　　从皮损处取材进行真菌培养或皮肤组织病理活检可确诊。

治疗　孢子丝菌病

- 皮肤及淋巴管型孢子丝菌病用伊曲康唑（200 mg/d）治疗至皮损愈合后 2～4 周，通常持续 3～6 个月。
- 皮肤外孢子丝菌病用伊曲康唑（200 mg bid，维持 12 个月），对于致命性肺部感染或播散性感染，初始治疗选择脂质体 AmB（3～5 mg/kg，qd）疗效更佳。

副球孢子菌病

　　副球孢子菌病（南美芽生菌病）由巴西副球孢子菌引起，该菌为双相真菌，可经环境吸入感染。急性感染见于年轻人或免疫功能受损者，表现为网状内皮系统播散性感染；约 90% 病例为慢性感染，主要表现为进行性肺部病变，有时伴口鼻处皮肤黏膜溃疡及结节。诊断依赖于病原学培养。伊曲康唑（100～200 mg/d，治疗 6～12 个月）有效，重症患者选用 AmB。

马尔尼菲篮状菌病

　　马尔尼菲篮状菌（以前称马尔尼菲青霉菌）是东南亚地区免疫受损患者（如艾滋病患者）机会性感染的主要致病菌，通过吸入孢子感染。临床表现类似播散性组织胞浆菌病，可有发热、乏力、体重减轻、淋巴结肿大、肝大及类似传染性软疣的皮损。该菌培养易于生长，可产生特征性红色素。重症患者初始治疗应选择 AmB，非重症患者可选择伊曲康唑（200 mg bid，持续治疗 12 周）。HIV 感染者或艾滋病患者应予伊曲康唑（200 mg/d）抑菌治疗，直至 CD4[+] T 淋巴细胞计数＞100/μl 持续≥6 个月。

镰刀菌病

　　镰刀菌属遍布世界各地，存在于土壤和植物中；吸入、吞咽孢子或孢子直接侵入组织均可致病，尤其是在免疫功能低下患者可能发生播散性感染。镰刀菌病具有血管侵袭性，临床表现类似曲霉病，二者鉴别点在于播散性镰刀菌病常伴痛性结节或坏死样皮损。半数患者血培养阳性，但组织学检查不易与曲霉菌鉴别。镰刀菌对抗真菌治疗有耐药性，推荐应用脂质体 AmB（≥5 mg/kg qd）、伏立康唑（200～400 mg bid）或泊沙康唑（300 mg/d）。经治疗后死亡率仍高达 50% 左右。

赛多孢子菌病

尖端赛多孢子菌和多育赛多孢子菌是具有血管侵袭性的真菌，在免疫功能受损患者可引起肺炎、广泛播散性脓肿（包括脑脓肿）。大部分播散性感染可危及生命。赛多孢子菌对 AmB、棘白菌素和部分唑类耐药。但尖端赛多孢子菌感染可选用伏立康唑，该病的死亡率约为 50%。多育赛多孢子菌引起的侵袭性疾病，在体外对所有抗真菌药物都有耐受性，其死亡率为 85% ～ 100%。

皮肤癣菌病

详见第 61 章。

第 109 章
寄生虫病概述

（赵雪 译 宋蕊 审校）

寄生虫根据结构特点分为原虫和蠕虫两大类，原虫是单细胞真核生物，蠕虫是多细胞无脊椎动物。

- 蠕虫主要包括扁形动物门和线形动物门。一部分蠕虫在人体的消化道寄生，从幼虫阶段发育至成虫阶段（人作为其终宿主），引起人体轻症疾病。另一部分蠕虫，其幼虫可以穿透肠壁，在人体组织中移行侵袭组织器官（人作为其中间宿主），引起人体严重疾病。
  - 除类圆线虫和毛细线虫外，所有的蠕虫都需要在其他宿主中经历不同阶段才能完成它们的生命周期。因此，反复的外源性感染（如在流行地区居住）会增加感染负担。
- 原虫是类似细菌的微小单细胞生物，在人体内增殖可导致严重感染性疾病。
  - 首次感染原虫的免疫缺陷患者一般临床症状较重，因为感染后产生的部分免疫力可以降低复发感染对机体的损伤。
- 表 109-1 按主要寄生部位和症状体征、地理分布、临床表现主要特征等对寄生虫感染进行了分类总结。

表 109-1 通过寄生部位和临床表现来分类总结的寄生虫感染

寄生部位、主要症状和体征	主要的寄生虫种类	地理分布	临床表现的主要特征
皮肤			
匍形疹	钩虫	全球	重症感染可以导致贫血
	类圆线虫	热带和亚热带多雨潮湿地区	免疫缺陷患者可导致播散性感染
	弓首线虫（动物源性蛔虫）	热带和温带地区	皮肤或内脏幼虫移行
瘙痒性皮疹	盘尾丝虫	墨西哥中部/南美洲，非洲	皮肤活检和结节内可检测到幼虫
无痛性溃疡	利什曼原虫	热带和亚热带地区	活检可见无鞭毛体；可造成破坏性黏膜病变；艾滋病伴发感染的重要病原体之一
皮肤结节	盘尾丝虫	墨西哥，南美洲，非洲	大结节切开可见成虫
	罗阿罗阿丝虫（非洲眼虫）	西非和中非地区	移行性皮下结节
	颚口线虫	东南亚和中国	伴嗜酸性粒细胞增多的移行性皮下结节
疼痛性结节，尤其累及足部	麦地那龙线虫	非洲	基本已经消除
中枢神经系统			
嗜睡，癫痫，昏迷	恶性疟原虫	亚热带和热带地区	脑型疟，尤其是儿童患者
	布氏罗得西亚锥虫	撒哈拉沙漠以南的非洲东部	采采蝇叮咬引起的疼痛性锥虫下疳；死亡时间从数周到数月
占位性病变，癫痫	棘阿米巴	全球	免疫抑制患者
	狒狒巴拉姆希阿米巴	美洲	伴肉芽肿的慢性脑膜脑炎

表 109-1 通过寄生部位和临床表现来分类总结的寄生虫感染（续表）

寄生部位、主要症状和体征	主要的寄生虫种类	地理分布	临床表现的主要特征
	弓形虫	全球	免疫抑制患者隐性感染活化；环形强化病变；艾滋病伴发感染的重要病原体之一
	猪带绦虫	墨西哥中部/南美洲，非洲	猪囊尾蚴病；CT影像可见大小不一或钙化的囊尾蚴
	日本血吸虫	亚洲东部地区	大脑或脊髓的异位虫卵肉芽肿
	曼氏血吸虫	非洲中部/南美洲	大脑或脊髓的异位虫卵肉芽肿
化脓性脑膜炎	耐格里阿米巴	全球	新鲜脑脊液检测到活动滋养体；病情发展迅速致死
嗜酸性粒细胞性脑膜炎	广州管圆线虫（鼠肺蠕虫）	东南亚地区，太平洋地区，加勒比地区	全球最常见引起嗜酸性粒细胞性脑膜炎的病因；死亡虫体可引起炎症反应
	颚口线虫	东南亚和中国	移行性皮下结节
眼			
疼痛性角膜溃疡	棘阿米巴	全球	接触污水（淡水和盐水）；角膜外伤；长时间佩戴隐形眼镜
角膜浑浊	盘尾丝虫	墨西哥中部，南美洲，非洲	微丝蚴侵犯角膜引发炎症反应
先天性或获得性视力受损	弓形虫	全球	妊娠期导致的新生儿先天性感染，以及获得性感染，或免疫缺陷患者隐性感染活化
视网膜病变	弓首线虫	全球	眼幼虫移行症
眼内可见蠕虫	盘尾丝虫	墨西哥中部，南美洲，非洲	成虫穿越眼结膜
	罗阿罗阿丝虫	西非和中非	成虫穿越眼结膜

表 109–1　通过寄生部位和临床表现来分类总结的寄生虫感染（续表）

寄生部位、主要症状和体征	主要的寄生虫种类	地理分布	临床表现的主要特征
眼部疼痛，失明	颚口线虫	东南亚地区和中国	移行性皮下结节，嗜酸性粒细胞增高
肺			
肺部占位 / 肺脓肿	并殖吸虫	远东，非洲，美洲	可移行至腹部或中枢神经系统
咳嗽，一过性肺部浸润影，嗜酸性粒细胞增多	幼虫移行	全球	蛔虫、钩虫、类圆线虫移行引发的吕弗勒综合征（Loeffler's syndrome）
心脏			
肺水肿	恶性疟原虫（并发症）	热带和亚热带地区	重症疟疾导致的终末器官损害
心脏肥大，心律失常	克氏锥虫	墨西哥中部 / 南美洲	无鞭毛体感染进入慢性期引发心脏病变；艾滋病伴发感染的重要病原体之一
消化道			
肝脾大	疟原虫（多个周期发作后）	热带和亚热带地区	伴贫血和反复发热的脾大是疟疾特征性临床表现
	曼氏血吸虫	中非 / 南美洲	肝硬化，门脉高压，晚期静脉曲张
	杜氏利什曼原虫复合体	热带和亚热带地区	内脏利什曼病；艾滋病伴发感染的重要病原体之一
肝（肿）大	溶组织内阿米巴	热带地区	急性期发热，右上腹痛；或慢性期肝大，超声或 CT 影像显示低回声脓肿
	棘球蚴	牧区	特征性囊肿，肝多发于肺部
	片吸虫	牧区	嗜酸性粒细胞增多症

表 109-1 通过寄生部位和临床表现来分类总结的寄生虫感染（续表）

寄生部位、主要症状和体征	主要的寄生虫种类	地理分布	临床表现的主要特征
胆囊炎，胆管炎	支睾吸虫	中国，东南亚地区	复发性胆管炎和晚期胆管癌
	微孢子虫	全球	艾滋病患者易感
	隐孢子虫	全球	艾滋病伴发感染的重要病原体之一
出血性腹泻	溶组织内阿米巴	热带地区	较细菌性腹泻较少出现发热
	曼氏血吸虫	中非／南美洲	只有重症、急性感染会出现出血性腹泻，同时伴有发热和嗜酸性粒细胞增多
	日本血吸虫	远东地区	只有重症、急性感染会出现出血性腹泻
水样泻	隐孢子虫	全球	免疫缺陷患者容易重症
	贾第鞭毛虫	全球	大便恶臭，伴脂肪痢
	贝氏等孢球虫	全球	发热，腹痛，慢性腹泻
	微孢子虫	全球	艾滋病患者为慢性腹泻
	毛细线虫	东南亚地区，埃及	消化吸收不良
大于 6 cm 的线虫	蛔虫	全球	患者可能会将蛔虫与蚯蚓混淆
肛门周围可见线虫	蛲虫	全球	肛门瘙痒；粪便找寄生虫卵方法检出率低
	鞭虫	全球	儿童严重感染可导致直肠脱垂
绦虫节片	猪带绦虫或牛带绦虫	全球	粪便见绦虫节片的常见病因
	阔节裂头绦虫	全球	遗传因素可导致斯堪的纳维亚人出现严重贫血
泌尿生殖系统			
伴瘙痒的分泌物增多	毛滴虫	全球	两性之间常见的性传播疾病

表 109-1　通过寄生部位和临床表现来分类总结的寄生虫感染（续表）

寄生部位、主要症状和体征	主要的寄生虫种类	地理分布	临床表现的主要特征
血尿	埃及血吸虫	非洲	表现为细菌培养阴性的血尿，类似尿路感染和膀胱癌晚期
肌肉系统			
肌痛、肌炎	旋毛虫	全球	眼睑肿胀；嗜酸性粒细胞明显增多
血液			
发热，不伴局部症状	疟原虫	热带和亚热带地区	来自疟疾流行区的任何患者
	巴贝虫	新英格兰，美国	有地域限制；脾切除患者病情会加重
	布氏罗得西亚锥虫，布氏冈比亚锥虫	撒哈拉以南的非洲地区	局限于采采蝇活动范围；伴有疼痛的锥虫下疳；淋巴结肿大和周期性发热；早期（罗得西亚锥虫）或晚期（冈比亚锥虫）可致中枢神经系统受累
	丝虫	亚洲，印度	周期性发热伴嗜酸性粒细胞增多，淋巴结伴淋巴管炎或慢性淋巴管炎
	杜氏利士曼原虫复合体	热带和亚热带地区	肝脾大，发热，消瘦；艾滋病伴发感染的重要病原体之一

第110章
疟疾、弓形虫病、巴贝虫病和其他原虫感染

（王磊　译　邹洋　审校）

疟疾

■ 微生物学和流行病学

对人致病的疟原虫主要有以下六种：恶性疟原虫（*Plasmodium falciparum*），间日疟原虫（*P. vivax*），卵形疟原虫（*P. ovale*）（包括两种亚型 Curtisi 和 Wallikeri），三日疟原虫（*P. malariae*）和诺氏疟原虫（*P. knowlesi*）。

- 大多数重症和死亡病例是由恶性疟原虫感染所致，主要发生在非洲、新几内亚和海地。
- 中美洲最常见的疟原虫是间日疟原虫。
- 南美洲、南亚次大陆、东亚和大洋洲均有恶性疟原虫和间日疟原虫流行。
- 在非洲以外地区卵形疟原虫的感染比例低于1%。
- 三日疟原虫在全球多数地区（尤其是撒哈拉以南的非洲）都有发现，但十分少见。
- 诺氏疟原虫（猴源性疟原虫）只能通过分子生物学技术来鉴定，该疟原虫目前流行于东南亚，尤其是婆罗洲（加里曼丹岛）。
- 疟疾依然是人类最重要的寄生虫病，每天约导致1200人死亡。

■ 发病机制

雌性按蚊叮咬后，疟原虫子孢子进入患者血液，经血液循环进入肝细胞，在肝细胞内从裂殖子以无性繁殖的方式发育成为成熟的裂殖体，当被寄生的肝细胞破裂时，大量的裂殖子释放到外周血，侵染红细胞。裂殖子在红细胞内发育成为滋养体，并摄食胞内蛋白（主要为血红蛋白）而生长发育，每48 h（诺氏疟原虫为24 h，三日疟原虫为72 h）可以裂体增殖6～20次，当红细胞破裂时疟原虫裂殖子释放入血，再次感染其他红细胞。

- 一些红细胞内的裂殖子经过多次增殖后发育为配子体，雌性按蚊叮咬吸血时配子体进入蚊体，可以造成疟疾的进一步传播。
- 间日疟原虫或卵形疟原虫在肝细胞内可以形成休眠子，从而造成患者在感染 2 周甚至 1 年后发病。
- 被恶性疟原虫感染的红细胞可能表现出细胞黏附现象（附着在小静脉和毛细血管内皮细胞上）、玫瑰花结现象（黏附在未感染的红细胞上）或者凝集现象（黏附在其他被感染的红细胞上），这些现象的出现可能会使恶性疟原虫阻塞滞留在宿主重要器官内，从而导致宿主体内的原虫数量被低估（可以通过原虫血症测定证实）。阻塞滞留现象是恶性疟疾发病最重要的核心机制之一，这一现象在其他疟疾中并不显著出现。
- 对疟疾无免疫力的个体感染后，疟原虫可以激发固有免疫应答的活化，造成脾滤过功能增加，以增强机体对疟原虫的清除能力。
  - 对于多次感染疟原虫的个体而言，体内能够保持低水平的原虫血症，但并不能清除疟原虫，形成的这一现象称之为带虫免疫。可抵抗疟原虫的再感染而不发病。
  - 血红蛋白病（如镰状细胞病、卵形红细胞病、地中海贫血）和 G6PD 缺乏症患者在疟疾流行区常表现为对疟原虫的不易感或者具有先天的抵抗力，可避免因疟疾而死亡。

■ 临床表现

患者最初的表现往往是非特异性症状（如头痛、乏力或者肌肉酸痛），随后表现为发热。

- 规律性发热主要见于间日疟原虫或卵形疟原虫感染，其他疟原虫感染后发热规律不明显。
- 疟疾患者病程较长时可能会出现脾大、肝大、轻度贫血和黄疸。
- 重症恶性疟疾的诊断需要满足以下一项或多项：意识障碍或者昏迷、严重正细胞性贫血、肾衰竭、肺水肿、急性呼吸窘迫综合征、循环性休克、DIC、自发性出血、酸中毒、血红蛋白尿、黄疸、反复发作的惊厥和原虫血症水平 > 5%。
  - 脑型疟表现为弥漫性脑病，通常无局灶性神经体征。
  - 疟疾性昏迷是一种病情恶化的征兆，死亡率高达 20%。
- 孕妇疟疾可以造成异常严重的后果，多表现为早产、胎儿宫内窘迫、死胎和低出生体重儿。

- 热带巨脾综合征（高反应性疟疾性脾大）是疟疾反复感染者或者长期感染者的慢性并发症，主要表现为脾大、肝大和对感染的异常免疫反应。

■ 诊断

尽管针对疟疾免疫学的诊断方法越来越多地被使用，但在外周血涂片上检获疟原虫仍是疟疾诊断的最重要的方法。

- 厚薄血膜染色镜检仍然值得提倡；厚血涂片提高诊断的灵敏度，薄血涂片能够鉴定疟原虫的虫种。

- 如果临床高度怀疑为疟疾感染，但初次血涂片为阴性时，应连续重复血涂片检查 2 天。

- 其他实验室检查异常，一般包括正色素性或者正红细胞性贫血；炎症标志物升高和血小板减少症（约 $10^5/\mu l$）。

治疗　疟疾

- 疟疾治疗方案参见表 110-1。美国食品和药品监督管理局通过疾病预防和控制中心批准青蒿琥酯用于静脉治疗重症疟疾（疟疾热线：855-856-4713；紧急行动中心：770-488-7100）。

- 在使用奎尼丁治疗时应进行心电监护；当浓度＞ 8 μg/ml 时出现 QT 间期延长（＞ 0.6）或 QRS 波增宽（超过基线 25%），应立即减慢或暂停输注药物。

- 尽管血浆置换治疗的指征尚未达成一致，对于重症疟疾患者可考虑这一治疗手段。

- 所有重症疟疾的患者都应使用葡萄糖溶液持续输注治疗或者配伍。意识障碍患者应每间隔 4 ～ 6 h 监测一次血糖水平。

- 重症疟疾患者原虫水平及血细胞比容需要每隔 6 ～ 12 h 监测一次，对于普通疟疾患者可以延长至每 24 h 一次。

- 伯氨喹（0.5 mg/kg 按基质算，治疗 14 天）可根除肝细胞内的疟原虫，防止间日疟原虫或卵形疟原虫的复发，但在治疗前必须排除 G6PD 缺乏症。

表 110-1 疟疾治疗方案 [a]

疾病或治疗的类型	治疗方案
无合并症疟疾	
对氯喹敏感的间日疟原虫、三日疟原虫、卵形疟原虫、恶性疟原虫等虫株 [b]	氯喹（10 mg/kg 按基质算，随后在 12、24 和 36 h 为 5 mg/kg，或在 24 h 为 10 mg/kg，在 48 h 为 5 mg/kg） 或 阿莫地喹（10～12 mg/kg 按基质算，每日 1 次，治疗 3 天）
针对间日疟原虫或卵形疟原虫感染的根治性治疗	除前面详述的氯喹或阿莫地喹或后面详述的以青蒿素为基础的综合疗法外，还应给予伯氨喹（在东南亚和大洋洲 0.5 mg/kg 按基质算，每日 1 次，其他地方 0.25 mg/kg 按基质算）治疗 14 天，以防止复发。在轻度 G6PD 缺乏症患者中，应每周给予 0.75 mg/kg，持续 8 周。伯氨喹不可用于严重的 G6PD 缺乏症患者
恶性疟疾 [c]	青蒿琥酯 [d]（4 mg/kg，每日 1 次，治疗 3 天）加单剂量磺胺多辛（25 mg/kg）/乙胺嘧啶（1.25 mg/kg） 或 青蒿琥酯 [d]（4 mg/kg，每日 1 次，治疗 3 天）加阿莫地喹（10 mg/kg 按基质算，每日 1 次，治疗 3 天）[e] 或 蒿甲醚-卤泛群 [d]（1.5/9 mg/kg，每日 2 次，随餐服用，治疗 3 天） 或 青蒿琥酯 [d]（4 mg/kg，每日 1 次，治疗 3 天）加甲氟喹（24～25 mg/kg 按基质算总量，或者 8 mg/kg，每日 1 次，治疗 3 天；或者第 2 天 15 mg/kg，第 3 天 10 mg/kg）[e] 或 双氢青蒿素-哌喹 [d]（目标剂量：体重 < 25 kg 的儿童每日 4/24 mg/kg，每日 1 次，治疗 3 天；体重 ≥ 25 kg 的人每日 4/18 mg/kg，每日 1 次，治疗 3 天）
2 线治疗/输入性疟疾治疗	青蒿琥酯 [d]（2 mg/kg，每日 1 次，治疗 7 天）或奎宁（10 mg/kg，每日 3 次，治疗 7 天）加上以下 3 种中的 1 种： 1. 四环素 [f]（4 mg/kg，隔 1 日 1 次，治疗 7 天） 2. 多西环素 [f]（3 mg/kg，每日 1 次，治疗 7 天） 3. 克林霉素（10 mg/kg，每日 2 次，治疗 7 天） 或 阿托伐喹-氯胍（20/8 mg/kg，每日 1 次，治疗 3 天，随餐服用）

表 110-1 疟疾治疗方案 [a]（续表）

疾病或治疗的类型	治疗方案
重度恶性疟疾 [g, h]	
	青蒿琥酯 [d]（初始 2.4 mg/kg 按基质算，静脉治疗，随后在 12 h 和 24 h 各 2.4 mg/kg，必要时每天 1 个疗程；对于体重 < 20 kg 的儿童，每剂给予 3 mg/kg）[h]
	或，无法获得青蒿琥酯
	蒿甲醚 [d]（初始 3.2 mg/kg，肌内注射，随后 1.6 mg/kg，每日 1 次）
	或，无法获得青蒿琥酯和蒿甲醚
	二盐酸奎宁（20 mg/kg [i] 输注超过 4 h，随后 10 mg/kg 输注 2～8 h，每 8 h 1 次 [j]）
	或，若以上均无法获得
	奎尼丁（在 1～2 h 内输注 10 mg/kg 按基质算，随后每小时输注 1.2 mg/kg 按基质算，并进行心电图监测）

[a] 在疟疾低流行区，除孕妇和婴儿外，应在所有恶性疟疾治疗中添加单次剂量伯氨喹（0.25 mg/kg 按基质算）作为杀配子体药物，以防止传播。这种添加被认为是安全的，即使用于 G6PD 缺乏症患者。

[b] 目前氯喹敏感的恶性疟原虫虫株十分罕见。

[c] 在与青蒿琥酯配伍有效的区域内使用。

[d] 青蒿素衍生物在一些处于温带地区的国家并不容易获得。

[e] 有固定剂量的复方制剂可供选择。世界卫生组织建议将以青蒿素为主的联合治疗作为所有热带地区国家治疗恶性疟疾的一线疗法，并提倡使用固定剂量的联合疗法。

[f] 怀孕 15 周后的孕妇或 8 岁以下的儿童不应使用四环素和多西环素。

[g] 一旦患者满足进流食，就应恢复口服药物治疗。

[h] 青蒿琥酯是首选治疗药物。东南亚大型研究数据显示，死亡率比奎宁低 35%。非洲的大型研究数据显示，死亡率比奎宁低 22.5%。体重 < 20 kg 的儿童服用青蒿琥酯的剂量应为 3 mg/kg。

[i] 如果治疗剂量的奎宁或奎尼丁在之前的 24 h 内已经给药，则不应再次足量给药。一些官方建议使用较低剂量的奎宁丁。

[j] 输液治疗时可以用 0.9% 盐水和 5%～10% 葡萄糖水溶液进行配置。奎宁和奎尼丁在静脉输注时应精确控制输液速度。

缩略词：G6PD，葡萄糖 -6- 磷酸脱氢酶

■ 个人防护措施

避免感染疟原虫的措施包括避免接触按蚊，如避免在其活跃期（黄昏至黎明）出行；使用含有 10%～35% 避蚊胺或 7% 异丙啶（若避蚊胺不能获得）的驱虫剂涂抹裸露皮肤；穿着合适的服装以及使

用药浸蚊帐等。

■ 药物预防

药物预防措施见表 110-2。

- 孕妇在疟疾耐药地区可以使用甲氟喹进行口服预防，其在妊娠中晚期均被认为是安全的；虽然妊娠早期使用甲氟喹进行口服预防的数据很有限，但该药仍然较为可靠。

巴贝虫病

■ 微生物学

巴贝虫病，主要是由巴贝虫寄生于红细胞内引起的。美国东北部和中西部大多数病例都是由田鼠巴贝虫（*Babesia microti*）导致的，而在美国西海岸的病例多是由邓肯巴贝虫（*B. duncani*）导致的，在阿肯色州、肯塔基州、密苏里州和华盛顿大多数是由分歧巴贝虫（*B. divergens*）导致的。鹿蜱（肩突硬蜱）是传播田鼠巴贝虫的重要媒介。

■ 流行病学

在美国，巴贝虫病最常见于东北部和中西部地区。2016 年，美国报告了 1600 多例患者，其中 6 月至 8 月就报告了大约 75% 的病例。由于大多数轻症患者和自愈患者不会寻求医疗救助，因此上述这一发病率可能被明显低估。

■ 临床表现

大多数患者病情较轻，但免疫功能低下的患者往往病情较重。成人患者中 20% 的病例和儿童患者中 40% 的病例可能表现为无症状感染，病程可能持续 2 年以上。

- 本病的潜伏期多为 1 ～ 4 周。患者的症状表现为发热、疲劳和乏力。伴随症状可出现寒战、出汗、肌痛、关节痛、头痛，少数患者表现为畏光、气短和腹痛。淋巴结肿大较为少见。上述症状通常持续 1 ～ 2 周，但疲劳和乏力可持续数月。
- 当原虫血症超过 4% 时，患者往往表现为重症病例。
  - 高危因素包括年龄 > 50 岁、早产、脾切除 / 脾功能低下、HIV 感染 / 艾滋病、恶性肿瘤及免疫抑制。

表 110-2　疟疾的药物预防措施

药物	使用时机	成人剂量	儿童剂量	使用说明
阿托伐醌-氯胍（商标为马拉隆）	于氯喹或甲氟喹耐药地区对恶性疟原虫的预防	1 片成人片剂口服 a	5～8 kg：每日口服 1/2 片儿童片剂 b；≥8～10 kg：每日口服 3/4 片儿童片剂 b；≥10～20 kg：每日口服 1 片儿童片剂；≥20～30 kg：每日口服 2 片儿童片剂；≥30～40 kg：每日口服 3 片儿童片剂；≥40 kg：每日口服 1 片成人片剂	前往疟疾流行地区前 1～2 日开始口服。每日在同一时间段服用直至离开该疟疾流行地区后 7 日。阿托伐醌-氯胍禁用于严重肾损害（肌酐清除率 < 30 ml/min）患者。基于目前的数据来看，不建议体重 < 5 kg 的哺乳幼儿使用。孕妇或体重 < 5 kg 的儿童、阿托伐醌-氯胍应与食物或牛奶饮料一起服用
磷酸氯喹（商标为 Aralen 或仿制药）	仅对于氯喹敏感的恶性疟原虫 c 或间日疟原虫的预防	300 mg 每周 1 次（按基质算）口服，（若为磷酸盐，则需 500 mg）口服	5 mg/kg（按基质算）或者 8.3 mg/kg（按磷酸盐算）口服，每周 1 次，直至最大成人剂量为 300 mg（按基质算）	前往疟疾流行地区前 1～2 周开始服用。在疟疾流行地区，每周同一时间段口服 1 次，并在离开流行区后继续服用 4 周。需要注意的是，磷酸氯喹可能加重银屑病
多西环素（有许多品牌和仿制药）	对于氯喹或甲氟喹耐药恶性疟原虫的预防	100 mg，每日 1 次口服（孕妇除外；参见使用说明）	≥8 岁：2 mg/kg，每日 1 次，直至最大成人剂量	前往疟疾流行地区前 1～2 日开始服用。在疟疾流行地区，每日在同一时间段服用，并在离开该地区后服用 4 周。多西环素禁用于小于 8 岁的儿童和怀孕 15 周后的孕妇

表110-2 疟疾的药物预防措施（续表）

药物	使用时机	成人剂量	儿童剂量	使用说明
硫酸羟氯喹片（羟氯喹）	仅对氯喹敏感的恶性疟原虫或只有间日疟原虫流行地区的替代预防	310 mg（按基质算）每周1次（若为硫酸盐，按400 mg基质代谢算）口服	5 mg/kg（按基质算）每周1次，（6.5 mg/kg按硫酸盐算），最大成人剂量为310 mg（按基质算）	前往疟疾流行地区前1～2周开始服用。在疟疾流行地区，每周同一日服用1次，并在离开这些地区后服用4周。硫酸羟氯喹可能加重银屑病
甲氟喹（商品名为Lariam或防疟药）	对氯喹耐药的恶性疟原虫的预防	228 mg（按基质算）（250 mg按盐类计算），每周1次口服	≤9 kg: 4.6 mg/kg（5 mg/kg按盐类计算）每周1次口服 10～19 kg: 1/4片d每周1次口服 20～30 kg: 1/2片每周1次口服 31～45 kg: 3/4片每周1次口服 ≥46 kg: 1片每周1次口服	前往疟疾流行地区前1～2周开始服用。每周同一时间段服用一次，并在离开这些地区后服用4周。甲氟喹禁用于对该药物或相关化合物（如奎宁和奎尼丁）过敏的人群，以及患有活动期或近期抑郁症、广泛性焦虑症、精神病、精神分裂症或其他主要精神障碍或癫痫病的人群。有精神障碍或抑郁症病史的人群应慎用。心脏传导异常者不推荐使用甲氟喹
伯氨喹	对间日疟原虫的预防	30 mg（按基质算）或52.6 mg（按盐类计算），每日1次，口服	0.5 mg/kg（按基质计算）每日1次，口服。直至最大成人剂量；应与食物同服	前往疟疾流行地区前1～2日开始服用。在疟疾流行地区，每日在同一时间服用，并在离开该地区后服用7日。伯氨喹禁用于孕妇和G6PD缺乏症患者

表 110-2 疟疾的药物预防措施（续表）

药物	使用时机	成人剂量	儿童剂量	使用说明
伯氨喹	用于预防复发治疗（终末预防），以降低间日疟原虫和卵形疟原虫复发的风险	离开疟疾区后 14 日，每日 30 mg（按基质算）（52.6 mg 按盐类计算），口服	离开疟疾区后 14 天，每日 0.5 mg/kg（按基质算）（0.8 mg/kg 按盐类计算）口服，直至最大成人剂量	适用于长期暴露在间日疟原虫和（或）卵形疟原虫流行区的人群。G6PD 缺乏症患者和孕妇禁用本品

a 一种成人片剂含有 250 mg 阿托伐醌和 100 mg 盐酸氯胍。

b 一种儿童片剂含有 62.5 mg 阿托伐醌和 25 mg 盐酸氯胍。

c 目前氯喹敏感的恶性疟原虫虫株十分罕见。

d 一片含有 228 mg 基质或 250 mg 盐酸盐。

缩略词：G6PD，葡萄糖 -6- 磷酸脱氢酶。

资料来源：CDC：Choosing a drug to prevent malaria. Available from www.cdc.gov/malaria/travelers/drugs.html.

- 临床表现可以出现急性呼吸窘迫综合征（ARDS）、弥散性血管内凝血（DIC）、充血性心力衰竭（CHF）、肾衰竭、噬血细胞性淋巴组织细胞增多症、脾梗死或者脾破裂。
- 住院患者的病死率为 3% ～ 9%，而免疫功能低下的重症患者和输血感染患者的病死率则升至 20%。

■ 诊断

末梢血涂片吉姆萨染色镜检可以检出红细胞内的巴贝虫，这些原虫可呈圆形、梨形或阿米巴状。

- 红细胞内形态最常表现为类似恶性疟原虫的环状体，但色素颗粒缺如。
- 由四个裂殖子形成的四分体（"马耳他十字"）是田鼠巴贝虫和其他小巴贝虫重要的形态学特征。
- 临床诊断还可以使用聚合酶链反应（PCR）和血清学方法。

治疗 巴贝虫病

- 轻中度疾病应使用阿托伐醌（750 mg PO q12 h）联合阿奇霉素（第 1 天 500 mg PO，然后 250 mg/d PO）治疗 7 ～ 10 天。
  - 克林霉素加奎宁同样有效，但患者耐受性较差。
- 重症病例应使用阿奇霉素（500 mg IV q24 h）和阿托伐醌（750 mg PO q12 h）治疗 7 ～ 10 天。
  - 克林霉素（300 ～ 600 mg q6 h IV 或 600 mg q8 h PO）联合奎宁（650 mg q6 ～ 8 h PO）可作为替代方案临床应用。
  - 高原虫血症（＞ 10%）、血红蛋白水平 ≤ 10 g/dl 或肺、肝或肾损害的患者可以进行血液置换治疗，以促进患者恢复。
  - 免疫功能低下患者通常治疗时间更长（6 周以上），当血涂片镜检原虫转阴后至少需要再继续治疗 2 周。
- 邓肯巴贝虫和分歧巴贝虫感染也可以用克林霉素和奎宁静脉注射治疗 7 ～ 10 天。

弓形虫病

■ 微生物学和流行病学

弓形虫病是由弓形虫感染引起的人畜共患病。猫和猫科动物是最终宿主，其主要的感染途径是接触了被弓形虫卵囊污染的土壤、食物（如未煮熟的肉）或被猫粪污染的水。

- 孕妇感染弓形虫后约有 1/3 的概率将弓形虫感染给胎儿，若是在妊娠 24 周以后，胎儿感染弓形虫的风险则上升至 65%。
- 在美国和大多数的欧洲国家，弓形虫感染的血清转换率随着年龄和暴露的增加而显著上升。在美国，仅 2009—2010 年间，6 岁以上的人群中有约 13.2% 的人血清学阳性，这一比例显著高于世界上大多数的国家和地区。

■ 发病机制

弓形虫感染后引起明显的体液和细胞免疫应答，这一免疫应答模式在亚临床感染时通常会终身存在。当机体免疫功能低下时，弓形虫感染会造成疾病快速进展而最终导致器官衰竭。

■ 临床表现

免疫功能正常时弓形虫感染多数表现为隐性感染（80%～90% 的患者）及自限性经过，无需进行针对性治疗。与之相反，免疫功能低下的患者及新生儿可出现包括中枢神经系统在内的多器官功能损害。

- 少数免疫功能正常患者也可出现临床症状，最常见的为颈部淋巴结肿大，淋巴结多是无触痛和无粘连性的。20%～40% 的患者会出现全身性症状，包括多部位淋巴结肿大、发热（一般不超过 40℃）、头痛、不适和疲劳。上述临床症状通常在几周内消退，但淋巴结肿大可能会持续几个月的时间。
- 免疫功能低下人群中约有 95% 患者因各种因素诱发隐性感染活化，转变为急性弓形虫病；其余患者则是由于新感染弓形虫所致。
  - 中枢神经系统感染可以表现为脑炎、脑膜脑炎和占位性病变。患者可出现精神障碍（75%）、发热（10%～72%）、癫痫发作（33%）、头痛（56%）和局灶性神经病变（60%）等。患者脑干、基底神经节、脑垂体和皮髓质交界处是最常受累部位。

- 弓形虫感染还可对其他多个器官（如肺、胃肠道、皮肤、眼、心脏、肝）造成影响。
  - 弓形虫肺炎与肺孢子菌肺炎的患者群和临床症状相似（即发热、呼吸困难、干咳、迅速进展为呼吸衰竭），因此两者极易混淆。
- 在美国，每年有 400 ～ 4000 例先天性弓形虫病患儿出生。受染患儿最初可能无症状，出生后数月甚至数年才出现临床症状（如脉络膜视网膜炎）。
- 在美国和欧洲的国家，弓形虫感染引起的视网膜脉络膜炎的发病率约为 35%。视物模糊、黄斑受累伴中央视野缺损、暗点、畏光和眼睛疼痛是眼弓形虫病的主要表现。眼底可见黄白色棉花样斑块，充血且边界不清，时间较长形成陈旧性病灶时可表现为病灶中央呈灰色或白色，边缘部有黑褐色色素沉着，病灶边缘尚清晰但不整齐，常呈锯齿状，并有脱色素现象。

■ 诊断

由于弓形虫的培养十分困难，且只能在专门的实验室进行，因此血清学检查是首要的诊断方法。

- 可以将弓形虫 IgM 抗体、IgG 抗体检测和抗体亲和力测定的结果综合分析来判断弓形虫的感染时间（值得注意的是，IgM 抗体可以持续超过 1 年）。上述检测可以在帕洛阿尔托医学基金会（Palo Alto Medical Foundation）所属的弓形虫血清学实验室完成（www.pamf.org/Serology/clinicianguide.html）。
- 在免疫功能低下的人群中，可依据临床表现、暴露史（如 IgG 抗体阳性结果）和影像学的综合评估进行临床诊断。中枢神经系统影像学研究表明弓形虫感染可造成基底节区和皮髓质交界处增强性的对称性变。虽然中枢神经系统淋巴瘤通常表现为单一病灶，但有时弓形虫脑病很难与之区分，确诊可能需要脑组织活检。
- 先天性弓形虫病可以通过羊水 PCR（B1 基因）检测和出生后第一周持续存在的 IgG 抗体或 IgM 抗体阳性来诊断，且 IgG 抗体滴度应每隔 2 个月监测一次。
- 眼弓形虫病的诊断需要通过眼科检查发现其典型病变以及血清 IgG 抗体阳性结果进行诊断。

治疗 弓形虫病

- 免疫功能正常患者仅表现为淋巴结肿大时不需要治疗，除非他们出现了严重的伴随症状。
- 免疫功能低下的患者应接受乙胺嘧啶加磺胺嘧啶治疗。甲氧苄啶–磺胺甲噁唑（TMP-SMX；两种药物的复合制剂）是一种有效的替代方案。当不能获得 TMP-SMX 时，可以使用氨苯砜加乙胺嘧啶、阿托伐醌联合或不联合乙胺嘧啶来进行治疗。
- 先天性弓形虫病需要每日口服乙胺嘧啶（1 mg/kg）、磺胺嘧啶（100 mg/kg）和叶酸连续治疗 1 年。
- 眼弓形虫病需要口服乙胺嘧啶，联合磺胺嘧啶或克林霉素治疗 1 个月，用药期间可加用泼尼松减轻炎症治疗。

■ 药物预防

艾滋病患者若弓形虫血清抗体阳性且血 CD4$^+$ T 淋巴细胞计数 < 100/μl 时，需要口服 TMP-SMX（1 片 / 日）预防肺孢子菌肺炎和弓形虫病的发生。在接受抗逆转录病毒治疗 3 个月后，艾滋病患者血 CD4$^+$ T 淋巴细胞计数持续 > 200/μl，可停止口服 TMP-SMX 预防弓形虫的感染。

■ 个人防护措施

不食生肉或者不熟的肉类，不接触弓形虫卵囊潜在污染的介质（如猫砂箱），可以避免弓形虫感染的发生。

利什曼病

■ 微生物学

利什曼原虫在其传播媒介白蛉体内是以在细胞外的前鞭毛体形式寄生的，当白蛉叮咬脊椎动物或者人类后，前鞭毛体进入宿主细胞内转化为无鞭毛体。

- 杜氏利什曼原虫通常导致内脏利什曼病，这类疾病广泛流行于亚洲、中东、非洲之角（指非洲东部的埃塞俄比亚和索马里）、地中海和中南美洲。
- 热带利什曼原虫、硕大利什曼原虫和埃塞俄比亚利什曼原虫导致旧大陆型皮肤利什曼病，流行于亚洲、北非和撒哈拉以南非洲相关地域。

- 墨西哥利什曼原虫导致新大陆型皮肤利什曼病，主要分布在中美洲和南美洲北部。

■ 流行病学

全球每年约有 150 多万例新发病例，其中 70 万～ 120 万例为皮肤利什曼病，20 万～ 40 万例为内脏利什曼病。

■ 临床表现

内脏利什曼病（黑热病）最常见的症状是中度至高度发热，伴有畏寒和寒战。

- 患者常伴有脾大、肝大和淋巴结肿大（印度次大陆除外）。
- 实验室检查中常见白细胞减少症、贫血、血小板减少症、血清免疫球蛋白多克隆增加及肝转氨酶升高。
- 在印度、东非和苏丹，内脏利什曼病中超过 50% 的患者在治愈的同时或之后可能会出现黑热病后皮肤利什曼病，表现为色素减退性皮肤病变，部分患者可能需要较长的治疗疗程。

皮肤利什曼病：潜伏期多为数天或数周，常见症状为皮肤丘疹性病变，皮肤病变可进展为结节状溃疡，持续数周或数月，通常在 2 ～ 15 个月后自然愈合。

- 溃疡的边缘隆起变硬，溃疡的底部通常是无痛的。
- 热带利什曼原虫感染后可造成复发性皮肤利什曼病，表现在溃疡愈合区域周边出现新发红斑丘疹。

黏膜利什曼病：由利什曼原虫感染皮肤后弥散至鼻咽黏膜区域，形成的"新世界型"毁容性的皮肤病变。

- 黏膜病变多发生于皮肤病变的 1 ～ 5 年后。
- 患者可出现持续鼻塞和鼻衄，局部皮肤进行性溃疡病变。
- 这些病变不会自愈。

■ 诊断

- 内脏利什曼病：可以在组织穿刺活检涂片中找到无鞭毛体是诊断的金标准。
  - 其中脾涂片的敏感性＞ 95%，但由于脾穿刺活检术非常危险，临床较少用。较为常用的为骨髓、淋巴结组织穿刺活检涂片检查无鞭毛体，其敏感性分别为 60% ～ 85% 和 50%。

- 另外，血清学检查（包括快速检测）对于利什曼原虫感染也具有良好的敏感性和特异性。
- 皮肤和黏膜利什曼病：可以通过显微镜检查、组织培养或对皮损部位和淋巴结组织活检进行 PCR 检查来进行诊断。

治疗　利什曼病

- *内脏利什曼病*：一线治疗药物是五价锑剂（Sb^V）葡萄糖酸锑钠和葡甲胺（每天 20 mg/kg IV 或 IM 28 ～ 30 天），平均治愈率＞ 90%。
  - 两性霉素 B（AMB；脱氧胆酸盐或脂质制剂）可用于 Sb^V 抗药性的地区（如印度东北部）或初始 Sb^V 疗法失败的地区。
  - 在印度，巴龙霉素和口服药物米替福新已被批准用于治疗内脏利什曼病。
  - 此外，对于 HIV 感染者，脂质体两性霉素 B（Lipo AmB）是首选的治疗药物。
- *皮肤利什曼病*：该病病变虽然会自然消退，但如果皮肤病变持续进展或者加重则需要立即治疗。
  - 病变部位的局部治疗对皮肤病灶是有效的，但当患者合并有面部、手部或关节损害以及"新世界型"皮肤利什曼病等多处病变时则需要全身治疗。
  - 对于这类患者，使用五价锑剂 Sb^V（每天 20 mg/kg，持续治疗 20 天）是最有效的治疗方法。但圭亚那利什曼原虫（*L. guyanensis*）感染首选戊脒羟乙磺酸盐，埃塞俄比亚利什曼原虫（*L. aethiopica*）感染则首选巴龙霉素进行治疗。
- *黏膜利什曼病*：患者建议使用五价锑剂 Sb^V（20 mg/kg，持续治疗 30 天）进行治疗。
  - 由于本类型复发或治疗失败较常见，因此患者需要长期随诊。
  - 对于复发或治疗失败的患者可以选择两性霉素 B 或者米替福新进行治疗。

锥虫病

■ 美洲锥虫病

微生物学和病理学

美洲锥虫病（恰加斯病）是枯氏锥虫经吸血性的锥蝽叮咬传播的人畜共患疾病。病原体进入体内后随血流在各个器官寄生，心脏、骨骼肌细胞和平滑肌细胞是最主要的靶细胞。

流行病学

枯氏锥虫主要分布在美洲地区，因此主要的患病人群集中在墨西哥和中南美洲大部分的农村地区。由于城市化的快速进展和人群流动的快速增加，城镇地区的患病人群也呈现快速增加的趋势，据估计目前约有570万人已经感染了枯氏锥虫，其中超过100万人合并慢性心肌病变。

临床表现

急性期患者中通常有5%～10%会自发好转，因此无须治疗；余下的大多数患者会进入慢性感染期，其中30%～40%的患者会出现严重程度的器官功能损害。

- 患者通常在被锥蝽叮咬1～2周后出现急性期症状，但90%以上的患者仅表现为轻度发热或者无任何不适。锥虫侵入部位也容易出现水肿样的结节，被称为恰加斯肿（Chagoma），若入侵部位在眼结膜则会出现一侧性眼眶水肿、结膜炎和耳前淋巴结炎（Romaña征）。急性期症状通常在4～8周消失。
- 慢性期的持续时间很难确定，直到患者出现显著的临床并发症。并发症通常在感染数年至数十年后出现心脏和（或）消化系统病变。临床症状包括呼吸困难、胸痛、心悸、晕厥、猝死、卒中、吞咽困难、反胃、便秘、大便失禁、肠扭转和周围神经病变。这一时期患者5年死亡率高达63%，心脏病变是慢性期患者最常见的后遗症和致死原因。
- 免疫功能低下患者可能会引起临床表现加重或者恶化，表现为心肌炎、结节性红斑、脂膜炎、弓形虫样脑病或脑膜脑炎。

诊断

美洲锥虫病急性期，对外周血、脑脊液或其他体液进行检测，使用显微镜或PCR检查可以检出锥鞭毛体阳性。慢性期可通过检测特异性 IgG 抗体来诊断，为提高诊断准确性，诊断需要至少两次血清学试验阳性。

治疗　锥虫病

- 在疾病的急性期和慢性早期阶段使用药物治疗对于 18 岁以下患者的效果是明显确切的，但对于 18 岁以上患者的效果尚不明确。
  - 药物治疗可以有效阻止心脏病变的进展，但对于消化系统病变或已出现症状的慢性心肌病变无效。
- 目前仅有两种药物——苄硝唑和硝呋莫司可用于治疗美洲锥虫病。
  - 苄硝唑（5 mg/kg qd，分 2 剂应用，持续治疗 30 ～ 60 天）是一线治疗药物。
  - 硝呋莫司（15 mg/kg qd，分 3 ～ 4 剂口服，持续治疗 60 ～ 90 天）可减少临床症状的持续时间、原虫血症水平和死亡率，但仅有 70% 的患者可以达到上述治疗效果。
  - 研究表明，上述两种药物都有许多不良反应，但成人对苄硝唑的耐受性更好。

■ 非洲锥虫病（昏睡病）

微生物学和流行病学

昏睡病（非洲锥虫病，HAT）是由布氏锥虫通过舌蝇叮咬导致的感染性疾病。

- 布氏罗得西亚锥虫主要流行在东非地域，而布氏冈比亚锥虫主要在西非西区流行；这两种锥虫亚种感染在流行病学和临床表现上都迥然不同。
- 人类是布氏冈比亚锥虫的唯一宿主；本病主要发生在当地的农村人口中，外来游客极少感染。由于羚羊和牛是布氏罗得西亚锥虫的主要保虫宿主，外来游客可在参观游览时被感染。
- 1999—2015 年，由上述每一锥虫亚种感染引起的非洲锥虫病发病率均下降了 90%，2015 年报告的病例少于 3000 例。

发病机制和临床表现

人被舌蝇叮咬后，叮咬部位会出现锥虫下疳（trypanosomal

chancre）。锥虫进入血液和淋巴系统后可导致淋巴结肿大；同时锥虫可在皮肤、骨骼肌、浆膜腔和心脏增殖。本病的进展期主要以中枢神经系统病变为特征，这种病变主要发生在最初感染后的几周至几个月（布氏罗得西亚锥虫）或几个月至几年（布氏冈比亚锥虫）。

- 布氏冈比亚锥虫病：感染的潜伏期多为数周至数月，此后患者会出现不规则或弛张性发热、疲劳、心神不安、肌痛和无痛性面部水肿。部分患者可在躯干和四肢近端出现锥虫性匐行疹。
  - 淋巴结肿大在布氏冈比亚锥虫感染后十分常见，肿大的淋巴结常表现为无粘连、质软和无触痛的特点。颈后外侧三角区淋巴结肿大（Winterbottom 征）是其典型的特征。
- 布氏罗得西亚锥虫病：感染的潜伏期通常小于 3 周，此后患者会出现高热、头痛、全身性肌痛和关节痛。淋巴结肿大不像布氏冈比亚锥虫感染那样常见，其肿大时主要出现在颌下、腋窝和腹股沟区。锥虫性心肌炎和心包炎会影响病情进展和患者预后。
- 疾病进展期患者会出现各种睡眠障碍（白天嗜睡、夜间失眠），合并日常睡眠 / 觉醒周期的失调和碎片化睡眠状态。患者还可能出现其他神经和精神系统综合征（如运动无力、肢体僵硬、异常运动、共济失调、情绪障碍、精神错乱和冷漠等）。值得注意的是，布氏罗得西亚锥虫感染引起疾病进展至昏迷和死亡的速度更快。

诊断

在锥虫下疳处刮片、厚或薄血液涂片、血液白细胞层、淋巴结穿刺组织、骨髓活检标本及脑脊液中发现锥虫即可诊断。布氏冈比亚锥虫还使用血清学方法进行诊断，但布氏罗得西亚锥虫目前尚不能使用本方法。

- 锥虫的原虫血症在早期阶段相比进展期更易发生，因此感染早期可使用血液进行检测；布氏罗得西亚锥虫感染后较布氏冈比亚锥虫更容易出现原虫血症，因此也更容易使用血液进行检测。
- 脑脊液检查可以确定疾病分期，当脑脊液白细胞 > 5/μl 时和（或）检出锥虫时可考虑患者处于非洲锥虫病的进展期。

> **治疗　非洲锥虫病（昏睡病）**
>
> 早期（疾病第一阶段）：
> - 布氏罗得西亚锥虫病：可以使用苏拉明（第 1 日 4～5 mg/kg，第 3、10、17、24 和 31 日 20 mg/kg）治疗。
>   - 最重要的不良反应为发热和肾毒性。
>   - 因此每次给药前应评估尿蛋白和肾功能水平。
> - 布氏冈比亚锥虫病：可使用戊烷脒（4 mg/kg，每日肌内或静脉注射，持续 7 天）治疗。不良反应为注射后一过性低血压，但一般较轻。苏拉明可以作为替代药物使用。
>
> 进展期（疾病第二阶段）：
> - 布氏罗得西亚锥虫病：使用美拉胂醇（2.2 mg/kg，每日静脉注射，持续 10 天）治疗。
>   - 但 5%～18% 的患者可能会出现致死性的不良反应——反应性脑病，相关死亡率为 10%～70%。研究表明，使用大剂量泼尼松龙预防反应性脑病的疗效尚不清楚。
> - 布氏冈比亚锥虫病：使用依氟鸟氨酸（200 mg/kg IV bid，持续 7 天）联合硝呋莫司（5 mg/kg PO tid，持续 10 天）治疗。
>   - 常见的不良反应包括恶心、呕吐、腹痛、头痛、厌食和可逆的骨髓毒性。

第 111 章
蠕虫感染和体外寄生虫感染

（郑晓燕　译　邹洋　审校）

蠕虫

线虫

线虫，根据其医学意义，可以被广义地分为组织线虫或肠道线虫。

组织线虫感染

除旋毛虫病外，组织线虫感染是由侵入人体不能发育为成虫的幼虫引起的。

旋毛虫病

微生物学和流行病学　八种旋毛虫（*Trichinella*）引起人类感染；世界广泛流行的两种旋毛虫是旋毛线虫（*T. spiralis*）和伪旋毛线虫（*T. pseudospiralis*）。

- 当人类摄入含有旋毛虫囊包幼虫的肉（通常是猪肉）时会导致感染。
  - 幼虫侵入小肠黏膜。
  - 1 周后，雌虫会释放新的幼虫，这些幼虫会通过血液循环迁移到横纹肌，并形成囊包。
- 宿主的免疫反应对肌内幼虫影响较小。
- 美国每年大约报告 12 例旋毛虫病。

临床表现　大多数轻度感染（每克肌肉中幼虫＜ 10 条）是无症状的。每克肌肉中幼虫＞ 50 条时可导致致死性疾病。

- 在感染的第 1 周，大量幼虫侵入肠道通常会导致腹泻、腹痛、便秘、恶心和（或）呕吐。
- 在感染的第 2 周，患者出现与幼虫迁移和侵入肌肉相关的症状：伴有发热和嗜酸性粒细胞增多的过敏反应；眶周和面部水肿；结膜、视网膜和甲床出血。常因合并心律失常的心肌炎或心力衰竭而导致死亡。
- 感染后大约 2 ～ 3 周，肌肉中的幼虫包囊导致肌炎、肌痛、肌肉水肿和无力（尤其是眼外肌，肱二头肌，下颌、颈部、下后背部和横膈膜肌肉）。
- 症状在第 3 周达到最严重；疾病恢复期持续时间较长。

诊断　大于 90% 的患者出现嗜酸性粒细胞增多症，嗜酸性粒细胞在感染后第 2 ～ 4 周达到高峰，嗜酸性粒细胞比例常超过 50%。

- 感染后第 3 周出现寄生虫特异性抗体滴度升高可确诊。
- 在 ≥ 1 g 的新鲜肌肉组织（非常规的组织病理学切片）中找到旋毛虫幼虫可确诊。靠近肌腱部位穿刺活检，阳性率较高。

治疗　旋毛虫病

- 甲苯咪唑（200 ～ 400 mg tid，连续 3 天；然后 400 mg tid，连续 8 ～ 14 天）或阿苯达唑（400 mg bid，8 ～ 14 天）对肠道寄生虫有效；对幼虫包囊效果不确定。
- 糖皮质激素（如每日 1 mg/kg 的泼尼松，持续 5 天），可缓解严重的肌炎和心肌炎。

预防　烹调猪肉时应将猪肉烹至无粉红色，或将猪肉于 −15℃ 冷冻 3 周，才可杀死旋毛虫幼虫，从而预防大部分旋毛虫感染。

内脏和眼部幼虫移行症

微生物学和流行病学　人类是引起内脏幼虫移行的线虫的偶然宿主。大多数病例是由犬弓首线虫（*Toxocara canis*）引起的幼虫移行症。当人们（大多是学龄前儿童）进食了含有犬弓首线虫污染的泥土时，会导致感染。幼虫穿透肠黏膜并通过血液循环播散到多个器官（如肝、肺、中枢神经系统），可引起剧烈的嗜酸性粒细胞性肉芽肿反应。

临床表现　症状包括发热、乏力、厌食、体重减轻、咳嗽、气喘、皮疹、肝脾大和一过性嗜酸性粒细胞异常增高（高达 90%）。眼部病变通常见于较大儿童或年轻人，可引起类似于视网膜母细胞瘤、眼内炎、葡萄膜炎和（或）脉络膜视网膜炎表现的嗜酸性粒细胞性结节。

诊断　ELISA 方法检测到弓首线虫抗体可做出临床诊断。由于幼虫不会发育为成虫，所以粪便中无法找到虫卵。

治疗　内脏和眼部幼虫移行症

- 绝大多数弓首线虫感染是自限性的，无须特殊治疗即可自愈。
- 对于病情严重的患者，糖皮质激素可以减少炎症反应导致的并发症。
- 驱虫药物，包括甲苯咪唑和阿苯达唑，尚未显示可以改变幼虫移行的过程。
- 眼部感染可以用阿苯达唑（800 mg bid）联合糖皮质激素，持续用药 5 ～ 20 天。

皮肤幼虫移行症

本病是由动物钩口线虫幼虫所致，通常为寄生于犬和猫的巴西钩口线虫。土壤中的幼虫侵入人体皮肤，沿着幼虫移行的轨迹形成伴严重瘙痒的皮肤红斑病变，幼虫以每日数厘米的速度移行。伊维菌素（单剂量 200 μg/kg）或阿苯达唑（200 mg bid，连用 3 天）可以缓解这种自限性感染的症状。

肠道线虫感染

全球肠道线虫感染者超过 10 亿，最常见于卫生条件较差的地区，特别是热带或亚热带的发展中国家。因为大多数肠道寄生虫不能自我繁殖，临床疾病（与无症状感染相反）通常仅发生在长期居住于流行地区的人群，并且与感染的严重程度相关。

蛔虫病

微生物学　蛔虫病是由似蚓蛔线虫（*Ascaris lumbricoides*）引起的，蛔虫是最大的肠道寄生线虫，长度可达 40 cm。

- 人类（主要是幼儿）因食入含有蛔虫卵污染的土壤而感染。
- 吞入的蛔虫卵在肠道内孵化为幼虫，侵入黏膜，移行至肺部，穿破肺毛细血管进入肺泡，沿支气管、气管树逆行到咽部，经吞咽到达小肠，在小肠发育为成虫，每天产卵多达 240 000 枚，虫卵随粪便排出。

临床表现　大多数感染者的体内虫量少，多无症状。寄生虫在肺移行过程中（摄入虫卵后约 9 ～ 12 天后），患者会出现咳嗽、胸骨后不适，偶尔伴有呼吸困难或咳血痰、发热和嗜酸性粒细胞增多。

- 可出现嗜酸性粒细胞性肺炎（Löffler 综合征）的临床表现。
- 由于大量虫体纠结成团，可出现严重临床表现，间或出现疼痛、小肠梗阻、穿孔、肠扭转、胆道梗阻和肠绞痛，或胰腺炎。

实验室检查　粪便标本中可检测到蛔虫虫卵（65 μm×45 μm）。成虫可随粪便排出，偶发经口腔或鼻腔排出。

治疗　蛔虫病

单剂量阿苯达唑（400 mg）、甲苯咪唑（500 mg）或伊维菌素（150 ～ 200 μg/kg）即有效；这些药物在妊娠期妇女中禁用。

钩虫病

微生物学 引起人类感染的两种钩虫主要为十二指肠钩口线虫（*Ancylostoma duodenale*）和美洲板口线虫（*Necator americanus*），尽管锡兰钩口线虫（*A. ceylanicum*）被认为是亚洲主要的钩虫病原体。存在于土壤中的感染性幼虫钻入皮肤，通过血流到达肺部，侵入肺泡，经气道上行至咽部，被吞咽到小肠成熟为成虫，成虫附着在肠道黏膜，吸食血液（一条十二指肠钩口线虫成虫一天可吸食血液 0.2 ml）和肠液。

临床表现 大部分患者为无症状感染。慢性感染可引起铁质缺乏，而那些营养状况不佳的患者会出现进行性贫血、低蛋白血症、乏力和气短。幼虫可能导致皮肤渗透部位的瘙痒性皮疹（"地痒疹"）以及皮下迁移的蛇形轨迹（类似于皮肤幼虫迁移的轨迹）。在幼虫钻入皮肤以及皮下移行的位置会出现痒疹（俗称"着土痒"），类似于皮肤幼虫移行症。

实验室发现 粪便标本中可检出钩虫卵（40 μm×60 μm）。感染较轻者需进行粪便浓集。PCR 可以提供物种特异性诊断。

治疗　钩虫病

阿苯达唑（400 mg，单剂）或甲苯咪唑（500 mg，单剂）有效，尽管这些药物的有效性已经备受关注。根据病情给予营养支持、补充铁剂和驱虫治疗。

类圆线虫病

微生物学和流行病学 不同于其他肠道寄生虫，粪类圆线虫（*Strongyloides stercoralis*）可以在人体中繁殖，通过繁殖产生感染期蚴（丝状蚴），在宿主体内不断进行内源性自身感染。

- 被粪便污染的土壤中的丝状蚴侵入皮肤或黏膜时，即可导致感染。
  - 幼虫经血流到达肺部，侵入肺泡，沿气管树上行至咽部，被吞咽后到达小肠，发育为成虫，侵入最靠近小肠部位的黏膜中产卵；虫卵在肠黏膜中孵化。
  - 杆状蚴可随粪便排至土壤里，或者发育成丝状蚴侵入结肠壁或是肛周皮肤进入循环系统，从而建立持续的自身感染。
- 自身感染是在宿主免疫系统的一些未知因素约束下进行的，破坏宿主免疫系统（如糖皮质激素治疗）会导致重度自身感染。

临床特征　无并发症的轻症患者常有轻度的皮肤和（或）腹部表现，如复发性荨麻疹，幼虫移行（一种沿着幼虫移行过程产生的匐形疹、瘙痒、红斑，幼虫移行速度可达 10 cm/h），腹痛，恶心，腹泻，血便和体重下降。

- 播散性粪类圆线虫病累及胃肠道和肺以外的组织器官，包括中枢神经系统、腹膜、肝和肾。
  - 革兰氏阴性败血症、肺炎或脑膜炎可以是并发症或主要症状。
  - 接受糖皮质激素治疗的患者感染后病情较重，可为致死性的；播散性感染在 HIV-1 感染的患者中不常见。
- 反复的嗜酸性粒细胞增多症常见于病情较轻的患者，但在播散性感染患者中并不常见。

诊断　约 1/3 的轻症患者可在单次粪便检查中找到杆状蚴（长度约为 250 μm）。PCR 可用于诊断且特异性更高。

- 如果粪便检查多次阴性，可对十二指肠空肠成分进行检测。
- 可以通过 ELISA 方法检测抗体。
- 对于播散性感染者，可在粪便或幼虫移行的部位（如痰、气管肺泡灌洗液、外科引流液）中找到杆状蚴。

治疗　类圆线虫病

- 伊维菌素（每日 200 μg/kg，连续 2 天）比阿苯达唑（每天 400 mg，连续 3 天）更有效。由于有可能出现迟发重度感染，因此对于无症状患者也需要治疗。
- 播散性感染应使用伊维菌素治疗至少 5 ～ 7 天（或直到寄生虫被清除）。
- 对免疫功能低下的患者，应在初始治疗后 2 周，重复使用伊维菌素治疗。

蛲虫病

微生物学和流行病学　蠕形住肠线虫病（Enterobiasis）是由蠕形住肠线虫（*Enterobius vermicularis*）（又称蛲虫）引起的，约 4000 万美国人（主要是儿童）受此影响。

- 雌虫成熟交尾后于夜间从盲肠移行至肛周，边移行边排卵，每条雌虫排卵 2000 枚，这些虫卵在数小时内即具有感染性。
- 抓挠肛周会将感染性虫卵带至口中，从而导致自身感染以及人和人之间的传播。

临床表现 肛周瘙痒是主要症状，通常是夜间最严重。嗜酸性粒细胞增多症并不常见。

诊断 早晨通过醋酸纤维素带在肛周获取样本，通过镜检可检测到虫卵（55 μm×25 μm，一侧扁平）。

治疗	蛲虫病

- 给予单剂量甲苯咪唑（100 mg）或阿苯达唑（400 mg），2周后重复上述治疗。家庭内其他成员也应该接受治疗，以避免出现可能的再次感染。

丝虫和相关感染

丝虫是寄居在皮下组织和淋巴系统的线虫，世界范围内超过 1.7 亿人感染丝虫。只有长期反复接触感染性丝虫幼虫，才会引起丝虫感染。然而，新近接触感染性幼虫的个体相较于流行地区人群，其疾病表现更重、更急。

- 丝虫的生活史复杂，包括昆虫体内的感染期幼虫阶段和人体内的成虫阶段。
  - 微丝蚴（长 200～250 μm，宽 5～7 μm），可在血液中循环或通过皮肤移行。
  - 微丝蚴被中间宿主节肢动物吞食后，经过 1～2 周发育为新的感染期幼虫。
- 一种细菌内的共生体，沃尔巴克体（*Wolbachia*）存在于布鲁线虫（*Brugia*）、吴策线虫（*Wuchereria*）、曼森线虫（*Mansonella*）和盘尾丝虫（*Onchocerca*）等的所有阶段，并已成为抗丝虫药的靶标。

淋巴丝虫病

微生物学 淋巴丝虫病是由班氏吴策丝虫（*Wuchereria bancrofti*，最常见）、马来布鲁丝虫（*Brugia malayi*）或帝汶布鲁丝虫（*B. timori*）引起的，它们寄生在体内淋巴管或淋巴结并引起炎症损伤。

临床表现 主要临床表现有临床症状不明显的微丝蚴血症、鞘膜积液、急性淋巴管炎（ADL）和慢性淋巴系统病变。

- 急性淋巴管炎可有高热、淋巴组织炎症和一过性的局部水肿。马来布鲁丝虫和帝汶布鲁丝虫可影响上下肢，而班氏吴策丝虫易于波及生殖系统。

- 急性淋巴管炎可进展为慢性淋巴组织梗阻和伴有皮肤水肿的象皮病，皮下组织增厚和角化过度症。合并感染是可能存在的问题。

诊断 检测到丝虫很困难，但是可在外周血、阴囊液和偶尔其他体液中发现微丝蚴。

- 采血时间很重要，需要根据受累地区的微丝蚴周期（很多地区主要是夜现周期）而确定。
- 班氏吴策丝虫的循环抗原有两种检测方法。PCR法已用于检测血中班氏吴策丝虫和马来布鲁丝虫DNA。
- 高频超声（配有多普勒技术）可鉴定出阴囊或女性乳房中的移行性成虫。
- 丝虫抗体阳性支持诊断，但是和其他肠道寄生虫存在交叉反应，使得检测结果难以判断。

治疗 淋巴丝虫病

- 活动性淋巴丝虫病的患者（定义为微丝蚴血症、抗原阳性或超声发现成虫）需给予乙胺嗪（DEC，每日6 mg/kg，持续12天）治疗，该药具有杀灭丝虫成虫和微丝蚴的作用。阿苯达唑（400 mg bid，连续21天），阿苯达唑和乙胺嗪每天联合给药持续7天，多西环素（100 mg bid，持续4～6周）和3周多西环素后联合乙胺嗪，这些方案因其具有杀死丝虫成虫作用而成为替代治疗方案。
- 单剂量的阿苯达唑（400 mg）联合乙胺嗪（6 mg/kg）或伊维菌素（200 µg/kg），具有持续2年以上的杀微丝蚴活性，被用于淋巴丝虫的根治治疗。
- 对慢性淋巴丝虫病的患者，治疗应侧重于改善卫生条件、预防继发细菌感染和物理治疗。药物治疗应用于有活动性感染证据的患者，虽然6周疗程的多西环素治疗可改善与丝虫是否活动无关的丝虫淋巴水肿。

盘尾丝虫病

微生物学和流行病学 盘尾丝虫病（"河盲症"）是由盘尾丝虫（*Onchocerca volvulus*）引起的。世界范围内有3700万人感染盘尾丝虫。通过流动的河流和小溪附近受感染的蚋叮咬传播。

- 寄生于蚋的幼虫，当蚋叮咬人体而侵入人体，可在人体发育为在皮下结节（盘尾丝虫瘤）可见的成虫（雌性和雄性分别长约 40 ～ 60 cm 和约 3 ～ 6 cm）。感染后约 7 个月至 3 年，雌性盘尾丝虫产出的微丝蚴从结节中移行出来，在皮肤真皮层聚积。
- 与淋巴丝虫病相反，盘尾丝虫病的特征是微丝蚴引起的炎症。

临床表现　盘尾丝虫病最常见的是皮肤表现（极度瘙痒的皮疹或坚实无痛的盘尾丝虫瘤），但视力障碍是中度或重度感染者最严重的并发症。

- 伴有畏光的结膜炎是早期眼部损伤的表现之一。
- 硬化性角膜炎（是非洲盘尾丝虫致盲的主要原因，约有 1% ～ 5% 的盘尾丝虫病患者受累）、前葡萄膜炎、虹膜睫状体炎和由于瞳孔畸形继发青光眼是更严重的眼部并发症。

诊断　切开的结节中找到盘尾丝虫成虫，或者在皮肤活检中发现微丝蚴即可确诊。

- 参考实验室可提供特异性抗体的检测，和利用 PCR 法检测盘尾丝虫的 DNA。
- 嗜酸性粒细胞增多和血清 IgE 水平升高常见但非特异。

治疗　盘尾丝虫病

- 伊维菌素（单剂 150 µg/kg），每年或每半年给药一次，可以杀灭微丝蚴，也是主要的治疗方法。
  - 在盘尾丝虫和罗阿罗阿丝虫共同流行的非洲地区，伊维菌素是禁用的，因为有导致治疗后严重脑病的风险。
  - 6 周的多西环素治疗可以抑制丝虫成虫，导致成年雌虫长期不育，其还可作用于丝虫内共生体——沃尔巴克体。
- 长于头部的结节需要切除以避免眼部感染。

■ 吸虫病

- 吸虫或扁形虫，可根据其成虫侵入的组织进行分类：血液、肝脏（胆管系统）、肠道和肺。
- 生活史包括终宿主哺乳动物（如人类），其成虫通过有性生殖产卵；中间宿主（如钉螺），其通过无性生殖形成尾蚴。吸虫

　　不会在终宿主内繁殖。

- 人类的感染来自吸虫直接刺入完整的皮肤或食入。
- 感染的吸虫在宿主体内移行或驻留在宿主组织中，会引起中度至重度的外周血嗜酸性粒细胞增多症。

血吸虫病

微生物学和流行病学　引起人类血吸虫病的五种血吸虫包括：曼氏血吸虫（*Schistosoma mansoni*）、日本血吸虫（*S. japonicum*）、湄公血吸虫（*S. mekongi*）和间插血吸虫（*S. intercalatum*）引起肠道和肝血吸虫病，埃及血吸虫（*S. haematobium*）引起泌尿生殖系统血吸虫病。

- 感染性尾蚴穿透完整皮肤后，发育为血吸虫童虫并通过静脉或淋巴管迁移到肺并最终到达肝。雌雄合抱的成虫迁移到膀胱静脉和盆腔静脉丛（埃及血吸虫）或肠系膜静脉（曼氏血吸虫、日本血吸虫、湄公血吸虫和间插血吸虫）产卵。
  - 一些成熟的虫卵被排到肠道或者尿道，由此被排出体外，最终可能到达水体完成整个生活周期。
  - 组织中持续存在的虫卵可以导致宿主的肉芽肿炎症反应和纤维化。
- 这些血吸虫感染了约 2.3 亿人（主要是儿童和青少年），超过 70% 的感染者生活在撒哈拉以南的非洲。

临床表现　血吸虫病分为 3 个阶段，因感染血吸虫的种类、感染强度和宿主因素（如年龄、遗传）不同而有所不同。

- 尾蚴皮炎引起瘙痒性斑丘疹（"游泳者瘙痒"），持续 1～2 周。
- 急性血吸虫病（片山热）出现在寄生虫暴露后 2 周到 3 个月，出现发热、肌痛、全身不适、乏力、头痛、咳嗽、腹部压痛、嗜酸性粒细胞增多和一过性肺部浸润。
- 慢性血吸虫病的表现主要取决于感染血吸虫的种类。
  - 肠道血吸虫病引起伴有小溃疡、浅表出血的黏膜肉芽肿性炎症，有时还有假性息肉。由曼氏血吸虫和日本血吸虫引起的症状通常更严重，还可能引起肝脾血吸虫病表现并进展为门脉纤维化。
  - 由埃及血吸虫引起的泌尿生殖系统血吸虫病包括炎症活动期（排尿困难；血尿，特别是排尿末端；尿液中有虫卵排出；尿道梗阻），多见于儿童和青壮年，逐渐发展为第二期——

慢性纤维化期（遗尿、尿潴留、尿淋漓不尽和尿失禁）。

- 由于其他部位的肉芽肿和纤维化，还可以导致肺部疾病（如肺动脉高压、肺心病）和中枢神经系统疾病（如癫痫、脑病、横贯性脊髓炎）。

诊断 诊断依据疫区流行病学史、临床表现和排泄物中检测到血吸虫卵。

- 血吸虫抗体阳性的血清学检测结果（可通过美国疾病预防和控制中心获得）可能先于排泄物中检测到虫卵。
- 诊断还可以通过直肠黏膜活检（曼氏血吸虫和埃及血吸虫），和偶然的宫颈涂片检测和精液样本来诊断（埃及血吸虫）。

治疗 **血吸虫病**

- 药物治疗使用吡喹酮（20 mg/kg bid，用于曼氏血吸虫、间插血吸虫和埃及血吸虫感染；日本血吸虫和湄公血吸虫感染采用 20 mg/kg tid 治疗）。初治未治愈者，可每周重复相同剂量，持续 2 周。
  - 由于吡喹酮对移行的血吸虫无效，因此如果嗜酸性粒细胞增多症或临床症状持续，需要重复治疗 6 ～ 12 周。
  - 急性期片山热可加用糖皮质激素抑制超敏反应。
  - 杀虫治疗不会改善血吸虫病晚期的临床表现，如纤维化。

预防 旅游者应避免接触疫区的所有淡水水体。

肝（胆）吸虫病

- 华支睾吸虫病（由华支睾吸虫引起）和后睾吸虫病（由麝猫后睾吸虫和猫后睾吸虫感染所致），见于东南亚和东欧。
  - 通过食入受污染的生或者半生的淡水鱼而感染；幼虫通过胆胰壶腹移行至胆小管内发育为成虫。
  - 大多数感染者的症状轻微；慢性或反复感染可引起胆管炎、胆管性肝炎和胆道梗阻，以及相关的胆管癌。
  - 急性感染者治疗给予吡喹酮（25 mg/kg tid，持续 2 天）。
- 片形吸虫病是由肝片吸虫（*Fasciola hepatica*）和巨片吸虫（*F. gigantica*）引起的，它们通常感染羊和牛。
  - 通过食入受污染的水生植物（如水芹菜）而感染。

- 感染后 1 ～ 4 周出现急性发病，引起高热，体重减轻，右上腹痛，有时还有荨麻疹。慢性感染很少发生，与纤维化引起的胆管阻塞相关。
- 治疗给予单剂量三氯苯达唑 10 mg/kg。
- 粪便的虫卵和寄生虫的病原学（O & P）检查可诊断肝吸虫。血清学检测有助于诊断，尤其是对于轻度感染患者。

肺吸虫病

- 肺吸虫病是由于并殖吸虫（*Paragonimus* spp.）感染导致的。通过食入受污染的蝲蛄和溪蟹而感染。
- 急性感染表现为发热、咳嗽、咯血和外周血嗜酸性粒细胞增多，但寄生虫负荷低的患者可在较长时间内无症状。
- 慢性感染者可以出现呼吸困难、带血（"锈色"）痰和支气管炎样、哮喘样和结核样症状。
患者可形成肺囊肿或异位寄生在中枢神经系统和其他器官。
- 通过痰或粪便的病原学（O & P）检查做出诊断；血清学有助于诊断。
- 推荐治疗方案：吡喹酮（25 mg/kg tid，连续 2 天）。

■ 绦虫病

绦虫或条虫，是分节段的蠕虫，根据人类是终宿主还是中间宿主分为两类。绦虫通过位于头节上的吸盘或小钩吸附在肠黏膜上。头节后面形成节片从而构成绦虫的主体。

牛带绦虫病和亚洲带绦虫病

微生物学　人是肥胖带绦虫（*Taenia saginata*），又称牛带绦虫和亚洲带绦虫（*T. asiatica*）的终宿主，它们寄生于空肠上部。虫卵随粪便排出并被牛或其他草食动物（牛带绦虫）或猪（亚洲带绦虫）摄取；在这些动物的横纹肌中形成幼虫包囊（囊尾蚴）。当人类食入生的或半生的肉后，囊尾蚴经 2 个月发育为成虫。

临床表现　患者在粪便中发现活动的节片才意识到感染。他们可能会感到肛周不适、轻度腹痛、恶心、食欲改变、乏力和体重下降。

诊断　粪便中检测到虫卵或节片可诊断；用透明胶带可在肛周部位检测到虫卵（与蛲虫感染一样）。通常不存在嗜酸性粒细胞增多和 IgE 水平升高。

治疗 牛带绦虫病和亚洲带绦虫病

单剂量吡喹酮 10 mg/kg。

猪带绦虫病和囊尾蚴病

微生物学和发病机制 人是链状带绦虫（*T. solium*），又称猪带绦虫的终宿主，猪是中间宿主。人也可以作为其中间宿主。

- 该病有两种表现形式，取决于食入不同阶段的寄生虫。
  - 通过食入含有囊尾蚴的未煮熟的猪肉，人体感染猪带绦虫病，类似于牛带绦虫病。
  - 如果人食入猪带绦虫卵（如与猪带绦虫携带者密切接触或通过自身感染），因六钩蚴穿透肠壁随循环到达各组织器官，人感染囊尾蚴病。

临床表现 肠道感染除了通过粪便排出节片，通常无其他症状。囊尾蚴病的表现取决于囊尾蚴感染的数量和部位以及相关的炎症反应或瘢痕形成的范围。

- 囊尾蚴可见于身体的任何部位，但最常见于大脑、骨骼肌、皮下组织或眼睛。
- 神经系统表现最常见，包括癫痫发作（由脑部囊尾蚴周围的炎症引起）、脑积水（由囊尾蚴及伴随的炎症或蛛网膜炎引起的脑脊液流动受阻所引起）和高颅压症（如头痛、恶心、呕吐、视力改变）。

诊断 粪便中检测到虫卵或节片可诊断肠道感染。神经囊尾蚴病诊断标准可见专家共识（表 111-1）。神经系统影像学表现包括强化或无强化的囊性病变、一处或多处结节性钙化，或局灶强化病变。

治疗 猪带绦虫病和囊尾蚴病

- 肠道感染对单剂量吡喹酮（10 mg/kg）有效，但如果有隐匿性囊尾蚴病，可引起中枢神经系统的炎症反应。
- 神经囊尾蚴病可用阿苯达唑（每日 15 mg/kg，治疗 8～28 天）或吡喹酮（每日 50～100 mg/kg，分 3 次，治疗 15～30 天）治疗。阿苯达唑和吡喹酮的联合治疗（每日 50 mg/kg，分 3 次）对有 2 个以上囊性病变的患者更有效。

表 111-1 修订后的神经囊尾蚴病诊断标准 [a]

1. 确诊标准

a. 脑组织或脊髓活检的组织病理中证实囊尾蚴

b. 眼底镜检查可见囊尾蚴

c. 神经影像学检查可见具有典型头节结构的囊性病变

2. 神经影像学标准

a. 主要神经影像学标准

无典型头节结构的囊性病变，典型的小的强化病变，蛛网膜下腔多叶囊性病变，典型的脑实质钙化

b. 确诊的神经影像学标准

囊性病变自发或在杀虫药物治疗后消退

连续的神经影像学检查发现脑室游走性囊性病变

c. 次要神经影像学标准

梗阻性脑积水或基底层软脑膜的异常强化

3. 临床 / 暴露标准

a. 主要临床 / 暴露标准

特异性抗囊尾蚴抗体检测［如通过酶联免疫电转移印迹法（EITB）］或通过良好标准化的免疫诊断检测囊尾蚴抗原

中枢神经系统外的囊尾蚴病

家庭成员接触猪带绦虫感染的证据

b. 次要临床 / 暴露标准

提示神经囊尾蚴病的临床表现

来自或居住在囊尾蚴病流行地区的个体

[a] 通过一项确诊标准，两项"主要"标准，或一项主要标准和一项确诊的神经影像学标准加上任何一项临床 / 暴露标准，或一项主要神经影像学标准加上两项临床 / 暴露标准（包括至少一项主要临床 / 暴露标准），同时排除产生类似的神经影像学发现的其他疾病而进行明确诊断。疑似诊断标准为一项主要神经影像学标准加上任何两项临床 / 暴露标准，或一项次要神经影像学标准加上至少一项主要临床 / 暴露标准。

资料来源：Modified from Del Brutto OH et al：Revised diagnostic criteria for neurocysticercosis. J Neurol Sci 372：202，2017.

- 考虑到治疗可能引起炎症反应，应该密切监测患者，治疗期间可使用大剂量糖皮质激素。

- 由于糖皮质激素诱导吡喹酮代谢，西咪替丁应与吡喹酮合用以抑制这种作用。

- 支持治疗包括抗癫痫药的使用和治疗脑积水。

棘球蚴病

微生物学和流行病学　人是细粒棘球绦虫（*Echinococcus granulosus sensu lato*）、多房棘球绦虫（*E. multilocularis*）和福氏棘球绦虫（*E. vogeli*）幼虫的中间宿主。患者通过吞食由犬粪便污染的细粒棘球绦虫虫卵引起感染。

- 吞食后，原头蚴从虫卵中逸出，穿入肠道黏膜，进入门静脉循环，被播散至许多器官，尤其多见于肝和肺。幼虫发育成充满液体的单囊，并在其中发育成子囊，芽生囊也是如此结构（生发囊）。包虫囊经过数年不断扩大。
- 本病呈全球性分布，主要流行于家畜和狗一起饲养的地区。
- 在北极或亚北极地区发现的多房棘球蚴与细粒棘球蚴相似，但野生犬科动物（如狐狸）是终宿主，啮齿动物是中间宿主。寄生虫是多房的，并且逐渐形成囊泡侵入宿主组织。

临床表现　扩大的包虫囊会因占位效应产生病变，导致受影响器官（通常是肝和肺）出现症状；2/3 的细粒棘球绦虫感染和约 100% 的多房棘球绦虫感染会引起肝脏病变。

- 肝病患者最常见表现为腹痛或右上腹可触及的肿块。胆管受压表现类似于胆道疾病，包虫囊破裂或渗漏可导致发热、瘙痒、荨麻疹、嗜酸性粒细胞增多或过敏反应。
- 肺包虫可破入支气管树或胸膜腔，引起咳嗽、咳咸痰、胸痛或咯血。
- 包虫囊破裂可导致多灶性播散。
- 多房棘球蚴病可表现类似肝脏肿瘤，破坏肝并延伸到相邻器官（如肺、肾）或远处器官（如脑、脾）。

诊断　放射影像学是发现和评价包虫囊的重要手段。

- 大囊中的子囊是细粒棘球蚴的特征性表现。CT 上发现虫卵壳或钙化的囊壁也提示细粒棘球蚴感染。
- 累及肝的患者中约 90% 血清学检测阳性，而超过半数的肺包虫病患者血清学检测阴性。
- 由于囊液渗漏会引起播散或过敏反应，因此不要试图抽吸囊液。

治疗　**棘球蚴病**

- 基于包虫囊的大小、位置和表现以及患者的整体健康状况进行治疗。对囊性棘球蚴病感染建议进行超声分期。

- 对于一些无并发症的病变，推荐应用 PAIR［经皮抽吸、灌注凝固剂（95% 乙醇或高渗盐水），然后再次抽吸］。
  - 阿苯达唑（7.5 mg/kg bid，治疗前服用 2 日，治疗后至少服用 4 周）用于预防由于治疗过程中囊液意外溢出而导致的继发性腹腔包虫病。
  - PAIR 禁用于表浅包虫囊、伴有厚的分隔的多房包虫囊以及与胆道相通的包虫囊。
- 复杂的囊性包虫病可选择手术切除治疗。
  - 如前所述，还应预防性给予阿苯达唑。吡喹酮（每日 50 mg/kg，持续 2 周）可加速原头蚴死亡。
  - 单独使用阿苯达唑治疗 12 周至 6 个月可治愈约 30% 的患者，并使 50% 的患者临床情况得到改善。
- 多房棘球蚴通过手术治疗，在手术治愈的情况下阿苯达唑应至少维持 2 年的治疗。如果手术不能治愈，阿苯达唑应持续使用。

裂头绦虫病

裂头绦虫是最长的绦虫（长达 25 m），附着在回肠部，偶见于空肠黏膜。人类因食用被污染的生鱼或熏鱼而感染。症状较少并且常比较轻微。但因为绦虫吸收大量维生素 B_{12} 并干扰回肠对维生素 B_{12} 的吸收，会导致维生素 B_{12} 缺乏。约 2% 以上的感染者，尤其是老年人，出现类似恶性贫血的巨幼细胞贫血，并可能因维生素 B_{12} 缺乏而引发神经系统并发症。通过粪便中检测到虫卵进行诊断。吡喹酮（5 ~ 10 mg/kg，单剂）非常有效。

体外寄生虫病

体外寄生虫是寄生在动物皮肤或皮毛上并从中获取食物和庇护的节肢动物或蠕虫。这些生物体可以造成直接伤害，引起超敏反应，或产生毒素或病原体。

疥疮

病原学和流行病学   疥疮是由人疥螨（*Sarcoptes scabiei var.hominis*）引起的，世界范围内约 3 亿人有疥螨寄生。

- 雌性疥螨成熟交配后在皮肤角质层下挖掘，产下虫卵，约 8 天后虫卵成熟，成虫从角质层爬出再侵入同一宿主或其他宿主。

- 疥疮通过与疥螨感染者密切接触、在拥挤且不清洁的环境中或和多个性伴侣接触而传染。

临床表现 瘙痒是由于疥螨分泌物引起的过敏反应所致，夜间和热水浴后瘙痒最严重。疥螨的掘洞看起来如黑色波浪线（长 3 ~ 15 mm），大多数损伤出现在手指间或掌侧手腕、肘部、阴囊和阴茎。厚痂性疥疮（*Crusted* scabies），曾称挪威疥疮（*Norwegian* scabies）是由高度滋生的大量疥螨所导致的，常见于使用糖皮质激素和免疫缺陷患者。

诊断 在疥螨栖息处刮下的碎屑中找到疥螨、虫卵或排泄物。

治疗 疥疮

- 三氯苯醚菊酯霜（5%）应在洗澡后薄薄地涂抹在耳后和颈部以下的部位，8 ~ 14 h 后用肥皂和水去除。单剂量伊维菌素（200 μg/kg）也是有效的但未被美国 FDA 批准用于疥疮的治疗。
- 对于厚痂性疥疮，首先用去角质剂（如 6% 水杨酸），随后在头皮、面部和耳部连带身体的其他部位使用杀疥螨的药物。两剂伊维菌素，间隔 1 ~ 2 周，可用于厚痂性疥疮患者的治疗。
- 疥疮部位瘙痒和超过敏反应可持续数周或数月，应给予对症治疗。床上用品和衣物应用热水洗涤并且在烘干机中烘干，密切接触者（无论是否有症状）也应接受治疗以预防再感染。
- 疥疮感染在有效治疗 1 天内即转变为非传染性。

虱病

病原学和流行病学 人虱（人头虱、人体虱和耻阴虱）的若虫和成虫每天至少要进食一次，并且专门吸食人的血液。这些虱唾液会造成敏感性人群产生刺激性的皮疹。虱卵紧紧粘在头发或衣服上，而虱卵孵化后仍可数月或数年粘贴于头发或衣服上。虱子通常经人与人之间传播。头虱在学龄儿童中传播，体虱在灾民和贫困人群中传播；阴虱常通过性途径传播。体虱是传播疾病的媒介，如传播流行性斑疹伤寒、虱媒回归热和战壕热。

诊断 如果检测到虱卵应考虑虱病的诊断，但是确诊需要检测到活虱的存在。

治疗　虱病

- 如果发现活虱，使用 1% 二氯苯醚菊酯（使用 2 次，每次 10 min，间隔 10 天）通常足够。如果无效，可使用 0.5% 的马拉硫磷，治疗 ≤ 12 h。眼睑部感染应用凡士林涂抹 3 ～ 4 天治疗。
- 通常洗澡并更换干净的衣服可清除体虱。
  - 多毛患者应从头到脚用灭虱剂以去除体虱。
  - 衣服和床上用品应放置在热烘干机烘干 30 min 或用高压熏蒸。

蝇蛆病　在这种感染中，蛆侵入活的或坏死的组织或体腔，不同种类苍蝇引起不同的临床表现。某些苍蝇被血液和脓液吸引，并且新孵化的幼虫进入伤口和病变的皮肤中。蝇蛆病的治疗包括去除蛆虫和组织清创。

水蛭感染　治疗性水蛭可减轻手术皮瓣或再植的身体部分的静脉充血。患者偶尔可因定植于市售水蛭食管中的嗜水气单胞菌感染而引发败血症。

第8篇 心脏病学

第112章 心脏体格检查

（陈红 校 伍满燕 译）

对于疑似心脏病的患者，一般查体应包括：生命体征（呼吸频率、脉搏、血压），观察皮肤颜色（如发绀、苍白、黄疸）、杵状指、水肿、低灌注证据（皮肤湿冷）及高血压眼底改变。检查腹部有无肝大、腹水或腹主动脉瘤的证据。踝臂指数（踝部收缩压与上臂收缩压的比值）＜0.9 提示下肢动脉闭塞性疾病。心血管系统重要的查体包括以下内容。

颈动脉搏动（图 112-1）

- 细脉：每搏输出量减少引起脉搏升支波幅减弱（低血容量、左心衰竭、主动脉瓣或二尖瓣狭窄）。
- 迟脉：脉搏升支上升延迟（主动脉瓣狭窄）。
- 水冲（高动力）脉：高动力性循环状态、主动脉瓣反流、动脉导管未闭、显著的血管扩张。

A. 低动力性脉   B. 细迟脉   C. 高动力性脉

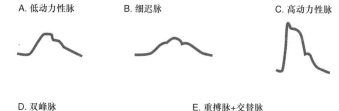

D. 双峰脉   E. 重搏脉+交替脉

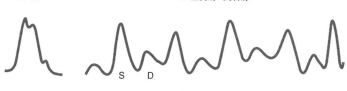

图 112-1 颈动脉搏动的类型

- 双峰脉：收缩期呈两次搏动（主动脉瓣反流、肥厚型心肌病）。
- 交替脉：脉压幅度规律变化（严重的左心室功能障碍）。
- 奇脉：吸气时收缩压下降（＞ 10 mmHg）（心脏压塞的典型表现，也可见于严重阻塞性肺疾病、大面积肺动脉栓塞、张力性气胸）。

颈静脉搏动（JVP）

颈静脉怒张常见于右心衰竭、缩窄性心包炎、心脏压塞及上腔静脉阻塞。颈静脉搏动通常在吸气时减弱，而在缩窄性心包炎时吸气时可能增强（Kussmaul 征）。异常的颈静脉搏动图包括：

- 大 "a" 波：三尖瓣狭窄、肺动脉狭窄、房室分离（右心房收缩时恰逢三尖瓣关闭）。
- 无 "a" 波：心房颤动。
- 大 "v" 波：三尖瓣反流、房间隔缺损。
- "y" 波下降支陡直：缩窄性心包炎。
- "y" 波下降支平缓：三尖瓣狭窄。

心前区触诊

心尖搏动点通常位于第 5 肋间锁骨中线上。异常的体征包括：

- 心尖搏动增强：左心室肥厚。
- 心尖搏动向左下移位：左心室扩张。
- 显著的收缩期前搏动：高血压、主动脉瓣狭窄、肥厚型心肌病。
- 收缩期双重心尖搏动：肥厚型心肌病。
- 胸骨左下缘持续 "抬举样" 搏动：右心室肥厚。
- 异常 / 反向（向外膨出）搏动：室壁瘤、心肌梗死后大面积运动障碍、心肌病。

听诊

■ 心音（图 112-2）

S_1

增强：二尖瓣狭窄、PR 间期缩短、高动力型循环、胸壁薄。

减弱：PR 间期延长、心力衰竭、二尖瓣反流、胸壁厚、肺气肿。

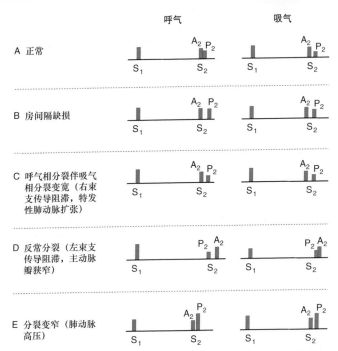

图 112-2 心音：**A**. 正常心音。S_1，第一心音；S_2，第二心音；A_2，第二心音中的主动脉瓣部分；P_2，第二心音中的肺动脉瓣部分。**B**. 房间隔缺损引起的 S_2 固定分裂。**C**. 右束支传导阻滞伴随生理性的 S_2 分裂变宽。**D**. 左束支传导阻滞引起的 S_2 反常分裂或称逆分裂。**E**. 肺动脉高压引起的 S_2 分裂变窄。（资料来源：Diagnosis of Heart Disease. New York，Springer-Verlag，1991，p 31. Reproduced with permission from Springer.）

S_2

正常 A_2 早于 P_2，吸气时分裂增强。异常 S_2 包括：

- 分裂变宽：右束支传导阻滞、肺动脉狭窄、二尖瓣反流。
- 固定分裂（心音分裂不随呼吸变化）：房间隔缺损。
- 分裂变窄：肺动脉高压。
- 反常分裂（吸气时分裂变窄）：主动脉瓣狭窄、左束支传导阻滞、心力衰竭。
- A_2 增强：体循环高血压。
- A_2 减弱：主动脉瓣狭窄。
- P_2 增强：肺循环高压。
- P_2 减弱：肺动脉瓣狭窄。

S_3

在 S_2 之后，音调低，在心尖区用听诊器钟型体件听诊最清楚；可见于健康的儿童；30 ～ 35 岁之后出现 S_3 则提示左心室功能衰竭或容量负荷过重。

S_4

在 S_1 之前，音调低，在心尖区用钟型体件听诊最清楚；反映心房和心室收缩不协调；可见于主动脉瓣狭窄、高血压、肥厚型心肌病和冠状动脉疾病。

开瓣音（OS）

音调高，在 S_2 之后 0.06 ～ 0.12 s，可在二尖瓣狭窄患者的胸骨左下缘和心尖部闻及，二尖瓣狭窄程度越重，S_2 与 OS 之间的间隔越短。

喷射性喀喇音

S_1 之后的高调音，通常于胸骨左缘处最为响亮；可见于主动脉根部或肺动脉扩张，以及先天性主动脉瓣狭窄或肺动脉瓣狭窄，后者所致的喀喇音在吸气时减弱。

收缩中期喀喇音

在胸骨左下缘和心尖部可闻及，二尖瓣脱垂患者常伴有收缩晚期杂音。

■ 心脏杂音（图 112-3；表 112-1 和表 112-2）

收缩期杂音

可呈"递增-递减"喷射性、全收缩期或收缩晚期杂音；右侧杂音（如三尖瓣反流）通常在吸气时增强。

舒张期杂音

- 舒张早期杂音：S_2 之后的高调音，通常由主动脉瓣或肺动脉瓣反流引起。
- 舒张中晚期杂音：音调低，钟型体件听诊最清楚；可见于二尖瓣狭窄和三尖瓣狭窄；较少见于心房黏液瘤。
- 连续性杂音：在收缩期和舒张期均出现（覆盖 S_2）；见于动脉导管未闭，有时可见于主动脉缩窄，少见病因为全身性或冠状动静脉瘘、主肺动脉间隔缺损及主动脉窦瘤破裂。

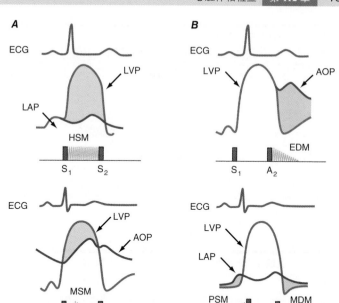

图 112-3（扫二维码看彩图） **A**. 上图：左心室和左心房之间收缩压差（阴影区域）示意图，心音图记录提示二尖瓣反流的全收缩期杂音（HSM）。ECG，心电图；LAP，左心房压；LVP，左心室压；S_1，第一心音；S_2，第二心音。下图：主动脉瓣狭窄患者左心室和主动脉之间收缩压差（阴影区域）示意图。心音图记录了递增-递减型收缩中期杂音（MSM）。AOP，主动脉压。**B**. 上图：主动脉瓣反流患者主动脉和左心室之间舒张压差（阴影区域）示意图，引起从 A_2 开始的减弱的舒张早期杂音（EDM）。下图：二尖瓣狭窄伴舒张中期杂音（MDM）和晚期收缩前杂音（PSM）患者左心房-左心室舒张压差（阴影区域）示意图

彩图 112-3

表 112-1　心脏杂音	
收缩期杂音	
喷射性杂音	主动脉流出道
	主动脉瓣狭窄
	梗阻性肥厚型心肌病
	主动脉血流杂音
	肺动脉流出道
	肺动脉瓣狭窄
	肺动脉血流杂音
全收缩期杂音	二尖瓣反流
	三尖瓣反流
	室间隔缺损
收缩晚期杂音	二尖瓣或三尖瓣脱垂

表 112-1　心脏杂音　（续表）

舒张期杂音	
舒张早期杂音	主动脉瓣反流
	肺动脉瓣反流
舒张中晚期杂音	二尖瓣或三尖瓣狭窄
	二尖瓣或三尖瓣血流杂音
连续性杂音	动脉导管未闭
	冠状动静脉瘘
	主动脉窦瘤破裂

表 112-2　生理性或药物性因素对心音和杂音强度的影响

呼吸

三尖瓣反流或肺动脉血流流经正常或狭窄的瓣膜产生的收缩期杂音，以及三尖瓣狭窄或肺动脉瓣反流产生的舒张期杂音通常在吸气时增强，右侧的 S_3 及 S_4 亦如此。左侧的心音及杂音则通常在呼气时增强，肺动脉喷射样杂音亦如此

Valsalva 动作

大多数杂音的持续时间和强度会减弱，但以下两种情况除外：肥厚型心肌病的收缩期杂音通常会增强，而二尖瓣脱垂的杂音会增强且持续时间延长。随着 Valsalva 动作结束，右侧的心音常比左侧心音更早恢复到正常强度

室性期前收缩或心房颤动之后

室性期前收缩后的心动周期及心房颤动后的长心动周期中，源于正常或半月瓣狭窄的杂音会增强。相反，由于房室瓣反流形成的收缩期杂音可无变化，或是减弱（乳头肌功能不全），或是变短（二尖瓣脱垂）

体位变化

立位时多数杂音减弱，以下两种情况例外：肥厚型心肌病杂音增强；二尖瓣脱垂除杂音增强外，持续时间延长。蹲位时，多数杂音增强，而肥厚型心肌病和二尖瓣脱垂则减弱，或者可能消失。直腿抬高试验结果同蹲位

运动

等张和次极量等长（握力）运动下，由于血流通过正常或狭窄的瓣膜（例如肺动脉瓣狭窄或二尖瓣狭窄）产生的杂音均增强。握力运动下，二尖瓣反流、室间隔缺损和主动脉瓣反流杂音增强。然而，肥厚型心肌病患者在近乎极量的握力运动下，杂音减弱。左侧 S_4 或 S_3 在运动时通常增强，尤其是合并缺血性心脏病时

第 113 章
心电图

（李学斌 校 何金山 译）

标准心电图

正常情况下，心电图标准为每 10 mm 为 1.0 mV，走纸速度为 25 mm/s（每一个水平小格为 0.04 s）。

心率

每分钟的心率＝ 300 除以连续两个 QRS 波之间的大格数（每一个大格为 5 mm）。对于快速心率，其计算方法为 1500 除以相邻 QRS 波之间的小格数（每个小格为 1 mm）。

心律

窦性心律表现为每一个 P 波后均有 QRS 波，PR 间期 ≥ 0.12 s，每一个 QRS 波前均有 P 波，I、II、III 导联 P 波直立。心律失常见第 131 章和第 132 章。

平均电轴

如果在 I、II 导联 QRS 波主要为正向，那么其电轴是正常的。否则，找到 QRS 波最近似等电位的肢体导联（R ＝ S）。平均电轴即为与其垂直的导联轴（图 113-1）。如果此垂直导联的 QRS 波是正向的，则平均电轴在此导联轴指向方向；如果是负向的，则平均电轴为此导联轴相反方向。

电轴左偏（＜－30°）出现在弥漫性的左心室疾病，下壁心肌梗死；以及左前分支阻滞时（II、III、aVF 导联出现小 R 波，深 S 波）。

电轴右偏（＞ 90°）出现在右心室肥厚（V₁ 导联 R ＞ S）和左后分支阻滞时（II、III、aVF 导联出现小 Q 波，高 R 波）。在较瘦的健康人群中也可见到轻度的电轴右偏（可达至 110°）。

■ 间期（括号中为正常值）

PR（0.12 ～ 0.20 s）

- *缩短*：①预激综合征（由于 delta 波使 QRS 波升支顿挫）；②结

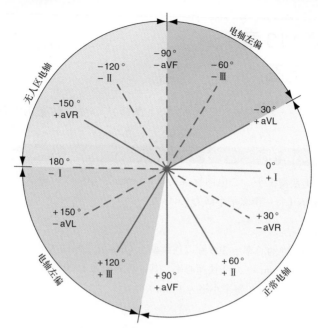

图 113-1　心电图导联系统：通过六轴额面参照系统估测电轴。确定 QRS 波向量和最大和最小的导联。例如，QRS 波在 I 导联正向向量最大，而在 aVF 为等电位，其电轴即为 0°。正常电轴为 −30° 至 +90°。电轴 > +90° 为电轴右偏，< −30° 则为电轴左偏

　　区心律（aVF 导联呈负向 P 波）。

- *延长*：一度房室传导阻滞（第 124 章）。

QRS（0.06 ～ 0.10 s）

　　增宽：①室性早搏；②束支传导阻滞：右束支传导阻滞（V_1 导联呈 RsR′ 型，V_6 导联深 S 波）和左束支传导阻滞（V_6 导联呈 RR′ 型）（图 113-2）；③某些药物中毒（氟卡胺、普罗帕酮、奎尼丁）；④严重的低钾血症。

QT（< 50% 的 RR 间期；QTc：**男性** ≤ 0.44 s；**女性** ≤ 0.46 s）

　　延长：先天性、低钾血症、低钙血症、药物（如 I A 和 Ⅲ 类抗心律失常药物、三环类抗抑郁药物）。

■ 肥厚

- *右心房*：Ⅱ 导联 P 波 ≥ 2.5 mm。
- *左心房*：V_1 导联 P 波双向（起始正向，其后负向），终末负

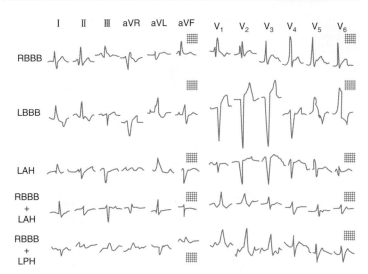

图 113-2 室内传导异常。图示右束支传导阻滞（RBBB）；左束支传导阻滞（LBBB）；左前分支阻滞（LAH）；右束支传导阻滞伴左前分支阻滞（RBBB + LAH）；右束支传导阻滞伴左后分支阻滞（RBBB + LPH）

向波宽度大于 0.04 s。

- *右心室*：V_1 导联 R 波 > S 波，并且 R 波 > 5 mm；V_6 导联有深 S 波；电轴右偏（图 113-3）。

- *左心室*：V_1 导联呈深 S 波，以及 V_5 或者 V_6 导联 R 波 ≥ 35 mm，或 aVL 导联 R 波 > 11 mm（图 113-3）。

梗死（图 113-4）

急性 ST 段抬高型心肌梗死未能及时再灌注治疗，表 113-1 所示的相关导联可形成病理性 Q 波（宽度 ≥ 0.04 s，以及幅度 ≥ QRS 波高度的 25%）；急性非 ST 段抬高型心肌梗死在相关导联出现 ST-T 改变而无 Q 波形成。一些其他情况（除心肌梗死之外）也可造成 Q 波（表 113-2）。

■ ST 段与 T 波

- *ST 段抬高*：急性心肌梗死、冠状动脉痉挛、心包炎（弓背向下）（图 118-1 和表 118-2）、左心室室壁瘤、Brugada 波（右束支传导阻滞伴 V_1 ～ V_2 导联 ST 段抬高）。

- *ST 段压低*：洋地黄效应、劳损（由于心室肥厚）、缺血或者非透壁性心肌梗死。

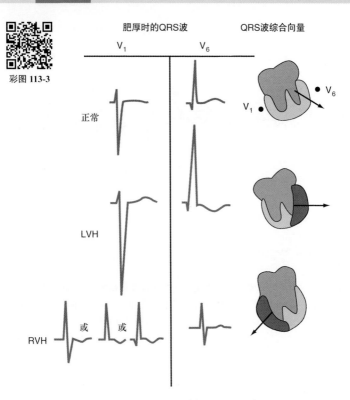

图 113-3（扫二维码看彩图） 左心室肥厚（LVH）增加指向左侧和后侧的心电向量。此外，复极异常可能导致 R 波显著的导联伴有 ST 段压低和 T 波倒置。右心室肥厚（RVH）可使 QRS 波向量右偏；这种效应通常伴随 V_1 导联呈 R、RS 或 qR 波形。右胸导联可能出现 T 波倒置

表 113-1　心肌梗死中出现异常 Q 波的导联

出现异常 Q 波的导联	梗死部位
$V_1 \sim V_2$	前间隔
$V_3 \sim V_4$	心尖
I、aVL、$V_5 \sim V_6$	前侧壁
II、III、aVF	下壁
$V_1 \sim V_2$（高 R 波，非深 Q 波）	后壁（真性）

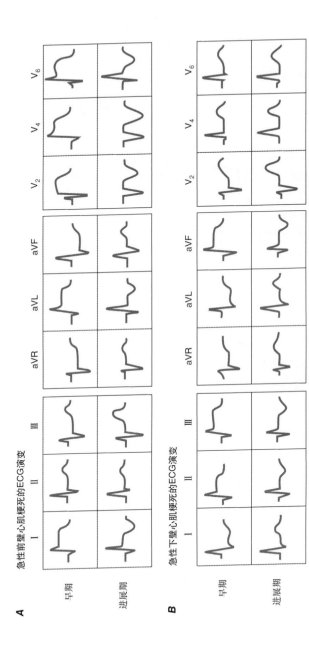

图 113-4 急性前壁（**A**）和急性下壁（**B**）ST 段抬高型心肌梗死（未能及时成功再灌注治疗）除极和复极变化顺序。前壁心肌梗死时，Ⅰ 和 aVL 导联 ST 段抬高，Ⅱ、Ⅲ、aVF 导联 ST 段出现对应性压低。急性下壁（或者后壁）心肌梗死可在 $V_1 \sim V_3$ 导联出现对应性 ST 段压低。（资料来源：Modified from Goldberger AL et al: Goldberger's Clinical Electrocardiography: A Simplified Approach, 9th ed. Philadelphia, Elsevier/Saunders, 2017.）

表113-2　Q波的鉴别诊断

生理性或者体位性因素：
1. 正常"间隔"Q波
2. 左侧气胸或者右位心

心肌损伤或者浸润性病变
1. 急性病程：心肌缺血或者梗死、心肌炎、高钾血症
2. 慢性病程：心肌病、淀粉样变性、肉瘤、硬皮病、心脏肿瘤

心室肥厚/增大
1. 左心室（R波递增不良）[a]
2. 右心室（R波递减）
3. 肥厚型心肌病

传导异常
1. 左束支传导阻滞
2. 预激（Wolff-Parkinson-White）综合征

[a] 右侧导联至胸前中间导联R波小或者缺失

资料来源： Modified from Goldberger AL：Myocardial Infarction：Electrocardiographic Differential Diagnosis，4th ed. St. Louis，Mosby-Year Book，1991.

- *高尖T波*：高钾血症；急性心肌梗死（超急期T）。
- *倒置T波*：非Q波型心肌梗死、心室心肌"劳损"、药物效应（如洋地黄）、低钾血症、低钙血症、颅内压增高（如蛛网膜下腔出血）。

第114章
心脏无创检查

（丁茜　译　朱天刚　审校）

超声心动图（表114-1和图114-1）

　　超声可实时观察心脏，多普勒频谱能够无创地评估血流动力学及异常血流频谱。对于慢性阻塞性肺疾病、胸壁肥厚以及肋间隙窄的患者，其成像质量可能有所下降。如需采集心脏结构的高分辨率图像，可进行经食管超声心动图（TEE）。

表 114-1 超声心动图的临床应用

二维超声	经食管超声心动图
心脏腔室：大小、肥厚、室壁运动异常	评价下述情况优于二维超声：
瓣膜：形态和运动	感染性心内膜炎
心包：积液和压塞	心源性栓子
主动脉：动脉瘤和夹层	人工瓣膜功能异常
评价心腔内肿物	主动脉夹层
多普勒超声心动图	**负荷超声**
瓣膜狭窄和反流	评价心肌缺血和存活心肌
心内分流	
舒张充盈 / 功能障碍	
测定心内压力	

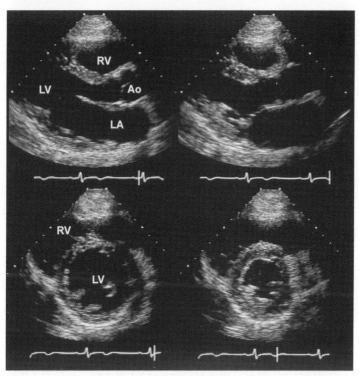

图 114-1 正常心脏的二维超声心动图静态图像。上横排图：胸骨旁长轴切面，心脏的舒张期（左）和收缩期（右）。收缩期时，可见心肌增厚及左心室（LV）容积减小，瓣膜瓣叶纤薄且充分开放。下横排图：胸骨旁短轴切面，心脏的舒张期（左）和收缩期（右）。收缩期时，可见 LV 容积减小且室壁厚度增加。LA，左心房；RV，右心室；Ao，主动脉。（资料来源：Reproduced from Myerburg RJ：Harrison's Principles of Internal Medicine，12th ed，1991.）

■ 心腔大小和心室功能

评价心房和心室内径、心脏整体和局部室壁运动异常（如需要时，静脉给予声学造影剂增强心内膜边界显影）、心室肥厚/浸润；评估肺动脉高压：通过三尖瓣反流（TR）最大流速测算右心室收缩压（RVSP）。

$$RVSP = 4 \times (TR 速度)^2 + 右心房压力$$

右心房压力等同于临床体格检查中估测的颈静脉压（JVP）；不伴有右心室流出道梗阻时，RVSP＝肺动脉收缩压。

左心室舒张功能可通过二尖瓣血流频谱和组织多普勒图像进行评估，其可反映心肌舒张速度。

■ 瓣膜异常

各个瓣膜的厚度、活动幅度、钙化和反流都可通过超声心动图进行评价。多普勒可测定瓣膜狭窄的严重程度（峰值压力阶差＝4×峰值流速^2）；多普勒技术可进一步估算瓣膜瓣口面积。多巴酚丁胺负荷超声心动图可明确处于收缩功能不良或低心排状态患者主动脉瓣狭窄的程度。超声可检出引起瓣膜反流的结构性损害（如连枷瓣叶、赘生物），同时彩色血流和频谱多普勒还可用于评价反流的严重程度（图114-2）。

■ 心包疾病

超声是可迅速识别心包积液及评估其血流动力学影响的无创检查。心脏压塞时，超声心动图可见舒张期右心房和右心室塌陷，下腔静脉扩张，三尖瓣多普勒血流速度随呼吸周期显著变化。但是，对于精确评估心包厚度（如疑似缩窄性心包炎），则 CT 及 MRI 效果更优。

■ 心腔内肿物

可观察到心房或心室内血栓、心脏肿瘤以及瓣膜赘生物。若无心脏病史和体格检查异常，几乎难以通过经胸超声心动图（TTE）确定心源性栓子。经食管超声心动图（TEE）对于检出小肿块（直径＜1 cm）的敏感性优于标准经胸超声心动图。

■ 主动脉疾病

标准 TTE 可用于评价动脉瘤和主动脉夹层及其并发症（主动脉瓣反流、心脏压塞）（第127章）。TEE 对主动脉夹层具有更高的敏

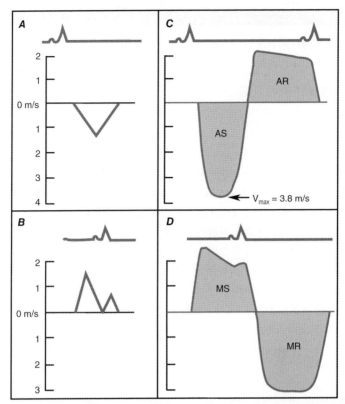

图 114-2 血流频谱示意图。**A**. 正常主动脉瓣血流频谱。**B**. 正常二尖瓣血流频谱，异常的连续性血流频谱：**C**. 主动脉瓣狭窄（AS）（峰值跨瓣压差 = $4 \times$ 最大流速^2 = 4×3.8^2 = 58 mmHg）和主动脉瓣反流（AR）。**D**. 二尖瓣狭窄（MS）和二尖瓣反流（MR）

感性和特异性。

■ 先天性心脏病（参见第 115 章）

二维超声、多普勒和声学造影（静脉快速注射经振荡的生理盐水）均有助于发现先天性缺损和分流，如卵圆孔未闭、房间隔缺损、室间隔缺损和动脉导管未闭。

■ 负荷超声

在平板或踏车运动负荷前后进行超声检查，可鉴别陈旧性心肌梗死和负荷诱发的心肌缺血（运动后局部心肌收缩减弱）。无法运动者可采用多巴酚丁胺药物负荷替代。

心脏核医学

采用核同位素评价左心室灌注和收缩功能，尤其对于已知或疑似冠状动脉疾病者。

■ 核素评价心肌灌注

通过 ^{201} 铊或 ^{99} 锝标记复合物（甲氧基异丁基异腈或替曲膦）单光子发射计算机断层成像（SPECT）；^{82}Rb 或 ^{13}NH$_3$ 标记复合物正电子发射断层成像（PET），分别描记极量运动和休息状态下心肌灌注缺损范围，固定灌注缺损的区域判定为陈旧梗死区；可逆灌注缺损为负荷诱发的心肌缺血区域。核素显像较负荷超声心动图敏感性更高，但特异性较低。SPECT 同时也可评估左心室收缩功能。

无法运动的患者，采取药物［腺苷、双嘧达莫（潘生丁）、多巴酚丁胺］负荷灌注显像替代（第 123 章）。左束支传导阻滞的患者优选腺苷或潘生丁药物负荷灌注显像，以避免常规运动负荷试验中常见的假性间隔灌注缺损。

药物负荷 PET 扫描对于肥胖患者成像和评估存活心肌（如不具备 PET 显像条件，^{201} 铊 SPECT 显像也可用于评价存活心肌）尤其具有价值。PET 代谢成像有助于确定心肌炎症区域和心脏结节病对治疗的反应。

心脏磁共振（CMR）

无电离辐射的心脏结构高分辨成像技术，对于量化测定左心室质量，显示心包、心肌浸润性疾病（如淀粉样变性）、大血管、先天性心脏病中的解剖关系、异常心脏肿物，以及评估心脏瓣膜疾病效果极佳，为补充超声心动图的影像技术。心肌延迟增强 CMR（避免用于肾功能不全的患者）可鉴别缺血性和非缺血性心肌病，并有助于评估心肌存活。药物负荷 CMR 成像对于确定冠状动脉疾病，以及检出心内膜下心肌缺血的敏感性优于 SPECT。

心脏计算机断层成像

CT 检查可提供高分辨率心脏结构（包括心包和心脏肿物）图像，对于发现冠状动脉粥样硬化血管钙化具有较高的敏感性。CT 血管显像（CTA）可用于检出大血管异常，包括主动脉瘤、主动脉夹层、肺动脉栓塞。多层螺旋 CT 能够提供冠状动脉解剖的高分辨率图像。最大的价值在于评估疑似冠状动脉解剖异常，及在胸痛及中度疑似为冠状动脉疾病者中排除严重冠状动脉狭窄。CTA 对于左主干、前降支近段和回旋支病变的准确性最高。CTA 亦非常有助于评估桥血管是否通畅。

表 114-2 总结了各类无创影像诊断技术的关键特征。图 114-3 为确诊 / 疑似冠状动脉疾病患者选择负荷试验流程图。

表 114-2　各类无创影像诊断技术的应用选择

	超声	核素	CT	MRI
左心室大小 / 功能	选择作为初步检查手段 费用低廉、设备便携可移动 提供结构和血流动力学信息	负荷门控心肌 SPECT 可用于评价心脏功能	分辨率高 费用高	分辨率高 费用高
瓣膜病	选择作为初步检查手段 瓣膜运动、狭窄、反流 多普勒评估血流动力学		评估是否适合经导管主动脉瓣置换术（TAVR）	可观察瓣膜运动 显示异常血流
心包疾病	心包积液 多普勒		鉴定心包厚度	鉴定心包厚度、炎症、纤维化
主动脉疾病	经食管超声心动图：快速诊断急性主动脉夹层		主动脉全程图像 主动脉瘤 主动脉夹层	主动脉全程图像 主动脉瘤
心脏肿物	TTE：心腔内大块血栓 / 肿物 TEE：心腔内小肿物		心脏外肿物 心肌肿物	心脏外肿物 心肌肿物

缩略词：SPECT，单光子发射计算机断层成像；TEE，经食管超声心动图；TTE，经胸超声心动图

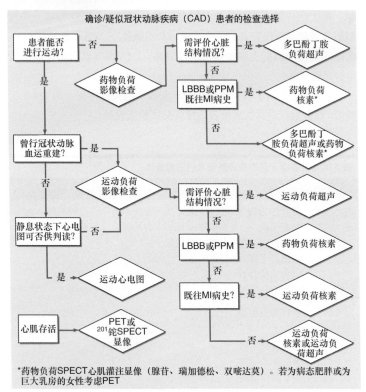

图 114-3　确诊 / 疑似冠状动脉疾病患者选择负荷试验流程图。LBBB，左束支传导阻滞；MI，心肌梗死；PPM，永久起搏器植入术后；PET，正电子发射断层成像

第 115 章
成人先天性心脏病

（李忠佑　校　张椿英　译）

非发绀型左向右分流的先天性心脏病

■ 房间隔缺损（ASD）

最常见的是*继发孔型* ASD，位于房间隔中央。*原发孔型* ASD（例如典型的唐氏综合征）位于房间隔下部，并伴随房室（AV）瓣

的异常发育，尤其是二尖瓣叶裂缺。静脉窦型缺损实际上并不累及房间隔，而是位于右肺静脉和上腔静脉 / 下腔静脉与右心房连接处之间的缺损；生理学上，这种缺损类似 ASD。

病史

成年时期被发现时通常隐匿无症状，直至 30 ～ 40 岁，才出现运动不耐受、呼吸困难和心悸。临床症状可能与形成肺动脉高压（PHT）相关（详见下文）。

体格检查

S_2 固定宽分裂，肺动脉瓣区收缩期杂音，也可闻及三尖瓣区舒张期隆隆样杂音，可见显著的颈静脉 ν 波。

心电图（ECG）

常有不完全性右束支传导阻滞（右心胸前导联呈 rSR′ 型）。电轴左偏常见于原发孔型缺损。静脉窦型缺损可见异位心房起搏或一度房室传导阻滞。

胸部 X 线检查（CXR）

肺血管纹理增重，右心房、右心室和肺动脉主干显著突出（通常并无左心房扩大）。

超声心动图

右心房、右心室及肺动脉扩张；多普勒超声可见房间隔异常穿隔血流。给予声学造影剂（静脉注射快速搅拌后的生理盐水）可显示心房水平的分流。

治疗 **房间隔缺损**

无禁忌证的情况下，房间隔缺损者肺循环与体循环血流（Qp/Qs）比值（≥ 1.5∶1.0）显著增高，伴有右心增大，应考虑外科手术或经皮导管封堵术。严重 PHT 通常禁忌采取手术闭合缺损；小型缺损伴轻微左向右分流者无须干预。

■ 室间隔缺损（VSD）

出生时最常见的先天性异常，但是绝大多数在儿童期自行闭合。症状与缺损大小及肺血管阻力相关。

病史

婴幼儿可进展为充血性心力衰竭。成人可无症状，或出现疲乏和活动耐量下降。患者易患心内膜炎。

体格检查

胸骨下段左缘全收缩期杂音，伴随可触及的震颤、P_2 亢进；可闻及舒张期二尖瓣相对狭窄的杂音。

ECG

小型缺损 ECG 正常；大型缺损分流引起左心房和左心室扩大。

CXR

肺动脉主干增宽，左心房和左心室扩大，肺血管纹理增重。

超声心动图

左心房和左心室扩大；可直接显示缺损部位。彩色多普勒可显示穿过缺损的血流。

治疗 **室间隔缺损**

对于伴有症状，或容量超负荷者，在无不可逆肺血管疾病的情况下，采取经皮导管或外科手术闭合缺损。如果 Qp/Qs 比值 >1.5：1.0，肺动脉压力 < 2/3 体循环压力，以及肺血管阻力 < 2/3 体循环阻力，也可考虑闭合缺损。

■ 动脉导管未闭（PDA）

降主动脉和肺动脉间形成异常通道；与高海拔地区出生及母体孕期罹患风疹相关。

病史

无症状，或表现为疲乏和劳力性呼吸困难。

体格检查

左心室搏动感增强；左锁骨下方可闻及响亮的连续性"机器样"杂音。如进展至 PHT，杂音的舒张期成分可消失。

ECG

常见左心室肥厚；如进展至 PHT 可见右心室肥厚。

CXR

肺血管纹理增重：肺动脉主干、左心室、升主动脉扩张；偶可见动脉导管壁钙化。

超声心动图

呈高动力状态，左心室扩大；PDA 多可在二维超声下显见；彩色多普勒超声可见其内通过的异常血流频谱。

治疗 动脉导管未闭

无 PHT 者，PDA 应给予外科手术结扎或隔断以预防感染性心内膜炎、左心室功能不全和 PHT。经导管器械封堵亦常是可采取的措施。

■ 进展为肺动脉高压（PHT）

具有大型缺损，左向右分流未经纠正者（如 ASD、VSD 或 PDA），可引起进展性、不可逆性 PHT，并伴有未氧合血液逆流入体循环（右向左分流）而造成艾森门格综合征。常见由于右心室缺血引起疲乏、头晕与胸痛，伴有发绀、杵状指（趾）、P_2 亢进、肺动脉瓣反流杂音和右心衰竭的体征。ECG 和超声心动图显示右心室肥厚。PHT 的治疗选择非常有限，包括使用肺动脉血管扩张剂（第 129 章），以及考虑肺移植联合心脏缺损修补术，或心肺联合移植术。妊娠女性不宜行外科手术，因其死亡率极高。

非发绀型无分流的先天性心脏病

■ 肺动脉狭窄（PS）

跨肺动脉瓣压力阶差 < 30 mmHg 为轻度 PS，30 ～ 50 mmHg 为中度 PS，而 > 50 mmHg 则为重度 PS。轻至中度 PS 很少引起临床症状，且较少发生进展。跨肺动脉瓣压力阶差较高的患者可出现呼吸困难、疲乏、头晕和胸痛（右心室缺血）。

体格检查

颈静脉充盈伴有显著 a 波，胸骨旁右心室搏动。S_2 宽分裂伴 P_2 减弱，胸骨上段左缘闻及喷射样喀喇音，呈递增-递减型"菱形"变化；可闻及右侧 S_4。

ECG

轻度 PS 者正常；重度 PS 可见右心房、右心室扩大。

CXR

常显示肺动脉狭窄后扩张和右心室扩大。

超声心动图

右心室肥厚和收缩期肺动脉瓣呈"圆顶状"。多普勒超声可准确测定跨瓣压差。

治疗 肺动脉狭窄

症状性或严重狭窄者需球囊瓣膜成形术或外科手术纠正。

■ 先天性二叶主动脉瓣

最常见的先天性心脏畸形之一（发生率高达 1.4%）；罕有在儿童期引起主动脉瓣狭窄；但为成年后主动脉瓣狭窄和（或）主动脉瓣反流的原因之一。早期可能隐匿或因为闻及收缩期喷射样喀喇音而被发现；多由于其他原因进行超声心动图检查而被检出。典型病史、体格检查和后续主动脉瓣疾病的治疗见第 116 章。

■ 主动脉缩窄

由于左锁骨下动脉起始处远端主动脉缩窄继发的高血压，可通过外科手术矫正后恢复（第 119 章）；多无症状，也可引起头痛、疲乏或下肢跛行；常合并二叶主动脉瓣。

体格检查

上肢高血压；股动脉搏动延迟伴下肢血压降低；肋间隙可触及侧支动脉搏动。收缩期杂音在左侧肩胛间区上背部听诊最为清晰。由于侧支动脉血流，肩胛处也可出现持续性杂音。

ECG

左心室肥厚。

CXR

侧支动脉使肋骨下缘形成"切迹"；主动脉弓远端呈"3"字形影像。

超声心动图及其他影像学检查

可显示缩窄的位置和长度，多普勒超声可确定缩窄处两端的压力阶差。MR 或 CT 血管造影也可显示病变的位置，并辨识其伴随形成的侧支血管。

治疗 主动脉缩窄

外科手术矫正（或部分患者可选择经皮导管球囊扩张术），但术后高血压可能持续存在。外科术后复发性狭窄可采取经皮球囊扩张术治疗。

复杂性先天性心脏病

此类疾病多伴有发绀，包括如下几种。

■ 法洛四联症

最常见的发绀型先天性心脏病。包括四种主要畸形：①对位异常的 VSD；②右心室流出道梗阻；③主动脉骑跨于 VSD 上；④右心室肥厚（RVH）。临床表现主要取决于右心室流出道梗阻的程度；严重梗阻时，大量的右向左分流可引起发绀和全身缺氧。ECG 提示 RVH；CXR 可见"靴型"心及显著突出的右心室。超声心动图可显示室间隔缺损、骑跨的主动脉和 RVH，并对右心室流出道梗阻程度进行定量评估。目前的外科治疗策略包括婴儿期进行一期修复。修复后的并发症包括肺动脉瓣反流伴右心室扩大和（或）右心室流出道梗阻，以及左心室功能障碍，尤其是晚期才进行修复的成人和既往曾行姑息性分流手术者。

■ 完全性大动脉转位（TGA）

占发绀型先天性心脏病的 10%。主动脉和肺动脉分别异常起源于右心室和左心室，形成两个独立并行的循环系统；但是两者之间必须存在交通（ASD、PDA 或 VSD）以维系生命。患者多在 20 ~ 30 岁时发展为右心室功能不全和心力衰竭。超声心动图可显示异常解剖结构。常见的 D 环型 TGA 治疗包括动脉转换术及冠状动脉移位。

■ 埃勃斯坦（Ebstein）畸形

三尖瓣向右心室内异常下移；常有三尖瓣反流、右心室发育不良以及右向左分流。20% 的患者心电图可见 Wolff-Parkinson-White

（WPW）表现。超声心动图可显示三尖瓣隔叶瓣尖位置异常及右心室大小异常，并定量评估三尖瓣反流程度。治疗包括外科三尖瓣修复/置换和对伴随的 ASD 进行闭合。

先天性心脏病心内膜炎的预防

2007 年美国心脏协会（AHA）指南推荐仅针对特定的先天性心脏病患者预防性使用抗生素；例如即将进行牙科操作，可能伴发菌血症的如下情况：

1. 未经修复的发绀型先天性心脏病（如法洛四联症）；

2. 经过修复的先天性心脏病，其残余缺损毗邻人工补片或经导管植入的器械处；

3. 在过去 6 个月内曾进行先天性心脏缺损的根治手术，包括使用假体材料或经导管植入器械。

第 116 章
心脏瓣膜疾病

（尹伊楠　译　李忠佑　审校）

二尖瓣狭窄（MS）

■ 病因

最常见继发于风湿热，尽管目前急性风湿热的病史已不多见；罕见病因包括先天性二尖瓣狭窄，以及二尖瓣瓣环严重钙化并累及瓣叶。

■ 病史

最常于 40 岁左右显现症状，但在发展中国家，二尖瓣狭窄常致使患者在青壮年就严重丧失劳动力。其主要症状为呼吸困难及肺水肿，由于劳累、情绪激动、发热、贫血、心动过速、妊娠、性生活和甲状腺毒症等诱发。

■ 体格检查

右心室抬举样搏动；S_1 增强；在 A_2 后 $0.06 \sim 0.12$ s 闻及开瓣音；开瓣音与 A_2 的间期与二尖瓣狭窄程度呈反比。舒张期隆隆杂音，左侧卧位下于心尖处最易闻及，窦性心律下期前收缩时杂音增强。杂音的持续时间与二尖瓣狭窄程度相关。

■ 并发症

咯血、肺栓塞、肺部感染、体循环栓塞；单纯二尖瓣狭窄伴发心内膜炎并不常见。

■ ECG

通常为心房颤动，或者在窦性心律者可见左心房扩大表现。肺动脉高压时出现心电轴右偏和右心室肥厚。

■ CXR

左心房、右心室扩大，肺动脉段突出，以及 Kerley B 线。

■ 超声心动图

可见二尖瓣瓣叶及瓣下结构粘连、钙化和增厚，左心房扩大。多普勒血流测定可评估跨瓣峰值与平均压力阶差、二尖瓣瓣口面积以及肺动脉高压的程度（第 114 章）。

治疗 **二尖瓣狭窄（图 116-1）**

高危患者需接受预防性使用抗生素以避免风湿热复发（青霉素 V 250 ～ 500 mg PO bid；或每月一次苄星青霉素 G 100 万～ 200 万单位 IM）。出现呼吸困难者，应限制钠盐摄入并口服利尿剂治疗；心房颤动时使用 β 受体阻滞剂、洋地黄或非二氢吡啶类钙通道阻滞剂（如维拉帕米或地尔硫䓬）以减缓心室率。合并心房颤动或血栓栓塞者，口服华法林（目标 INR 2.0 ～ 3.0）[直接口服抗凝剂（DOAC），如阿哌沙班、利伐沙班、达比加群并未获批用于风湿性二尖瓣狭窄]。新发心房颤动，经过规范抗凝治疗 ≥ 3 周后可以考虑转复窦性心律（药物转复或电转复）。具有临床症状者，或二尖瓣瓣口面积 ≤ 1.5 cm^2 时考虑二尖瓣瓣膜成形术。非复杂病变者，操作选择经皮球囊瓣膜成形术；否则行外科开胸瓣膜成形术（图 116-1）。

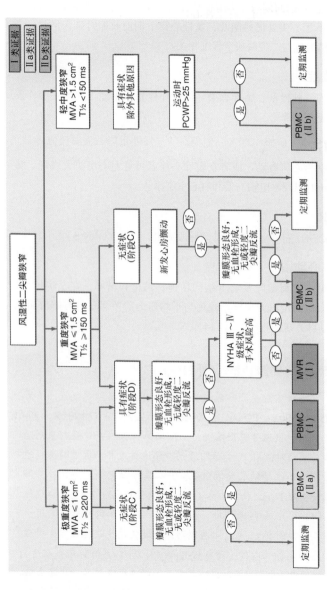

图 116-1　风湿性二尖瓣狭窄的管理。MVA，二尖瓣瓣口面积；MVR，二尖瓣外科手术（修复或置换）；NYHA，纽约心脏协会；PCWP，肺毛细血管楔压；PBMC，经皮球囊二尖瓣成形术；T₁/₂，压力减半时间。（资料来源：Adapted from Nishimura RA et al: 2014 AHA/ACC Guideline for the Management of Patients with Valvular Heart Disease. J Am Coll Cardiol 63: e57, 2014.）

二尖瓣反流（MR）

■ 病因

急性二尖瓣反流：感染性心内膜炎、心肌梗死乳头肌断裂、腱索断裂。慢性二尖瓣反流：二尖瓣黏液样变性（二尖瓣脱垂）、二尖瓣环钙化、风湿性、心内膜炎痊愈后、先天性、辐射损伤、任何原因引起左心室扩大、肥厚型心肌病（伴二尖瓣前叶收缩期前向运动）。

■ 临床表现

急性二尖瓣反流：通常表现为急性肺水肿的症状及体征。慢性二尖瓣反流：轻至中度者一般无症状。慢性重度二尖瓣反流者常表现为乏力、劳力性呼吸困难、端坐呼吸和心悸。体格检查可见尖锐的颈动脉搏动波升支（低血容量），心尖搏动点向外移位，左心室呈高动力状态，S1 减弱，S_2 宽分裂，常可闻及 S_3；心尖部可闻及响亮的全收缩期杂音，以及由于跨瓣血流增加形成短暂的舒张早中期杂音。杂音通常向腋窝传导，但当后叶脱垂或连枷时可能向心底部传导。

■ 超声心动图

可辨识二尖瓣反流的形成机制（如有需要，经食管超声心动图可提供更多的解剖细节）。测量左心房大小、左心室内径和收缩功能，并对其进行连续随访非常重要。多普勒超声可用于定量评估二尖瓣反流的严重程度，并估算肺动脉收缩压。

> ### 治疗　二尖瓣反流（图 116-2）
>
> 对于严重/失代偿性的二尖瓣反流，按照心力衰竭治疗（第126 章）。对于急性重度二尖瓣反流，给予静脉血管扩张剂（如硝普钠）。合并心房颤动者依据 CHA_2DS_2-VASc 风险评分给予抗凝治疗（华法林，或不存在风湿性二尖瓣狭窄或人工瓣膜者可选择DOAC）。对于慢性重度原发性二尖瓣反流，倘若出现临床症状或进展为左心室功能不全（如超声测定左心室射血分数＜60%，或左心室收缩末期内径≥40 mm）需考虑行外科二尖瓣修复或置换术。手术需在进展出现慢性心力衰竭症状之前就实施。对于无症状的重度慢性二尖瓣反流伴有新发心房颤动、肺动脉高压（肺动脉收缩压静息时≥50 mmHg，或运动时≥60 mmHg）、连续影像

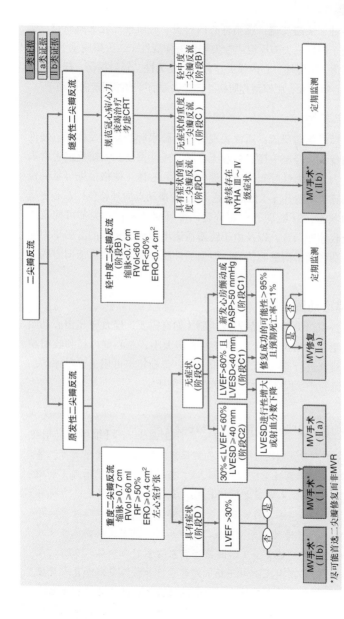

图 116-2 二尖瓣反流的管理。CRT，心脏再同步化治疗；ERO，有效反流口面积；LVEF，左心室射血分数；LVESD，左心室收缩末期内径；MV，二尖瓣；MVR，二尖瓣置换术；NYHA，纽约心脏协会；PASP，肺动脉收缩压；RF，反流分数；RVol，反流量。（资料来源：Nishimura RA et al: 2017 Focused update of the 2014 AHA/ACC guideline for the management of patients with valvular heart disease. Circulation 2017；135：e1159. e1195. Reprinted with permission © 2017 American Heart Association.）

学随访中 LVEF 进行性下降、左心室收缩末期内径进行性扩大者，也需考虑进行瓣膜修复术。缺血引起继发性二尖瓣反流者，瓣膜修复同时需行冠状动脉血运重建。对于继发性二尖瓣反流伴 LVEF 显著降低者（缺血性二尖瓣反流，或左心室扩大 / 心肌病引起的二尖瓣反流），治疗重点应在于指南指导的非手术治疗（图 116-2），侵入性治疗仅用于难治性患者以缓解其症状。

经导管二尖瓣修复术通过夹合器抓捕固定两个瓣叶中部，实现缘对缘修复，器械已商业化生产，适用于具有显著症状的重度原发性（如黏液样变性）二尖瓣反流患者，但是风险极高或无法耐受外科手术。

二尖瓣脱垂（MVP）

■ 病因

二尖瓣瓣叶组织过多 / 冗余，通常无明确病因；也可伴发于特定结缔组织病，如马方综合征和 Ehlers-Danlos 综合征。

■ 病理学

二尖瓣黏液样变性导致其组织冗余和腱索过长。

■ 临床表现

女性多见。大多数患者持续无症状。MVP 依旧是北美地区原发性二尖瓣反流患者最终需要外科手术治疗的首要原因。临床症状包括隐隐胸部不适感、室上性或室性心律失常。最重要的并发症是进展性二尖瓣反流。罕见情况下，瓣膜上血小板 - 纤维蛋白沉积物造成系统性栓塞引起短暂性脑缺血发作。猝死是 MVP 极其罕见的后果。

■ 体格检查

心尖部收缩中晚期喀喇音并伴有高调收缩晚期杂音（前叶脱垂者向腋窝传导，后叶脱垂者向心底部传导）。Valsalva 动作时喀喇音和杂音提前并加重，下蹲和等长收缩运动时喀喇音和杂音延后并减轻（第 112 章）。

■ 超声心动图及 MRI

可见单个或两个二尖瓣瓣叶在收缩晚期后移。多普勒超声可评估伴发的二尖瓣反流的严重程度。三维超声或 MRI 可用于精确测定左心室容积。

治疗　二尖瓣脱垂

　　无症状者不需干预。β 受体阻滞剂可能减轻胸痛和心悸症状。仅对具有心内膜炎病史者给予感染性心内膜炎的预防性措施。对于具有症状的重度二尖瓣反流，或表现为进行性左心室收缩功能障碍、近期发作心房颤动或肺动脉高压的患者，考虑行瓣膜修复或置换术。

主动脉瓣狭窄（AS）

■ 病因学

　　最常见：①先天性二叶主动脉瓣退行性钙化；②三叶瓣慢性退行性钙化；③风湿性疾病（几乎全部伴有风湿性二尖瓣病变）。

■ 症状

　　劳力性呼吸困难、心绞痛和晕厥为最主要症状，出现较晚，多发生在流出道梗阻数年后，且瓣口面积 ≤ 1.0 cm^2 者。

■ 体格检查

　　细迟脉（parvus et tardus）伴颈动脉震颤。A_2 减弱或消失；常可闻及 S_4。收缩期杂音呈递增 递减型，多伴有收缩期震颤。杂音通常于胸骨右侧第 2 肋间最为响亮，可放射至颈动脉，有时还可传向心尖部（Gallavardin 效应）。

■ 心电图

　　多可见左心室肥厚表现，伴有侧壁导联 ST 段压低和 T 波倒置。

■ 超声心动图

　　可见左心室肥厚，主动脉瓣瓣尖钙化和增厚，收缩期开放受限，以及伴有主动脉根部和（或）升主动脉增宽。左心室扩张和收缩功能减损提示不良预后。多普勒可定量测定收缩期压力阶差和评估瓣口面积。多巴酚丁胺负荷超声心动图检查有助于评估伴有左心室收缩功能障碍者主动脉瓣狭窄的严重程度。

治疗　主动脉瓣狭窄（图 116-3）

避免重体力活动，以及低血容量 / 脱水。对于收缩功能正常者，使用 β 受体阻滞剂和血管紧张素转化酶（ACE）抑制剂治疗高血压和缺血性心脏病通常是安全的。左心室流出道严重梗阻（瓣口面积 ≤ $1.0\ cm^2$），伴有①症状性主动脉瓣狭窄；②左心室射血分数 < 50%；或③计划进行其他心脏外科手术的成年人，已明确应行主动脉瓣置换术。经导管主动脉瓣置换术（TAVR）作为无法耐受外科手术，或是外科手术中、高风险患者的替代措施，具有良好的效果。TAVR 术后早期伴随卒中风险增高，并且大约 10% 患者需要植入永久性起搏器。术后主动脉瓣周反流是远期死亡的主要预测因素。

主动脉瓣反流（AR）

■ 病因

瓣膜：先天性二叶主动脉瓣、心内膜炎、风湿性（尤其伴有风湿性二尖瓣疾病者）。主动脉根部扩张：主动脉中膜囊性坏死引起扩张、主动脉夹层、强直性脊柱炎、梅毒。

■ 临床表现

当慢性重度主动脉瓣反流出现症状时，通常表现为易于觉察的心搏增强、劳力性呼吸困难以及其他左心衰竭的表现（端坐呼吸、夜间阵发性呼吸困难），有时也可出现心绞痛。常见脉压增大、水冲脉、毛细血管搏动征（Quincke's sign）、左心室心尖搏动点外移以及呈抬举样搏动。听诊 A_2 减弱或消失，常可闻及 S_3。沿胸骨左缘可闻及舒张早期递减型高调吹风样杂音（如为主动脉扩张所致的主动脉瓣反流，常沿胸骨右缘）。急性重度主动脉瓣反流者，通常脉压并不增大，舒张期杂音短促且柔和。

■ 心电图和 CXR

ECG：左心室肥厚伴劳损表现。CXR：心尖部向左下移位，也可见主动脉瘤样扩张。

■ 超声心动图及 CMR

左心室扩大，可有主动脉扩张，舒张期二尖瓣高频振动。主动

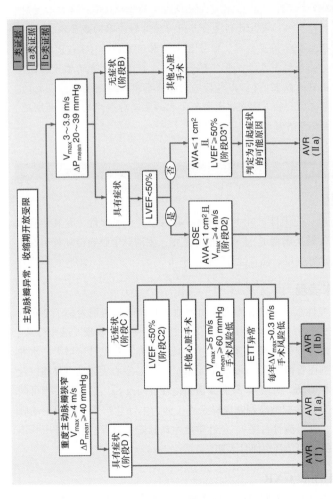

图 116-3 主动脉瓣狭窄的管理。AVA，主动脉瓣面积；AVR，外科或经导管主动脉瓣置换术；DSE，多巴酚丁胺负荷超声心动图；ETT，平板运动试验；LVEF，左心室射血分数；ΔP_{mean}，平均压差；V_{max}，最大流速。（资料来源：Adapted from Nishimura RA et al: 2014 AHA/ACC Guideline for the Management of Patients with Valvular Heart Disease. J Am Coll Cardiol 63: e57, 2014.）

脉瓣瓣叶可能无法合拢。多普勒超声可检出及定量评估主动脉瓣反流。若超声不足以评估，CMR可协助定量评估主动脉瓣反流、左心室收缩功能以及主动脉扩张。

> ### 治疗 主动脉瓣反流
>
> 急性重度反流需静脉给予利尿剂和血管扩张剂（如硝普钠），并且需要早期外科手术修复。对于慢性主动脉瓣反流，如合并高血压，推荐使用血管扩张剂（ACE抑制剂或长效硝苯地平）。避免使用β受体阻滞剂，其可延长舒张期充盈时间。慢性重度主动脉瓣反流患者，如症状进展，或出现无症状左心室功能不全（如影像学检查提示左心室射血分数＜50%、左心室收缩末期内径＞55 mm或舒张末期内径＞65 mm）需考虑外科瓣膜置换术干预。

三尖瓣狭窄（TS）

■ 病因

通常为风湿性；女性常见，几乎总是与二尖瓣狭窄相伴发生。

■ 临床表现

肝大、腹水、外周水肿、黄疸、颈静脉怒张伴"y"波下降支平缓（第112章）。沿胸骨左缘可闻及舒张期隆隆样杂音，吸气时增强，且收缩期前杂音最为响亮。ECG可见II导联P波增高（右心房扩大）不伴右心室肥厚。CXR可见右心房扩大和上腔静脉增宽。多普勒超声心动图可显示瓣膜增厚及瓣叶开放受限，并估测跨瓣压力阶差。

> ### 治疗 三尖瓣狭窄
>
> 严重的三尖瓣狭窄（平均压差＞4 mmHg，瓣口面积＜1.5～2.0 cm^2）应行外科瓣膜修复或置换术。

三尖瓣反流（TR）

■ 病因

多为功能性，继发于任何原因引起的右心室显著扩大，常伴有肺动脉高压。其他病因包括风湿性疾病、心内膜炎、瓣膜黏液样变性、类癌性瓣膜病。

■ 临床表现

右心室功能衰竭，伴水肿、肝大，颈静脉搏动可见显著"c-v"波及"y"波下降支陡直（第 112 章）。沿胸骨下段左缘可闻及收缩期杂音，吸气时增强。可能出现胸骨左缘右心室搏动。多普勒超声心动检查可确诊并评估严重程度。

治疗　三尖瓣反流

出现右心衰竭的体征时给予强化利尿治疗。病情严重者需外科干预，包括三尖瓣成形术或瓣膜置换术。

肺动脉瓣狭窄（PS）

■ 病因

几乎为遗传所致；类癌综合征是肺动脉瓣狭窄的罕见病因。

■ 临床表现

仅在严重狭窄（跨瓣压力峰值＞ 50 mmHg）时出现症状，包括劳力性呼吸困难、乏力，偶见心绞痛，由于右心室氧耗增高所致。体格检查可及第 2 肋间递增-递减型收缩期杂音，杂音前有收缩期喀喇音。可能闻及右心 S_4。颈静脉搏动可见显著 a 波。重度肺动脉瓣狭窄者 ECG 可见右心室肥厚及右心房扩大。CXR 可见右心房、右心室扩大，可能出现肺动脉狭窄后扩张。多普勒超声心动图可确诊及测定跨瓣压差。

治疗　肺动脉瓣狭窄

出现右心衰竭症状者给予利尿治疗。症状性重度肺动脉瓣狭窄伴中度以下肺动脉瓣反流者可行经皮球囊成形术；其他情况可能需外科手术。

第 117 章
心肌病与心肌炎

（李忠佑　校　张椿英　译）

心肌病（CMP）是原发的心肌疾病。表 117-1 总结了三种主要类型心肌病的鉴别特点。表 117-2 列出了疑似心肌病者的初始评估项目。

表 117–1　三种主要类型心肌病的鉴别特点

	扩张型	限制型	肥厚型
左心室射血分数（正常值＞55%）	通常严重者＜30%	25%～50%	＞60%
左心室舒张末期内径（正常值＜55 mm）	≥60 mm	＜60 mm（或可减小）	多减小
左心室室壁厚度	正常或变薄	正常或增厚	显著增厚
心房大小	增大	增大；甚至巨大	增大
瓣膜反流	与瓣环扩张相关	与心内膜受累相关；二尖瓣及三尖瓣反流均多见，但罕有重度反流	与瓣膜-室间隔相互作用相关；多为二尖瓣反流
常见首发症状	活动耐量下降	活动耐量下降，早期出现液体潴留	活动耐量下降；可伴有胸痛
心力衰竭[a]	左侧先于右侧，青年人可以右侧显著	右侧为主	左侧淤血症状较晚发生
心律失常	室性心动过速；传导阻滞见于 Chagas 病和部分家族遗传性病例；心房颤动	除结节病外，室性心动过速并不常见；结节病和淀粉样变性可见传导阻滞；心房颤动	室性心动过速；心房颤动

[a] 左侧（左心衰竭）肺淤血症状：劳力性呼吸困难、端坐呼吸、夜间阵发性呼吸困难；右侧（右心衰竭）体循环淤血症状：弯腰时不适、肝区及腹部胀满、外周水肿

表 117-2 疑似心肌病者的初始评估项目

临床情况

通过病史和体格检查鉴别心源性与非心源性疾病 [a]

详尽的家族史：心力衰竭、心肌病、骨骼肌肌病、传导异常及快速性心律失常、猝死

饮酒史、违禁药品滥用史、化疗或放疗史 [a]

评价日常活动及运动耐力 [a]

评价容量状态、卧立位血压和体重指数 [a]

辅助检查

心电图 [a]

胸片 [a]

二维和多普勒超声心动图 [a]

磁共振评价心肌炎症和纤维化

生化检测：

   血钠 [a]、钾 [a]、钙 [a]、镁 [a]

   空腹血糖（糖尿病患者检测糖化血红蛋白）

   肌酐 [a]、血尿素氮 [a]

   白蛋白 [a]、总蛋白 [a]、肝功能检查 [a]

   血脂谱

   促甲状腺素 [a]

   血清铁、转铁蛋白饱和度

   尿液分析

   肌酸激酶

   心肌肌钙蛋白

全血细胞分析：

   血红蛋白/血细胞比容 [a]

   白细胞计数及分类 [a]，包括嗜酸性粒细胞

   红细胞沉降率

疑似特定诊断时的相关评估

遗传性疾病 DNA 测序；根据临床表型选择相应测序组合

临床疑似感染时进行抗体滴度检测：

   急性病毒感染（如柯萨奇病毒、埃可病毒、流感病毒）

   人类免疫缺陷病毒（HIV）

   Chagas 病、莱姆病、弓形体病

心绞痛并适宜介入治疗者进行冠状动脉造影检查 [a]

活动性风湿性疾病进行血清学检查

疑似特定诊断且具有治疗指导性意义时，进行心内膜心肌活检并送标本电镜检查

筛查睡眠呼吸障碍

[a] ACC/AHA 成人慢性心力衰竭实践指南 I 类推荐

扩张型心肌病（CMP）

左心室扩张，伴左心室收缩功能下降；且通常累及右心室。

■ 病因

30% 以上患者具有家族史，*TTN* 基因突变（编码肌小节中的大分子蛋白质——肌联蛋白）最为常见。其他原因包括心肌炎（如病毒和其他感染、结节病、巨细胞性心肌炎、嗜酸性粒细胞性心肌炎）、毒素〔酒精、抗肿瘤药物（如阿霉素、曲妥珠单抗、甲磺酸伊马替尼）、羟氯喹、重金属〕、结缔组织病、甲状腺功能减退症、血色病、肌肉萎缩症、"围产期"、急性应激——"takotsubo" 心肌病。严重冠状动脉疾病 / 梗死或慢性主动脉瓣 / 二尖瓣反流引起的左心室功能受损可与扩张型心肌病的表现相似。

■ 症状

充血性心力衰竭（第 126 章），常伴有继发性二尖瓣和三尖瓣反流；快速性心律失常及左心室附壁血栓形成导致的外周血管栓塞。

■ 体格检查

颈静脉怒张（JVD）、肺部啰音、左心室心尖部弥漫性运动异常、S_3、肝大、外周水肿；常伴有二尖瓣和三尖瓣反流杂音。

■ 心电图

常见左束支传导阻滞及非特异性 ST-T 改变。

■ CXR

心影增大，肺血流重新分布，胸腔积液多见。

■ 超声心动图、CT 和心脏 MRI

左心室及右心室扩大并弥漫性收缩功能障碍。局部室壁运动障碍更多提示为冠状动脉疾病，而非原发性心肌病。

■ B 型脑钠肽（BNP）

心力衰竭和心肌病时水平升高，而肺部疾病引起的呼吸困难患者中并不增高。

治疗　扩张型心肌病

如右心室活检提示为特定类型活动性心肌炎（如结节病或巨细胞性心肌炎），则考虑使用免疫抑制剂。给予心力衰竭规范治疗（第 126 章）：利尿剂缓解容量超负荷；血管扩张剂治疗，优选血管紧张素转化酶抑制剂（ACEI），或血管紧张素受体阻滞剂（ARB）或肼屈嗪联合硝酸酯类，以及 β 受体阻滞剂治疗（如琥珀酸美托洛尔、卡维地洛）延缓疾病进展及改善生存。心功能 Ⅱ～Ⅳ 级的心力衰竭患者考虑给予醛固酮拮抗剂治疗，伴随心房颤动、既往动脉栓塞或近期大面积前壁心肌梗死者，给予长期抗凝治疗。抗心律失常药物（如胺碘酮或多非利特）可用于心房颤动患者以维持窦性心律。心功能 Ⅱ～Ⅲ 级，左心室射血分数 < 35% 的患者，考虑植入埋藏式心脏复律除颤器（ICD）。对于心功能持续 Ⅲ～Ⅳ 级、左心室射血分数 < 35%，且 QRS 波时限延长者，考虑双心室起搏的心脏再同步化治疗（CRT）；伴有 LBBB 和 QRS 波时限 ≥ 150 ms 的患者获益最大（ICD 和 CRT 功能可由单个 CRT-D 植入装置实现）。对于特定患者，可考虑心脏移植。

限制型心肌病

以舒张功能异常为特征，通常伴有轻度收缩功能减低。病因包括浸润性疾病（淀粉样变性、结节病）、贮积性疾病（血色病、Fabry 病）、心肌纤维化（放疗、硬皮病）、心内膜疾病（嗜酸性粒细胞增多综合征、心肌心内膜纤维化）。

■ 症状

活动耐力下降，随后出现心力衰竭表现，以右心衰竭为著。

■ 体格检查

右心衰竭的体征为主：颈静脉怒张（可见 Kussmaul 征）、肝大、外周水肿。常可闻及 S_4。

■ 心电图

肢体导联低电压（如见于部分类型淀粉样变性），窦性心动过速，ST-T 异常。

■ CXR

左心室轻度扩大。

■ 超声心动图、CT、心脏 MRI、核素显像

双心房增大，通常程度显著；浸润性疾病中常见心室厚度增加（"颗粒状"），尤其是淀粉样变性。收缩功能一般正常，但也可轻度减低。多普勒分析可见舒张功能受损。钆造影剂延迟强化 MRI 成像可检出淀粉样物质沉积。焦磷酸锝核素显像对检出转甲状腺素蛋白敏感。

■ 心导管

左心室和右心室舒张压力增高，呈"下陷后平台"波形；右心室活检对诊断浸润性疾病有帮助。

*注意：*疑似限制型心肌病者应鉴别缩窄性心包炎，后者可行外科手术矫正。超过 80% 缩窄性心包炎患者其 CT 或 MRI 检查可发现心包增厚。

治疗	限制型心肌病

限盐和利尿可减轻肺循环和体循环淤血。

*注意：*淀粉样变性时对地高辛的敏感性增加。通常需给予抗凝治疗，尤其是嗜酸性粒细胞性心肌炎患者。关于淀粉样变性、血色病和结节病的特异性治疗，分别参阅相关章节。

肥厚型心肌病

左心室呈显著的不对称性肥厚，需除外高血压或心脏瓣膜疾病所致。收缩功能多正常；左心室僵硬度增加造成舒张期灌注压升高。通常由于编码肌节蛋白的基因突变所致（常染色体显性遗传）。

■ 症状

继发于心室舒张压升高、左心室流出道梗阻以及心律失常；临床表现为劳力性呼吸困难、心绞痛、先兆晕厥；甚至发生猝死。

■ 体格检查

颈动脉显著搏动伴有双峰脉、S_4、胸骨左缘粗糙的收缩期杂音，心尖处二尖瓣反流的吹风样杂音；Valsalva 或其他减少左心室充盈的动作可使杂音增强（第 112 章）。

■ 心电图

左心室肥厚伴有 I、aVL、$V_5 \sim V_6$ 导联明显的"室间隔"Q 波。

动态心电监测可发现阵发性心房颤动或室性心动过速。

■ 超声心动图

左心室肥厚，多呈非对称性，最常见累及间隔或心尖部；左心室收缩功能通常良好伴有收缩末期容积减少。如出现左心室流出道梗阻，可见收缩期二尖瓣前移（SAM）和收缩中期主动脉瓣部分关闭的现象。多普勒可见收缩早期左心室流出道血流增快。

治疗	肥厚型心肌病

应当避免剧烈运动。个体化地使用 β 受体阻滞剂、维拉帕米或双异丙吡胺减轻临床症状。地高辛、其他强心药物、利尿药或血管扩张药通常禁忌应用。抗生素预防心内膜炎（第83章）仅适用于既往具有心内膜炎病史者。抗心律失常药，尤其是胺碘酮，可抑制房性或室性心律失常。然而，对于高危患者，如具有晕厥或心搏骤停病史、非持续性室性心动过速、左心室显著肥厚（＞3 cm）、劳力性低血压或猝死家族史者，应当考虑植入 ICD。对于特定患者，可通过经室间隔动脉注射乙醇造成局限性间隔心肌梗死减轻左心室流出道的压力阶差。外科心肌切除术对药物治疗不佳者或可有效。

心肌炎

心肌炎症可进展为慢性扩张型心肌病，最常见于急性病毒感染（如柯萨奇病毒、腺病毒、Epstein-Barr 病毒、细小病毒 B19、人类疱疹病毒 6 型）。心肌炎也可见于 HIV 感染、丙型肝炎或莱姆病。Chagas 病（克氏锥虫引起）是其流行地区（主要是中美洲和南美洲）心肌炎的常见原因。心肌炎的非感染性原因包括肉芽肿病（如结节病、巨细胞性心肌炎），如果心力衰竭以室性心动过速（VT）或传导阻滞为主要表现，且非冠状动脉疾病，则应考虑此类疾病。罕见病因包括嗜酸性粒细胞性心肌炎、过敏性心肌炎和全身炎症性疾病（如多肌炎、皮肌炎）。

■ 病史

发热、疲乏、心悸；如出现左心室功能障碍，可伴有心力衰竭症状。病毒性心肌炎可有前驱的上呼吸道感染表现。

■ 体格检查

发热、心动过速、S_1 减弱；常伴有 S_3。

■ 实验室检查

即使并无心肌梗死，也可出现肌钙蛋白和 CK-MB 同工酶升高。恢复期抗病毒抗体滴度可增高。

■ 心电图

一过性 ST-T 异常。

■ 胸部 X 线

可见心影增大。

■ 超声心动图、心脏 MRI

左心室功能受损；如伴有心包炎可出现心包积液。MRI 表现为心肌壁间钆增强。少数情况下需进行心内膜心肌活检（如疑似心肌病或巨细胞性心肌炎）。

治疗　心肌炎

治疗同心力衰竭（第 126 章）；除非是特定的情况，如结节病与巨细胞性心肌炎，免疫抑制治疗（如糖皮质激素）的疗效并未获得肯定。对于暴发性心肌炎，可考虑心脏移植。

第 118 章
心包疾病

（宋俊贤　校　宋婧　译）

急性心包炎

■ 病因（表 118-1）

■ 病史

胸痛：可程度剧烈且类似急性心肌梗死，但具有尖锐样、胸膜炎样疼痛特征，与体位改变相关（前倾位可缓解）；疼痛通常位于胸骨后或左侧胸前，可放射至颈部、左侧肩部、斜方肌嵴和（或）手

表 118-1　心包炎常见病因

"特发性"
感染（尤其是病毒）
结缔组织病（如类风湿关节炎、系统性红斑狼疮）
心脏损伤后（如心脏外科手术或心肌梗死后）
尿毒症
肿瘤
纵隔放疗
药物反应（如普鲁卡因胺、肼屈嗪）

臂；常伴有发热、心悸。缓慢进展的心包炎（如结核性、放射性、肿瘤性、尿毒症性）胸痛可不典型。

■ 体格检查

脉搏增快或脉律不齐；闻及粗糙的心包摩擦音（可消失后又再出现），前倾位时最为响亮。

■ 心电图（表 118-2 和图 118-1）

广泛导联（除 aVR 和 V_1 导联）ST 段抬高（呈弓背向下型）；PR 段压低 [和（或）aVR 导联 PR 段抬高]。数日后 ST 段回到基线，出现 T 波倒置。心电图表现有别于急性心肌梗死（ST 段弓背向上，对应导联呈 ST 段压低，无 PR 段压低改变，ST 段仍抬高时就出现 T 波倒置）。需与早期复极（ER）的心电图进行鉴别（ST 段抬高幅度 /T 波振幅：ER < 0.25，心包炎 > 0.25）。房性期前收缩和心房颤动常见。

表 118-2　急性心包炎与急性 ST 段抬高型心肌梗死的心电图

ST 段抬高	ECG 变化的导联	ST 段和 T 波的演变	PR 段偏移
心包炎			
弓背向下（凹面向上）	见于所有导联（除 aVR 和 V_1 外）	ST 段抬高持续数日；恢复基线后 T 波倒置	见于多数患者
急性 ST 段抬高型心肌梗死			
弓背向上（凸面向上）	仅是梗死区域相关导联 ST 段抬高；对应导联 ST 段压低	如果未能成功再灌注治疗，数小时内演变为 T 波倒置，ST 段持续抬高，随后 Q 波形成	无

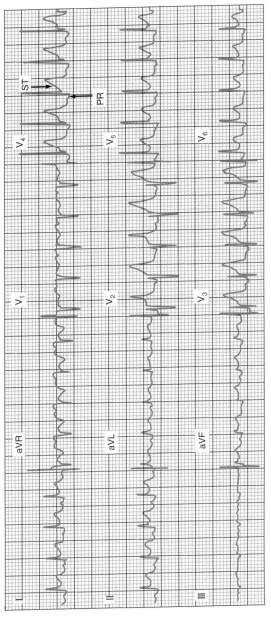

图 118-1 急性心包炎的心电图。可见广泛导联 ST 段抬高和 PR 段压低

■ CXR

大量心包积液（> 250 ml）时，心影呈对称性增大。

■ 超声心动图

急性心包炎多同时伴有心包积液，超声心动图是最便捷的检出手段。

治疗　急性心包炎

阿司匹林 650 ～ 975 mg qid 或其他非甾体抗炎药（如布洛芬 600 ～ 800 mg tid 或吲哚美辛 25 ～ 50 mg tid；大剂量使用，考虑加用胃黏膜保护剂，如奥美拉唑 20 mg qd）；联合秋水仙碱 0.5 mg bid（体重 < 70 kg 者，给予 0.5 mg qd）可增强疗效并减少复发频率。对于程度严重及难治性疼痛，可处方糖皮质激素（如泼尼松）。病情难以控制、迁延或频繁复发者，可能需行心包切除术。急性心包炎是使用抗凝剂的相对禁忌证，因为其可能导致心包出血。

心脏压塞

由于心包内液体积聚压迫而导致的致命性情况。心腔内充盈受损，心输出量下降。

■ 病因

既往病毒性 / 特发性心包炎、转移性肿瘤、尿毒症、心脏创伤、血管腔内操作期间心肌穿孔、结核病。

■ 病史

出现低血压症状；亚急性症状包括：呼吸困难、虚弱、意识模糊。

■ 体格检查

心动过速、低血压、奇脉（吸气时收缩压下降 > 10 mmHg）、颈静脉怒张（压力曲线中"x"波下降支存在，而"y"波下降支消失）、心音遥远。如为亚急性心脏压塞，可伴有外周水肿、肝大及腹水。

■ 心电图

肢体导联低电压；大量积液可能导致电交替（由于心脏摆动发生的 QRS 波振幅交替性变化）。

■ CXR

大量心包积液（＞ 250 ml）时，心影增大。

■ 超声心动图

可见心脏在大量积液中摆动；由于心包腔内压力增高，舒张期时右心房和右心室塌陷。多普勒可显示跨瓣流速明显随着呼吸运动变化。

■ 心导管

确诊检查；可见心包腔内压力升高，伴所有心腔的舒张压均等。

治疗 　心脏压塞

立即进行心包穿刺术以及静脉补液扩容。

缩窄性心包炎

由于僵硬的心包造成心脏充盈受限，引起体循环淤血和肺静脉压增高，以及心输出量降低。部分患者由于心包炎痊愈和瘢痕形成所致。其他潜在的病因包括病毒感染、结核病（最常见于发展中国家）、既往心脏外科手术、结缔组织病、尿毒症、肿瘤和放射性心包炎。

■ 病史

逐渐出现呼吸困难、疲乏、下肢水肿、腹胀；左心衰竭症状并不常见。

■ 体格检查

心动过速，颈静脉怒张（y 波下降支显著变陡直）且吸气时更为明显（Kussmaul 征）；肝大、腹水、外周水肿均较常见；奇脉见于约 1/3 的患者；有时可闻及舒张期 S_2 后较响亮而短促的额外心音（心包叩击音）。

■ 心电图

肢体导联低电压，常有房性心律失常，可出现心房颤动。

■ CXR

可发现心包钙化（最常见于慢性结核性心包炎）。

■ 超声心动图

心包增厚、心室收缩功能正常；心室充盈在舒张早期就骤然中断。通常可见下腔静脉扩张。呼吸运动可见典型的血流动力学变化：吸气时室间隔左移，流经二尖瓣的血流速度显著下降；呼气时出现相反表现（三尖瓣血流频谱亦随着呼吸呈相反表现）。

■ CT 或 MRI

提示患者心包增厚较超声心动图更为准确（＞80% 缩窄性心包炎患者中可见）。

■ 心导管

所有心腔舒张压均等；心室压力曲线描记呈"平方根征"。与限制型心肌病的鉴别见表118-3。

治疗	缩窄性心包炎

外科手术剥离心包，病情可在数月内逐步获得缓解。

表118-3　鉴别缩窄性心包炎与限制型心肌病的无创性检查特征

	缩窄性心包炎	限制型心肌病
体格检查		
Kussmaul 征	存在	可能存在
心包叩击音	可能存在	无
CXR		
心包钙化	可能存在	无
超声心动图		
心包增厚	存在	无
心肌增厚	无	通常存在
瓣口血流速度增快	存在	无
CT 或 MRI		
心包增厚	存在	无

临床诊治思路　原因未明的无症状心包积液

经仔细的病史采集和体格检查并未提示具体病因，如下措施可能有助于诊断：

- 结核病检测（第 97 章）
- 血清白蛋白和尿蛋白的检测（肾病综合征）
- 血清肌酐和尿素氮检测（尿毒症）
- 甲状腺功能检测（黏液性水肿）
- 抗中性粒细胞抗体（系统性红斑狼疮和其他结缔组织病）
- 筛查原发性肿瘤（尤其是肺和乳腺肿瘤）

第 119 章
高血压

（陈红　校　张锋　译）

■ 定义

血压（BP）持续升高，其定义数值参照 2017 年高血压指南（表 119-1）。高血压是心血管疾病及其并发症的主要危险因素；其中 80% ～ 95% 病因不详（"原发性高血压"）。需注意鉴别可被纠正的继发性因素，尤其对于年龄＜ 30 岁或＞ 55 岁出现血压升高的患

表 119-1　高血压的定义

类别	收缩压（mmHg）		舒张压（mmHg）
正常	＜ 120	和	＜ 80
升高	120 ～ 129	和	＜ 80
1 级高血压	130 ～ 139	或	80 ～ 89
2 级高血压	≥ 140	或	≥ 90

资料来源：Whelton PK，Carey RM，Aronow WS，et al：2017 Guideline for the prevention，detection，evaluation，and management of high blood pressure in adults. J Am Coll Cardiol 71：e127.e248，2018.

者。老年人群由于血管顺应性下降，因而单纯收缩期高血压（收缩压 ≥ 140 mmHg，舒张压 < 90 mmHg）最为常见。

■ 继发性高血压

肾动脉狭窄（肾血管性高血压）

由于动脉粥样硬化（老年男性）或纤维肌性发育不良（年轻女性）引起。表现为近期出现的高血压，常规降压治疗的效果不佳。50% 的患者存在腹部血管杂音；由于肾素-血管紧张素-醛固酮系统的激活，可出现低钾血症。

肾实质疾病

血肌酐升高和（或）尿液分析结果异常，含蛋白、细胞或管型。

主动脉缩窄

见于儿童或年轻人（包括 35% 的特纳综合征患者）；狭窄常位于主动脉的左锁骨下动脉起始部位。体格检查可发现股动脉搏动减弱、延迟；收缩期杂音在左侧肩胛下区最为响亮。CXR 可见缩窄部位的主动脉压痕及肋骨切迹（由于侧支循环动脉扩张压迫肋骨下缘）。多普勒超声可确定狭窄部位，并测量相关的压力阶差。

嗜铬细胞瘤

分泌儿茶酚胺的肿瘤，多位于肾上腺髓质或肾上腺外副神经节组织，表现为阵发性或持续性高血压，青年及中年居多。常见骤然出现头痛、心悸和大汗淋漓，其他相关的异常表现包括持续性体重下降、直立性低血压和糖耐量受损。嗜铬细胞瘤也可位于膀胱壁，表现为随着排尿出现儿茶酚胺分泌过量的症状。血浆间甲肾上腺素或 24 h 尿儿茶酚胺代谢产物（详见下述）水平增高可提示诊断；随后通过 CT 或 MRI 进行肿瘤定位。

原发性醛固酮增多症

通常由于分泌醛固酮的腺瘤或双侧肾上腺增生所致。未使用利尿剂的高血压患者发生低钾血症，应怀疑本病（第 174 章），其可引起顽固性高血压。

其他原因

口服避孕药、阻塞性睡眠呼吸暂停（第 140 章）、库欣综合征和肾上腺性征综合征（第 174 章）、甲状腺疾病（第 173 章）、高钙血症（如甲状旁腺功能亢进症）和肢端肥大症（第 171 章）。对于收缩期高血压和脉压增宽的患者，应考虑甲状腺功能亢进症、主动脉瓣反流（第 116 章）和体循环动静脉瘘。

临床诊治思路 高血压

　　病史：大多数患者无临床症状。严重的高血压可引起头痛、头晕或视物模糊。

　　提示特定继发性高血压的线索：使用某些药物（如避孕药、糖皮质激素、解充血药、促红细胞生成素、非甾体抗炎药、环孢素）；发作性头痛、大汗或心动过速（嗜铬细胞瘤）；肾脏病或腹部创伤史（肾性高血压）；日间嗜睡和打鼾（睡眠呼吸暂停）。

　　体格检查：采用合适大小的袖带测量血压（粗大手臂使用大号袖带）。测量双上肢和一侧下肢血压（以评估主动脉缩窄）。高血压的体征包括视网膜动脉病变（变细/节段不均）；抬举样心尖搏动、A_2 亢进、S_4。提示继发性高血压的线索包括库欣样面容、甲状腺肿大、腹部血管杂音（肾动脉狭窄）、股动脉搏动延迟出现（主动脉缩窄）。

　　实验室检查 筛查继发性高血压：所有发现高血压者均应完善：①血肌酐、尿素氮和尿液分析（肾实质疾病）；②未使用利尿剂的情况下检测血钾（低钾血症则应进行原发性醛固酮增多症或肾动脉狭窄的相关检查）；③ CXR（主动脉缩窄可见肋骨切迹或主动脉弓狭窄两端血管扩张）；④心电图（左心室肥厚提示长期高血压）；⑤其他具有价值的血液筛查，包括：全血细胞分析、血糖、血脂、钙、尿酸水平；⑥疑似甲状腺疾病时检测促甲状腺激素。

　　更进一步排查：如果初步筛查结果异常，或血压对降压治疗反应差，则提示特定的诊断：①肾动脉狭窄：卡托普利肾核素显像、肾脏双重超声、磁共振血管成像、肾动脉造影；②库欣综合征：地塞米松抑制试验（第 174 章）；③嗜铬细胞瘤：采集 24 h 尿液检测儿茶酚胺、间甲肾上腺素、香草基杏仁酸和（或）检测血浆间甲肾上腺素；④原发性醛固酮增多症：血浆肾素活性降低、醛固酮过度分泌，扩容时两者均不发生变化；⑤肾实质疾病（第 142 章）。

治疗 ▶ 高血压

有效改善血压的生活方式改变包括减轻体重（目标为 BMI < 25 kg/m²）；限盐；多食用水果、蔬菜和低脂奶制品；规律运动；适度饮酒。

原发性高血压的药物治疗（表 119-2）

2017 年高血压指南建议 SBP ≥ 140 mmHg 或 DBP ≥ 90 mmHg 时应起始口服降压药进行一级预防（倘若 10 年动脉粥样硬化事件发生风险 ≥ 10%，或患者既往曾发生心血管事件，则 SBP ≥ 130 mmHg 或 DBP ≥ 80 mmHg 即起始药物治疗）。目标是有效控制高血压，并且最小化其不良反应，通常需要具有互补效应的联合用药。一线药物包括利尿剂、血管紧张素转化酶抑制剂（ACEI）、血管紧张素受体阻滞剂（ARB）、钙通道阻滞剂和 β 受体阻滞剂。治疗的血压目标是 SBP < 130/80 mmHg。

利尿剂

噻嗪类利尿剂由于其作用时效长而优于袢利尿剂；然而，血肌酐 > 2.5 mg/dl 时，袢利尿剂更为有效。主要的不良反应包括低钾血症、高血糖和高尿酸血症，其发生可随着使用低剂量而减少（如双氢克尿噻 6.25 ～ 50 mg qd）。利尿剂对高龄及黑人的疗效最为显著。

血管紧张素转化酶抑制剂和血管紧张素 II 受体阻滞剂

ACEI 和 ARB 的不良反应较少，药物耐受性良好，既可用于单药治疗，也可与利尿剂、钙通道阻滞剂或 β 受体阻滞剂联合。其不良反应并不常见，包括血管性水肿（发生率 < 1%，ACEI 较 ARB 更为多见）、高钾血症和氮质血症（特别是基线血肌酐水平升高的患者）。高达 15% 接受 ACEI 的患者在治疗过程中可能出现干咳，而促使更换为 ARB（咳嗽非 ARB 常见的不良反应）或以其他降压药物替代。注意在双侧肾动脉狭窄的患者中，ACEI 和 ARB 可由于抑制肾素－血管紧张素系统而引起其肾功能迅速恶化。

为避免发生高钾血症，使用 ACEI 或 ARB 时补钾及使用保钾类利尿剂应谨慎。

钙通道阻滞剂

直接动脉血管扩张剂。所有的钙通道阻滞剂均具有负性肌力效应（特别是维拉帕米），合并左心室功能不全时应谨慎使用。维拉帕米和地尔硫革（后者程度较轻）可引起心动过缓和房室传导阻

表 119-2 高血压治疗中常用的口服药物

药物种类	举例	常用的每天总量（给药频率）	主要不良反应
利尿剂			
噻嗪类	氢氯噻嗪	6.25 ~ 50 mg（1 ~ 2）	低钾血症、高尿酸血症、痛风、高血糖、胆固醇↑、甘油三酯↑
噻嗪样	氯噻酮	25 ~ 50 mg（1）	同上
袢利尿剂	呋塞米	40 ~ 80 mg（2 ~ 3）	低钾血症、高尿酸血症
	依他尼酸	50 ~ 100 mg（2 ~ 3）	
醛固酮拮抗剂	螺内酯	25 ~ 100 mg（1 ~ 2）	高钾血症、男性乳腺增生
	依普利酮	50 ~ 100 mg（1 ~ 2）	高钾血症
保钾类	阿米洛利	5 ~ 10 mg（1 ~ 2）	
	氨苯蝶啶	50 ~ 100 mg（1 ~ 2）	
β 受体阻滞剂			
选择性 β₁	阿替洛尔	25 ~ 100 mg（1 ~ 2）	支气管痉挛、心动过缓、心脏传导阻滞、疲乏、性功能障碍
	美托洛尔	25 ~ 100 mg（1 ~ 2）	同上
非选择性	普萘洛尔	40 ~ 160 mg（2）	同上
	普萘洛尔（长效）	60 ~ 180 mg（1）	同上

表119-2 高血压治疗中常用的口服药物(续表)

药物种类	举例	常用的每天总量(给药频率)	主要不良反应
兼具α/β	拉贝洛尔	200~800 mg(2)	支气管痉挛、心动过缓、心脏传导阻滞
	卡维地洛	12.5~50 mg(2)	
血管紧张素转化酶抑制剂	卡托普利	25~200 mg(2)	咳嗽、高钾血症、氮质血症、血管性水肿
	赖诺普利	10~40 mg(1)	
	雷米普利	2.5~20 mg(1~2)	
血管紧张素受体阻滞剂	氯沙坦	25~100 mg(1~2)	高钾血症、氮质血症
	缬沙坦	80~320 mg(1)	
	坎地沙坦	2~32 mg(1~2)	
钙通道阻滞剂			
二氢吡啶类	长效硝苯地平	30~60 mg(1)	水肿、便秘
非二氢吡啶类	长效维拉帕米	120~360 mg(1~2)	水肿、便秘、心动过缓、心脏传导阻滞
	长效地尔硫䓬	180~420 mg(1)	

滞，因此一般避免其与 β 受体阻滞剂联合应用。短效二氢吡啶类钙通道阻滞剂可增加冠状动脉事件的发生率，因此应使用缓释制剂。常见的不良反应包括外周水肿和便秘。

如果发现药物治疗难以有效控制血压，则应积极寻找造成高血压的继发因素，特别是肾动脉狭窄和嗜铬细胞瘤。

β 受体阻滞剂

对于"高动力"循环状态的年轻患者尤其有效。从低剂量起始（如琥珀酸美托洛尔 25 ～ 50 mg qd）。相对禁忌证：支气管痉挛、充血性心力衰竭、房室传导阻滞、心动过缓和"脆性"胰岛素依赖型糖尿病。

表 119-3 列出了初始特定类别药物治疗的绝对适应证。

特殊情况

妊娠

最常用的降压药物包括甲基多巴（250 ～ 1000 mg PO bid 或 tid）、拉贝洛尔（100 ～ 200 mg bid）和肼屈嗪（10 ～ 150 mg PO bid 或 tid）。妊娠期间使用钙通道阻滞剂（如长效硝苯地平 30 ～ 90 mg qd）也是安全的。谨慎使用 β 受体阻滞剂，已有报道其可引起胎儿低血糖和低出生体重。ACEI 和 ARB 禁忌用于妊娠期。

肾脏疾病

常规噻嗪类利尿剂治疗可能无效。考虑使用美托拉宗、呋塞米或布美他尼，单用或联合用药。

糖尿病

考虑 ACEI 或 ARB 作为一线治疗药物，以控制血压并延缓肾功能恶化。

恶性高血压

定义为慢性高血压患者血压急剧升高或骤然发生的严重高血压；为内科急症。如果出现心脏失代偿（充血性心力衰竭、心绞痛）、脑病（头痛、痫性发作、视物障碍）或肾功能进行性恶化，则必须立即进行治疗。询问患者关于可卡因、安非他明或单胺氧化酶抑制剂的应用病史。高血压急症的降压药物列于表 119-4。如不伴有高血压脑病，治疗目标是将平均动脉压在数小时内逐渐降低，以避免颅脑、冠状动脉和肾脏的血流陡然减少。患者症状缓解且血压改善后，转换为口服降压药。

表 119-3 高血压初始药物治疗选择指南

药物类别	绝对适应证	相对适应证	绝对禁忌证	相对禁忌证
利尿剂	心力衰竭 高龄患者 收缩性高血压		痛风	
β 受体阻滞剂	心绞痛 MI 后 心动过速	心力衰竭 妊娠	未受控制的支气管哮喘和 COPD[a] 心脏传导阻滞[a]	运动员和大量体力活动者 周围血管疾病
血管紧张素转化酶（ACE）抑制剂	心力衰竭 左心室功能不全 MI 后 糖尿病肾病	慢性肾实质性疾病	妊娠 高钾血症 双侧肾动脉狭窄	
血管紧张素受体阻滞剂	ACEI 致咳嗽 心力衰竭 糖尿病肾病	慢性肾实质性疾病	妊娠 双侧肾动脉狭窄 高钾血症	
钙通道阻滞剂	心绞痛 高龄患者 收缩性高血压	周围血管疾病	心脏传导阻滞[b]	射血分数降低的心力衰竭[c]

[a] 二度或三度房室传导阻滞

[b] 使用维拉帕米或地尔硫草出现二度或三度房室传导阻滞

[c] 维拉帕米或地尔硫草

缩略词：COPD，慢性阻塞性肺疾病；MI，心肌梗死

表 119-4   高血压急症降压药物的常用静脉剂量 ᵃ

药物	IV 剂量
硝普钠	起始剂量 0.3 µg/（kg·min）；维持剂量 2 ～ 4 µg/（kg·min）；最大剂量 10 µg/（kg·min），持续 10 min
尼卡地平	起始剂量 5 mg/h；间隔 5 ～ 15 min 增加滴定剂量 2.5 mg/h；最大剂量 15 mg/h
拉贝洛尔	2 mg/min 直至总剂量 300 mg；或 20 mg IV，给药时间 > 2 min，随后间隔 10 min 给药 40 ～ 80 mg 直至总剂量达 300 mg
依那普利拉	常规剂量 0.625 ～ 1.25 mg，每次间隔 6 ～ 8 h，给药时间 > 5 min；最大剂量每次 5 mg
艾司洛尔	起始剂量 80 ～ 500 µg/kg，给药时间 > 1 min，随后 50 ～ 300 µg/（kg·min）
酚妥拉明	5 ～ 15 mg 团注
硝酸甘油	起始剂量 5 µg/min，随后间隔 3 ～ 5 min 增加滴定剂量 5 µg/min；如果达至 20 µg/min 仍未见疗效，可采取 10 ～ 20 µg/min 递增剂量
肼屈嗪	间隔 30 min 给药 10 ～ 50 mg

ᵃ 需要持续监测血压。以最小剂量起始。随后的剂量及给药间隔应根据血压反应和具体药物的作用时间进行调整

第 120 章
代谢综合征

（陈红　校　宋子琪　译）

代谢综合征（胰岛素抵抗综合征、X 综合征）是心血管疾病和 2 型糖尿病的重要危险因素，其为多种代谢异常构成的症候群，包括中心型肥胖、胰岛素抵抗、高血压、血脂异常、高甘油三酯血症和低高密度脂蛋白（HDL）胆固醇。代谢综合征的发病率在不同种族间存有差异，发病率随年龄及肥胖程度增长而升高，2 型糖尿病人群更为易患。

■ 病因

超重和肥胖（尤其是中心型肥胖）、缺乏运动的生活方式、年龄增长、脂肪营养不良均是代谢综合征的危险因素。其确切病因未明，可能是多因素所致。胰岛素抵抗是代谢综合征发展过程中的核心环节。其中，细胞内脂肪酸代谢产物增加通过破坏胰岛素信号通路，在骨骼肌及心肌内形成甘油三酯蓄积，同时刺激肝糖原及甘油三酯生成，从而促使胰岛素抵抗的发生。过量的脂肪组织又将导致促炎性细胞因子的生成增多。

■ 临床表现

代谢综合征缺乏特征性临床症状。主要特征包括中心型肥胖、高甘油三酯血症、低 HDL 胆固醇、高血糖和高血压（表 120-1），伴随包括心血管疾病、2 型糖尿病、非酒精性脂肪性肝病、高尿酸血症/痛风、多囊卵巢综合征和阻塞性睡眠呼吸暂停。

■ 诊断

符合表 120-1 列举的标准就可诊断代谢综合征，应同时给予筛查相关的伴随疾病。

治疗 代谢综合征

肥胖是代谢综合征的驱动因素，因此减重是最主要的干预措施。一般而言，建议同时通过限制热量摄入、增加体力活动以及改善生活方式的手段实现减重。减重药物或外科胃绕道旁路手术是管理肥胖可采用的辅助性干预措施（第 175 章）。根据现有指南管理伴随疾病，包括高血压（第 119 章）、空腹血糖受损或糖尿病（第 170 章），以及血脂异常（第 181 章）。如有可能，降压方案应包含一种血管紧张素转化酶抑制剂（ACEI）或血管紧张素受体阻滞剂。

表 120–1　代谢综合征诊断标准（2001 年 NCEP：ATP Ⅲ [a] 和 IDF 标准）

2001 年 NCEP：ATP Ⅲ 标准	IDF 标准 [b]		
符合下列标准三项或以上者：	符合下列标准三项：		
• 中心型肥胖：男性腹围＞102 cm，女性腹围＞88 cm	• 腰围（cm）		
	男性	女性	种族
• 高甘油三酯血症：甘油三酯≥150 mg/dl，或已接受相应治疗	≥94	≥80	欧洲人、撒哈拉以南非洲人、地中海东部和中东人
• 低 HDL [c] 胆固醇：男性＜40 mg/dl，女性＜50 mg/dl，或已接受相应治疗	≥90	≥80	南亚人、中国人以及中南美洲人
	≥85	≥90	日本人
• 高血压：收缩压≥130 mmHg 或舒张压≥85 mmHg，或已接受相应治疗	• 空腹甘油三酯≥150 mg/dl，或已接受相应治疗		
	• 男性 HDL 胆固醇＜40 mg/dl，女性 HDL 胆固醇＜50 mg/dl，或已接受相应治疗		
• 空腹血糖≥100 mg/dl，或已接受相应治疗，或既往已诊断 2 型糖尿病	• 收缩压≥130 mmHg 或舒张压≥85 mmHg，或既往已诊断高血压，或已接受相应治疗		
	• 空腹血糖≥100 mg/dl（或血糖水平升高并已接受药物治疗）		

[a] 美国胆固醇教育计划成人治疗专题小组Ⅲ。

[b] 此项研究采用腰围阈值如下：白人男性≥94 cm；非洲裔美国男性≥94 cm；墨西哥裔美国男性≥90 cm；白人女性≥80 cm；非洲裔美国女性≥80 cm；墨西哥裔美国女性≥80 cm。对于被归类为"其他种族"（包括多民族血统）的参与者，阈值采用既往界定的欧洲人标准（男性≥94 cm，女性≥80 cm）；或南亚人标准（男性≥90 cm，女性≥80 cm）。对于被认定为"其他拉美裔"的参与者，采用国际糖尿病联合会对南美和中美洲族裔界定的阈值。

[c] 高密度脂蛋白

第 121 章
ST 段抬高型心肌梗死（STEMI）

（陈红　校　李忠佑　译）

　　早期诊断及立即起始治疗对急性 ST 段抬高型心肌梗死（STEMI）极为关键。诊断基于特征性病史、心电图和血清心肌损伤标志物。

■ 症状

胸痛与心绞痛类似（第 33 章），但程度更剧烈且持续时间更长。经休息或硝酸甘油无法完全缓解，常伴有恶心、大汗、濒死感。然而，大约 25% 心肌梗死发病隐匿无临床表现。

■ 体格检查

可见面色苍白、大汗、心动过速，出现 S_4 心音，以及心脏搏动紊乱。如果合并充血性心力衰竭，可闻及 S_3 心音和肺部湿啰音。右心室梗死中常见颈静脉怒张。

■ ECG

至少两个相邻导联呈 ST 段弓背向上抬高（$V_1 \sim V_3$ 导联中，男性 ≥ 2 mm，女性 ≥ 1.5 mm；或其他导联 ≥ 1 mm），随后（如果紧急再灌注未能成功）T 波倒置，数小时之后进展出现 Q 波。

■ 心肌损伤标志物

心脏肌钙蛋白 T 和 I 对于心肌损伤具有高度特异性，是诊断急性心肌梗死的首选生化标志物，其水平升高可持续 7 ～ 10 天。肌酸激酶（CK）水平在 4 ～ 8 h 内升高（如果已经检测心脏肌钙蛋白则不必送检），24 h 达至高峰，48 ～ 72 h 恢复正常。CK-MB 同工酶对于心肌梗死的特异性高于总 CK（总 CK 亦可在骨骼肌损伤时升高）。决策急性 STEMI 是否采取再灌注治疗，应是依据病史和心电图快速判断，而并非等待生物标志物检测结果。

■ 无创影像学技术

对于诊断不明确的心肌梗死极具价值。超声心动图可发现梗死相关的室壁运动异常（但无法鉴别其为急性心肌梗死或是陈旧性心肌瘢痕），也可检出右心室梗死、左心室室壁瘤和左心室血栓。钆造影剂延迟增强 MRI 可精确定位梗死区域，但在急性重症患者中应用存在技术难度。

治疗　STEMI

初始治疗

初步目标是①尽快识别适宜再灌注治疗的患者；②缓解疼痛；和③预防 / 治疗心律失常和机械并发症。

- 除非无法耐受，否则立即给予阿司匹林（162 ～ 325 mg 嚼服，随后 75 ～ 162 mg PO qd）。
- 获取相关的病史、辅助检查结果及心电图确定为 STEMI（相邻的两个肢体导联 ST 段抬高 > 1 mm；相邻的两个胸前导联 ST 段抬高 ≥ 2 mm，或新发的左束支传导阻滞），决策是否再灌注治疗［经皮冠状动脉介入（PCI）或静脉给予溶栓药物］，从而缩小梗死范围、减少左心室功能不全及死亡。
- 直接 PCI 较溶栓更为有效，在富有经验且可快速实施操作的医学中心为首选方案（图 121-1），尤其对于诊断存疑、伴有心源性休克、高出血风险或症状发作 > 3 h 的患者。

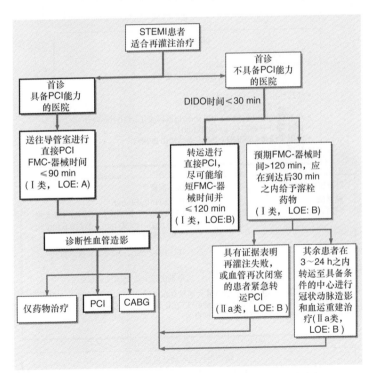

图 121-1 STEMI 的再灌注治疗策略。CABG，冠状动脉旁路移植术；DIDO，进门-出门（door-in-door-out）；FMC，首次医疗接触；LOC，证据等级。（资料来源：From O'Gara P et al：2013 ACCF/AHA guideline for the management of ST-elevation myocardial infarction. Circulation 127：e362，2013.）

- 不具备 PCI 条件，或预期 PCI 将滞后于首次医疗接触＞120 min（图 121-1），则给予静脉溶栓。进门就诊至开始溶栓治疗的时间应＜30 min 以使患者获益最大化。给予溶栓药物前需确保除外禁忌证（图 121-2）。发病 1～3 h 内溶栓获益最优；对于胸痛持续存在，或 ST 段持续抬高的导联

选择标准

1. 急性胸部不适符合心肌梗死特征
2. 心电图符合 ST 段抬高型心肌梗死标准（a、b 或 c）：
   a. 下壁导联（Ⅱ、Ⅲ、aVF）或侧壁导联（Ⅰ、aVL、V_5、V_6）中，至少 2 个导联的 ST 段抬高 ≥0.1 mV（1 mm）
   b. 至少 2 个相邻的前壁导联（V_1～V_4）ST 段抬高 ≥0.2 mV（2 mm）
   c. 新出现 LBBB
3. 无法进行直接 PCI，或 PCI 将滞后于首次医疗接触时间＞120 min

↓

评估禁忌证

- 颅内出血病史
- 颅内恶性肿瘤或血管畸形
- 3 个月内缺血性卒中或者头部外伤史
- 主动脉夹层
- 活动性出血（月经除外）
- 之前 4 周内脏出血病史
- 严重高血压（收缩压＞180 mmHg 或舒张压＞110 mmHg）
- 长时间 CPR 胸部按压（＞10 min）
- 使用华法林，其 INR ≥2.0，或已知出血倾向
- 妊娠

↓

纤维蛋白溶解药	静脉剂量
链激酶	150 万 U IV＞60 min
阿替普酶	15 mg 团注，随后 0.75 mg/kg（最大剂量 50 mg）IV＞30 min，然后 0.5 mg/kg（最大剂量 35 mg）IV＞60 min
瑞替普酶	10 U IV＞2 min，30 min 后重复给药
普奈普酶	单剂 0.53 mg/kg 团注＞10 s

同时给予静脉肝素 60 U/kg 负荷（最大剂量 4000 U），随后以 12 U/(kg·h)（最大剂量 1000 U/h）持续给药 48 h，维持 aPTT 在正常上限值 1.5～2 倍（约 50～70 s）（链激酶溶栓时给予肝素的获益证据微弱）

↓

随后进行冠状动脉造影

- 溶栓再灌注失败（溶栓后持续胸痛或 ST 段抬高持续＞90 min）
- 住院期间反复自发出现心肌缺血
- 具有高危特征，如广泛导联 ST 段抬高、心力衰竭、低血压

图 121-2　急性 STEMI 溶栓治疗的管理路径。aPTT，活化部分凝血活酶时间；CPR，心肺复苏；INR，国际标准化比值；LBBB，左束支传导阻滞

未形成 Q 波的患者，溶栓时间窗可延长至 12 h。并发症包括出血、再灌注性心律失常，以及部分使用链激酶（SK）患者可出现过敏反应。开始溶栓同时需给予依诺肝素或普通肝素［60 U/kg 负荷，最大剂量 4000 U；随后 12 U/（kg·h）维持，最大剂量 1000 U/h］（图 121-2）；维持活化部分凝血活酶时间（aPTT）在对照值的 1.5～2.0 倍（约 50～70 s）。

- 如果溶栓后胸痛或 ST 段抬高持续＞ 90 min，考虑转运进行补救性 PCI。溶栓后反复心绞痛或具有高危特征（图 121-2）的患者，包括广泛导联 ST 段抬高、伴有心力衰竭体征（肺部啰音、S₃、颈静脉怒张、左心室射血分数 ≤ 35%）或收缩压＜ 100 mmHg 也应当考虑冠状动脉造影。

非 ST 段抬高型心肌梗死（NSTEMI，非 Q 波心肌梗死）（第 122 章）的初始处理有所不同，主要是不应给予溶栓治疗。

其他标准治疗

无论是否采取再灌注治疗。

- 心脏重症监护治疗病房（CCU）住院，或对于低危患者，安置在过渡监护治疗病房（intermediate care unit）持续心电监测。
- 开通静脉通道以备心律失常紧急治疗。
- 止痛：①硫酸吗啡 2～4 mg IV q5～10 min，直至疼痛缓解或出现不良反应，如恶心、呕吐、呼吸抑制（纳诺酮 0.4～1.2 mg IV 治疗）、低血压（如果出现心动过缓，阿托品 0.5 mg IV 治疗，或谨慎地给予液体扩容支持）；②若收缩压＞ 100 mmHg，给予硝酸甘油 0.3 mg 舌下含服（SL）；顽固性疼痛者，静脉给予硝酸甘油（10 μg/min 起始，逐渐加量，最大剂量 200 μg/min，密切监测血压）；24 h 内曾使用西地那非、伐地那非，或 48 h 内曾使用他达拉非者（用于治疗勃起功能障碍的 5 型磷酸二酯酶抑制剂），勿给予硝酸酯类药物；③ β 受体阻滞剂（详见下文）。
- 给氧：鼻导管 2～4 L/min（按需，维持血氧饱和度＞ 90%）。
- 轻度镇静（如地西泮 5 mg，奥沙西泮 15～30 mg 或劳拉西泮 0.5～2 mg PO tid 或 qid）。
- 软食及粪便软化剂（如多库酯钠 100～200 mg qd）。

- β 受体阻滞剂（第 119 章）可减少心肌氧耗、缩小心肌梗死面积及降低死亡率。对于高血压、心动过速或持续性胸痛者尤其有用，其禁忌证包括急性充血性心力衰竭、收缩压 < 95 mmHg、心率 < 50 次 / 分、房室传导阻滞或支气管痉挛病史。如果患者血压较高，考虑静脉制剂（如美托洛尔 5 mg 每 2 ～ 5 min 至总剂量 15 mg）。其他情况下起始为口服方案（如酒石酸美托洛尔 25 ～ 50 mg qid）。

- 抗凝药物：大多数 STEMI 患者应接受抗凝治疗［进行 PCI 者通常为普通肝素（UFH）或比伐芦定（操作后立即或片刻后停药）；依诺肝素（长达 8 天，或是直至出院，取决于何者先至）；或，对于接受溶栓治疗以及未再灌注治疗者，给予 UFH（持续 ≥ 2 天）］。对于血栓形成的高危者（严重左心室功能障碍、合并左心室血栓、急性前壁心肌梗死大面积室壁运动障碍，或是肺栓塞患者），推荐继续静脉给予足剂量肝素（维持 aPTT 1.5 ～ 2 倍正常值上限）或 LMWH［如依诺肝素 1 mg/kg 皮下注射（SC）q12 h］，并序贯口服华法林，持续时间 3 ～ 6 个月。

- 抗血小板药物：继续给予阿司匹林 160 ～ 325 mg qd，联合一种 $P2Y_{12}$ 血小板受体拮抗剂（如替格瑞洛、氯吡格雷或普拉格雷，后者仅用于 PCI 术后患者）。

- 血管紧张素转化酶抑制剂（ACEI）降低急性心肌梗死后患者的死亡率，应在由于 STEMI 住院 24 h 内给药（如卡托普利，以 6.25 mg PO 起始，滴定至最大剂量 50 mg PO tid）。充血性心力衰竭，或无症状性左心功能不全（射血分数 ≤ 40%）者，需确保其在出院后继续使用 ACEI。如果患者无法耐受 ACEI，使用血管紧张素受体阻滞剂（ARB），如缬沙坦或坎地沙坦。

- 醛固酮拮抗剂（螺内酯或依普利酮 25 ～ 50 mg qd）可进一步降低左心室射血分数 ≤ 40% 合并症状性心力衰竭或糖尿病患者的死亡率；禁用于严重肾功能不全（如血清肌酐 ≥ 2.5 mg/dl）或高钾血症的患者。

- 应测定血浆镁浓度，必要时给予补充以降低心律失常的风险。

■ 并发症

（心律失常亦可参阅第 124 章及第 125 章。）

室性心律失常

孤立性的室性期前收缩（VPB）很常见，应纠正其诱发因素，包括：低氧血症、酸中毒、低钾血症（维持血钾在 4.5 mmol/L 左右）、低镁血症、充血性心力衰竭、致心律失常药物。常规使用 β 受体阻滞剂（详见上述）可减少室性异位心律。院内其他抗心律失常治疗，仅用于持续性室性心律失常的患者。

室性心动过速

如出现血流动力学紊乱，立即给予电复律（非同步电流 200 ～ 300 J，双相脉冲设备能量减半）。血流动力学稳定者，给予静脉使用胺碘酮（150 mg 团注 > 10 min，随后 1.0 mg/min 静脉输注 6 h，然后 0.5 mg/min 持续输注）。

心室颤动（VF）

需要立即给予除颤（200 ～ 400 J）。如果除颤失败，开始心肺复苏（CPR）及标准复苏治疗（第 11 章）。心肌梗死后数日至数周发生的室性心律失常，多提示心脏泵功能衰竭，提示有必要侵入性电生理检查及植入埋藏式心脏复律除颤器（ICD）。

加速性室性自主心律

宽 QRS 波，节律规整，频率 60 ～ 100 次 / 分，临床常见且多为良性；倘若引起低血压可给予阿托品 0.6 mg IV 治疗。

室上性心动过速

窦性心动过速可由于心力衰竭、低氧血症、疼痛、发热、心包炎、低血容量或药物所致。若未能识别其具体病因，以 β 受体阻滞剂减缓心率有利于降低心肌氧耗。其他室上性心律失常（阵发性室上性心动过速、心房扑动或心房颤动）通常继发于心力衰竭。如果出现血流动力学不稳定，给予电复律。不伴急性心力衰竭者，抑制发作可选择使用 β 受体阻滞剂、维拉帕米或地尔硫䓬（第 125 章）。

心动过缓及房室传导阻滞

（参阅第 124 章）下壁心肌梗死时，心动过缓通常反映迷走神经张力增高或间歇性房室结缺血。倘若血流动力学紊乱（充血性心力衰竭、低血压、出现室性心律失常），给予阿托品 0.5 mg IV 每 5 min

治疗（最高累计 2 mg）。如无效，考虑体外或经静脉临时起搏。应避免使用异丙肾上腺素。前壁心肌梗死时，房室传导阻滞通常提示广泛组织坏死。如下情况，考虑体外或经静脉临时起搏：①完全性房室传导阻滞；②二度 II 型房室传导阻滞（第 124 章）；③新发的双分支阻滞（LBBB、RBBB＋左前分支阻滞、RBBB＋左后分支阻滞）；④伴有低血压或充血性心力衰竭的心动过缓。

心力衰竭

充血性心力衰竭可由于收缩"泵"功能障碍、左心室舒张"僵硬度"增高和（或）急性机械性并发症导致。

症状　呼吸困难、端坐呼吸及心动过速。

体格检查　颈静脉怒张、S_3 和 S_4 奔马律、肺部啰音；并发急性二尖瓣反流或室间隔缺损（VSD）时可闻及收缩期杂音。

治疗　心力衰竭（第 126 章）

初始治疗包括利尿剂（以呋塞米 10～20 mg IV 起始）、吸氧和血管扩张剂，尤其是硝酸酯类药物（除非患者低血压，其收缩压＜100 mmHg，可经口服、局部外用或静脉给药）（第 126 章）。洋地黄对于急性心肌梗死通常获益极小。可在侵入性血流动力学监测（Swan-Ganz 肺动脉导管、动脉置管）指导下应用利尿剂、血管扩张药和正性肌力药物（表 121-1），特别是伴有低血压的患者（表 121-2，图 121-3）。在急性心肌梗死中，可被接受的肺毛细血管楔压（PCW）是 15～20 mmHg；若无低血压，PCW＞20 mmHg 给予利尿剂联合血管扩张剂治疗 [IV 硝酸甘油 10 μg/min 起始；或硝普钠 0.5 μg/（kg·min）起始]，逐渐滴定至维持理想的血压、PCW 和全身血管阻力（SVR）。

$$SVR = \frac{（平均动脉压－平均右心房压）\times 80}{心输出量}$$

正常 SVR ＝ 900～1350 dyne·s/cm^5。如果 PCW＞20 mmHg 伴有低血压（表 121-2，图 121-3），需除外合并室间隔缺损或急性二尖瓣反流，考虑多巴酚丁胺治疗 [1～2 μg/（kg·min）起始，逐渐滴定至最大剂量 10 μg/（kg·min）]。警惕药物诱发心动过速和室性异位心律。

表 121-1　急性心肌梗死静脉使用的血管扩张药及正性肌力药物

药物	常用剂量范围	注释
硝酸甘油	5 ～ 100 μg/min	可改善缺血心肌的冠状动脉血流灌注
硝普钠	0.5 ～ 10 μg/（kg·min）	更强效的血管扩张剂，但改善冠状动脉血流效应不如硝酸甘油 应用＞ 24 h 或肾衰竭时，注意硫氰酸盐毒性效应（视物模糊、耳鸣、谵妄）
多巴酚丁胺	2 ～ 20 μg/（kg·min）	心排血量↑、PCW ↓ 但不升高血压
多巴胺	2 ～ 20 μg/（kg·min）	低血压患者中较多巴酚丁胺更为合适 其血流动力学效应取决于使用剂量： ＜ 5 μg/（kg·min）：肾血流↑ 2.5 ～ 10 μg/（kg·min）：正性肌力↑ ＞ 10 μg/（kg·min）：血管收缩
去甲肾上腺素	0.5 ～ 30 μg/min	心源性休克中，相较于多巴胺更少引起心律失常

经静脉血管扩张剂治疗稳定后，序贯口服 ACEI 或 ARB 治疗（第 126 章）。左心室射血分数≤ 40%，或症状性心力衰竭或合并糖尿病者，考虑长期 ACEI 联合醛固酮拮抗剂（螺内酯 25 ～ 50 mg qd 或依普利酮 25 ～ 50 mg qd），注意禁用于肾功能不全及高钾血症者。

心源性休克

严重左心室衰竭伴低血压（收缩压＜ 90 mmHg）、PCW 升高（＞ 20 mmHg）、心脏指数＜ 2.2 L/（min·m²），伴随少尿、外周血管收缩、神志淡漠和代谢性酸中毒（第 12 章）。

治疗　心源性休克（图 121-3）

Swanz-Ganz 导管和有创动脉血压监测便于病情监测，但并非不可或缺；调整容量（按需使用利尿剂或输液），目标为维持平均 PCW 18 ～ 20 mmHg。必要时使用升压药（如去甲肾上腺素或多巴胺）（表 121-1）和（或）主动脉球囊反搏以维持收缩压

表 121-2   急性心肌梗死并发症的血流动力学变化

临床情况	心脏指数 L/（min·m²）	PCW mmHg	收缩压 mmHg	治疗
无并发症	> 2.5	≤ 18	> 100	—
低血压	< 2.5	< 15	< 100	可经负荷生理盐水后纠正 在下壁心肌梗死的情况下，需考虑右心室心肌梗死（尤其是右心房压力 > 10 mmHg）
容量超负荷	> 2.5	> 20	> 100	利尿剂（如呋塞米 10 ～ 20 mg IV） 硝酸甘油，透皮敷贴或 IV（表 121-1）
左心室功能衰竭	< 2.5	> 20	> 100	利尿剂（如呋塞米 10 ～ 20 mg IV） 硝酸甘油 IV（如果高血压，使用硝普钠 IV）
严重左心室功能衰竭	< 2.5	> 20	< 100	若收缩压 ≥ 90 mmHg：多巴酚丁胺 IV± 硝酸甘油或硝普钠 IV； 若收缩压 < 90 mmHg：多巴胺 IV； 合并肺水肿时呋塞米 IV 利尿，但其使用可能受限于低血压 新出现收缩期杂音，考虑急性 VSD 或二尖瓣反流
心源性休克	< 2.2	> 20	< 90 伴有尿量减少及意识模糊	去甲肾上腺素或多巴胺 IV 机械循环支持 PCI 或 CABG 再灌注治疗可能挽救生命

缩略词：CABG，冠状动脉旁路移植术；PCI，经皮冠状动脉介入治疗；PCW，肺毛细管楔压；VSD，室间隔缺损

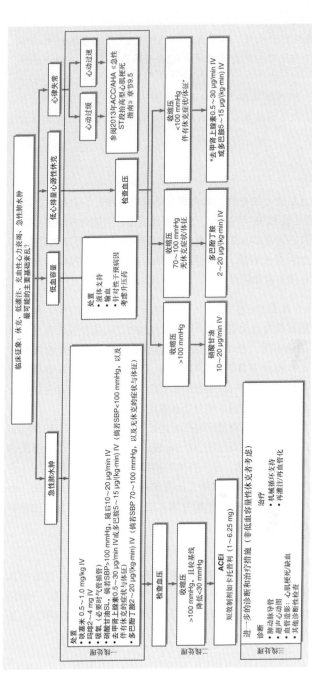

图 121-3 心源性休克和肺水肿的急诊处理。[资料来源：Modified from Guidelines 2000 for Cardiopulmonary Resuscitation and Emergency Cardiovascular Care. Part 7: The era of reperfusion: Section 1: Acute coronary syndromes（acute myocardial infarction）. The American Heart Association in collaboration with the International Liaison Committee on Resuscitation. Circulation 102: 1172, 2000.]

> 90 mmHg，以及降低 PCW。通过面罩高浓度给氧；合并肺水肿时，考虑双水平气道正压通气（BiPAP）或气管插管和呼吸机辅助通气。应及时发现急性机械并发症（详见下文），并给予积极治疗。

急性 STEMI 后 36 h 之内发生心源性休克，通过采取 PCI 或冠状动脉旁路移植术（CABG）再灌注治疗均可显著改善左心室功能。

低血压

下壁或后壁心肌梗死患者出现颈静脉怒张和右心负荷显著增高（通常无啰音且 PCW 可正常），应当考虑低血压可能为右心室心肌梗死所致。右心导联心电图可见典型的 ST 段抬高；超声心动图可确诊。其治疗应包括补充容量。其他需鉴别的非心源性因素包括：低血容量、急性心律失常和脓毒血症。

急性机械并发症

室间隔破裂及乳头肌缺血 / 梗死致使急性二尖瓣反流常发生于心肌梗死后的第 1 周，表现为突发的充血性心力衰竭及新发收缩期杂音。超声心动图及多普勒检查可确诊此类并发症。室间隔破裂或急性二尖瓣反流时，PCW 曲线监测均可见巨大 v 波；但前者在导管头端从右心房送入右心室时，氧分压陡然出现增高。

这些情况的紧急药物治疗包括血管扩张药（硝普钠 IV，以 10 μg/min 起始，滴定维持收缩压在 100 mmHg 左右）；可能需主动脉内球囊反搏以维持心输出量。最为有效的治疗无疑是纠正结构异常。急性心室游离壁破裂表现为骤然无法测及血压、脉搏与意识丧失，而心电图可见正常节律（电-机械分离）。急诊外科手术修复是关键举措，但是其死亡率极高。

心包炎

特点是胸膜炎性、体位相关的疼痛，以及可闻及心包摩擦音（第 118 章）；常合并房性心律失常；需鉴别复发性心绞痛。一般阿司匹林 650 mg PO qid 治疗有效。疑似心包炎者不宜使用抗凝剂，避免发生心包出血 / 压塞。

室壁瘤

左心室腔在梗死心肌局部"膨出"。真性室壁瘤内含瘢痕组织，不易破裂。然而，其并发症包括充血性心力衰竭、室性心律失常和血栓形成。室壁瘤多可通过超声心动图及左心室造影确诊。室壁瘤合并血栓形成或前壁心肌梗死形成大节段室壁瘤，均有必要考虑口服华法林抗凝 3 ～ 6 个月。

假性室壁瘤是左心室室壁破裂后被邻近心包和机化血栓包裹形成的瘤样结构，瘤体直接显露于左心室心腔内，一般需要外科手术修复以预防其破裂。

复发性心绞痛

通常伴有一过性 ST-T 改变，也预示再发心肌梗死发生率较高。在急性梗死后早期发生，应跟进冠状动脉造影以及血运重建。

■ 二级预防

对于未进行冠状动脉造影及 PCI 的患者，应在出院前或者出院后尽快进行亚极量的运动试验评估。特定的试验结果阳性者（低运动负荷发作心绞痛，诱发大面积缺血，或诱发缺血伴左心室射血分数减低）应进行导管检查，评价心肌再次梗死的风险。除非具有禁忌证（支气管哮喘、急性心力衰竭、心动过缓），否则应在急性心肌梗死后常规处方 β 受体阻滞剂（如美托洛尔 25 ～ 200 mg qd）至少 2 年。继续口服抗血小板药物（如阿司匹林 81 ～ 325 mg qd 和一种 P2Y12 血小板受体拮抗剂）以降低再次心肌梗死的发生率。如果左心室射血分数 ≤ 40%，无疑应长期给予 ACEI 或 ARB（倘若无法耐受 ACEI）。除此，考虑联合使用醛固酮拮抗剂（参阅上文"心力衰竭"部分）。

鼓励患者纠正其心血管危险因素：戒烟、控制血压、血糖和血脂水平（通常是心肌梗死后立即服用阿托伐他汀 80 mg qd，见第 181 章），以及循序渐进地进行运动锻炼。

第 122 章
不稳定型心绞痛及非 ST 段抬高型心肌梗死

（李忠佑　校　宋子琪　译）

不稳定型心绞痛（UA）和非 ST 段抬高型心肌梗死（NSTEMI）是发病机制、临床表现和治疗策略相似的急性冠脉综合征。

■ 临床表现

UA 包括：①初发心绞痛；②静息或轻度劳力诱发的心绞痛；③慢性心绞痛近期内发作频率及严重程度增高。UA 的临床症状伴有心肌坏死的证据（如心肌损伤标志物增高）则诊断 NSTEMI。除此，NSTEMI 患者临床症状可与 STEMI 完全相同，此时通过心电图来鉴别二者。

■ 体格检查

可正常；或出现大汗、皮肤湿冷苍白、心动过速、S_4、肺底啰音；心肌大面积缺血可闻及 S_3，或伴低血压。

■ 心电图

可包括 ST 段压低和（或）T 波倒置；不同于 STEMI，无 Q 波形成。

■ 心肌损伤标志物

心肌特异性肌钙蛋白（兼具特异性和敏感性的心肌坏死标志物）以及 CK-MB（敏感性较低的标志物）升高。肌钙蛋白小幅度增高也见于心力衰竭、心肌炎和肺栓塞，以及其他表 122-1 列举的临床情况。

治疗　不稳定型心绞痛和非 ST 段抬高型心肌梗死

首要步骤是根据患者罹患冠状动脉疾病（CAD）或急性冠脉综合征（图 122-1）的疑似度准确分类患者，识出其中的高危患者。对于低疑似度活动性缺血的患者，观察是否反复发作胸部不适，

表 122-1　直接心肌损害造成心肌肌钙蛋白升高的原因（非 1 型自发性心肌梗死）

心源性疾病	非心源性或系统性疾病
快速性室性心律失常	肺栓塞或肺动脉高压
充血性心力衰竭	外伤（如电击、烧伤、胸壁钝挫伤）
高血压急症	甲状腺功能减退或亢进症
感染或炎症（如心肌炎、心包炎）	中毒（如蒽环类药物、蛇毒）
应激性心肌病（Tako-Tsubo 心肌病）	肾衰竭
结构性心脏病（如主动脉狭窄）	脓毒血症、休克
主动脉夹层	卒中或其他急性神经事件
冠状动脉痉挛	极限耐力训练（如超级马拉松）
心脏操作（心肌内膜活检、射频消融、CABG、PCI）	横纹肌溶解
浸润性疾病（如淀粉样变性、血色病、恶性肿瘤）	

资料来源：Data from Newby LK et al：J Am Coll Cardiol 60：2427，2012；Roffi M：Eur Heart J 37：267，2016.

并给予动态心电图监测与心肌损伤标志物检查。如果均是阴性，负荷试验（或 CT 造影显像，倘若其为 CAD 低度疑似者）可用于指导进一步的诊疗计划。

UA/NSTEMI 的治疗主要包括：①抗冠状动脉内血栓形成；②恢复心肌氧供需平衡。风险评分高危的患者进行侵入性干预最为受益。

抗栓治疗

- 阿司匹林（初始 325 mg，随后 75 ～ 325 mg qd）。
- 血小板 P2Y12 受体拮抗剂：除非具有较高出血风险，或拟立即进行冠状动脉旁路移植术（CABG），否则应给予氯吡格雷（300 ～ 600 mg PO 负荷，随后 75 mg PO qd）；或替格瑞洛（180 mg PO，随后 90 mg PO bid，长期使用本药时阿司匹林每日剂量不超过 100 mg）；或普拉格雷（60 mg PO，随后 10 mg PO qd，但是仅对计划进行 PCI 者应用本药）；或静脉给予坎格雷洛［30 μg/kg 团注负荷，随后 4 μg/（kg·min），通过专用的静脉留置管持续给药］。

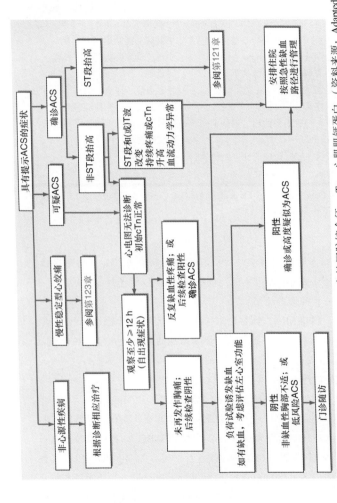

图 122-1 疑似急性冠脉综合征患者的评估及治疗路径。ACS，急性冠脉综合征；cTn，心肌肌钙蛋白。（资料来源：Adapted from Anderson JL et al: 2012 ACCF/AHA focused update incorporated into the ACCF/AHA 2007 guidelines for the management of patients with unstable angina/non-ST-elevation myocardial infarction: A report of the American College of Cardiology Foundation/American Heart Association Task Force on Practice Guidelines. J Am Coll Cardiol 61: e179，2013.）

- 抗凝剂：普通肝素（UFH）［70 ～ 100 U/kg 负荷（最高剂量
  5000 U），随后以 12 U/（kg·h）维持（最高剂量 1000 U/h）］，
  维持 aPTT 在其正常对照值的 1.5 ～ 2.5 倍；或低分子量
  肝素（如依诺肝素 1 mg/kg SC q12 h），其减少发生心脏事
  件的获益优于 UFH。其他替代药物包括：①Xa 因子抑制
  剂磺达肝癸钠（2.5 mg SC qd），其致使出血的风险较低；
  ②直接凝血酶抑制剂比伐芦定［0.75 mg/kg IV 负荷，随
  后 1.75 mg/（kg·h）持续给药］，相较于 UFH 联合糖蛋白
  Ⅱb/Ⅲa 受体抑制剂，其减少了进行导管手术的患者发生
  出血。
- 对于高危的不稳定患者，拟行 PCI 术者可考虑使用糖蛋白
  Ⅱb/Ⅲa 受体抑制剂［如替罗非班 0.25 μg/（kg·min）负
  荷，随后 0.15 μg/（kg·min）；或依替巴肽 180 μg/kg 负荷，
  随后 2.0 μg/（kg·min）］。

抗缺血治疗

- 硝酸甘油 0.3 ～ 0.6 mg 舌下含服或经口腔喷雾吸入。如果
  经 3 次给药（每次间隔 5 min）后，仍持续有胸部不适，
  考虑静脉硝酸甘油（5 ～ 10 μg/min，随后每 3 ～ 5 min 增
  量 10 μg/min，直至症状缓解或收缩压＜ 100 mmHg）。近
  期应用 5 型磷酸二酯酶抑制剂（括 24 h 内曾使用西地那
  非、伐地那非，或 48 h 内曾使用他达拉非）治疗勃起功能
  障碍者禁用硝酸酯类药物。
- β 受体阻滞剂（如美托洛尔 25 ～ 50 mg PO q6 h），靶心率
  控制在 50 ～ 60 次/分。禁忌使用 β 受体阻滞剂者（如支
  气管痉挛），考虑长效维拉帕米或地尔硫革（表 119-2）。

其他推荐

- 将患者收住在可持续心电监测的病房单元，卧床休息。
- 顽固性胸痛者考虑给予硫酸吗啡 2 ～ 5 mg IV q5 ～ 30 min。
- 给予 HMG-CoA 还原酶抑制剂（高剂量起始，如阿托伐
  他汀 80 mg qd）及考虑应用血管紧张素转化酶抑制剂（第
  121 章）。

侵入性治疗与保守治疗策略

对于高危患者（表 122-2），早期采取侵入性治疗策略（48 h
内进行冠状动脉造影，随后进行 PCI 或 CABG）将改善其预后。

表 122–2   **NSTE-ACS 治疗决策的相关因素：早期侵入性治疗或缺血指导的策略**

即刻侵入性治疗 （2 h）	难治性心绞痛 伴有心力衰竭的症状或体征，新发或恶化的二尖瓣反流 血流动力学不稳定 尽管接受强化药物治疗，但是在静息状态下或低强度活动时，仍反复发生心绞痛或心肌缺血 持续性室性心动过速或心室颤动
早期侵入性治疗 （4 h 内）	不符合以上特点，但 GRACE[a] 风险评分 > 140 肌钙蛋白动态改变 新发或推测为新发的 ST 段压低
延迟侵入性治疗 （25 ~ 72 h 内）	不符合以上特点，但有糖尿病 肾功能不全［eGFR < 60 ml/（min·1.73 m²）］ 左心室收缩功能减退（LVEF < 40%） 心肌梗死后早期心绞痛 6 个月内曾接受 PCI 治疗 曾接受冠状动脉旁路移植术 GRACE[a] 评分 109 ~ 140，TIMI[b] 评分 ≥ 2
缺血指导的策略	危险评分低危（如 TIMI 评分 0 或 1，GRACE[a] 评分 < 109） 低风险，肌钙蛋白阴性的女性 无高危特征，临床医生和患者的选择偏好

[a] 参阅 CB Granger（Arch Intern Med 163：2345，2003）。
[b] 参阅 EM Antman（JAMA 284：835，2000）。
资料来源：Modified from Amsterdam EA et al：J Am Coll Cardiol 64：e139，2014.

低危患者可暂缓冠状动脉造影，但是如果反复自发心肌缺血（心绞痛、静息或轻度体力活动下出现 ST 段压低），或经负荷试验诱发心肌缺血，则应尽早进行。

长期管理

● 强调戒烟、维持理想体重、低饱和脂肪酸和反式脂肪酸饮食、规律运动的重要性；以及控制血压、血脂和血糖达标；可通过鼓励患者加入心脏康复计划而使以上原则的实施获得强化。

● 继续用药：阿司匹林（75 ~ 100 mg/d）、血小板 P2Y12 受体拮抗剂（氯吡格雷、普拉格雷或替格瑞洛，至少用药 1 年）、β 受体阻滞剂、高剂量他汀（如阿托伐他汀 80 mg/d；如必要则联合依折麦布 10 mg/d 使 LDL-C 达至 < 70 mg/dl）和血管紧张素转化酶抑制剂或血管紧张素受体阻滞剂（尤其合并高血压、糖尿病或左心室射血分数降低者）。

第 123 章
慢性稳定型心绞痛

（梁会珠　译　陈红　审校）

心绞痛

心绞痛，是冠状动脉疾病（CAD）最常见的临床表现，由心肌氧供需失衡所致，最常见的病因是冠状动脉粥样硬化性狭窄。其他破坏这种平衡并引发心绞痛的主要疾病包括主动脉瓣疾病（第 116 章）、肥厚型心肌病（第 117 章）和冠状动脉痉挛（详见下文）。

■ 症状

典型心绞痛与劳力或情绪激动相关；休息或含服硝酸甘油可迅速缓解（第 33 章）。主要危险因素包括吸烟、高血压、高胆固醇血症［低密度脂蛋白胆固醇（LDL-C）↑，高密度脂蛋白胆固醇（HDL-C）↓］、糖尿病、肥胖和 CAD 家族史（55 岁前发病）。

■ 体格检查

通常正常；动脉杂音或视网膜血管病变提示全身动脉粥样硬化；常可闻及 S_4。心绞痛急性发作时可出现其他体征，如可闻及 S_4、出现大汗、肺部啰音、乳头肌缺血时闻及一过性二尖瓣反流杂音。

■ 心电图

平素无心绞痛发作时，心电图正常或呈陈旧性心肌梗死表现（第 113 章）。心绞痛发作时，通常出现 ST-T 异常（ST 段压低反映心内膜下缺血；ST 段抬高提示急性心肌梗死或一过性冠脉痉挛）。急性缺血常伴随室性心律失常。

■ 负荷试验

CAD 的重要诊断试验；通过在平板或脚踏车上运动，直至达到目标心率或出现相应症状（胸痛、头晕目眩、低血压、显著呼吸困难、室性心动过速）或心电图出现具有诊断意义的 ST 段改变。运动试验具有价值的信息包括：运动持续时间；心率和血压峰值；ST 段压低的幅度、形态及持续时间；是否出现劳力性胸痛（以及其严重程度）、低血压或室性心律失常。放射性核素负荷试验、超声心动负荷试验或心脏磁共振负荷试验可提高试验的敏感性及特异性，尤其适用于基线心电图存在异常，影响负荷试验结果判读的临床情况。

注意： 负荷试验禁用于急性心肌梗死、不稳定型心绞痛或严重主动脉瓣狭窄患者。如果无法配合运动，可采用药物负荷试验，通过静脉注射双嘧达莫、腺苷、瑞加德松或多巴酚丁胺，并结合放射性核素或超声心动图进行检查（表123-1）。如果患者基线心电图呈左束支传导阻滞，应选择诊断特异性最高的腺苷或双嘧达莫放射性核素负荷试验。

检测冠状动脉钙负荷（通过电子束或多层螺旋CT）对于诊断和管理CAD中的预后作用仍持续处于探索中。

部分患者劳力后发作缺血事件并没有胸痛症状（"无症状性缺血"），通过负荷试验出现一过性ST-T改变而被确诊（详见下文）。

■ 冠状动脉造影

主要适应证包括：①药物治疗无效的心绞痛；②运动负荷试验呈显著的阳性（ST段压低 ≥ 2 mm，低活动量诱发心肌缺血，活动时出现室性心动过速或低血压）提示左主干或三支病变；③心肌梗死后反复心绞痛或运动负荷试验阳性；④评估是否为冠状动脉痉挛；⑤评估胸痛病因不明确的患者，其他无创性检查无法确诊。

其他无创冠状动脉显像技术（CT和MR血管造影）亦被广泛应用。

表 123-1　负荷试验的推荐

亚组	推荐
患者具有运动能力	
如果基线心电图ST-T正常	标准运动试验（平板、脚踏车或手摇车）
如果基线心电图ST-T影响试验结果判读（如左心室肥厚伴劳损、应用地高辛）	标准运动试验（同上）结合以下影像学检查：心肌灌注显像（如 ^{99m} 锝-甲氧基异丁基异腈）或超声心动图
患者不具有运动能力（无论基线ST-T是否异常）	药物负荷试验（腺苷、瑞加德松、双嘧达莫、或多巴酚丁胺 IV）结合以下影像学检查：心肌灌注显像 [如 ^{99m} 锝-甲氧基异丁基异腈，或 PET（铷-82或N-13氨）] 或超声心动图或心脏MRI
基线心电图呈左束支传导阻滞	药物负荷试验结合影像学检查

治疗 慢性稳定型心绞痛（图 123-1）

一般治疗

- 识别并治疗危险因素：强制戒烟；治疗糖尿病、高血压和血脂紊乱（第 181 章）；提倡低饱和脂肪酸和低反式脂肪酸饮食。

- 纠正引起心绞痛恶化的因素：病态肥胖、充血性心力衰竭、贫血、甲状腺功能亢进症。

- 安抚鼓励与健康教育。

药物治疗

舌下含服硝酸甘油（TNG 0.3 ～ 0.6 mg）；间隔 5 min 可重复服用；告知患者可能出现头痛或头晕；传授患者在经常诱发其心绞痛的活动前预防性服用硝酸甘油。如果服用 2 ～ 3 片硝酸甘油后，胸痛仍持续 > 10 min，应立即至就近医疗机构就诊，以除外急性冠脉综合征。

长期心绞痛控制

通常联合使用如下几类药物。

长效硝酸酯类

具备多种给药途径（表 123-2）；从最小剂量、最低频率起始，以减少耐药性及头痛、头晕和心动过速等不良反应。

β 受体阻滞剂（表 119-2）

所有均具有抗心绞痛作用；选择性 β 1 受体阻滞剂对气道与外周血管疾病的影响较弱。应滴定剂量直至静息状态下心率 50 ～ 60 次 / 分。禁忌证包括急性充血性心力衰竭、房室传导阻滞、支气管痉挛、"脆性"糖尿病。不良反应包括引起疲乏、支气管痉挛、左心室功能受抑制、阳痿、抑郁，以及掩盖糖尿病患者低血糖症状。

钙通道阻滞剂（表 119-2）

对于稳定型心绞痛、不稳定型心绞痛、冠状动脉痉挛均有效。联合其他抗心绞痛药物效果良好，但是对于持续使用 β 受体阻滞剂者，联合维拉帕米需谨慎（减缓心率的效应叠加）。推荐长效制剂，而非短效钙通道阻滞剂，因为后者可能增加冠心病死亡率。

雷诺嗪

对于应用上述标准治疗方案后，仍持续发作心绞痛的患者，考虑联合雷诺嗪（500 ～ 1000 mg PO bid），其可降低心绞痛发作频

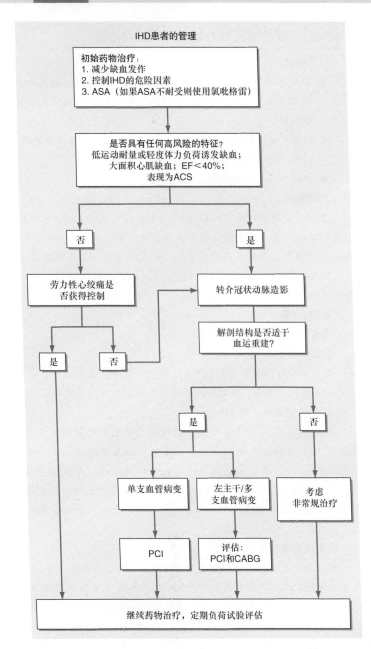

图 123-1 缺血性心脏病的管理路径。ACS，急性冠脉综合征；ASA，阿司匹林；CABG，冠状动脉旁路移植术；EF，射血分数；IHD，缺血性心脏病；PCI，经皮冠状动脉介入治疗

表 123-2　常用硝酸酯类药物示例

	常用剂量	推荐给药频率
短效药物		
硝酸甘油舌下含服	0.3 ~ 0.6 mg	按需
硝酸甘油气溶胶	0.4 mg（1 吸）	按需
硝酸异山梨酯舌下含服	2.5 ~ 10 mg	按需
长效药物		
硝酸异山梨酯（ISDN）		
口服	10 ~ 40 mg	bid 或 tid
缓释制剂	80 ~ 120 mg	qd 或 bid
硝酸甘油软膏（2%）	0.5 ~ 2	bid 或 tid
硝酸甘油皮肤贴剂	0.2 ~ 0.8 mg/h	上午使用，睡前去除
单硝酸异山梨酯（ISMO）		
口服	20 ~ 40 mg	bid（上午一次，7 h 后一次）
缓释制剂	30 ~ 240 mg	qd

率，改善活动耐量，不影响血压和心率。雷诺嗪不适用于如下患者：肝功能受损、QT 间期延长，或使用抑制其药物代谢的药物（如酮康唑、大环内酯类抗生素、HIV 蛋白酶抑制剂、地尔硫革和维拉帕米）。

阿司匹林

81 ~ 162 mg/d 可降低慢性稳定型心绞痛、心肌梗死后以及无症状心肌缺血男性患者心肌梗死的发生率。如无禁忌证（消化道出血或过敏），推荐 CAD 患者使用。对于不耐受阿司匹林者，考虑口服氯吡格雷（75 mg/d）。

对于 CAD 合并左心室射血分数＜40%、高血压、糖尿病或慢性肾脏病者，推荐联合给予血管紧张素转化酶抑制剂（ACEI）。

血运重建

用于联合纠正危险因素和药物治疗，而非取代后者。

经皮冠状动脉介入治疗（PCI）

球囊扩张技术，通常同时于冠状动脉内置入支架。适用于解剖结构适宜的自身血管或桥血管狭窄；缓解心绞痛疗效优于药物治疗。对于慢性稳定型心绞痛，目前并无证据表明可降低心肌梗死的发生率及死亡率；不适用于无症状或症状轻微者。PCI 术后95% 的患者心绞痛获得缓解；然而单纯球囊扩张术后再狭窄的发生率高达 30%～45%；置入金属裸支架时约为 20%；但是，置入药物洗脱支架（DES）时仅为 < 10%。极少数 DES 术后患者可出现晚期支架内血栓形成；其发生率随着延长抗血小板治疗（阿司匹林终身服用，并联合一种 P2Y12 受体拮抗剂至少 12 个月）而降低。

冠状动脉旁路移植术（CABG）

适用于药物治疗无效或无法耐受药物治疗的患者（以及病变并不适于 PCI 干预）或具有严重冠状动脉病变（如左主干、三支病变伴左心室功能受损）。2 型糖尿病伴有多支血管病变的 CAD 患者，CABG 联合最优药物治疗对于预防主要冠状动脉事件，优于单纯药物治疗。

PCI 和 CABG 各自相对优势比较总结于表 123-3 中。

变异型心绞痛（冠状动脉痉挛）

冠状动脉间歇局灶性痉挛；痉挛部位附近通常伴有动脉粥样硬化病变。胸部不适症状与心绞痛类似，但是程度更重，经常发生于静息中，伴有 ST 段一过性抬高。痉挛诱发缺血也可引起急性心肌梗死或恶性心律失常。相关评估包括胸部不适发作时观察到 ECG 中 ST 段呈一过性抬高；通过冠状动脉造影时采取激发（如静脉注射乙酰胆碱）试验确诊。治疗主要包括长效硝酸酯类药物及钙通道阻滞剂。冠状动脉结构正常者预后优于冠状动脉具有固定狭窄者。

表 123-3　多支血管病变不同血运重建操作的比较

操作	优点	缺点
PCI	微创	可能无法实现完全血运重建
	住院时间较短	可能需要重复操作
	初步花费较低	仅适用于特定解剖情况
	卒中发生率较低	
CABG	心绞痛复发率较低	花费较高
	可实现完全血运重建	具有由于远期桥血管闭塞而再次手术的风险
		作为大手术的合并症发生率以及死亡率较高

第124章
缓慢性心律失常

（吴泽璇 译 晁峰 审校）

缓慢性心律失常来源于：①冲动起源异常（窦房结功能障碍）或②心电传导障碍（如房室传导阻滞）。

窦房结功能障碍

病因可为内源性的，包括：退行性变、缺血、炎症、浸润性病变（如淀粉样变性）及罕见的钠通道或起搏电流基因突变；或外源性的，包括：药物（β受体阻滞剂、钙通道阻滞剂、地高辛）、自主神经功能紊乱及甲状腺功能减退症。

病态窦房结综合征（SSS）患者的症状源于心动过缓（疲乏、虚弱、头晕、晕厥）和（或）其伴随的阵发性心动过速（如心悸、心绞痛）。

■ 诊断

通过心电图检查获取窦性心动过缓（窦性心律的频率＜60次/分）、心率无法随运动增快（变时性功能不全）、窦性停搏或传导障碍的证据。病态窦房结综合征的患者中，也可有阵发性心动过速（如心房颤动/心房扑动）。长程心电监测（24～48 h Holter或30天环路记录器，或长程植入式心电监测仪）可协助发现这些异常。极少需要借助侵入性电生理检查来明确诊断。

治疗 窦房结功能障碍

去除或治疗外源性因素，包括停用相关药物或治疗甲状腺功能减退症。此外，对于症状性心动过缓植入永久性心脏起搏器（表124-1）。关于病态窦房结综合征，合并心房颤动或心房扑动的治疗参阅第125章。

表 124-1　指南中关于窦房结功能障碍起搏器植入适应证的总结

Ⅰ类

1. 窦房结功能障碍，伴有症状性心动过缓或窦性停搏
2. 症状性窦房结功能障碍，由于必须长期服用的药物所致，且缺乏其他可替代药物
3. 症状性变时性功能不全
4. 心房颤动，伴有心动过缓和间歇＞5 s

Ⅱa类

1. 窦房结功能障碍，心率＜40次/分，且心动过缓与症状之间并无明确的相关性
2. 必须长期服用可能影响心率的药物且缺乏其他可替代药物，窦房结功能障碍，心率＜40次/分，但心动过缓与症状之间并无明确的相关性
3. 不明原因的晕厥，心电生理检查发现或诱发出严重的窦房结功能障碍

Ⅱb类

1. 清醒状态下，长期心率＜40次/分，但症状轻微

Ⅲ类

1. 无症状的窦房结功能障碍，即使心率＜40次/分
2. 窦房结功能障碍，但症状与心动过缓无关
3. 由于非必需的药物治疗，引起症状性心动过缓的窦房结功能障碍

资料来源：Data from Epstein AE et al：J Am Coll Cardiol 51：e1，2008；Tracy CM et al：J Am Coll Cardiol 61：e6，2013.

房室传导阻滞

心房到心室的传导障碍可能是结构性和永久性的，抑或是可逆的（如自主神经因素、代谢性疾病或与药物相关）（表 124-2）。

■ 一度房室传导阻滞（图 124-1A）

恒定延长的 PR 间期（＞0.20 s）。可见于正常人，或继发于迷走神经张力增高或药物（如 β 受体阻滞剂、地尔硫䓬、维拉帕米、地高辛）；一般不需治疗。

■ 二度房室传导阻滞

莫氏Ⅰ型（文氏；图 124-1B）

窄 QRS 波，PR 间期逐渐延长，直至心室波脱落，随后周期性重复。见于药物中毒（洋地黄、β 受体阻滞剂）、迷走张力增高、下壁心肌梗死。通常为一过性，无须治疗；如有症状，可使用阿托品

表 124-2 房室传导阻滞的病因

自主神经因素	
颈动脉窦过敏	血管迷走性反射

代谢性 / 内分泌疾病	
高钾血症	甲状腺功能减退症
高镁血症	肾上腺皮质功能不全

药物相关	
β 受体阻滞剂	腺苷
钙通道阻滞剂	抗心律失常药物（Ⅰ和Ⅲ类）
洋地黄	锂制剂

感染性疾病	
心内膜炎	结核病
莱姆病	白喉
Chagas 病	弓形体病
梅毒	

遗传性 / 先天性疾病	
先天性心脏病	Kearns-Sayre 综合征
妊娠合并系统性红斑狼疮	强直性肌营养不良和其他肌营养不良

炎症性疾病	
系统性红斑狼疮	混合型结缔组织病
类风湿关节炎	硬皮病

浸润性疾病	
淀粉样变性	血色病
结节病	

肿瘤 / 创伤性疾病	
淋巴瘤	辐射
间皮瘤	导管消融
黑色素瘤	

退行性变	
Lev 病	Lenègre 病

冠状动脉疾病	
急性心肌梗死	

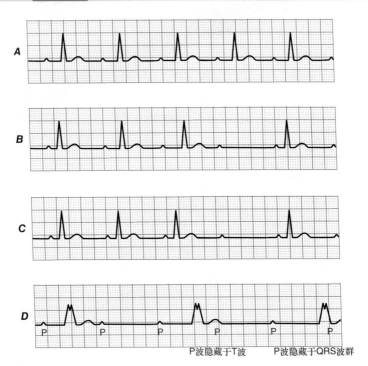

图 124-1　**A**. 一度房室传导阻滞（PR 间期延长）；**B**. 二度房室传导阻滞——莫氏 I 型（PR 间期逐渐延长，直至 QRS 波脱落）；**C**. 二度房室传导阻滞——莫氏 II 型（QRS 波脱落前无 PR 间期进行性延长）；**D**. 三度房室传导阻滞（P 波和 QRS 波无关）

（0.6 mg IV，重复 3 ～ 4 次）或临时起搏器。

莫氏 II 型（图 124-1C）

PR 间期固定（无进行性延长）伴有心室波脱落，呈 2∶1、3∶1 或 4∶1 的形式；QRS 波群往往增宽，见于心肌梗死或退化性传导系统疾病；较莫氏 I 型更为严重，可能突然进展为完全性房室传导阻滞；需植入永久性起搏器。

■ 三度房室传导阻滞（完全性房室传导阻滞）（图 124-1D）

心房到心室的传导完全中断；心房和心室各自除极。见于心肌梗死、洋地黄中毒或传导系统退化性变。除非具有可逆性病因（如药物相关，或在心肌梗死过程中一过性出现且不伴有束支传导阻滞），否则通常需植入永久性起搏器。

第125章
快速性心律失常

（吴寸草 译 李学斌 审校）

快速性心律失常既可发生于结构性心脏病，也可见于非结构性心脏病，但是前者程度更为严重。以下情况可以诱发心律失常，包括：①心肌缺血；②心力衰竭；③低氧血症；④高碳酸血症；⑤低血压；⑥电解质紊乱［如低钾血症和（或）低镁血症］；⑦药物中毒（地高辛及延长 QT 间期的药物）；⑧咖啡因摄入；⑨酒精摄入。

■ 诊断

进行心电图检查以寻找诊断证据，包括缺血性改变（第113章）、QT 间期延长或缩短、Wolff-Parkinson-White（WPW）综合征（详见下文）或 Brugada 综合征典型的 V_1 ～ V_3 导联 ST 段抬高改变。快速性心律失常的诊断见图 125-1 和表 125-1；通常需要识别心房激动，以及 P 波和 QRS 波群之间的关系。为了辅助诊断，可做如下操作：

- 记录 Ⅱ、aVF 或 V_1 导联的长条心律图。双倍电压下行心电图检查可使 P 波更易识别。
- 附加心电图导联（如右胸导联）有助于 P 波的识别。另外，可在颈动脉窦按摩过程中记录心电图（表 125-1）。注意：不可同时按摩双侧颈动脉窦。
- 对症状间歇发作者，考虑 24 h Holter 监测（如果症状每天发作）、患者激活或持续心电事件记录器进行长达 2 ～ 4 周的描记。如果症状罕有发作，但是程度严重，考虑植入式环路记录器。除此，标准的运动试验也可用于诱发心律失常而实现诊断目的。

宽 QRS 波群的快速性心律失常可为室性心动过速或室上性心动过速（室上速）伴差异性传导。提示为室性心动过速的线索包括：①房室分离；② aVR 导联单相 R 波或 Rs 型；③ V_1 ～ V_6 导联 QRS 波呈单相 R 或 S 波（同向性）（图 125-1）。

表 125-1　常见快速性心律失常的临床和心电图特征

节律	心房率	特征	颈动脉窦按摩	诱发条件	初始治疗
窄 QRS 波群					
房性期前收缩	—	P 波形态异常；QRS 波时限正常	—	正常情况下可出现或发生于焦虑、充血性心力衰竭、低氧血症、咖啡因摄入、电解质紊乱（$K^+\downarrow$、$Mg^{2+}\downarrow$）	去除诱因；缓解症状：β 受体阻滞剂
窦性心动过速	100~160	P 波形态正常	心率逐渐减慢	发热、焦虑、脱水、贫血、疼痛、充血性心力衰竭、甲状腺功能亢进症及慢性阻塞性肺疾病	去除诱因；缓解症状：β 受体阻滞剂
房室结折返性心动过速	120~250	P 波消失或呈逆行 P 波	可突然转复为窦性心律（或无效）	可以出现于健康人群	迷走神经刺激，如果无效：腺苷、维拉帕米、β 受体阻滞剂或电复律（100~200 J）。预防复发：β 受体阻滞剂、维拉帕米、地尔硫䓬、地高辛、I C 类抗心律失常药物或导管消融
局灶性房性心动过速	130~200	P 波形态不同于窦性 P 波；可能出现房室传导阻滞；自律性增高型最易引儿跳频率呈"温醒现象"	房室传导阻滞发生↑	洋地黄中毒；肺部疾病；既往心脏外科手术或消融术瘢痕	如果是洋地黄中毒：停用地高辛、纠正血钾水平，如果非地高辛中毒，使用 β 受体阻滞剂、维拉帕米或地尔硫䓬减慢心率；可尝试腺苷转律；如不成功，考虑电复律；长期控制可考虑 I 类或 III 类抗心律失常药物消融

表 125-1　常见快速性心律失常的临床和心电图特征（续表）

节律	心房率	特征	颈动脉窦按摩	诱发条件	初始治疗
心房扑动	260～300 次/分	"锯齿样"扑动波：2:1、4:1 阻滞	房室阻滞↑ 心室率↓	二尖瓣疾病、高血压、肺栓塞、心包炎、心脏外科术后、甲状腺功能亢进症、阻塞性肺疾病、乙醇；酒精效应或特发性；不典型心房扑动通常起源于心房瘢痕	1. 减慢心室率：β 受体阻滞剂、维拉帕米、地尔硫䓬或地高辛 2. 转复为正常窦性心律（如果是慢性心房扑动，心转复后转复）。电转复（心房扑动 50～100 J；心房颤动 ≥ 200 J）或药物转复，应用静脉伊布利特或口服 I C 类、Ⅲ 类或 I A^a 类药物 心房快速起搏可终止心房扑动，且射频消融对预防复发非常有效；对于反复发作心房颤动，尤其是 I C 类、Ⅲ 类药物治疗效果不佳者，可考虑射频消融
心房颤动	>350 次/分	P 波消失；QRS 间期不规则	心室率↓		
多源性房性心动过速	100～150 次/分	3 种或以上不同形态的 P 波，伴长短不等的 PR 间期	无效	严重呼吸功能衰竭	治疗基础肺脏疾病；可使用维拉帕米减慢心室率；I C 类药物或胺碘酮可能减少发作
宽 QRS 波群					
室性期前收缩	无效	两次正常心跳间呈完全性代偿间歇	无效	冠状动脉疾病、心肌梗死、充血性心力衰竭、低氧血症、低钾血症、洋地黄中毒、QT 间期延长（先天性或药物相关）	无须治疗；如果伴有症状，可使用 β 受体阻滞剂以缓解症状

表 125-1 常见快速性心律失常的临床和心电图特征（续表）

节律	心房率	特征	颈动脉窦按摩	诱发条件	初始治疗
室性心动过速		QRS 波频率 100～250 次/分；节律稍不齐	无效	单形性室性心动过速：心肌瘢痕（如陈旧性心肌梗死、结节病）、ARVC、特发性流出道心动过速 多形性室性心动过速：心肌缺血、肥厚型心肌病、电解质紊乱、药物中毒；遗传性心律失常综合征（见下文"尖端扭转型室性心动过速"）	如果血流动力学不稳定：电复律/除颤（单相≥200 J 单相或双相 100 J） 血流动力学稳定，急性处置（IV）：胺碘酮、利多卡因、普鲁卡因胺 长期处置：考虑植入 ICD 对于无结构性心脏病者（如流出道局灶性室性心动过速），可能 β 受体阻滞剂或维拉帕米有效
加速性室性自主心律 (AIVR)		逐渐加速和减慢；QRS 波群频率 40～120 次/分	无效	急性心肌梗死、心肌炎	常无特效治疗；为了缓解症状，可使用阿托品或心房起搏
心室颤动		仅有不稳定的电活动	无效		立即除颤
尖端扭转型室性心动过速		室性心动过速伴 QRS 波振幅呈正弦波样振荡	无效	QT 间期延长（先天性或药物相关性）	静脉注射镁剂（1～2 g 团注）；超速起搏 对心动过缓依赖性尖端扭转型室性心动过速（除外冠状动脉疾病者），可使用异丙肾上腺素；利多卡因 禁忌使用延长 QT 间期的药物

表 125-1 常见快速性心律失常的临床和心电图特征（续表）

节律	心房率	特征	颈动脉窦按摩	诱发条件	初始治疗
室上性心动过速伴室内差异性传导		"P 波" 呈 典 型 的室上性节律形态；由于室内传导部分通过部分不应期通路而形成宽 QRS 波群		各类型室上性心律失常的病因同详见上述；快速性心房颤动伴宽 QRS 波群可见于合并预激综合征（WPW 综合征）时	分别与各类型室上性心律失常的治疗相同；如果心室率过快（> 200 次 / 分），其治疗同 WPW 综合征（详见正文）

ª 抗心律失常药物的类别见表 125-2。

缩略词：ARVC，致心律失常性右心室心肌病；ICD，埋藏式心脏复律除颤器

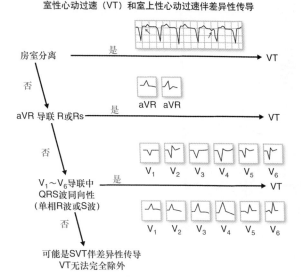

图 125-1　室性心动过速（VT）和室上性心动过速（SVT）的鉴别诊断流程

治疗 ▶ 快速性心律失常（表 125-1 和表 125-2）

　　纠正诱发因素（如上所述）。如果患者出现血流动力学异常（如心绞痛、低血压、充血性心力衰竭），需立即电复律。

　　窦性心动过速勿给予转复；对疑似地高辛中毒者治疗需谨慎。开始应用表格内列举的药物治疗，监测心电图各时限变化（特别是 QRS 波群和 QT 间期）。对于肝或肾功能不全的患者，应按照表 125-2 所示的药物剂量减量应用。药物疗效可通过心电图（或 Holter）监测和负荷试验确定，特殊情况下可采取侵入性电生理检查。

　　抗心律失常药物均潜在毒副作用，包括致室性心律失常，特别是在左心功能不全和具有持续性室性心律失常病史的患者中。药物诱发的 QT 间期延长及尖端扭转型室性心动过速（表 125-1）最常见于使用 I A 和 III 类抗心律失常药物者；如果 QTc 间期（QT 间期除以 RR 间期的平方根）延长＞25%，应予以停药。对于心肌梗死后的无症状性室性心律失常患者，应避免使用抗心律失常药物，因其可增加死亡率。

表 125-2　抗心律失常药物

药物	负荷剂量	维持剂量	不良反应	排泄
I A 类				
硫酸奎尼丁		PO: 300～600 mg q6 h	腹泻、耳鸣、QT 间期延长、低血压、贫血、血小板减少	肝脏和肾脏
普鲁卡因胺	IV: 15 mg/kg > 60 min	IV: 1～4 mg/min；PO: 500～1000 mg q4 h	恶心、狼疮样综合征、粒细胞缺乏症、QT 间期延长	肾脏和肝脏
缓释剂型		PO: 1000～2500 mg q12 h		
丙吡胺		PO: 100～300 mg q6～8 h	心肌抑制、房室传导阻滞、QT 间期延长、抗胆碱能效应	肾脏和肝脏
缓释剂型		PO: 200～400 mg q12 h		
I B 类				
利多卡因	IV: 1～3 mg/kg, 20～50 mg/min	IV: 1～4 mg/min	意识模糊、癫痫发作、呼吸骤停	肝脏
美西律		PO: 150～300 mg q8～12 h	恶心、震颤、步态不稳	肝脏
I C 类				
氟卡尼		PO: 50～200 mg q12 h	恶心、室性心律失常恶化、PR 间期和 QRS 时限延长	肝脏和肾脏

表 125-2　抗心律失常药物（续表）

药物	负荷剂量	维持剂量	不良反应	排泄
普罗帕酮		PO：150～300 mg q8 h		肝脏
Ⅱ类				
美托洛尔	IV：5～10 mg 3～5 min×3	PO：25～100 mg q6 h	心动过缓、房室传导阻滞、充血性心力衰竭、支气管痉挛	肝脏
艾司洛尔	IV：500 μg/kg > 1 min	IV：50 μg/（kg·min）		
Ⅲ类				
胺碘酮	PO：800～1600 mg qd×1～2 周，然后 400～600 mg/d×3 周；IV：150 mg > 10 min	PO：100～400 mg qd；IV：1 mg/min×6 h，然后 0.5 mg/min	甲状腺功能异常、肺纤维化、肝炎、皮疹、皮肤青紫	肝脏
伊布利特	IV（≥60kg）：1 mg > 10 min，10 min 后可以重复	—	尖端扭转型室性心动过速、低血压、恶心	肝脏
多非利特		PO：125～500 μg bid	尖端扭转型室性心动过速、头痛、眩晕	肾脏
索他洛尔		PO：80～160 mg q12 h	乏力、心动过缓、室性心律失常恶化	肾脏
决奈达隆		PO：400 mg q12 h	心动过缓、房室传导阻滞、QT 间期延长、心力衰竭恶化、胃肠道不适	肝脏

表 125-2　抗心律失常药物（续表）

药物	负荷剂量	维持剂量	不良反应	排泄
IV 类				
维拉帕米	IV：5 ~ 10 mg > 3 ~ 5 min	IV：2.5 ~ 10 mg/h PO：80 ~ 120 mg q6 ~ 8 h	房室传导阻滞、充血性心力衰竭、低血压、便秘	肝脏
地尔硫草	IV：0.25 mg/kg > 3 ~ 5 min（最大剂量 20 mg）	IV：5 ~ 15 mg/h PO：30 ~ 60 mg q6 h		肝脏
其他				
地高辛	IV：0.25 mg q2 h 至总量 1 mg	PO 或 IV：0.125 ~ 0.25 mg qd	恶心、房室传导阻滞、室性和室上性心律失常	肾脏
腺苷	IV：6 mg 快速团注；如无效 12 mg 团注	—	一过性低血压或心房静止	—

慢性心房颤动（AF）

评估潜在的基础病因（如甲状腺毒症、二尖瓣狭窄、酗酒、肺栓塞）。风湿性二尖瓣狭窄、肥厚型心肌病或 CHA$_2$DS$_2$-VASc 积分 ≥ 2（充血性心力衰竭、高血压、糖尿病、血管疾病、年龄 65 ～ 75 岁、女性各得 1 分；年龄 > 75 岁、具有卒中或 TIA 病史各得 2 分）应接受抗凝治疗；CHA$_2$DS$_2$-VASc 积分 = 1 同样也可考虑抗凝治疗。给予华法林（INR 2.0 ～ 3.0），或对于非二尖瓣狭窄或无机械心脏瓣膜者，考虑无须监测凝血酶原时间的直接口服抗凝药（DOAC），如达比加群（150 mg bid；CrCl 15 ～ 30 ml/min 时 75 mg bid）；利伐沙班（20 mg/d；CrCl 15 ～ 50 ml/min 时 15 mg/d）；阿哌沙班（5 mg bid；满足任意 2 项：年龄 > 80 岁、体重 < 60 kg、肌酐 ≥ 1.5 mg/dl，则 2.5 mg bid）；或艾多沙班（CrCl 60 ～ 90 ml/min 时 60 mg qd；CrCl 15 ～ 60 ml/min 时 30 mg/d）。华法林的出血效应可通过凝血酶原复合物浓缩物、新鲜冷冻血浆和（或）维生素 K 逆转。如果严重出血，或需要紧急侵入性操作，目前一些 DOAC 亦有可用的逆转剂（达比加群——依达赛珠单抗；利伐沙班或阿哌沙班—— X a 因子抑制剂 Andexanet alfa）。

控制心室率可使用 β 受体阻滞剂、钙通道阻滞剂（维拉帕米、地尔硫䓬），或地高辛（目标心率：静息时 60 ～ 80 次 / 分；轻度活动时 < 100 次 / 分）。

抗凝治疗 ≥ 3 周后可考虑进行电转复（100 ～ 200 J），若经食管超声证实左心房无血栓亦可立即进行电转复，特别是对于经心室率控制后仍存有症状的患者。此外，电转复前使用 I C 类、Ⅲ 类或 I A 类抗心律失常药物有助于转复成功后窦性心律维持。其中，对于无结构性心脏病者优选 I C 类药物（图 125-2）；合并左心功能不全或冠状动脉疾病者推荐使用 Ⅲ 类药物。转复成功后，抗凝治疗应至少维持 3 周。

在充分药物治疗后，仍有反复症状性 AF 发作的患者可考虑导管消融治疗（肺静脉隔离）。对于阵发性 AF 有效性更高：首次消融后大约 60% 可成功维持窦性心律，再次消融后则为 70% ～ 80%。消融罕见的延迟并发症包括肺静脉狭窄（表现为呼吸困难或咯血）和心房食管瘘（如果出现发热、神经系统症状或胸痛时应考虑）。

电冲动通过心房和心室间的旁路进行传导。基线心电图（未发作时）的典型表现为 PR 间期缩短和 QRS 波群升支顿挫（"δ"波）。相关的快速性心律失常包括以下两种类型：

- 窄 QRS 波心动过速（经房室结顺向传导）。谨慎地应用静脉腺苷或 β 受体阻滞剂、维拉帕米或地尔硫䓬（表 125-2）治疗。
- 宽 QRS 波心动过速（经旁路逆向传导）；也可能为心房颤动合并快速心室率（> 250 次 / 分）——可演变成心室颤动。若出现血流动力学不稳定，立即电转复；否则，静脉注射普鲁卡因胺或伊布利特（表 125-2），*不能应用* β 受体阻滞剂、维拉帕米、地尔硫䓬、地高辛或胺碘酮。
- 预防远期再次发作，可转介心脏电生理专科医生处对旁路进行导管射频消融术。

第126章
心力衰竭与肺源性心脏病

（尹伊楠　译　刘传芬　审校）

心力衰竭（HF）

■ 定义

心脏结构和（或）功能异常导致出现临床症状（如呼吸困难、乏力）及体征（如水肿、肺部啰音）、住院、生活质量下降及生存时间缩短。明确原发的基础心脏疾病及急性心力衰竭的诱发因素极为重要。

■ 基础心脏疾病

包括①导致心室收缩功能受抑，射血分数降低的心力衰竭（HFrEF，如冠心病、扩张型心肌病、心脏瓣膜疾病、先天性心脏病）；②射血分数保留的心力衰竭（HFpEF，如限制型心肌病、肥厚型心肌病、纤维化、心内膜疾病），也称为"舒张性心力衰竭"。

■ 急性诱发因素

包括：① Na^+ 摄入过多；②未依从心力衰竭药物治疗；③急性心肌梗死（可为隐匿性）；④高血压病情恶化；⑤急性心律失常；⑥感染和（或）发热；⑦肺动脉栓塞；⑧贫血；⑨甲状腺毒症；⑩妊娠；⑪急性心肌炎或感染性心内膜炎；⑫特定药物（如非甾体抗炎药）。

■ 症状

由于周围组织灌注不足（乏力）和心内充盈压增高（呼吸困难、端坐呼吸、夜间阵发性呼吸困难、外周水肿）所致。

■ 体格检查

颈静脉怒张、S_3（见于 HFrEF/ 容量负荷过重）、肺淤血（肺部啰音、胸腔积液处叩诊浊音）、外周水肿、肝大及腹水。窦性心动过速常见。在 HFpEF 患者中常可闻及 S_4。

■ 辅助检查

CXR 可见心影增大、肺血流再分布、间质水肿、胸腔积液。多普勒超声心动图可用于评估左心室收缩和舒张功能障碍，并估算 EF 值。同时，超声心动图可识别患者潜在的瓣膜、心包疾病与先天性心脏病，以及冠心病所致的局部室壁运动异常。心脏磁共振成像可评估心室的结构、质量和容积，并协助确定引起心力衰竭的病因（如冠心病、淀粉样变性、血色病）。B 型脑钠肽（BNP）或 N 末端脑钠肽前体（Nt-pro-BNP）可鉴别心源性与肺源性呼吸困难（前者增高）。

■ 混淆 CHF 诊断的临床情况

肺部疾病：慢性支气管炎、肺气肿和哮喘（第 131 章和第 133 章）；完善痰液检测、CXR 和肺功能检查。其他可导致外周水肿的疾病：肥胖、静脉曲张和静脉功能不全不会引起颈静脉怒张。肾功能异常造成的水肿常伴有血清肌酐增高及尿液分析异常（第 38 章）。

治疗 心力衰竭

旨在缓解症状，预防负性心肌重塑及延长生存时间。表 126-1 概括了慢性心力衰竭的治疗。其中，血管紧张素转化酶抑制剂（ACEI）和 β 受体阻滞剂是射血分数降低患者治疗的基石。一旦患者症状进展则采取以下治疗：

表 126-1 心力衰竭的治疗

1. 一般治疗
   a. 限盐
   b. 避免 NSAIDs
   c. 接种疫苗预防流感和肺炎球菌肺炎
2. 利尿剂
   a. 适用于容量超负荷的患者
   b. 每日监测体重以调整剂量
   c. 利尿剂抵抗者，使用静脉制剂或联合两种利尿剂（如呋塞米＋美托拉宗）
3. ACEI 或 ARB
   a. 适用于所有左心室收缩性心力衰竭（HFrEF）或无症状左心室功能不全的患者
   b. 禁忌证：血钾＞ 5.5 mmol/L、严重肾衰竭（如肌酐＞ 3 mg/dl）、双侧肾动脉狭窄、妊娠
4. β 受体阻断剂
   a. 适用 LVEF ＜ 40% 的症状性或无症状心力衰竭患者，联合使用 ACEI 和利尿剂
   b. 禁忌证：支气管痉挛、症状性心动过缓或严重的传导阻滞及不稳定的心力衰竭
5. 醛固酮拮抗剂
   a. 心功能 Ⅱ～Ⅳ级且 LVEF ＜ 35% 的心力衰竭患者可考虑使用
   b. 如 K^+ ＞ 5.0 mmol/L 或肌酐＞ 2.5 mg/dl 避免使用
6. 洋地黄
   a. 持续症状性收缩性心力衰竭（尤其合并心房颤动）患者可在 ACEI、利尿剂、β 受体阻滞剂基础上联合使用
7. 其他治疗
   a. 口服硝酸酯类联合肼屈嗪可用于无法耐受 ACEI 或 ARB 的患者，也可作为非洲裔美国患者的附加治疗
   b. 对于 LVEF ≤ 35%、窦性心律、HR ＞ 70 次 / 分且已应用最大耐受剂量的 β 受体阻滞剂或存在 β 受体阻滞剂应用禁忌者，考虑应用伊伐布雷定
   c. 心功能 Ⅲ 或 Ⅳ 级，LVEF ＜ 35% 伴宽 QRS 波（尤其是左束支传导阻滞伴 QRS 波≥ 150 ms）的心力衰竭患者，可考虑心室再同步化治疗（双心室起搏器）
   d. 心功能 Ⅱ～Ⅲ 级且 LVEF ＜ 35% 的心力衰竭患者考虑预防性植入埋藏式心脏复律除颤器
   e. 评估和治疗睡眠呼吸暂停

- 控制液体潴留：①限钠饮食（禁止摄入高盐食物，如薯片、罐头汤、培根、餐桌盐）；对于严重充血性心力衰竭患者要求更为严格（＜2 g NaCl/d）。倘若出现稀释性低钠血症，限制液体摄入（＜1000 ml/d）。②利尿剂：袢利尿剂，如呋塞米或托拉塞米（表126-2）最为有效，且不同于噻嗪类利尿剂，在 GFR＜25 ml/min 时仍然有效。联合袢利尿剂和噻嗪类利尿剂或美托拉宗可增强疗效。

- ACEI（表126-2）：心力衰竭患者的标准初始治疗药物，可降低症状性心力衰竭患者的死亡率，延缓无症状性左心室功能不全者的心力衰竭发作，急性心肌梗死后若尽早应用可降低死亡率。ACEI 在容量不足的患者中可能导致低血压，因此需从最小的剂量起始用药（如卡托普利 6.25 mg PO tid）。倘若患者无法耐受 ACEI（如咳嗽或血管性水肿），可用 ARB（表126-2）替代。对于持续存在 Ⅱ～Ⅲ 级症状者，考虑将 ACEI/ARB 替换为血管紧张素受体/脑啡肽酶抑制剂（表126-2，开始用药前需停用 ACEI 36 h）。

- β 受体阻滞剂（表126-2），特别是琥珀酸美托洛尔、卡维地洛和比索洛尔，应用时逐步加量，可改善 EF＜40% 心力衰竭患者的症状并延长其生存期。以低剂量起始，随后逐渐增加剂量，例如卡维地洛 3.125 mg bid，耐受良好者每 2 周剂量加倍，至最大剂量 25 mg bid（体重＜85kg者）或 50 mg bid（体重＞85kg者）。

- 醛固酮拮抗剂（螺内酯或依普利酮，见表126-2）联合标准治疗可降低严重心力衰竭患者的死亡率。推荐用于心功能 Ⅱ～Ⅳ 级且 LVEF ≤ 35% 的症状性心力衰竭患者。与 ACEI 或 ARB 联用时需谨慎，以避免发生高钾血症。

- 地高辛适用于心力衰竭的如下情况：①严重收缩功能不全；②心力衰竭合并心房颤动及快速心室率。不同于 ACEI 与 β 受体阻滞剂，地高辛并不延长心力衰竭患者的生存时间，但可降低患者住院率。地高辛禁用于肥厚型心肌病或房室传导阻滞的患者。

表 126-2　射血分数降低的慢性心力衰竭的药物治疗

	初始剂量	最大剂量
利尿剂		
呋塞米	20 ～ 40 mg qd 或 bid	240 mg/d
托拉塞米	10 ～ 20 mg qd 或 bid	100 mg/d
布美他尼	0.5 ～ 1 mg qd 或 bid	5 mg/d
氢氯噻嗪	25 mg qd	100 mg/d
美托拉宗	2.5 ～ 5.0 mg qd 或 bid	20 mg/d
血管紧张素转化酶抑制剂（ACEI）		
卡托普利	6.25 mg tid	50 mg tid
依那普利	2.5 mg bid	10 ～ 20 mg bid
赖诺普利	2.5 ～ 5.0 mg qd	20 ～ 40 mg qd
雷米普利	1.25 ～ 2.5 mg bid	2.5 ～ 5 mg bid
群多普利	0.5 mg qd	4 mg qd
血管紧张素受体阻滞剂（ARB）		
缬沙坦	40 mg bid	160 mg bid
坎地沙坦	4 mg qd	32 mg qd
氯沙坦	25 ～ 50 mg qd	150 mg qd
血管紧张素受体 / 脑啡肽酶抑制剂（ARNI）		
缬沙坦 / 沙库巴曲	24/26 ～ 49/51 mg bid	97/103 mg bid
β 受体阻滞剂		
卡维地洛	3.125 mg bid	25 ～ 50 mg bid
比索洛尔	1.25 mg qd	10 mg qd
琥珀酸美托洛尔	12.5 ～ 25 mg qd	200 mg qd
醛固酮拮抗剂（MRA）		
螺内酯	12.5 ～ 25 mg qd	25 ～ 50 mg qd
依普利酮	25 mg qd	50 mg qd
其他药物		
肼屈嗪 / 硝酸异山梨酯	10 ～ 25 mg/10 mg tid	75 mg/40 mg tid
复方肼屈嗪 / 硝酸异山梨酯	37.5 mg/20 mg tid	75 mg/40 mg tid
地高辛	0.125 mg qd	根据肾功能和血药浓度
伊伐布雷定	2.5 ～ 5.0 mg bid	7.5 mg bid

- 地高辛给药剂量（0.125～0.25 mg qd）取决于年龄、体重和肾功能，可通过血清地高辛浓度（维持＜1.0 ng/ml）来指导用药。
- 洋地黄中毒可因低钾血症、低氧血症、高钙血症、低镁血症、甲状腺功能减退症或心肌缺血诱发。中毒的早期征象包括纳差、恶心和乏力。心脏毒性包括室性及室上性心律失常，以及各种程度的房室传导阻滞。一旦发现洋地黄中毒，立即停药；维持血钾浓度在4.0～5.0 mmol/L。阿托品（0.6 mg IV）可能有效缓解心动过缓和房室传导阻滞，否则需植入临时起搏器。严重药物过量可使用抗地高辛抗体解救。

● 血管扩张剂肼屈嗪（10～75 mg tid）和硝酸异山梨酯（10～40 mg tid）长期联合使用可使无法耐受ACEI和ARB的患者获益。在ACEI和β受体阻滞剂的基础上，联合上述药物作为标准治疗方案，也可使心功能Ⅱ～Ⅳ级的非洲裔美国人获益。

● 伊伐布雷定，一种窦房结I_f电流抑制剂，被证实可降低住院率及心力衰竭患者的心血管终点事件。可作为二线用药（起始剂量2.5～5.0 mg PO bid），适用于LVEF≤35%、窦性心律、HR＞70次/分且已应用最大耐受剂量β受体阻滞剂或存在β受体阻滞剂应用禁忌证的患者。

● 对于急性失代偿性心力衰竭的住院患者，容量负荷过重者静脉应用袢利尿剂，静推或持续泵入均可；每日测量体重，目标为每日减轻1～1.5 kg。一般需要使用静脉血管扩张剂（表126-3）。硝普钠用于体循环血管阻力显著增高的患者，可有效地同时扩张动静脉。硝普钠的代谢产物为硫氰酸盐，主要通过肾排泄。为了避免硫氰酸盐毒性（痫性发作、神志改变、恶心），肾功能不全或用药＞2天的患者需监测其硫氰酸盐浓度。静脉注射奈西立肽（表126-3），即BNP的纯化制剂，可作为血管扩张剂来降低急性失代偿充血性心力衰竭患者的肺毛细血管楔压，但其并不改善死亡率及缓解呼吸困难症状。奈西立肽仅用于顽固性心力衰竭患者。

- 静脉正性肌力药物（表 126-3）适用于顽固性症状性心力衰竭或慢性心力衰竭急性加重的住院患者，以增加心输出量、改善灌注及缓解充血，但禁用于肥厚型心肌病患者。多巴酚丁胺可在不引起显著外周血管收缩及心动过速的情况下增加心输出量。米力农通过抑制磷酸二酯酶 3 发挥效应，不激活交感而兼具正性肌力与血管扩张作用。

- 急性失代偿性心力衰竭的初始治疗可依据患者血流动力学情况（图 126-1），通过临床检查评价掌握，或在必要时行有创血流动力学监测：

  - 情况 A "又暖又干"：症状由心力衰竭之外的情况引起（如急性缺血）。治疗其基础病因。

  - 情况 B "又暖又湿"：使用利尿剂和血管扩张剂治疗。

表 126-3　急性心力衰竭的药物治疗

	起始剂量	最大剂量
血管扩张剂		
硝酸甘油	20 μg/min	高达 200 μg/min
硝普钠	10 μg/min	高达 5 μg/（kg·min）
奈西立肽	2 μg/kg 静推	0.01 μg/（kg·min）
正性肌力药物		
多巴酚丁胺	1～2 μg/（kg·min）	2～20 μg/（kg·min）
米力农	50 μg/kg 缓慢静推 > 10 min	0.1～0.75 μg/（kg·min）

左心室充盈压升高？

		否	是
↓ CO? ↑ SVR?	否	情况A "又暖又干"	情况B "又暖又湿"
	是	情况L "又冷又干"	情况C "又冷又湿"

图 126-1　急性心力衰竭患者血流动力学特征。CO，心输出量；SVR，体循环血管阻力。（资料来源：Data from Grady KL et al：Team management of patients with heart failure. Circulation 102：2443，2000.）

- 情况 C "又冷又湿"：使用静脉血管扩张剂和正性肌力药物治疗。
- 情况 L "又冷又干"：如确定低灌注压（PCW < 12 mmHg），可考虑补液试验。

- 慢性心力衰竭患者，心功能 II ~ III 级且 LVEF < 35%，可考虑预防性植入埋藏式心脏复律除颤器（ICD）。患者 LVEF < 35%，顽固性充血性心力衰竭（NYHA 分级 III ~ IV 级）伴宽 QRS 波（尤其是左束支传导阻滞伴 QRS 波 ≥ 150 ms），考虑双心室起搏器（心脏再同步化治疗），通常同时联合 ICD。病情严重、预期寿命非常短，且严格符合标准者可考虑心脏移植或长期心室辅助装置。

- 射血分数保留的心力衰竭患者，其治疗重点是限盐、利尿，以及治疗潜在病因（如控制高血压）。β 受体阻滞剂和 ACEI 可抑制神经内分泌激活而使患者获益，但并不能降低这部分患者的死亡率。

肺源性心脏病

原发的肺部疾病导致右心室扩大和（或）功能改变，造成右心室肥厚并最终发生右心室衰竭。其病因包括：

- 肺实质或气道疾病导致低氧性血管收缩，如慢性阻塞性肺疾病（COPD）、间质性肺病、支气管扩张症、囊性纤维化（第 133 章和第 136 章）。
- 肺血管疾病，如反复发生的肺动脉栓塞、肺动脉高压（PAH）（第 129 章）、血管炎、镰状细胞贫血。
- 机械性通气不足（慢性低通气），如脊柱侧弯、神经肌肉疾病、严重肥胖、睡眠呼吸暂停（第 140 章）。

■ 症状

取决于其基础疾病，常有呼吸困难、咳嗽、乏力、痰液增多（肺实质疾病）。

■ 体格检查

呼吸急促，胸骨左缘可触及右心室搏动，闻及 P_2 亢进及胸骨右缘 S_4；发绀，晚期患者可出现杵状指。倘若发展为右心衰竭，出现颈静脉压增高、肝大伴有腹水、足部水肿；常有三尖瓣反流杂音。

■ 心电图

电轴右偏，右心室肥厚、右心房增大（第 113 章）；常见快速性心律失常。

■ 影像学检查

CXR 提示右心室增大和肺动脉增宽；如果存在肺动脉高压（PAH），可见外周肺动脉血管纹理显得纤细。胸部 CT 可辨识肺气肿、间质性肺疾病和急性肺动脉栓塞；肺通气 / 灌注扫描可用于诊断慢性血栓栓塞。肺功能检查和动脉血气可分析肺部疾病的内在特征。

■ 超声心动图

右心室肥厚；左心室功能基本正常。可通过测量三尖瓣环收缩期移动度、右心室游离壁组织多普勒来评估右心室功能。采取多普勒法测量三尖瓣反流估算右心室收缩压。倘若因肺内残存气体而导致超声影像显示不清，可应用 MRI 评价右心室容积和室壁厚度。

■ 右心导管

可确诊肺动脉高压并排除左心衰竭。

治疗　肺源性心脏病

针对其基础肺病，可给予包括支气管扩张药、抗生素、吸氧及无创机械通气等治疗。对于肺动脉高压的患者，肺血管扩张药有助于降低右心室后负荷（第 129 章）。肺动脉栓塞的相关治疗详见第 135 章。

如果出现右心室衰竭，治疗同左心衰竭，给予低盐饮食并使用利尿剂；地高辛是否获益尚未明确，需谨慎应用（低氧、高碳酸血症、酸中毒可增加洋地黄毒性）。严密监测下使用袢利尿剂，避免出现严重代谢性碱中毒而减弱呼吸驱动力。

第 127 章
主动脉疾病

（李忠佑　校　巫凯敏　译）

主动脉瘤

胸主动脉或腹主动脉的异常扩张。升主动脉瘤多继发于主动脉中膜囊性坏死（如遗传性马方综合征、Loeys-Dietz 综合征、Ⅳ 型 Ehlers-Danlos 综合征、主动脉瓣二叶畸形）；胸降主动脉瘤和腹主动脉瘤则主要为动脉粥样硬化所致。其他少见病因包括感染（梅毒、结核、真菌）、血管炎（如大动脉炎、巨细胞动脉炎），以及脊柱关节病（如风湿性主动脉炎）。

■ 病史

临床可表现隐匿，但胸主动脉瘤也可导致胸部深部弥漫性疼痛、吞咽困难、声嘶、咯血、干咳；腹主动脉瘤可引起腹部或腰背疼痛，或腹部搏动感。

■ 体格检查

腹主动脉瘤通常可在体表脐周区域触及搏动性肿块。升主动脉瘤患者可能具有马方综合征的特征性表现。

■ 辅助检查

CXR 异常（主动脉影增宽）提示胸主动脉瘤，可通过超声心动图、增强 CT 或 MRI 确诊。腹主动脉瘤可通过腹平片（边缘钙化）、超声、CT、MRI 或主动脉造影确诊。若临床中有所疑似，应对患者进行梅毒血清学检测，尤其检查提示升主动脉瘤内具有薄层钙化时。对于 65 ～ 75 岁男性吸烟者、具有胸主动脉瘤病史者，以及罹患腹主动脉瘤者一级亲属，建议进行腹部超声筛查腹主动脉瘤。

治疗　主动脉瘤

药物控制高血压极为重要（第 119 章），通常对于胸主动脉瘤应包括一种 β 受体阻滞剂（氯沙坦对于马方综合征患者减缓主动脉瘤进展可能也具有相似获益）。具有显著临床症状，巨大动脉瘤

（升主动脉瘤直径≥ 5.5 cm、胸降主动脉瘤＞ 6.0 cm，或腹主动脉瘤≥ 5.5 cm），尽管血压获得控制但持续性疼痛，或具有证据显示瘤体迅速扩张（每年＞ 0.5 cm），均应外科手术切除。马方综合征患者中，胸主动脉瘤＞ 4～5 cm 也是外科修复的指征。对于部分胸降主动脉瘤或腹主动脉瘤患者，也可采取微创腔内修复术。

主动脉夹层（图 127-1）

主动脉内膜撕裂导致血流进入血管壁内，造成主动脉剥离或者破裂而危及生命的急症；既可累及升主动脉（Ⅱ型）或降主动脉（Ⅲ型），也可二者皆累及（Ⅰ型）。更为常用的分型：A 型——累及升主动脉；B 型——仅累及主动脉弓和（或）降主动脉。累及升主动脉的

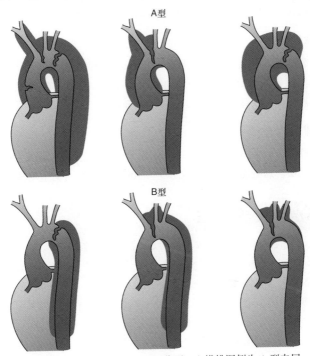

图 127-1 主动脉夹层的分型。Stanford 分型：上横排图例为 A 型夹层：无论其内膜破裂处位置及受累范围，只要累及升主动脉均归属此型；下横排图例为 B 型夹层：累及范围仅限于主动脉弓和（或）降主动脉，而不累及升主动脉。DeBakey 分型：Ⅰ型累及范围自升主动脉到降主动脉（左上图）；Ⅱ型累及范围仅限于升主动脉或主动脉弓，降主动脉不受累（中上图及右上图）；Ⅲ型仅累及降主动脉（左下图）。［资料来源：DC Miller, in RM Doroghazi, EE Slater（eds）. Aortic Dissection. New York, McGraw-Hill, 1983, with permission.］

主动脉夹层是最致命的类型。急性主动脉综合征的其他异质性疾病包括无内膜片的主动脉壁内血肿和穿透性动脉粥样硬化性主动脉溃疡。

■ 病因

引起主动脉中膜变性或动脉壁压力增高的情况，包括高血压、马方综合征、Loeys-Dietz 综合征和 Ehlers-Danlos 综合征。主动脉缩窄、主动脉瓣二叶畸形、炎性主动脉炎（大动脉炎、巨细胞动脉炎）者罹患风险增加，极少数发生在正常女性妊娠晚期。

■ 症状

骤然发生的前胸及后背部剧烈疼痛，呈"撕裂样"感；剧痛部位可随着夹层的扩展延伸。其他症状与主动脉分支血管受累（卒中、心肌梗死）相关，并可出现呼吸困难（急性主动脉瓣反流）或由于心脏压塞（夹层破裂至心包腔内）导致低心排血量。

■ 体格检查

窦性心动过速很常见；发生心脏压塞，则可出现低血压、奇脉、心包摩擦音；颈动脉及肱动脉的搏动不对称，主动脉瓣反流，还可能出现伴随颈动脉血流受阻的神经系统异常。

■ 辅助检查

CXR：可见纵隔增宽；CT、MRI 及经食管超声心动图检查均可确诊夹层。这些无创技术的敏感度＞90%，因此极少需主动脉造影。

治疗　主动脉夹层

应用静脉制剂降低心肌收缩力及维持收缩压在 100～120 mmHg（表 127-1），如硝普钠联合一种 β 受体阻滞剂（如美托洛尔、拉贝洛尔或艾司洛尔 IV，靶心率控制在约 60 次/分），并序贯口服药物治疗。如有 β 受体阻滞剂禁忌证，可选择静脉维拉帕米或地尔硫䓬（表 127-1）。避免使用直接血管扩张剂（如肼屈嗪），由于其可增加血管剪切力。累及升主动脉的夹层（A 型）需急诊手术修复；若患者可通过药物治疗稳定病情，则可限期手术。降主动脉的夹层可通过口服降压药物（尤其是 β 受体阻滞剂）稳定病情（维持收缩压在 110～120 mmHg）；除非患者持续疼痛或夹层扩大（经每 6～12 个月的动态 CT 或 MRI 检查发现），否则一般不需外科（或腔内）修复手术。

表 127-1　主动脉夹层的治疗

首选方案	剂量
硝普钠	$20 \sim 400\,\mu g/min$ IV
联合 β 受体阻滞剂：	
普萘洛尔或	0.5 mg IV；随后 1 mg q5 min，直至总量 0.15 mg/kg
艾司洛尔或	$500\,\mu g/kg$ IV > 1 min；随后 $50 \sim 200\,\mu g/(kg \cdot min)$
拉贝洛尔	20 mg IV > 2 min；随后 $40 \sim 80$ mg q10 min 至最大总剂量 300 mg

其他主动脉疾病

■ 腹主动脉粥样硬化性狭窄

最常见于糖尿病及吸烟者，症状包括臀部和大腿的间歇性跛行、阳痿（Leriche 综合征）、股动脉及其他末梢动脉搏动消失。经无创腿部压力测定以及多普勒血流速度分析提示病变，通过 MRI、CT 或主动脉造影确诊。为了改善临床症状，或严重下肢缺血的病例，需采取经导管腔内治疗或主动脉-股动脉旁路术。

■ 大动脉炎（无脉症）

年轻女性中，主动脉及其主要分支的动脉炎。临床表现为食欲不振、体重下降、发热和夜间盗汗。局部症状与主动脉分支的狭窄相关（脑缺血、跛行、上肢脉搏消失）。红细胞沉降率（血沉）及 C 反应蛋白升高，通过 CT、MRI 或主动脉造影确诊。糖皮质激素及免疫抑制剂治疗可能获益。

第 128 章
周围血管疾病

（曹成富　译　陈红　审校）

外周动脉、静脉或淋巴管内发生的闭塞性或炎症性疾病。致病因素包括动脉粥样硬化、血栓栓塞、血管炎和纤维肌性发育不良。

周围动脉粥样硬化

■ 病史

最常见的症状是间歇性跛行，活动时肌肉疼痛或痉挛，休息后迅速缓解。大腿和臀部疼痛提示髂动脉疾病；腓肠肌疼痛提示股动脉或腘动脉疾病。更为严重的动脉粥样硬化性阻塞可引起静息痛；也可导致足部痛性（部分糖尿病患者呈无痛性）溃疡。

■ 体格检查

外周动脉搏动减弱（通常踝肱指数 < 0.90；严重缺血时 < 0.5），患肢抬高时颜色变白，肢体下垂后远端发红。脚趾可出现缺血性溃疡或坏疽。

■ 辅助检查

节段动脉压测定，以及运动前与运动后即刻外周动脉多普勒超声检查可探明狭窄的部位；如果考虑机械性血运重建（外科手术或经皮介入），应完善磁共振血管成像、CT 血管成像（CTA）或动脉造影检查。

治疗 粥样硬化

大多数患者可采取药物治疗，同时配合每日锻炼，细致的足部护理（尤其是糖尿病患者）、控制高胆固醇血症以及局部溃疡清创。强制患者戒烟。抗血小板和他汀类药物治疗可减少远期心血管事件。部分患者通过药物（西洛他唑或己酮可可碱）治疗可改善其临床症状。伴有严重间歇性跛行、静息痛或坏疽者考虑血运重建（动脉重建手术或经皮血管成形术 / 支架植入术）。

其他导致周围动脉血流减少的情况

■ 动脉栓塞

最常见的栓子来源为心脏或主动脉内的血栓或赘生物，或静脉血栓通过心内右向左分流导致反常性栓塞。

■ 病史

单侧肢体突发疼痛或麻木，而既往无跛行病史。

■ 体格检查

发生闭塞的患肢远端出现脉搏消失、皮肤苍白及皮温下降。通过 CT、MRI 或常规动脉血管造影确定诊断。

治疗 **动脉栓塞**

静脉输注肝素可防止血凝块继续扩展。对于急性严重缺血患者，应立即进行血管内取栓术或外科手术切除栓子。溶栓治疗（如组织纤溶酶原激活剂、瑞替普酶、替奈普酶）对动脉粥样硬化血管或动脉旁路内新近（＜2 周）血栓可能有效。

■ 胆固醇结晶栓塞

急性动脉闭塞的一种类型，由于较近端血管粥样硬化斑块或动脉瘤内的纤维蛋白、血小板或胆固醇碎片栓塞所致，大多在动脉腔内器械操作后出现。根据部位不同，可能导致脑卒中、肾功能不全，或者栓塞组织疼痛及压痛。下肢动脉粥样硬化栓塞可引起趾端坏死和坏疽，造成蓝趾综合征。以对症支持治疗为主；对于反复发作者，可能需对其近端动脉粥样硬化的血管或动脉瘤采取外科干预。

■ 血栓闭塞性脉管炎（Buerger 病）

通常见于＜40 岁的重度吸烟男性，可累及上肢和下肢。由于静脉和小动脉发生非动脉粥样硬化性炎症反应，引起血栓性浅静脉炎和动脉阻塞，并伴有指/趾端指溃疡或坏疽。CT、MRI 或动脉造影可见远端血管呈现光滑纤细表现，通常近端血管并无动脉粥样硬化病变。戒烟极为必要。

■ 血管痉挛性疾病

表现为雷诺现象，即肢端冷暴露后引起三相反应：手指发白，随后出现发绀，最后变为红色。通常为良性疾病所致。然而，如果伴有组织坏死、病变为单侧或 50 岁以后发病，则需警惕其存在潜在基础疾病（表 128-1）。

表 128-1　雷诺现象的分类

原发性或特发性雷诺现象：雷诺病

继发性雷诺现象

　结缔组织病：硬皮病、系统性红斑狼疮、类风湿关节炎、皮肌炎、多发
　　性肌炎、干燥综合征

　动脉闭塞性疾病：周围动脉粥样硬化、血栓闭塞性脉管炎、急性动脉闭
　　塞、胸廓出口综合征

　肺动脉高压

　神经系统疾病：椎间盘病、脊髓空洞症、脊髓肿瘤、卒中、脊髓灰质炎、
　　腕管综合征

　恶血质：冷凝集素病、冷球蛋白血症、冷纤维蛋白血症、骨髓增殖性疾
　　病、淋巴浆细胞性淋巴瘤

　创伤：震荡损伤、捶击综合征、电休克、冻伤、打字、弹钢琴

　药物：麦角衍生物、二甲麦角新碱、β 受体阻滞剂、博来霉素、长春新
　　碱、顺铂、吉西他滨

治疗　血管痉挛性疾病

　　保持肢体温暖；戒烟非常必要；二氢吡啶类钙通道阻滞剂
（如硝苯地平缓释片 30 ～ 90 mg PO qd）或 α 1 受体阻滞剂（如
哌唑嗪 1 ～ 5 mg PO tid）均可获得疗效。磷酸二酯酶 5 型抑制
剂（如西地那非、他达拉非、伐地那非）可改善继发性雷诺现象
的症状。

静脉疾病

■ 血栓性浅静脉炎

　　良性病变，表现为沿受累静脉走行处皮肤红肿、扪及压痛及水
肿。保守治疗包括局部热疗、抬高患肢及应用抗炎药物，如阿司匹
林。更为严重的疾病情况，如蜂窝织炎或淋巴管炎的临床表现相似，
但多伴有发热、寒战、淋巴结肿大，以及沿发炎淋巴管走行的浅表
皮肤可见红色条纹。

■ 深静脉血栓（DVT）

　　较为严重的临床情况，可导致肺栓塞（详见第 135 章）。

■ 慢性静脉功能不全

　　继发于既往的深静脉血栓或静脉瓣功能不全，临床表现为下肢

慢性钝痛（久站后加重）、水肿及浅静脉曲张。还可造成红斑、色素沉着及反复发作的蜂窝织炎；可于内或外侧踝部出现溃疡。治疗包括渐进式压力弹力袜和抬高下肢。伴随静脉曲张，可采取静脉腔内热消融、注射硬化剂或外科手术治疗。

淋巴水肿

慢性无痛性水肿，常累及下肢；可以为原发（遗传性）或继发于淋巴系统损伤或阻塞（如反复发作的淋巴管炎、肿瘤，丝虫病）。

■ 体格检查

早期呈显著可凹性水肿；慢性者其肢体变得僵硬，表现为非可凹性水肿。应与慢性静脉功能不全相鉴别，后者的主要特点为色素沉着、淤积性皮炎及浅静脉曲张。

■ 辅助检查

腹部或盆腔超声或 CT 或 MRI 可定位阻塞部位。淋巴管造影或淋巴显像（较少应用）可确定诊断。如为单侧水肿，通过无创静脉影像学检查鉴别 DVT（详见上文）。

> **治疗** 淋巴水肿
>
> ①注意足部卫生，以避免感染；②抬高下肢；③弹力袜和（或）充气加压长靴。应避免使用利尿剂，防止血容量不足。

第 129 章
肺动脉高压

（李延 译 陈红 审校）

■ 定义

由于肺血管或肺实质疾病、左心充盈压升高，或两者皆存在造成的肺动脉压力升高（平均肺动脉压 > 22 mmHg）。表 129-1 列出了肺动脉高压的病因分类。

表 129-1　肺动脉高压的分类

第 1 类动脉性肺动脉高压（PAH）
　特发性
　遗传性（突变/家族性病例）
　结缔组织病（如硬皮病、SLE、类风湿关节炎）
　先天性体循环至肺动脉分流（如室间隔缺损、动脉导管未闭、房间隔缺损）
　门静脉高压
　HIV 感染
　药物或毒物（如芬氟拉明）
第 2 类左心疾病所致肺动脉高压
　左心室收缩或舒张功能障碍
　左侧瓣膜性心脏病
第 3 类肺部疾病和（或）低氧所致肺动脉高压
　慢性阻塞性肺疾病
　间质性肺疾病
　睡眠呼吸障碍
　慢性低通气综合征
第 4 类慢性血栓栓塞性肺动脉高压
　慢性肺动脉栓塞
第 5 类多因素所致肺动脉高压
　系统性疾病（如结节病、肺组织细胞增多症）
　血液系统疾病（如骨髓增生性疾病）

SLE，系统性红斑狼疮；HIV，人类免疫缺陷病毒

■ 症状

　　劳力性呼吸困难、疲乏、心绞痛（由于右心室缺血）、晕厥、外周水肿。

■ 体格检查

　　颈静脉扩张，右心室抬举样搏动，P_2 增强，右心 S_3 或 S_4，三尖瓣反流。疾病晚期可出现周围型发绀和水肿。

■ 辅助检查

　　CXR 显示中央肺动脉增宽，可有血管"截断征"。心电图通常提示右心室肥厚和右心房扩大。超声心动图显示右心室及右心房扩大，右心室肥厚；通过多普勒法对三尖瓣反流流速描记可以估测右心室收缩压；声学造影可识别出心内右向左分流，这是可引起第 1 类肺动脉高压的病因之一。肺功能检查可明确是否存在阻塞性或限制性肺疾病；患者常伴有 CO 弥散量下降。胸部 CT 可用于诊断间质性肺疾病或肺血栓栓塞性疾病（通气灌注显像对于识别慢性血栓栓塞更

为敏感，慢性血栓栓塞是第 4 类肺动脉高压的病因）。特殊的结缔组织病可出现抗核抗体（ANA）滴度、类风湿因子、抗 Scl-70 抗体升高。高危个体应进行 HIV 感染筛查。心肺运动试验可鉴别肺源性呼吸困难和心源性呼吸困难。右心导管检查可测定肺动脉压力、心输出量及肺血管阻力，量化测定潜在的先天性血管分流，区分造成肺动脉高压的左心疾病和肺部疾病；检查术中可进行急性血管反应试验。血清 BNP 和 NT-proBNP 升高与右心功能不全、肺动脉高压的血流动力学严重性相关。

图 129-1 总结了原因尚不明确的肺动脉高压患者的诊查流程图。

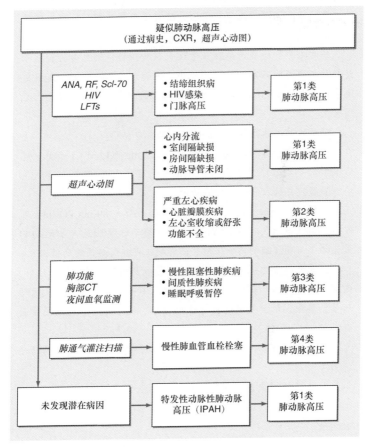

图 129-1 评估肺动脉高压病因的流程图。在未发现明确病因的情况下，可怀疑为特发性动脉性肺动脉高压（IPAH）。ANA，抗核抗体；HIV，人类免疫缺陷病毒；RF，类风湿因子，Scl-70，抗拓扑异构酶 -1 抗体；LFTs，肝功能测定

动脉性肺动脉高压（PAH）

第 1 类肺动脉高压，是肺动脉高压不常见但是极其严重的类型，目前药物治疗有了较大进展。大部分特发性 PAH 患者在 40～50 岁发病，女性显著多于男性；可呈家族聚集性。主要临床症状为呼吸困难，常隐匿起病。右心导管检查提示平均肺动脉压 ≥ 25 mmHg，肺血管阻力 > 240 dyne-s/cm⁵，肺毛细血管楔压 ≤ 15 mmHg。即使采取了治疗，平均生存期也仅有 5～6 年。

> ### 治疗   动脉性肺动脉高压
>
> 限制体力活动，出现外周水肿时可使用利尿剂，氧分压降低时给予吸氧。
>
> 若右心导管检查时急性血管反应试验阳性，则患者可获益于大剂量钙通道阻滞剂（如硝苯地平，最大剂量 240 mg/d；或氨氯地平，最大剂量 20 mg/d）；治疗期间需监测有无低血压或右心衰竭恶化。
>
> 动脉性肺动脉高压已获批的其他治疗包括：
>
> 1. 内皮素受体拮抗剂：波生坦（62.5 mg PO bid×1 个月，随后 125 mg PO bid），马昔腾坦（10 mg/d），安倍生坦（5～10 mg/d），均可显著改善肺血管阻力和运动耐量。
>
> 2. 磷酸二酯酶 5 抑制剂：西地那非（20～80 mg PO tid）和他达拉非（40 mg/d）也可改善动脉性肺动脉高压患者的运动耐量。禁止与硝酸酯类药物合用，二者配伍可能引起严重的低血压。
>
> 3. 前列腺素（伊洛前列素经吸入，依前列醇经持续静脉注射，曲罗尼尔经吸入、静脉注射或皮下注射）可改善患者症状及运动耐量，其中，依前列醇还可降低死亡率。最常见的不良反应是面部潮红。
>
> 4. 口服的可溶性鸟苷酸环化酶激动剂可提高 PAH 患者的活动能力。
>
> 5. 正在使用内皮素受体拮抗剂、西地那非，或二者同时治疗的患者，口服前列腺素 I_2 受体司来帕格可降低住院频率、延缓疾病进展。
>
> 持续存在右心衰竭的患者，符合条件者可考虑肺移植。

第9篇 肺病学

第130章
呼吸疾病的诊断性检查

（陈燕文　译　马艳良　审校）

影像学检查

放射学检查

胸部 X 线（CXR）检查通常包括后前位和侧位片，是以呼吸道症状为主要表现的患者通常情况下所做的首项诊断性检查。除某些情况（如气胸）外，CXR 往往并不足以确定诊断；但 CXR 可用于发现病变、评估病变大小和指导进一步检查。对于肺弥漫性病变，CXR 可显示肺泡、间质改变或结节样病变。CXR 也可检测胸腔积液、气胸以及肺门和纵隔异常；侧位片可用于评估游离胸腔积液的总量。

胸部计算机断层成像（CT），通常为多排螺旋 CT，被广泛用于明确 CXR 所发现的异常改变。相对于 CXR，CT 具有以下优势：①能够通过横断面的图像分辨重叠结构；②组织密度分辨率高，因而可精确评估肺部结节的大小和密度，增强对邻近胸壁病变的识别，例如胸膜疾病；③通过静脉注射造影剂，能够区分血管和非血管结构，对于评价肺门和纵隔异常（包括肺癌分期）尤为有效；④ CT 血管造影可以检出肺栓塞；⑤通过高分辨技术，提高对肺实质和气道疾病的识别，包括肺气肿、支气管扩张、淋巴管癌和间质性肺疾病。具备相应临床特征者，可根据胸部 CT 确诊特发性肺纤维化。对于55 ～ 80 岁，具有至少 30 包年吸烟史，过去 15 年吸烟者，推荐进行低剂量胸部 CT 以筛查肺癌。通过对适当数据再分析，胸部 CT 能够提供至少精确到第六级气道的三维重建，用于模拟支气管检查。模拟气管镜检查有助于评估狭窄气道，以及制订气管镜下治疗的操作流程。

超声（US）

诊断性超声对于评估肺实质病变并无作用，但可用于检测并定位胸膜病变，以及进行胸腔穿刺术前的胸腔积液定位。作为一项非放射性的影像学检查，超声对于孕妇和儿童十分安全。实时超声检查可用于评估膈肌运动。便携式超声可用于监测气胸及胸腔积液的改善情况。

■ 核医学显像

肺通气-灌注扫描可用于诊断肺栓塞，但这项检查已几乎被CT血管造影取代。正电子发射计算机断层成像（PET）可显示被放射性标记的葡萄糖类似物在体内的摄取和代谢情况。由于恶性病变通常代谢活跃，因此PET扫描，尤其当其与CT成像相结合（PET/CT）时，对于评价肺部结节的良恶性，以及进行肺癌分期极具价值。PET检查对于评估直径 < 1 cm 的病灶具有局限性；代谢程度低的恶性病灶可出现假阴性表现，如类癌或支气管肺泡细胞癌。反之，在炎症情况下可出现假阳性结果，如肺炎。

■ 其他影像学技术

其他影像学技术很少应用于评估呼吸系统疾病。磁共振成像（MRI）对肺部疾病的诊断价值不及CT，但是可作为非放射性检查辅助评价胸腔内的心血管病变，且无须造影剂即可鉴别血管和非血管结构。MRI还可区分肿瘤和支气管狭窄所致肺不张，以及评估胸壁或纵隔的肿瘤浸润情况。然而，金属异物、起搏器和颅内动脉瘤夹是MRI的检查禁忌证。肺血管造影可用于评估肺动脉系统的静脉血栓栓塞，但这项检查目前已几乎被CT血管造影取代。

获取生物标本的操作

■ 血液标本

血液标本可用于检测全身性疾病的生物标志物，如自身抗体。α-1抗胰蛋白酶缺乏症是一种与慢性阻塞性肺疾病（COPD）和肝脏疾病相关的遗传综合征，可以通过检测血标本中的蛋白水平、蛋白表型、基因型分析进行诊断。血液中的DNA也可用于其他类型的基因检测。

■ 痰液检查

痰液可通过患者自主咳出，或通过雾化吸入高渗盐水刺激气道以诱导痰液生成。痰液与唾液的区别在于前者可见肺泡巨噬细胞以及其他炎症细胞，而后者以鳞状上皮细胞为主。痰液检查应包括大体观察痰液中有无血液、痰液的颜色，以及对痰液进行革兰氏染色和常规细菌培养。由于口咽菌群的污染，经口咳出的痰液细菌培养结果可能并不准确。痰液标本也可用于鉴定其他各类病原体，包括分枝杆菌、真菌和病毒，而且通过高渗盐水诱导的痰液标本经过染色可用于检测耶氏肺孢子菌。痰液标本的细胞学检查可用于初步筛检恶性肿瘤。

■ 支气管镜

支气管镜是可对气管支气管树进行直视的操作技术，通常能达到亚段水平。大多数情况下使用纤维支气管镜，但在特殊情况下，包括大出血和异物清除，硬质支气管镜更具优势。可弯曲纤维支气管镜可直视气道，发现支气管内的异常病变，包括肿瘤和出血部位，而且可通过冲洗、刷检、活检或灌洗采集标本。冲洗是指经支气管镜的工作通道灌入无菌生理盐水到病灶表面，再经支气管镜回收部分液体，进行细胞学和微生物检查。支气管刷检可从支气管内病灶表面，或是更为远端的肿块或浸润部位（可通过荧光镜导引）获取标本，进行细胞学和微生物学检查。活检钳可用于获取支气管内病灶组织，或送至支气管周围肺泡组织（通常在荧光镜导引下）对更为远端的肺组织进行透壁活检。经支气管镜肺活检对诊断弥漫性感染性疾病、癌性淋巴管炎和肉芽肿性疾病尤其具有优势。经支气管镜肺活检的并发症包括出血和气胸。

支气管肺泡灌洗（BAL）是纤维支气管镜的辅助手段，可采集来自远端气道的细胞和液体。将支气管镜楔入支气管亚段气道，注入生理盐水然后经支气管镜回吸，获得的标本可以进行细胞学、微生物学和细胞计数等检查。BAL 对于耶氏肺孢子菌感染和某些其他感染性疾病的诊断极具价值。荧光定量 PCR 核酸检测技术可用于协助某些感染的快速诊断。

对于毗邻气管或大支气管的病变，可通过气管镜的手段获取组织样本进行恶性肿瘤细胞学检查，还可采用经支气管针吸活检技术（TBNA）。TBNA 协同支气管内超声（EBUS），可达成根据实时超声图像的引导对肺门和纵隔淋巴结进行抽吸。径向探头 EBUS 提高了支气管镜对周围型肺结节的诊断率。

■ 经皮针吸肺活检术

借助细针透过胸壁进入肺病变部位抽吸获取组织，进行细胞学和微生物学检查。经皮穿刺技术通常在 CT 或超声引导下开展。由于可获取的标本量较小，采样误差使其应用受限。

■ 胸腔穿刺术

胸腔积液病因不明时，应首先进行胸腔穿刺术。胸腔积液分析可确定其形成原因（第137章）。大量穿刺抽液可缓解呼吸困难。

■ 纵隔镜

对于癌症的诊断和分期经常需要对纵隔肿物或淋巴结进行活检。纵隔镜从胸骨上入路进行操作，将硬质纵隔镜插入能够获取组织的位置。主动脉肺动脉旁的淋巴结活检一般需要经胸骨旁纵隔切开术提供入路。

■ 内科胸腔镜

内科胸腔镜，也被称为胸膜镜，主要针对胸膜疾病。内科胸腔镜通常用于评估胸腔积液或获取壁胸膜进行活检。一般不需要全身麻醉。

■ 电视辅助胸腔镜手术（VATS）

VATS 也简称为胸腔镜，广泛用于胸膜疾病、周围肺实质浸润性病灶和肺部结节的诊断。VATS 需要患者于操作过程中耐受单肺通气，操作过程涉及将带有摄像镜头的硬镜经套管置入胸膜腔，各类器械可分别通过不同肋间切口置入并操控。VATS 很大程度上取代了需要开胸手术的"开放性活检"。

第 131 章
支气管哮喘

（余兵　译　马艳良　审校）

■ 定义和流行病学

支气管哮喘（以下简称"哮喘"）是一种以气流阻塞为特点的综合征，其可自发或通过特异性治疗后缓解。慢性气道炎症可引起气道对各种刺激的高反应性，从而导致气流阻塞，并出现呼吸困难和喘鸣等症状。虽然典型哮喘患者间断出现气流阻塞，发作间期肺功能可维持正常，但仍有部分患者发展为慢性气流阻塞。

过去 30 年哮喘的患病率显著升高。发达国家中，将近 10% 的成人和 15% 的儿童患有哮喘。大多数哮喘患者在儿时发病，其中多数伴有特应性疾病，并且常是特应性皮炎（湿疹）和（或）过敏性鼻炎。少数哮喘患者不伴特应性疾病（对于常见的过敏原皮肤点刺试验反应阴性，血清总 IgE 水平正常）。这类患者亦被称为内源性哮喘，多于成年后发病。职业性哮喘可由多种化学物质引起，包括甲苯二异氰酸酯和苯三甲酸，通常在成年后发病。

哮喘患者会对多种刺激物产生反应而引起气流阻塞和呼吸道症状。吸入性过敏原可作为强有力的诱发因素，引起对这些物质具有特异敏感性的个体发生哮喘。病毒性上呼吸道感染（URI）是哮喘急性发作的常见诱因。β 受体阻滞剂可显著加重哮喘症状，哮喘患者应尽量避免使用此类药物；运动也常诱发哮喘症状加重，其多在运动结束之后出现。其他因素如空气污染、冷空气、职业暴露和应激状态也会诱发哮喘症状。

■ 病史临床评估

哮喘常见的呼吸道症状包括喘息、呼吸困难和咳嗽。哮喘患者的症状表现个体差异极大，且会随年龄、季节和治疗自发改变。夜间症状容易加重，睡眠中憋醒是哮喘控制不良的表现。对于哮喘患者需要明确以下几个情况：症状的严重程度，是否需要糖皮质激素治疗，是否需要住院，或是重症监护治疗。此外还需要明确患者哮喘发作的具体诱因，以及近期的暴露情况。大约 1% ～ 5% 的哮喘患者不耐受阿司匹林和其他环氧合酶抑制剂；其通常不伴有特应性疾病，并且具有鼻息肉。吸烟会增加哮喘患者住院率，使肺功能下降速度增快；故而戒烟至关重要。

■ 体格检查

呼吸窘迫体征的识别非常重要，包括呼吸急促、辅助呼吸肌用力参与呼吸运动以及发绀。肺部检查可闻及全肺喘鸣音、干啰音，呼气相较吸气相更为明显。局部哮鸣音提示可能存在支气管内病灶。评估是否合并过敏性鼻炎、鼻窦炎和皮肤疾患的证据。哮喘得到充分控制时，体格检查可见异常。

■ 肺功能测定

肺功能检查通常提示气流受阻，第 1 秒用力呼气容积（FEV_1）

和 FEV_1/FVC 比值（FEV_1 与用力肺活量之比）下降。然而，肺功能检查可能正常，尤其是哮喘症状充分获得缓解时。使用短效 β 受体激动剂（如沙丁胺醇定量气雾剂 2 喷或 180 μg）15 min 后，FEV_1 的绝对值较基线水平升高 ≥ 200 ml，并且其百分比改善 ≥ 12%，定义为支气管舒张试验阳性。然而，并非所有哮喘患者都呈显著的气道可逆性，经过优化药物治疗后其可逆性会降低。气道高反应性是哮喘的特点，可通过吸入支气管收缩刺激物，如乙酰甲胆碱和组胺给予评估。气道反应性越高，哮喘症状越重。呼气峰值流速（PEF）测定可作为院外自行监测哮喘控制情况的客观指标。肺容积测定可显示肺总量和残气量升高，但不需常规检测。一氧化碳弥散容积通常是正常的。

■ 其他实验室检查

血液检查对于哮喘通常并无意义。吸入性过敏原的特异性 IgE 测定［放射过敏原吸附试验（RAST）］或过敏皮肤试验可协助确定过敏诱因。支气管肺曲霉病（BPA）中，血清总 IgE 显著升高。呼出气一氧化氮浓度测定，可用于评估嗜酸性粒细胞性气道炎症。

■ 影像学检查

胸部 X 线检查通常正常。在急性加重期，可见到气胸。在 BPA 中，可观察到嗜酸性粒细胞性肺浸润。哮喘患者无须常规进行胸部 CT 检查，但 BPA 患者中可见中央型支气管扩张表现。

■ 鉴别诊断

哮喘的鉴别诊断包括可引起喘息和呼吸困难的其他疾病。肿瘤或喉头水肿所致的上气道阻塞与哮喘非常相似，但体格检查可闻及典型大气道喘鸣音。胸部局部哮鸣音提示可能存在支气管内肿瘤或异物。充血性心力衰竭也可闻及哮鸣音，但常伴有双肺底湿啰音。嗜酸性粒细胞性肺炎和变应性肉芽肿性血管炎（Churg-Strauss 综合征）也可出现哮鸣音。声带功能异常与重症哮喘症状具有相似之处，需要喉镜检查辅助诊断。当哮喘出现慢性气流阻塞时，难以将其与慢性阻塞性肺疾病（COPD）区分开来，其中还有一些患者同时罹患哮喘和 COPD（哮喘 -COPD 重叠综合征）。

治疗 慢性支气管哮喘

确定并清除引发哮喘症状的特异性刺激物是最关键的治疗举措。大多数患者需要药物治疗，主要包括两类药物。其一是支气管扩张剂，通过松弛气道平滑肌而快速缓解症状；其二为控制药物，通过抑制气道炎症起效。

支气管扩张剂

目前广泛应用的支气管扩张剂是 β_2 受体激动剂，通过兴奋 β_2 肾上腺素能受体舒张气道平滑肌。哮喘治疗中常用的吸入型 β_2 受体激动剂有两类：短效 β_2 受体激动剂（SABA）和长效 β_2 受体激动剂（LABA）。短效 β_2 受体激动剂如沙丁胺醇，能迅速起效并持续达 6 h，其为有效应急药物，但过度使用表明哮喘控制不良。运动前给予短效 β_2 受体激动剂可预防运动性哮喘。长效 β_2 受体激动剂如沙美特罗和福莫特罗，起效慢但可维持 > 12 h。LABA 已经取代定时规律使用 SABA，但其无法控制气道炎症，在没有吸入性皮质类固醇（ICS）治疗的情况下不应使用。LABA 与 ICS 的联合用药可减少哮喘急性加重，已经成为中重度持续性哮喘极其有效的长期治疗选择。

β_2 受体激动剂的常见不良反应包括肌肉震颤和心悸，口服制剂尤为突出，不推荐常规使用。一直以来，β_2 受体激动剂相关的死亡风险备受关注，目前仍未得到完全解决。不联合吸入型激素而单独使用 LABA 可能增加死亡风险。

其他可选的支气管扩张剂类药物包括抗胆碱能和茶碱类药物。抗胆碱能药物分为长效和短效吸入制剂，常用于 COPD 患者。一般认为在哮喘治疗中，抗胆碱能药物作用弱于 β_2 受体激动剂，当使用其他药物控制哮喘效果不佳时，再考虑选择联合抗胆碱能药物。茶碱具有支气管舒张和抗炎的双重作用，其血浆浓度过高时潜在毒性效应，因此并不广泛使用。小剂量茶碱联合 ICS 可增强疗效（即使低于常规的治疗剂量），适用于重症哮喘的治疗。

控制治疗

ICS 是目前最为有效的哮喘控制药物，通常每天给药两次，具有多种药物制剂可供选择。尽管 ICS 并不能迅速缓解症状，但是通常用药数天后呼吸道症状和肺功能开始获得改善。ICS 可缓解运动诱发的症状和夜间症状，减少哮喘急性加重，用其治疗通常还可降低气道高反应性。

ICS 的不良反应包括声音嘶哑和口腔念珠菌感染；使用储雾器及吸药后漱口可减少这类不良反应。

哮喘的其他控制治疗还包括全身用糖皮质激素。虽然其对于控制哮喘急性发作非常有效，但是由于潜在多种不良效应，在哮喘长期管理中应尽可能避免全身用糖皮质激素。白三烯受体拮抗剂，如孟鲁司特，对于某些患者极为有效。色甘酸钠和奈多克罗米钠由于作用时间短，并且疗效并不突出，因此未被广泛使用。奥马珠单抗是一种可中和 IgE 的封闭抗体；其用法为每 2～4 周皮下注射一次，似乎可降低严重哮喘者的急性发作频率。但是，由于价格昂贵，目前仅用于血清总 IgE 水平升高，且使用最大剂量吸入性支气管扩张剂和 ICS 仍无法缓解的难治性哮喘患者。阻断 IL-5（美泊利珠单抗、瑞利珠单抗）或其受体（贝那利珠单抗）的单克隆抗体可显著降低血液和组织中嗜酸性粒细胞水平，并且对于已经使用最大剂量 ICS 治疗、痰液中嗜酸性粒细胞却持续增加的患者可减少急性发作。

总体治疗策略

除了尽量避免接触哮喘刺激原以外，应根据病情轻重接受相应的阶梯式治疗方案（图 131-1）。轻症间断哮喘按需使用短效 β_2 受体激动剂即可；如果每周使用 SABA 超过 3 次，提示需要控制治疗，通常给每日 2 次 ICS；如果使用 ICS 后症状控制不良，则可联合长效 β_2 受体激动剂。倘若症状依旧无法控制，则需考虑使用大剂量 ICS 和（或）其他控制治疗。对于其他治疗均无法控制病情的特定人群，可考虑支气管热成形术。

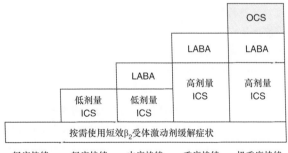

图 131-1　根据哮喘严重程度及症状控制情况的阶梯式治疗策略。ICS，吸入型激素；LABA，长效 β 受体激动剂；OCS，口服激素

哮喘急性加重

■ 临床特点

哮喘急性加重是哮喘症状的急性恶化期，可能危及生命。急性加重的常见诱因是 URI，也可涉及其他诱发因素。常见症状包括呼吸困难加重，喘息和胸部紧缩感。体格检查可发现呼吸急促、心动过速及肺过度充气。肺功能检查显示 FEV_1 和 PEF 下降。可引起低氧血症；通常由于过度通气 P_{CO_2} 下降。如果 P_{CO_2} 正常或升高，预示即将发生呼吸衰竭。

治疗	支气管哮喘急性加重

哮喘急性加重的主要治疗是大剂量 SABA 和全身使用糖皮质激素。SABA 可使用雾化吸入器或带有储雾罐的定量吸入器给药；治疗初始阶段可能需要频繁给药（q1 h 或更频繁）。可在 SABA 基础上联合吸入型抗胆碱能支气管扩张剂。给予口服激素（如泼尼松 30 ～ 45 mg/d，服用 5 ～ 10 天），也可考虑静脉用药，如甲泼尼龙（80 mg IV q8 h）。同时需吸氧以维持血氧饱和度在 90% 以上。如果出现呼吸衰竭，应给予机械通气，注意将气道压力和内源性呼气末正压（auto-PEEP）降至最低水平。由于细菌感染极少诱发哮喘急性加重，因此除非具有肺炎，否则不应常规给予抗生素。

应在哮喘急性加重进一步恶化前及时给予积极治疗，并为患者制订书面哮喘行动方案，指导其根据呼吸道症状和 PEF 下降程度自我调整治疗方案。

第 132 章
环境性肺疾病

（谭星宇　译　马艳良　审校）

多种肺部疾病发病易感性受环境因素影响。本章主要阐述职业及有毒化学品暴露对肺部疾病的影响。此外，还涉及各种非职业性的室内污染源，如环境中的烟草烟雾暴露（肺癌）、氡气（肺癌），以及使用生物燃料烹饪［慢性阻塞性肺疾病（COPD）］。环境暴露对呼吸系统的影响很大程度上取决于颗粒的大小。直径 > 10 μm 的颗粒通常滞留在上呼吸道。直径介于 2.5 ～ 10 μm 的颗粒，则沉积在支气管树上部，而更小的颗粒（包括纳米颗粒）可进入肺泡。水溶性气体，如氨气可被上呼吸道吸收并引起刺激性反应和支气管收缩，而低水溶性气体（如碳酰氯）则能到达肺泡，并造成危及生命的急性化学性肺炎。

临床诊治思路　　环境性肺疾病

由于许多职业性肺疾病（如尘肺）与非环境因素相关的疾病相似，所以获取详细的职业史至关重要。除患者从事的职业外，关键信息还包括特定环境接触史、使用呼吸防护设备的状况以及工作环境的通风情况。评估患者症状进展与其工作安排之间的关系也具有重要意义。

体格检查可提示肺疾病的类型和严重程度，但是通常无助于确定特定的环境病因。肺功能测试用于评估肺损伤的严重程度，但通常不提示具体诊断。对于疑似职业性哮喘的患者，轮值上岗前后肺活量的变化可为确诊提供支气管收缩的证据。胸部 X 线检查有助于诊断环境性肺疾病，但无法准确评估尘肺对功能的影响。某些职业性肺疾病具有独特的影像学表现；胸部 CT 可提供更为详尽的评估。特定的实验室检查对于诊断某些环境性肺疾病非常关键，如检测尿液重金属浓度，用于反映电池厂工人的镉含量。

职业性暴露和肺部疾病

■ 无机粉尘

石棉相关性肺疾病

除了石棉制品生产（从采矿到制造）过程中可能发生石棉暴露之外，职业性石棉暴露还常见于造船和其他建筑业（如管道安装、锅炉制造）、安全服装和汽车摩擦材料（如制动器和离合器衬片）制造。与这些工人具有共同生活区域的人员（如配偶）亦可能发生间接暴露，引起石棉相关肺疾病。

多种呼吸道疾病与石棉接触有关。胸膜斑提示已经发生石棉暴露，但通常不引起症状。间质性肺疾病，通常被称为石棉肺，其病理学及影像学表现类似特发性肺纤维化，通常肺功能检查呈限制性通气功能障碍及肺一氧化碳弥散量（DLCO）下降。石棉肺与暴露的强度和持续时间直接相关，其发病通常在暴露之后至少 10 年，仍缺乏特异性治疗手段。

石棉暴露也可引起良性胸腔积液。已经确定肺癌与石棉接触相关，但是一般在初始暴露后至少 15 年才发病。吸烟可显著增加接触石棉后罹患肺癌的风险。此外，间皮瘤（胸膜和腹膜）与石棉接触密切相关，但是其与吸烟无关。相对短暂的石棉暴露亦可导致间皮瘤，但是通常在初始暴露后数十年才发病。一般需要通过胸腔镜手术进行胸膜组织活检来确诊间皮瘤。

矽肺

矽肺是由于接触游离二氧化硅（水晶石英）所致，多见于采矿、石材切割、研磨行业（如玻璃和水泥制造）、铸造、采石业。在相对较短的时间内（最短 10 个月）大量暴露可引起急性矽肺，其病理表现类似于肺泡蛋白沉积症，胸部 CT 呈特征性的"铺路石"改变。急性矽肺可非常危重，表现为进展性病程。全肺灌洗可能有一定的治疗效果。

长期暴露可造成单纯性矽肺，表现为肺上叶圆形小阴影。肺门淋巴结钙化可在影像学检查中呈现特征性的"蛋壳样"环状钙化阴影。复杂性矽肺中，则表现为进展性纤维化结节，其直径 > 1 cm。如果纤维化结节显著增大，通常使用术语"进行性大块纤维化"描述。由于细胞介导的免疫功能受损，矽肺患者并发结核病、非典型分枝杆菌感染和真菌感染的风险增高。二氧化硅同时亦是一类肺部致癌物。

煤工尘肺

职业接触煤尘易诱发煤矿工人煤尘肺（CWP），其在美国西部的煤矿工人中较为少见，这与区域内所产的烟煤致病风险较低相关。单纯 CWP 的影像学表现为小结节状阴影，并且一般没有症状；复杂煤尘肺的特征则通常是上肺进展出现大结节（直径 > 1 cm）。复杂煤尘肺患者多有症状，伴有肺功能减低，以及死亡率增高。除 CWP 外，煤尘暴露也可导致 COPD。

铍中毒

铍暴露可能发生在合金、陶瓷和电子设备的制造过程中。急性铍暴露很少会引起急性肺炎，反而是造成一类与结节病非常相似的慢性肉芽肿性疾病更为常见。慢性铍病的影像学特点与结节病类似，表现为沿小叶间隔分布的肺结节。如同结节病，肺功能检测可表现为限制性或阻塞性通气障碍，伴有弥散功能下降。诊断慢性铍病通常需要经支气管镜肺活检。鉴别慢性铍病和结节病的最有效方法是采用血液或支气管肺泡灌洗液的淋巴细胞，进行淋巴增殖试验测定机体对铍的迟发超敏反应。治疗需去除进一步的铍暴露，糖皮质激素可能有效。

■ 有机粉尘

棉尘（棉尘肺）

纺织品及制绳纱线的生产过程中均会接触到棉尘。棉尘肺早期阶段，在每个工作周首日临近结束时出现胸部紧缩感。随着疾病进展，症状将持续贯穿整个工作周。经过至少10年的暴露后，可引起慢性气流阻塞。对于伴有症状的个体，脱离暴露至关重要。

谷物粉尘

农民和谷物升降机操作员面临谷物粉尘相关肺疾病的风险，其类似于COPD。症状包括剧烈咳嗽、喘息和呼吸困难。肺功能检查通常提示气流阻塞。

农民肺

接触包含嗜热放线菌孢子的霉变干草可引起过敏性肺炎。农民肺多发生在暴露后8 h之内，急性症状包括发热、咳嗽和呼吸困难。长期反复暴露会发展为慢性斑片状间质性肺疾病。

有毒化学物质

许多以蒸汽或烟雾形式存在的有毒化学物质都会损伤肺。例如，吸入烟雾可通过多种机制致使消防员和火灾的受害者死亡；一氧化碳中毒可引起致死性的低氧血症；燃烧的塑料和聚氨酯可释放包括氰化物在内的毒性物质；接触聚氨酯中的二异氰酸酯，以及环氧树脂中的酸酐可引起职业性哮喘；职业性接触许多有毒化学品，包括砷、铬和甲醛，均增加罹患肺癌风险；从泥土中释放或聚积于建筑物内的氡气，以及二手烟均是肺癌的危险因素。

治疗原则

环境性肺疾病的治疗通常包括限制或避免接触有毒物质。糖皮质激素治疗对慢性间质性肺病（如石棉肺、CWP）无效，但对急性有机粉尘暴露可能有效。职业性哮喘（如二异氰酸酯）的治疗遵循常规哮喘指南（第 131 章）。职业因素所致慢性阻塞性肺疾病（如棉尘肺）的治疗则遵循慢性阻塞性肺疾病指南（第 133 章）。

第 133 章
慢性阻塞性肺疾病

（张荣葆　译　马艳良　审校）

■ 定义和流行病学

慢性阻塞性肺疾病（COPD）是一种以慢性气流受限为特征的疾病。COPD 包括肺气肿（肺实质破坏）、慢性支气管炎（慢性咳嗽和生成黏痰）和小气道疾病（小气道纤维化和破坏），不同患者可具有不同组合。气流受限定义为第 1 秒用力呼气容积（FEV_1）/用力肺活量（FVC）降低。FEV_1/FVC 降低的个体中，气流受限的严重程度由 FEV_1 降低的程度决定（表 133-1）。相比于 FEV_1 预计值，$FEV_1 \geqslant 80\%$ 为 Ⅰ 级；$50\% \sim 80\%$ 为 Ⅱ 级；$30\% \sim 50\%$ 为 Ⅲ 级；$< 30\%$ 为 Ⅳ 级。不符合气流受限标准阈值的患者，可患有肺气肿、

表 133-1　GOLD 关于 COPD 严重程度的肺功能分级标准

GOLD 分级	严重度	肺功能
Ⅰ	轻度	FEV_1/FVC < 0.7 且 $FEV_1 \geqslant 80\%$ 预计值
Ⅱ A	中度	FEV_1/FVC < 0.7 且 $50\% \leqslant FEV_1 < 80\%$ 预计值
Ⅲ	重度	FEV_1/FVC < 0.7 且 $30\% \leqslant FEV_1 < 50\%$ 预计值
Ⅳ	极重度	FEV_1/FVC < 0.7 且 $FEV_1 < 30\%$ 预计值

缩略词：GOLD，慢性阻塞性肺疾病全球倡议（Global Initiative for Lung Disease）。
资料来源：From the Global Strategy for Diagnosis，Management and Prevention of COPD 2014. Available from http://www.goldcopd.org；with permission.

慢性支气管炎以及具有提示 COPD 的呼吸系统症状。

吸烟是 COPD 的主要环境危险因素，其患病风险随着吸烟量的增加而上升。吸烟强度通常采用"包年"衡量（每日吸烟 1 包，持续 1 年相等于 1 包年）。气道高反应性和某些职业暴露（如煤矿、金矿和棉纺织）的人群罹患 COPD 风险增加。已有报道，使用生物燃料的国家中，在通气不良的环境中烹饪可增高女性 COPD 风险。电子烟对 COPD 发生和进展的影响尚不明确。

COPD 是渐进性疾病。无论如何，戒烟可以显著地减缓肺功能的下降。正常成人在 25 岁时 FEV_1 达到一生的最高峰，进入平台期，随后逐渐进行性下降。肺功能峰值水平降低、平台期缩短、肺功能加速下降均是引起 COPD 的原因。

COPD 通常在晚期时才出现临床症状。因此，早期诊断有赖于肺功能测定。PaO_2 一般会保持正常到 $FEV_1 < 50\%$ 预计值。高碳酸血症和肺动脉高压最常见于 FEV_1 下降至 $< 25\%$ 预计值之后。FEV_1 水平相近的 COPD 患者，其呼吸道症状和功能减损程度却可显著不同。COPD 通常包括间歇性症状加重阶段，如呼吸困难、咳嗽和咳痰等呼吸系统症状突然加重，称为 COPD 急性加重（AECOPD）。AECOPD 常由于呼吸系统细菌和（或）病毒感染诱发。随着 COPD 的进展，急性加重发作更频繁，但是气流受限程度近似的患者间发生急性加重的易感性不尽相同。

■ 临床表现

病史

COPD 的常见症状包括咳嗽、咳痰；每年咳嗽、咳痰超过 3 个月并且连续 2 年以上者可诊断慢性支气管炎。然而，仅有慢性支气管炎而无气流受限不能诊断为 COPD。劳力性呼吸困难是 COPD 的常见症状，并且因此造成劳动能力丧失。对于重度 COPD 患者，涉及上半部分躯体的活动时尤其困难。疾病晚期常见伴有体重减低和恶液质。

AECOPD 随着 COPD 的进展发作更为频繁，最常见的诱发因素是呼吸道感染，通常为细菌感染。既往急性加重病史是未来急性加重的强烈预测因子。

体格检查

COPD 患者体格检查多为正常，直至疾病明显加重。随着疾病的进展，过度充气的体征（包括桶状胸、膈肌运动减弱）越来越明显。也可出现呼气相哮鸣音，但不能用于预测气道阻塞的严重程度和对治疗的反应性。杵状指（趾）提示警惕肺癌，其并非 COPD 的体征。

AECOPD 期间，呼吸窘迫的体征可愈发显著，包括心动过速、呼吸频率加快、辅助呼吸肌用力和发绀。

影像学检查

胸部 X 线片显示过度充气、肺气肿和肺动脉高压。通常给予常规胸部 X 线片检查用于鉴别其他疾病，急性加重期间则用于排除肺炎和气胸。胸部 CT 扫描对于检出肺气肿具有更高的敏感性，通常用于晚期患者考虑外科手术之时的评估，如肺减容或肺移植术；或者用作吸烟者癌症的筛查。

肺功能检查

气流受限的客观指标是诊断 COPD 的关键。COPD 分级标准基于吸入支气管扩张剂后的肺功能测定。COPD 患者中，FEV_1/FVC < 0.7。肺总量和残气量增加，以及肺一氧化碳弥散量减低是肺气肿的典型表现。

实验室检查

推荐 α_1 抗胰蛋白酶（$\alpha_1 AT$）测定（通常测定血液中的蛋白水平）用于排除严重 $\alpha_1 AT$ 缺乏症。对于伴有气流阻塞和（或）肺气肿的严重 $\alpha_1 AT$ 缺乏症（如 Pi Z 变异型），可采取强化治疗（每周静脉注射）。脉搏血氧仪可测定血氧饱和度。然而，动脉血气分析仍是评估 CO_2 潴留严重程度以及酸碱平衡紊乱的实用方法。在急性加重期间，出现意识状态改变、严重的呼吸窘迫、极重度 COPD、曾有 CO_2 潴留病史，均应考虑动脉血气检测。全血细胞计数对于评价疾病晚期红细胞增多和贫血具有价值；红细胞增多可继发于低氧血症，贫血会加重呼吸困难。

治疗　COPD

根据气流阻塞的严重程度、呼吸系统症状和急性加重病史，对 COPD 患者进行个体化的管理。

门诊患者管理

戒烟

已经证实戒烟可明确减缓 COPD 患者肺功能的下降，延长生存时间。完全戒烟对于所有 COPD 患者至关重要。虽然戒烟后肺功能不会显著改善，但 FEV_1 的下降率通常会恢复到非吸烟者的水平。药物辅助戒烟常可使患者受益。尼古丁替代治疗（透皮贴剂、咀嚼胶、鼻喷雾剂和口吸入器）可提高戒烟成功率。口服盐酸安非他酮片也可产生显著效果，并且可联合尼古丁替代疗法。伐尼克兰（烟碱型乙酰胆碱受体部分激动剂）也可提高戒烟的成功率。所有成年、非孕期，并且不具有特定禁忌证的吸烟者均可接受药物辅助戒烟。

非药物治疗

肺康复可以改善呼吸困难、活动耐量和减少住院。强烈建议每年接种流感疫苗并且推荐接种肺炎链球菌和百日咳疫苗。

支气管扩张剂

尽管没有证据证实支气管扩张剂可以延长 COPD 患者的寿命，但可显著缓解呼吸系统症状和减少急性加重表现。短效或长效 β 受体激动剂，短效或长效抗胆碱能药物和茶碱类药物均可应用。吸入支气管扩张剂通常较口服支气管扩张剂的不良反应更少。

轻症或并非频繁急性加重者，通常给予吸入短效抗胆碱能药物（如异丙托溴铵）或短效 β 受体激动剂（如沙丁胺醇）进行治疗。对于重症和（或）频繁急性加重者，应给予长效 β 受体激动剂和（或）长效抗胆碱能药物联合治疗。较窄的治疗窗限制了茶碱类药物的应用，并且需监测血药浓度。

糖皮质激素

由于可引起多种合并症风险，包括骨质疏松症、体重增加、白内障和糖耐量异常，不推荐 COPD 患者长期全身使用糖皮质激素治疗。尽管缺乏证据显示吸入糖皮质激素可以降低 FEV_1 下降速率，但是吸入糖皮质激素［通常与长效 β 受体激动剂和（或）长效抗胆碱能药物联合给药］可减少 COPD 急性加重的频率。吸入糖皮质激素伴随肺炎风险增高。

PDE4 抑制剂

罗氟司特可降低具有慢性支气管炎和既往急性加重病史的重度 COPD 患者出现急性加重的频率；然而，包括恶心在内的不良反应限制了其应用。

抗生素

阿奇霉素的长期治疗已被证实可以减少急性发作的频率，对于频繁急性发作的 COPD 患者应考虑使用。

氧疗

长期氧疗可以减轻慢性低氧血症者的症状及延长生存期。评估是否需要长期氧疗要求在病情稳定一段时间后测量血 PaO_2 或氧饱和度（SaO_2）。$PaO_2 \leq 55$ mmHg 或 $SaO_2 \leq 88\%$ 的患者需要通过吸氧使 $SaO_2 \geq 90\%$。$PaO_2\ 56 \sim 59$ mmHg 或 $SaO_2 < 90\%$，伴有肺动脉高压或肺源性心脏病（肺心病）的临床表现，亦是长程氧疗的适应证。对于符合上述指征者，推荐持续性氧疗，因为每日吸氧时间与死亡率显著相关。仅在活动或睡眠时出现低氧血症的患者也可给予吸氧，尽管其获益的证据还不充足。

重症 COPD 的手术适应证

终末期 COPD 具有两类主要的外科手术选择。肺减容手术可降低死亡率，改善上叶显著肺气肿和低运动耐量患者的肺功能（经过肺康复后）。符合高危人群标准者（$FEV_1 < 20\%$ 预计值，且呈弥漫性肺气肿或肺一氧化碳弥散量 < 20% 预计值）不应考虑肺减容手术。COPD 经过充分药物治疗，仍有极重度气流受限，且丧失活动能力，年龄相对年轻者应考虑肺移植术。

慢性阻塞性肺疾病急性加重（AECOPD）的管理

急性加重是 COPD 主要的并发急症和死亡原因。管理的重点包括决策是否需要住院。尽管缺乏指南明确建议何者需要住院治疗，对于出现呼吸性酸中毒、低氧血症加重、疾病基础为重度 COPD、合并肺炎，或缺少家庭支持进行所需治疗的社会状况，均应积极考虑住院治疗。

急性加重治疗关键举措包括给予支气管扩张剂、抗生素和短程全身用糖皮质激素。

抗生素

由于细菌感染往往是 COPD 急性加重的诱因，故应积极给予抗生素治疗，尤其是伴有痰量增加或痰液颜色改变。常见致病菌包括肺炎链球菌、流感嗜血杆菌和卡他莫拉菌。抗生素的选择应取决于疾病严重程度和药物敏感性数据。

支气管扩张剂

急性加重期时，支气管扩张剂治疗非常必要。通常使用短效

β 受体激动剂（如沙丁胺醇）和抗胆碱能药物（如异丙托溴铵）。初始时一般经雾化器给予支气管扩张剂，因为呼吸窘迫者也可较容易地给药。更换为定量吸入器给药，需要对患者和相关人员进行适当的培训。

糖皮质激素

全身用糖皮质激素可以减轻症状，防止病情反复。其最佳应用剂量并未明确。目前标准用量为每日口服泼尼松 30～40 mg（或等量 IV），门诊患者总疗程 5～10 天。高血糖是最常见的并发症。

氧疗

急性加重期低氧血症进一步加重，给予氧气支持维持 SaO_2 ≥ 90%。吸高浓度氧会加重通气血流比例失衡导致高碳酸血症。无论如何，给予充分 O_2 维持 SaO_2 处于约 90% 是关键目标。因此，给氧应着重于提供氧合，并非追求不必要的高血氧饱和度。患者在出院后仍然需要氧疗，直至急性加重状况完全康复。

通气支持

大量研究表明无创通气（NIV）可以改善伴呼吸衰竭（$PaCO_2$ > 45 mmHg）的 AECOPD 患者的预后。NIV 禁忌证包括不稳定心血管疾病、意识状态受损、无法配合、大量气道分泌物、颌面部畸形、面部创伤、极度肥胖或严重烧伤。对于进行性高碳酸血症、顽固性低氧或影响配合 NIV 治疗的意识状态改变、血流动力学不稳定和呼吸骤停者，需给予气管插管进行机械通气。机械通气支持期间应保障足够的呼气时间，避免产生内源性 PEEP。

第 134 章
肺炎、支气管炎和肺脓肿

（马艳良　译　高占成　审校）

肺炎

肺炎指肺实质的感染，分为社区获得性肺炎（community-acquired pneumonia，CAP）、医院获得性肺炎（hospital-acquired pneumonia，

HAP）、呼吸机相关性肺炎（ventilator-associated pneumonia，VAP）或医疗保健机构相关性肺炎（health care-associated pneumonia，HCAP）。最初 HCAP 的概念是耐多药（MDR）病原体所致的 CAP，现在则指至少伴有 2 ~ 3 个 MDR 病原体感染的危险因素（表 134-1）的肺炎。

病理生理学

- 微生物进入下呼吸道的途径主要包括：经由口咽部的微量误吸（最常见）、血行播散，以及毗邻胸膜或纵隔感染的直接扩散。
- 许多 CAP 病原体是正常肺泡微生物群的组成部分，类似于口咽微生物群。这一观察结果表明，宿主防御的改变（如肺泡巨噬细胞活性、表面活性蛋白 A 和 D、黏膜纤毛功能）使得正常菌群中的一种或多种微生物过度繁殖。最可能改变肺泡微生物群的原因，对 CAP 而言是病毒性上呼吸道感染，HAP/VAP 则是由于抗生素治疗。
- 典型肺炎（以肺炎链球菌所致肺炎为代表）呈叶段受累，其肺泡特征性的演变可分为 4 个阶段：
  - 水肿期：肺泡内充满富含蛋白的渗出物。
  - 红色肝样变期：肺泡内渗出物中出现红细胞和中性粒细胞。
  - 灰色肝样变期：富含中性粒细胞和纤维蛋白沉积物。

表 134-1　社区获得性肺炎中发生常规治疗 [a] 耐药（MDR）病原体感染的危险因素

多重耐药的革兰氏阴性菌和 MRSA	医院内感染的 MRSA	社区获得性 MRSA
在过去 90 天内住院 ≥ 2 天	在过去 90 天内住院 ≥ 2 天	空洞浸润或坏死
在过去 90 天内曾使用过抗生素	在过去 90 天内曾使用过抗生素	大咯血
免疫抑制状态	在过去 30 天中长期血液透析	中性粒细胞减少
卧床状态	具有明确 MRSA 定植病史	红斑皮疹
管饲	充血性心力衰竭	合并流感
抑制胃酸分泌	抑制胃酸分泌	年轻，既往体健
严重的慢性阻塞性肺疾病或支气管扩张 [b]		夏季发病

[a] 头孢菌素 / 大环内酯类或呼吸道氟喹诺酮。
[b] 铜绿假单胞菌感染风险。
缩略词：MRSA，耐甲氧西林金黄色葡萄球菌

– 消散期：以巨噬细胞为主。

- VAP 中，影像学表现为明显浸润之前，就可出现呼吸性细支气管炎的表现。

■ 社区获得性肺炎

病原学

尽管许多细菌、病毒、真菌及原虫均可导致 CAP，但大多数都由数种常见的病原体所致。半数以上病例，并无法明确特定病原体。

- 典型的细菌病原体包括肺炎链球菌、流感嗜血杆菌、金黄色葡萄球菌，以及革兰氏阴性菌，如肺炎克雷伯菌和铜绿假单胞菌。
  - 随着肺炎球菌疫苗的接种增多，肺炎球菌肺炎的发病率趋于下降。
- 非典型病原体包括肺炎支原体、肺炎衣原体、军团菌，以及呼吸道病毒（如流感病毒、腺病毒、人类偏肺病毒、呼吸道合胞病毒）。
  - 需要住院治疗的 CAP 病例中，相当大部分可能由于病毒所致，即使是成年人。
  - CAP 病例中，10%～15% 为多种病原体引起，由典型和非典型病原体混合感染所致。
  - 肺炎支原体和肺炎衣原体引起的 CAP 发病率正在增加，尤其是在年轻人中。
- 仅有此前数天或数周曾出现误吸者，才考虑厌氧菌是 CAP 的重要感染病原体，常造成严重脓胸。

流行病学

美国每年 > 5 百万成年人罹患 CAP，其中 80% 为门诊治疗。CAP 每年造成 > 55 000 人死亡，每年总花费约 170 亿美元。

- 高龄和年幼者 CAP 的发病率最高（例如 < 4 岁或 > 60 岁）。
- CAP 危险因素包括酗酒、支气管哮喘、免疫抑制、住院和 ≥ 70 岁（相对于 60～69 岁）。
- 病因诊断时还应考虑到多种因素对感染病原体类型的影响，如吸烟、慢性阻塞性肺疾病、耐甲氧西林金黄色葡萄球菌（MRSA）定植、近期住院或抗生素治疗。

临床表现

患者常有发热、寒战、出汗、咳嗽（不伴咳痰，或是咳黏痰、脓痰、血性痰）、胸部炎性胸痛和呼吸困难。

- 其他常见症状包括恶心、呕吐、乏力、头痛、腹泻、肌痛和关节疼痛。
- 老年患者表现可不典型，出现意识模糊，而其他表现较少。
- 体格检查可见呼吸急促，触觉语颤增强或减弱，叩诊浊音或实音分别提示肺实变或胸腔积液，还可闻及啰音、支气管呼吸音或胸膜摩擦音。

诊断

包括疾病诊断和病原学诊断。尽管目前尚无证据表明针对特定病原体的治疗优于经验性治疗，但病原学诊断可以缩小经验性治疗范围、识别威胁公共卫生安全的病原体（如结核分枝杆菌、流感病毒），并监测抗菌药物耐药趋势。

- 胸部 X 线片：通常需要给予完善，用于鉴别 CAP 和其他临床情况，与之相比，体格检查诊断 CAP 的敏感性和特异性仅为 58% 和 67%。
  - 胸部 CT 适用于怀疑阻塞性肺炎或空洞形成的患者。
  - 某些影像学特征可以指向特定的病原体，如肺气囊肿提示金黄色葡萄球菌感染。
- 痰检：每高倍镜视野下白细胞 > 25 个，并且鳞状上皮细胞 < 10 个的痰标本才适合进一步培养。痰培养的敏感性差异较大，确诊肺炎球菌肺炎伴菌血症的患者中，痰培养阳性率 ≤ 50%。
- 血培养：大约 5% ~ 14% 的病例血培养阳性，最常见的是肺炎链球菌。血培养对大多数 CAP 患者并非必要，但高危者应进行血培养（如合并慢性肝病或无脾的患者）。
- 尿液抗原检测：可用于检出肺炎链球菌和 I 型嗜肺军团菌。
- 咽拭子 PCR 检测：已经成为呼吸道病毒感染的诊断标准，对检出许多非典型细菌也具有一定价值。
- 血清学检测：特异性 IgM 抗体滴度升高 4 倍有助于诊断某些病原体引起的肺炎，但是获得最终结果所需耗时，以及对结果阐释的难度限制了其临床应用。
- 生物标志物：血清中 C 反应蛋白（CRP）水平的连续检测可

协助临床判断疾病进展或治疗失败。血清降钙素原（PCT）水平的检测可辅助鉴别细菌感染和病毒感染，确定是否需要抗生素治疗，或决策何时停止治疗。

治疗　社区获得性肺炎

决策是否收住院

- 两种评分方法可用于评估患者是否需要住院治疗。目前尚不清楚何者更优，应根据患者的具体情况选择应用。
  - 肺炎严重程度评分（pneumonia severity index，PSI）：根据 20 个变量进行评分，包括年龄、合并症、体格检查和实验室指标。据此，患者的死亡风险被分为 5 个级别。
  - CURB-65：5 个变量包括意识状态（C）；尿素氮＞7 mmol/l（U）；呼吸频率≥30 次 / 分（R）；血压，收缩压≤90 mmHg 或舒张压≤60 mmHg（B）；年龄≥65岁（65）。分值为 0 的患者可居家治疗，分值为 1 或 2（不计因年龄≥65 岁得分）应住院治疗，分值≥3 则需要入住重症监护治疗病房（ICU）处理。

选择抗生素治疗

- CAP 的经验性抗生素治疗推荐见表 134-2。美国指南建议常规覆盖肺炎链球菌和非典型病原体。回顾性数据提示此路径可降低死亡率。
- 初始治疗采用静脉抗生素者，在可以口服并吸收药物、血流动力学稳定、临床状态改善后可改为口服用药。
- 对于非复杂性 CAP，给予氟喹诺酮类药物治疗 5 天足矣。合并菌血症、转移性感染、感染毒力较强的病原体（如铜绿假单胞菌、社区获得性 MRSA）者需要适当延长疗程。
- 发热及白细胞升高多在 2 ～ 4 天后缓解。如果治疗 3 天，病情未获得改善，则应重新评估患者，需考虑其他诊断、耐药菌感染或用药错误的可能性。

并发症

严重 CAP 的常见并发症包括呼吸衰竭、休克和多器官功能衰竭、凝血功能障碍、心脏并发症（如心肌梗死、充血性心力衰竭、心律失常），以及合并症加重恶化。转移性感染较为少见（如脑脓

表 134-2　社区获得性肺炎的经验性抗生素治疗

门诊患者

1. 既往体健，过去 3 个月内未曾使用抗菌药物
   - 大环内酯类［克拉霉素 500 mg PO bid 或阿奇霉素（首剂 500 mg PO，随后 250 mg qd）］或
   - 多西环素 100 mg PO bid
2. 具有合并症或过去 3 个月内曾使用抗生素：从其他类别抗生素中选择一种
   - 呼吸喹诺酮类（莫西沙星 400 mg PO qd、吉米沙星 320 mg PO qd 或左氧氟沙星 750 mg PO qd）或
   - β 内酰胺类（首选大剂量阿莫西林 1 g tid 或阿莫西林 / 克拉维酸 2 g bid；替代方案：头孢曲松 1 ~ 2 g IV qd、头孢泊肟 200 mg PO bid，或头孢呋辛 500 mg PO bid）联合大环内酯类 [a]
3. 对于肺炎链球菌大环内酯类"高水平"耐药高发生率的地区，[b] 应考虑选用上述对于"具有合并症"者所列举的方案。

非 ICU 住院患者

- 呼吸喹诺酮类（莫西沙星 400 mg PO 或 IV qd，或左氧氟沙星 750 mg PO 或 IV qd）
- β 内酰胺类 [c]（头孢曲松 1 ~ 2 g IV qd、氨苄西林 1 ~ 2 g IV q4 ~ 6 h、头孢噻肟 1 ~ 2 g IV q8 h 或厄他培南 1 g IV qd）联合大环内酯类 [d]［如上所述，口服克拉霉素或阿奇霉素，或阿奇霉素 IV（首剂 1 g，随后 500 mg qd）］

ICU 住院患者

- β 内酰胺类 [e]（头孢曲松 2 g IV qd，或氨苄西林 / 舒巴坦 2 g IV q8 h，或头孢噻肟 1 ~ 2 g IV q8 h）联合阿奇霉素或氟喹诺酮（如上所述，对于"非 ICU 住院患者"所列举的方案）

注意事项

如果疑似铜绿假单胞菌感染

- 抗铜绿假单胞菌的 β 内酰胺类（哌拉西林 / 他唑巴坦 4.5 g IV q6 h、头孢吡肟 1 ~ 2 g IV q12 h、亚胺培南 500 mg IV q6 h 或美罗培南 1 g IV q8 h）联合环丙沙星 400 mg IV q12 h 或左氧氟沙星 750 mg IV qd
- β 内酰胺类（如上所述）联合氨基糖苷类［阿米卡星（15 mg/kg qd）或妥布霉素（1.7 mg/kg qd）］和阿奇霉素
- β 内酰胺类（如上所述）[f] 联合氨基糖苷类和抗肺炎链球菌的氟喹诺酮类

如果疑似 CA-MRSA 感染

- 联合利奈唑胺 600 mg IV q12 h 或万古霉素（初始为 15 mg/kg q12 h，根据血药浓度调整剂量）联合克林霉素 300 mg q6 h

---

[a] 多西环素（100 mg PO bid）可替代大环内酯类。

[b] 25% 的菌株 MICs > 16 μg/ml。

[c] 青霉素过敏者可选用呼吸喹诺酮类。

[d] 多西环素（100 mg IV q12 h）可替代大环内酯类。

[e] 青霉素过敏者可选用呼吸喹诺酮类和氨曲南 2 g IV q8 h。

[f] 青霉素过敏者可选用氨曲南。

缩略词：CA-MRSA，社区获得性耐甲氧西林金黄色葡萄球菌；ICU，重症监护治疗病房

肿、心内膜炎），需要紧急处理。

- 肺脓肿多与误吸或单一病原体（如社区获得性 MRSA 或铜绿假单胞菌）引起的 CAP 相关。应给予引流，并使用适当的抗生素。
- 如有明显胸腔积液均应积极送检和治疗。如果积液 pH 值 < 7，葡萄糖浓度 < 2.2 mmol/L，乳酸脱氢酶水平 > 1000 U，或涂片、培养发现细菌时，应当胸腔置管进行引流。

随访

胸部 X 线片可能需要 4 ～ 12 周恢复正常。如具备条件，患者应接种流感或肺炎球菌疫苗。

医疗保健机构相关性肺炎（亦参阅第 81 章）

■ 呼吸机相关性肺炎

微生物学

VAP 潜在致病菌包括 MDR 和非 MDR 病原体。何种病原体为主取决于发生感染时住院时间的长短和合并的其他危险因素。

流行病学、发病机制和临床表现

每 100 例机械通气患者中预计会有 6 ～ 52 例发生 VAP，机械通气最初 5 天的发病风险最高。

- VAP 发病机制中三个重要因素：口咽部定植致病微生物、致病微生物被吸入下呼吸道，以及宿主正常防御机制受损。
- 临床表现与其他类型肺炎相似。

诊断

应用一致的临床诊断标准将造成 VAP 的过度诊断。通过采取定量培养鉴定细菌负荷用于区分定植和真实感染，可减少抗生素使用和降低死亡率。诊断取样越是在支气管树远端，所获结果越具特异性。

治疗 呼吸机相关性肺炎

- VAP 经验性治疗的推荐选择见表 134-3。
  - 不适当的初始经验性治疗与较高的死亡率相关。
  - 确定致病的病原体后需调整广谱治疗方案。

表 134-3　医院获得性和呼吸机相关性肺炎的经验性抗生素治疗

无耐药性革兰氏阴性病原体的危险因素	具有耐药革兰氏阴性病原体的危险因素 [a]（每栏选择一个）	
<ul><li>哌拉西林 / 他唑巴坦 4.5 g IV q6 h [b]</li><li>头孢吡肟 2 g IV q8 h</li><li>左氧氟沙星 750 mg IV q24 h</li></ul>	<ul><li>哌拉西林 / 他唑巴坦 4.5 g IV q6 h [b]</li><li>头孢吡肟 2 g IV q8 h</li><li>头孢他啶 2 g IV q8 h</li><li>亚胺培南 500 mg IV q6 h [b]</li><li>美罗培南 1 g IV q8 h</li></ul>	<ul><li>阿米卡星 15 ～ 20 mg/kg IV q24 h</li><li>庆大霉素 5 ～ 7 mg/kg IV q24 h</li><li>妥布霉素 5 ～ 7 mg/kg IV q24 h</li><li>环丙沙星 400 mg IV q8 h</li><li>左氧氟沙星 750 mg IV q24 h</li><li>黏菌素［负荷剂量 5 mg/kg IV，随后维持剂量为 2.5 mg×（1.5×CrCl ＋ 30）IV q12 h］</li><li>多黏菌素 B［2.5 ～ 3.0 mg/（kg·d）IV，分 2 次用药］</li></ul>

有 MRSA [b] 的危险因素（添至上述）

利奈唑胺 600 mg IV q12 h 或
根据血药浓度调整万古霉素（谷浓度 15 ～ 20 mg/dl）

[a] 既往曾抗生素治疗、既往曾住院治疗、当地的抗菌谱。
[b] 既往曾抗生素治疗、既往曾住院治疗、已知 MRSA 定植病史、长期血液透析、当地 MRSA 肺炎发病率＞ 10%（或当地发病率未知）。
缩略词：CrCl，肌酐清除率；MRSA，耐甲氧西林金黄色葡萄球菌

  － 如果初始经验性抗生素治疗有效，患者临床情况通常在 48 ～ 72 h 获得改善。
- VAP 治疗失败并不少见，尤其是涉及 MDR 病原体感染；MRSA 和铜绿假单胞菌感染的治疗失败率较高。
- VAP 的并发症包括机械通气时间延长、ICU 住院时长增加、伴有肺出血或支气管扩张的坏死性肺炎。VAP 伴随死亡风险显著增高。
- VAP 的预防策略见表 134-4。

表 134-4　呼吸机相关性肺炎的致病机制及预防策略

致病机制	预防策略
口咽部定植致病菌	
正常菌群被清除	避免长时间使用抗生素
插管时吸入大量口咽部分泌物	昏迷患者短期预防性应用抗生素[a]
胃食管反流	幽门后肠内喂养[b]，避免胃内大量潴留，促动力药物
胃内细菌过度生长	避免预防性使用提高胃内 pH 值的药物[b]，给予非吸收性抗生素选择性消化道去污染[b]
其他定植者造成交叉感染	洗手，尤其是使用含酒精的速干手消毒液；加强感染控制教育[a]；正确清洁重复使用的设备
大量误吸	气管插管；快速顺序插管；避免镇静；胃肠减压
气管插管周围微量误吸	
气管插管	无创通气[a]
通气时间延长	每日唤醒镇静患者[a]，遵从脱机方案[a]
吞咽功能异常	早期经皮气管切开[a]
气管插管上分泌物聚集	抬高床头[a]；应用特殊气管内插管持续吸引声门下分泌物[a]；避免再次插管；减少镇静和转运患者
下呼吸道防御功能下降	严格控制血糖[b]；降低输注红细胞的血红蛋白阈值

[a] 至少在一项随机对照研究中证实有效
[b] 随机对照研究结果为阴性或结果不一致

■ 医院获得性肺炎（HAP）

　　关于 HAP 的研究少于 VAP，HAP 更多涉及非 MDR 病原体。厌氧菌也更多见于非 VAP 患者，因为未气管插管的患者发生大量误吸的风险增加。

■ 支气管扩张

病因和流行病学

　　支气管扩张是一种不可逆的气道扩张，可表现为局灶性（由于阻塞）或弥漫性（由于全身性或感染性疾病）受累。支气管扩张可由感染性或非感染性因素所致。

- 其流行病学由于基础病因不同而大相径庭；一般来说，支气管扩张的发病率随着年龄的增长而增加，女性高于男性。
- 支气管扩张的患者中，25% ～ 50% 属于特发性。

发病机制

感染性支气管扩张最为广泛接受的机制是"恶性循环假说"，由于对感染的易感性和黏液纤毛清除功能不良导致微生物在支气管内定植。非感染性支气管扩张的机制包括免疫介导的支气管壁破坏以及肺纤维化造成的肺实质形变（如放疗后纤维化或特发性肺纤维化）。

临床表现

患者通常表现为持续性咳嗽，咳黏稠痰。

- 体格检查中肺部听诊常可闻及湿啰音和哮鸣音，也可伴有杵状指（趾）。
- 急性加重时脓性痰液增多。

诊断

支气管扩张的诊断依据其临床表现和相对应的胸部 X 线片表现，如平行"双轨征""印戒征"（支气管横截面的直径至少为伴行血管直径的 1.5 倍）、支气管树未逐渐变细、支气管壁增厚或囊性改变。

治疗 支气管扩张

感染性支气管扩张的主要治疗目的是控制活动性感染、改善分泌物清除功能和支气管内环境。

- 急性加重时应选用针对明确或所推断病原体的抗生素，疗程为 7 ～ 10 天；流感嗜血杆菌和铜绿假单胞菌是常见致病菌。
- 给予水化及溶解黏痰药物，雾化吸入支气管扩张剂和高渗制剂（如高渗盐水），以及肺部物理治疗可辅助清除分泌物。
- 每年发作次数 ≥ 3 次的患者，可考虑使用抑菌药物以降低微生物负荷，减少急性加重的频率。
- 特定患者应考虑外科手术治疗（包括肺移植）。

■ 肺脓肿

病原学

肺脓肿是指微生物感染造成肺组织坏死和空洞形成，可分为原发性（约占 80%）或继发性，也可分为急性（持续时间 < 4 ~ 6 周）或慢性（约占 40%）。

- 原发性肺脓肿通常在没有基础肺部或全身疾病的情况下，由于误吸所致，一般是多种微生物复合感染（主要包括厌氧微生物和微需氧链球菌），并且多发生在右肺的部分叶段（上叶后段和下叶上段）。
- 继发性肺脓肿发生于基础疾病（如支气管梗阻后、免疫功能受损）的背景下，可由多种不同病原体引起，以铜绿假单胞菌和其他革兰氏阴性杆菌最为常见。

临床表现

肺脓肿最初的表现可与肺炎相似。

- 厌氧菌引起的肺脓肿表现更为慢性和惰性，伴有盗汗、疲劳和贫血；此外，可出现变色的脓臭痰。
- 非厌氧性病原体（如金黄色葡萄球菌）引起的肺脓肿呈暴发性，伴有高热，疾病进展迅速。

诊断

首选胸部 CT 以明确肺部病变的详细特征。

- 目前尚不清楚采取侵入性诊断措施（如经气管穿刺抽吸）以确定原发性肺脓肿的病原体是否获益。
- 对于继发性肺脓肿或经验性治疗失败时，建议完善痰液和血培养、机会性病原体血清学检测，如有需要可采取侵入性措施采集样本（如支气管肺泡灌洗、CT 引导下经皮穿刺抽吸）。

治疗　肺脓肿

针对推断或已知病原体选择治疗方案。

- 对于原发性肺脓肿，推荐的方案是克林霉素（600 mg IV tid）或 β 内酰胺 / β 内酰胺酶复合制剂静脉输注。临床病情改善后，可转换为口服方案（克林霉素 300 mg qid；或阿莫西林 / 克拉维酸）。

- 对于继发性肺脓肿，需根据病原体选择相应的抗生素。
- 口服用药应持续至影像学显示脓肿清除或仅遗留少许瘢痕时。
- 使用抗生素≥7天后仍持续发热，且其他诊断性检查未能确定另一可治疗的病原体者，可能需要外科手术切除或经皮脓肿引流。

第135章
肺血栓栓塞症及深静脉血栓形成

（尹伊楠　译　李忠佑　审校）

■ 定义和疾病自然史

静脉血栓栓塞症（venous thromboembolism，VTE）包括深静脉血栓形成（deep-vein thrombosis，DVT）及肺栓塞（pulmonary embolism，PE）。DVT是大静脉内血凝块形成所致，多发生在下肢。DVT的血栓脱落并转移至肺循环中则导致PE。孤立性小腿静脉血栓导致PE的风险较低。尽管DVT主要与下肢和（或）盆腔内血栓形成相关，但随着深静脉置管、起搏器和ICD的植入增多，上肢DVT的发生率也随之增加。除发生PE外，DVT的主要并发症是血栓后综合征，其患侧下肢因静脉瓣损伤而引起慢性肿胀及不适感，病情严重者可导致皮肤溃疡。PE常为致死性的，多由进行性右心功能衰竭所致。慢性血栓栓塞性肺动脉高压是另一个PE的远期并发症。

一些遗传性危险因素，包括凝血因子V基因Leiden突变、凝血酶原基因 G20210A 突变已得到证实，但仅能解释很少部分的静脉血栓栓塞性疾病。合并内科疾病包括肿瘤和抗磷脂抗体综合征也可导致VTE风险增高。其他已被证实的危险因素包括长途旅程中久坐、肥胖、吸烟、外科手术、创伤、妊娠、含雌激素的口服避孕药和绝经后激素替代治疗以及炎症性疾病（如炎性肠病、银屑病）。

大面积PE，血栓形成累及至少一半的肺血管系统，通常表现为呼吸困难、晕厥、低血压和发绀。次大面积PE者，右心室功能障碍，但循环动脉压正常。低危PE，右心室功能和循环动脉压均正常，预后良好。

■ 临床评估

病史

　　DVT 常表现为进行性的小腿部不适感，而 PE 最常见的症状是不明原因的呼吸困难。胸痛、咳嗽或咯血提示肺梗死累及胸膜。相当一部分因晕厥入院的患者存在 PE。

体格检查

　　PE 常见呼吸急促及心动过速，也可伴有低热、颈静脉怒张，心脏查体可闻及 P_2 亢进。低血压、发绀提示大面积 PE。DVT 体格检查可能仅有轻度腓肠肌压痛；然而，严重的 DVT 可见显著的大腿肿胀及腹股沟压痛。

辅助检查

　　对于低、中度可疑急性 PE 者，D-二聚体（D-dimer）水平正常可用于排除 PE，尽管许多住院患者可因其他疾病而引起 D-二聚体水平升高。虽然 PE 中可见低氧和肺泡-动脉氧梯度增高，但是动脉血气对于 PE 的诊断价值较低。PE 患者可出现血清肌钙蛋白、血浆心型脂肪酸结合蛋白及钠尿肽水平升高。PE 患者的心电图可有 S1Q3T3 表现，但并不常见。

影像学检查

　　静脉血管超声可检出 DVT，此时可见患者静脉管腔无法正常被超声探头压瘪。对于静脉血管超声未能诊断者，可考虑行 CT 或 MRI 检查。许多 PE 患者并无 DVT 的影像学证据。

　　PE 患者的 CXR 常表现正常。尽管并不常见，CXR 出现局灶肺血流减少及外周楔形密度影均是提示 PE 的典型征象。静脉注射造影剂的胸部增强 CT 已经成为诊断 PE 最主要的影像学检查。肺通气/灌注扫描主要用于无法耐受静脉注射造影剂者。经胸壁超声心动图对于评价中到大块 PE 患者右心室运动减低极有价值，但对于确诊 PE 通常缺乏意义。当无法行胸部增强 CT 扫描时（如肾衰竭或严重造影剂过敏），还可应用经食管超声心动图以检出大块中央型 PE。由于胸部增强 CT 可准确诊断 PE，目前已很少进行肺动脉造影检查。

诊断流程

　　临床对于疑似 DVT 和 PE 者，需采取一体化的诊断流程。对于低度可疑的 DVT 或低、中度可疑的 PE，可依据 D- 二聚体水平决策是否需进一步影像学检查。DVT 和 PE 的影像学检查流程见图 135-1。DVT 的鉴别诊断包括贝克囊肿破裂和蜂窝织炎。PE 需鉴别包括肺炎、急性心肌梗死及主动脉夹层等多种疾病。

治疗 **深静脉血栓形成及肺栓塞**

抗凝

尽管抗凝药物并不能直接溶解 DVT 和 PE 中已经形成的血栓，但是可以限制血栓进一步形成和促进纤溶过程。DVT 和 PE

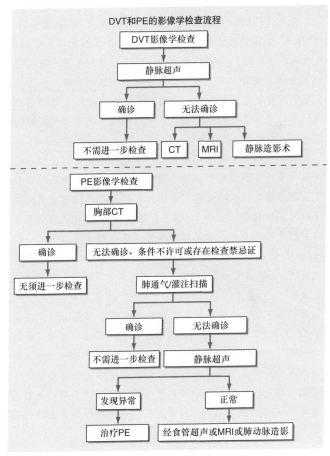

图 135-1 DVT 和 PE 的影像学检查流程

的抗凝可采用以下三种方法：①给予普通肝素（UFH）、低分子量肝素（LMWH）或磺达肝癸钠胃肠外抗凝，重叠并逐渐过渡到华法林；②胃肠外抗凝治疗5天后转为口服抗凝剂，如达比加群或艾多沙班；或③口服抗凝药单药治疗，分别使用3周或1周负荷剂量的利伐沙班或阿哌沙班（二者均为抗Ⅹa因子药物），随后调整为维持剂量，无须胃肠外抗凝。

经典UFH治疗方案（目标aPTT 60～80 s）目前已较少应用。采取此方案时，通常首先给予UFH 80 U/kg静推，随后以每小时约18 U/kg的速度持续泵入。通常需要频繁调整UFH剂量以达到和维持目标aPTT。UFH可引起肝素诱导的血小板减少症。然而，半衰期短依然是UFH最显著的优势。

可替代UFH用于急性期抗凝的药物包括低分子量肝素（LMWH），如依诺肝素和达肝素。LMWH不需监测实验室指标，但肾功能不全或肥胖者需调整剂量。磺达肝癸钠是另一种可替代UFH的合成胃肠外抗凝药物，同样不需监测实验室指标，肾功能不全或肥胖者也需调整剂量。磺达肝癸钠不引起肝素诱导的血小板减少症。肝素诱导的血小板减少症患者也可使用直接凝血酶抑制剂（如阿加曲班、比伐芦定）。

经初始胃肠外抗凝制剂治疗后，华法林是最常用于长期维持的口服抗凝药。华法林可在给予胃肠外抗凝后早期给药，一般需至少5日才能发挥抗凝作用。华法林发挥抗凝作用通常需使凝血酶原时间国际标准化比值（INR）维持在2.0～3.0之间。华法林的治疗剂量因人而异，受基因、饮食及其他药物的影响，一般以5 mg qd起始（译者按：中国人群的平均华法林剂量低于西方人群，建议3 mg qd起始），根据INR调整剂量。妊娠人群应避免应用华法林。

直接Ⅹa因子抑制剂利伐沙班和阿哌沙班单药治疗，被获批用于DVT和PE的急性期及延长治疗，无须胃肠外抗凝"桥接"。达比加群（一种直接凝血酶抑制剂）和艾多沙班（一种Ⅹa因子抑制剂）被获批在初始5天胃肠外抗凝治疗后用于治疗VTE。新型口服抗凝药，包括利伐沙班、阿哌沙班和达比加群，具有固定剂量方案、起效快、无须实验室监测、与药物和饮食相互作用少等优点。

抗凝治疗最令人困扰的不良反应是出血。对于 UFH 或 LWMH 治疗过程中出现严重出血，可使用鱼精蛋白以逆转抗凝效应。磺达肝癸钠和直接 Xa 因子抑制剂并无特异性逆转剂。然而，达比加群具有快速起效的逆转剂依达赛珠单抗。应用华法林抗凝时出现严重出血，可给予凝血酶原复合物浓缩制品治疗；轻度出血或 INR 显著升高者可使用维生素 K 治疗。

对于因手术、外伤、雌激素、留置中心静脉导管或起搏器而引起的孤立性上肢或小腿 DVT，通常需要 3 个月的抗凝治疗。对于无论是否伴有诱发因素的初次下肢近端 DVT 或 PE，停用抗凝药物后复发率较高。对于伴有癌症的 VTE 患者，通常使用 LMWH 单药抗凝治疗，而不使用华法林，并且无限期应用直至癌症根治。美国胸科医师学会指南建议，对于特发性 VTE 和低出血风险的患者，考虑无限期抗凝治疗，维持目标 INR 在 2～3 之间。替代方案是在抗凝 6 个月之后，降低抗凝强度并将目标 INR 范围降至 1.5～2 之间。对于复发风险较低的患者，尤其是具有重要原因不适宜长期抗凝者，在初始标准抗凝治疗之后，考虑序贯小剂量阿司匹林。

其他治疗

尽管抗凝是 VTE 的治疗基础，也可依据危险分层给予其他治疗措施（图 135-2）。经充分抗凝后血栓复发，或活动性出血而禁忌使用抗凝药物者，可植入下腔静脉滤器。大面积 PE 应考虑溶栓治疗（通常使用组织型纤溶酶原激活物），尽管其出血风险较高。次大面积或大面积 PE，广泛的股静脉、髂股静脉及上肢静脉 DVT 可应用低剂量、超声引导下导管直接溶栓（联合机械取栓技术）。大面积 PE 也可考虑外科手术取栓。

如果 PE 患者进展为慢性血栓栓塞性肺动脉高压，可采取外科手术干预（肺动脉血栓内膜剥脱术）。

为减轻不适症状，可在 DVT 后穿戴膝下型分级加压弹力袜。

住院患者 DVT 和 PE 的预防通常使用低剂量 UFH 或 LMWH。贝曲沙班是一种直接 Xa 因子抑制剂，被获批用于因急性疾病住院期间的 VTE 预防，其总疗程为 5～6 周。

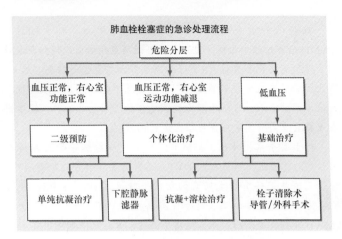

图 135-2　肺血栓栓塞症的急诊处理流程

第 136 章
间质性肺疾病

（董霄松　译　高占成　审校）

间质性肺疾病（interstitial lung diseases，ILD）为一组超过 200 种以弥漫性肺实质病变为特征的疾病。间质性肺疾病可以分为两大类：①以炎症和纤维化为突出表现的疾病；②以间质或血管区肉芽肿反应为突出表现的疾病（表 136-1）。间质性肺疾病是非肿瘤、非感染性疾病，通常病程较长。鉴别诊断包括感染（如非典型分枝杆菌、真菌）、充血性心力衰竭和恶性肿瘤（如支气管肺泡细胞癌、淋巴管癌）。结节病是一种最常见的肉芽肿反应相关的间质性肺疾病，详见第 169 章。其他常见的 ILD 包括特发性肺纤维化（IPF）和结缔组织病相关的 ILD。许多 ILD 病因不明；然而，一些 ILD 与已知的特定环境暴露相关，包括石棉、放射线治疗和有机粉尘。

表 136-1 肺泡及间质炎症性肺疾病的主要分类

肺部表现：肺泡炎、间质炎症和纤维化

已知病因

石棉肺	放射线 吸入性肺炎
药物（呋喃妥因、胺碘酮、甲氨蝶呤、利妥昔单抗）和化疗药物	成人呼吸窘迫综合征后遗症
吸烟相关 　脱屑性间质性肺炎 　呼吸性细支气管炎间质性肺病 　郎格汉斯细胞组织细胞增生症 　（肺嗜酸性粒细胞肉芽肿）	

未知病因

特发性间质性肺炎	肺泡蛋白沉积症
特发性肺纤维化（普通型间质性肺炎）	淋巴细胞浸润性疾病（结缔组织病相关性淋巴细胞性间质性肺炎） 嗜酸性粒细胞性肺炎
急性间质性肺炎（弥漫性肺泡损伤）	淋巴管平滑肌瘤病 淀粉样变性
隐源性机化性肺炎（闭塞性细支气管炎并机化性肺炎）	遗传性疾病 　结节性硬化症、神经纤维瘤病、尼曼匹克病、戈谢病、Hermansky-Pudlak 综合征
非特异性间质性肺炎	
结缔组织病 　系统性红斑狼疮、类风湿关节炎、系统性硬化症、Sjögren 综合征、多发性肌炎-皮肌炎	胃肠道或肝脏疾病（克罗恩病、原发性胆汁性肝硬化、慢性活动性肝炎和溃疡性结肠炎） 移植物抗宿主病（骨髓移植、实体器官移植）
肺出血综合征 　Goodpasture 综合征、特发性肺含铁血黄素沉着症、孤立性肺毛细血管炎	

肺部表现：肉芽肿

已知病因

过敏性肺炎（有机粉尘）	无机粉尘（铍、二氧化硅）

未知病因

结节病	支气管中心性肉芽肿病
肉芽肿性血管炎	淋巴瘤样肉芽肿
肉芽肿性多血管炎（Wegener 肉芽肿）、Churg-Strauss 变应性肉芽肿	

临床诊治思路　间质性肺疾病

病史：常见症状包括呼吸困难和干咳。咯血在 ILD 中不常见，提示弥漫性肺泡出血、淋巴管平滑肌瘤病（LAM）、肉芽肿伴多血管炎（GPA），或是继发性肺部感染。应进行结缔组织病（如雷诺病）相关症状的评估。症状发作和持续时间可协助鉴别诊断。慢性症状（数月至数年）常见于大多数 ILD，包括 IPF、尘肺、结缔组织病和肺朗格汉斯细胞组织细胞增生症（PLCH 或嗜酸性粒细胞肉芽肿）。亚急性症状（数周至数月）也可见于多种 ILD，尤其是结节病、药物相关性 ILD、隐源性机化性肺炎（COP），后者也称为闭塞性细支气管炎并机化性肺炎（BOOP）。急性表现在间质性肺疾病中并不常见，但在急性间质性肺炎（AIP）中非常多见，也可见于嗜酸性粒细胞肺炎、GPA 和过敏性肺泡炎（HP）。突发呼吸困难可提示发生气胸，其见于 PLCH、结节性硬化/LAM。疲乏在所有 ILD 中均较常见。症状呈间歇性发作并不常见，更多见于嗜酸性粒细胞肺炎、过敏性肺泡炎、肺出血、Churg-Strauss 综合征和 COP。

发病年龄也可指导鉴别诊断。IPF 通常发病年龄 > 60 岁；反之结节病、PLCH、LAM 和结缔组织病相关性 ILD 则多发生于 20～40 岁。LAM 仅在女性中发病，而 IPF 和类风湿关节炎（RA）所致的 ILD 则更常见于男性。吸烟是多种 ILD 的危险因素，包括 IPF、PLCH、Goodpasture 综合征、肺泡蛋白沉积症（PAP）和呼吸性毛细支气管炎/脱屑性间质性肺炎。职业暴露和嗜好是许多过敏性肺泡炎和尘肺的重要危险因素。既往放射线和药物治疗史也需要仔细采集。还应获得 ILD 家族史；*MUC5B* 和端粒酶途径基因变异与 IPF 相关。

体格检查：双肺底吸气末爆裂音常见于炎症性 ILD，但在肉芽肿性 ILD 中并不常见。一些严重 ILD 患者可观察到杵状指（趾）。

实验室检查：通过检测可以提示潜在的结缔组织病（如抗环瓜氨酸肽抗体见于类风湿关节炎）。特异性血清抗体可确认过敏性肺泡炎暴露的相关抗原，但无法证实其致病关系。抗巨噬细胞集落刺激因子（GM-CSF）抗体可诊断获得性 PAP。

胸部影像学：胸部 X 线片（CXR）一般无法提供具体诊断，但是显示双下肺野网格样改变通常提示 ILD 的可能性。双上肺为主的结节样病变可见于数种 ILD, 包括 PLCH、结节病、慢性过敏性肺泡炎和矽肺。高分辨率胸部 CT 提高了早期发现 ILD 的敏感性，并足以对某些 ILD 做出特异性诊断，如 IPF、PLCH 和石棉肺等。蜂窝样病变是晚期纤维化的表现。

肺功能：肺功能检查可以评价 ILD 患者肺部受累程度。大多数 ILD 会导致限制性通气障碍，肺总量下降。第 1 秒用力呼气容积（FEV_1）和用力肺活量（FVC）均下降，但 FEV_1/FVC 比值通常正常或升高。常可见肺一氧化碳弥散量（DLCO）降低。

组织细胞学检查：为确定诊断并评估疾病活动度，通常需要进行肺活检。经支气管镜活检可用于诊断某些 ILD, 包括结节病和嗜酸性粒细胞性肺炎。此外，气管镜检查可协助排除慢性感染或淋巴管癌病。然而，也常需要通过外科手术（一般采取电视辅助胸腔镜手术）以获取更多的组织标本进行肺活检明确具体诊断。如果是弥漫性疾病终末期，如广泛的蜂窝样病变，或者具有其他主要手术风险是肺活检操作的相对禁忌证。

治疗原则

如果可确定致病原因（如引起过敏性肺炎的嗜热性放线菌），则首要是切断对其继续暴露。由于不同类型 ILD 对治疗的反应大相径庭，因此明确病因非常必要。糖皮质激素对嗜酸性粒细胞性肺炎、COP、过敏性肺泡炎、急性放射性肺炎以及药物所致间质性肺疾病的疗效非常显著。另一方面，糖皮质激素对于 IPF 通常无效。戒烟至关重要，尤其对于吸烟相关性间质性肺疾病，如 PLCH 和呼吸性细支气管炎。

支持治疗包括对显著低氧血症者 [静息和（或）运动状态下，$PaO_2 < 55$ mmHg] 给予氧疗。肺部康复也可使患者获益。对于终末期 ILD 的年轻患者，应考虑肺移植术。

特定类型 ILD

特发性肺纤维化（IPF）

IPF 是最常见的特发性间质性肺炎，其最主要的组织学类型称为普通型间质性肺炎（UIP）。吸烟是 IPF 的危险因素之一。常见呼吸道症状包括劳力性呼吸困难和干咳。体格检查可闻及肺底部吸气相爆裂音，可见杵状指（趾）。高分辨胸部 CT（HRCT）可见胸膜下网格影，以双下肺为著，其与疾病晚期肺蜂窝状改变和支气管牵拉性扩张相关。虽然 CT 扫描具有典型 UIP 表现的患者可能无须活检，但是明确诊断经常需要外科肺活检术。IPF 病程中可出现急性加重，在数天至数周内临床情况快速恶化，造成较高的死亡率。吡非尼酮和尼达尼布抗纤维化治疗可减缓 IPF 肺功能下降，但是免疫抑制治疗并无效果。

非特异性间质性肺炎（NSIP）

NSIP 是一种组织学类型，可见于结缔组织病、药物所致间质性肺疾病和慢性过敏性肺泡炎。特发性 NSIP 是一种症状类似于 IPF 的亚急性自限性疾病。HRCT 可见双肺磨玻璃影，罕有蜂窝状改变。不同于 IPF，NSIP 患者预后良好，对全身用糖皮质激素治疗、细胞毒药物或生物制剂反应良好。

结缔组织病相关性间质性肺疾病

ILD 常见于硬皮病、类风湿关节炎和多发性肌炎 / 皮肌炎，也可发生于 Sjögren 综合征和系统性红斑狼疮（SLE）。肺部表现可出现在结缔组织病的全身表现之前。除了结缔组织病直接损伤肺部之外，还需考虑可引起患者出现肺实质病变的其他原因，包括治疗的并发症（如机会性感染）、呼吸肌无力、食管功能障碍和伴发恶性肿瘤。

进行性系统性硬化症（硬皮病）通常伴有间质性肺疾病和肺血管疾病。现有治疗手段对肺部受累收效甚微，但是环磷酰胺和霉酚酸酯具有一定的疗效。如果发展为进展性 ILD，应考虑使用质子泵抑制剂或抗反流手术减少食管反流。

除肺纤维化（ILD）外，类风湿关节炎还可伴有多种肺部并发症，包括胸腔积液、肺部结节和肺血管炎。继发于类风湿关节炎的 ILD 多见于男性。免疫抑制剂和细胞毒药物均已用于治疗类风湿关节炎相关的 ILD，取得了不同程度的成功。

具有抗合成酶抗体的皮肌炎 / 多发性肌炎患者通常患有 ILD，并且可呈多种组织学类型。免疫抑制剂和细胞毒药物均已用于进展性 ILD。

系统性红斑狼疮（SLE）亦可引起多种肺部病变，包括胸腔积液、肺血管疾病、肺出血，以及 BOOP。慢性进展性 ILD 在 SLE 中并不常见。

隐源性机化性肺炎（COP）

COP 特指病理表现为 BOOP，但不伴其他原发性肺疾病的 ILD。COP 可表现为亚急性流感样症状。影像学通常表现为复发性、游走性的肺部阴影和磨玻璃影。COP 可继发于结缔组织病、药物或恶性肿瘤；亦可孤立出现。糖皮质激素治疗通常有效。

脱屑性间质性肺炎（DIP）和呼吸性细支气管炎伴间质性肺疾病（RBILD）

DIP 病理表现为大量巨噬细胞在肺泡内聚集，仅见少许纤维化。DIP 几乎只见于吸烟者，并随戒烟而改善。RBILD 是 DIP 的一类亚型，HRCT 可见中央支气管壁增厚、磨玻璃影以及气体滞留。大部分患者戒烟后病情有所好转。

急性间质性肺炎（AIP）

以急性低氧血症和呼吸窘迫为临床特征，AIP（Hannan-Rich 综合征）死亡率高，且幸存者中经常复发。胸部影像学常可见双侧斑片状磨玻璃影和重力依赖区实变。治疗包括对症支持，并且通常需要机械通气。

肉芽肿性 ILD

肉芽肿性 ILD 包括结节病和过敏性肺泡炎。过敏性肺泡炎是一类由于易感个体反复吸入有机致病原所致的炎症性肺疾病。治疗包括避免接触致病抗原；亚急性或慢性过敏性肺泡炎可能需要全身用糖皮质激素。肉芽肿性血管炎病理表现包括血管炎性浸润和肉芽肿形成，经常可见咯血。肉芽肿性多血管炎（Wegener 肉芽肿）通常累及肺部；胸部影像学异常包括肺结节、斑片状磨玻璃影、肺门淋巴结肿大和实变影。嗜酸性肉芽肿性多血管炎（Churg-Strauss 综合征）通常包括哮喘、外周血嗜酸性粒细胞增多和慢性鼻窦炎；常见的胸部影像学异常包括实变影和少量胸腔积液。

第137章
胸膜疾病

（叶阮健　译　董霄松　审校）

胸腔积液

　　胸腔积液定义为胸膜腔内过量积聚的液体。胸腔积液最常通过胸部影像学被检出（X线或CT）；胸部超声可以引导胸腔穿刺术。胸腔积液主要分为漏出液和渗出液两类。漏出液因为全身性疾病影响胸膜液体生成或重吸收障碍造成；而渗出液是由于局部因素影响胸膜液体生成或重吸收障碍所致。漏出性胸腔积液主要见于左心衰竭、肝硬化和肾病综合征；渗出性胸腔积液常见的病因为细菌性肺炎、恶性肿瘤、病毒感染和肺栓塞。关于漏出性和渗出性胸腔积液更为详尽的病因列于表137-1。对于渗出性胸腔积液，应当完善相关

表137-1　胸腔积液的鉴别诊断

漏出性胸腔积液

1. 充血性心力衰竭
2. 肝硬化
3. 肺栓塞
4. 肾病综合征
5. 腹膜透析
6. 上腔静脉阻塞
7. 黏液性水肿
8. 尿胸

渗出性胸腔积液

1. 肿瘤
　　a. 转移癌
　　b. 间皮瘤
2. 感染性疾病
　　a. 细菌感染
　　b. 结核病
　　c. 真菌感染
　　d. 病毒感染
　　e. 寄生虫感染

表 137-1 胸腔积液的鉴别诊断（续表）

3. 肺栓塞

4. 胃肠道疾病

　　a. 食管穿孔

　　b. 胰腺疾病

　　c. 腹腔脓肿

　　d. 膈疝

　　e. 腹部外科手术后

　　f. 静脉曲张硬化剂治疗

　　g. 肝移植术后

5. 胶原-血管疾病

　　a. 类风湿性胸膜炎

　　b. 系统性红斑狼疮

　　c. 药物性狼疮

　　d. 干燥综合征

　　e. 肉芽肿性血管炎（Wegener 肉芽肿）

　　f. 变应性肉芽肿性血管炎

6. 冠状动脉旁路移植术后

7. 石棉暴露史

8. 结节病

9. 尿毒症

10. Meigs 综合征

11. 黄甲综合征

12. 药物诱发的胸膜疾病

　　a. 呋喃妥因

　　b. 硝苯呋海因

　　c. 二甲麦角新碱

　　d. 溴隐亭（溴麦角环肽）

　　e. 甲基苄肼

　　f. 胺碘酮

　　g. 达沙替尼

13. 萎陷肺

14. 放射治疗

15. 心脏损伤后综合征

16. 血胸

17. 医源性损伤

18. 卵巢过度刺激综合征

19. 心包疾病

20. 乳糜胸

的诊断性检查，以明确其局部病因。

渗出液至少满足以下三项标准之一：胸腔积液中蛋白含量／血浆中蛋白含量＞0.5；或胸腔积液中乳酸脱氢酶（LDH）含量＞血清LDH正常值上限2/3；或胸腔积液LDH/血清LDH比值＞0.6。典型的漏出液不符合上述任何一条标准。然而，上述标准将约25%的漏出液错误归为渗出液。渗出液还应完善pH值、葡萄糖、白细胞分类计数和分类、微生物学和细胞学等检测。胸腔积液的病因诊断流程参见图137-1。

气胸

气胸定义为气体进入胸膜腔。自发性气胸发生于未有胸部创伤之时。原发性自发性气胸在无基础肺病的情况下发生，多由于肺尖肺大疱造成。初次出现的原发性自发性气胸，给予简单的抽吸处理即可；倘若反复发生则通常需要胸腔镜手术干预。继发性自发性气胸发生在具有基础肺病的情况之下，最常见于慢性阻塞性肺疾病。继发性自发性气胸多需要留置胸管；也应考虑胸腔镜和（或）胸膜固定术（通过胸膜摩擦或硬化剂）。

创伤性气胸可由于穿透性或非穿透性胸部创伤，通常需要留置胸管。医源性气胸见于经胸腔针吸活检、胸腔穿刺术、中心静脉置管或经支气管活检。医源性气胸一般给予吸氧或抽吸处理足矣，但也可能需要留置胸管。张力性气胸见于创伤或机械通气。机械通气下胸膜腔内正压可迅速引起张力性气胸患者的心输出量下降。此种情况需要紧急处理，给予留置胸管；或者不具备立即置管的条件时，采取粗大口径的针芯从胸前第二肋间隙刺入患者的胸膜腔。

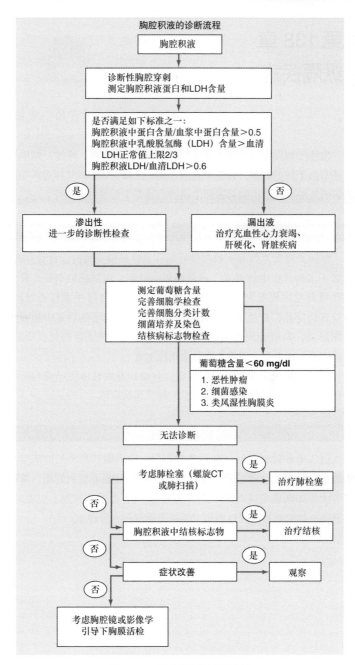

图 137-1 胸腔积液的诊治流程

第 138 章
纵隔疾病

（叶阮健　译　董霄松　审校）

　　发生于纵隔的主要疾病包括纵隔炎和纵隔肿物。除此，纵隔异常还有由于肺泡破裂、食管穿孔或颈部 / 腹部空气游离气体进入引起的纵隔气肿。其经由胸部影像学确诊，通常不需要特殊治疗。

纵隔炎

　　纵隔炎可为急性起病或慢性迁延。急性纵隔炎可由于食管穿孔、心脏手术胸骨正中切开术，或是颈部、口腔、面部感染引起。食管穿孔可自发出现或为医源性因素所致，需进行外科手术探查纵隔，修补食管穿孔，并给予胸膜腔和纵隔引流。继发于胸骨正中切开术的纵隔炎，典型表现为术后创口流液，可通过纵隔穿刺针吸诊断。其治疗需立即引流、清创并静脉应用抗生素。

　　慢性纵隔炎见于多种病理情况，包括肉芽肿性淋巴结炎与纤维素性纵隔炎。大多数为结核病和组织胞浆菌病所致。

纵隔肿物

　　前、中和后纵隔区的肿物类型不同。前纵隔区最常见的病变是胸腺瘤、淋巴瘤、畸胎瘤和甲状腺疾病。中纵隔可见血管瘤、淋巴结肿大（如转移癌或肉芽肿性疾病）、支气管源性或胸膜心包囊肿。后纵隔肿物包括神经源性肿瘤、胃肠道囊肿和食管憩室。

第139章
通气功能障碍

（董霄松 译 韩芳 审校）

定义

通气功能障碍表现为 $PaCO_2$ 异常，其成因包括 CO_2 生成、分钟通气量或呼吸系统死腔等发生改变。多种疾病均可引起 CO_2 产生急剧增多；慢性通气障碍多与分钟通气量或死腔分数增加相关。

低通气

■ 流行病病因

肺实质疾病、胸壁异常（如严重脊柱侧弯）、睡眠呼吸障碍、神经肌肉疾病和呼吸驱动异常等均可引起慢性低通气。不具有其他原因引起高碳酸血症的情况下，体重指数 $\geqslant 30$ kg/m^2 和 $PaCO_2 > 45$ mmHg 诊断为肥胖低通气综合征（OHS）。睡眠呼吸紊乱，尤其是阻塞性睡眠呼吸暂停，见于大多数 OHS 患者。中枢性低通气综合征为罕见疾病，其包括无法对低氧血症和（或）高碳酸血症做出正常呼吸反应。

■ 临床评估

低通气的主要症状包括呼吸困难、活动耐量下降、端坐呼吸、日间嗜睡、晨起头痛和焦虑。肺实质疾病，如慢性阻塞性肺疾病（COPD）和间质性肺疾病，常伴有呼吸困难和咳嗽。睡眠呼吸障碍的表现包括日间嗜睡、打鼾和睡眠片段化。端坐呼吸常见于神经肌肉疾病，但通常是出现四肢及其他肌肉组群无力先于呼吸肌无力。神经肌肉疾病和胸壁疾病相关的低通气症状通常始于夜间低通气，最终进展为日间高碳酸血症。长期使用镇静药物和甲状腺功能减退症可引起呼吸驱动力下降。

体格检查、胸部影像学（胸部 X 线片和胸部 CT）和肺功能检查可揭示造成低通气的大多数肺实质疾病与胸壁疾病。测定最大吸气压和呼气压或用力肺活量可评估呼吸肌力量。同时考虑多导睡眠图检查评估睡眠呼吸障碍。如果发现患者具有高碳酸血症，但其肺功能、呼吸肌力、肺泡-动脉氧分压差均正常，则提示可能为呼吸驱动力异常，可经多导睡眠图检查证实。实验室检查可见 $PaCO_2$ 增高，并伴有 PaO_2 降低。慢性低通气患者可见血浆碳酸根水平代偿性增高，pH 值正常。最终，患者可进展至肺动脉高压和肺源性心脏病。中枢性低通气综合征中，高碳酸血症在睡眠期间显著恶化。

治疗　低通气

所有类型的低通气，如伴有低氧血症，均应考虑给氧。OHS 的治疗包括减重和夜间无创正压通气（NIPPV）治疗。睡眠期间持续气道正压通气（CPAP）足以满足大多数 OHS 的治疗需求，但是部分患者需要双水平气道正压通气（BiPAP）。

睡眠期间 NIPPV 可以提供通气支持，治疗与神经肌肉疾病、胸壁疾病和中枢性低通气相关的睡眠呼吸暂停。对于进行性神经肌肉疾病，通常需要持续性机械通气支持。呼吸驱动力障碍，可能受益于膈神经或膈肌起搏。

过度通气

■ 病因

过度通气由于通气量超过排出 CO_2 生成量的生理需求，导致 $PaCO_2$ 降低。尽管焦虑可引发及加重过度通气，但过度通气并非总是与焦虑相关。过度通气可能是全身性疾患的先驱表现，如糖尿病酮症酸中毒。

■ 临床评估

慢性过度通气的症状包括呼吸困难、感觉异常、头痛、手足抽搐、视觉障碍和不典型胸痛。实验室检查可见动脉血气分析中 $PaCO_2$ 降低、血清碳酸根水平降低和 pH 值接近正常。

治疗　过度通气

慢性过度通气的治疗仍然充满困难。主要是积极寻找其诱发因素并排除其他诊断。

第 140 章
睡眠呼吸暂停

（董霄松　译　韩芳　审校）

■ 定义和病因学

睡眠呼吸暂停定义为每小时至少出现 5 次呼吸暂停（无口鼻气流 ≥ 10 s）和（或）低通气（气流较基线下降至少 30% ≥ 10 s，伴随氧饱和度下降与睡眠中断），伴有夜间呼吸紊乱的症状。阻塞性睡眠呼吸暂停 / 低通气综合征（OSAHS）由于吸气时上气道阻塞所致，经由短暂觉醒而中止事件。OSAHS 的危险因素包括肥胖、颅面部因素（如小颌畸形）、OSAHS 家族史和男性。甲状腺功能减退症和肢端肥大症是与 OSAHS 相关的全身性疾病。OSAHS 增加多种心血管疾病的风险，包括冠状动脉疾病、心力衰竭、卒中和心律失常。

中枢性睡眠呼吸暂停（CSA）表现为睡眠过程中由于呼吸动作消失造成呼吸暂停。CSA 远不及 OSAHS 多见，但是二者可同时发生。CSA 通常见于心力衰竭和卒中患者，也可由于阿片类药物和低氧诱发（如在高海拔地区呼吸）。

■ 临床评估

OSAHS 的主要症状包括白天嗜睡和夜间呼吸紊乱（大声打鼾、喷鼻息、喘息或呼吸暂停）。其他症状可包括口干、夜尿症、晨起头痛和难以集中注意力。同睡伴侣可提供关键的病史信息。抑郁症和高血压与 OSAHS 相关。OSAHS 的鉴别诊断包括睡眠不足、轮值夜班相关的嗜睡、抑郁症、药物效应（包括兴奋剂和镇静剂）、发作性睡病和特发性嗜睡症。

OSAHS 的严重程度取决于呼吸障碍的频率（呼吸暂停 - 低通气指数）、呼吸暂停和低通气的时长、呼吸障碍期间的氧饱和度、睡眠碎片化程度和白天嗜睡程度。

体格检查包括评估 BMI、腰围和颈围、下颌和上气道结构、鼻腔和血压。同时，应考虑潜在相关的全身性疾病，包括肢端肥大症和甲状腺功能减退症。

一般需在睡眠监测室中进行多导睡眠图检查用于诊断，而不含神经生理监测的居家睡眠监测可用于筛查。如果日间明显嗜睡，即使简易睡眠监测结果正常，也需跟进给予整夜多导睡眠图检查。

治疗　睡眠呼吸暂停

对于 OSAHS 患者，肥胖者应积极减重，限制酒精摄取，优化睡眠时长，调整作息时间，治疗鼻部过敏，以及逐步停用镇静药物。

OSAHS 主要治疗是持续气道正压通气（CPAP），通过鼻罩或口鼻面罩进行。选择舒适的面罩，调整合适的 CPAP 压力极为必要。CPAP 相关的呼吸道干燥可通过 CPAP 系统内加入升温湿化组件改善。OSAHS 的其他治疗方法包括下颌牵引（口器），固定下颌和舌体前伸，增宽咽部气道空间。这类器械通常用于轻度 OSAHS，或无法耐受 CPAP 的患者。已有数种手术操作用于治疗 OSAHS，包括肥胖者的减重手术、扁桃体切除术和咽部手术。气管切开术可使通气绕过阻塞的上呼吸道，效果显著但极少应用。尚未有药物被证实可减少呼吸暂停事件。

CSA 的治疗面临挑战；治疗包括管理其任何的诱发因素，如充血性心力衰竭。

第141章
急性肾衰竭

（王磊　蔡美顺　译　左力　审校）

■ 定义

急性肾衰竭（ARF）或急性肾损伤（AKI）的定义：血清肌酐（Cr）浓度在短时间内增加［通常较基础值增加50%或绝对值增加44～88 μmol/L（0.5～1.0 mg/dl）］。住院患者中ARF的发生率约为5%～7%，伴随患病率及死亡率大幅增高。某些临床情况可诱发AKI（如使用造影剂或大型外科手术），但目前尚无特异性药物可用于预防或逆转上述情况所致的AKI。需要注意的是，AKI是临床诊断，而非结构异常。无论是否具有肾实质的损伤，均可能发生AKI。AKI的严重程度可有不同，轻者无症状，仅有肾小球滤过率（GFR）的一过性变化，严重者可出现急骤致命的有效循环容量调节和血浆中电解质与酸碱成分紊乱。多数情况下，维持适当的肾脏灌注及血管内容量至关重要，AKI的其他促发因素包括低血容量和影响肾灌注和（或）肾小球滤过的药物，如非甾体抗炎药（NSAID）、血管紧张素转化酶（ACE）抑制剂、血管紧张素受体阻滞剂（ARB）。

■ 鉴别诊断

临床实践中将急性肾衰竭分为三大类（肾前性、肾实质性及肾后性）（见表141-1）。住院患者中*肾前性肾衰竭*最常见，由于绝对血容量不足（如腹泻、呕吐、胃肠道或其他部位出血）或动脉低灌注（如容量充足甚至过量的情况下肾灌注减少）所致。肾灌注减少可见于充血性心力衰竭［继发于心排血量减少和（或）过度血管扩张治疗］、肝硬化（多因外周血管扩张和动静脉分流引起）、肾病综合征及其他重度低蛋白血症（血清总蛋白＜54 g/L）以及肾血管疾病（肾动脉主干或大分支固定性狭窄）。许多药物均可造成肾灌注减少，尤

表 141-1　急性肾衰竭常见病因

肾前性

容量不足

　　失血

　　胃肠道液体丢失（如呕吐、腹泻）

　　过度利尿

容量超负荷伴肾灌注减低

　　充血性心力衰竭

　　　低心排量伴收缩功能障碍

　　　"高心排量"（如贫血、甲状腺毒症）

　　肝硬化

　　严重低蛋白血症

肾血管性疾病

药物

　　NSAID、环孢素、ACE 抑制剂、ARB、顺铂、氨基糖苷类

其他

　　高钙血症、体液"第三间隙"转移（如胰腺炎、全身性炎症反应）、肝肾
　　综合征

肾实质性

急性肾小管坏死

　　低血压或休克、长时间肾前性氮质血症、术后脓毒血症、横纹肌溶解、
　　溶血、药物

　　造影剂、氨基糖苷类、顺铂

其他小管间质疾病

　　过敏性间质性肾炎

　　肾盂肾炎（双侧，或单侧功能肾）

　　重金属中毒

动脉栓塞性疾病——血管手术、溶栓或抗凝后

肾小球肾炎

　　1. ANCA 相关性：肉芽肿伴多血管炎（韦格纳肉芽肿）、寡免疫复合物性
　　　肾炎、结节性多动脉炎

　　2. 抗肾小球基底膜病；孤立或合并肺受累（Goodpasture 综合征）

　　3. 免疫复合物介导性

　　亚急性细菌性心内膜炎、系统性红斑狼疮、冷球蛋白血症（伴或不伴丙
　　　型肝炎）、感染后肾小球肾炎（典型为链球菌感染后）

IgA 肾病和过敏性紫癜

肾小球内皮细胞病

　　血栓性微血管病、恶性高血压、硬皮病、抗磷脂综合征、先兆子痫

肾后性（尿路梗阻）

膀胱颈梗阻、膀胱结石

前列腺增生

压迫所致输尿管梗阻

　　盆腔或腹腔的恶性肿瘤、腹膜后纤维化

肾结石

肾乳头坏死并梗阻

缩略词：ACE，血管紧张素转化酶；ANCA，抗中性粒细胞胞质抗体；ARB，血管
紧张素受体阻滞剂；NSAID，非甾体抗炎药

其是 NSAID。ACE 抑制剂及血管紧张素受体阻滞剂可引起肾小球滤过率下降，但不会导致肾灌注减少。

*肾实质性肾衰竭*的病因多与临床病况相关。住院患者中，尤其是外科手术后或重症监护治疗病房内，急性肾小管坏死（ATN）最为常见。确切引发缺血的事件和肾毒性药物暴露（如氨基糖苷类抗生素治疗）均可能导致住院患者发生 ATN。另外，患者也可能因横纹肌溶解导致 ATN 入院；横纹肌溶解的常见诱发因素包括：酒精中毒、低钾血症和多种药物（如他汀类）。过敏性间质性肾炎多由于抗生素（如青霉素、头孢菌素类、磺胺类药物、喹诺酮类及利福平）所致，也可由 NSAID 引起。最近以来，使用癌症治疗药物免疫检查点抑制剂也被发现与间质性肾炎的发生相关。既往具有肾脏疾病的患者使用放射线造影剂可导致 AKI，糖尿病合并慢性肾脏病者风险显著增高。冠状动脉造影、其他血管手术、溶栓或抗凝治疗均可引发胆固醇栓塞，导致血流动力学改变和炎症反应从而造成 AKI，其重要的诊断线索包括：网状青斑、可触及外周动脉搏动却有栓塞表现以及嗜酸性粒细胞增多。急性肾小球肾炎（第 145 章）和血栓性微血管病也可导致 AKI。临床工作中将血栓性微血管病分类为肾脏受累型，如大肠埃希菌感染相关性溶血尿毒症综合征（HUS）；和全身受累型，如血栓性血小板减少性紫癜（TTP）。"非典型 HUS"，在没有 HUS 相关细菌毒素的情况下发生，与补体蛋白或补体调节蛋白的遗传突变有关，引起内皮对补体介导细胞溶解的敏感性过高。多种药物均可导致血栓性微血管病，包括：钙调磷酸酶抑制剂（环孢素和他克莫司）、奎宁、抗血小板药物（如噻氯匹定）、血管内皮生长因子（VEGF）抑制剂和化疗药物（如吉西他滨）。与 TTP 发生相关的重要疾患包括 HIV 感染、骨髓移植、系统性红斑狼疮（SLE）和抗磷脂综合征。

*肾后性肾衰竭*由尿路梗阻所致，相对于住院患者，门诊患者更为常见。男性较女性常见，通常因输尿管或尿道梗阻引起。偶尔，结石、肾乳头脱落或恶性肿瘤（原发或转移瘤）可造成更为近端的尿路梗阻。

■ 特征性表现和诊断性检查

所有 AKI 患者均表现出不同程度的氮质血症［血尿素氮（BUN）及肌酐（Cr）增加］，其他临床特点取决于肾脏病原因。由于血容量不足导致的肾前性氮质血症常出现直立（体位）性低血压、心动过速、颈静脉压降低及黏膜干燥。肾前性氮质血症伴充血性心力衰竭（"心肾综合征"）患者可出现颈静脉怒张、S_3 奔马律、外周水肿和肺水肿。因此，体格检查对于肾前性急性肾衰竭患者的诊断至关重要。一般而言，血尿素氮和肌酐比值（BUN/Cr）通常较高（> 20 : 1），血容量不足及充血性心力衰竭患者相较肝硬化患者更为多见。非肝硬化性肾前性肾衰竭患者中，由于近端肾小管重吸收增加，尿酸的升高通常与肾功能降低不成比例。尿化学检查常显示尿钠浓度低（尿钠 < 10 ～ 20 mmol/L，肝肾综合征患者尿钠 < 10 mmol/L）及钠排泄分数（FE_{Na}）< 1%（表 141-2）。尿液分析典型结果为透明管型及少量颗粒管型；无细胞成分或细胞管型。肾脏超声检查多为正常。

　　肾实质性疾病引起的 ARF 患者常有不同表现。肾小球肾炎常伴有高血压及轻中度水肿（与钠潴留和蛋白尿相关，有时伴肉眼血尿）。系统性疾病（如血管炎、SLE）所致肾小球肾炎可出现系统性疾病先兆症状和（或）典型肾外症状和体征，包括咯血或肺泡出血（血管炎和 Goodpasture 综合征）、关节疼痛 / 关节炎（血管炎或 SLE）、浆膜炎（SLE）以及病因不明的鼻窦炎（血管炎）。尿液化学检查可能难以将此类患者与肾前性肾衰竭患者相鉴别，且实际上部分肾小球肾炎患者同时存在肾低灌注（由于肾小球炎症及缺血导

表 141-2　鉴别肾前性及肾实质性氮质血症的尿液诊断指标

诊断指标	典型表现	
	肾前性氮质血症	肾实质性氮质血症
钠排泄分数（%）[a] $U_{Na} \times P_{Cr}/P_{Na} \times U_{Cr} \times 100$	< 1	> 1
尿钠浓度（mmol/L）	< 10	> 20
尿肌酐与血肌酐比值	> 40	< 20
尿 BUN 与血浆 BUN 比值	> 8	< 3
尿比重	> 1.018	< 1.015
尿渗透压（mosmol/kg·H_2O）	> 500	< 300
血浆尿素氮与肌酐比值	> 20	< 10 ～ 15
肾衰竭指数 $U_{Na}/U_{Cr}/P_{Cr}$	< 1	> 1
尿沉渣	透明管型	泥沙样棕色颗粒管型

[a] 为最敏感指标。

缩略词：BUN，血尿素氮；P_{Cr}，血浆肌酐浓度；P_{Na}，血浆钠浓度；U_{Cr}，尿肌酐浓度；U_{Na}，尿钠浓度

致）及由此产生的高肾素血症造成急性容量扩张和高血压。尿沉渣检查可协助鉴别诊断，尿中可见红细胞、白细胞、细胞管型是肾小球肾炎的特征，红细胞管型在其他疾病中很少见（特异性高）。在部分炎症性肾炎（肾小球肾炎或间质性肾炎，详见下述），肾脏超声检查可见肾实质回声增强。与肾小球肾炎不同，间质性肾炎患者出现高血压和蛋白尿的可能性较小；需注意的是，NSAID 类药物相关的间质性肾炎例外，由于其导致肾小球微小病变而可伴有蛋白尿。尿液检查可见血尿和脓尿。过敏性间质性肾炎典型的尿沉渣表现为瑞氏（Wright）及汉氏（Hansel）染色可见尿中嗜酸性细胞增多（＞10%），但是尿中嗜酸性细胞增多也可见于其他原因所致的 AKI，因此尿液嗜酸性细胞计数对肾脏疾病并无病因诊断价值。尿中可出现白细胞管型，尤其是肾盂肾炎患者。

由于缺血或中毒所致的 ATN，尿沉渣检查可见特征性"泥沙样"棕色颗粒管型且管型中含肾小管上皮细胞，也可见到脱落的肾小管上皮细胞。ATN 的典型表现是 $FE_{Na} > 1\%$，但是，在病情较轻、非少尿型 ATN（如横纹肌溶解所致 ATN）和合并严重"肾前性"疾病（如充血性心力衰竭或肝硬化）的患者中，FE_{Na} 可 $< 1\%$。

相较于肾前性及肾实质性肾衰竭患者，尿路梗阻所致的肾后性 AKI 患者病情常较轻，可能在出现明显氮质血症时〔BUN＞54 mmol/L（150 mg/dl）；肌酐＞1060～1325 μmol/L（12～15 mg/dl）〕才出现相应症状。由于其尿浓缩功能受损，反而"保护"患者免于出现容量负荷过重所致的并发症。尿电解质检查典型表现为尿 $FE_{Na} > 1\%$，尿沉渣显微镜检查常无特殊发现。超声检查是关键的诊断手段，90%以上的肾后性 AKI 超声检查可见集合系统梗阻（如肾盏、输尿管扩张），假阴性结果多见于超急性梗阻、肿瘤包绕输尿管和（或）肾脏以及腹膜后纤维化包绕输尿管，形成没有结构扩张的功能性尿流出道梗阻。其他影像学检查，如利尿肾显像（MAG3 核医学检查），可更好地确定有无尿路梗阻。

治疗 **急性肾衰竭**

治疗重点在于纠正病因。如因胃肠道液体丢失所致肾前性肾衰竭患者静脉补液扩容可迅速纠正 AKI，但同样的治疗对于充血性心力衰竭引起的肾前性肾衰竭患者会产生相反的效果，对于后者采用血管扩张剂和（或）正性肌力药物治疗更为有效。

针对肾实质性 AKI 患者安全有效的对因治疗措施相对较少。血管炎或 SLE 相关性肾小球肾炎对大剂量糖皮质激素联合细胞毒药物（如环磷酰胺）可能有效，或可应用大剂量糖皮质激素及 CD20 单抗（利妥昔单抗及相关药物）治疗。特定情况下（如 Goodpasture 综合征、TTP），可采取血浆分离及血浆置换治疗。肾盂肾炎或心内膜炎相关性 AKI 主张应用抗生素治疗。糖皮质激素治疗过敏性间质性肾炎的有效性尚有争议，多数医生认为如果在患者停用致敏药物后肾功能不全仍有进展或肾活检发现潜在可逆性的严重病变，应当使用糖皮质激素。

尿路梗阻的处置通常由泌尿外科医生完成，所需处理措施包括：简单干预例如留置导尿管，或复杂操作例如放置多个输尿管支架和（或）肾造瘘术。

AKI 的透析治疗及肾功能的恢复

多数社区和医院获得性 AKI 通过长期、稳定支持治疗可获得缓解。如果非肾前性 AKI 持续进展则需考虑透析。传统透析指征包括：利尿剂难以控制的容量负荷超载；高钾血症；非其他病因所致的脑病；心包炎、胸膜炎和其他浆膜炎；重度代谢性酸中毒；呼吸和循环功能受损；上述因素可严重阻碍患者急性非肾脏疾病的恢复。因此，应在出现此类并发症之前进行透析治疗。患者如有无法耐受因使用抗生素、正性肌力药物及其他药物和（或）营养支持所必须输入的液体时，也可考虑紧急透析。

AKI 患者的透析方式包括：①间断性血液透析（IHD）；②腹膜透析（PD）和③连续性肾替代治疗（CRRT，如连续性动脉静脉或静脉静脉血液透析滤过）。多数患者采用间断性血液透析治疗。传统的每周 3 次透析疗效是否足够，以及是否需要提高透析频率目前尚不清楚。少数几个中心依靠腹膜透析治疗 AKI（风险包括植入腹透管相关性感染及因腹胀影响呼吸）。在一些治疗中心，CRRT 仅用于因低血压无法耐受 IHD 的患者；其他一些中心将 CRRT 作为重症监护患者的治疗手段。不具备 CRRT 条件的医疗中心，采用杂合式血液净化技术如缓慢低效透析（SLED）同样有效。

第 142 章
慢性肾脏病与尿毒症

（隋准　王宓　译　左力　审校）

■ 流行病学

慢性肾脏病（CKD）定义为持续性不可逆的肾功能损害，在美国其发病人数超过 500 000，远高于终末期肾脏病（ESRD）。多种疾病与肾功能损害相关；根据肾小球滤过率（GFR）水平处于中度 [CKD3 期，$30 \sim 59$ ml/（min·1.73 m²）]（表 48-1）、重度 [CKD4 期，$15 \sim 29$ ml/（min·1.73 m²）] 或"终末期肾脏病" [CKD5 期，< 15 ml/（min·1.73 m²）]，其临床和治疗差异很大。当 GFR < 10 ml/（min·1.73 m²）时通常需要透析治疗。CKD 的常见病因见表 142-1。

■ 鉴别诊断

CKD 的鉴别诊断首先需确认其慢性，即排除主要的急性参与成分。常用于确定疾病慢性化的两种主要方法是病史和既往实验室数据（如果可以获得），以及用于测量肾脏大小的超声检查。一般而言，肾脏缩小（$< 10 \sim 11.5$ cm，取决于体型）多提示慢性肾脏病。虽然其特异性较好（假阳性率较低），但肾脏体积缩小用于诊断 CKD 的敏感性仅为中等；也就是说，在一些较常见的疾病中，肾脏病变可能为慢性，但其体积并不缩小。糖尿病肾病、HIV 相关性肾病以及浸润性疾病（如多发性骨髓瘤或淀粉样变性），尽管为慢性，但其

表 142-1　慢性肾衰竭的常见原因
糖尿病肾病
高血压肾病 [a]
肾小球肾炎
肾血管疾病（缺血性肾病）
多囊肾
反流性肾病和其他先天性肾病
间质性肾炎包括镇痛剂肾病
HIV 相关性肾病
同种异体移植失败（"慢性排斥"）

[a] 通常为排除性诊断；极少数患者进行肾活检；可能合并高血压的隐匿性肾病

肾脏却相对增大。肾组织活检较少应用于 CKD 患者，但却是证实肾脏病变慢性化更为可靠的手段；弥漫肾小球硬化或间质纤维化的病理改变高度提示慢性肾病。高磷血症、贫血和其他实验室检查异常并不是区分急性或慢性疾病的可靠指标。

一旦确定为慢性肾脏病，可依据体格检查、实验室检查与尿沉渣的结果判断病因。详尽的病史有助于识别重要的合并症，如糖尿病、HIV 阳性或外周血管病。家族史对于常染色体显性遗传多囊肾或遗传性肾炎（Alport 综合征）的诊断至关重要。职业病史可揭示患者是否暴露于环境毒素或致病药物（包括非处方制剂，如镇痛剂、中草药）。

体格检查可发现腹部包块（如多囊肾病）、脉搏减弱或股动脉 / 颈动脉杂音（如动脉粥样硬化性外周血管疾病）、腹主动脉或股动脉杂音（如肾血管疾病）。病史及体格检查也是判断疾病严重程度的重要依据。皮肤抓痕（尿毒症瘙痒）、苍白（贫血）、肌萎缩或氨臭味呼吸均是严重 CKD 的征象，心包炎、胸膜炎和扑翼样震颤等并发症的出现往往提示需要开始透析治疗。

实验室检查

血清与尿液的实验室检查结果通常可提供更多关于 CKD 病因和严重程度的信息。连续多次检查可以判定疾病进展速度和（或）是否为急性肾衰竭。大量蛋白尿（> 3.5 g/d）、低白蛋白血症、高胆固醇血症与水肿提示肾病综合征（第 145 章）。糖尿病肾病、膜性肾病、局灶节段性肾小球硬化症、微小病变性肾病、淀粉样变性和 HIV 相关性肾病是慢性肾脏病的主要病因。随着 GFR 的下降，蛋白尿可以轻度下降，但难以达到正常水平。高钾血症和代谢性酸中毒可并发于各种病因引起的 CKD，但间质性肾病更为突出。对于所有 > 35 岁的 CKD 患者，应检测血、尿蛋白电泳及血清游离轻链，以除外副蛋白血症相关性肾病。基础疾病疑似为肾小球肾炎的患者，需评价自身免疫性疾病，如系统性红斑狼疮；以及感染性疾病，包括乙型肝炎或丙型肝炎。检测血清钙、磷、维生素 D 以及 PTH 评价代谢性骨病。给予完善血红蛋白、维生素 B_{12}、叶酸和铁相关检查以评价贫血。

■ 尿毒症综合征

目前尚不清楚何种毒素引起尿毒症综合征。血清肌酐水平是最常用于反映肾功能的指标。GFR 可通过肾脏病膳食改良试验（modification of diet in renal disease study，MDRD）中基于肌酐水平衍生的方程估测（eGFR）。目前，此"eGFR"为美国大部分实验室所采用，且同时报告肌酐水平；美国肾脏基金会也基于此"eGFR"对慢性肾脏病进行分期（表 48-1）。对于肌肉质量低的患者，其肌酐生成较少，基于肌酐的 GFR（"eGFR"）测量可能会高估实际 GFR；在这些情况下，胱抑素 C 的测量或许可以提供更有用、更准确的 eGFR 估测值。

尽管个体间差异较大，尿毒症的症状多始于血清肌酐 $> 530 \sim 710\ \mu mol/L$（$> 6 \sim 8$ mg/dl）或肌酐清除率（Cr_{Cl}）< 10 ml/min。因此 CKD 患者依据于此临床诊断尿毒症。严重的尿毒症症状包括厌食、体重下降、呼吸困难、乏力、瘙痒、睡眠和味觉紊乱、意识模糊以及其他各种脑病的表现。关键的体格检查包括高血压、颈静脉怒张、心包及胸膜摩擦音、肌肉萎缩、扑翼样震颤、皮肤抓痕和瘀斑。由于尿毒症性血小板功能障碍，患者可能会大量出血。实验室检查可见高钾血症、高磷血症、代谢性酸中毒、低钙血症、高尿酸血症、贫血和低白蛋白血症。大部分患者可最终通过透析、肾移植（第 143 和 144 章）或适宜的药物治疗获得缓解（详见下文）。

治疗　慢性肾脏病与尿毒症

各种原因导致的 CKD 均可并发高血压，需要积极治疗以降低卒中风险并延缓 CKD 进展（详下文）。容量超负荷是许多 CKD 患者高血压的主要原因，常需使用强效利尿剂。重组人促红细胞生成素（rHuEPO）可纠正贫血，目前指南推荐血红蛋白靶目标为 $100 \sim 110$ g/L。铁缺乏和（或）其他贫血原因均可影响 rHuEPO 疗效，必要时需完善检测。通常需要补充铁剂；由于 CKD 患者胃肠道的铁吸收能力下降，许多患者需要肠外补铁治疗。

严格限制饮食中磷的摄入，以及餐后服用磷结合剂，包括钙盐（碳酸钙或醋酸钙）或非吸收制剂（如司维拉姆）可有效控制高磷血症。高钾血症应通过饮食限钾或使用钾结合剂［如环硅酸锆钠（ZS-9）或帕替罗默］进行控制；钾结合剂苯甲酸钾与结肠坏死相关，目前不再推荐用于高钾血症的长期管理。倘若多次查血钾 > 6.0 mol/L，需考虑透析治疗。利尿剂抵抗的高容量状态可能也需要透析治疗。已经证实营养不良的患者行透析治疗预后极差，故建议严重厌食、体重下降和（或）低白蛋白血症患者应起始透析治疗。

延缓肾脏病的进展

前瞻性的临床试验已经揭示控制血压和限制蛋白摄入在肾衰竭进展过程中的作用。控制高血压将使患者获益。其中，血管紧张素转化酶（ACE）抑制剂和血管紧张素受体阻滞剂（ARB）还可能因其对肾脏内血流动力学的调节效应而产生独有的获益。ACEI 与 ARB 的肾脏保护效应对糖尿病肾病和非糖尿病肾病伴有显著蛋白尿（＞1 g/d）的患者最为突出。除 ACEI 与 ARB 之外，常需要联合利尿剂和其他抗高血压药物以优化血压控制、延缓疾病进展；同时，利尿剂有助于控制血钾水平。

第 143 章
透　析

（甘良英　赵慧萍　译　左力　审校）

概述

决策起始透析的时机来管理终末期肾脏病（ESRD）通常综合考虑患者症状、并发症情况和实验室检查指标。除非具备活体肾脏供者，否则由于尸体供肾的稀缺（多数移植中心的中位等待时间是 3～6 年），必然延误肾移植手术。透析包括血液透析和腹膜透析（PD），粗略统计，美国 85% 的患者首选血液透析。三种“肾脏替代疗法”（RRT）方式，均需在 ESRD 发生前数月至数年进行规划和准备；因此，早期转诊至肾脏专科医生处对于 RRT 的成功至关重要。

透析的绝对适应证包括利尿剂治疗无效的严重容量超负荷、严重高钾血症和（或）酸中毒、其他原因无法解释的脑病以及心包炎或其他浆膜炎。透析的其他适应证还包括出现尿毒症症状（第 142 章）（如难以改善的疲乏、食欲下降、味觉异常、恶心、呕吐、皮肤瘙痒以及注意力不集中等）和蛋白质-能量营养不良，或其他原因无法解释的发育停滞。尽管大部分患者在肾小球滤过率（GFR）低于 10 ml/min 时已经出现或很快即将出现尿毒症症状和并发症，但仍然不能以血清肌酐、尿素氮、肌酐或尿素清除率，或者 GFR 作为界定起始透析的绝对指征。无论如何，此类患者在临床指征出现之前就"提早"起始透析，并不能改善 ESRD 的预后。

血液透析

血液透析需建立血管通路，可为自体动静脉内瘘（首选的血管通路），一般位于腕部（"Brescia-Cimino"内瘘，即头静脉桡动脉内瘘）；或植入性的动静脉内瘘，材料多为聚四氟乙烯；或内径较大的静脉导管；或皮下隧道式静脉导管装置。对于已知为进展性 CKD 的患者，未来透析的规划至关重要，包括在需要透析之前数月建立动静脉瘘，以确保其在正式使用前愈合和血管成熟。透析时，血液被泵送通过人工肾（透析器）的中空纤维，其被浸泡在含有各种化学成分的透析液（等张、无尿素和其他含氮化合物，通常为低钾溶液）中。透析液钾离子浓度多在 1 ~ 4 mmol/L，取决于透前的血钾水平和临床状况。透析液钙离子浓度多为 2.5 mg/dl（1.25 mmol/L），碳酸氢根离子浓度 35 meq/L，钠离子浓度 140 mmol/L；所有离子浓度均可根据临床情况调整。多数患者每周透析 3 次，每次 3 ~ 4 h。透析的充分性很大程度上取决于透析治疗时间的长短、血流速度、透析液流速和透析器的表面积。

血液透析的并发症列于表 143-1。其中多数并发症均与血液透析过程高效、呈间歇性治疗的特点相关。相较于自体肾或 PD，血液透析主要的溶质清除和液体清除（"超滤"）功能均在短时间内完成。即使患者并未达到"干体重"，快速的液体排出仍可导致发生低血压。透析相关的低血压多见于合并糖尿病神经病变的患者，其无法对血管内容量下降产生代偿反应（血管收缩和心率增快）。少数情况下还会出现意识模糊或其他中枢神经系统症状。透析"失衡综合征"是指出现头痛、意识模糊等神经系统表现，罕见痛性发作，其与患

表 143-1　血液透析的并发症

低血压	透析相关淀粉样变性
加速血管疾病进展	蛋白质-能量营养不良
残余肾功能快速丢失	出血
血管通路血栓形成	类过敏性反应 [a]
血管通路或导管脓毒血症	血小板减少症 [b]
心律失常	

[a] 主要发生于首次使用"生物不相容"的改良纤维素膜透析器。
[b] 与采用电子束消毒的透析器相关

者透析起始即迅速移除溶质相关，处于适应透析操作之前。目前尿毒症患者在开始长期透析时，通过诱导透析，包括初始以短程透析治疗、降低血流速和透析液流速，已极大地避免了此并发症的发生。

腹膜透析（PD）

腹膜透析不需要直接侵入血液循环系统的通路，但需置入腹膜透析管用于灌注腹透液进入腹腔，而得以透过腹膜转移溶质（如尿素、钾离子和其他尿毒症分子），发挥"人工肾"的作用。腹膜透析液与血液透析使用的透析液相似，而且必须无菌，但其采用乳酸盐而非碳酸氢盐提供碱平衡。PD 的血液净化效率远不如血液透析，因此，需要更长的治疗时间。患者可选择自行"换液"（透析液 2～3 L，4～5 次/日）或者夜间使用自动腹透设备。相较于血液透析，PD 的主要优势是①灵活方便易行；②血流动力学的变化较为缓和，更好地保留残余肾功能。同样，对于已知为进展性 CKD 的患者，提前计划未来进行 PD 至关重要，其通常涉及需要建立"嵌入式"PD 导管，以便可在 ESRD 发病数月甚至数年后使用。

PD 的并发症列于表 143-2。腹膜炎是其中最为重要的并发症。典型的临床表现包括腹痛和透析液浑浊，腹透液白细胞计数多 > $100/\mu l$，中性粒细胞 ≥ 50%。腹膜炎期间除了全身性炎症反应引起的负性效应之外，还使蛋白的丢失呈倍数增长。腹膜炎病情严重或迁延不愈者，需移除腹膜透析管路，甚至终止腹膜透析（转为血液透析）。致病微生物主要为革兰氏阳性菌（特别是金黄色葡萄球菌和其他葡萄球菌属）；假单胞菌或真菌（多为念珠菌）感染更易于耐药，因而常不得已需移除腹膜透析管。需要强化治疗时，可以静脉或腹腔内应用抗生素。

表 143-2　腹膜透析的并发症

腹膜炎	透析相关淀粉样变性
诱因：	诱因：
高血糖	由于血管疾病或其他因素导致透析不充分
高甘油三酯血症	残余肾功能丧失继发出现尿毒症表现
肥胖	
低蛋白血症	胸膜漏引起胸腔积液
胃食管反流病	胃排空延迟

第 144 章
肾移植

（武蓓　甘良英　译　左力　审校）

随着更有效和更易耐受的免疫抑制剂问世并进一步改善了移植物的短期存活，肾移植仍是多数终末期肾脏病患者的治疗选择。活体亲属肾移植疗效最好，一方面是由于理想的组织相容配型，另一方面是可缩短移植等待时间。理想情况下，这些患者应在出现尿毒症症状或透析指征之前就进行移植。目前，许多中心已开展活体非亲属供者（如配偶）肾移植。尽管这类病例的移植物存活率低于活体亲属移植，但是显著优于尸体肾移植。

2014 年，美国进行了 > 12 328 例逝者供肾移植和 5574 例活体供肾移植手术。过去几年中，两种肾源移植手术的比例保持稳定。截至 2015 年，等候名单上有 50 692 名成年人候选者，但是仅有 < 18 000 名进行了移植手术。随着预计全球肥胖和糖尿病发病率增加，这种不平衡在未来几年将进一步恶化。最近，为了提升边缘肾的利用，在确保移植后生存期一致的前提下，开发了全新的分配系统并已落地应用。此外，为了增加已故供者肾脏的使用率，减少器官遗弃率，还制定了采用被称为"扩大标准供者"（ECD），以及心脏死亡供者（DCD）肾脏的标准。ECD 肾源通常用于预期透析治疗效果不佳的老年患者。

影响移植肾存活的因素列于表 144-1。避免在肾移植前输血，以减少不相容 HLA 抗原致敏的风险；如果必须输血，首选去除白细胞的辐照血制品。肾移植的禁忌证列于表 144-2。概括而言，现有医疗照护标准下，拟移植治疗要求其预期生存时间需 > 5 年，因为肾移植的获益体现在围术期以后，而在围术期间其死亡率高于透析患者。

排异反应

免疫性排异反应是短期移植成功与否的主要威胁。排异反应可以是①超急性（由于预致敏导致立即出现的移植肾功能不全）；或②急性（肾功能在数周至数月内骤然发生变化）。排异反应常见表现为血肌酐升高，也可表现为高血压、发热、尿量减少，偶有移植

表 144-1　肾移植中影响移植物存活的因素

HLA 错配	↓
预致敏（体内预先形成抗体）	↓
非常年轻或高龄的供者	↓
女性供者	↓
非裔美国人供者（相较于白种人）	↓
供者携带高风险 *APOL1* 基因型（两个 ESRD 风险等位基因）	↓
高龄受者	↑
非裔美国人受者（相较于白种人）	↓
受者为糖尿病所致终末期肾脏病	↓
冷缺血时间延长	↓
丙型肝炎病毒感染	↓
受者体型大	↓

表 144-2　肾移植的禁忌证

绝对禁忌证
活动性肾小球肾炎
活动性细菌感染或其他感染
现症或近期发生恶性肿瘤
艾滋病 [a]
活动性肝炎
伴有重度合并症（如严重的动脉粥样硬化性血管疾病）

相对禁忌证
严重精神疾患
伴有中重度合并症
丙型肝炎病毒感染所致慢性肝炎或肝硬化
对透析或其他药物治疗依从性不良
原发肾脏疾病
　先前原发性局灶硬化在移植术后复发
　多发性骨髓瘤
　淀粉样变性
　草酸盐沉积症

[a] 大部分移植中心将此列为移植禁忌证，然而，HIV 阳性的移植患者日渐增多

肾触痛。经皮移植肾穿刺活检可确诊。通常治疗包括甲泼尼龙"冲击"。对于难治性或重症病例，给予人T淋巴细胞单克隆抗体治疗7～10天。抗体介导的排异反应可能需要使用抗B细胞制剂和（或）血浆置换。

免疫抑制

维持性免疫抑制剂治疗方案通常包含三种药物，每种药物分别靶向免疫反应的不同阶段。钙调磷酸酶抑制剂环孢素和他克莫司是免疫抑制治疗的基石药物。钙调磷酸酶抑制剂是现有最为有效的口服免疫抑制剂，极大地改善了移植肾的短期存活情况。环孢素的不良反应包括高血压、高钾血症、静止性震颤、多毛症、牙龈增生、高脂血症、高尿酸血症、痛风，以及缓慢进展伴有特征性组织病理学改变（亦见于心脏和肝移植受者）的肾功能减退。他克莫司（旧称FK506）是一类从真菌中分离出的大环内酯类药物，具有与环孢素相同的药理机制以及类似的不良反应。然而，他克莫司不会造成多毛症和牙龈增生。但是，他克莫司引起新发糖尿病更为常见。最近，美国食品和药物监督管理局（FDA）批准了一种新型共刺激阻断剂——贝拉西普，用它替换钙调磷酸酶抑制剂可防止其长期用药的毒性。

在肾移植成功后的最初几个月，经常泼尼松联合环孢素用药。泼尼松的不良反应包括高血压、糖耐量异常、库欣面容、骨质疏松、高脂血症、痤疮、抑郁及其他情绪障碍。一些中心采取"无糖皮质类固醇激素"的免疫抑制方案，以避免泼尼松相关的不良反应。

已证实吗替麦考酚酯联合钙调磷酸酶抑制剂和泼尼松的疗效优于硫唑嘌呤。吗替麦考酚酯的主要不良反应为胃肠道反应（腹泻最为常见）；部分患者可出现白细胞减少（和轻度血小板减少）。

西罗莫司是一类新型免疫抑制剂，常与其他药物联合用药，尤其是减量或停止使用钙调磷酸酶抑制剂之时。其不良反应包括高脂血症和口腔溃疡。

其他并发症

感染和新生肿瘤是肾移植的重要并发症。感染常见于重度免疫抑制的受者（如尸体肾移植的受者因多次发生排异反应而需糖皮质激素冲击治疗或单克隆抗体治疗）。致病病原体一定程度上取决于供者和受者情况和移植术后的时间（表 144-3）。移植后首月之内，细菌病原体最为多见。第 1 个月后，巨细胞病毒（CMV）全身性感染的风险显著增高，特别是其供者 CMV 阳性而自身未曾遭遇 CMV 暴露的受者。预防性使用更昔洛韦和伐昔洛韦可降低 CMV 感染的风险。此后，移植患者真菌及其相关感染的风险大幅度增高，特别是无法将泼尼松用量减少至 < 20 ~ 30 mg/d 的患者。每日低剂量甲氧苄啶-磺胺甲噁唑能够有效降低卡氏肺孢子虫感染的风险。

免疫抑制可激活多瘤科 DNA 病毒（BK 病毒、JC 病毒、SV40 病毒）。BK 病毒的再活化与一种典型的肾脏炎症——BK 肾病相关，可导致同种异型肾移植失败；其治疗包括减少免疫抑制剂的使用以清除再活化的病毒。

EB 病毒相关淋巴增生性疾病是肾移植术后最重要的新生肿瘤并发症，尤其是接受多克隆（抗淋巴细胞球蛋白，被一些移植中心用于诱导免疫抑制）或单克隆抗体治疗的患者。在这类人群中，非霍奇金淋巴瘤和皮肤鳞状细胞癌亦更常见。

表 144-3　肾移植受者最常见机会感染

围移植期（< 1 个月）	晚期（> 6 个月）
伤口感染	曲霉感染
疱疹病毒感染	诺卡菌感染
口腔念珠菌病	BK 病毒（多瘤科病毒）感染
尿路感染	带状疱疹
早期（1 ~ 6 个月）	乙型肝炎
卡氏肺孢子虫感染	丙型肝炎
巨细胞病毒感染	
军团菌感染	
李斯特菌感染	
乙型肝炎	
丙型肝炎	

第 145 章
肾小球疾病

燕宇 董葆 译 左力 校

急性肾小球肾炎

旧称"肾炎综合征",临床表现为:数日内发展为氮质血症、高血压、水肿、血尿、蛋白尿,可伴有少尿。肾小球滤过率降低引起水钠潴留,并导致循环淤血。尿检见红细胞管型可确定诊断。蛋白尿常 < 3 g/d。大多数急性肾小球肾炎由体液免疫机制介导。临床病程取决于病变程度(表 145-1)。

急性链球菌感染后肾小球肾炎

儿童最常见的急性肾小球肾炎类型。通常在咽部或皮肤感染 A 族 β - 溶血性链球菌后 1 ~ 3 周发病。咽部或皮肤培养阳性(如具备条件)、抗链球菌抗原阳性(ASO、抗 DNA 酶或抗透明质酸酶)和低补体血症可协助诊断。肾活检病理表现为弥漫增生性肾小球肾炎。

表 145-1 急性肾小球肾炎的病因

Ⅰ. 感染性疾病
  A. 链球菌感染后肾小球肾炎 [a]
  B. 非链球菌感染后肾小球肾炎
    1. 细菌:感染性心内膜炎、"分流性肾炎"、脓毒症、肺炎链球菌肺炎、伤寒、二期梅毒、脑膜炎球菌血症
    2. 病毒:乙型病毒性肝炎、传染性单核细胞增多症、流行性腮腺炎、麻疹、水痘、牛痘、埃可病毒和柯萨奇病毒
    3. 寄生虫:疟疾、弓形虫病
    4. IgA 为主型感染相关性肾小球肾炎——通常见于葡萄球菌感染后
Ⅱ. 多系统疾病:系统性红斑狼疮、血管炎、过敏性紫癜、Goodpasture 综合征
Ⅲ. 原发性肾小球疾病:系膜毛细血管性肾小球肾炎、Berger 病(IgA 肾病)、"单纯"系膜增生性肾小球肾炎
Ⅳ. 其他:吉兰-巴雷综合征、肾母细胞瘤放疗、注射百白破疫苗、血清病

[a] 最常见病因
资料来源: Glassock RJ, Brenner BM: Harrison's Principles of Internal Medicine, 13th ed, 1995.

治疗主要包括纠正水和电解质紊乱，大多数呈自限性。成年人预后劣于儿童，部分患者迁延不愈。

感染后肾小球肾炎

由于其他细菌、病毒和寄生虫感染所致，例如细菌性心内膜炎、脓毒血症、乙型病毒肝炎以及肺炎链球菌肺炎，临床表现轻于链球菌感染后肾小球肾炎。葡萄球菌感染后（尤其在糖尿病患者中），肾脏病理可表现为特殊的 IgA 为主型感染相关性肾小球肾炎，免疫荧光以 IgA 沉积为主。控制原发感染通常可使肾小球肾炎缓解，但在重症患者中，通常需应用类固醇类药物以避免透析。

急进性肾小球肾炎

定义为肾小球滤过率（GFR）亚急性下降 > 50%，并且具有增生性肾小球肾炎的证据。其病因与急性肾小球肾炎存在交叉（表145-2）。根据肾活检结果和病理生理特点大体分为三个主要亚型：①免疫复合物相关，如系统性红斑狼疮（SLE）；②"寡免疫复合物"型，与抗中性粒细胞胞质抗体（ANCA）相关；③与抗肾小球基底膜（抗 GBM）抗体相关，如 Goodpasture 综合征。所有这三型的肾活检结果，光镜下均表现为典型的增生性、新月体性肾小球肾炎，但其免疫荧光和电镜表现不同。

系统性红斑狼疮

肾脏受累由于循环免疫复合物沉积造成，其肾外的临床特征包括关节痛、蝶形红斑、浆膜炎、脱发和中枢神经系统病变。系统性红斑狼疮肾脏表现通常为肾病综合征伴肾功能不全。肾活检可见系膜性、局灶或弥漫增生性肾小球肾炎；和（或）膜性肾病。弥漫增生性肾小球肾炎是肾活检中最常见的表现，临床通常表现为活动性的尿沉渣、严重蛋白尿和进展性肾功能不全，部分预后不良。患者ANA 和抗 dsDNA 抗体呈阳性，伴有低补体血症。治疗方式包括糖皮质激素、细胞毒药物和（或）霉酚酸酯。

抗中性粒细胞胞质抗体（ANCA）相关——寡免疫复合物性肾小球肾炎

可仅局限于肾（特发性寡免疫复合物性肾小球肾炎）或伴随系统性血管炎［肉芽肿性多血管炎（GPA，旧称为"韦格纳肉芽肿"）或显微镜下多血管炎］。其典型特征是循环中出现 ANCA，其主要通

表145-2 急进性肾小球肾炎的病因

Ⅰ.感染性疾病
  A.链球菌感染后肾小球肾炎 [a]
  B.感染性心内膜炎
  C.隐袭性内脏脓毒血症
  D.乙型肝炎病毒感染［伴血管炎和（或）冷球蛋白血症］
  E.HIV感染
  F.丙型肝炎病毒感染（伴冷球蛋白血症、膜增生性肾小球肾炎）
Ⅱ.多系统疾病
  A.系统性红斑狼疮
  B.过敏性紫癜（Henoch-Schönlein紫癜）
  C.系统性坏死性血管炎［包括肉芽肿性多动脉炎（韦格纳肉芽肿）］
  D.Goodpasture综合征
  E.原发性混合型（IgG/IgM）冷球蛋白血症
  F.恶性肿瘤
  G.复发性多软骨炎
  H.类风湿关节炎（伴血管炎）
Ⅲ.药物
  A.青霉胺
  B.肼屈嗪
  C.别嘌呤醇（伴血管炎）
  D.利福平
  E.掺杂左旋咪唑的可卡因（ANCA相关）
Ⅳ.特发性或原发性肾小球疾病
  A.特发性新月体性肾小球肾炎
    1.Ⅰ型—免疫球蛋白呈线样沉积（抗GBM抗体介导）
    2.Ⅱ型—免疫球蛋白呈颗粒样沉积（免疫复合物介导）
    3.Ⅲ型—免疫球蛋白极少量沉积或无沉积（"寡免疫复合物"）
    4.抗中性粒细胞胞质抗体诱导的"顿挫型"血管炎
    5.免疫触须样肾小球肾炎
    6.纤维样肾小球肾炎
  B.叠加于其他原发性肾小球疾病
    1.系膜毛细血管性（膜增生性）肾小球肾炎（特别是Ⅱ型）
    2.膜性肾病
    3.Berger病（IgA肾病）

[a] 最常见病因
缩略词：GBM，肾小球基底膜。
资料来源：Glassock RJ，Brenner BM：Harrison's Principles of Internal Medicine，13th ed，1995.

过乙醇固定中性粒细胞免疫荧光检测。"核周型"（pANCA）抗体的主要靶抗原是髓过氧化物酶（MPO），"胞浆型"（cANCA）绝大多数是抗蛋白酶-3（PR3）的反应。需对 MPO 和 PR3 抗原进行验证性的酶联免疫吸附试验，因为 pANCA 可由针对其他中性粒细胞成分的抗体引起，如乳铁蛋白；二者对于血管炎和寡免疫复合物性肾小球肾炎的关系并不一致。抗 MPO 和抗 PR3 的滴度并不一定与疾病的活动度平行。

患者通常伴有前驱症状，表现为"流感样"综合征，症状可包括肌痛、发热、关节痛、厌食和体重下降。可伴有皮肤、肺、上呼吸道（鼻窦炎），或神经（单神经炎）相关的系统性血管炎并发症，特别是肺坏死性毛细血管炎可导致咯血和肺出血。

ANCA 相关性急进性肾小球肾炎的标准初始治疗包括甲泼尼龙和环磷酰胺，也可选用抗 CD20 单抗（利妥昔单抗）以更特异性清除 B 细胞。大多数中心也会对表现为严重肺-肾综合征的患者进行血浆置换治疗；然而，对于无肺出血的严重 AKI 患者，不再推荐血浆置换治疗。在控制急性炎症反应后糖皮质激素应快速减量，并继续应用环磷酰胺直至病情获得稳定缓解，通常需要 3～6 个月。患者应使用甲氧苄啶-磺胺甲噁唑、阿托伐醌或氨苯砜预防耶氏肺孢子菌肺炎（PCP）。已有多种用于维持治疗的标准免疫抑制剂方案，一般是病情获得稳定缓解后持续应用 12～18 个月，药物包括甲氨蝶呤、霉酚酸酯和硫唑嘌呤。需要注意的是，应用利妥昔单抗治疗的患者维持治疗阶段需要继续定期输注利妥昔单抗，而非口服免疫抑制剂。在预防复发方面，利妥昔单抗维持治疗优于传统的口服免疫抑制剂治疗。

抗肾小球基底膜病

发病由于抗 IV 型胶原 α3 链 NC1（非胶原）区抗体所致。循环中抗 GBM 抗体和肾活检免疫荧光呈线样沉积可确诊。患者可表现为单纯的肾小球肾炎；Goodpasture 综合征包括肾小球肾炎和肺出血。血浆置换可诱导缓解；透析依赖、肾活检＞50% 新月体形成或血肌酐＞5～6 mg/dl 的患者肾脏预后不良。严重肺出血治疗应用静脉输注糖皮质激素（如 1 g/d×3 d）治疗。将近 10%～15% 的患者同时合并抗 MPO 的 ANCA，部分伴有血管炎表现，如皮肤白细胞碎裂性血管炎。

过敏性紫癜

引起 IgA 肾病、紫癜、关节痛和腹痛的全身性血管炎，主要发生于儿童。肾脏受累表现为血尿和蛋白尿。半数患者血清 IgA 升高。肾活检是判断预后的有效方式。以对症支持治疗为主。

肾病综合征（NS）

表现为白蛋白尿（> 3.5 g/d）和低白蛋白血症（< 30 g/L）伴有水肿、高脂血症和脂质尿。定量评估尿蛋白排泄量应当留取 24 h 尿，但后续监测时可以留取随机尿测定尿蛋白 / 肌酐或尿白蛋白 / 肌酐。肌酐排泄量的测量可以协助确定 24 h 尿收集的准确性：每日肌酐排泄量应为男性 20 ～ 25 mg/kg 瘦体重及女性 15 ～ 20 mg/kg 瘦体重。对于随机尿标本，由于肌酐排泄量仅略高于 1000 mg/（d · 1.73 m^2），蛋白或白蛋白与肌酐以 mg/dl 为单位的比值近似等于 24 h 尿蛋白的排泄量。如果尿蛋白与肌酐的比值为 5，则尿中含有蛋白 5 g/（d · 1.73 m^2）。由于其简便性，并且无须核实患者是否完整留取了 24 h 尿，测定随机尿尿蛋白排泄量已经很大程度上取代了收集 24 h 尿的方法。测定总蛋白 / 肌酐无法检出微量白蛋白尿的患者，因其低于检测方法的检出下限。因此，推荐将尿白蛋白 / 肌酐检测作为筛查微小量蛋白尿的工具。

除水肿之外，肾病综合征的并发症包括深静脉血栓和其他血栓栓塞事件、感染、维生素 D 缺乏、蛋白质营养不良和由于蛋白结合减少造成的药物毒性反应。

成人肾病综合征最常见的病因是糖尿病。少数病例继发于 SLE、淀粉样变性、药物、肿瘤或其他疾病（表 145-3）。除外上述因素后，其余都是特发性的。除糖尿病肾病（糖尿病患者随其自然病程出现蛋白尿可考虑诊断）外，需要进行肾活检来明确诊断和确定 NS 的治疗方案。

微小病变（MCD）

成年人特发性肾病综合征中占 10% ～ 15%，但是占儿童肾病综合征的 70% ～ 90%。血压正常，GFR 正常或轻度下降，尿沉渣正常或仅有极少数红细胞。成人患者中，部分表现为选择性蛋白尿。部分患者近期伴有上呼吸道感染、变态反应或免疫接种。非甾体抗炎药可以引起微小病变伴间质性肾炎。极少数可因肾小管坏死而发生急性肾衰竭，以老年患者为主。肾活检在电镜下仅见足突融合。应

表 145-3　肾病综合征的病因

系统性原因	肾小球疾病
糖尿病、系统性红斑狼疮、淀粉样变性、HIV 相关肾病	膜性肾病 微小病变
药物：金制剂、青霉胺、丙磺舒、街售海洛因、NSAID、帕米膦酸钠、干扰素	局灶性肾小球硬化症
感染：细菌性心内膜炎、乙型肝炎、分流相关感染、梅毒、疟疾、肝血吸虫病	膜增生性肾小球肾炎
恶性肿瘤：多发性骨髓瘤、轻链沉积病、霍奇金和其他淋巴瘤、白血病、乳腺及胃肠道肿瘤	系膜增生性肾小球肾炎 免疫触须样肾小球肾炎和纤维样肾小球肾炎

资料来源：Glassock RJ，Brenner BM：Harrison's Principles of Internal Medicine，13th ed，1995.

用糖皮质激素后蛋白尿减轻者预后良好；复发者可能需细胞毒药物、钙调磷酸酶抑制剂或 CD20 单抗（利妥昔单抗）治疗。进展至肾衰竭者少见。类固醇治疗抵抗的难治性患者应怀疑局灶性硬化，这部分患者更有可能进展为终末期肾病（ESRD）。类固醇抵抗的 MCD/ 局灶节段性肾小球硬化（FSGS）儿童患者更有可能具有潜在的遗传因素。

膜性肾病（MN）

其特征为上皮下 IgG 沉积，约占成人特发性肾病综合征的 30%。患者表现为水肿和肾性蛋白尿。初期血压、GFR 和尿沉渣通常正常，后期可出现高血压、轻度肾功能不全和尿沉渣异常。可出现肾静脉血栓，发生率低但较其他类型肾病综合征更高。膜性肾小球肾炎患者应查找原发病因，如系统性红斑狼疮、乙型肝炎、实体肿瘤及大剂量卡托普利或青霉胺暴露史。大多数"原发性"（既往称为"特发性"）膜性肾小球肾炎患者可检测到循环中针对表达于肾小球足细胞上 M 型磷脂酶 A_2（PLA$_2$R）的自身抗体。PLA$_2$R 滴度可作为治疗过程中的监测指标，也可用于在 NS 患者中筛查特发性膜性肾小球肾炎。大约 10% 抗 PLA$_2$R 抗体检测阴性的原发性膜性 GN 患者，会产生针对另一足细胞抗原 THSD7A（1 型血小板反应蛋白 7A 域）的抗体。部分患者进展至终末期肾病（ESRD），但也有 20% ~ 33% 可自发缓解。男性、老年、高血压和持续大量蛋白尿（> 6 g/d）是疾病进展的高危因素。最佳的免疫抑制治疗方案目前仍有争议。单用糖皮质激素无效。细胞毒药物以及环孢素可使部分患者获得完全或部分缓解。抗 CD20 抗体利妥昔单抗治疗的前景可期，这与 B 细胞和抗足细胞抗体在其病理生理中的作用一致。血管紧张素转化酶（ACE）抑制剂和（或）血管紧张素受体阻滞剂（ARB）也是降低尿蛋白的重要治疗措施。约 7% 的膜性肾病患者发生静脉血栓栓塞事件（深静脉血栓形成、肾静脉血栓等）；低白蛋白血症是静脉血栓形成风险最重要的独立预测因子。不建议对所有患者进行预防性抗凝治疗，但对于静脉血栓形成风险极高（白蛋白＜ 2.0 g/dl）且出血风险为低中危的患者应考虑使用。

局灶性肾小球硬化症（FGS）

可为原发性或继发性。原发性往往起病更急，其突发性类似于微小病变，但常伴有高血压、肾功能不全和血尿。部分肾小球（主要临近于髓质区域）节段性纤维化，约占肾病综合征患者的 35%。特发性 FGS 具有数种不同病理类型，可提示患者预后。特别是"塌陷性肾小球病"与人类免疫缺陷病毒（HIV）相关性肾病（HIVAN）具有相近的病理表现，均表现为快速进展性疾病。

非洲裔美国人患 FGS、HIVAN 和其他非糖尿病肾病的比例不一致，其 HIVAN 的发病率更高，易患性更强，发展至 ESRD 的风险也更高。编码肾小球足细胞上表达的载脂蛋白 L1 的 *APOL1* 基因的"非洲特异性"变异，近来被认为与此种遗传风险相关。

原发性 FGS 的经典治疗以长疗程激素为初始治疗，但是不足半数的患者可获得缓解。环孢素是维持缓解和激素抵抗患者的替代用药。与其他肾小球病相同，应用 ACE 抑制剂和（或）ARB 减少蛋白尿也是治疗的重要组成部分。最后，原发性 FGS 可在肾移植后复发，造成移植肾失功能。

继发性 FGS 可发生在任何原因造成的肾脏病晚期，与肾单位丢失（如长期的肾小球肾炎、既往重症肾盂肾炎、镰状细胞病、膀胱输尿管反流）相关。治疗包括应用 ACE 抑制剂降蛋白尿和控制血压。糖皮质激素和其他免疫抑制剂对继发性 FGS 无效。通过临床病史、肾脏大小、肾活检结果和相关疾病情况多可鉴别原发性与继发性 FGS。

系膜增生性肾小球肾炎（MPGN）

系膜区扩张和增生，并插入毛细血管袢。超微结构存在两种亚型。Ⅰ型 MPGN 表现为内皮下电子致密物沉积，C3 颗粒样沉积提示其发病机制为免疫复合物途径，可有或无 IgG 和早期补体成分。Ⅱ型 MPGN 中，肾小球基底膜致密层出现电子密度极高的沉积物，也见于 Bowman 囊和肾小管基底膜，且肾小球基底膜 C3 不规则沉积。可伴有少量 Ig（通常是 IgM）沉积，但无早期补体成分。

MPGN 患者的补体成分或补体调节因子可能存在相关基因突变。已提议将 MPGN 重新分类为免疫球蛋白介导的疾病（由经典补体途径介导）和非免疫球蛋白介导的疾病（由补体旁路途径介导）。

血清补体水平多降低。MPGN 常见于年轻成人。血压和 GFR 异常，可见尿沉渣。部分患者出现急性肾炎或血尿。类似病变也见于 SLE 和溶血-尿毒症综合征。丙型肝炎病毒（HCV）感染与 MPGN 相关，通常合并冷球蛋白血症。糖皮质激素、细胞毒药物、抗血小板药物和血浆置换对 HCV 相关性 MPGN 的疗效有限；利妥昔单抗是更为有效的新疗法。对于 HCV 感染相关的 MPGN 和（或）冷球蛋白血症性血管炎患者，一旦利妥昔单抗使血管炎和（或）MPGN 得到控制，应考虑使用直接抗病毒药物进行治疗。一些与补体旁路途径激活相关的 MPGN 亚群（罕见）可以应用 C5a 抑制剂依库珠单抗进行治疗。

糖尿病肾病

肾病综合征最常见的病因。尽管糖尿病病程长短不同，但是 1 型糖尿病患者可在发病后 10～15 年后出现蛋白尿，进而形成肾病综合征，并经 3～5 年后进展至肾衰竭。1 型糖尿病伴肾病患者几乎均伴有视网膜病变，因此，对未伴有视网膜病变者，应考虑是否为其他肾小球疾病（如膜性肾病）。然而，2 型糖尿病患者仅有约 60% 合并视网膜病变。临床表现包括蛋白尿、进行性高血压和进行性肾功能不全。病理表现包括系膜硬化、弥漫性和（或）结节性（Kimmelstiel-Wilson）肾小球硬化。然而，患者极少需要进行肾活检。每年进行尿微量白蛋白检测已成为所有糖尿病患者的常规处置，其自然病程是糖尿病肾病的重要诊断线索。患者典型病程在初始时表现为微量白蛋白尿（30～300 mg/24 h），逐渐进展至尿试纸条蛋白阳性（＞300 mg/24 h），最终发展至大量蛋白尿和慢性肾脏病。糖尿病肾病中蛋白尿的变化较大，可在不伴严重肾功能不全的情况下高达 25 g/24 h，也可在肾功能不全渐进加重时始终表现为稳定的中等量蛋白尿。

1 型糖尿病伴微量白蛋白尿和（或）肾功能不全者，ACE 抑制剂可延缓糖尿病肾病及终末期肾脏病的发生，建议应用于耐受此类药物的所有患者。用药治疗期间，如患者出现咳嗽，下一步最佳选择是 ARB。伴有微量白蛋白尿或蛋白尿的 2 型糖尿病患者，可应用 ACE 抑制剂或 ARB 治疗。高钾血症、低血压和（或）肾功能恶化会限制肾素-血管紧张素-醛固酮（RAA）系统抑制剂的单药治疗或联合用药。如果发生高钾血症且无法通过如下方式控制：①理想的血糖控制；②袢利尿剂（如果适宜用药）；③治疗代谢性酸中毒（如果合并），需考虑应用环硅酸锆钠（ZS-9）或帕替罗默，以维持 RAA 抑制剂的使用。

肾病综合征的评估见表 145-4。

无症状性尿检异常

非肾病范畴蛋白尿和（或）血尿，不伴有水肿、GFR 下降或高血压，见于多种病因（表 145-5）。

薄基底膜肾病

也称良性家族性血尿，持续性单纯血尿、不伴有尿蛋白的患者中，约 25% 由本病引起。肾活检显示肾小球基底膜弥漫菲薄，可伴其他轻微改变。可能是遗传性疾病，部分病例由 IV 型胶原缺失导致。患者表现为持续性肾小球源性血尿，伴微量蛋白尿。其预后存在争议，但整体呈现良性表现。

IgA 肾病

另一个反复发作肾小球源性血尿的十分常见病因。出现肉眼血尿伴流感样症状，无皮疹、腹痛或关节炎。肾活检显示系膜区弥漫性 IgA 沉积，伴少量 IgG 沉积，几乎均伴有 C3 和备解素沉积，但无 C1q

---

表 145-4 肾病综合征的评估

随机尿查尿蛋白 / 肌酐

血清白蛋白、胆固醇、补体

尿蛋白电泳

排除系统性红斑狼疮、糖尿病

回顾用药史

肾活检

考虑恶性肿瘤（病理改变为膜性肾病或微小病变的老年患者）

考虑深静脉血栓（如果为膜性肾病或伴有肺栓塞症状）

表 145-5　无症状性尿检异常的肾小球疾病病因

Ⅰ. 血尿伴或不伴蛋白尿
　A. 原发性肾小球疾病
　　1. Berger 病（IgA 肾病）[a]
　　2. 系膜毛细血管性肾小球肾炎
　　3. 其他由单纯系膜增生性、局灶和节段增生性肾小球肾炎或其他病变引起的原发性肾小球源性血尿
　　4. 薄基底膜肾病（Alport 综合征的顿挫型）
　B. 多系统或遗传性疾病
　　1. Alport 综合征和其他"良性"家族性血尿
　　2. Fabry 病
　　3. 镰状细胞病
　C. 感染相关疾病
　　1. 链球菌感染后肾小球肾炎恢复期
　　2. 其他感染后肾小球肾炎
Ⅱ. 孤立性蛋白尿（非肾病水平）
　A. 原发性肾小球疾病
　　1. 直立性蛋白尿
　　2. 局灶和节段性肾小球硬化症
　　3. 膜性肾小球肾炎
　B. 多系统或家族遗传性疾病
　　1. 糖尿病
　　2. 淀粉样变性
　　3. 指甲-髌骨综合征

[a] 最为常见

资料来源：Glassock RJ，Brenner BM：Harrison's Principles of Internal Medicine，13th ed，1995.

或 C4。预后不一，50% 的患者在 25 年内进展至终末期肾衰竭；男性、伴高血压和大量蛋白尿是进展的最高危因素。除肾活检中表现为急进性肾小球肾炎和（或）增生性肾小球肾炎的患者外，还未能证实糖皮质激素和其他免疫抑制剂的有效性。本病罕见在移植肾中再发。

多系统疾病引起的肾小球疾病

（见表 145-6）

表 145-6 部分多系统疾病引起的肾小球病的血清学表现

疾病	C3	Ig	FANA	抗 dsDNA 抗体	抗 GBM 抗体	Cryo-Ig	CIC	ANCA
系统性红斑狼疮	↓	↑ IgG	+++	++	-	++	+++	±
Goodpasture 综合征	-	-	-	-	+++	-	±	+（10%～15%）
过敏性紫癜	-	↑ IgA	-	-	-	±	++	-
多动脉炎	↓↑	IgG	+	±	-	++	+++	+++
肉芽肿性多动脉炎（韦格纳肉芽肿）	↓↑	↑ IgA, IgE	-	-	-	±	++	+++
冷球蛋白血症	↓	± ↑ IgG IgA, IgD	-	-	-	+++	++	-
多发性骨髓瘤	-	IgE	-	-	-	+	-	-
华氏巨球蛋白血症	-	↑ IgM	-	-	-	-	-	-
淀粉样变性	-	± Ig	-	-	-	-	-	-

缩略词：ANCA，抗中性粒细胞胞质抗体；CIC，循环免疫复合物；Cryo-Ig，冷球蛋白；C3，补体 C3；FANA，抗核抗体荧光法；Ig，免疫球蛋白；—，正常；±，偶然轻度异常；++，多为异常；+++，严重异常。

资料来源：Glassock RJ，Bremner BM：Harrison's Principles of Internal Medicine，13th ed，1995.

第 146 章
肾小管疾病

（赵慧萍　蔡美顺　译　左力　审校）

　　肾小管间质疾病是一组累及肾小管及其支持结构的急性和慢性、遗传性和获得性疾病（表 146-1）。肾小管功能受损可引起多种生理功能异常，包括表现为多尿的肾性尿崩症（DI）、正常阴离子间隙代谢性酸中毒、失盐以及低钾或高钾血症。患者常有氮质血症，由于

表 146-1　肾小管间质疾病的主要病因

毒素

内源性毒素	代谢性毒素
镇痛剂肾病[a]	急性尿酸性肾病
铅性肾病	痛风性肾病[a]
中草药肾病	高钙性肾病
巴尔干地方性肾	低钾性肾病
各种肾毒性物质（如抗生素、环孢霉、放射造影剂、重金属等）[a, b]	各种代谢性毒素（如高草酸尿、胱氨酸病、Fabry 病）

肿瘤

淋巴瘤

白血病

多发性骨髓瘤（管型肾病、AL 型淀粉样变性）

免疫系统疾病

急性（过敏性）间质性肾炎[a, b]	移植排斥反应
干燥综合征	HIV 相关性肾病
淀粉样变性	

血管性疾病

肾小动脉硬化症[a]	镰状细胞肾病
胆固醇结晶栓塞性肾病	急性肾小管坏死[a, b]

表 146-1　肾小管间质疾病的主要病因（续表）

遗传性肾脏疾病	
肾衰竭相关的疾病	遗传性肾小管疾病
常染色体显性多囊肾	Bartter 综合征（遗传性低钾血症性碱中毒）
常染色体隐性多囊肾	Gitelman 综合征（遗传性低钾血症性碱中毒）
髓质囊性肾病	假性醛固酮减少症 I 型（低血压 / 失盐和高钾血症）
遗传性肾炎（Alport 综合征）	假性醛固酮减少症 II 型（遗传性高血压和高钾血症）
	Liddle 综合征（高血压和低钾血症）
	遗传性低镁血症
	遗传性肾性尿崩症
	X 连锁（AVP 受体功能异常）
	常染色体（水通道蛋白 -2 功能异常）

感染性损伤
急性肾盂肾炎 [a, b]
慢性肾盂肾炎

其他疾病
慢性尿路梗阻 [a]
膀胱输尿管反流 [a]
放射性肾炎

[a] 常见
[b] 典型的急性疾病

伴发肾小球纤维化和（或）缺血造成。相较肾小球疾病，肾小管疾病中蛋白尿及血尿并不显著，较少并发高血压。肾小管功能障碍的表现见表 146-2。

急性间质性肾炎（AIN）

　　药物是 AIN 导致肾衰竭的首位原因，通常表现为用药至少数天后出现血清肌酐逐渐升高，偶尔伴有发热、嗜酸性粒细胞增多、皮疹及关节痛。对于既往曾暴露相关致敏药物的患者，可迅速发生肾功能不全；尤其利福平更是如此，间歇性或中断药物治疗被认为与 AIN 的发生相关。除氮质血症外，还可伴有肾小管功能障碍表现

表 146-2   肾小管间质疾病的转运功能障碍

缺陷	原因
GFR 下降 [a]	微血管的闭塞以及肾小管阻塞
范科尼综合征	近端小管对溶质的重吸收功能受损，主要是葡萄糖、氨基酸、磷酸盐；也可表现为低尿酸血症、近端肾小管酸中毒及低分子量蛋白尿
高氯血症性酸中毒 [a]	1. 氨产生减少（CKD）或排泄减少（高钾血症） 2. 无法酸化集合管液体（远端 RTA） 3. 近端肾小管碳酸氢盐丢失（近端 RTA）
多尿、等渗尿 [a]	髓质小管［髓袢升支厚段和（或）集合管］及脉管系统损伤
低钾血症性碱中毒	髓袢升支粗段或远曲小管损伤或遗传性功能障碍（Bartter 和 Gitelman 综合征）
失镁	髓袢升支粗段或远曲小管损伤或遗传性功能障碍
高钾血症 [a]	钾排泌缺陷，包括醛固酮抵抗
失盐	远端小管损害，伴钠重吸收受损

[a] 常见

缩略词：CKD，慢性肾脏病；GFR，肾小球滤过率；RTA，肾小管酸中毒

（如高血钾、代谢性酸中毒）。尿液分析可见血尿、脓尿和白细胞管型；汉氏和瑞氏染色可见嗜酸性粒细胞尿；然而，需要注意的是，嗜酸性粒细胞尿并非 AIN 独有的表现，也见于其他原因引起的急性肾损伤（AKI），包括胆固醇结晶栓塞。因此，嗜酸性粒细胞尿并不是具有诊断性意义的检查。

常见造成 AIN 的药物列于表 146-3。其中一些药物特别容易引起 AIN，如萘夫西林；然而，其他少见的病因或许仅见于病例报告，因此，需要详细的病史与文献综述来确定与 AIN 的相关性。许多药物，尤其是非甾体抗炎药（NSAID），除引起 AIN 之外，也可诱发类似微小病变的肾小球损伤；这类患者通常表现为肾病范围蛋白尿，而不是肾小管间质疾病多见的中等量蛋白尿。最近，随着癌症治疗中免疫检查点抑制剂（如纳武单抗）的应用愈来愈多，揭示了其与 AIN 之间的重要关联性。

药物性 AIN 所致肾功能不全通常在停用相关药物后能够获得改善，但也可能无法完全恢复或延迟恢复。非对照性研究中，已经显示糖皮质激素可促进肾功能早期恢复及减少纤维化；通常用于停药

表 146–3　急性间质性肾病病因

药物（70%，抗生素占 1/3）
抗生素
甲氧西林、苯唑西林、萘夫西林
利福平
青霉素、头孢菌素
环丙沙星
磺胺甲噁唑及其他磺胺类药物
质子泵抑制剂，如奥美拉唑
H_2 受体拮抗剂，如西咪替丁
别嘌呤醇
5- 氨基水杨酸盐
NSAID 包括 COX-2 抑制剂
免疫检查点抑制剂（如纳武单抗）
感染（16%）
钩端螺旋体、军团菌、链球菌、结核杆菌
肾小管间质性肾炎-葡萄膜炎综合征（TINU 综合征）（5%）
特发性（8%）
结节病（1%）
IgG4 相关性疾病

缩略词：COX-2，环氧化酶 -2；NSAID，非甾体抗炎药

后病情未能缓解的患者，以避免其进行透析或缩短透析疗程。

　　AIN 也可发生于全身性感染的情况下，典型包括钩端螺旋体病、军团菌及链球菌感染。以 IgG4 阳性细胞密集浸润为特点的间质性肾炎，其发生可作为 IgG4 相关性系统性疾病的一部分，或可伴有胰腺炎、腹膜后纤维化及慢性硬化性唾液腺炎。干燥综合征也与急性肾小管间质性肾炎相关。最后，肾小管间质性肾炎-葡萄膜炎综合征（TINU 综合征）是另一种被日渐认识的 AIN。TINU 综合征患者发生葡萄膜炎可先于或是伴随 AIN 出现，其全身性症状和体征较为常见，如体重下降、发热、倦怠、关节痛及红细胞沉降率（血沉）增快等。患者的肾脏表现多为自限性；病情呈进展者常应用泼尼松治疗。

慢性间质性肾病

　　镇痛剂肾病是慢性肾脏病的重要原因，由于联合应用镇痛剂（通常为非那西丁和阿司匹林）的累积效应（剂量和持续时间）所

致。镇痛剂肾病被认为是引起澳大利亚／新西兰患者发生终末期肾脏病更为多见的病因，由于其人均摄入镇痛剂总量显著高于其他地区。患者可进展为移行细胞癌。对于具有慢性头痛或背痛病史、伴有无法解释病因的 CKD 患者，应疑似镇痛剂肾病。其临床表现包括肾乳头坏死、结石、无菌性脓尿以及氮质血症。

一类严重的慢性肾小管间质纤维化与服用中草药相关，特别是被用作饮食疗法的中草药；巴尔干地方性肾病（BEN）流行的地理位置局限于欧洲东南部，与中草药肾病具有许多相同之处。这类疾病被认为是由于暴露在马兜铃酸和（或）其他植物、地方性因素（见于 BEN）以及药物毒素（食欲抑制剂芬氟拉明以及安非拉酮，见于中草药肾病）而引发。相似于镇痛剂肾病，二者均具有泌尿生殖系统肿瘤高发的特征。

长期应用锂制剂治疗也可导致小管间质性肾炎，通常伴有肾性尿崩症，且于停药之后持续存在。如有可能，使用锂制剂治疗的患者进展为 CKD，对其精神性疾病应采用其他替代药物（如丙戊酸）。锂制剂联合阿米洛利治疗可阻断锂离子通过阿米洛利敏感的钠离子通道进入主细胞，从而避免这类患者发生肾源性尿崩症。然而，目前还没有关于联合阿米洛利治疗对影响 CKD 发生或进展的长期研究。

慢性间质性肾病的代谢性病因包括：高钙血症（伴肾钙质沉着症）、草酸盐沉着症（原发或继发，如伴有肠道疾病及饮食中草酸盐吸收过多）、低钾血症，以及高尿酸血症或高尿酸尿症。慢性低钾血症相关的肾脏病理改变包括相对特异的近端小管空泡形成、间质性肾炎以及肾囊肿；其在急性和慢性肾衰竭中均可见到。慢性间质性肾炎也可伴发于一些严重的系统性疾病，包括结节病、干燥综合征以及放疗或化疗后（如异环磷酰胺、顺铂）。

单克隆免疫球蛋白与肾脏疾病

单克隆免疫球蛋白与多种肾脏病的表现相关（表 146-4），其中骨髓瘤管型肾病最为常见。单克隆免疫球蛋白的理化特性，或更为常见的单克隆轻链或重链，决定了不同患者个体之间的临床表型，其中最常见的是管型肾病、轻链沉积病，以及 AL 型淀粉样变性。管型肾病中，滤过的轻链聚集，导致肾小管阻塞、小管损伤以及间质炎症。患者可表现为 CKD 或 AKI；急性管型肾病的重要诱发因素包括高钙血症和容量不足。

表 146-4　单克隆免疫球蛋白相关的肾脏疾病

疾病	注释
管型肾病	骨髓瘤合并 CKD 最常见的病因 轻链阻塞肾小管 间质炎症 急性或慢性肾衰竭
轻链沉积病	肾病综合征、慢性肾衰竭 约 40% 与骨髓瘤相关
重链沉积病	肾病综合征、慢性肾衰竭
单克隆免疫球蛋白沉积病	肾病综合征、慢性肾衰竭
AL 型淀粉样变性	肾病综合征，累及心脏、内分泌、神经系统 约 10% 与骨髓瘤相关 肾小管功能不全（RTA、肾性尿崩症等）
高钙血症	见于骨髓瘤
高黏滞综合征	见于华氏巨球蛋白血症
范科尼（Fanconi）综合征	糖尿、氨基酸尿、磷酸盐尿、± 低尿酸血症、近端 RTA 等

缩略词：CKD，慢性肾脏病；RTA，肾小管酸中毒

　　管型肾病的诊断取决于检出血清 / 尿中单克隆轻链，通常采用蛋白电泳或免疫固定电泳。管型肾病中，尽管尿中每天排出高达数克轻链蛋白，但是应用试纸法分析尿蛋白通常为阴性；因为试纸筛查仅能检出尿中白蛋白，而无法检测轻链。反之，轻链沉积病或 AL 型淀粉样变性中，轻链沉积在肾小球，可引起肾病范围的蛋白尿（表146-4），尿试纸检测蛋白呈强阳性。

　　管型肾病的处置包括积极水化，如合并高钙血症则给予治疗，以及针对多发性骨髓瘤进行化疗。一些专家主张严重 AKI、血清单克隆轻链的水平较高、肾活检显示管型肾病的患者应采取血浆置换。

　　肾小球滤过的轻链和多种其他小分子量蛋白质也会被近端小管吞噬和代谢。少数情况下，特定的轻链于近端小管细胞内形成结晶沉积，进而引起范科尼综合征；同样的，此种情况由于相关轻链蛋白特殊的理化特性所致。范科尼综合征或远端肾单位功能障碍（高血钾型肾小管酸中毒或肾性尿崩症）也可以是肾脏淀粉样变性的并发症。

多囊肾病

常染色体显性多囊肾病（ADPKD）是最为常见威胁生命的单基因遗传病，由于常染色体 *PKD1* 和 *PKD2* 基因显性突变引起；是终末期肾脏病不可低估的重要病因。常染色体隐性多囊肾病则是肾衰竭较为少见的病因，通常于婴幼儿发病，肝脏受累更为显著。ADPKD中巨大的肾囊肿可导致进展性 CKD，伴发作性胁腹痛、血尿（多为肉眼血尿）、高血压和（或）尿路感染。通常查体可触及肾脏，且偶可发现肾脏非常巨大。除此，也可合并肝囊肿和颅内动脉瘤。伴有颅内动脉瘤破裂家族史的 ADPKD 患者应在症状发生前进行筛查。其他常见的肾外表现包括憩室病和二尖瓣脱垂。

ADPKD 的临床表现极为多变，甚至在同个家庭中也是如此，ESRD 的发病年龄从儿童到老年不等。*PKD1* 基因突变患者的肾脏表型较重，相较 *PKD2* 基因突变的患者发生 ESRD 的年龄平均提早约15 年。实际上，一些 APDKD 的患者在中年后偶然发现疾病，此前已具有轻中度高血压。

ADPKD 通常经由超声诊断。对于来自 ADPKD 家族中处于患病风险的 15～29 岁个体，发现至少 2 个囊肿（单侧或双侧）才足以诊断 ADPKD。然而，注意非 ADPKD 的老年人中，超声检查常可发现肾脏囊肿，尤其是 CKD 的患者。因此，对于 30～59 岁的高危人群，诊断要求每个肾脏至少具有 2 个囊肿；对于年龄大于 60 岁者，则是每个肾脏的囊肿数目增加到 4 个。反之，在 30～59 岁的高危个体中，每个肾脏不足 2 个囊肿可除外 ADPKD 的诊断。

高血压在 ADPKD 患者中很常见，通常出现在肾小球滤过率尚未发生显著降低之时。肾素-血管紧张素系统的激活在其中发挥主要作用，因此降压药物推荐应用血管紧张素转化酶（ACE）抑制剂或血管紧张素受体阻滞剂（ARB），血压靶目标值是 < 130/80 mmHg。ACE 抑制剂和 ARB 双重治疗，对于延缓 ADPKD 进展为 ESRD 并不会带来额外获益。有望阻断 ADPKD 患者 CKD 进展的治疗措施，包括血管加压素受体拮抗剂、生长抑素类似物和细胞增殖抑制剂。

尿路感染在 ADPKD 中也很常见。尤其，患者可发生囊肿感染，而尿培养通常呈阴性，且无脓尿。患者合并囊肿感染时腹部呈散在压痛区域；反之，肾盂肾炎时不适感更为弥漫。然而，临床中对于二者的鉴别仍可能极为棘手。许多常用的抗生素，包括青霉素和氨基糖苷类，由于无法穿透囊壁，因而均无效；ADPKD 时肾脏感染的治疗需应用已知能够穿透囊壁的抗生素（如喹诺酮类），初始治疗应依据当地抗生素药物敏感性情况而选择。

肾小管酸中毒（RTA）

肾小管酸中毒包含一组肾小管功能呈显著病理生理性障碍的表现，其最常见的特征是出现正常阴离子间隙代谢性酸中毒。腹泻、CKD、RTA 构成正常阴离子间隙代谢性酸中毒的主要病因。CKD 早期患者通常合并正常阴离子间隙代谢性酸中毒（表 48-1），随后阶段出现阴离子间隙升高（第 2 章）。远端肾单位明显受损的患者，如反流性肾病，CKD 早期即会发生酸中毒。

远端肾小管酸中毒（Ⅰ型 RTA）

尽管全身出现酸中毒，但是患者无法酸化尿液；尿阴离子间隙为正值，反映了铵排泄的减少（第 2 章）。低钾性远端 RTA 可为遗传性（常染色体显性或隐性均可）或者获得性因素［由于自身免疫性疾病与炎症性疾病（如干燥综合征、结节病）、尿路梗阻或两性霉素 B 治疗］所致。慢性Ⅰ型 RTA 通常伴有高尿钙症和骨软化，后者是由于骨骼长期缓冲酸中毒的结果。

近端肾小管酸中毒（Ⅱ型 RTA）

存在碳酸氢盐重吸收障碍，通常伴有范科尼综合征的特征，包括糖尿、氨基酸尿、磷酸盐尿、尿酸尿（提示近端肾小管功能障碍）。仅具有近端肾小管酸中毒见于遗传性肾小管基底部钠重碳酸盐协同转运子功能障碍。范科尼综合征可为遗传性，或者继发于骨髓瘤、慢性间质性肾炎（如中草药肾病）及药物（如异环磷酰胺、替诺福韦）。其治疗需要大剂量碳酸氢盐［5 ～ 15 mmol/（kg·d）］，可因而加重低钾血症。

Ⅳ型 RTA

由于低肾素性低醛固酮血症或者远端肾单位对醛固酮抵抗所致。低肾素性低醛固酮血症多与容量过多相关，且最常见于老年人和（或）合并糖尿病的 CKD 患者。NSAID 药物及环孢素相关的高钾血症，至少部分由于低肾素性低醛固酮血症。低肾素性低醛固酮血症患者通常具有高钾血症，并可伴有轻度正常阴离子间隙酸中毒、尿 pH < 5.5、尿阴离子间隙为正值。随着血钾下降，酸中毒也通常随之改善；高钾血症似乎通过肾的逆流机制干扰髓质的氨浓度。如

果降低血钾无法改善酸中毒，应给予患者口服碳酸氢盐或柠檬酸盐。最后，各类型远端小管损伤以及小管间质性疾病，如间质性肾炎，伴有远端小管对醛固酮不敏感，尿 pH 值通常 > 5.5，而尿阴离子间隙却仍为正值。

第 147 章
尿痛、泌尿道感染、膀胱疼痛和间质性膀胱炎

（赵慧萍 朱丽 译 左力 审校）

尿痛

尿痛（尿路烧灼感或刺痛）是几种临床综合征的常见症状，可通过其伴随症状进行鉴别。

■ 流行病学

将近半数女性在一生中经历过尿痛体验；据报告大约 20% 的女性在过去 1 年里曾出现尿痛。男性则较少出现尿痛。

■ 临床表现

引起尿痛的病因在男性和女性中有所不同。

- 在女性中，尿痛症状大多可归因于细菌性膀胱炎或下生殖系统感染［如阴道炎、尿道炎及性传播疾病（STI）］（第 86 章）。尿频、尿急、耻骨上疼痛和（或）血尿更多提示细菌性膀胱炎，而非 STI。

- 在男性中，尿痛通常归因于 STI 或前列腺疾病（如急性或慢性细菌性前列腺炎）（第 86 章）。除此，严重的良性前列腺增生造成尿潴留并伴有细菌感染时，也可出现尿痛和其他膀胱炎症状。

- 无论男女，均可由于其他非感染性疾病引起尿痛。急性尿痛的非感染性病因包括下尿路结石、创伤及尿道局部化学物质刺激。慢性尿痛可见于下尿路肿瘤、特定药物、白塞病或间

质性膀胱炎 / 膀胱疼痛综合征。

■ 诊断

女性患者中，出现尿痛大约 50% 由于细菌性膀胱炎；满足如下 4 条标准时，则 > 90% 以上为细菌性膀胱炎：①尿痛；②尿频；③无阴道分泌物；④无阴道刺激症状。

- 健康非妊娠期女性符合上述标准可诊断为单纯性细菌性膀胱炎；其他女性则需尿液试纸检测、尿液细菌培养及盆腔检查进一步评估。
- 男性出现尿痛时需完善尿液分析、尿液细菌培养和前列腺检查。

治疗 尿痛

一旦确定引起尿痛的病因，应给予相应的治疗，具体参阅本书其他章节所述。

泌尿道感染

■ 定义

- 泌尿道感染（UTI）包括多种临床类型：
  - 膀胱炎（膀胱的症状性疾病）
  - 肾盂肾炎（肾脏的症状性疾病）
  - 前列腺炎（前列腺的症状性疾病）
  - 无症状性菌尿（ASB）：无症状感染，通过与泌尿生殖系统疾病无关的尿培养筛查确定。
- 单纯性 UTI 指急性起病，不伴有泌尿系统解剖异常或器械操作的非妊娠期女性 UTI；其他类型 UTI 则统称为复杂性 UTI。

■ 流行病学

女性 UTI 远较男性更为常见。前列腺增生梗阻导致 > 50 岁男性 UTI 发生率高于同年龄的女性。

- 50% ~ 80% 的女性一生中发生过至少 1 次 UTI，20% ~ 30% 的女性曾多次发生 UTI。
- 急性膀胱炎的危险因素包括：近期使用含杀精剂的避孕套、频繁性交、既往 UTI 病史、糖尿病和尿失禁；这些危险因素中多数也将使罹患肾盂肾炎的风险增高。

■ 微生物学

在美国，75%～90% 的膀胱炎由大肠埃希菌引起，腐生葡萄球菌占 5%～15%；克雷伯菌属、变形杆菌属、肠球菌属、柠檬酸杆菌属和其他微生物引发的感染占 5%～10%。

- 单纯性肾盂肾炎的微生物细菌谱大致相同，大肠埃希菌是主要致病菌。
- 革兰氏阳性菌（如肠球菌及金黄色葡萄球菌）和酵母菌是复杂性泌尿道感染的重要致病菌。

■ 发病机制

大部分 UTI 是细菌自尿道逆行进入膀胱所致，从输尿管继续上行至肾脏是多数肾实质感染的途径。

- 念珠菌以血源性途径感染多见，不同于其他 UTI。
- 无免疫缺陷和未曾器械操作，尿中出现念珠菌多提示生殖道感染或潜在内脏播散性感染。

■ 临床表现

当患者疑似为 UTI 时，首要考虑的是分类：是无症状性菌尿（ASB）、单纯性膀胱炎、肾盂肾炎、前列腺炎或复杂性 UTI。

- ASB 指由于非泌尿生殖系统疾病进行尿培养筛查，而偶然发现尿中带有细菌，但无泌尿道感染相关的局部或全身性症状。
- 膀胱炎常表现为尿痛、尿频、尿急，也可以表现为夜尿增多、排尿不畅、耻骨上不适感以及肉眼血尿等。单侧背部或胁腹部疼痛伴有发热是上尿路感染的征象。
- 肾盂肾炎表现为发热、腰部或肋脊角疼痛、恶心和呕吐等，其中 20%～30% 病例发生菌血症。
  - 肾乳头坏死可见于存在梗阻、糖尿病、镰状细胞病或镇痛剂肾病的患者。
  - 气肿性肾盂肾炎病情凶险，由于致病菌产气积聚于肾脏及肾周组织所致，几乎只发生在糖尿病患者中。
  - 黄色肉芽肿性肾盂肾炎发生于慢性尿路梗阻（通常由于鹿角型结石）伴有慢性感染时，造成肾脏组织化脓性破坏。
- 前列腺炎可分为感染性和非感染性；非感染性更为常见。急性细菌性前列腺炎表现为尿痛、尿频、发热、寒战、膀胱出口梗阻症状及前列腺、骨盆或会阴部疼痛。
- 复杂性 UTI 男女皆可发生，患者具有易感的解剖学结构、尿道异物或是伴有导致对治疗反应不良的因素。

■ 诊断

临床病史对诊断单纯性膀胱炎具有极高预测价值。发生尿痛和尿频，而无异常阴道分泌物者，其 UTI 的可能性为 96%。

- 对于尿路感染的验前概率较高者，尿液试纸亚硝酸盐或白细胞酯酶检测呈阳性，可确诊为单纯性膀胱炎。
- 尿液细菌培养阳性是诊断 UTI 的金标准。在出现膀胱刺激症状的女性中，尿液菌落计数阈值 $> 10^2$/ml 相较 $> 10^5$/ml 对于急性膀胱炎的诊断具有更高的敏感性（95%）和特异性（85%）。无膀胱炎相关临床症状者，诊断 ASB 要求尿液菌落计数 $> 10^5$/ml。

治疗　泌尿道感染

- **单纯性膀胱炎女性患者**的有效治疗方案见表 147-1。
  - 推荐甲氧苄啶-磺胺甲噁唑（TMP-SMX）作为急性膀胱炎的一线治疗，但在耐药率 $> 20\%$ 地区应避免使用。
  - 呋喃妥因也可作为一线用药，其耐药率较低。
  - 建议仅在无其他抗生素适用时应用氟喹诺酮类药物，因其可增加耐药性（包括泌尿系统致病菌和其他部位病原体），增加跟腱断裂和不可逆神经病变的风险。
  - β 内酰胺类药物对病原体的治愈率较低，而复发率较高。
- **肾盂肾炎**　由于大肠埃希菌对 TMP-SMX 的耐药率高，推荐氟喹诺酮类药物作为治疗急性单纯性肾盂肾炎的一线用药（如环丙沙星 500 mg PO bid×7 天）。口服 TMP-SMX（增效片 1# bid×14 天）可有效治疗对其敏感的病原菌。
- **妊娠期女性 UTI**　呋喃妥因、氨苄西林和头孢菌素类药物在妊娠早期相对安全。
- **男性 UTI**　对于症状明显的单纯性 UTI 男性患者，推荐使用氟喹诺酮类药物或 TMP-SMX，疗程 7 ~ 14 天。
  - 如果疑似急性细菌性前列腺炎，起始抗生素治疗前需留取血和尿液细菌培养。
  - 根据尿培养结果调整药物并持续 2 ~ 4 周，慢性细菌性前列腺炎的疗程常需延长至 4 ~ 6 周。

表 147-1　急性单纯性膀胱炎的治疗

药物和剂量	估算临床有效率（%）	估算抗菌有效率 [a]（%）	常见不良反应
呋喃妥因 100 mg bid× 5～7 天	87～95	82～92	恶心、头痛
TMP-SMX 1# DS 片 bid× 3 天	86～100	85～100	皮疹、荨麻疹、恶心、呕吐、血液系统异常
磷霉素 3 g，单剂	83～95	78～98	腹泻、恶心、头痛
匹美西林 400 mg bid× 3～7 天	55～82	74～84	恶心、呕吐、腹泻
氟喹诺酮类，根据具体药物给予剂量；疗程 3 天	81～98	78～96	恶心、呕吐、腹泻、头痛、嗜睡、失眠
β 内酰胺类，根据具体药物给予剂量，疗程 5～7 天	79～98	74～98	腹泻、恶心、呕吐、皮疹、荨麻疹

[a] 通过尿液细菌计数减少来评估抗菌效果。

注：Efficacy rates are averages or ranges calculated from the data and studies included in the 2010 Infectious Diseases Society of America/European Society of Clinical Microbiology and Infectious Diseases guideline for treatment of uncomplicated UTI and the 2014 JAMA systematic review on UTI in the outpatient setting. Ranges are estimates from published studies and may vary by specific agent and by rate of resistance.

缩略词：DS，增效；TMP-SMX，甲氧苄啶-磺胺甲噁唑

- **无症状性菌尿**　仅对妊娠期女性、拟行泌尿外科手术、中性粒细胞减少患者和肾移植受者进行治疗。抗生素的选择取决于培养结果。妊娠期女性 ASB 需治疗 4～7 天。
- **导管相关性尿路感染**　尿培养结果对指导治疗极为必要。
    - 更换导管是必要的治疗措施。念珠菌尿是留置尿管的常见并发症，其中约 1/3 的无症状患者拔除导管后缓解。
    - 对于症状性膀胱炎或肾盂肾炎，以及存有高度播散性感染风险的患者，建议给予治疗（氟康唑 200～400 mg/d×14 天）。

■ 复发性泌尿道感染的预防

女性患者症状性 UTI 每年发作 ≥ 2 次可采取预防性措施，包括

持续性或性交后预防，或是自身启动治疗。持续性预防和性交后预防通常采用低剂量 TMP-SMX、氟喹诺酮类或呋喃妥因。自身启动治疗指在首发 UTI 症状时，向其提供可留取尿液培养的器具，以及自行服用一个疗程的抗生素。

■ 预后

如无解剖结构异常，儿童或成人的复发性泌尿道感染不会引起慢性肾盂肾炎或肾衰竭。

膀胱疼痛

当出现耻骨上疼痛，随着膀胱充盈或排空而改变，和（或）与泌尿系统症状（如尿急、尿频）相关，提示膀胱疼痛。

- 急性膀胱疼痛（即持续 ≤ 2 天）有助于鉴别细菌性膀胱炎和下生殖道感染。
- 慢性或复发性膀胱疼痛可见于下尿路结石、盆腔肿瘤、尿道憩室、放射性膀胱炎、药物性膀胱炎、结核性膀胱炎、膀胱颈梗阻、神经源性膀胱、泌尿生殖系统脱垂或良性前列腺增生。除外上述疾病后，需考虑诊断间质性膀胱炎 / 膀胱疼痛综合征。

间质性膀胱炎

间质性膀胱炎（膀胱疼痛综合征）是一种表现为膀胱区疼痛、尿频、尿急及夜尿增多的慢性疾病。

■ 流行病学

在美国，3% ～ 6% 的女性和 2% ～ 4% 的男性患有间质性膀胱炎。女性的平均发病年龄是 40 岁左右，但年龄跨度可从儿童至 60 岁。

■ 病因

间质性膀胱炎病因尚不明确。

- 多种病因假说，包括：慢性膀胱感染、炎症因子（如肥大细胞）、自身免疫、膀胱壁黏膜通透性增加和疼痛敏感度异常等。
- 无论如何，上述任一因素均仅有极少数数据支持其是引发疾病的原因。

■ 临床表现

主要临床症状为疼痛、尿急、尿频和夜尿增多。病情可呈急性发作或渐进性发展。通常出现两个或多个部位疼痛，包括耻骨上区（80%）、尿道、外阴或非泌尿生殖系统区域。

- 不同于其他因素所致的盆腔疼痛，间质性膀胱炎的疼痛在膀胱充盈时加重，排空后缓解。
- 其中 85% 间质性膀胱炎患者排尿次数＞10 次 / 日，多者可多达 60 次 / 日。
- 许多患者可合并功能性躯体综合征（如纤维性肌痛、慢性疲劳综合征、肠易激综合征）。

■ 诊断

根据相应的症状做出诊断，但需除外临床表现相似的其他疾病［如表现为盆腔痛和（或）泌尿系统症状的疾病，以及伴有泌尿系统症状的功能性躯体综合征］。

- 体格检查和实验室检查并不具有敏感性和（或）特异性。
- 膀胱镜检查可见溃疡（≤10% 患者）或膀胱扩张后点状出血，但二者均非特异性表现。

治疗　　间质性膀胱炎

治疗目标是缓解症状，一般需采取综合治疗措施，包括教育、减压、调整饮食、使用非甾体抗炎药或阿米替林、盆底肌肉功能锻炼，以及针对功能性躯体综合征给予治疗等。

第 148 章
肾结石

（赵新菊　杨冰　译　左力　审校）

肾结石是临床常见疾病，人群患病率约 1%，且半数以上患者复发。由于以下原因导致尿液过饱和并出现不溶性成分时，就可形成结石：①低尿量；②某些化合物排泄过多或不足；③合并其他降低溶解度的因素（如尿 pH 值）。近乎 75% 的结石为钙盐结石（大多是草酸钙，也有磷酸钙及其他混合性结石），15% 为鸟粪石结石（磷酸铵镁），5% 为尿酸结石，还有约 1% 是胱氨酸结石，结石成分反映了机体内导致结石形成的代谢紊乱。

■ 症状和体征

肾盂结石可无症状或仅引起血尿；随着结石的移动，可在尿路集合系统的任何部位引起梗阻。由于游移结石所致的梗阻可造成剧烈疼痛，常放射至腹股沟，且可伴随显著的不适症状（如恶心、呕吐、大汗、头晕）、血尿、脓尿和尿路感染（UTI）；少数情况下引起肾积水。相较之下，鹿角形结石与解脲微生物（变形杆菌属、克雷伯杆菌属、普罗威登斯菌属、摩根菌属及其他）引发的反复 UTI 相关，可表现为肾功能损伤，而毫无临床症状。

■ 结石成分

大部分结石成分为草酸钙，与高钙尿和（或）高草酸尿相关。高尿钙可继发于高钠饮食、使用袢利尿剂、远端（Ⅰ型）肾小管酸中毒（RTA）、结节病、库欣综合征、醛固酮分泌增多或高钙血症相关性疾病（如原发性甲状旁腺功能亢进症、维生素 D 过量、乳碱综合征），也可为特发性病变。

草酸尿症可见于肠道（特别是回肠）吸收不良综合征（如炎性肠病、胰腺炎），由于肠道分泌草酸减少和（或）肠腔内脂肪酸与钙相结合，同时游离草酸盐吸收增强而出现高草酸尿症。草酸钙结石也可能由以下原因所致：①尿路枸橼酸盐缺乏：枸橼酸盐可抑制结石的形成，代谢性酸中毒时枸橼酸盐分泌减少，以及②高尿酸尿症（详见下文）。磷酸钙结石相对少见，往往发生在高尿 pH 值（7～8）时，通常与完全性或不完全性远端 RTA 有关。

鸟粪石结石继发于解脲微生物感染，形成于集合系统，是引起鹿角形结石并造成梗阻的最常见成分。危险因素包括既往尿路感染、非鸟粪石结石症、留置尿管、神经源性膀胱（如合并糖尿病或多发性硬化症）以及器械检查。

尿酸结石形成于尿液中尿酸饱和及尿液 pH 呈酸性时；患者多有代谢综合征及胰岛素抵抗，通常合并痛风，伴有肾脏泌氨相对缺陷及尿液 pH < 5.4，甚至 < 5.0。骨髓增生性疾病及其他由于嘌呤生物合成和（或）尿酸盐生成增加导致继发性高尿酸血症和高尿酸尿症的患者，尿量减少将使其增加结石形成风险。无高尿酸血症的高尿

酸尿症可见于使用特定药物（如丙磺舒、高剂量水杨酸盐）者。

胱氨酸结石由于罕见的遗传性疾病致使肾脏、肠道对多种氨基酸转运缺陷而引发。胱氨酸（胱氨酸二硫化物）溶解度相对较小，过度分泌即可引起肾结石。患者结石形成于儿童时期，是鹿角形结石的罕见病因，偶可导致患者进展为终末期肾病。胱氨酸结石更易于在尿液 pH 呈酸性时形成。

■ 处理

尽管有人主张首次发现结石就需完善全面排查，但也有人建议其可延至出现结石复发证据或针对于没有显著病因（如夏季摄水不足导致显著的脱水）者。表 148-1 概述了门诊非复杂性结石患者的必要检查。如果条件许可，能对获取的结石进行成分分析，可为致病机制和临床处理提供重要的线索。举例，以磷酸钙为主要成分的结石提示存在远端 RTA 或甲状旁腺功能亢进症。

> ### 治疗 肾结石
>
> 肾结石多采取经验性治疗，依据结石类型（草酸钙最常见）、临床病史和（或）代谢性相关的检查结果。无论何种类型的结石，增加饮水量至少 $2.5 \sim 3$ L/d 均是最为简单有效的干预措施。草酸钙结石的患者推荐保守治疗（包括低盐、低脂、适度蛋白饮食），基于这些干预也普遍有利于健康，因而也推荐用于非复杂病况的患者。不同于先前设想，膳食中钙的摄入并非引起结石形成的危险因素；反之，膳食钙可减少草酸盐的吸收，降低结石风险。表 148-2 概述了关于复杂和复发性肾结石的特殊治疗。

表 148-1 门诊肾结石患者的处置

1. 询问膳食及饮水情况
2. 获取详尽的用药史和体格检查，关注全身性疾病
3. 平扫螺旋 CT，层厚 5 mm
4. 常规尿液检测；是否出现结晶、血尿，检测尿液 pH 值
5. 血生化检查：BUN、Cr、尿酸、钙、磷、氯、碳酸氢盐和 PTH
6. 不同时段采集尿液（至少平日 1 次，周末 1 次），测定：Cr、钠、钾、尿素氮、尿酸、钙、磷、草酸盐、枸橼酸盐、pH 值

缩略词：BUN，血尿素氮；Cr，肌酐；PTH，甲状旁腺激素

表 148-2　肾结石的特殊治疗

结石类型	饮食调整	其他
草酸盐结石	增加液体摄入量	补充枸橼酸盐
	适度的钠盐摄入	（钙或钾盐＞钠）
	适度的草酸盐摄入	消胆胺或其他治疗纠正脂肪吸收不良
	适度的蛋白质摄入	高尿钙者给予噻嗪类利尿剂
	适度的脂肪摄入	高尿酸者给予别嘌呤醇
磷酸钙结石	增加液体摄入量	高尿钙者给予噻嗪类利尿剂
	适度的钠盐摄入	合并甲状旁腺功能亢进症者给予治疗
		远端肾小管酸中毒者给予碱化治疗
鸟粪石结石	增加液体摄入量；如鸟粪石结石在草酸钙基础上形成，其治疗同上述	乌洛托品和维生素 C 或每日抑菌性抗生素治疗（如复方新诺明）
尿酸结石	增加液体摄入量	别嘌呤醇
	适度的蛋白质摄入	碱化治疗（枸橼酸钾）将尿 pH 值升高至 6.0～6.5
胱氨酸结石	增加液体摄入量	碱化治疗 青霉胺

注：Sodium excretion correlates with calcium excretion.

第 149 章
尿路梗阻

（赵新菊　杨冰　译　左力　审校）

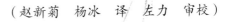

　　尿路梗阻（UTO）是引起肾衰竭的可逆性病因，对于急性肾衰竭或慢性肾衰竭骤然恶化的患者均应考虑到 UTO。其后果取决于梗阻的持续时间、严重程度以及单侧或双侧梗阻。UTO 可发生于集合管至尿道的任何部位。最常见于：女性（肾盂肿瘤）、老年男性（前列腺疾病）、糖尿病（肾乳头坏死）、神经源性疾患（脊髓损伤或多

发性硬化伴发神经源性膀胱），以及腹膜后淋巴结肿大或纤维化、膀胱输尿管反流、肾结石或其他因素导致功能性尿潴留（如抗胆碱能药物）的人群。

■ 临床表现

某些情况下可有疼痛（结石引起梗阻时），但并不常见。男性通常具有下尿路症状史，如排尿不畅、尿急或夜尿增多。体格检查可通过叩诊下腹壁发现膀胱增大；床旁超声评估（"膀胱扫描"）有助于评估残余尿量。其他发现取决于患者的临床情况。男性经直肠指诊可触及前列腺增生，女性可经双合诊发现肾盂或直肠肿块。对于疑似为 UTO 的肾衰竭患者，其诊断路径见图 149-1。实验室检查

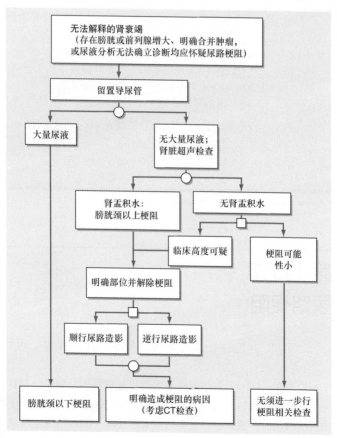

图 149-1 病因未明肾衰竭患者中疑似为尿路梗阻的诊断路径。圆圈表示诊断步骤；方框表示根据所获取的资料做出临床决策

可见尿素氮、肌酐水平显著增高；若梗阻时间较长，可出现肾小管间质性疾病的表现（如高钾血症、阴离子间隙正常的代谢性酸中毒、轻度高钠血症）。尿液分析多为正常或可见少量细胞，罕有大量蛋白尿。腹部的影像学检查或扫描层厚 5 mm 的非增强螺旋 CT 可检出梗阻的结石。

超声检查可评估肾盂积水的程度和肾实质的完整性；可能需要 CT 或静脉尿路造影对梗阻定位并评价其程度。患者常见肾盏扩张；但在超急性梗阻、肿瘤或腹膜后纤维化包裹上尿道或存在鹿角形结石时，可不出现肾盏扩张。通过肾脏核素扫描评估给予袢利尿剂前后肾脏对放射性同位素锝 [^{99m}Tc] 巯替肽（^{99m}Tc-MAG3）的排泌能力，有助于评定梗阻侧肾脏的功能，也可反映双肾之间的功能差异。腹膜后纤维化及其相关的主动脉周围炎的典型影像学表现为：主动脉周围融合成块状的纤维组织包绕主动脉的前侧面。肾脏大小可提示梗阻时间的长短。应注意的是，单侧尿路梗阻由于体格检查和实验室检查可无异常发现，而使病情延误及进展加重（最终造成梗阻侧肾功能丧失）。

治疗 尿路梗阻

尿路梗阻引起急性肾衰竭的治疗取决于：①梗阻的水平（上尿路或下尿路）；以及②梗阻的程度及其临床后果，包括肾功能不全和感染。首先除外引起 UTO 的良性病因，包括膀胱出口梗阻和肾结石，因其经保守治疗，包括分别给予留置 Foley 导管和静脉输液，大部分病例的梗阻可获得缓解。

在病情相对严重的患者中，肿瘤导致输尿管梗阻是引起 UTO 最为常见且需考虑的病因。倘若具备条件，膀胱镜下放置输尿管支架是治疗肿瘤所致输尿管梗阻的最佳手段。否则，需要留置肾造瘘管进行外引流。伴有肾盂肾炎或尿脓毒血症的征象时，需给予静脉抗生素治疗。除放置输尿管支架以外，对于特发性腹膜后纤维化的患者通常还给予免疫抑制治疗 [泼尼松、霉酚酸酯和（或）他莫昔芬]。

解除梗阻后，需严密监测水和电解质的情况，患者可能发生与容量超负荷相关的生理性尿钠排泄增加和多尿。然而，也可能出现病理性的尿钠排泄增加和多尿，其由于：①尿素氮升高，导致渗透性利尿；以及②获得性肾性尿崩症。偶尔，可发展为极度严重的高钠血症。

第11篇　胃肠病学

第150章
消化性溃疡及相关疾病

（李夏　译　张媛媛　审校）

溃疡性疾病

消化性溃疡常见于十二指肠球部和胃部，也可见于食管、幽门管、十二指肠祥、空肠、Meckel憩室。当"侵袭性"因素（胃酸、胃蛋白酶）强于黏膜的"防御性"因素（胃黏膜、碳酸氢盐、微循环、前列腺素、黏膜"屏障"）时，以及幽门螺杆菌（H. pylori）作用下，就会发生消化性溃疡。

■ 病因及危险因素

概述

幽门螺杆菌是可生成尿素酶的螺旋状微生物，高达100%十二指肠溃疡及80%胃溃疡患者胃窦黏膜中可发现幽门螺杆菌定植，正常人（随着年龄增长检出率增加）和社会经济地位低人群中也可发现幽门螺杆菌定植。慢性活动性胃炎组织学检查显示幽门螺杆菌与疾病密切相关，多年后可进展至萎缩性胃炎和胃癌。另一个可导致溃疡形成（非幽门螺杆菌相关）的主要因素是非甾体抗炎药（NSAID），仅有不到1%的消化性溃疡与胃泌素瘤（卓-艾综合征）相关。其他危险因素包括：遗传因素（能否引起壁细胞数量增加尚未明确）、吸烟、高钙血症、肥大细胞增多症、O型血型（含可连接幽门螺杆菌的抗原）。不确定因素包括应激、咖啡、酒精。

十二指肠溃疡

下述因素可导致轻度胃酸分泌过多：①胃泌素分泌增加，可能原因有：a.炎症细胞释放的细胞因子刺激胃窦部G细胞，b.D细胞分泌生长抑素减少；二者均为幽门螺杆菌感染所致；②胃泌素刺激壁细胞数量增加引起胃酸分泌增加。根除幽门螺杆菌后上述异常均可迅速恢复。然而，部分患者根除幽门螺杆菌后很长时间在外源性胃泌素刺激下胃酸最大分泌量持续轻度增加，提示胃酸分泌增加可能部分由遗传因素决定。幽门螺杆菌也会引起血清胃蛋白酶原水平升高。胃酸分泌增多及胃排空过快可引起十二指肠胃上皮化生，在感染幽门螺杆菌后其毒性产物可导致十二指肠黏膜防御能力减弱。其他危险因素包括糖皮质激素、NSAID、慢性肾衰竭、肾移植、肝硬化、慢性肺疾病。

胃溃疡

幽门螺杆菌也是主要病因。患者胃酸分泌速率一般为正常或减低，反映其幽门螺杆菌感染的年龄可能低于十二指肠溃疡患者；十二指肠内容物（包括胆汁）反流所致胃炎也是致病原因。大约 15% ～ 30% 胃溃疡患者与长期服用水杨酸类或 NSAID 药物相关，并且会增加出血和穿孔危险。

■ 临床表现

十二指肠溃疡

餐后 90 min 至 3 h 出现上腹部烧灼样疼痛，常为夜间痛，进食后可缓解。

胃溃疡

进食后加重或与进食无关的上腹部烧灼样疼痛、食欲减退、厌食及体重减轻（见于 40% 患者），临床表现个体差异较大。非消化性溃疡患者（"非溃疡性消化不良"）也可能出现相似症状，其对标准治疗的效果不佳。

■ 并发症

出血、梗阻、急性胰腺炎、穿孔、难治性溃疡。

■ 诊断

十二指肠溃疡

胃镜或上消化道钡餐 X 线检查。

胃溃疡

首选胃镜检查，其可排除恶性溃疡（细胞刷检、溃疡边缘 6 块以上活检标本）。恶性病变 X 线特点包括：肿块内溃疡、溃疡周围黏膜皱襞中断、巨大溃疡（＞ 2.5 ～ 3 cm）。

■ 幽门螺杆菌检测

血清抗体检测（廉价，适于不需做内镜检查时）；胃窦组织活检快速尿素酶试验（适于需要内镜检查时）。如有必要，尿素呼气试验通常用于确定幽门螺杆菌是否完全根除。粪便抗原检测具有敏感性高、特异性强及廉价等特点（表 150-1）。

治疗 消化性溃疡

药物

目标：缓解疼痛，愈合溃疡，预防并发症，预防复发。对于胃溃疡患者需排除恶性病变（内镜检查复查是否愈合）。当代的药物治疗，不再需要限制饮食；停用 NSAID；吸烟可妨碍溃疡愈合，应予戒烟。根除幽门螺杆菌可显著降低溃疡复发率，适用于所有与幽门螺杆菌相关的十二指肠溃疡和胃溃疡（表 150-2）患者。通常治疗方案包含抑酸药物。幽门螺杆菌再感染率 < 1%/ 年。标准药物（H_2 受体阻滞剂、硫糖铝、抑酸剂）治疗可使 80% ～ 90% 的十二指肠溃疡和 60% 的胃溃疡于 6 周内愈合；奥美拉唑（20 mg/d）可使溃疡更快愈合。

表 150-1 幽门螺杆菌检测试验

试验	敏感度 / 特异度，%	评价
有创性检查（内镜 / 需要活检）		
快速尿素酶试验	80 ～ 95/95 ～ 100	操作简单，近期使用 PPI、抗生素及铋剂治疗后可能出现假阴性
组织学检查	80 ～ 90/ > 95	需病理检查及染色；可提供组织学信息
细菌培养	－ / －	耗时，价格较贵，有赖于经验；可以确定抗生素敏感性
无创性检查		
血清学检查	> 80/ > 90	廉价，简便，不适用于疾病早期随诊
尿素呼气试验	> 90/ > 90	操作简单，快速；可用于疾病早期随诊；近期治疗者有假阴性（见"快速尿素酶试验"），会暴露于少量 ^{14}C 放射线
粪便抗原检测	> 90/ > 90	廉价，简便，具有应用于根除治疗效果监测的前景

缩略词：PPI，质子泵抑制剂

表 150-2　幽门螺杆菌感染的一线治疗推荐

方案	药物（剂量）	给药频率	持续时间（天）	FDA获批
克拉霉素三联疗法	PPI（标准剂量或双倍剂量）	bid	14	是 [a]
	克拉霉素（500 mg）			
	阿莫西林（1 g）或甲硝唑（500 mg tid）			
铋剂四联疗法	PPI（标准剂量）	bid	10～14	否 [b]
	次枸橼酸铋（120～300 mg）或碱式水杨酸盐（300 mg）	qid		
	四环素（500 mg）	qid		
	甲硝唑（250～500 mg）	qid（250）tid 至 qid（500）		
伴同疗法	PPI（标准剂量）	bid	10～14	否
	克拉霉素（500 mg）			
	阿莫西林（1 g）			
	硝基咪唑类（500 mg）[c]			
序贯四联疗法	PPI（标准剂量）	bid	5～7	否
	PPI＋克拉霉素（500 mg）＋硝基咪唑类（500 mg）[c]	bid	5～7	
混合疗法	PPI（标准剂量）＋阿莫西林（1 g）	bid	7	否
	PPI＋阿莫西林＋克拉霉素（500 mg）＋硝基咪唑类（500 mg）[c]	bid	7	
左氧氟沙星三联方案	PPI（标准剂量或双倍剂量）	bid	5～7	否
	左氧氟沙星（500 mg）	qd		
	阿莫西林（1 g）	bid		

表 150-2 幽门螺杆菌感染的一线治疗推荐（续表）

方案	药物（剂量）	给药频率	持续时间（天）	FDA获批
左氧氟沙星序贯三联方案	PPI（标准剂量或双倍剂量）＋阿莫西林（1 g）	bid	5～7	否
	PPI＋阿莫西林＋左氧氟沙星（500 mg）＋硝基咪唑类（500 mg）[c]	bid	5～7	
LOAD方案	左氧氟沙星（250 mg）	qd	7～10	否
	PPI（双倍剂量）	qd		
	硝唑尼特（500 mg）	bid		
	多西环素（100 mg）	qd		

[a] 目前数种 PPI、克拉霉素和阿莫西林联合用药方案已获得 FDA 认可，但 PPI、克拉霉素联合甲硝唑并非 FDA 许可的方案。

[b] PPI、铋剂、四环素和甲硝唑联合另一种 PPI 治疗 10 天是 FDA 获批的治疗方案。

[c] 甲硝哒唑或磺甲硝咪唑。

缩略词： FDA，美国食品和药物监督管理局；PPI，质子泵抑制剂。

资料来源： Adapted with permission from Wolters Kluwer Health, Inc.: Chey WD et al: ACG Clinical Guideline: Treatment of Helicobacter pylori Infection. Am J Gastroenterol 112: 212, 2017.

外科手术

适用于出现并发症（持续或者反复出血、梗阻、穿孔）者，或少见情况如难治性溃疡（除外服用 NSAID 及胃泌素瘤）。关于十二指肠溃疡的外科治疗见表 150-3；胃溃疡行胃次全切除术。

外科手术治疗并发症

①输入袢梗阻（毕Ⅱ式）；②胆汁反流性胃炎；③倾倒综合征（胃排空过快伴腹胀痛＋餐后血管舒缩症状）；④迷走神经切除术后腹泻；⑤胃石；⑥贫血（铁、B_{12}、叶酸吸收不良）；⑦吸收不良（胃内容物、胰液、胆汁混合不良；细菌过度繁殖）；⑧骨软化症和骨质疏松（维生素 D 和钙吸收不良）；⑨残胃癌。

表150-3　十二指肠溃疡的外科治疗

术式	复发率	并发症发生率
迷走神经切断术＋胃窦切除术（毕Ⅰ式或Ⅱ式）[a]	1%	最高
迷走神经切断及幽门成形术	10%	居中
壁细胞（胃近端，高选择性）迷走神经切断术	≥10%	最低

[a] 毕Ⅰ式，胃十二指肠吻合术；毕Ⅱ式，胃空肠吻合术

临床诊治思路　消化性溃疡

目前无法确定最佳的处理路径。血清学检测幽门螺杆菌并给予治疗，具有良好成本效益比。其他方案包括试验性抑酸治疗、治疗失败时内镜检查，或是所有病例初始就行内镜检查。

胃病

胃炎的分类见表150-4。

■ 糜烂性胃炎

阿司匹林和其他NSAID（新型药剂如萘普酮和依托度酸，不会抑制胃黏膜前列腺素合成，其风险较低）及重度应激（烧伤、败血症、创伤、外科手术、休克、呼吸衰竭、肾衰竭、肝衰竭）可引起出血性胃炎及胃多发糜烂。患者可无症状或伴有上腹部不适、恶心、呕血、黑便。内镜检查可确定诊断。

治疗　糜烂性胃炎

去除损伤因素，维持氧供和保证血容量。对于重症患者预防应激性溃疡，可每小时口服液体抗酸剂（如氢氧化镁混合物30 ml）、H_2受体阻滞剂IV（如西咪替丁，首次团注300 mg，随后37.5～50 mg/h IV），或是二者联合保持胃内pH值＞4。另外，也可给予口服硫糖铝悬液1 g q6 h，其不升高胃内pH值，可避免由于使用液体抗酸剂而增高吸入性肺炎风险。重症患者可应用潘妥拉唑IV抑制胃酸。应用NSAID的患者，可同时口服米索前列醇200 μg qid或强效抑酸药（如法莫替丁40 mg PO bid）预防NSAID所致溃疡形成。

表 150-4　胃炎的分类

Ⅰ. 急性胃炎
　A. 急性幽门螺杆菌感染
　B. 其他急性感染所致胃炎
　　1. 细菌（除幽门螺杆菌之外）
　　2. 海尔曼螺杆菌
　　3. 蜂窝织炎性
　　4. 分枝杆菌
　　5. 梅毒
　　6. 病毒
　　7. 寄生虫
　　8. 真菌
Ⅱ. 慢性萎缩性胃炎
　A. A 型：自身免疫性，胃体胃炎
　B. B 型：幽门螺杆菌相关-胃窦胃炎
　C. 未确定型
Ⅲ. 特殊类型胃炎
　A. 淋巴细胞性胃炎
　B. 嗜酸性粒细胞性胃炎
　C. 克罗恩病
　D. 结节病
　E. 孤立性肉芽肿性胃炎
　F. Russell 小体胃炎

■ 慢性胃炎

　　组织学表现为炎性细胞浸润，主要是淋巴细胞及浆细胞，中性粒细胞较少。病程早期，病变局限于黏膜固有层（浅表性胃炎）。随病程进展腺体被破坏，转变为萎缩性胃炎。晚期病程表现为胃萎缩，黏膜层变薄，腺体稀疏。慢性胃炎可按主要累及部位分类。

A 型胃炎

　　主要累及胃体，相对少见。一般无症状，多见于老年人；自身免疫机制可能参与发病，伴胃酸缺乏、恶性贫血，胃癌发生率增高（内镜筛查的预防作用尚未明确），90% 以上患者可检测出抗壁细胞抗体。

B 型胃炎

　　主要累及胃窦部，由幽门螺杆菌感染引起。一般无症状，可伴有消化不良，也可引起萎缩性胃炎、胃萎缩、胃淋巴滤泡及胃 B 细胞淋巴瘤。生命早期感染、营养不良、低胃酸分泌与全胃炎（包括胃体）及胃癌发生率增加有关。除非出现消化性溃疡或胃黏膜相关淋巴组织淋巴瘤（MALT），否则不常规根除幽门螺杆菌。

■ 特殊类型的胃病和胃炎

酒精性胃炎（黏膜下出血）、Ménétrier 病（肥大性胃病）、嗜酸细胞性胃炎、肉芽肿性胃炎、克罗恩病、结节病、感染（结核杆菌、梅毒、真菌、病毒、寄生虫）、假性淋巴瘤、放射性、腐蚀性胃炎。

卓-艾综合征（胃泌素瘤）

严重与难治性、不典型部位溃疡或伴腹泻的溃疡病应考虑胃泌素瘤。瘤体常位于胰腺或十二指肠（黏膜下层，通常体积较小），可多灶分布，生长缓慢，超过 60% 为恶性，其中 25% 与 MEN- I ［即多发性内分泌腺瘤病 I 型（胃泌素瘤、甲状旁腺功能亢进症、垂体瘤）］相关，其瘤体常位于十二指肠，体积较小，呈多灶分布，胰腺转移较肝转移多见，但是常见局部淋巴结转移。

■ 诊断

提示诊断

基础酸分泌量 > 15 mmol/h；基础酸分泌量 / 最大酸分泌量 > 60%；内镜及上消化道 X 线检查见黏膜皱襞肥大。

明确诊断

血清胃泌素 > 1000 ng/L，或静脉注射促胰液素后血清胃泌素升高 200 ng/L；如有必要时，静脉注射钙剂后，胃泌素可升高 400 ng/L（表 150-5）。

表 150-5　鉴别诊断试验

疾病	空腹胃泌素	胃泌素反应	
		肠促胰液素 IV	进食
十二指肠溃疡	N（≤ 150ng/L）	NC	轻度 ↑
Z-E	↑↑↑	↑↑↑	NC
胃窦 G（胃泌素）细胞增生	↑	↑，NC	↑↑↑

缩略词：N，正常；NC，无变化；Z-E，卓-艾综合征（胃泌素瘤）

■ 鉴别诊断

胃酸分泌增加

卓-艾综合征、胃窦 G 细胞增生或功能亢进（是否与幽门螺杆菌有关尚不明确）、保留胃窦的胃切除术、肾衰竭、小肠大部切除术、慢性胃出口梗阻。

胃酸分泌正常或减少

恶性贫血、慢性胃炎、胃癌、胃迷走神经切除术、嗜铬细胞瘤。

治疗　卓-艾综合征

处于评估期间或不适宜手术治疗的患者，给予奥美拉唑（或兰索拉唑），每日晨起顿服，初始剂量 60 mg，逐渐加量至使最大胃酸分泌量 < 10 mmol/L，通常维持一段时期后可减量。同位素标记奥曲肽扫描已经成为检出原发肿瘤及转移留最敏感的手段，超声内镜检查可辅助诊断。MEN-Ⅰ 患者中，肿瘤常为多灶性分布并且难以切除；首先给予治疗甲状旁腺功能亢进症（可改善高胃泌素血症）。对于无法切除的肿瘤，壁细胞迷走神经切断术可增强药物对溃疡控制的疗效。转移瘤可采用化疗或生物治疗（如链脲霉素、5-氟尿嘧啶、阿霉素或干扰素 α）控制症状，部分缓解率为 40%。长效和放射性核素标记生长抑素类似物，以及替莫唑胺联合卡培他滨可延缓进展或稳定病情。VEGF 拮抗剂和 mTOR 抑制剂处于临床试验阶段中。

第151章
炎性肠病

（段天娇　译　陈宁　审校）

炎性肠病（IBD）是一种原因不明的累及胃肠道的慢性炎症性疾病。任何年龄均可起病，但是其发病的高峰年龄在 15 ~ 30 岁和 60 ~ 80 岁。流行病学特征如表 159-1 所示。IBD 的发病机制包括免疫细胞被不明刺激物（可能是微生物、食物成分、细菌或自身抗原）激活而导致细胞因子和炎性介质释放。IBD 患者一级亲属的发病风险升高，其合并的 IBD 的类型、克罗恩病（CD）病变部位和临床病程相似，均提示遗传因素参与发病。已被报道的致病遗传分子包括日本溃疡性结肠炎（UC）患者中发现的 HLA-DR2，以及 CD 相关的基因 CARD15，其位于 16 号染色体短臂。10% 的 CD 发生风险可归咎于 CARD15 突变。其他潜在致病因素包括血清抗中性粒细胞胞质抗体（ANCA），UC 患者中 70% 为阳性（5%～10%CD 患者为阳性）；以及人抗酿酒酵母抗体（ASCA），CD 患者中 60%～70% 为阳性（UC 患者中 10%～15% 为阳性，健康人中 5% 为阳性）。CD 患者可能出现肉芽肿性血管炎的表现。感染、非甾体抗炎药和应激均可诱发 IBD 急性发作。UC 常在戒烟后发病。

溃疡性结肠炎（UC）

■ 病理学

结肠黏膜炎症，直肠大多受累，炎症以不同程度连续性向近端扩展（无跳跃区域）；组织学特征包括上皮损害、炎症、隐窝脓肿和杯状细胞消失。

表 151-1　IBD 的流行病学

	溃疡性结肠炎	克罗恩病
发病率（北美）/人年	（0～19.2）/100 000	（0～20.2）/100 000
发病年龄	15～30 岁及 60～80 岁	15～30 岁及 60～80 岁
种族	犹太人>非犹太白人>非洲裔美国人>西班牙裔>亚洲裔	
男/女比例	0.51～1.58	0.34～1.65
吸烟	可能预防疾病（OR 值 0.58）	可能引起疾病（OR 值 1.76）
口服避孕药	不增加风险	OR 值为 2.82
阑尾切除术	保护作用（风险降低 13%～26%）	无保护作用
同卵双生	6%～18% 一致性	38%～58% 一致性
异卵双生	0～2% 一致性	4% 一致性
1 岁之内使用抗生素	幼年时期 IBD 发病风险增高 2.9 倍	

■ 临床表现

血便、黏液便、发热、腹痛、里急后重和体重下降；病情严重程度因人而异（大部分患者为轻度，局限于直肠乙状结肠）。重症患者可伴脱水、贫血、低钾血症、低蛋白血症。

■ 并发症

中毒性巨结肠、结肠穿孔和癌变。癌变的发生与病变的范围和病程长短有关，常在癌变之前或与癌变同时出现不典型增生，定期复查结肠镜并取活检可发现上述病变。

■ 诊断

乙状结肠镜或全结肠镜下的特征包括黏膜红斑、颗粒感、脆性增加、渗出、出血、溃疡和炎性息肉（假息肉）。钡灌肠可见：结肠袋消失、黏膜不规则和溃疡。

克罗恩病（CD）

■ 病理

全胃肠道任何部位均可受累，常见于回肠末段和（或）结肠。病变呈透壁性炎症，肠壁增厚，线状溃疡以及黏膜下增厚导致的铺路石样改变。病变分布不连续（跳跃性分布）。组织学特征包括透壁性炎症、肉芽肿（常未能见）、裂隙样溃疡和瘘管。

■ 临床表现

发热、腹痛、腹泻（通常不伴血便）、乏力和体重下降；儿童可见发育迟缓；急性回肠炎表现类似阑尾炎；肛门直肠裂、瘘管和脓肿。临床过程可归为三类：①炎症；②狭窄；③瘘管形成。

■ 并发症

肠梗阻（水肿或纤维化所致），中毒性巨结肠及肠穿孔罕见；肠道与肠道、膀胱、阴道、皮肤、软组织之间形成瘘管，常伴脓肿形成；因胆汁盐吸收不良所致的胆固醇性胆结石和（或）草酸盐性肾结石；肠道恶性肿瘤；淀粉样变性。

■ 诊断

乙状结肠镜或全结肠镜、钡灌肠、上消化道和小肠造影，常见表现包括黏膜隆起结节、肠壁僵硬、较深或纵行溃疡、铺路石样改变、跳跃性改变、狭窄和瘘管。CT可见肠壁增厚、肠袢粗糙或脓肿形成。

鉴别诊断（表151-2）

■ 感染性小肠结肠炎

志贺杆菌、沙门杆菌、弯曲杆菌、耶尔森菌（急性回肠炎）、类志贺毗邻单胞菌、吸水性产气单胞菌、大肠杆菌O157：H7型、淋球菌、性病淋巴性肉芽肿、艰难梭状芽孢杆菌（伪膜性肠炎）、结核杆菌、阿米巴虫、巨细胞病毒、人获得性免疫缺陷综合征。

■ 其他

缺血性肠病、阑尾炎、憩室炎、放射性小肠结肠炎、胆汁盐吸收不良腹泻（回肠切除术后）、药物性结肠炎（如非甾体抗炎药）、

表 151-2 容易与 IBD 相混淆的疾病

感染性因素		
细菌	**分枝杆菌**	**病毒**
沙门杆菌	结核杆菌	巨细胞病毒
志贺杆菌	鸟分枝杆菌	单纯疱疹病毒
产毒素菌	**寄生虫**	艾滋病病毒
大肠杆菌	阿米巴原虫	**真菌**
弯曲杆菌	等孢球虫	组织胞浆菌病
耶尔森菌	毛首鞭形线虫	念珠菌
艰难梭菌	钩虫	曲霉菌
淋球菌	类圆线虫	
沙眼衣原体		
非感染性因素		
炎症性	**新生物**	**药物和化学物质**
阑尾炎	淋巴瘤	非甾体抗炎药
憩室炎	转移瘤	磷酸钠
转流性结肠炎	癌	泻药性结肠
胶原性/淋巴细胞性结肠炎	回肠恶性肿瘤	金
缺血性结肠炎	类癌	口服避孕药
放射性结肠炎/肠炎	家族性息肉病	可卡因
孤立性直肠溃疡综合征		伊匹单抗
嗜酸性粒细胞性胃肠炎		霉酚酸酯
中性粒细胞减少性结肠炎		
Behçet综合征		
移植物抗宿主病		

出血性结肠病变（如恶性肿瘤）、肠易激综合征（不伴出血）、显微镜下（淋巴细胞性）结肠炎或胶原性结肠炎（表现为慢性水样泻）。胶原性结肠炎结肠镜下所见正常，但组织活检可见浅层结肠上皮炎症，且上皮下层增厚伴胶原浸润；对氨基水杨酸和糖皮质激素的疗效反应不一。

UC 和 CD 的肠外表现

1. 关节：外周关节炎，其病变活动性与肠道病变平行；强直性脊柱炎和骶髂关节炎（HLA-B27 相关），其病变活动性和肠道病变无关。

2. 皮肤：结节性红斑、阿弗他溃疡、坏疽性脓皮病、皮肤克罗恩病。

3. 眼：结膜炎、巩膜外层炎、虹膜炎、葡萄膜炎。

4. 肝脏：脂肪肝、"胆管周围炎"（肝内硬化性胆管炎）、原发性硬化性胆管炎、胆管癌、慢性肝炎。

5. 其他：自身免疫性溶血性贫血、静脉炎、肺栓塞（高凝状态）、肾结石、代谢性骨病。

治疗 炎性肠病（图 151-1）

支持治疗

轻度患者应用止泻药（苯乙哌啶、阿托品和洛哌丁胺）；重症患者给予静脉补液和输血；肠外营养和肠内要素饮食作为 CD 的基础治疗非常有效，然而恢复日常进食后复发率高，故不应替代药物治疗；营养不良患者术前准备非常重要；精神支持。

柳氮磺胺吡啶和氨基水杨酸

柳氮磺胺吡啶的活性成分是与磺胺载体相连的 5- 氨基水杨酸（5-ASA）。其对轻到中度患者的结肠病变有效（3～6 g PO qd）；缓解后用于维持治疗（2～4 g PO qd）。其毒性效应（主要由磺胺成分引起）分为以下几类：剂量相关——恶心、头痛、罕有溶血性贫血，减少药物剂量可减少其发生；特应性——发热、皮疹、粒细胞减少、胰腺炎、肝炎等；多种因素——精子减少症。新型的氨基水杨酸制剂具有和柳氮磺胺吡啶相同的药效，但不良反应更少。灌肠剂含有 4 g 5-ASA（美沙拉嗪），可用于远端 UC 患者，用法为每晚睡前一支保留灌肠直到病情缓解，然后改为每 2 天一次或每 3 天一次，睡前应用。栓剂含有 500 mg 的 5-ASA，可用于直肠炎患者。

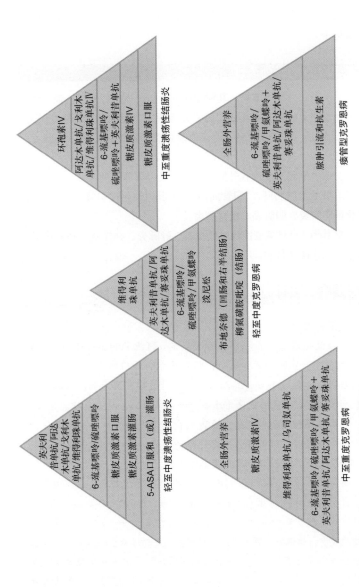

图 151-1 IBD 的药物治疗。5-ASA，5-氨基水杨酸

糖皮质激素

用于重症患者以及回肠或回结肠 CD。泼尼松 40～60 mg PO qd，随后逐渐减量；住院患者可给予氢化可的松 IV 100 mg 或其他等效剂量的药物；促肾上腺皮质激素 120U IV Qd，首次发病的 UC 患者可获得更佳的疗效；泼尼松晚间保留灌肠用于直肠乙状结肠炎患者。糖皮质激素的多种不良反应限制了其长期应用。

免疫抑制剂

硫唑嘌呤、6-巯基嘌呤，从 50 mg PO Qd 起始，分别可逐步加量至 2.0 mg/kg 或 1.5 mg/kg qd。除糖皮质激素之外的有效药物，也可用于难治性或并发瘘管的 CD 患者（可能需要 2～6 个月显效）。毒性效应包括免疫抑制、胰腺炎和致癌风险。孕妇禁忌使用。

甲硝唑

对结肠 CD（500 mg PO bid）和难治性肛周 CD（10～20 mg/kg PO qd）有效。毒性效应包括周围神经病变、口中金属味和致癌风险。孕妇禁忌使用。其他抗生素（如环丙沙星 500 mg PO bid）可能对回肠末段和肛周 CD 具有疗效。广谱抗生素 IV 可用于暴发型结肠炎和脓肿。

其他

环孢素，用于重症 UC，也可能对难治性 CD 瘘管有效，起效剂量为 4 mg/（kg·d）IV，疗程 7～14 天。其他正在试验中的药物包括他克莫司、甲氨蝶呤、氯喹、鱼油、尼古丁等。5-ASA、糖皮质激素及 6-巯基嘌呤治疗无效的 CD 患者，给予英夫利昔单抗［肿瘤坏死因子（TNF）单克隆抗体］5 mg/kg IV 的有效率为 65%（全部 CD 患者中有效率为 33%）。在 UC 中，可对 27%～49% 的患者有效。

阿达木单抗是一种人源化的 TNF 抗体，其较少诱发患者体内生成中和性抗体。聚乙二醇化的抗 TNF 抗体可每月应用一次。

那达珠单抗是一种抗整合素抗体，可针对活动性 CD，但在一些患者中会出现进行性多灶性白质脑病。维得利珠单抗对 α4β7 整合素具有特异性，其作用更具肠道选择性。

外科治疗

UC：结肠切除术（根治性）适用于难治性病变、中毒性巨结肠（经积极药物治疗 24～48 h 仍无效者）、癌变和不典型增生。回肠储袋-肛管吻合术可作为结肠 UC 的手术选择，但禁用于 CD 和老年患者。CD：手术切除适用于固定部位肠梗阻（或狭窄成形术）、脓肿、持续症状性瘘管，以及难治性病变。

第 152 章
结肠和肛门直肠疾病

（薛倩 译 朱元民 审校）

肠易激综合征（IBS）

肠易激综合征是临床上常见的胃肠疾病，以排便习惯改变、腹痛以及缺乏器质性病理改变为特征。临床表现分为三型：①痉挛型（慢性腹痛和便秘）；②便秘腹泻交替型；③慢性无痛性腹泻型。

■ 病理生理学

常见机械性刺激感受器引起内脏感觉过敏。已见于报道的异常包括结肠动力改变（静息中；对压力刺激、胆碱能药物或胆囊收缩素的反应）、小肠动力改变、内脏敏感度增强（下腹痛，对肠管扩张的痛阈下降）以及肠管的外源性神经支配异常。前来就诊的 IBS 患者更常见伴有精神障碍性疾病，包括抑郁、癔症和强迫症。其中少数患者是由于对特定食物不耐受及末端回肠对胆汁酸吸收障碍。

■ 临床表现

多于 30 岁以前发病；女性多见，女：男 = 2：1；腹痛和大便习惯改变。其他症状包括腹胀、排便后腹痛缓解、腹痛伴大便的次数增多、腹痛伴稀便、黏液便及排便不净感。其他伴随症状包括：糊状、带状或者细杆状便；烧心、腹胀、背痛、乏力、体虚、心悸和尿频。

■ 诊断

IBS 是一种排他性诊断。表 152-1 列举的是罗马标准。应考虑进

表 152-1　IBS 罗马Ⅳ诊断标准 [a]

反复发作腹痛不适，在过去 3 个月内平均至少每周 1 次，并伴有下列标准 ≥ 2 项：
1. 症状与排便相关
2. 症状发生时伴有大便次数改变
3. 症状发生时伴有大便性状（外观）改变

[a] 最近的 3 个月符合诊断标准，并且诊断前至少 6 个月出现症状

行乙状结肠镜及钡剂 X 线造影除外炎性肠病及恶性肿瘤，并需排除贾第鞭毛虫病、肠道乳糖酶缺乏症及甲状腺功能亢进症。

治疗 肠易激综合征（表 152-2）

良好的医患关系抚慰和支持患者，避免压力和诱因，注意膳食（摄入纤维、欧车前提取物，例如欧车前亲水胶一汤匙，qd 或 bid）；对于腹泻患者，尝试洛哌丁胺（每天上午口服 2 mg 片剂，每次稀便后口服 1 片，直至最多 8 片 / 日，然后按需滴定）；复方

表 152-2 可能用于治疗 IBS 主要症状的药物

症状	药物	剂量
腹泻	洛哌丁胺	2 ~ 4 mg，按需服用，每天最大量 12 g
	消胆胺树脂	4 g，随餐同服
	阿洛司琼[a]	0.5 ~ 1 mg bid（适用于重型 IBS，女性）
便秘	欧车前果壳	3 ~ 4 g bid，随餐同服，逐渐调量
	甲基纤维素	2 g bid，随餐同服，逐渐调量
	聚卡波非钙	1 g qd 至 qid
	乳果糖糖浆	10 ~ 20 g bid
	70% 山梨醇	15 ml bid
	聚乙二醇 3350	17 g 溶入 250 ml 水 qd
	鲁比前列酮（Amitiza）	24 mg bid
	氢氧化镁	30 ~ 60 ml qd
	利那洛肽	290 μg qd
腹痛	平滑肌松弛剂	qd 至 qid 餐前服用
	三环类抗抑郁药	起始剂量 25 ~ 50 mg，睡前口服，逐渐调量
	选择性 5 羟色胺再摄取抑制剂	小剂量起始，按需逐渐加量
腹胀	低 FODMAP 膳食	
	益生菌	qd
	利福昔明	550 mg bid

[a] 仅适用于美国。

缩略词： FODMAP，可发酵低聚糖、双糖、单糖和多元醇。

资料来源： Adapted from Longstreth GF et al: Functional bowel disorders. Gastroenterology 130：1480，2006.

苯乙哌啶（止泻宁）（最大剂量 2 mg 片剂 PO qid）或消胆胺（最大剂量为每袋 1 g 溶于水后口服 qid；对于腹痛患者，应用抗胆碱能药物（如盐酸双环胺 10 ～ 40 mg PO qid）或莨菪碱，如 Levsin 1 ～ 2 片 PO q4 h 必要时（prn）。阿米替林 25 ～ 50 mg 睡前口服或其他小剂量抗抑郁药可能缓解疼痛。选择性 5 羟色胺再摄取抑制剂，如帕罗西汀对便秘型患者的疗效正在进行评价；5 羟色胺受体激动剂如盐酸阿洛司琼则正在评价其用于腹泻型患者的疗效。基于一些早期的研究结果支持，益生菌（如婴儿双歧杆菌 35624）改变肠道菌群或口服不可吸收的抗生素（利福昔明）也处于疗效评价中。严重难治性的患者可能获益于心理治疗及催眠疗法。部分患者对于饮食改变有反应，包括完全限制或大幅度减少摄入可发酵低聚糖、双糖、单糖和多元醇（FODMAP）（表 152-3）。

憩室病

黏膜向滋养动脉穿透肌层处突出形成疝或囊样突起，可能由于腔内压力增高及低纤维饮食，好发部位为乙状结肠。

■ 临床表现

1. 无症状　（钡灌肠或肠镜时发现）。

2. 疼痛　反复发作的左下腹痛，便后可缓解；便秘、腹泻交替。通过钡灌肠确定诊断。

3. 憩室炎　疼痛、发热、排便习惯改变、结肠压痛、白细胞增多。最佳的诊断和分期手段为肠道充气 CT 检查（通过药物治疗缓解的患者，择期进行钡灌肠或于 4 ～ 6 周完善肠镜检查除外肿瘤）。并发症：肠周脓肿、穿孔、肛瘘（瘘向膀胱、阴道、皮肤、软组织）、肝脓肿及肠道狭窄。对于脓肿，通常需要手术清除或经皮引流。

4. 出血　通常见于无憩室炎的患者，好发于升结肠和左半结肠。如果持续出血，进行肠系膜动脉造影及动脉内注射垂体后叶素止血或外科手术治疗（见第 43 章）。

治疗　憩室病

疼痛

高纤维饮食，欧车前提取物（如美达施 1 汤匙口服，qd 或 bid）或抗胆碱能药物（如盐酸双环胺 10 ～ 40 mg PO qid）。

表 152-3　FODMAP 来源常见食物列表

食物类型	游离果糖	乳糖	果聚糖	低聚半乳糖	多元醇
水果	苹果、樱桃、芒果、梨、西瓜		桃子、柿子、西瓜		苹果、杏、梨、鳄梨、黑莓、樱桃、油桃、李子、西梅干
蔬菜	芦笋、洋蓟、甜脆豌豆		洋蓟、甜菜根、孢子甘蓝、菊苣、茴香、大蒜、韭菜、洋葱、豌豆		花椰菜、蘑菇、荷兰豆
谷物			小麦、黑麦、大麦		
坚果和种子			开心果		
牛奶和奶制品		牛奶、酸奶、冰淇淋、奶黄、软奶酪			
豆类			豆浆、扁豆、鹰嘴豆	豆浆、鹰嘴豆、扁豆	
其他	蜂蜜、高果糖玉米糖浆		菊苣饮料		
食品添加剂			菊粉、FOS		山梨醇、甘露醇、木糖醇、麦芽糖醇、异麦芽糖

缩略词： FODMAP，可发酵低聚糖（fermentable oligosaccharides）、双糖（disaccharides）、单糖（monosaccharides）和多元醇（polyols）；FOS，果寡糖（fructo-oligosaccharides）

资料来源： Adapted from Gibson PR et al: Food choice as a key management strategy for functional gastrointestinal symptoms. Am J Gastroenterol 107: 657, 2012.

憩室炎

禁食、静脉补液及抗生素治疗 7 ～ 10 天（如甲氧苄啶-磺胺甲噁唑、环丙沙星和甲硝唑；联合氨苄青霉素覆盖肠球菌）；对于非住院患者，给予氨苄青霉素 / 克拉维酸（清流质饮食）；对于难治性或频繁复发、年轻个体（＜ 50 岁）、免疫功能低下或无法除外肿瘤的患者进行外科手术切除。

已经证实两次发作或对药物治疗反应不良的患者，应考虑进行外科手术以切除病变肠段，控制脓毒血症，解除梗阻或瘘管，恢复肠管的连续性。

假性肠梗阻

频繁发作恶心、呕吐、腹痛、腹胀，类似于机械性肠梗阻；可由于细菌过度生长而合并脂肪泻。

■ 病因

原发：家族性内脏神经病、家族性内脏肌病、特发性。

继发：硬皮病、淀粉样变性、糖尿病、腹腔疾病、帕金森病、肌营养不良、药物、电解质紊乱及外科术后。

治疗　假性肠梗阻

对于急性发作者：置入长管进行肠道减压。给予抗生素口服（如甲硝唑 250 mg tid PO、四环素 500 mg qid PO 或环丙沙星 500 mg bid PO；每月服用 1 周，通常交替服用至少 2 种抗生素）抑制细菌过度生长。避免外科手术。对于难治性患者，考虑长期肠外高营养治疗。

血管病变（小肠和大肠）

■ 肠系膜缺血的机制

①闭塞性：血栓栓塞（心房颤动、心脏瓣膜疾病）；动脉血栓（动脉粥样硬化）；静脉血栓形成（创伤、肿瘤、感染、肝硬化、口服避孕药、抗凝血酶 - Ⅲ 缺乏、蛋白 S 或 C 缺乏、狼疮抗凝物、Ⅴ因子 Leiden 突变，以及特发性）；血管炎（系统性红斑狼疮、多发性动脉炎、类风湿关节炎、Henoch-Schonlein 紫癜）。②非闭塞性：

低血压、心力衰竭、心律失常和洋地黄类药物（血管收缩剂）。

■ 急性肠系膜缺血

脐周疼痛与压痛不相符；恶心、呕吐、腹胀、胃肠道出血、排便习惯改变。腹部 X 线片提示肠管扩张、气液平面、拇纹征（黏膜下水肿）；但病程早期可正常。腹膜体征提示肠坏死时需外科手术切除。建议所有患者血流动力学稳定后（无需血管加压素、洋地黄）早期进行腹腔和肠系膜动脉造影。动脉内注射血管扩张剂（如罂粟碱）可缓解血管收缩。为了恢复由于栓子或血栓形成阻塞的肠道血流，或切除坏死肠管应进行剖腹手术。肠系膜静脉血栓形成患者应在术后抗凝治疗，但对于动脉闭塞尚存争议。

■ 慢性肠系膜供血不足

"腹绞痛"：饭后 15～30 min 出现脐周钝痛、绞痛，持续数小时；体重下降；偶见腹泻。通过肠系膜动脉造影评价是否可行旁路移植手术。

■ 缺血性结肠炎

通常见于动脉粥样硬化患者，由于非闭塞性疾病所致。表现为严重下腹痛、直肠出血、低血压。腹部 X 线片提示结肠扩张，呈拇纹征。乙状结肠镜显示黏膜下出血、质脆、溃疡；直肠通常不受累。治疗包括保守治疗（禁食、静脉补液）；外科手术切除梗死或缺血后狭窄肠段。

■ 结肠血管发育不良

好发年龄 > 60 岁，血管扩张，通常累及右半结肠，慢性或复发性下消化道出血之病因中结肠血管发育不良占据高达 40%；也可伴发于主动脉狭窄。通过动脉造影（小血管簇，其引流静脉早期显影和排空延迟）或结肠镜（扁平、鲜红、蕨样病变）诊断。对于出血患者，治疗包括肠镜下电凝或激光止血、套扎、动脉造影栓塞；或如必要时，进行右半结肠切除术（第 43 章）。

肛门直肠疾病

■ 痔疮

痔疮由于痔静脉丛静水压升高（排便费力、妊娠相关），表现为外痔、内痔、血栓性痔疮、急性发作（下垂或绞窄）或出血。对疼痛者可采用缓泻药或粪便软化剂（欧车前提取物、多库酯钠

100 ～ 200 mg/d）、坐浴 1 ～ 4 次 / 天、金缕梅萃取液外敷，必要时给予止痛剂。出血者通常需橡胶圈套扎或注射硬化剂。严重或难治性患者则采取痔疮切除术。

■ 肛裂

药物治疗同痔疮。给予 0.2% 的硝酸甘油软膏 tid 松弛肛管或于肛裂两边的内括约肌注射肉毒杆菌毒素 A，最大量 20 U。难治性患者可手术切除肛门内括约肌。

■ 肛门瘙痒症

病因常不清楚；可能由于卫生不佳、真菌或寄生虫感染。治疗包括便后彻底清洗肛门，局部使用糖皮质激素，以及必要时给予抗真菌药物。

■ 肛门湿疣（生殖器疣）

由性接触传播的乳头瘤病毒（HPV）引起的疣状乳头瘤。谨慎应用液氮、鬼臼毒素或病变内注射 α 干扰素治疗。具有复发倾向。可通过接种 HPV 疫苗进行预防。

第 153 章
胆石症、胆囊炎和胆管炎

（黄勍　译　何晋德　审校）

胆石症

胆囊结石主要有两种：胆固醇结石和胆色素结石。胆固醇结石中 > 50% 成分为胆固醇单水结晶。胆色素结石中主要成分为胆红素钙盐，胆固醇含量 < 20%。在西方工业化国家中，胆囊结石 > 90% 为胆固醇结石。

■ 流行病学

在美国，胆石症的患病率男性为 7.9%，女性为 16.6%。易患因素包括人口学特征 / 遗传背景、肥胖、体重下降、女性激素、年龄、胆囊低动力、妊娠、回肠疾病、慢性溶血和肝硬化。

■ 症状和体征

许多胆囊结石患者"隐匿"无临床表现；直至结石并发感染或者导致胆管或胆总管梗阻后才发生症状。主要症状包括：①胆绞痛：突发剧烈的右上腹部或上腹痛，通常在餐后 30 ～ 90 min 发生，持续数小时，偶尔可放射至右侧肩胛或背部；②恶心、呕吐。查体可正常或表现为上腹部或右上腹压痛。

■ 实验室检查

偶有伴随胆绞痛的一过性胆红素轻度升高 [< 85 μmol/L（< 5 mg/dl）]。

■ 影像学

仅有 10% ～ 15% 胆固醇于 X 线检查中显影。超声为最佳的诊断性检查。口服胆系造影已几乎被超声取代，但是可用于评价胆管通畅性和胆囊排空功能（表 153-1）。

■ 鉴别诊断

包括消化性溃疡（PUD）、胃食管反流病、肠易激综合征以及肝炎。

■ 并发症

胆囊炎、胰腺炎、胆管炎。

治疗　胆石症

无症状患者，发生并发症需要外科手术之风险极低。择期胆囊切除术的适应证包括：①症状性患者（低脂饮食仍发作胆绞痛者）；②既往伴有胆石症并发症者（详见下文）；以及③伴有易于导致并发症风险增加的基础情况（钙化或瓷样胆囊）。胆囊结石直径 > 3 cm 或者其他胆囊异常合并结石者均应考虑外科手术。腹腔镜胆囊切除术创伤小，是大多数进行择期胆囊切除术患者的选择。口服溶石药物（熊去氧胆酸）对于可透 X 线的小结石，特定患者中 50% 于 6 ～ 24 个月内部分或完全溶解。由于结石的高复发率和腹腔镜手术疗效良好，口服溶石药物治疗仅限于不适宜择期胆囊切除术的患者。

表 153-1　胆道疾病的诊断性检查

	优势	局限性	禁忌证	并发症	评价
肝胆超声	快速 同时观察胆囊、肝脏、胆管、胰腺 准确辨识扩张胆管 不受黄疸、妊娠限制 引导细针穿刺活检	肠道积气 过度肥胖 腹水 钡剂 部分道阻 胆总管远端视野差	无	无	用作确认疑似胆道梗阻者的初步检查
CT	同时观察胆囊、肝脏、胆管、胰腺 准确辨识扩张胆管、肿物 不受黄疸、气体、肥胖、腹水的限制 图像分辨率高 引导细针穿刺活检	极度恶液质 伪影 肠梗阻 胆道不全梗阻	妊娠	如果使用碘造影剂，可能引起过敏反应	适用于评估肝胰肿物 用作确认疑似胆道梗阻者的检查手段（如果肝胆超声无法确定诊断）
MRCP（磁共振胰胆管造影）	观察胰腺和胆管形态的有效手段 对胆管扩张、胆管狭窄和胆管异常常具有高度敏感性 能辨识胰管扩张或狭窄、胰管狭窄、胰腺分裂	无法用于辅助介入治疗 费用昂贵	幽闭恐惧症 体内带有某些金属（铁）	无	

表 153-1 胆道疾病的诊断性检查（续表）

优势	局限性	禁忌证	并发症	评价
ERCP（内镜下逆行胰胆管造影）				
同步胰管造影 远端胆管造影清晰可见 胆或胰腺细胞学检查 内镜下十二指肠乳头括约肌切开术和取石 胆道测压	胃十二指肠梗阻 Roux-en-Y 胆肠吻合术	妊娠 急性胰腺炎 严重的心肺疾病	胰腺炎 胆管炎、脓毒血症 胰腺假性囊肿感染 穿孔（罕见） 低氧血症 误吸	以下情况选择胆道造影：无胆管扩张；胰腺、壶腹或胃十二指肠疾病；胆道外科手术前；可能行内镜下括约肌切开术治疗
PTCA（经皮经肝胆管造影）				
最适用于胆管扩张或硬化时 近端胆管显影最佳 胆汁细胞学检查／培养 经皮肝穿刺胆管引流	无法用于非扩张的胆管	妊娠 难以纠正的凝血障碍 大量腹水 肝脓肿	出血 胆道出血 胆汁性腹膜炎 菌血症、脓毒血症	适用于具有 ERCP 禁忌证或 ERCP 失败
内镜超声				
检测壶腹部结石最为敏感的方法				

急性胆囊炎

胆囊急性炎症通常由于结石嵌顿引起胆道梗阻所致。炎症反应原因包括：①胆道内压力增加造成机械性炎症；②溶血卵磷脂释放导致化学性炎症；③细菌性炎症，为 50% ~ 85% 急性胆囊炎患者的发病原因。

■ 病因

90% 为结石所致，10% 为非结石因素。非结石性胆囊炎并发症的发生率更高，并且多伴发于急性病况（如烧伤、外伤、大手术）、禁食、高营养支持引起胆囊淤滞、血管炎、胆囊或胆总管恶性肿瘤、某些胆囊感染（钩端螺旋体、链球菌、沙门杆菌、霍乱弧菌感染）；但是＞ 50% 患者并未发现明确病因。

■ 症状和体征

①胆绞痛（右上腹痛或者上腹痛）进行性加重；②恶心、呕吐、厌食；③发热。体格检查通常提示右上腹压痛；20% 患者右上腹可触及包块；Murphy 征为触诊右上腹部时，深吸气或咳嗽后出现疼痛加重或吸气停顿。

■ 实验室检查

轻度白细胞增高，血清胆红素、碱性磷酸酶和 AST 均可轻度升高。

■ 影像学

超声检查对于发现胆囊结石和胆囊炎症的征象非常实用。放射性核素扫描（HIDA、DIDA、DISIDA 等）可用于确定胆道梗阻。

■ 鉴别诊断

包括急性胰腺炎、阑尾炎、肾盂肾炎、消化性溃疡、肝炎以及肝脓肿。

■ 并发症

脓肿形成、水肿、坏疽、穿孔、瘘管形成、胆囊结石梗阻、瓷样胆囊。

| 治疗 | 急性胆囊炎 |

　　禁食，胃肠减压，静脉补液和电解质，止痛（哌替啶或者非甾体抗炎药），以及覆盖最常见革兰氏阴性杆菌和厌氧菌的抗生素（哌拉西林＋他唑巴坦、头孢曲松＋甲硝唑、左氧氟沙星＋甲硝唑）；如果疑似坏疽或气肿性胆囊炎应增加抗厌氧菌药物；亚胺培南/美罗培南可覆盖导致上行性胆管炎的细菌谱，但仅用于严重致命性感染而其他抗生素无效之时。手术的最佳时机取决于患者病情稳定性。对于无并发症的急性胆囊炎患者，最理想的是在诊断 48～72 h 之内进行腹腔镜胆囊切除术。急诊胆囊切除术适用于大多数疑似或确诊并发症的患者。对于急诊手术高危及诊断情况存疑的患者，采取延期手术策略。

慢性胆囊炎

■ 病因

　　胆囊的慢性炎症，大多数伴有胆结石。由于反复的急性/亚急性胆囊炎或者对胆囊壁的长期机械性刺激所致。

■ 症状和体征

　　可多年无症状，也可进展为症状性的胆囊疾病或急性胆囊炎，或者出现相关并发症。

■ 实验室检查

　　通常正常。

■ 影像学

　　首选超声，通常可见胆囊结石位于萎缩的胆囊之中（表 153-1）。

■ 鉴别诊断

　　消化性溃疡、食管炎、肠易激综合征。

| 治疗 | 慢性胆囊炎 |

　　具有症状的患者进行外科手术。

胆总管结石 / 胆管炎

■ 病因

胆石症患者中，10% ～ 15% 胆囊结石进入胆总管，发生率随年龄增长而增多。胆囊切除术后，1% ～ 5% 患者残留未被发现的胆总管结石。

■ 症状和体征

胆总管结石可被偶然发现，或是呈胆绞痛、梗阻性黄疸、胆管炎或者胰腺炎。胆管炎通常表现为发热、右上腹痛和黄疸（Charcot 三联征）。

■ 实验室检查

血清胆红素、碱性磷酸酶和转氨酶升高。胆管炎患者通常伴随白细胞增高，血培养常呈阳性。超过 30% 病例具有胰腺炎症的生化学指标异常。

■ 影像学

一般通过术前内镜下逆行胰胆管造影（ERCP）、磁共振胰胆管造影（MRCP）或胆囊切除术中的胆管造影确定诊断。超声检查可显示扩张的胆管，但对胆总管远端的观察不良（表 153-1）。

■ 鉴别诊断

急性胆囊炎、肾绞痛、内脏穿孔、胰腺炎。

■ 并发症

胆管炎、梗阻性黄疸、胆源性胰腺炎、继发性胆汁性肝硬化。

治疗　胆总管结石 / 胆管炎

腹腔镜下胆囊切除术和 ERCP 减少了需要胆总管切开取石术和胆管 T 管引流的情况。腹腔镜下胆囊切除术前疑似胆总管结石时，推荐通过 ERCP 进行内镜下乳头肌切开并取出结石。如下胆石症患者应考虑胆总管结石：①具有黄疸或胰腺炎病史；②肝功能异常；③超声证实胆总管扩张或者胆总管结石。胆管炎的治疗如同急性胆囊炎；禁食、补液、止痛和抗生素是主要措施；通过外科或内镜手术移除结石。

原发性硬化性胆管炎（PSC）

PSC 是一种硬化性炎症，累及胆管树并逐渐发生闭塞。

■ 病因

伴发疾病：炎性肠病（见于 90% 的 PSC 病例，尤其是伴发溃疡性结肠炎）、自身免疫性胰腺炎、艾滋病、IgG4 相关性疾病。

■ 症状和体征

皮肤瘙痒、右上腹痛、黄疸、发热、体重下降和倦怠，将近 44% 患者于诊断时无临床症状。可进展为肝硬化并出现门静脉高压。

■ 实验室检查

常见胆汁淤积表现（胆红素和碱性磷酸酶升高）。

■ 放射性检查 / 内镜检查

经肝或内镜下胆管造影可发现肝内外胆管的扩张和狭窄。

■ 鉴别诊断

胆管癌、Caroli 病（胆管囊状扩张）、肝片吸虫感染、包虫病和蛔虫病、IgG4 相关性胆管炎。

治疗　原发性硬化性胆管炎

缺乏有效治疗。胆管炎应按照上述提及的方式治疗。消胆胺可减轻皮肤瘙痒，补充维生素 D 和钙剂可延缓骨质丢失。糖皮质激素、甲氨蝶呤和环孢素并未被证实有效。熊去氧胆酸可改善肝功能，但对生存率并无影响。采取外科手术减轻胆道梗阻是合理的策略，但其并发症发生率较高。终末期肝硬化患者应考虑肝移植。中位生存时间：确诊后 9～12 年；年龄、胆红素水平、病理分期和脾大均是判定预后的因素。

第 154 章
胰腺炎

（苏琳 译 刘玉兰 审校）

急性胰腺炎

任何腹部和背部的急性剧烈疼痛均应考虑到急性胰腺炎。其诊断依据以下三项标准中的两项：①典型的上腹部疼痛，可放射至背部；②血清脂肪酶和（或）淀粉酶升高 3 倍或以上；③腹部横断面影像学检查证实急性胰腺炎。病理学上，急性胰腺炎分为两类；轻者为间质性胰腺炎，其病情常呈自限性；坏死性胰腺炎，胰腺坏死的程度与病情严重程度及全身表现相关。

■ 病因学

在美国，最常见的病因是胆石症和酒精。其他病因见表 154-1。

■ 临床特征

临床可仅表现为轻度腹痛，也可严重至休克。常见症状：①持续性上腹部和脐周区域钻痛，可向背部、胸部、胁肋部、下腹部放射；②恶心、呕吐、腹胀。

体格检查：①低热、心动过速、低血压；②皮下脂肪坏死，形成皮肤结节红斑；③肺底湿啰音、胸腔积液（多为左侧）；④腹部压痛和肌紧张、肠鸣音减弱，可扪及上腹部包块；⑤ Cullen 征：腹腔积血造成脐周皮肤呈蓝色；⑥ Turner 征：由于组织中血红蛋白分解而使两侧胁肋部皮肤呈现蓝、红、紫色或棕绿色瘀斑。

■ 实验室检查

1. 血清淀粉酶：除外肠穿孔、缺血和梗死的情况下，血清淀粉酶和脂肪酶显著升高（＞3 倍正常值或以上）通常可明确胰腺炎的诊断。血清脂肪酶是首选的检测。胰腺炎的严重程度与血清脂肪酶和淀粉酶升高的程度无关。3～7 天后，淀粉酶数值趋于恢复正常水平；然而，胰腺脂肪酶水平可持续升高 7～14 天。

2. 其他检查：大约 25% 患者伴有低钙血症。常可见白细胞升高 [（15～20）×10^9/L]。血液浓缩可能预示疾病更为严重（如胰腺坏

表 154-1 急性胰腺炎的病因

常见病因

胆石症（包括胆道微结石）

酒精（急性和慢性酒精中毒）

高甘油三酯血症

内镜下逆行胰胆管造影（ERCP）并发症，尤其是胆道测压后

药物（硫唑嘌呤、6- 巯基嘌呤、磺胺类药物、雌激素、四环素、丙戊酸、抗 HIV 药物、5- 氨基水杨酸）

外伤（尤其是钝性腹部损伤）

外科术后（腹部和非腹部手术）

少见病因

血管性因素和血管炎（心脏外科手术后的缺血 - 低灌注状态）

结缔组织病和血栓性血小板减少性紫癜（TTP）

胰腺癌

高钙血症

十二指肠乳头旁憩室

胰腺分裂

遗传性胰腺炎

囊性纤维化

肾衰竭

感染（流行性腮腺炎，科萨奇病毒、巨细胞病毒、埃可病毒、寄生虫感染）

自身免疫性胰腺炎（如 1 型和 2 型）

反复发作急性胰腺炎而无明确病因时需考虑的因素

胆道或胰管的隐匿性病灶，尤其是微结石、胆泥

药物

酗酒

代谢异常：高甘油三酯血症、高钙血症

解剖异常：胰腺分裂

胰腺癌

胰腺导管内乳头状黏液肿瘤（IPMN）

遗传性胰腺炎

囊性纤维化

自身免疫性胰腺炎

特发性胰腺炎

死），氮质血症则是死亡率显著增高的危险因素。5% ～ 10% 的患者合并高甘油三酯血症，并可能造成血清淀粉酶的假性正常。高血糖症非常多见。血清胆红素、碱性磷酸酶和天门冬氨酸氨基转移酶可一过性升高。低白蛋白血症和乳酸脱氢酶显著升高伴随死亡率上升。5% ～ 10% 患者出现低氧血症，其可预示发生 ARDS。

■ 影像学

1. 超声检查：经常由于肠道气体干扰而无法显示胰腺，但可用于发现胆结石、假性囊肿、胰腺占位、水肿或肿大。

2. CT 扫描：可确定急性胰腺炎的临床诊断，也可用于评价急性胰腺炎的并发症。

■ 鉴别诊断

肠穿孔（尤其是消化性溃疡）、胆囊炎、急性肠梗阻、肠系膜缺血、肾绞痛、下壁心肌梗死、主动脉夹层、结缔组织病、肺炎及糖尿病酮症酸中毒。

■ 严重程度和并发症

重症急性胰腺炎危险因素和标志见表 154-2。

改良的 Marshall 评分系统评估 3 个器官系统来定义器官衰竭：呼吸、心血管和肾脏。坏死性胰腺炎中，器官衰竭的中位患病率为 54%。单器官系统衰竭的死亡率为 3% ～ 10%，而多系统器官衰竭的死亡率则上升到 47%。

按有无器官衰竭和并发症将病情严重度分为 3 级：

- 轻症急性胰腺炎——无局部并发症或器官衰竭。
- 中度重症急性胰腺炎——一过性器官衰竭（48 h 之内恢复），或具有不伴持续器官衰竭的局部或全身性并发症。
- 重症急性胰腺炎——持续性器官衰竭（＞ 48 h）。应完善 CT 或 MRI 检查评估胰腺坏死和其他局部并发症。

全身性并发症

休克、消化道出血、胆总管梗阻、肠梗阻、脾梗死或脾破裂、弥散性血管内凝血、皮下脂肪坏死、急性呼吸窘迫综合征、胸腔积液、急性肾衰竭、突发失明。

局部并发症

1. 无菌性或感染性胰腺坏死：如果具有持续性胰腺感染的征象，如白细胞持续增多、发热或器官衰竭，应考虑经皮穿刺抽吸坏死物进行革兰氏染色和培养。如果持续性发热，可每 5 ～ 7 天重复细针抽吸进行革兰氏染色涂片和细菌培养。临床过程中如有任何变化，也应考虑重复 CT 或 MRI 影像学检查监测并发症。无菌性胰腺坏死通常采用保守治疗，除非出现并发症。一旦诊断感染性坏死并确定

表 154-2　重症急性胰腺炎

重症的危险因素
- 年龄＞ 60 岁
- 肥胖，BMI ＞ 30 kg/m²
- 共病（Charlson 共病指数）

入院 24 h 内重症急性胰腺炎的标志
- 全身炎症反应综合征（SIRS）—符合 2 项及以上标准：
  - 核心体温＞ 38℃或＜ 36℃
  - 心率＞ 90 次 / 分
  - 呼吸＞ 20 次 / 分或 $PaCO_2$ ＜ 32 mmHg
  - WBC ＞ $12×10^9$/L 或＜ $4×10^9$/L，或杆状核粒细胞≥ 10%
- APACHE II 评分
  - 血液浓缩（血细胞比容＞ 44%）
  - 入院时血尿素氮（BUN）（＞ 22 mg/dl）
- BISAP 评分
  - （B）BUN ＞ 25 mg/dl
  - （I）精神状态受损
  - （S）SIRS：4 项标准中至少满足 2 项
  - （A）年龄＞ 60 岁
  - （P）胸腔积液
- 器官衰竭（改良的 Marshall 评分）
  - 心血管：收缩压＜ 90 mmHg，心率＞ 130 次 / 分
  - 肺：PaO_2 ＜ 60 mmHg
  - 肾：血肌酐＞ 2.0 mg%

住院期间的重症胰腺炎的标志
- 持续性器官衰竭
- 胰腺坏死

缩略词：APACHE II，急性生理学及慢性健康状况评分系统 II；BISAP，急性胰腺炎严重程度床边指数

感染病原体，应该给予针对性抗生素治疗。胰腺清创术（坏死清除术）应被考虑作为感染性坏死的最终治疗手段，其临床决策主要取决于抗生素治疗反应和整体临床状况。一些胰腺中心报道了渐进式治疗策略的成功实施（经皮或内镜下经胃引流，必要时进行开腹胰腺坏死清除术）。

　　2. 胰腺假性囊肿：假性囊肿的发生率较低，大多数急性积液随着时间消退，其中＜ 10% 患者在 6 周后仍持续有积液，即可定义为假性囊肿。仅对症状性积液患者采取外科手术，或是经内镜和经皮途径进行引流。

3.其他并发症：胰腺腹水、胰管破裂、胰腺包裹性坏死、胰液积聚、坏死性胰腺炎累及毗邻器官、血管血栓形成、胰肠瘘、肠梗阻、梗阻性黄疸。

治疗　急性胰腺炎

大多数（85%～90%）病例呈自限性，可在 3～7 天内缓解。明确诊断之后，最重要的治疗是安全和积极地静脉液体复苏。应评估严重程度，决定是否需要 ICU 照护。其他常规治疗措施包括：禁食，对于腹痛给予镇痛剂。腹痛缓解后，轻症急性胰腺炎患者可给予低脂固体饮食。必须去除诱发因素（酒精、药物）。

慢性胰腺炎

慢性胰腺炎是一种以胰腺不可逆损害为特征的疾病过程。

■ 病因学

酗酒是临床慢性胰腺炎的最常见原因；其中 25% 成年患者病因不明。其他原因见表 154-3。

■ 症状和体征

疼痛是主要症状。还可出现体重下降、脂肪泻及其他吸收不良的症状和体征。体格检查通常无异常发现。

■ 实验室检查

慢性胰腺炎并无特异性实验室检测。血清淀粉酶和脂肪酶水平多正常。血清胆红素和碱性磷酸酶可能升高。粪便弹性蛋白酶 -1 和小肠活检有助于评估疑似为胰性脂肪泻的患者。许多患者伴有糖耐量受损。促胰液素刺激试验是一项对胰腺外分泌功能不足相对敏感的检测，胰腺外分泌功能丧失≥60% 时结果异常。

■ 影像学

CT 扫描是首选的影像学检查，其次是 MRI、超声内镜和胰腺功能检测。腹部平片上可见的弥漫性钙化通常提示胰腺明显损伤，并且是慢性胰腺炎的特征性表现。

■ 鉴别诊断

鉴别胰腺癌十分重要；可能需放射线引导下穿刺活检。

表 154-3　慢性胰腺炎和胰腺外分泌功能不全：TIGAR-O 分类系统

毒性-代谢性（T）
酗酒
吸烟
高钙血症
高脂血症
慢性肾衰竭
药物——非那西汀滥用
毒物——有机锡化合物［如二丁基二氯化锡（DBTC）］

特发性（I）
早发性
晚发性
热带性

遗传性（G）
阳离子胰蛋白酶基因（PRSS1）
囊性纤维变性跨膜调节器基因（CFTR）
钙敏感受体基因（CASR）
糜蛋白酶 C 基因（CTRC）
胰腺分泌型胰蛋白酶抑制剂基因（SPINK1）

自身免疫性（A）
自身免疫性慢性胰腺炎 1 型
IgG4 相关性疾病
自身免疫性慢性胰腺炎 2 型

复发性和重症急性胰腺炎相关性（R）
坏死后（重症急性胰腺炎）
复发性急性胰腺炎
血管病变 / 缺血
放射线辐照后

梗阻性（O）
胰腺分裂
胰管梗阻（如肿瘤）
壶腹前十二指肠壁囊肿
创伤后胰管损伤

缩略词：TIGAR-O，慢性胰腺炎病因分类方法：毒性-代谢性（T，toxic）、特发性（I，idiopathic）、遗传性（G，genetic）、自身免疫性（A，autoimmune）、复发性和重症急性胰腺炎相关性（R，recurrent）、梗阻性（O，obstructive）

治疗 **慢性胰腺炎**

目标是控制腹痛和吸收不良。胰酶替代疗法已经成为治疗基石，其通常可有效控制腹泻，将脂肪吸收恢复到可接受的水平，并可增加体重。由于胰酶可被酸灭活，质子泵抑制剂可提高其疗效（但不应与肠溶制剂一起使用）。慢性胰腺炎患者的疼痛管理仍是棘手的问题。新近的荟萃分析表明，胰酶替代疗法对于减轻慢性胰腺炎疼痛并未带来获益。最近一项前瞻性研究报道，普瑞巴林可以改善慢性胰腺炎患者的疼痛，并降低对止痛药物的需求。如果具有大导管型病变，外科手术解压可控制疼痛。胰腺次全切除术也可以控制疼痛，但代价是外分泌功能不全和糖尿病。

■ 并发症

慢性腹痛、胃轻瘫、吸收不良/消化不良、糖耐量受损；维生素A和（或）锌缺乏导致非糖尿病性视网膜病变；胃肠道出血、黄疸、积液、皮下脂肪坏死和代谢性骨病；胰腺癌风险增加。

第155章
急性肝炎

（李晓雪　译　曹珊　审校）

病毒性肝炎

急性病毒性肝炎是一组主要累及肝脏的全身性传染病。临床表现为倦怠、恶心、呕吐、腹泻和低热，随后出现茶色尿、黄疸以及触痛性肝大；也可无明显临床症状而由于谷丙转氨酶（丙氨酸氨基转移酶，ALT）和谷草转氨酶（天冬氨酸氨基转移酶，AST）升高而被检出。乙型肝炎可伴随免疫复合物所致征象，包括关节炎、血清病样综合征、肾小球肾炎和结节性多动脉炎。肝炎样综合征不仅可由嗜肝病毒（甲型、乙型、丙型、丁型、戊型）引起（表155-1），也可因其他病毒（EB病毒、巨细胞病毒、柯萨奇病毒等）、酒精、药物、低血压、缺血和胆道疾病等原因所致。

表 155-1 肝炎病毒的临床特点和流行病学特征

病毒特性	HAV	HBV	HCV	HDV	HEV
潜伏期（天）	15~45，平均30	30~180，平均60~90	15~160，平均50	30~180，平均60~90	14~60，平均40
起病	急性	隐匿或急性	隐匿或急性	隐匿或急性	急性
好发年龄	儿童，年轻人	年轻人（性和经皮传播），婴儿，幼儿	任何年龄，成年人更常见	任何年龄（与乙肝病毒类似）	流行病例：青年（20~40岁）；散发病例：老年人（>60岁）
传播途径					
粪—口	+++	−	−	−	+++
经皮传播	罕见	+++	+++	+++	−
围产期	−	+++	±[a]	+	−
性传播	±	++	±[a]	++	−
临床特征					
严重程度	轻度	偶有重者	中度	偶有重者	轻度
暴发性	0.1%	0.1%~1%	0.1%	5%~20%[b]	1%~2%[c]

表 155-1　肝炎病毒的临床特点和流行病学特征（续表）

病毒特性	HAV	HBV	HCV	HDV	HEV
进展为慢性	无	偶发（1%～10%）(新生儿中达90%)	常见（85%）	常见^d	无^f
携带者	无	0.1%～30%^c	1.5%～3.2%	多变^g	无
肿瘤	无	+（新生儿感染）	+	±	无
预后	极好	随着年龄增长、体弱、预后更差	适中	急性感染预后好，慢性感染预后差	良好
预防	Ig；灭活疫苗	HBIg；重组疫苗	无	乙型肝炎疫苗（乙型肝炎病毒携带者不能接种）	疫苗
治疗	无	干扰素 拉米夫定 阿德福韦 聚乙二醇干扰素^h 恩替卡韦 替比夫定 替诺福韦^h	聚乙二醇干扰素+利巴韦林+特拉匹韦^i 博赛泼维^i 西咪匹韦 索非布韦 雷迪帕韦 帕利普韦/利托那韦/奥比他韦复方制剂 达沙布韦 维帕他韦 格佐匹韦 依巴司韦	聚乙二醇干扰素±	无^j

a 已证病例中主要是合并 HIV 感染和高水平病毒血症的人员；多个性伴侣或患有性传播疾病者更具倾向性：风险约为 5%。

b 急性 HBV/HDV 合并感染发病率高达 5%；高达 20% 的 HDV 重叠感染为慢性 HBV 感染。

c 世界各地和各国人群中的情况差异较大；详见正文。

d 急性 HBV/HDV 合并感染（HBV、HDV 同时感染）患者慢性化的发生率与 HBV 感染相同；HDV 重叠感染（HBV 先感染，在其基础上发生 HDV 感染）中，慢性化的发生率不变。

e 其中处于 10%～20% 为孕妇。

f 除非处于免疫抑制状态的同种肝移植受者，或其他免疫抑制宿主。

g 在当地中海国家常见；北美和西欧少见。

h 一线药物。

i 不再推荐。

j 轶事报告和回顾性研究表明，聚乙二醇干扰素和（或）利巴韦林可治疗免疫功能低下的慢性戊型肝炎；利巴韦林单药治疗已成功用于急性、严重戊型肝炎。

缩略词： HAV，甲型肝炎病毒；HBV，乙型肝炎病毒；HCV，丙型肝炎病毒；HDV，丁型肝炎病毒；HEV，戊型肝炎病毒；Ig，免疫球蛋白；HBIg，乙型肝炎免疫球蛋白

■ 甲型肝炎（HAV）

小核糖核酸病毒科（嗜肝病毒属）中直径为 27 nm 的单链 RNA 病毒。

临床病程　见图 155-1。

预后

6 ～ 12 个月内痊愈，通常无临床后遗症；少数患者伴有 1 ～ 2 次明显的临床和血清学复发；一些病例中，患者可发生胆道梗阻造成严重胆汁淤积；罕有致死（暴发性肝炎）；不会呈慢性携带状态。

诊断

急性期或早期恢复期血清中检出抗 HAV-IgM 型抗体。

流行病学

粪–口传播；流行于不发达国家；以食物或饮水为传播媒介；暴发感染见于日托中心、寄宿机构。

预防

暴露后：同住者、性接触或机构中密切接触者（不包含工作中临时接触）在 2 周之内给予免疫球蛋白 0.02 ml/kg IM。*暴露前*：灭活 HAV 疫苗 1 ml IM（剂量单位取决于剂型）；儿童半量；6 ～ 12 个月复种；目标人群包括旅行者、部队新兵、动物管理人员、日托中心人员、实验室工作人员、慢性肝病患者（尤其是丙型肝炎）。

■ 乙型肝炎（HBV）

嗜肝 DNA 病毒，直径 42 nm，外部具有包膜（表面抗原，

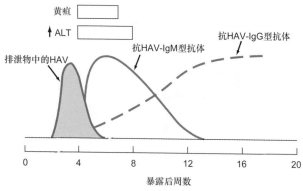

图 155-1　甲型肝炎典型临床和实验室检测特征

HBsAg），内部含核心蛋白（核心抗原，HBcAg）、DNA 聚合酶以及由 3200 个核苷酸组成的部分双螺旋结构 DNA 基因组。HBeAg 由 HBcAg 裂解进入循环，是病毒复制和具有传染性的标志。HBV 具有多种血清型和遗传异质性。

临床病程 见图 155-2。

预后

痊愈率＞90%；暴发性肝炎（＜1%）、慢性肝炎或携带状态（正常免疫状态成人仅 1%～2%；新生儿、老年、免疫缺陷者较高）、肝硬化、肝细胞癌（尤其婴儿期或儿童期早期感染后慢性化的患者）（见第 157 章）。免疫抑制人群（特别是应用利妥昔单抗者）中，可观察到 HBV 的再激活。

诊断

血清 HBsAg 阳性（急性或慢性感染）；抗 HBc-IgM 型抗体阳性（早期出现的抗 HBc 抗体提示急性或者新近感染）。敏感性最高的是血清 HBV-DNA 测定，但常规诊断一般不需检测。

流行病学

经皮（针刺）传播、性传播或母婴传播。流行于撒哈拉以南非洲和东南亚，人口中感染率高达 20%，且通常发病年龄较轻。

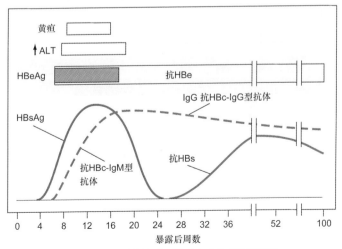

图 155-2 乙型肝炎典型临床和实验室检测特征

预防

对未免疫人群暴露后的处理：针刺后即刻或性接触后 14 天内给予乙型肝炎免疫球蛋白（HBIg）0.06 ml/kg IM，并联合全程疫苗接种。对于围产期暴露（HBsAg 阳性母亲），婴儿出生后即刻给予 HBIg 0.05 ml 股部注射，并于 12 h 内开始疫苗接种程序。*暴露前的处理*：重组乙型肝炎疫苗 IM（注射剂量取决于疫苗剂型、成人或儿童、是否接受血液透析等）；第 0、1、6 个月接种；三角肌注射，而非臀部肌肉。应用于高风险人群（如医疗卫生行业人员、多个性伴侣者、静脉药瘾者、血液透析患者、血友病患者、HBsAg 携带者亲属及与其性接触者、前往流行疫区旅行者、< 18 岁未接种疫苗的儿童）。目前美国推荐对所有儿童实行普遍接种。

■ 丙型肝炎（HCV）

本病由丙型肝炎病毒属黄病毒样病毒所致，其 RNA 基因组包含 9600 个核苷酸；具有遗传异质性，潜伏期 7 ~ 8 周。

临床病程

通常临床表现较轻，以血清转氨酶水平波动性升高为标志；> 50% 患者病情呈慢性化，其中 > 20% 进展为肝硬化。

诊断

血清抗 HCV 抗体阳性。第三代免疫测定法可检测核心区、NS3 区和 NS5 区编码蛋白。HCV 感染最为敏感的标志物是 HCV-RNA（图 155-3）。

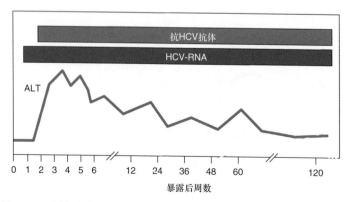

图 155-3 急性丙型肝炎慢性化的典型实验室检测特征。最早被检出的标志物为 HCV-RNA，先于 ALT 水平升高和抗 HCV 抗体阳性

流行病学

输血相关的肝炎病例中，HCV 占据＞90%。报告的丙型肝炎病例中，静脉吸毒者占据＞50%。关于 HCV 通过频繁性接触或母婴传播的证据较少。

预防

杜绝有偿献血，对捐献血液进行抗 HCV 抗体检测。应用酶免法对血清 ALT 水平正常的献血者进行抗 HCV 抗体测定经常出现假阳性（30%）；其结果需进行血清 HCV-RNA 检测确认。

■ 丁型肝炎（HDV，δ 因子）

直径为 37 nm 的缺陷性 RNA 病毒，其自身复制依赖 HBV；与 HBV 同时感染，或是于 HBV 携带者中发生重叠感染，加剧 HBV 感染的严重程度（促进慢性肝炎向肝硬化转变，甚至发生暴发性急性肝炎）。

诊断

血清抗 HDV 抗体阳性（急性丁型肝炎：通常滴度较低，呈一过性；慢性丁型肝炎：滴度较高，为持续性）。

流行病学

流行于地中海盆地的 HBV 携带者，主要通过非经皮途径传播。非流行地区（如北欧、美国），HDV 主要于 HbsAg 阳性的静脉吸毒者中通过经皮途径传播，或者血友病患者中通过输血途径传播。

预防

乙型肝炎疫苗（仅用于非携带者）。

■ 戊型肝炎（HEV）

本病由类似于杯状病毒的病原体所致，直径 29～32 nm，被划分为戊型肝炎病毒属。通过肠道传播，由此造成印度、亚洲与非洲部分地区和中美洲地区水源性传染。戊型肝炎为自限性疾病，但在孕妇中死亡率极高（10%～20%）。

治疗　病毒性肝炎

适量活动，高热量饮食（通常早晨耐受性最好）。对于严重呕吐者静脉补液，严重皮肤瘙痒者给予考来烯胺，最大剂量 4 g qid

PO，避免经肝代谢的药物；糖皮质激素治疗无效。暴发性肝衰竭患者考虑肝移植。极少数重症急性 HBV 感染病例，通过采用核苷酸类似物治疗获得成功。对于重症急性 HBV 感染，大多数权威机构推荐抗病毒治疗（第 156 章）。对于急性 HCV，推荐延迟 6 个月开始治疗，期间随访并监测 HCV-RNA 水平。医务工作者遭受 HCV 污染的针具刺伤，以及静脉吸毒者，是可观察到急性丙型肝炎的两种主要情况，也是需要考虑治疗的候选人群（第 156 章）。

中毒和药物性肝炎

■ 剂量依赖性（直接肝细胞毒素）

48 h 内发病，病情多可预知，病变为终末肝小静脉周围坏死（如四氯化碳、苯衍生物、毒蕈中毒、对乙酰氨基酚中毒）或者微囊泡状脂肪变性（如四环素、丙戊酸中毒）。

■ 个体差异性

毒性剂量和发病时间多变；仅累及少数暴露人员；可伴随发热、皮疹、关节痛、嗜酸性粒细胞增多。许多病例中，致病机制实际上涉及毒性代谢产物，其发病可能取决于个体的遗传基础，如异烟肼、三氟溴氯乙烷、苯妥英、甲基多巴、卡马西平、双氯芬酸、苯唑西林、磺胺类药物中毒。

治疗　毒物和药物诱导的肝炎

给予支持治疗，处理同病毒性肝炎；撤停可疑药物，采取包括洗胃和口服活性炭或消胆胺措施。必要时考虑肝移植。对乙酰氨基酚过量者，可给予更具有针对性的巯基复合物（如 N- 乙酰半胱氨酸）治疗。这些药物通过提供巯基结合毒性代谢产物或者刺激肝谷胱甘肽合成发挥作用。应当在摄入对乙酰氨基酚后 8 h 内起始治疗，但即使滞后至药物过量后 24 ～ 36 h 给予仍可有效。

暴发性肝炎

起病 8 周内发生广泛的肝坏死，伴随意识障碍。

■ 病因

感染 ［病毒：包括 HAV、HBV、HCV（罕见）、HDV、HEV；细菌；

立克次体；寄生虫]，药物和毒物，缺血（休克），布-加综合征，特发性慢性活动性肝炎，肝豆状核变性，微囊泡性脂肪病（瑞氏综合征、妊娠期急性脂肪肝）。

■ 临床表现

患者一般表现为脑病的症状和体征，并可进展至深昏迷。同时出现肝体积迅速缩小，胆红素水平迅速升高，PT 明显延长，甚至转氨酶水平下降，伴有意识模糊、定向力障碍、嗜睡、腹水和水肿的临床征象，提示患者肝衰竭伴脑病。常见脑水肿；终末期事件包括脑干压迫、胃肠道出血、脓毒血症、呼吸衰竭、心血管衰竭、肾衰竭。死亡率极高（深昏迷患者的死亡率＞80%）。

治疗 急性肝衰竭

治疗的目标是通过维持液体平衡、支持循环和呼吸、控制出血、纠正低血糖、治疗昏迷状态的其他并发症，支撑患者生命以期待肝脏再生和修复。限制蛋白质摄入，并口服乳果糖或新霉素。精细的重症照护，包括预防性抗生素覆盖似乎是提高生存率的措施。应考虑肝移植。

第 156 章
慢性肝炎

（曹珊 译 刘玉兰 审校）

由于各种病因所致，严重程度相异的一组疾病，其肝脏炎症和坏死持续至少 6 个月。

概述

■ 病因

乙型肝炎病毒（HBV）、丙型肝炎病毒（HCV）、丁型肝炎病毒（HDV，δ 因子）、药物（甲基多巴、呋喃妥因、异烟肼、丹曲林），自身免疫性肝炎、Wilson 病、血色病、α_1 抗胰蛋白酶缺乏。

■ 组织学分类

慢性肝炎可根据病因、分级和分期进行分类。慢性肝炎分级基于肝活检，对坏死和炎症活动度进行组织学评估。慢性肝炎的分期则是根据肝纤维化的程度，反映了疾病的进展情况。

■ 临床表现

慢性肝炎的临床表现轻重不一，包括无症状性转氨酶升高，或严重至急性暴发性肝炎。常见症状包括乏力、倦怠、食欲减退、低热；重症患者常见黄疸。一些患者伴有肝硬化并发症的表现：腹水、静脉曲张出血、肝性脑病、凝血功能障碍和脾功能亢进。慢性乙型肝炎、慢性丙型肝炎和自身免疫性肝炎患者中，肝外表现更为突出。

慢性乙型肝炎

急性乙型肝炎转为慢性乙型肝炎多见于具有免疫缺陷的患者；大约 1% 免疫功能正常的患者会进展为慢性肝炎。人体感染病毒后呈现的疾病谱包括：无症状携带者、慢性肝炎、肝硬化、肝细胞肝癌。疾病的早期常伴随持续性肝炎症状、转氨酶升高、血清中 HBeAg 和 HBV-DNA 阳性，以及肝脏中出现 HBV 的复制；随后，一些患者在临床表现和生化指标上获得改善，血清中 HBeAg 和 HBV DNA 消失，抗 HBeAg 呈阳性，HBV-DNA 与宿主肝细胞基因组整合。地中海、欧洲和亚洲地区国家中，经常出现 HBV-DNA 阳性，但是 HbeAg 呈阴性的变异现象。这种情况的发生大多是由于出现了 HBV 前 C 区基因组变异，从而阻断 HBeAg 合成（前 C 区变异常为慢性野生型 HBV 感染过程中免疫压力所致，也是一些暴发性乙型肝炎的发病原因）。随着病情的进展，其中 25% ～ 40% 慢性乙型肝炎患者最终会发展为肝硬化（特别是患者合并 HDV 感染或前 C 区变异），且此类患者中许多人亦最终发生肝细胞肝癌（尤其是幼年感染致病的患者）。

■ 肝外表现（免疫复合物介导）

皮疹、荨麻疹、关节炎、结节性多动脉炎、多发性神经病、肾小球肾炎。

治疗　慢性乙型肝炎

目前已有多种药物批准用于治疗慢性乙型肝炎：α-干扰素（IFN-α）、聚乙二醇干扰素（PEG-IFN）、拉米夫定、阿德福韦酯、恩替卡韦、替比夫定、替诺福韦和替诺福韦艾拉酚胺（表156-1）。聚乙二醇干扰素已经取代α-干扰素。表156-2总结了慢性乙型肝炎的推荐治疗方案。

慢性丙型肝炎

慢性丙型肝炎继发于散发性丙型肝炎和输血后丙型肝炎（占50%～70%）。临床表现多较轻，常伴有转氨酶水平波动；肝活检可见轻微慢性炎症表现。肝外表现包括冷球蛋白血症、迟发性皮肤卟啉病、膜性增生性肾小球肾炎和淋巴细胞性唾液腺炎。通过血清中检出抗HCV确定诊断。发病20年后，其中20%～25%病例进展为肝硬化。

治疗　慢性丙型肝炎

目前，关于慢性丙型肝炎的治疗，根据HCV基因型、是否为初治、曾经的治疗经验以及患者特殊性因素进行分层决策。慢性丙型肝炎治疗方案发展非常迅速，为决策最合适的治疗方案，应该阅览由领衔专家成员组发布的最新治疗建议（www.hcvguidelines.org）。

甲型肝炎

虽然甲型肝炎极少引起暴发性肝衰竭，但是合并慢性肝病，尤其是慢性乙型或丙型肝炎的患者则较为常见。甲型肝炎疫苗接种效果良好，并且慢性肝炎患者能够极好地耐受。因此，慢性肝病，尤其是慢性乙型或丙型肝炎患者应当接种甲型肝炎疫苗。

自身免疫性肝炎

■ 分型

Ⅰ型：经典型自身免疫性肝炎，抗平滑肌抗体（SMA）和（或）合并抗核抗体（ANA）阳性。Ⅱ型：抗肝/肾微粒体抗体（LKM）

表 156-1 聚乙二醇干扰素（PEG-IFN）、拉米夫定、阿德福韦酯、恩替卡韦、替比夫定和替诺福韦用于治疗慢性乙型肝炎的比较 [a]

特点	PEG-IFN[b]	拉米夫定	阿德福韦酯	恩替卡韦	替比夫定	替诺福韦
给药方式	皮下注射	口服	口服	口服	口服	口服
疗程[c]	48~52 周	≥52 周	≥48 周	≥48 周	≥52 周	≥48 周
耐受性	差	良好	良好，建议监测肌酐	良好	良好	良好，建议监测肌酐
HbeAg 血清转化						
1 年	18%~20%	16%~21%	12%	21%	22%	21%
>1 年	NA	5 年时 50%	3 年时 43%[d]	2 年时 31% 6 年时 44%	2 年时 30%	5 年时 40%
HBV-DNA Log$_{10}$ 下降数值（平均拷贝数/毫升）						
HBeAg 阳性	4.5	5.5	中位数 3.5~5	6.9	6.4	6.2
HBeAg 阴性	4.1	4.4~4.7	中位数 3.5~3.9	5.0	5.2	4.6
1 年后 HBV-DNA PCR 阴性（<300~400 拷贝数/毫升；阿德福韦酯<1000 拷贝数/毫升）						
HBeAg 阳性	10%~25%	36%~44%	13%~21%	67%（4 年时 91%）	60%	76%
HBeAg 阴性	63%	60%~73%	48%~77%	90%	88%	93%

表 156-1 聚乙二醇干扰素（PEG-IFN）、拉米夫定、阿德福韦酯、恩替卡韦、替比夫定和替诺福韦用于治疗慢性乙型肝炎的比较ª（续表）

特点	PEG-IFNᵇ	拉米夫定	阿德福韦酯	恩替卡韦	替比夫定	替诺福韦
1年后 ALT 正常						
HBeAg 阳性	39%	41%~75%	48%~61%	68%	77%	68%
HBeAg 阴性	34%~38%	62%~79%	48%~77%	78%	74%	76%
HBsAg 消失						
1年	3%~4%	≤1%	0%	2%	<1%	3%
>1年	约1年治疗后，5年时可达12%	无数据	5年时达5%	6年时达6%	无数据	5年时达8%
1年后组织学改善（HAI 下降>2分）						
HBeAg 阳性	6个月后38%	49%~62%	53%~68%	72%	65%	74%
HBeAg 阴性	6个月后48%	61%~66%	64%	70%	67%	72%
病毒耐药	无	1年时15%~30%，5年时70%	1年时无，5年时29%	1年时≤1%ᵉ，6年时1.2%ᵉ	1年时5%ᵉ，2年时22%ᵉ	1年时0%，8年时仍为0%
妊娠药物分级	C	Cᶠ	C	C	B	B

表 156-1　聚乙二醇干扰素（PEG-IFN）、拉米夫定、阿德福韦酯、恩替卡韦、替比夫定和替诺福韦用于治疗慢性乙型肝炎的比较[a]（续表）

特点	PEG-IFN[b]	拉米夫定	阿德福韦酯	恩替卡韦	替比夫定	替诺福韦
1 年费用（美元）	约 18 000	约 2500	约 6500	约 8700[g]	约 6000	约 6000

[a] 总体而言，用于比较的数据源于各自药物与安慰剂对比的临床注册试验；除个别情况外，以上数据并不来源于药物间头对头研究。因此应应谨慎解读其相对优势和劣势。

[b] 尽管被获准用于治疗慢性乙型肝炎治疗方案是给予普通 α- 干扰素每周 3 次，但是，其已被每周用药 1 次。且更具疗效的聚乙二醇干扰素取代。普通 α- 干扰素并不优于聚乙二醇干扰素。

[c] 临床有效性试验中的用药疗程，其用于临床实践可能有所变化。

[d] 由于计算有机生成的随机错误造成第二年临床药物试验中药物与安慰剂分配不当，其 1 年后 HBeAg 血清转化率基于正确给予阿德福韦酯的小样本人群估测（Kaplan-Meier 分析）。

[e] 拉米夫定前药者，1 年时 7%，4 年时 43%。

[f] 尽管安全性是 C 类，但是拉米夫定用于 HIV/AIDS 妊娠女性具有广泛的安全性数据。

[g] 拉米夫定失效患者大约为 17 400 美元。

缩略词：ALT，谷丙转氨酶；HAI，肝组织炎症活动指数；HBeAg，乙型肝炎 e 抗原；HBsAg，乙型肝炎表面抗原；HBV，乙型肝炎病毒；PCR，聚合酶链反应阳性，其靶抗原为细胞色素 P450 2D6（主要见于南欧）。Ⅲ型：缺乏 ANA 和抗 LKM，具有抗可溶性肝细胞抗原抗体（SLA），临床上与 Ⅰ型相似。分型标准由制定自身免疫性肝炎诊断标准的国际协作组提出。

■ 临床表现

经典型自身免疫性肝炎（Ⅰ型）：80% 为女性，30 ～ 50 岁多发。1/3 的患者表现类似于急性病毒性肝炎。隐匿性发作占 2/3，表现为进展性黄疸、食欲不良、肝大、腹痛、鼻出血、发热、乏力、闭经。可出现肝硬化，如不经治疗，5 年死亡率 > 50%。

■ 肝外表现

皮疹、关节炎、干燥性角膜炎、甲状腺炎、溶血性贫血、肾炎。

■ 血清学检查

γ - 球蛋白升高、类风湿因子阳性、抗 SMA 阳性（40% ～ 80%）、ANA 阳性（20% ～ 50%）、抗线粒体抗体阳性（10% ～ 20%）。酶免疫测定法检测抗 HCV 可呈假阳性，HCV-RNA 测定则不会如此，部分患者 p-ANCA 阳性。Ⅱ型：抗 LKM 阳性。

治疗　自身免疫性肝炎

80% 患者治疗有效，但是无法免于进展为肝硬化。基础治疗是泼尼松或泼尼龙 20 ～ 60 mg PO qd，数周后逐渐减量至 10 ～ 20 mg/d；一般与硫唑嘌呤 50 mg/d 合用，以减少糖皮质激素用量和避免相关不良反应。服药后症状可迅速改善，肝功能改善耗时数周或数月，其后的肝组织学改善（肝活检呈轻度慢性肝炎改变或正常）则需要 18 ～ 24 个月。治疗需要至少维持 12 ～ 18 个月。其中至少半数患者会复发。大多数患者需要小剂量糖皮质激素或硫唑嘌呤 2 mg/（kg·d）维持治疗。其他免疫抑制剂亦已用于难治性病例。

表 156-2　慢性乙型肝炎的推荐治疗方案 ª

HBeAg	临床分期	HBV-DNA（IU/ml）	ALT	治疗推荐
阳性	b	> 2×10⁴	≤ 2×ULN^c, d	无需治疗，随访监测；对于年龄 > 40 岁、具有肝癌家族史和（或）肝活检有助于决策治疗，ALT 持续升高达到正常值上限 2 倍的患者，治疗 e
	慢性肝炎	> 2×10⁴d	> 2×ULN^d	治疗 e
	肝硬化代偿期	> 2×10³	<或> ULN	口服药物治疗 e，无需 PEG-IFN
		< 2×10³	> ULN	考虑治疗 f
	肝硬化失代偿期	可检出	<或> ULN	口服药物 g 治疗 e，无需 PEG-IFN；肝移植
		未能检出	<或> ULN	观察；肝移植
阴性	b	≤ 2×10³	≤ ULN	携带者；无需治疗
	慢性肝炎	> 10³	（1～>2）×ULN^d	考虑肝活检；如果肝活检提示中重度炎症或纤维化给予治疗 h, i
	慢性肝炎	> 10⁴	> 2×ULN^d	治疗 h, i
	肝硬化代偿期	> 2×10³	<或> ULN	口服药物治疗 e，无需 PEG-IFN
		< 2×10³	> ULN	考虑治疗 f
	肝硬化失代偿期	可检出	<或> ULN	口服药物 g 治疗 b，无需 PEG-IFN；肝移植
		未能检出	<或> ULN	观察；肝移植

a 依据美国肝病研究协会临床指南（AASLD）。除胸腔注内容外，其余与欧洲肝脏研究协会（EASL）指南相似。

b 肝病倾向于轻度或非临床活动状态；多数患者无须接受肝活检。

c 此种情况在在出生时感染的亚洲患者中常见，一直持续长达数十年。

d 根据 EASL 指南，如果 HBV-DNA > 2×10³ IU/ml 且 ALT > ULN 则启动治疗。

e 高度对抗耐药的强效口服药物（恩替卡韦或替诺福韦）或 PEG-IFN 可作为一线用药（详见正文）。这类口服药（非 PEG-IFN）可用于 IFN 难治 / 不耐受和免疫缺陷患者。PEG-IFN 可每周给予皮下注射 1 次，疗程 1 年；口服药物则每日服用，至少维持 1 年，并且随后无限期持续用药或直至 HBeAg 血清转换后至少维持 6 个月。

f 根据 EASL 指南，肝硬化代偿期患者具有任何可被检出的 HBV-DNA 水平，即使 ALT 正常，也建议治疗。多数协会建议长期治疗，即使是 HBeAg 阴性患者出现血清学转化之后。

g 由于出现耐药可导致失去抗病毒的获益，造成肝硬化失代偿期情进一步恶化，因此推荐低耐药方案——恩替卡韦或替诺福韦单药治疗，或更常见耐药的拉米夫定（或替比夫定）联合阿德福韦酯治疗，需尽快完成治疗。

h HBeAg 血清转换并非此比列，因此治疗目标是抑制 HBV-DNA 载量，维持正常 ALT 水平。PEG-IFN 每周皮下注射持续 1 年；依德治疗后同隔 6 个月来确定持久应答应谨填，因为大多数应答反应将在随后应将消失。口服药物，如恩替卡韦或替诺福韦，均是每日口服，通常是长期用药，或直至出现 HBsAg 血清转换同时伴随病毒学。生化指标应答，但这一情况极为少见。

i 老年患者及严重肝纤维化患者，建议降低 HBV-DNA 阈值至 > 2×10³ IU/ml。

缩略词： ALT, 谷丙转氨酶；HBeAg, 乙肝 e 抗原；HBV, 乙肝病毒；PEG-IFN, 聚乙二醇干扰素；ULN, 正常值上限

第157章
肝硬化和酒精性肝病

（赵晓蕾　译　王雪梅　审校）

肝硬化

肝硬化为组织病理学定义。其病因、临床特征和并发症繁多。肝硬化时，肝脏组织结构破坏伴假小叶形成，继而出现肝纤维化，并导致肝功能损害。

■ 病因（表157-1）

■ 临床表现

肝硬化可无症状，直至外科手术中才被偶然发现。

症状

厌食、恶心、呕吐、腹泻、右上腹隐痛、疲乏、虚弱、发热、黄疸、闭经、阳痿、不孕。

体征

蜘蛛痣、肝掌、黄疸、巩膜黄染、腮腺和泪腺肿大、杵状指（趾）、Dupuytren 挛缩、男性乳房发育、睾丸萎缩、肝脾肿大、腹水、消化道出血（静脉曲张）、肝性脑病。

表 157-1　肝硬化的病因

酒精	心源性肝硬化
慢性病毒性肝炎	遗传代谢性肝硬化
乙型肝炎	血色病
丙型肝炎	Wilson 病
自身免疫性肝炎	α_1- 抗胰蛋白酶缺乏症
非酒精性脂肪性肝炎	囊性纤维化
胆汁性肝硬化	隐源性肝硬化
原发性胆汁性肝硬化	
原发性硬化性胆管炎	
自身免疫性胆管病	

实验室检查

贫血（失血时呈小细胞性贫血，叶酸缺乏时呈大细胞性贫血，合并溶血性贫血时称 Zeive 综合征），全血细胞减少（脾功能亢进），凝血酶原时间延长，罕见显性弥散性血管内凝血，低钠血症，低钾性碱中毒，糖代谢紊乱，低白蛋白血症。

■ 诊断性检查

取决于临床情况。血清学：HBsAg、抗 HBc 抗体、抗 HBs 抗体、抗 HCV 抗体、抗 HDV 抗体、铁、总铁结合力、铁蛋白、抗线粒体抗体（AMA）、平滑肌抗体（SMA）、抗肝／肾微粒体抗体（anti-LKM）、抗核抗体（ANA）、铜蓝蛋白、α_1 抗胰蛋白酶（包括表型分析）；腹部多普勒超声、CT 或 MRI（可显示肝硬化、脾大、侧支循环及静脉血栓）。确定诊断通常依据肝活检（经皮、经颈静脉或开腹）。

■ 并发症（表 157-2 和第 44、45 和 158 章）

Child-Pugh 评分系统可用于评价肝硬化的严重程度和其并发症风险（表 157-3）。

■ 酒精性肝病

大量饮酒可引起脂肪肝、酒精性肝炎及肝硬化。由于肝硬化致死者，其中 40% 为酒精性肝硬化。患者大多否认大量饮酒史。病情严重者（肝炎、肝硬化）常与酒精摄入 160 g/d，并持续 10 ～ 20 年相关。女性较男性更为易患，摄入更少酒量就可进展为严重肝病。

表 157-2　肝硬化的并发症

门静脉高压	凝血功能障碍
食管胃底静脉曲张	凝血因子缺乏
门脉高压性胃病	纤维蛋白分解
脾大，脾功能亢进	血小板减少症
腹水	骨病
自发性细菌性腹膜炎	骨质缺乏
肝肾综合征	骨质疏松
1 型	软骨病
2 型	血液学异常
肝性脑病	贫血
肝肺综合征	溶血
门脉性肺动脉高压	血小板减少症
营养不良	中性粒细胞减少症

表 157-3　肝硬化的 Child-Pugh 分级

临床及生化指标	单位	1	2	3
血清胆红素	μmol/L	< 34	34 ～ 51	> 51
	mg/dl	< 2.0	2.0 ～ 3.0	> 3.0
血清白蛋白	g/L	> 35	30 ～ 35	< 30
	g/dl	> 3.5	3.0 ～ 3.5	< 3.0
凝血酶原时间	延长秒数	0 ～ 4	4 ～ 6	> 6
	INR	< 1.7	1.7 ～ 2.3	> 2.3
腹水		无	容易控制	难治性
肝性脑病		无	轻度	重度

注：Child-Pugh 评分是这五项指标的分数之和，范围为 5 ～ 15 分。Child-Pugh 分级可分为 A 级（5 ～ 6 分），B 级（7 ～ 9 分），C 级（10 分及以上）。肝硬化失代偿期评分在 7 分及以上（B 级）。这个程度被认定为进入肝移植等候名单的标准

乙型肝炎和丙型肝炎可作为本病进展的协同因素。营养不良也可加速肝硬化进展。

■ 脂肪肝

常表现为无症状的肝大和肝脏生化检查轻度增高。戒酒可逆转病程，而避免导致肝硬化。

■ 酒精性肝炎

临床表现可无症状或严重至肝衰竭伴有黄疸、腹水、消化道出血及肝性脑病。典型表现包括纳差、恶心、呕吐、发热、黄疸及轻度肝肿大。偶有胆汁淤积，其临床表现似胆道梗阻。谷草转氨酶（AST）多 < 400 U/L，且为谷丙转氨酶（ALT）的 2 倍以上；可有胆红素和 WBC 升高。诊断依据肝活检的病理发现：肝细胞肿胀、酒精性玻璃样变性（Mallory 小体）、多核中性粒细胞浸润、肝细胞坏死及中央静脉周围纤维化。

■ 酗酒导致的其他代谢性改变

NADH/NAD 比值升高导致乳酸血症、酮症酸中毒、高尿酸血症、低血糖症、低镁血症及低磷血症。另外，还可造成线粒体功能障碍，诱导微粒体酶而改变药物代谢，脂质过氧化致使膜损伤，以及高代谢状态。酒精性肝炎的许多表现归因于乙醛和细胞因子（由于内毒素清除功能受损释放的 IL-1、IL-6 和 TNF）的毒性作用。

■ 不良预后因素

酒精性肝炎的危重患者 30 天内死亡率 > 50%。重度酒精性肝炎患者的特征：PT > 5 倍正常值、胆红素 > 137 μmol/L（> 8 mg/dl）、低蛋白血症、氮质血症。下述公式（Maddery 辨别函数）可用于判断预后：4.6× ［PT 测量值（s）－ PT 正常值（s）］＋血清胆红素（mg/dl）。其分值 ≥ 32 分以上提示预后不良。终末期肝病模型（MELD）评分 > 21 也与酒精性肝炎死亡率显著增高相关。腹水、静脉曲张出血、肝性脑病及肝肾综合征均预示不良预后。

治疗 ｜ **酒精性肝病**

戒酒至关重要。每天摄入总热量 8500 ～ 12500kJ（2000 ～ 3000 kcal），其中蛋白质含量 1 g/kg（肝性脑病者酌减）。每日摄入多种维生素、硫胺素 100 mg、叶酸 1 mg。纠正钾、镁、磷缺乏。必要时输注压积红细胞、血浆。监测血糖（严重肝病可出现低血糖症）。重症酒精性肝炎定义为 Maddery 辨别函数 > 32 或 MELD 评分 > 21，应给予泼尼松 40 mg/d 或泼尼龙 32 mg/d PO 4 周，随后逐步减量。一项临床试验显示己酮可可碱可改善预后，其主要是减少肝肾综合征，但是随后的试验并未能发现用药后增加获益。对于符合特定条件的终末期肝硬化患者，可考虑肝移植。

原发性胆汁性肝硬化（PBC）

PBC 是进展性的非化脓性、破坏性肝内胆管炎。好发于女性，中位发病年龄 50 岁。患者表现为无症状性碱性磷酸酶升高（预后较好）；或由于胆汁分泌障碍导致皮肤瘙痒与进行性黄疸，最终发展至肝硬化和肝衰竭。

■ 临床表现

皮肤瘙痒、乏力、黄疸、睑黄瘤、黄色瘤、骨质疏松、脂肪泻、皮肤色素沉着、肝脾肿大和门静脉高压；血清碱性磷酸酶、胆红素、胆固醇和 IgM 升高。

■ 伴随疾病

干燥综合征、其他结缔组织病、甲状腺炎、肾小球肾炎、恶性贫血和肾小管酸中毒。

■ 诊断

90% 患者抗线粒体抗体（AMA）阳性（靶抗原为丙酮酸脱氢酶复合体和其他 2- 氧戊二酸脱氢酶复合体）。肝活检对于诊断 AMA 阴性的 PBC 最为重要。PBC 组织学上分为 4 期：Ⅰ期——小叶间胆管破坏，肉芽肿形成；Ⅱ期——胆管增生；Ⅲ期——纤维化；Ⅳ期——肝硬化。

■ 预后

与年龄、血清胆红素、血清白蛋白、凝血酶原时间和水肿程度相关。

治疗　原发性胆汁性肝硬化

每日熊去氧胆酸 13 ～ 15 mg/kg 已经证实可改善疾病的生化和组织学表现。愈早治疗，其疗效反应愈好。考来烯胺 4 g 餐中口服可缓解皮肤瘙痒；难治性患者可考虑应用利福平、纳曲酮和血浆置换。骨质疏松者给予钙、维生素 D 和二膦酸盐。疾病终末期考虑肝移植。

肝移植

慢性不可逆的进展性肝病，无禁忌证或暴发性肝衰竭无其他可替代治疗者，可考虑肝移植（表 157-4）。

■ 禁忌证（表 157-5）

■ 供者的选择

匹配 ABO 血型相容性及肝脏大小（可修剪移植物，尤其在儿童中）。要求供者 HIV、乙型肝炎、丙型肝炎检测阴性。活体肝移植越来越普遍，其将健康成人供者的右肝叶移植至成人受者。活体肝左叶移植占所有儿童肝移植的 1/3。

■ 免疫抑制

各种联合方案，包括他克莫司或环孢素和糖皮质激素、西罗莫司、霉酚酸酯或 OKT3（单克隆抗胸腺细胞球蛋白）。

■ 移植后并发症

供肝功能障碍（原发性无功能、急性或慢性排斥反应、缺血、肝动脉血栓形成、胆道梗阻或胆瘘、原发疾病复发）；感染（细菌、

表 157-4　肝移植适应证

儿童	成人
胆道闭锁	原发性胆汁性肝硬化
新生儿肝炎	继发性胆汁性肝硬化
先天性肝纤维化	原发性硬化性胆管炎
Alagille 综合征 [a]	自身免疫性肝炎
Byler 病 [b]	Caroli 病 [c]
$α_1$ 抗胰蛋白酶缺乏症	隐源性肝硬化
遗传性代谢缺陷病	慢性肝炎伴肝硬化
Wilson 病	肝静脉血栓
酪氨酸血症	暴发性肝炎
糖原贮积病	酒精性肝硬化
溶酶体贮积病	慢性病毒性肝炎
原卟啉病	原发性肝细胞性恶性肿瘤
Crigler-Najjar 病 I 型	肝腺瘤
家族性高胆固醇血症	非酒精性脂肪性肝炎
原发性高草酸尿症 I 型	家族性淀粉样多神经病
血友病	

[a] 肝动脉发育异常、胆管缺乏及先天畸形，包括肺动脉瓣狭窄。
[b] 肝内胆汁淤积、进展性肝衰竭及精神发育迟缓。
[c] 肝内胆管的多发囊性扩张

表 157-5　肝移植禁忌证

绝对禁忌证	相对禁忌证
未控制的肝胆外感染	年龄 > 70 岁
未经治疗的脓毒血症	既往重大肝胆外科手术史
先天畸形无法纠正且寿命限制	门静脉血栓
精神活性物质或酒精滥用	非肝病所致的肾衰竭
严重的心肺疾病	既往肝胆外恶性肿瘤（不包括非黑素瘤皮肤癌）
肝胆外恶性肿瘤（不包括非黑素瘤皮肤癌）	重度肥胖
肝转移癌	严重的营养不良 / 过剩
胆管癌	药物依从性不良
艾滋病	HIV 血清学阳性未能控制病毒复制或 CD4 < 100/$μl$
致命的系统性疾病	肝病并发脓毒血症 继发于肺内右向左分流的严重低氧血症（PO_2 < 50 mmHg） 严重的肺动脉高压（平均肺动脉压力 > 35 mmHg） 未控制的精神障碍

病毒、真菌、机会性感染）；肾功能不全；神经精神性疾病、心血管并发症、肺功能损伤。

■ 成功率

目前，5 年生存率＞ 60%，成功率降低见于一些特殊情况（如慢性乙型肝炎、肝细胞癌）。

第 158 章
门静脉高压

（邓利华　译　王智峰　审校）

门静脉高压指肝静脉压力梯度上升＞ 5 mmHg，由于肝硬化时肝内血流阻力增加，协同内脏血管床扩张造成肝血流增加所致，是肝硬化（第 157 章）的并发症之一。

■ 分类（表 158-1）

■ 并发症

门静脉高压的主要并发症包括食管胃底静脉曲张破裂出血、腹水（第 45 章）、脾功能亢进、肝性脑病、自发性腹膜炎（第 45 章）、肝肾综合征（第 45 章）及肝癌（第 72 章）。

食管胃底静脉曲张

约 1/3 的肝硬化患者存在食管胃底静脉曲张，而其中 1/3 的患者会发生上消化道出血。食管胃底静脉曲张所致出血可危及生命，出血风险与静脉曲张的范围与部位、门静脉高压的程度（压力＞ 12 mmHg）以及肝硬化的严重程度相关（可依据 Child-Pugh 分级进行评定，表 157-3）。

■ 诊断

对于疑似或已知存在门脉高压患者，可选用经食管胃镜检查作为评价上消化道出血的措施。腹腔干及肠系膜动脉造影用于因上消

表 158-1 门脉高压的分类

肝前性
　门静脉血栓形成
　脾静脉血栓形成
　巨脾（Banti 综合征）
肝性
　窦前性
　　血吸虫病
　　先天性肝纤维化
　窦性
　　各种原因所致的肝硬化
　　酒精性肝病
　窦后性
　　肝窦梗阻（静脉闭塞综合征）
肝后性
　布-加综合征
　下腔静脉滤器植入
　心源性
　　限制型心肌病
　　缩窄性心包炎
　　严重的充血性心力衰竭

化道大量出血而无法进行内镜检查的患者，以及评价门静脉分支开放情况。超声多普勒和 MRI 也可用于评价门静脉系统。

治疗　食管胃底静脉曲张

消化道出血的常规治疗措施详见第43章。

控制急性出血

根据实际临床情况及所具备条件选择合适的方案。

1. 内镜下介入治疗是控制急性出血的一线方案。超过90%的病例使用内镜下曲张静脉套扎（EVL）成功止血。然而，若曲张静脉延展至胃近端，EVL 的成功率降低。一些内镜医师采用曲张静脉硬化剂注射作为首选治疗，尤其是出血量较大的患者。

2. 血管收缩剂：生长抑素或奥曲肽（50～100 μg/h 持续静脉滴注）。

3. 气囊压迫（三腔二囊管）：可应用于无条件及时进行内镜治疗，或在内镜治疗前需预先维持生命体征平稳的患者。其并发症包括咽部阻塞、窒息、误吸及食管溃疡形成。鉴于此，一般仅在大量出血、血管加压素和（或）内镜治疗失败的患者中使用。

4. 经颈静脉肝内体分流术（TIPS）：经放射介入技术建立门静脉与腔静脉之间的分流通道，仅用于其他治疗措施失败时，其风险包括诱发肝性脑病（20%～30%）、分流通道狭窄或梗阻（30%～60%），以及感染。

预防再次出血

1. EVL：应重复进行以完全消除曲张的静脉。

2. 普萘洛尔或纳多洛尔：非选择性 β 受体阻滞剂可降低门静脉压力，降低曲张静脉出血的风险，减少出血的死亡率。

3. TIPS：对药物治疗失败并等待肝脏供者的肝移植患者而言，可发挥"桥梁"治疗作用。

4. 外科门体分流术：随着 TIPS 的出现，外科手术的应用逐渐减少；可考虑应用于肝合成功能较好的患者。

预防首次出血

对于曲张静脉出血风险较高的患者，可预防性进行 EVL 和（或）使用非选择性 β 受体阻滞剂。

肝性脑病

在肝功能衰竭的基础上出现的意识状态和认知功能的异常，可呈急性可逆性或慢性进展性表现。

■ 临床表现

表现为认知功能下降、言语不清、性格改变（其中包括变得暴力且难以控制）、嗜睡并难以唤醒及扑翼样震颤。最终可进展至昏迷，初期对外界剧烈刺激仍有反应，而后期反应消失。

■ 病理生理学

由于肝分流和其体积减小、未经肝清除的肠源性神经毒素直接到达大脑，引发肝性脑病症状。肝性脑病的患者中，血氨水平通常升高，但其幅度与肝脏疾病严重程度的相关性较差。其他可加重肝性脑病的复合物包括假性神经递质和硫醇类物质。

■ 诱发因素

包括消化道出血、氮质血症、便秘、高蛋白饮食、低钾性碱中毒、中枢神经系统镇静剂（如苯二氮䓬类及巴比妥类药物）、低氧血症、高碳酸血症、脓毒血症。

治疗 肝性脑病

去除诱因，纠正电解质紊乱。乳果糖（非吸收性双糖）是主要治疗药物，可酸化肠道环境及导泻，其治疗目标是保持患者每日 2～3 次软便。无法耐受乳果糖的患者，可口服吸收性较差的抗生素以降低肠道细菌产氨。新霉素及甲硝唑交替使用可减少单用各药的不良反应；近来亦使用利福昔明治疗。补充锌剂也可有助于治疗。符合适应证的患者可行肝移植术。

第12篇 过敏、临床免疫及风湿病学

第159章
速发型超敏反应性疾病

（李雪 译 粟占国 审校）

■ 定义

由于致敏的嗜碱性粒细胞和肥大细胞接触相应抗原（过敏原）后，IgE 介导释放炎性介质所致。相关疾病包括：过敏反应（第28章）、过敏性鼻炎、荨麻疹、哮喘及湿疹性（特应性）皮炎。

■ 病理生理

IgE 与肥大细胞和嗜碱性粒细胞表面的高亲和力受体结合。抗原和 IgE 交联后激活细胞，致使细胞内贮存和新合成的炎性介质释放（图 159-1）。这些炎性介质与速发型过敏反应中的许多病理生理反应相关，如血管扩张、血管通透性增加、平滑肌收缩、中性粒细胞和其他炎性细胞趋化。各类过敏反应的临床表现与炎性介质释放的解

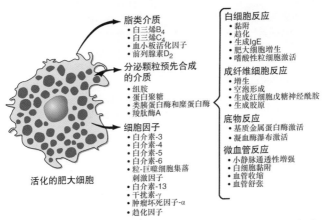

脂类介质
- 白三烯B₄
- 白三烯C₄
- 血小板活化因子
- 前列腺素D₂

分泌颗粒预先合成的介质
- 组胺
- 蛋白聚糖
- 类胰蛋白酶和糜蛋白酶
- 羧肽酶A

细胞因子
- 白介素-3
- 白介素-4
- 白介素-5
- 白介素-6
- 粒-巨噬细胞集落刺激因子
- 白介素-13
- 干扰素-γ
- 肿瘤坏死因子-α
- 趋化因子

活化的肥大细胞

白细胞反应
- 黏附
- 趋化
- 生成IgE
- 肥大细胞增生
- 嗜酸性粒细胞激活

成纤维细胞反应
- 增生
- 空泡形成
- 生成红细胞戊糖神经酰胺
- 生成胶原

底物反应
- 基质金属蛋白酶激活
- 凝血酶瀑布激活

微血管反应
- 小静脉通透性增强
- 白细胞黏附
- 血管收缩
- 血管舒张

图 159-1 小鼠中 IgE 依赖性激活的肥大细胞生成上述三类生物活性介质，可相继引起多种靶细胞效应，导致急性和持续性的炎症反应

剖学区域和时相密切相关。

荨麻疹和血管性水肿

■ 定义

荨麻疹和血管性水肿可以单独或共同发生。荨麻疹仅累及真皮的表面部分，表现为局限隆起于皮肤的风团，伴有瘙痒，其边缘清楚，中心呈苍白色。血管性水肿可累及深层皮肤和皮下组织，其特点是剧烈肿胀，疼痛比瘙痒更突出。持续时间 < 6 周的复发性荨麻疹和（或）血管性水肿属于急性发作，超过此期限则属于慢性持续。

■ 分类、病因学和病理生理

荨麻疹-血管性水肿的分类侧重于其发病机制，同时利于鉴别诊断（表 159-1）。急性荨麻疹通常是由接触食物、环境或药物致敏原或病毒感染所引起的。慢性荨麻疹通常为特发性，伴有其他病因，如物理刺激。高达 45% 的慢性荨麻疹患者具有自身免疫原因，包括针对 IgE 或 Fc ε RI α 链的自身抗体。遗传性血管性水肿（HAE）是一种完全外显的常染色体显性遗传疾病，由于 SERPING1 基因突变引起 C1 抑制剂（C1INH）缺乏（1 型，85% 的患者）或蛋白失功能（2 型）所致。

表 159-1　荨麻疹和（或）血管性水肿的分类

急性	慢性
药物反应	特发性—具有自身免疫因素参与
非甾体抗炎药、静脉注射造影剂、	结缔组织病—荨麻疹性血管炎
血管紧张素转化酶（ACE）抑	物理刺激
制剂等	皮肤划痕症
食物	胆碱能性荨麻疹
吸入或接触环境过敏原	振动、寒冷、压力、水（水源性）
输血反应	阳光（日光性）
昆虫	肥大细胞增多症 / 着色性荨麻疹
感染—病毒、细菌、寄生虫	遗传性
	遗传性血管性水肿（HAE）
	家族性寒冷性荨麻疹
	C3b 抑制剂缺乏
	Muckle-Wells 综合征
	Schnitzler 综合征
	高嗜酸性细胞综合征
	Gleich 综合征

■ 诊断

依据病史，尤其是潜在致敏原的暴露和（或）摄入史，以及病变的持续时间。荨麻疹在 12 ～ 36 h 内成批出疹，随着新皮损的出现，旧皮损逐渐消失。物理性荨麻疹中，单个皮损通常持续＜ 2 h。持续＞ 36 h，导致瘢痕形成且疼痛甚于瘙痒的病变需要进行皮肤活检以明确是否为荨麻疹性血管炎。血管性水肿最常见的部位是眶周和口周；上呼吸道血管性水肿可能危及生命。家族史、无瘙痒或荨麻疹性皮损、胃肠道受累并伴有绞痛和喉水肿发作提示 HAE。

- 针对食物和（或）吸入性过敏原进行皮试。
- 对于物理性荨麻疹，直接行激发试验。
- 实验室检查：推荐完善全血细胞计数及分类（嗜酸性粒细胞增多症）、TSH、红细胞沉降率（血沉）检测。疑似 HAE 者进行 C1INH 和补体水平检测。根据病史进行进一步检查：血清过敏原特异性 IgE、肥大细胞、冷球蛋白、肝炎检测、自身抗体筛查。
- 必要时皮肤活检。

■ 鉴别诊断

特应性皮炎、接触性过敏反应、皮肤肥大细胞增生症（色素性荨麻疹）、系统性肥大细胞增生症。

■ 预防

尽可能明确及避免接触过敏原。

治疗 荨麻疹和血管性水肿

- H_1 抗组胺药，如氯苯吡胺、苯海拉明；或低 / 无镇静作用抗组胺药，如氯雷他定、地氯雷他定、非索非那定、西替利嗪、左西替利嗪。
- H_2 抗组胺药，如雷尼替丁、法莫替丁、西咪替丁。
- 具有抗组胺特性的传统药物：多塞平、赛庚啶、安泰乐（H_1 抗组胺药不适用时）。
- 可联合白三烯受体拮抗剂，如孟鲁司特 10 mg qd 或扎鲁斯特 20 mg bid。
- 抗 IgE 单克隆抗体（奥马珠单抗）：用于长效 H_1 抗组胺药 qid 联合白三烯受体拮抗剂治疗无效的慢性荨麻疹患者。
- 局部使用糖皮质激素对于荨麻疹和（或）血管性水肿无效。

- 考虑到长期使用的不良反应，避免全身用糖皮质激素治疗特发性、过敏性或物理性荨麻疹，可考虑用于荨麻疹性血管炎、特发性血管性水肿伴 / 不伴荨麻疹，或是经其他治疗无效的慢性荨麻疹。
- 提纯或重组 C1INH 蛋白的输注被批准用于预防 HAE 急性发作；缓激肽 2 受体拮抗剂（艾替班特 Icatibant）或激肽释放酶抑制剂（艾卡拉肽 Ecallantide）可用于急性 HAE。

过敏性鼻炎

■ 定义

典型表现为打喷嚏、流涕和鼻塞，伴结膜和鼻咽部痒感、流泪，由接触过敏原所致。北美地区的患病率为 10% ～ 20%，发病高峰在 40 ～ 50 岁，患病率 > 30%。季节性的过敏性鼻炎多由花粉暴露诱发；接触室内粉尘和动物皮屑所诱发的过敏性鼻炎可在 1 年内不间歇发作。

■ 病理生理

侵入鼻腔的花粉和其他致敏原黏附在过敏个体的鼻黏膜上，导致 IgE 依赖的肥大细胞激活，释放炎症介质引起黏膜充血、水肿和渗液。

■ 诊断

具有症状与特定地点内植物季节性花粉传播时间相关的确切病史；特别注意其他潜在的致敏原。

- 体格检查：鼻黏膜水肿或充血；可能发现鼻息肉；球结膜可见炎症或水肿；伴有其他变态反应的临床表现（如支气管哮喘、湿疹）。
- 针对吸入性和（或）食物过敏原皮试。
- 鼻腔分泌物涂片可见大量嗜酸性粒细胞。
- 血清总 IgE 和特异性 IgE（免疫法测定）可升高。

■ 鉴别诊断

血管舒缩性鼻炎、上呼吸道感染、暴露于刺激性因素、妊娠鼻黏膜水肿、药物性鼻炎、非过敏性鼻炎伴嗜酸性粒细胞增多和 α - 肾上腺素能激动剂引起的鼻炎。

■ 预防

识别及避免接触过敏原。

> ### 治疗 过敏性鼻炎
>
> - 传统抗组胺药（如氯苯吡胺、苯海拉明）疗效显著，但可引起嗜睡和精神运动障碍，包括手眼协调性减低、驾驶能力受损等。新型抗组胺药（如非索非那定、氯雷他定、长效氯雷他定、西替利嗪、左西替利嗪、奥洛他定、比拉斯汀和氮卓斯汀）疗效同样显著，且嗜睡作用较弱，阻断 H_1 受体的特异性更高。
> - 口服拟交感药，如伪麻黄碱；但此类药物可加重高血压；联合使用抗组胺药/解充血药可减少不良反应。
> - 谨慎使用局部缩血管药物，其停药后可致病情反跳，长期使用可引起慢性鼻炎。
> - 鼻内局部使用糖皮质激素，可达到70%的总体症状缓解。
> - 局部使用色甘酸钠，每鼻孔 1～2 喷 qid。
> - 其他局部用药，如氮卓斯汀、异丙托溴铵。
> - 孟鲁司特获准用于季节性和常年性鼻炎。
> - 如果保守治疗效果不理想，可行脱敏疗法。

系统性肥大细胞增生症

■ 定义

以肥大细胞克隆性增生为特点的系统性疾病，大多数病例呈惰性和良性。病变主要累及骨髓、皮肤、胃肠道黏膜和肝脾。分类包括皮肤肥大细胞增生症及其变异型、五种系统性类型（惰性、冒烟型、伴发其他克隆性血液病、侵袭性、肥大细胞白血病）和罕见的肥大细胞肉瘤。

■ 病理生理和临床表现

系统性肥大细胞增生症的临床表现归因于组织被大量肥大细胞浸润，引起组织反应（纤维化），并释放生物活性物质在局部引起色素性荨麻疹、痉挛性腹痛、胃炎、消化性溃疡等；在远处引起头痛、皮肤瘙痒、面部潮红、血管萎陷等。临床表现可由酒精、温度变化、压力、使用麻醉剂和非甾体抗炎药等诱发加重。

■ 诊断

　　根据患者的临床表现和实验室检查可疑诊为系统性肥大细胞增生症，但是只有通过组织活检（一般是骨髓活检）可确定诊断。系统性肥大细胞增生症的诊断标准见表 159-2。血清类胰蛋白酶水平升高 > 50%。其他检查依据器官特异性表现展开。除外可能导致面部潮红的疾病（如类癌综合征、嗜铬细胞瘤）。

> ### 治疗　系统性肥大细胞增生症
>
> - H_1 和 H_2 抗组胺药。
> - 质子泵抑制剂用于治疗胃酸分泌过多。
> - 腹泻和腹痛可口服色甘酸钠。
> - 阿司匹林可抑制前列腺素 D_2（PGD_2），用于严重潮红者。
> - 全身用糖皮质激素可改善吸收障碍，但常出现各类不良反应。
> - 米托司林、IFN-α 或克拉屈滨等肥大细胞减瘤治疗通常用于晚期、非惰性患者。
> - 对于肥大细胞白血病给予化疗。
> - 造血干细胞移植对其中少部分严重肥大细胞增生症患者有效。

表 159-2　系统性肥大细胞增生症的诊断标准 [a]

主要标准：在骨髓或其他皮肤外组织中可见多灶性肥大细胞浸润聚集（形成 > 15 个肥大细胞 / 聚集灶）
次要标准：
1. 肥大细胞形态异常（梭形，双叶核或多叶核或偏心细胞核，胞质中异染颗粒不明显）
2. 肥大细胞表型异常，表达 CD25（IL-2 受体 α 链）和（或）CD2
3. 在外周血细胞、骨髓细胞或皮肤外组织中检出 KIT816 遗传密码子突变。
4. 血浆总胰蛋白酶 > 20 ng/ml。

[a] 诊断需满足一个主要标准及一个次要标准，或三个次要标准

第 160 章
原发性免疫缺陷病

（杨梦溪　译　栗占国　审校）

定义

　　原发性免疫缺陷病是一组遗传性疾病，其可涉及免疫反应的各个环节：包括固有免疫和适应性免疫、细胞分化、效应器功能和免疫调节（表 160-1）。由于缺陷的分子功能不同，原发性免疫缺陷病的结果不尽相同：各种常见病原体及机会致病菌的感染风险增加；引起过敏、淋巴细胞增殖和自身免疫反应等病理性免疫反应，以及增加罹患癌症的风险。感染的部位和场所以及致病微生物通常可以协助临床医生做出诊断。

诊断（表 160-2）

分类（表 160-1）

■ 固有免疫系统缺陷

　　约占所有原发性免疫缺陷病的 10%（表 160-1）。

■ 适应性免疫系统缺陷

T 淋巴细胞缺陷综合征

重症联合免疫缺陷病（SCID）

　　这是一组罕见的原发性免疫缺陷病，是由于固有免疫缺陷导致的严重的 T 细胞发育障碍。出生后 3 ～ 6 个月内即可发病。常见的临床表现为反复口腔念珠菌感染、生长发育受限、慢性腹泻及卡氏肺孢子虫感染。目前已确定的发病机制有以下五种：

- 细胞因子信号通路缺陷：最常见的 SCID，占 T 细胞和 NK 细胞缺乏患者的 40% ～ 50%。患者体内细胞因子（白介素 2、4、7、9、15、21）受体共用的 γ 链缺陷。由于 JAK3 蛋白激酶基因突变，原本见于 X 连锁 SCID 的表型也可呈常染色体隐性遗传的方式致病。

表 160-1　原发性免疫缺陷病的分类

固有免疫系统缺陷

- 吞噬细胞：
  - 生成障碍：严重的先天性中性粒细胞缺乏症（SCN）
  - 无脾
  - 黏附障碍：白细胞黏附缺陷病（LAD）
  - 清除障碍：慢性肉芽肿病（CGD）
- 固有免疫受体和信号转导：
  - Toll 样受体信号转导缺陷
  - 孟德尔遗传易感分枝杆菌病
- 补体缺陷：
  - 经典、旁路、凝集素途径
  - 裂解阶段

适应性免疫系统缺陷

- T 淋巴细胞
  - 发育不良　　　　　　　重症联合免疫缺陷病（SCID）
  - 存活、迁移及功能缺陷　DiGeorge 综合征

　　　　　　　　　　　　联合免疫缺陷病

　　　　　　　　　　　　高 IgE 综合征（常染色体显性遗传）

　　　　　　　　　　　　DOCK8 缺陷

　　　　　　　　　　　　CD40 配体缺陷病

　　　　　　　　　　　　Wiskott-Aldrich 综合征

　　　　　　　　　　　　共济失调-毛细血管扩张症和其他 DNA 修
　　　　　　　　　　　　　复缺陷病

- B 淋巴细胞
  - 发育不良　　　　　　　X 连锁及常染色体隐性遗传低丙种球蛋白
  - 功能缺陷　　　　　　　　血症

　　　　　　　　　　　　高 IgM 综合征

　　　　　　　　　　　　普通变异型免疫缺陷病（CVID）

　　　　　　　　　　　　IgA 缺乏症

调节缺陷

- 固有免疫　　　　　　　　自身炎症性综合征（不在本章叙述）

　　　　　　　　　　　　重症结肠炎

　　　　　　　　　　　　噬血细胞性淋巴组织细胞增生症（HLH）

- 适应性免疫　　　　　　　自身免疫性淋巴细胞增生综合征（ALPS）

　　　　　　　　　　　　自身免疫和炎症性疾病（IPEX、APECED）

缩略词：APFCED，自身免疫性多内分泌腺病伴念珠菌病和外胚层发育不良；IPEX，X 连锁免疫功能失调、多内分泌腺病及肠病综合征

表 160-2 诊断原发性免疫缺陷病（PID）的常用检查方法

检查方法	观察指标	PID
• 全血细胞计数和细胞形态学	中性粒细胞计数 [a] 淋巴细胞计数 [a] 嗜酸细胞增多症 Howell-Jolly 小体	↓重度先天性粒细胞缺乏症 ↑↑ LAD T 细胞免疫缺陷病 WAS、高 IgE 综合征 无脾
• 胸部 X 线片	胸腺影 肋软骨连接处	SCID、DiGeorge 综合征 腺苷脱氨酶缺乏症
• 骨平片	干骺端	软骨毛发发育不全
• 血清免疫球蛋白水平	IgG、IgA、IgM IgE	B 细胞免疫缺陷病 高 IgE 综合征 WAS、T 细胞免疫缺陷病
• 淋巴细胞表型	T、B 淋巴细胞计数	T 细胞免疫缺陷病 低丙种球蛋白血症
• 二氢罗丹明荧光法（DHR） 氯化硝基四氮唑蓝（NBT）法	PMN 产生的活性氧	慢性肉芽肿性疾病
• CH50、AP50	补体经典和旁路途径	补体缺陷病
• 腹部 B 超	脾脏大小	无脾

[a] 正常值随年龄改变，如 3 月龄时血淋巴细胞计数为 3000 ~ 9000/μl，成人为 1500 ~ 2500/μl。

缩略词：LAD，白细胞黏附缺陷病；PMN，多形核白细胞；SCID，重症联合免疫缺陷病；WAS，Wiskott-Aldrich 综合征

- 嘌呤代谢缺陷：约 20% SCID 患者由于 *ADA* 基因突变导致腺苷脱氨酶缺乏。

- T 细胞和 B 细胞受体重排缺陷：占 SCID 患者的 20% ~ 30%。主要缺陷包括重组酶激活基因（RAG-1、RAG-2）DNA 依赖性蛋白激酶、DNA 连接酶 4 及 Cernunnos 缺陷。

- 胸腺（前体）T 细胞受体信号调节缺陷：较为罕见，（前体）T 细胞受体和 CD45 相关的 CD3 亚基缺陷。

- 网状组织发育不良：极为罕见，腺苷酸激酶 2 缺陷导致。

治疗 ▷ 重症联合免疫缺陷病

根治性治疗有赖于造血干细胞移植（HSCT）。

其他 T 细胞相关性原发性免疫缺陷病

- DiGeorge 综合征：胸腺发育不良
- 高 -IgE 综合征
- CD40 配体缺陷病
- Wiskott-Aldrich 综合征
- 共济失调–毛细血管扩张症和其他 DNA 修复缺陷病

治疗 ▷ 其他 T 细胞免疫缺陷病

治疗较复杂，大部分尚处于研究阶段。HSCT 在某些疾病中有效。应严格避免接种活疫苗及输注含有活体 T 细胞成分的血制品。对于某些严重 T 细胞缺陷的患者，应预防性治疗卡氏肺孢子虫肺炎。

B 淋巴细胞缺陷综合征

B 淋巴细胞缺陷是最常见的原发性免疫缺陷病，占原发性免疫缺陷病的 60% ～ 70%。抗体形成缺陷的患者易患侵袭性化脓性细菌感染、反复鼻窦及肺部感染；完全无抗体形成（无丙种球蛋白血症）的患者易患播散性肠病毒感染，造成脑膜脑炎、肝炎以及皮肌炎样疾病。诊断主要依据血清免疫球蛋白水平。

- 无丙种球蛋白血症：85% 病例由于 X 连锁 Bruton 酪氨酸激酶基因（Btk）突变所致。
- 高 IgM 血症：大多数病例是由于 X 连锁编码 CD40 配体的基因缺陷。患者血清中 IgM 正常或升高，伴有 IgG 和 IgA 降低或缺乏。
- 普通变异型免疫缺陷病（CVID）：一组异质性综合征，表现为一种或多种血清同型免疫球蛋白水平降低。患病率约为 1/20 000。除了感染，相关症状还包括淋巴组织增生症、肉芽肿性病变、结肠炎、抗体介导的自身免疫性疾病以及淋巴瘤。
- 孤立性 IgA 缺乏症：最常见的免疫缺陷病，患病率约为 1/600。

大多数患者未见感染风险增加；抗 IgA 抗体的生成可导致输血或血浆时出现过敏反应；可进展为 CVID。

- 多糖抗原选择性抗体缺乏症。

治疗 | **B 淋巴细胞 / 免疫球蛋白缺陷综合征**

对于 IgG 缺陷的患者，根据感染情况应用免疫球蛋白替代治疗。

- 可静脉或皮下用药。静脉免疫球蛋白间隔 3 ～ 4 周给药一次，维持残留目标浓度 800 mg/ml。经皮下注射给药一般每周给药一次，也可根据个体情况进行调整，理想谷浓度应为 800 mg/dl。

■ 调节缺陷

罕见，但对其认识逐渐增加，是引起免疫系统稳态失调的原发性免疫缺陷病，同时可能致使感染风险增高（表 160-1）。

第 161 章
系统性红斑狼疮

（杨梦溪 译 栗占国 审校）

■ 定义及发病机制

病因不明，由自身抗体及免疫复合物沉积引起组织和细胞损伤的疾病。遗传、环境及性激素均与发病密切相关。病理机制包括 T 淋巴细胞与 B 淋巴细胞过度活化、生成特异性核抗原决定簇的自身抗体及 T 细胞功能异常。

■ 临床表现

90% 的患者为女性，多为育龄期女性，非洲裔美国人和非裔加勒比妇女的患病率最高。病程常常呈现急性加重与相对缓解交替。可累及任何器官系统，病情严重程度轻重不一。常见临床表现包括：

- 全身症状：疲乏、发热、倦怠和体重减轻。

- 皮肤：皮疹（尤其是颊部蝶形红斑）、光过敏、血管炎、脱发和口腔溃疡。
- 关节炎：炎性、对称性和非侵蚀性。
- 血液系统：贫血（可为溶血性贫血）、粒细胞减少、血小板减少、淋巴结肿大、脾大和动静脉栓塞。
- 心、肺：胸膜炎、心包炎、心肌炎和心内膜炎。由于动脉粥样硬化快速进展，患者罹患心肌梗死的风险增高。
- 肾炎：其分类主要依赖组织学表现。
- 胃肠道：腹膜炎和血管炎。
- 神经系统：器质性脑病、痫性发作、精神障碍和脑炎。

药物性狼疮

由药物诱发，多见于普鲁卡因酰、肼屈嗪、异烟肼、氯丙嗪、甲基多巴、米诺环素、抗肿瘤坏死因子 α 制剂，其临床表现及免疫改变与自发性系统性红斑狼疮相似。其全身性症状、关节和浆膜炎表现更为突出，而神经系统及肾脏损害罕见。所有患者均呈现抗核抗体（ANA）阳性；也可能出现抗组蛋白抗体，但抗 ds-DNA 抗体和低补体血症少见。大部分患者停用上述药物后症状改善。

■ 临床评估

- 病史及体格检查。
- 98% 以上患者 ANA 阳性，但是其并非 SLE 特异性抗体。其他实验室检测包括：全血细胞分析（CBC）、红细胞沉降率（ESR）、ANA 及其亚型（抗 ds-DNA 抗体、抗 ss-DNA 抗体、抗 Sm 抗体、抗 Ro/SS-A 抗体、抗 La/SS-B 抗体及抗组蛋白抗体等）、补体水平（C3、C4、CH50）、血清免疫球蛋白、性病研究实验室试验（VDRL）、凝血酶原时间、部分凝血活酶时间、抗心磷脂抗体、狼疮抗凝物及尿液分析。
- 适宜的放射学检查。
- 心电图。
- 如有肾小球肾炎证据考虑肾活检。

■ 诊断

临床研究中用于确诊 SLE 的分类标准，为评估患者所患疾病是否为 SLE 提供了判断依据。满足 4 项及以上分类标准对诊断 SLE 的特异性为 93%，敏感性为 92%。

治疗 系统性红斑狼疮

根据疾病的类型及严重程度选择治疗方案。目标是控制急性、重症病情，并制订维持病情的策略，从而将症状抑制到可接受的水平。治疗选择取决于①疾病是否威胁生命或可能造成器官损害；②临床表现是否可逆；③预防疾病和治疗疾病并发症的最佳措施。由于 SLE 主要受累人群为年轻女性，每种处方药物都必须考虑致畸风险和有效避孕措施的需求。

保守治疗：用于不危及生命 SLE 的治疗

- 防晒：由于紫外线照射可能加剧皮肤和（或）全身性 SLE，强烈建议使用防晒霜。

- 非甾体抗炎药：必须警惕其肾脏、胃肠道及心血管并发症。

- 抗疟药（羟氯喹）：可改善全身、皮肤及关节症状，用药前及用药期间需进行眼科评估，以排除其眼毒性。

- 甲氨蝶呤：可考虑应用于皮炎、关节炎。

- 贝利木单抗：为 B 淋巴细胞刺激因子（BLyS）的特异性抑制剂，仅限于轻中度 SLE 患者，不允许用于重症 SLE，如狼疮性肾炎或神经精神性狼疮。

- 巴瑞克替尼：为口服 JAK1 和 JAK2 抑制剂（小分子抑制剂）。一项随机试验中，发现其对 SLE 的关节炎和皮疹有效。

危及生命 SLE 患者的治疗

- 全身用糖皮质激素。

- 细胞毒药物 / 免疫抑制剂：联合糖皮质激素用于治疗重症 SLE。

   1. 环磷酰胺：可间歇性经静脉给药或每日口服。已经探索了两种静脉方案：高剂量环磷酰胺 500 ~ 1000 mg/m^2 IV 6 个月，用于治疗严重肾炎或其他危及生命的 SLE。欧洲研究发现，每 2 周给予低剂量环磷酰胺 500 mg，总计 6 次用药也可有效，但是尚不清楚这些数据是否适用于美国人群。这两种方案均采用霉酚酸酯或硫唑嘌呤维持治疗。

   2. 霉酚酸酯（吗替麦考酚酯、吗替麦考酚钠）：相较于环磷酰胺，非洲裔美国人对吗替麦考酚酯的有效比例更高。由于具有潜在致畸风险，必须与育龄期女性以及其女性伴侣可能怀孕的男性患者讨论采取有效的避孕措施。

3. 硫唑嘌呤：可有效，但在诱导治疗中起效较慢。

4. 利妥昔单抗：杀伤 B 淋巴细胞的抗 CD20 单克隆抗体。利妥昔单抗在 SLE 中的作用尚存争议。通常仅限于对标准方案无效的重症患者使用。

第 162 章
类风湿关节炎

（杨梦溪　译　粟占国　审校）

■ 定义及发病机制

病因未明，以持续性滑膜炎为特征的慢性系统性疾病，多表现为对称性外周小关节受累。类风湿关节炎以软骨破坏、骨侵蚀及关节畸形为特点，其病程表现呈多样化。RA 的发病与 HLA-DR4 密切相关，遗传和环境因素均对发病有重要影响。RA 的疾病进展是免疫介导损伤的结果，由于滑膜淋巴细胞浸润，局部淋巴细胞、巨噬细胞与成纤维细胞活化生成细胞因子和趋化因子，引起滑膜增生和关节损害。

■ 临床表现

RA 人群发病率为 0.5% ～ 1.0%，女性较男性多见，二者比例（2 ～ 3）：1，发病率随年龄增长而增加，发病高峰在 25 ～ 55 岁，随后趋于平稳，直至 75 岁之后出现下降。

关节表现

以对称性多发小关节炎为典型表现，受累关节疼痛、肿胀、压痛；晨僵多见；常累及近端指间关节（PIP）及掌指关节（MCP），持续炎症可进展为关节畸形。

关节外表现

皮肤：类风湿结节、血管炎。

肺：结节、肺间质病变、闭塞性细支气管炎伴机化性肺炎（BOOP）、胸膜炎、Caplan 综合征（血清阳性的类风湿关节炎合并尘肺）。

眼：干燥性角膜结膜炎（KCS）、巩膜外层炎、巩膜炎。

血液系统：贫血、Felty 综合征（脾大伴中性粒细胞减少症）。

心脏：心包炎、心肌炎。

神经系统：继发于颈椎病变的脊髓病、神经卡压、血管炎。

其他伴随情况：

心血管疾病：类风湿关节炎最常见的死亡原因。

骨质疏松症：类风湿关节炎患者相较普通人群更为多见。

雄激素缺乏：睾酮、促黄体生成素（LH）、脱氢表雄酮（DHEA）水平减退。

淋巴瘤：类风湿关节炎患者罹患风险增加 2 ～ 4 倍。

■ 临床评估

- 病史和体格检查，包括对全身关节的检查。
- 其中 75% ～ 80% 患者类风湿因子（RF）阳性，且其与疾病的严重程度、类风湿结节及关节外表现相关。
- 抗环瓜氨酸肽抗体（抗 CCP 抗体）与 RF 敏感性相当，但是特异性更高；对于早期 RA 的诊断最具价值；大多数具有骨破坏倾向的侵蚀性 RA 患者呈阳性。
- 其他实验室检查：CBC、ESR。
- 滑液分析：除外晶体性关节炎及感染性关节炎。
- 影像学检查：近端关节骨量减少，关节间隙狭窄，关节边缘侵蚀。需完善 CXR。

■ 诊断

具有典型表现者并不困难，但早期较易混淆。本病分类标准在 2010 年进行了更新。

■ 鉴别诊断

痛风、系统性红斑狼疮、银屑病关节炎、感染性关节炎、骨关节炎、脊柱关节炎、肉瘤、风湿性多肌痛。

治疗　类风湿关节炎

目标：减轻疼痛，缓解炎症，改善或保持功能，预防长期关节损害，控制全身受累情况。目前越来越倾向于疾病早期的强化治疗。所有 RA 药物均各具毒性，因此需在用药前给予筛查，并持续监测。

- 对患者进行疾病及关节保护的宣教。
- 物理和职业治疗：加强关节周围肌肉锻炼，可使用辅助装置。
- 阿司匹林或 NSAID。
- 关节腔内注射糖皮质激素。
- 全身用糖皮质激素。
- 改善病情抗风湿药物（DMARD）：如甲氨蝶呤、羟氯喹、柳氮磺吡啶、来氟米特。
- TNF-α 拮抗剂（依那西普、英夫利昔单抗、阿达木单抗、戈利木单抗、赛妥珠单抗）：可有效控制大多数 RA 患者病情，并延缓影像学上关节损害的进展，减少致残率；但是伴随严重感染和个体药物毒性风险。依那西普、英夫利昔单抗、阿达木单抗的生物仿制药已经获得美国食品和药品监督管理局（FDA）认证。
- 阿巴西普（CTLA4-Ig）：抑制 T 淋巴细胞活化，可单用或与甲氨蝶呤联用。
- 利妥昔单抗：可直接结合于 CD20 而清除成熟 B 淋巴细胞的嵌合抗体。
- IL-6 受体拮抗剂（托珠单抗、沙立芦单抗）：通过抑制 IL-6 而影响急性期反应。
- 小分子抑制剂：口服 JAK 抑制剂；托法替尼主要抑制 JAK1 和 JAK3，巴瑞克替尼则主要抑制 JAK1 和 JAK2。
- 阿那白滞素：为一种 IL-1 受体拮抗剂，获批用于 RA，但因其临床疗效有限而较少应用。
- 外科手术：适用于关节畸形导致严重功能障碍者。

第163章
脊柱关节炎

（李雪 杨梦溪 译 栗占国 审校）

■ 定义

脊柱关节炎（SpA）包括强直性脊柱炎（AS）、反应性关节炎（ReA）、银屑病关节炎（PsA）、肠病性关节炎、幼年脊柱关节炎和未分化脊柱关节炎。最近，这类疾病被大致分为两类：主要累及脊柱、骨盆和胸腔的中轴型脊柱关节炎；或主要影响四肢的外周型脊柱关节炎。根据主要临床特征制定的分类标准有助于早期诊断（表163-1和表163-2）。

强直性脊柱炎

■ 定义

强直性脊柱炎是一种以骶髂关节炎（通常是双侧）及脊柱中轴关节病为特征的慢性进行性炎症性疾病，也可累及外周关节及关节外结构。最常见于20～30岁男性，与组织相容性抗原HLA-B27密切相关。

■ 临床表现

- 背部疼痛和僵硬：表现为卧床休息后不能缓解，常常发生夜间痛，被迫离床，晨起加重，活动后缓解，起病隐匿，持续时间＞3个月（常称之为"炎性"腰背痛）。
- 外周关节炎：臀部疼痛和肩关节疼痛者占25%～35%，并有多达30%伴有其他外周关节受累，常为非对称性。
- 胸痛：胸廓骨骼及肌肉附着点受累所致。
- 肌腱端炎：即附着点炎，指发生于肌腱和韧带附着点的炎症；通常累及大转子、髂嵴、坐骨结节、胫骨结节和足跟。
- 关节外表现：包括高达40%患者伴有急性前葡萄膜炎，其他包括主动脉炎、主动脉瓣关闭不全、胃肠道炎症、心脏传导系统受损、淀粉样变性和双上肺间质纤维化。
- 全身症状：可有发热、疲乏或体重减轻。

表 163-1　中轴型脊柱关节炎 ASAS 分类标准（适用于腰背部疼痛时间超过 3 个月、发病年龄 < 45 岁的患者）[a]

影像学显示骶髂关节炎＋至少 1 条 SpA 特征	或	HLA-B27 阳性＋至少 2 条其他 SpA 特征
影像学显示骶髂关节炎 ● MRI 显示的活动性（急性）炎症，高度提示 SpA 相关骶髂关节炎[b] 和（或） ● 根据修订的纽约标准，具有确切的骶髂关节炎影像学改变[c]		SpA 特征 ● 炎性腰背痛[d] ● 关节炎[e] ● 肌腱端炎（足跟）[f] ● 前葡萄膜炎[g] ● 指／趾炎[e] ● 银屑病[e] ● 克罗恩病／溃疡性结肠炎[e] ● 非甾体抗炎药疗效良好[h] ● SpA 家族史[i] ● HLA-B27 阳性 ● CRP 升高[j]

[a] 敏感性 83%，特异性 84%。仅影像学一项（骶髂关节炎），其敏感性 66%，特异性 97%。

[b] 短时间反转恢复（STIR）或钆增强 T1 加权成像显示的骨髓水肿和（或）骨炎。

[c] 双侧关节 ≥ 2 级或单侧关节 3 级或 4 级改变。

[d] 标准参阅正文叙述。

[e] 现症或既往罹患，经由医师确诊。

[f] 现症或既往体检发现跟／跖腱附着点疼痛或压痛。

[g] 现症或既往罹患，经由眼科医师确诊。

[h] 腰背部疼痛经足量服用足量非甾体抗炎药后 24 ～ 48 h 后缓解。

[i] 一级或二级亲属患有强直性脊柱炎（AS）、银屑病、葡萄膜炎、反应性关节炎（ReA）或炎性肠病（IBD）。

[j] 除外其他原因造成 CRP 升高。

缩略词：ASAS，国际强直性脊柱炎评估工作组；CRP，C 反应蛋白；SpA，脊柱关节炎。

资料来源：Rudwaleit M et al：The development of assessment of spondyloarthritis international society classification criteria for axial spondyloarthritis（part II）. Ann Rheum Dis 68：777，2009. Adapted by permission from BMJ Publishing Group Limited.

- 神经系统并发症：与脊柱骨折／脱位相关（轻微创伤即可发生）、寰枢椎半脱位（可引起脊髓压迫）及马尾综合征。

■ 体格检查

- 受累关节压痛。
- 胸廓扩张度减低。
- 脊柱屈曲和伸展（Schober 试验测量腰椎屈曲活动度）受限。

表 163-2　外周型脊柱关节炎 ASAS 分类标准 [a]

关节炎 [b] 或附着点炎或指／趾炎

附加下列一项或一项以上 SpA 特征：

- 银屑病
- 克罗恩病或溃疡性结肠炎
- 前驱感染
- 葡萄膜炎
- HLA-B27
- 影像学上骶髂关节炎表现（X 线片或 MRI）

或附加下列两项或两项以上 SpA 特征：

- 关节炎
- 附着点炎
- 指／趾炎
- 既往曾有炎性腰背痛
- SpA 家族史

[a] 敏感性 78%，特异性 82%。

[b] 外周关节炎，一般以下肢和（或）呈对称性为著。全部 SpA 特征见表 163-1 所示。前驱感染指先于发病的胃肠道或泌尿生殖道感染。

资料来源：Rudawaleit M et al：The assessment of spondyloarthritis international society classification criteria for peripheral spondyloarthritis and for spondyloarthritis in general. Ann Rheum Dis 70：25，2011. Adapted by permission from BMJ Publishing Group Limited.

■ 临床评估

- 大多数患者 ESR 增快，CRP 升高。
- 轻度贫血。
- 类风湿因子及 ANA 阴性。
- HLA-B27 有助于诊断表现为炎性腰背痛而 X 线片正常的强直性脊柱炎。
- 影像学检查：早期可无异常正常。骶髂关节一般呈对称性骨侵蚀，其关节间隙假性增宽，晚期表现为纤维化和强直。脊柱受累表现为椎体方形变、韧带骨赘，纤维环和前纵韧带骨化形成脊柱"竹节样变"。附着点炎处也可发生骨化并显像于 X 线片上。MRI 较平片可更早发现骶髂关节异常，可显示早期关节内炎症、软骨改变及骨髓水肿。

■ 诊断（表 163-1）

鉴别诊断

骨关节炎／脊椎病、退行性椎间盘疾病、肌肉劳损、纤维肌痛；

代谢性、感染性或恶性因素所致背痛；弥漫性特发性骨肥厚症。

治疗 强直性脊柱炎

- 体育疗法保持关节姿势及活动度至关重要。
- 非甾体抗炎药为一线治疗，对绝大部分患者有效。
- TNF 拮抗剂（依那西普、英夫利昔单抗、阿达木单抗、戈利木单抗、赛妥珠单抗）已被证实可改善病情和关节功能，以及减轻 MRI 上骨髓水肿。通常用于至少两种非甾体类抗炎药治疗无效、病情仍处于活动的患者。
- 司库奇尤单抗是一种 IL-17A 拮抗剂，也已被证实可有效控制疾病活动，减轻临床症状。
- 柳氮磺吡啶 2 ～ 3 g/d 具有一定疗效，主要适用于外周关节炎。
- 全身用糖皮质激素的疗效未见报道。
- 关节腔内注射糖皮质激素用于持续性附着点炎或外周滑膜炎。
- 对于葡萄膜炎采取眼内或全身用糖皮质激素治疗，也可使用其他免疫抑制剂、TNF 拮抗剂。
- 极少数患者需要外科手术治疗，包括严重髋关节炎、极度屈曲畸形和寰枢椎半脱位。

反应性关节炎

■ 定义

反应性关节炎是指继发于机体其他部位感染出现的急性非化脓性关节炎，主要为肠道或泌尿系统感染后发生的脊柱关节炎。

■ 发病机制

目前被确定为可引发反应性关节炎的细菌包括肠道微生物：志贺菌、沙门菌、耶尔森菌及弯曲杆菌属；以及沙眼衣原体所致泌尿生殖道感染。也有证据指向难辨梭状芽孢杆菌、特定产毒性大肠埃希菌以及其他可能的病原体诱发本病。

■ 临床表现

平均发病年龄 18 ～ 40 岁。肠道感染后反应性关节炎的男女患病比例相等，但泌尿生殖系统感染所致的反应性关节炎主要见于青年男性。大多数患者可追溯到出现其他疾病特征前 1～4 周曾有泌尿生殖系统或肠道感染症状。

全身症状：疲乏、全身不适、发热及体重减轻。

关节炎：常为急性、非对称性的寡关节炎，主要累及下肢，可出现骶髂关节炎。

肌腱端炎：肌腱、韧带附着点炎；常见指／趾炎或"腊肠指／趾"、足底筋膜炎及跟腱炎。

眼部表现：结膜炎，症状通常较轻；葡萄膜炎、角膜炎及视神经炎较少见。

尿道炎：因疼痛而排尿断续，也可以无症状。

其他泌尿生殖系统表现：前列腺炎、宫颈炎及输卵管炎。

皮肤黏膜表现：将近 1/3 患者出现无痛性阴茎头病变（旋涡状龟头炎）及口腔黏膜溃疡；溢脓性皮肤角化症，也称为表皮囊泡过度角化，好发于手掌与足底。

少见的临床表现：胸膜心包炎、主动脉瓣反流、神经系统表现及继发性淀粉样变性。

反应性关节炎与 HIV 相关，其也可能是 HIV 感染后的症状与征象表现。

■ 临床评估

- 临床疑诊时，采取培养、血清学或分子生物学手段寻找诱发疾病的病原体。
- 类风湿因子及 ANA 阴性。
- 可能有轻度贫血、白细胞增多及 ESR 增快。
- HLA-B27 的检测可能有助于不典型病例的诊断。
- 所有患者均需筛查 HIV 感染。
- 滑液分析：常为炎性滑液，无感染性状或晶体沉积。
- 影像学：骨侵蚀伴骨膜反应、附着点骨化及骶髂关节炎（多为单侧）。

■ 鉴别诊断

包括脓毒性关节炎（革兰氏阳性／阴性菌）、淋病性关节炎、晶体性关节炎、银屑病关节炎、莱姆病。

治疗 反应性关节炎

- 临床对照试验未能证实抗生素对反应性关节炎有效。对于急性衣原体性尿道炎，积极应用抗生素可预防发生反应性关节炎。
- 如无禁忌证，非甾体抗炎药对大多数患者有效。
- 关节腔内注射糖皮质激素。
- 柳氮磺吡啶（最大量为 3 g/d，分次服用）对部分持续性关节炎患者可有效。
- 其他治疗无效的难治性患者可考虑免疫抑制剂，如硫唑嘌呤 1 ~ 2 mg/（kg·d）或甲氨蝶呤（每周 7.5 ~ 15 mg）；但不适用于 HIV 患者。
- 严重的慢性患者可考虑应用 TNF 拮抗剂。
- 葡萄膜炎需积极给予治疗，避免造成严重后遗症（详见"强直性脊柱炎"的治疗）。

■ 预后

关节炎通常持续 3 ~ 5 个月；急性症状反复非常多见。15% 的患者关节症状呈慢性持续并伴功能丧失。

银屑病关节炎

■ 定义

银屑病关节炎是一种慢性炎症性关节炎，累及 30% 的银屑病患者；累及中轴的患者中 50% ~ 70% 可检出 HLA-B27 阳性，但是仅有外周受累的患者中阳性率＜20%。银屑病症状多发生于关节病变之前，将近 15% ~ 20% 的患者关节炎表现先于皮肤病变出现。大多数银屑病关节炎患者伴有指甲改变，也常见指/趾炎和附着点炎，此点有助于鉴别银屑病关节炎与其他关节疾病。

■ 关节受累形式

银屑病关节炎患者的关节受累具有如下 5 种形式，其可重叠：

- 非对称性寡关节炎：常常累及手、足的远端及近端指/趾间关节（DIP/PIP）、膝关节、腕关节及踝关节。
- 对称性多关节炎（40%）：类似于类风湿关节炎，但类风湿因子阴性，无类风湿结节。

- 远端指间关节炎（15%）：最常伴有银屑病指甲改变。
- 残毁型关节炎（3%～5%）：侵蚀性、破坏性关节炎，并伴有严重关节侵蚀和骨质溶解。
- 脊柱炎和（或）骶髂关节炎：20%～40% 的银屑病关节炎患者累及中轴关节；可不伴外周关节病变。

■ 临床评估

- 类风湿因子阴性。
- 贫血、ESR 增快。
- 重型银屑病关节炎警惕 HIV 感染。
- 炎性关节液和滑膜活检无特异性发现。
- 影像学特征：关节边缘侵蚀，骨性强直，指／趾端骨吸收，"笔帽样"改变（远端指／趾骨底部骨质增生，近端指／趾骨变细）；中轴受累表现为非对称的骶髂关节炎、不对称的椎旁韧带骨赘形成。

■ 诊断（表 163-3）

治疗	银屑病关节炎

- 针对皮肤、关节病变共同给予治疗。
- 健康教育、物理治疗与职业疗法。

表 163-3　银屑病关节炎分类标准（CASPAR）[a]

炎性关节病（关节、脊柱或肌腱端）＋下述评分 ≥ 3 分诊断银屑病关节炎

1. 现症或既往银屑病病史[b,c]，或具有银屑病家族史[d]
2. 当前体格检查中可见典型银屑病指甲改变[e]
3. 类风湿因子阴性
4. 现症指／趾炎[f]，或由风湿病专科医生记录的指／趾炎病史
5. 影像学提示手或足部关节周围新骨形成[g]

[a] 特异性 99%，敏感性 91%
[b] 现症银屑病为 2 分，其他特征为 1 分
[c] 就诊时由风湿病或皮肤病专科医师判定为银屑病性皮肤或头皮病变
[d] 家族史指一级或二级亲属曾患银屑病
[e] 包括甲剥离、顶针样改变、过度角化
[f] 全指／趾肿胀
[g] 明确的关节周围异常骨化，而非骨赘形成

资料来源： From Taylor W et al：Classification criteria for psoriatic arthritis. Arthritis Rheum，54：2665，2006. Reprinted with permission from John Wiley & Sons，Inc.

- TNF 拮抗剂（依那西普、英夫利昔单抗、阿达木单抗、戈利木单抗、赛妥珠单抗）可改善关节病变，延缓影像学进展。依那西普、英夫利昔单抗、赛妥珠单抗也可用于皮肤病变。英夫利昔单抗生物类似药可以用于皮肤和关节病变。
- 乌司奴单抗（抗 IL-12/23 p40 单克隆抗体）对皮肤和关节疾病均有疗效。
- 阿普司特（磷酸二酯酶 4 抑制剂）对皮肤和关节受累均可获益。
- 司库奇尤单抗和依奇珠单抗（IL-17A 拮抗剂），已被证实可控制疾病活动，并且也可用于中重度斑块型银屑病。
- 阿巴他塞（CTLA4-Ig）已被用于减轻活动性银屑病关节炎的征象和症状。
- 托法替尼（Janus 激酶抑制剂）用于对甲氨蝶呤或其他改善病情抗风湿药（DMARD）疗效反应不良，或是对其无法耐受的活动性银屑病关节炎成年患者。
- 非甾体抗炎药。
- 糖皮质激素关节腔内注射对部分患者有效。尽可能不给予全身用药，避免药物减量过程中诱使皮肤病变骤然加重。
- 柳氮磺胺吡啶 2 ~ 3 g/d 具有临床疗效，但是无法遏止关节侵蚀。
- 甲氨蝶呤每周 15 mg 无法改善病情，但具有改善症状的效应，并且可降低皮肤评分。
- 来氟米特对皮肤和关节病变均可有效。

肠病性关节炎

炎性肠病（IBD）包括溃疡性结肠炎及克罗恩病均可伴有脊柱与外周关节炎，可在出现消化道症状之前或之后发生。其中，外周关节炎呈阵发性、非对称性发作，最常累及膝关节及踝关节，特征性表现为症状持续数周后消退，完全缓解而无遗留关节损害。肌腱端炎和指/趾炎可表现为"腊肠指/趾"样改变、跟腱炎和跖筋膜炎。中轴关节受累常表现为对称性脊柱炎和（或）骶髂关节炎。患者无特异性实验室检查异常，类风湿因子正常；对于 IBD 伴中轴关节受累者，HLA-B27 阳性率为 70%；但是 IBD 伴外周关节受累者，其阳性率＜ 15%。外周关节影像学检查一般正常，而累及中轴关节时通常难以与强直性脊柱炎相鉴别。

> **治疗** 肠病性关节炎
>
> 首要治疗炎性肠病；TNF 拮抗剂可减轻关节症状；非甾体抗炎药可以缓解关节症状，但是可能引起炎性肠病反复；柳氮磺胺吡啶、硫唑嘌呤、甲氨蝶呤可能使外周关节炎患者获益。

第164章
其他结缔组织病

（杨梦溪 译 粟占国 审校）

结缔组织病

■ 定义

具有某些相同常见特征的一组异质性疾病，包括皮肤、关节和其他富含结缔组织结构的炎症，以及免疫调节模式改变，包括生成自身抗体和细胞免疫异常。各类结缔组织病独具特点，但患者之间的表现却可有极大差异，而不同疾病之间的临床特征又可彼此重叠。

系统性硬化症（硬皮病，SSc）

■ 定义及发病机制

以皮肤变厚（硬皮病）及多脏器特异性损害（主要累及消化道、肺脏、心脏及肾脏）为特征的多系统疾病。发病机制未明，与免疫学机制导致血管内皮损伤和成纤维细胞活化相关。

■ 临床表现

- 皮肤：皮肤水肿随后纤维化（主要出现于四肢、颜面、躯干），毛细血管扩张、钙质沉着及雷诺现象。
- 关节疼痛和（或）关节炎。
- 消化道：食管功能障碍、肠道功能减退、胃窦血管扩张症

（GAVE）。

- 肺：间质性肺疾病（ILD）、肺动脉高压、肺泡炎。
- 心脏：心包炎、心肌病、传导系统异常。
- 肾脏：高血压、肾衰竭或危象。

临床可分为两类亚型：

1. 弥漫型硬皮病：进展迅速的面部、躯干及肢体近端和远端皮肤对称性增厚。病程早期就有极高风险发生内脏损害。

2. 局限性硬皮病：在其他临床症状出现之前，通常有长期的雷诺现象；皮肤受累仅局限于手指（指端硬化）、肘部远端肢体及面部；一般预后较好，但可伴随肺动脉高压；其中，同时具备钙质沉着、雷诺现象、食管功能障碍、指端硬化及毛细血管扩张表现的患者，称之为 CREST 综合征。

■ 临床评估

- 病史及体格检查，特别是关注血压变化（肾脏病变的预兆）。
- 实验室检查：ESR、ANA（抗着丝点抗体与局限性硬皮病相关）、特异性抗体即抗拓扑异构酶 I（抗 Scl-70）抗体及尿液分析。已经证实多种自身抗体升高与特定的临床表现相关。
- 影像学检查：CXR，如有胃肠道受累表现时应行钡餐造影，双手 X 线片可显见远端骨质吸收或钙质沉着。
- 其他：ECG、超声心动图、肺功能，可考虑皮肤活检。

治疗　系统性硬化症

- 对患者进行保暖、戒烟及预防食管反流等方面宣教。
- 钙通道阻滞剂（如硝苯地平）可有效改善雷诺现象。其他可能有效的治疗包括西地那非、氯沙坦、硝酸甘油软膏、氟西汀、波生坦及手指交感神经切断术。
- 血管紧张素转化酶抑制剂：对控制高血压及延缓肾脏病变进展尤为重要。
- 抑酸剂、H_2 受体拮抗剂、奥美拉唑及甲氧氯普胺可用于治疗食管反流。
- D- 青霉胺：是否有助于缓解皮肤增厚及预防内脏损害仍存争议，隔日用量＞ 125 mg 时，疗效并不相应增加。

- 糖皮质激素无法延缓 SSc 的慢性进展，适用于炎性肌炎或心包炎；疾病早期大剂量使用可能引发肾危象。
- 环磷酰胺：改善患者肺功能及提高肺泡炎患者生存率。
- 霉酚酸酯：已发现对 SSc 相关 ILD 的疗效与环磷酰胺一样。
- 依前列醇或曲前列环素（前列环素）、波生坦（内皮素-1受体拮抗剂）、西地那非（磷酸二酯酶 5 抑制剂）、利奥西呱（可溶性鸟苷酸环化酶刺激剂）、司来帕格（选择性前列环素 IP 受体激动剂）：均有助于改善合并肺动脉高压患者的心肺血流动力学。

混合结缔组织病（MCTD）

■ 定义及发病机制

同时具有类似系统性红斑狼疮（SLE）、系统性硬化症（SSc）、多发性肌炎及类风湿关节炎（RA）等多种疾病临床特征的综合征，通常循环中抗核糖核蛋白抗体（RNP）滴度异常增高。对于 MCTD 是否为独有的一类疾病，或为 SLE 或 SSc 的一类亚型仍有争议。

■ 临床表现

雷诺现象、多关节炎、双手肿胀或指端硬化、食管功能障碍、肺间质纤维化及炎性肌病。大约 25% 患者肾脏受累。实验室异常包括高滴度 ANA、极高滴度抗 RNP 抗体及 50% 患者类风湿因子阳性。

■ 临床评估

与 SLE 及 SSc 相似。

治疗　混合结缔组织病

相关资料较少。根据患者临床表现为 SLE/SSc/RA/ 多发性肌炎的特征而选用与其相似的治疗方案。

干燥综合征（Sjögren's Syndrome，SS）

■ 定义及发病机制

以进行性外分泌腺淋巴细胞浸润破坏为特征的免疫性疾病，最常导致眼干及口干症状；也可并发腺外表现；主要累及中年女性；既可为原发，也可继发于其他自身免疫性疾病。淋巴瘤的发生率为6%，其中腺体黏膜相关淋巴组织淋巴瘤（MALT）最为常见。

■ 临床表现

- 全身症状：疲乏
- 干燥症状：干性角膜结膜炎（KCS）与口干燥症。
- 其他皮肤黏膜表面的干燥：鼻、阴道、气管黏膜及皮肤。
- 腺外表现：关节痛或关节炎、雷诺现象、淋巴结肿大、间质性肺炎、血管炎（多为皮肤血管炎）、肾炎及淋巴瘤。

■ 临床评估

- 病史及体格检查：尤其注意口腔、眼及淋巴系统检查，以及是否存在其他自身免疫性疾病。
- 疾病的标志之一是自身抗体阳性（ANA、RF、抗 Ro/SSA 抗体、抗 La/SSB 抗体）。
- 其他实验室检查：ESR、全血细胞计数、肝肾功能、甲状腺功能检查、血清蛋白电泳（常见高丙种球蛋白血症或单克隆性高丙种球蛋白血症）及尿液分析。
- 眼科检查：诊断和量化 KCS 程度；Schirmer 试验及孟加拉红染色。
- 口腔检查：唾液流率、牙齿检查。
- 唇腺活检：证实淋巴细胞浸润及腺体组织破坏。

■ 诊断

参阅根据临床表现和实验室特征制定的国际分类标准。

治疗 ▶ 干燥综合征

- 口腔科及眼科专科医师对患者定期随访。
- 干眼症：人工泪液、眼部润滑软膏、环孢素滴眼局部刺激。
- 口干燥症：增加饮水次数、食用无蔗糖糖果。
- 毛果芸香碱或西维美林：有助于缓解口干、眼干症状。
- 羟氯喹：有助于缓解关节疼痛。
- 糖皮质激素：对于缓解干燥症状无效，但可改善腺外表现。

抗磷脂综合征（APS）

■ 定义

自身抗体介导的获得性易栓症，体内出现针对磷脂（PL）结合血浆蛋白的自身抗体，临床特征性表现为反复动静脉血栓和（或）病态妊娠。可单独发生（原发性），或继发于其他自身免疫性疾病（继发性）。

■ 临床表现

包括血管血栓形成及病态妊娠。灾难性抗磷脂综合征（CAPS）表现为快速进展性血栓栓塞，累及三个或以上器官系统，并可能危及生命。

■ 辅助检查

实验室检查：凝血指标包括部分凝血活酶时间、白陶土凝集时间（KCT）、鲁塞尔蝰蛇毒稀释试验（DRVVT）、抗心磷脂抗体、β_2糖蛋白、凝血酶原。抗体需在间隔 12 周后重复检测。

■ 诊断

建议至少具备 1 项临床标准和 1 项实验室标准。

治疗　抗磷脂综合征

- 首次血栓事件后，终身服用华法林，维持 INR 在 2.5～3.5 之间。
- 肝素联合阿司匹林 80 mg qd 用于预防病态妊娠；静脉注射丙种球蛋白（IVIG）也可预防流产。糖皮质激素治疗无效。
- 对于 CAPS 患者，考虑抗凝、糖皮质激素、血浆置换和 IVIG。

第 165 章
血管炎

（李雪　译　粟占国　审校）

■ 定义及发病机制

以血管壁炎性损伤、管腔狭窄 / 闭塞及引起缺血为特点的临床病理过程。临床表现取决于受累血管的大小及部位。大部分血管炎似乎由于免疫机制介导发病，可能为某种疾病首发或唯一表现，或继发于另一种疾病过程。不同类型血管炎综合征的临床特征、病情严重程度、组织学特点和治疗方式差异极大。

■ 原发性血管炎综合征

肉芽肿性血管炎（韦格纳肉芽肿）

临床特点为上、下呼吸道的肉芽肿性血管炎合并肾小球肾炎。上呼吸道损伤常累及鼻与鼻窦，表现为鼻腔内脓性或血性分泌物、鼻黏膜溃疡、鼻中隔穿孔及软骨破坏（鞍状鼻）。肺部受累可无症状或表现为咳嗽、咯血、呼吸困难等，也可出现眼部受累。肾小球肾炎可为无症状性、快速进展型或肾衰竭型。

显微镜下多血管炎

主要累及肾小球及肺的小血管炎；也可累及中等大小血管。

嗜酸性肉芽肿性多血管炎（Churg-Strauss 综合征）

多器官多系统的肉芽肿性血管炎，主要累及肺，以哮喘、外周嗜酸性粒细胞或嗜碱性粒细胞浸润为特征，也可发生肾小球肾炎。心脏受累为常见的死亡原因。

结节性多动脉炎

常累及中等大小肌性动脉，血管造影常可见动脉瘤形成，主要影响肾动脉、肝脏、胃肠道、外周神经、皮肤及心脏。部分患者与乙型或丙型病毒性肝炎相关。

巨细胞动脉炎

大中动脉炎症，主要累及颈动脉分支，也可累及其他大血管导致系统性损害，主要症状包括头痛、下颌／舌间歇性运动障碍、头皮触压痛、发热及肌肉骨骼症状（风湿性多肌痛）。眼部血管受累可致使突然失明，为本病严重的并发症之一。

高安动脉炎（Takayasu's Arteritis）

大动脉血管炎，最易侵犯主动脉弓及其分支，常见于年轻女性，表现为上肢、下肢和头颈部血管炎症或缺血症状，伴有全身性炎症反应和主动脉瓣反流。

IgA 血管炎（过敏性紫癜）

以皮肤、胃肠道、肾脏受累为特征；更常见于儿童。

冷球蛋白血症性血管炎

大多数患者与丙型病毒性肝炎相关，异常炎症反应导致冷球蛋白形成，主要临床表现为皮肤血管炎、关节炎、周围神经病变及肾小球肾炎。

特发性皮肤血管炎

皮肤血管炎泛指累及皮肤血管的炎症，超过 70% 继发于各类疾病，其余 30% 为特发性孤立性皮肤血管炎。

其他血管炎综合征

- 川崎病（皮肤黏膜淋巴结综合征）
- 孤立性中枢神经系统血管炎
- 单器官性血管炎
- 白塞病
- Cogan 综合征
- 多血管炎重叠综合征

▓ 继发性血管炎综合征

- 药物诱发的血管炎
- 血清病
- 感染、恶性肿瘤及风湿病相关的血管炎

▓ 临床评估（图 165-1）

- 全面采集病史及体格检查：重点关注缺血表现和全身性炎症反应的症状／体征。
- 实验室检查：对于评价器官受累非常重要，包括全血细胞计

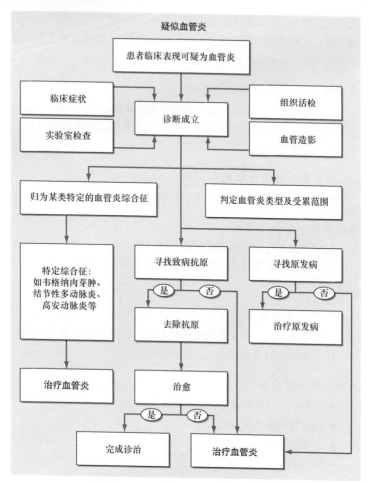

图 165-1　疑似血管炎患者临床评估流程

数及其分类、ESR、肾功能检测和尿液分析。还应完善检测抗核抗体、类风湿因子、抗基底膜抗体、乙/丙型肝炎病毒及 HIV 病毒血清学检查以除外其他疾病。

- 抗中性粒细胞胞质抗体（ANCA）：与韦格纳肉芽肿、显微镜下多血管炎和部分嗜酸性肉芽肿性多血管炎患者相关；ANCA 仅作为辅助性指标，无法取代活检。
- 影像学检查：小血管炎患者即使无肺部症状，也需行 CXR 检查。
- 诊断：一般通过对受累器官进行动脉造影或活检确诊。

■ 鉴别诊断

根据器官受累症状鉴别。起始免疫抑制剂治疗前，还需除外包括肿瘤及感染性疾病等多种情况。此外，需除外其他临床表现与血管炎相似的疾病（表165-1）。

表 165–1　与血管炎表现相似的临床情况

感染性疾病
细菌性心内膜炎
播散性淋球菌感染
肺组织胞浆菌病
球孢子菌病
梅毒
莱姆病
落基山斑疹热
Whipple 病

凝血功能障碍 / 血栓形成性微血管病
抗磷脂抗体综合征
血栓性血小板减少性紫癜

肿瘤
心房黏液瘤
淋巴瘤
转移性肿瘤

药物毒性
可卡因
左旋咪唑
苯丙胺类
麦角类生物碱
二甲麦角新碱
砷剂

其他
结节病
胆固醇结晶栓塞
抗肾小球基底膜抗体疾病（肺出血-肾炎综合征）
淀粉样变性
偏头痛
肌纤维发育不良
遗传性结缔组织病
节段性动脉中膜溶解（SAM）
可逆性脑血管收缩综合征

治疗　血管炎

根据血管炎类型及病情严重程度决策治疗。对几乎不引起不可逆性器官损害或药物疗效不显著的血管炎（如孤立性皮肤血管炎）患者不宜使用免疫抑制剂。对于合并乙型及丙型肝炎的血管炎患者给予抗病毒治疗具有重要意义。糖皮质激素联合免疫抑制剂治疗对于器官受累危及生命者，尤其是活动性肾小球肾炎患者尤为重要。常用药物如下：

- 泼尼松初始剂量 1 mg/（kg·d），序贯减量。
- 环磷酰胺 2 mg/（kg·d），必要时调整剂量以避免严重白细胞减少。晨起大量饮水可减轻膀胱毒性。静脉环磷酰胺冲击疗法（剂量 15 mg/kg，间隔 2 周给药一次，3 次后改为间隔 3 周给药一次）可诱导缓解，但复发率高。疗程控制在 3～6 个月，随后改为甲氨蝶呤或硫唑嘌呤维持。
- 利妥昔单抗每周 375 mg/m^2，连续给药 4 周，对于韦格纳肉芽肿或显微镜下多血管炎的诱导缓解效果与环磷酰胺相当。也可用于上述疾病缓解期的维持治疗，每 6 个月给予用药一次。
- 甲氨蝶呤，每周最大剂量 25 mg，用于当前非致命性韦格纳肉芽肿或显微镜下多血管炎，或无法耐受环磷酰胺的患者，也可用于环磷酰胺诱导缓解后维持治疗。肾功能不全或慢性肝病者禁用。
- 硫唑嘌呤 2 mg/（kg·d），对于活动期疾病效果较差，但可用于环磷酰胺诱导缓解后的维持用药。
- 霉酚酸酯 1000 mg bid，维持病情缓解的效果不如硫唑嘌呤，可用于甲氨蝶呤及硫唑嘌呤治疗后复发或对其无法耐受的患者。
- 妥珠单抗每周 162 mg 皮下注射，联合糖皮质激素治疗可减少巨细胞动脉炎复发率。
- 美泊利单抗每月 300 mg 皮下注射，已被证实对非致命性嗜酸性肉芽肿性多血管炎有效。

第 166 章
骨关节炎

（杨梦溪 译 粟占国 审校）

■ 定义

骨关节炎（OA）是一种以所有关节结构发生病理性损坏为特征的退行性疾病。其核心病理改变为关节透明软骨消失，伴随软骨下骨增厚和硬化、关节边缘骨赘形成、关节囊牵拉，以及关节周围附着的肌肉无力。导致骨关节炎发生的途径很多，但根本原因是其保护机制失效而致使骨关节受损。

■ 流行病学

骨关节炎是最常见的关节炎，其患病与年龄直接相关，女性较男性更多见。关节损害及关节负重是造成骨性关节炎的两大危险因素，其他影响发病的因素还包括年龄、女性、种族、遗传、营养、关节外伤、既往损伤、关节错位、本体感觉障碍以及肥胖。

■ 发病机制

骨关节炎中软骨最早发生改变。软骨的两种主要成分为 2 型胶原（其可增加抗拉强度）和聚集蛋白聚糖。由于软骨内聚集蛋白聚糖渐进耗竭、胶原蛋白基质分解、2 型胶原丢失，引起关节易损性增加，致使骨关节炎发生。

■ 临床表现

骨关节炎几乎可累及全身各个关节，但以负重关节及常用关节最常受累，如膝、髋、脊柱及手关节。典型的手关节受累包括远端指间关节（DIP）、近端指间关节（PIP）及第一腕掌关节（拇指基底部）；较少累及掌指关节。

症状

- 与活动相关的单个或数个关节疼痛（静息及夜间疼痛不常见）。
- 晨起或休息后有关节僵硬感，但一般持续时间较短（< 30 min）。
- 关节不能活动或功能受限。

- 关节不稳定。
- 关节畸形。
- 关节摩擦音（咔哒音）。

体征

- 慢性单关节炎或非对称性寡 / 多关节炎。
- 关节边缘骨性膨大，如 Heberden 结节［手掌远端指间关节（DIP）］或 Bouchard 结节［手掌近端指间关节（PIP）］。
- 轻度非炎症性滑膜炎，但较少见。
- 骨摩擦音，在关节被动或主动活动时听到的"咔哒"音。
- 关节畸形，如膝骨关节炎可因膝关节内外侧间隙或髌股关节间隙狭窄而导致内翻足或外翻足畸形。
- 活动受限，如髋关节内旋受限。
- 脊柱受累时（影响椎间盘、关节突关节、棘旁韧带）可出现神经系统异常。

■ 临床评估

- 常规实验室检查通常正常。
- ESR 一般正常，但滑膜炎患者可增快。
- 类风湿因子、ANA 阴性。
- 关节液微黄，黏稠度良好，白细胞计数 < 1000/μl；据此可鉴别晶体性关节炎、炎症性关节炎或感染。
- 早期可无异常影像学表现，随着疾病进展，逐渐出现关节间隙变窄、软骨下骨硬化、软骨下囊肿及骨赘形成。本病有别于类风湿关节炎和银屑病关节炎，其侵蚀性改变在软骨下，并且沿着关节表面中心部位分布。

■ 诊断

一般依据关节受累方式确定诊断。如果症状提示为炎症性关节炎，影像学特征、正常实验室检查结果和滑液分析可协助诊断。

鉴别诊断

与骨坏死、Charcot 关节病、类风湿关节炎、银屑病关节炎及晶体性关节炎相鉴别。

治疗　骨关节炎

- 治疗目标：缓解疼痛，尽可能减少功能丧失。
- 非药物治疗旨在减轻病变关节负重，包括健康教育、减轻体重、使用手杖及其他支撑物辅助、等长运动以强化受累关节周围的肌肉、矫形器或支架固定纠正关节变形。
- 局部使用辣椒碱膏剂以减轻手或膝的疼痛。
- 对乙酰氨基酚：通常用于止痛，注意其肝肾毒性效应。
- 非甾体抗炎药和 COX-2 抑制剂：具有消化道、肾脏、心血管系统毒性效应，需权衡个体获益与风险。
- 局部使用非甾体抗炎药：减少胃肠道和全身不良反应；会引起皮肤刺激。
- 阿片类镇痛药：可考虑用于少数特定患者（通过其他手段无法有效控制症状，或者无法进行外科手术）；需警惕其潜在成瘾的风险。
- 关节腔内注射糖皮质激素：可有效缓解症状，但效果短暂。
- 关节腔内注射透明质酸钠：可用于症状性髋与膝骨关节炎，但其效果是否优于安慰剂尚存争议。
- 氨基葡萄糖和软骨素：大规模临床试验并未能证实其可有效缓解疼痛，新近的指南不再建议应用。
- OA 并非全身用糖皮质激素的适应证。
- 关节镜下清创及冲洗：随机试验结果提示，对于缓解疼痛和减少致残率，其并不优于假手术或未治疗组。
- 对于顽固性疼痛及关节功能丧失的严重骨关节炎患者，经积极内科治疗无效，可考虑关节置换术。

第 167 章
痛风，假性痛风及相关疾病

（杨梦溪　译　粟占国　审校）

痛风

■ 定义

痛风是一种常见于中老年男性和绝经后女性的代谢性疾病，以高尿酸血症为生物学特点。发病时，由于血浆和细胞外液中尿酸过饱和，在特定条件下形成结晶继而产生一系列临床表现，既可一种临床表现单独出现，也可以多种合并出现。

■ 发病机制

尿酸是嘌呤核苷酸代谢的终末产物，其产生与嘌呤代谢紧密相关。细胞内 5- 磷酸核糖 -1- 焦磷酸盐（5-phosphoribosyl-1-pyrophosphate，PRPP）的浓度是尿酸生成速度的主要决定性因素。尿酸主要通过肾小球滤过、肾小管分泌和再吸收机制经由肾排出。因此，任何导致尿酸生成增多和（或）排泄减少的因素都会引起高尿酸血症。

■ 急性痛风性关节炎

关节中可找到被白细胞吞噬的尿酸单钠（monosodium urate，MSU）结晶；炎症介质和溶酶体酶的释放可引起更多的吞噬细胞进入关节并导致滑膜炎症。

■ 临床表现

急性关节炎：痛风最常见的早期临床表现。早期通常为单关节受累，在疾病后期可出现多关节受累。第一跖趾关节是最常受累的关节。急性痛风常于夜间发作，受累关节剧烈疼痛、肿胀、发热和压痛。急性发作一般在 3 ～ 10 天内自行消退。尽管一些患者仅有一次发作，但大部分患者经过一段或长或短的无症状间歇期后可再次发作。急性痛风的诱因包括过度饮食、创伤、手术、过度饮酒、使用利尿剂、降尿酸治疗和严重的内科疾病，如心肌梗死和卒中。

慢性关节炎：部分痛风患者表现为慢性非对称性滑膜炎，但单独出现此症状较为罕见。还可表现为关节周围痛风石（被巨细胞炎症反应包绕的 MSU 结晶聚集体）。

关节外痛风石：多发生在尺骨鹰嘴滑囊、外耳轮、对耳轮、前臂尺侧及跟腱。

腱鞘炎

尿酸性肾病：MSU 晶体沉积于肾间质及肾锥体，可引起慢性肾功能不全。

急性尿酸性肾病：尿酸盐沉积于肾小管所引起的可逆性急性肾衰竭，易发生于接受细胞毒药物治疗的肿瘤患者。

尿酸性肾结石：美国 10% 的肾结石病例由尿酸性肾结石引起。

■ 诊断

- 滑液分析：即使临床表现高度提示痛风，仍应进行滑液分析以确诊痛风；关节腔穿刺抽取滑膜液，在偏振光显微镜下可观察到细胞内外负性双折光的针状 MSU 结晶。所有滑膜液均应给予革兰氏染色和细菌培养以排除感染。在长期受累的关节或痛风石中也可见到 MSU 结晶。
- 血尿酸：结果正常并不能排除痛风。
- 尿尿酸：在正常饮食及未使用排尿酸药的状态下，分泌量 > 800 mg/d 提示生成过多。
- 筛查危险因素或后遗症：尿液分析、血肌酐、肝功能、血糖、血脂及全血细胞计数。
- 怀疑尿酸生成过多时，检测红细胞次黄嘌呤鸟嘌呤磷酸核糖基转移酶（hypoxanthine guanine phosphoribosyl transferase，HGRPRT）和 PRPP 水平有助于诊断。
- 关节 X 线片：严重慢性关节炎可见关节表面囊性变、侵蚀样变伴边缘硬化。
- 怀疑肾结石时，考虑行腹部平片（结石多不显影）、腹部超声、静脉肾盂造影（IVP）或 CT 检查。
- 对肾结石成分进行化学分析。

■ 鉴别诊断

与化脓性关节炎、反应性关节炎、二水焦磷酸钙沉积病、类风湿关节炎相鉴别。

治疗　痛风

无症状高尿酸血症

只有不到 5% 的患者发展为痛风，不主张治疗无症状高尿酸血症，除非患者因肿瘤即将接受细胞毒药物治疗。

急性痛风性关节炎

由于发作呈自限性，且能自发缓解，仅给予缓解症状治疗。对每名患者均应考虑到治疗的毒副作用。

- 止痛。
- 非甾体抗炎药：无禁忌证时可考虑使用。
- 秋水仙碱：通常仅在发作后 24 h 内应用有效。药物过量可危及生命，存在下列情况时禁用：肾功能不全、血细胞减少、肝功能大于 2 倍正常值上限和脓毒血症。口服用药，每 8 h 给予 0.6 mg，逐渐减量；或是顿服 1.2 mg，其后 1 h 给予 0.6 mg，次日给药剂量取决于反应。
- 关节腔内注射糖皮质激素：注射前需除外化脓性关节炎。
- 全身用糖皮质激素治疗：可考虑用于对其他治疗方法存在禁忌，并且已除外关节局部或全身性感染的多关节痛风发作患者，需快速减量。
- 已有研究提示阿那白滞素和卡那奴单抗（白介素 IL-1β）可应用于其他治疗失败或存在禁忌证的患者。

降尿酸药

降尿酸治疗的指征包括：近期频繁发作的急性痛风性关节炎、多关节痛风性关节炎、痛风石、肾结石及细胞毒药物治疗期间预防性用药。急性发作期禁用，起始降尿酸治疗可能诱发痛风急性发作，可同时口服秋水仙碱 0.6 mg qd，至尿酸降至 < 5.0 mg/dl 时停药。

1. 黄嘌呤氧化酶抑制因子（别嘌呤醇、非布司他）：减少尿酸生成。肾功能不全者使用别嘌呤醇必须减量。两种药物各有不良反应和药物间相互作用。相较于别嘌呤醇，非布司他与死亡风险（心脏相关死亡和全因死亡率）增加相关。美国食品和药品监督管理局（FDA）建议非布司他的应用仅限于别嘌呤醇治疗无效或对其发生严重不良反应者。

2. 排尿酸药物（丙磺舒、苯磺唑酮）：通过抑制肾小管重吸收而促进尿酸排泄；对肾功能不全的患者无效；禁用于下列情况：

年龄＞60岁、肾结石、痛风石、尿中尿酸排出增多、细胞毒药物治疗期间的预防性用药。

3. 聚乙二醇重组尿酸酶：通过氧化尿酸使其转化为尿囊素而降低尿酸，存在严重输注反应的风险，仅用于对传统治疗无效的难治性痛风石性痛风患者。

二水焦磷酸钙（CPPD）沉积病（假性痛风）

■ 定义和发病机制

二水焦磷酸钙（CPPD）沉积病是以急性或慢性关节炎为特点的炎症性关节疾病，好发于老年人。膝关节和其他大关节最常受累。影像学检查可见钙盐沉积于关节软骨（软骨钙质沉着）；这些表现有时可不引起症状。

CPPD 最常见的是特发性，但也可伴随于其他临床情况（表167-1）。

关节腔内的结晶物质并非形成于滑膜液中，而是脱落自关节软骨，在关节腔内可被中性粒细胞吞噬，而诱发炎症反应。

■ 临床表现

- 急性 CPPD 沉积病（关节炎）（"假性痛风"）：膝关节最常受累，2/3 的患者为多关节受累。受累关节表现为红、肿、热、痛，大多数患者具有软骨钙质沉着的证据。
- 慢性关节病：多关节进行性退行性改变，类似骨性关节炎。受累关节为常见 CPPD 沉积的关节，包括膝关节、腕关节、

表 167-1　伴发 CPPD 沉积病的临床情况

衰老
疾病相关
　原发性甲状旁腺功能亢进
　血色病
　低磷酸酯酶血症
　低镁血症
　慢性痛风
　半月板切除术后
　Gitelman 综合征
骨骺发育不良

掌指关节、髋关节和肩关节。

- 对称性增生性滑膜炎：见于早发的家族性患者，临床表现与类风湿关节炎相似。
- 椎间盘和韧带钙化。
- 椎管狭窄。

■ 诊断

- 滑液分析：偏振光显微镜下可观察到弱阳性双折光的二水焦磷酸钙结晶，呈短棒状、菱形或立方体。
- 影像学检查可见软骨钙质沉积和退行性改变（关节间隙狭窄、软骨下硬化 / 囊肿）。
- 发病 < 50 岁的患者需考虑继发性病因。

鉴别诊断

骨关节炎、类风湿关节炎、痛风、化脓性关节炎。

治疗　假性痛风

- 非甾体抗炎药：无禁忌证时可考虑使用。
- 关节腔内注射糖皮质激素。
- 秋水仙碱（疗效存在差异）。

羟磷灰石沉积病

羟磷灰石是正常骨骼和牙齿中的主要矿盐。许多临床情况均可出现羟磷灰石钙异常沉积（表 167-2）。羟磷灰石沉积是导致 Milwaukee 肩关节病的重要因素，这是一种老年人中累及肩关节和膝关节的破坏性关节病。羟磷灰石结晶细小，瑞氏染色呈紫色，茜素红 S 染色呈亮红色，确诊需行电子显微镜或 X 光衍射检查。影像学表现与 CPPD 沉积病相似。*治疗*：非甾体抗炎药，反复关节穿刺抽液，以及受累关节制动。

草酸钙沉积病

草酸钙结晶在关节的沉积可见于原发性草酸盐沉着症（罕见）或继发性草酸盐沉着症（终末期肾病的并发症）。临床表现与痛风和 CPPD 沉积病相似。*治疗*：效果欠佳。

表167-2 伴发羟磷灰石钙沉积的临床情况

衰老

骨关节炎

老年出血性肩关节积液（Milwaukee 肩关节病）

破坏性关节病

肌腱炎、滑囊炎

肿瘤钙化（散发病例）

疾病相关

甲状旁腺功能亢进

奶碱综合征

肾衰竭／长期透析

结缔组织病（如系统性硬化症、皮肌炎、系统性红斑狼疮）

严重神经系统疾病（如卒中、脊髓受损）后异位钙化

遗传性疾病

滑囊炎、关节炎

肿瘤钙化

进行性骨化性纤维发育不良

第168章
其他肌肉骨骼系统疾病

（李雪 译 栗占国 审校）

复发性多软骨炎

以反复发作的软骨炎为特征的一种特发性疾病，主要表现为耳鼻受累包括松软耳、鞍状鼻畸形，气管和支气管软骨环炎症与塌陷，以及一过性的非对称性、非变形性多节炎。其他特征还包括巩膜炎、结膜炎、虹膜炎、角膜炎、主动脉瓣反流、肾小球肾炎和系统性血管炎。患者常急性起病，出现 1～2 处软骨炎表现。本病根据临床表现做出诊断，通过病变软骨活检证实。

治疗 ▶ 复发性多软骨炎

糖皮质激素（泼尼松 40 ～ 60 mg qd，逐渐减量）可抑制急性期症状，减少复发频率以及减轻复发后严重程度。细胞毒药物和其他免疫抑制剂仅用于糖皮质激素依赖或无效的患者。严重气道阻塞者，需行气管切开术。

风湿性多肌痛（PMR）

本临床综合征特征性表现为颈、肩胛带及骨盆带肌肉酸痛及晨僵持续 1 个月以上，ESR 增快，且对小剂量泼尼松（10 ～ 20 mg Qd）治疗反应良好。常见于女性，极少在 50 岁前发病。本病可与巨细胞性动脉炎并发，此时需较大剂量的泼尼松治疗。在评估过程中需详细询问病史以辨明提示巨细胞动脉炎的症状（第 165 章）；ESR；用于排除其他疾病的实验室检查一般包括类风湿因子（RF）、抗核抗体（ANA）、全血细胞计数、肌酸磷酸激酶（CPK）、血清蛋白电泳、肝肾及甲状腺功能检测等。

治疗 ▶ 风湿性多肌痛

泼尼松 10 ～ 20 mg qd 可迅速改善症状，但需持续数月至数年。

神经性关节病

也称为 Charcot 关节病，由于病变关节丧失痛觉及位置觉所致，为严重残毁性关节病；可见于糖尿病、脊髓痨、脊髓空洞症、淀粉样变性、脊髓或外周神经损伤。受累关节分布取决于患者关节的基础疾病。关节渗出液一般无炎性改变，但可为血性。影像学检查可见骨吸收或新骨形成，伴有骨折和脱位。

治疗 ▶ 神经性关节病

关节固定；关节融合术可改善关节功能。

肥大性骨关节病

本病是以骨膜新骨形成、杵状指 / 趾、关节炎为表现的综合征。

最常伴发于肺癌，但也可继发于特定慢性肝病或肺病；亦见于先天性心、肺或肝脏疾病儿童；呈特发性或家族性发病。其症状主要为四肢远端灼烧感和酸痛。影像学检查可见长骨末端骨膜增厚伴新骨形成。

治疗 肥大性骨关节病

识出及治疗其相关疾病；给予阿司匹林、非甾体抗炎药或其他止痛药；以及迷走神经切断术或经皮神经阻断术有助于缓解症状。

纤维肌痛症

这是一类常见疾病，特点为慢性、弥漫性骨骼肌肉疼痛、酸痛、僵硬，伴有感觉异常、睡眠障碍、容易疲乏，身上存在多处压痛点，多见于女性。通过临床做出诊断，评估提示多处软组织压痛点，但通过体格检查、实验室化验或影像学检查，没有客观的关节异常证据。

治疗 纤维肌痛症

普瑞巴林、度洛西汀和米那普仑疗效确凿，三环类药物治疗睡眠障碍；采取局部措施（热疗、按摩）、身体调节和认知行为策略改善睡眠卫生。

骨坏死（缺血性坏死）

被认为是由于血液供应障碍，引起骨细胞成分死亡所致。通常与糖皮质激素治疗、结缔组织病、外伤、镰状细胞贫血、栓塞、酗酒、HIV 感染相关。常见累及部位包括股骨和肱骨头、股骨髁和胫骨近端，其中髋部受累的患者超过半数为双侧病变。临床表现为急性发作的关节疼痛。患者关节的早期改变难以通过平片检查发现，MRI 却可清晰辨别；晚期改变表现为骨塌陷（"新月征"），关节表面扁平及间隙变窄。下颌骨坏死是一种罕见疾病，其与癌症治疗（包括放疗）、感染、糖皮质激素或骨吸收抑制剂治疗相关。

> **治疗　骨坏死**
>
> 　　限制负重的效果尚未明确。非甾体抗炎药可缓解症状。疾病早期可考虑外科干预以改善血流灌注，但疗效存有争议；晚期疼痛经其他治疗无效时，可行关节置换术。

关节周围疾病

■ 滑囊炎

　　指包绕在附着于骨性突起处肌腱和肌肉周围薄壁滑囊的炎症。最常累及肩峰下和股骨大转子的滑囊。

> **治疗　滑囊炎**
>
> 　　避免诱发因素，注意休息，可口服非甾体抗炎药和局部注射糖皮质激素。

■ 肌腱炎

　　几乎可累及任何肌腱，但最常累及肩袖，尤其是冈上肌，表现为局部钝痛和酸痛，但是肌腱被挤压至肩峰下时，则可呈急性锐痛。

> **治疗　肌腱炎**
>
> 　　非甾体抗炎药、局部注射糖皮质激素和物理治疗均可有效。如果肩袖或肱二头肌的肌腱急性断裂，则一般需外科手术修复。

■ 钙化性肌腱炎

　　由于钙盐（主要是羟基磷灰石）在肌腱中沉积导致，也常见于冈上肌，疼痛可突然出现且程度剧烈。

> **治疗　钙化性肌腱炎**
>
> 　　大多数呈自限性，对物理治疗和非甾体抗炎药有效。顽固性疼痛则采取超声引导下抽吸和灌洗，或外科手术治疗。

■ 粘连性关节囊炎（"冻结肩"）

由于肩关节长期制动导致，表现为肩部疼痛及触痛，主动与被动活动均受限。

治疗 **粘连性关节囊炎**

可自发缓解；物理治疗是基础；非甾体抗炎药或局部注射糖皮质激素可缓解病情。

第 169 章
结节病

（刘栩 译 刘田 审校）

■ 定义

一种病因未明、多系统受累，以非干酪性肉芽肿为特征的疾病。

■ 病理生理

病因尚不清楚，目前认为与遗传易感宿主某种抗原触发的炎症反应有关。肉芽肿是结节病的特征性病理改变。$CD4^+$（辅助）T 淋巴细胞首先启动炎症反应，激活的单核细胞聚积后引起细胞因子释放增加和肉芽肿形成。肉芽肿可完全消退或导致包括纤维化在内的慢性病变。

■ 临床表现

多达 1/3 的结节病患者并无症状。其中 20% ～ 30% 无症状者通过胸部 X 线片检查发现肺结节病。结节病临床表现与其受累的脏器相关。Löfgren 综合征临床表现包括肺门淋巴结肿大、结节性红斑、始于一侧或双侧踝关节炎，进而发展至其他关节的急性关节炎。

结节病临床表现包括：

- 肺：超过 90% 患者具有肺部受累。特点包括肺门淋巴结肿大、肺部浸润、间质性肺炎和纤维化。累及气道可致气流受阻。直接累及血管或肺纤维化可引起肺动脉高压。

- 淋巴结：75% ~ 90% 患者有胸内淋巴结肿大，高达 20% 患者出现胸外淋巴结肿大。
- 皮肤：超过 33% 患者伴有皮肤受累，皮损包括结节性红斑、斑丘疹、皮下结节、冻疮样狼疮皮损（鼻梁、眼睛、脸颊周围蓝紫色质硬皮损，表面光滑发亮）。
- 眼部：在美国，30% 患者（其他国家更高）出现葡萄膜炎，其可致盲。
- 骨髓和脾脏：淋巴细胞减少，20% 出现贫血，5% ~ 10% 患者出现脾肿大。
- 肝脏：超过 50% 活检标本提示肝脏受累；20% ~ 30% 患者肝功能检查异常。
- 肾脏：肾实质病变（＜ 5%），肾结石，1% ~ 2% 由于高钙血症引起急性肾衰竭。
- 神经系统：见于 5% ~ 10% 患者；包括中枢 / 周围神经病变、慢性脑膜炎、垂体受累、占位性病变、痫性发作。
- 心脏：心律失常和（或）心肌收缩功能异常、心包炎。
- 肌肉骨骼系统：累及骨骼和肌肉（见于 10% 患者），骨损害包括骨骺区域出现囊性变或网格状改变；关节受累包括经常发生在脚踝的急性关节炎，以及膝盖、脚踝、近端指间关节（PIP）的单关节炎或寡关节炎。
- 全身症状：发热、体重下降、食欲减退及疲劳。
- 其他器官系统：10% 可见高钙血症，内分泌 / 生殖系统、外分泌腺、胃肠道和上呼吸道受累。

■ 临床评估

- 临床病史和体格检查。
- CBC、Ca^{2+}、LFT、ACE、结核病筛查。
- CXR 和（或）胸部 CT、心电图及肺功能。
- 肺或其他受累器官活检。
- 正电子发射断层成像（PET）越来越多地取代 [67] 镓扫描来识别肉芽肿性疾病累及的区域。两者均可用于确定活检部位。
- MRI 可用于评价肺外结节病。

■ 诊断

本病诊断主要依据临床表现、影像学特点及组织学发现。肺活检或其他受累器官的活检可用于支持诊断，并排除其他疾病。肺部受累可通过支气管镜检查和经支气管肺活检证实。鉴别诊断包括肿瘤、感染（包括 HIV 感染）和其他肉芽肿性疾病。

治疗　结节病

由于结节病可自发缓解，其治疗方案完全取决于患者症状及受累器官范围（图 169-1 及图 169-2）。当需要全身用药治疗时，糖皮质激素是主要的治疗手段。其他免疫调节药物可用于难治性或重症病例，或糖皮质激素依赖的患者。

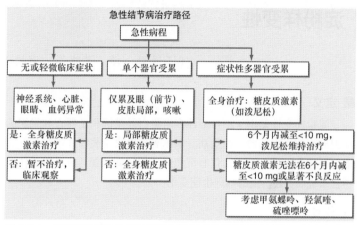

图 169-1　急性结节病的治疗路径基于患者症状及器官受累范围。轻症患者可暂不治疗，直至出现疾病特定的临床表现

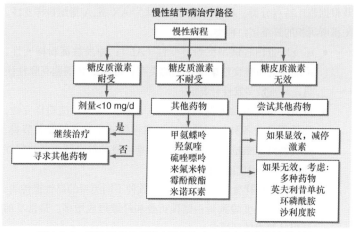

图 169-2　慢性结节病的治疗路径取决于糖皮质激素的耐受性

■ 预后

结节病通常是一种自限性、非致命性疾病。诊断后 2～5 年内，超过 50% 患者可自发缓解，其中至少 20% 进展为慢性病程。疾病本身较少直接引起死亡，通常与肺部、心脏、神经系统或肝脏受累相关。

第 170 章
淀粉样变性

（王峰蓉 译 黄晓军 审校）

■ 定义

淀粉样变性是由于不可溶性多聚蛋白纤维沉积于器官和组织的细胞外间隙所引起的一组疾病。临床表现取决于淀粉样蛋白沉淀的解剖分布和密度，可以是仅有沉积局部的轻微改变，或是累及任何器官系统而引起严重的病理生理变化。

■ 分类

淀粉样变性可根据沉积淀粉样蛋白的不同生化特性进行分类，也可以根据局部或系统性受累分类，还可分为原发性或继发性，以及根据临床特点分类。目前公认的命名法为 AX 型，A 指淀粉样变性，X 指所沉积的纤维蛋白种类。

- 免疫球蛋白轻链型淀粉样变性（AL）：原发性淀粉样变性，系统性淀粉样变性中最常见的类型；可源于 B 细胞克隆性疾病，通常是多发性骨髓瘤。
- 血清淀粉状蛋白 A 淀粉样变性（AA）：继发性淀粉样变性，几乎可见于各种类型的慢性炎症性疾病［如类风湿关节炎、系统性红斑狼疮、克罗恩病、周期性发热综合征（譬如家族性地中海热）］或慢性感染。
- 家族性淀粉样变性（AF）：包括数种不同类型的显性遗传病，由于基因突变导致蛋白错误折叠和纤维形成增多，最常见的是甲状腺素转运蛋白。

- Aβ$_2$M：见于因终末期肾脏疾病长期血液透析的患者，主要是 β$_2$ 微球蛋白沉积。
- 局部或器官局限性淀粉样变性：最常见的类型是在阿尔兹海默病中发现的 Aβ 蛋白沉积，为淀粉样前体蛋白发生异常蛋白裂解生成所致。

■ 临床表现

临床特点各异，完全取决于其沉积纤维蛋白的生化特性。常见受累的部位如下：

- 肾脏：见于 AA 和 AL；表现为蛋白尿、肾脏病变和氮质血症。
- 肝脏：见于 AA、AL 和 AF；表现为肝肿大。
- 皮肤：AL 的特征性改变，但也可见于 AA；呈突出于皮面的蜡样丘疹。
- 心脏：多见于 AL 和 AF；表现为充血性心力衰竭、心肌肥厚和心律失常。
- 消化道：各种类型均常见；表现为消化道梗阻或溃疡、出血、蛋白丢失、腹泻、舌体肥大或食管运动功能障碍。
- 关节：多见于 AL，尤其是骨髓瘤患者；可有关节周围淀粉样蛋白沉淀，"肩垫征"：即在肩关节周围的软组织有牢固的淀粉样蛋白沉积，对称性关节受累，包括肩、腕、膝及手关节。
- 神经系统：AF 尤为常见；包括：外周神经病变、直立（体位）性低血压、痴呆。腕管综合征可见于 AL 和 Aβ$_2$M 的患者。
- 呼吸道：AL 可累及下呼吸道；上呼吸道局部淀粉样变性可引起气道梗阻。

■ 诊断

诊断依赖于对组织中沉积纤维的鉴定和淀粉样蛋白的分类（图170-1）。超过 80% 的系统性淀粉样变性患者，腹部脂肪刚果红染色可显见淀粉样物质沉积。

■ 预后

患者预后各异，取决于淀粉样变性的类型及受累器官。未经治疗的 AL 淀粉样变性平均生存期为 1～2 年；心脏受累是死亡的主要原因，其未经治疗者中位生存时间约为 6 个月。

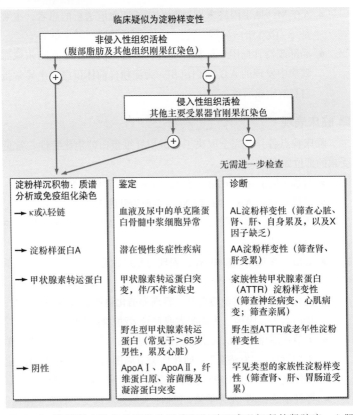

图170-1 淀粉样变性的诊断及分型流程。对于难以解释的肾脏病、心肌病变、神经病变、肠病、关节病变和舌体肥大，临床应怀疑淀粉样变性。ApoA I，载脂蛋白 A I；ApoA II，载脂蛋白 A II

治疗 淀粉样变性

对于 AL，目前采取用于多发性骨髓的治疗方案，靶向骨髓克隆性浆细胞。高剂量静脉马法兰化疗，随后自体造血干细胞移植，可使大约 40% 患者获得完全缓解，但仅有半数患者适用如此积极的治疗，并且由于器官功能受损，围移植期的死亡率高于其他血液系统疾病。AA 的治疗旨在控制潜在的炎症状态。秋水仙碱（1.2 ~ 1.8 mg/d）是家族性地中海热的标准治疗，但是对于其他原因所致的 AA 无效。TNF 抑制剂和白细胞介素 -1 受体拮抗剂可有效治疗与细胞因子升高相关的综合征。对于某些特定类型的 AF，进行遗传咨询非常重要，肝移植是成功根治疾病的手段。

第 13 篇　内分泌及代谢病学

第 171 章
垂体前叶和下丘脑疾病

（吴静　译　蔡晓凌　审校）

垂体前叶通常被称为"主腺体"，因为其与下丘脑共同控制着其他多种腺体的复杂调节功能（图 171-1）。垂体前叶主要分泌 6 种激素：①泌乳素（PRL）；②生长激素（GH）；③促肾上腺皮质激素（ACTH）；④黄体生成素（LH）；⑤卵泡刺激素（FSH）；和⑥促甲状腺激素（TSH）。垂体激素为脉冲式分泌，反映了相关下丘脑促释放因子间歇式刺激垂体。每种垂体激素均对其外周靶腺产生特定的反应。反过来，周围靶腺的激素产物又反馈控制下丘脑和垂体，调节垂体的功能。垂体疾病可大致分为与激素过量相关的临床综合征（如良性垂体瘤）；或与激素缺乏相关的临床综合征（如梗死、占位效应、自身免疫性因素、肉芽肿性疾病和遗传性疾病）。

垂体肿瘤

垂体腺瘤为良性单克隆性肿瘤，来源于 5 种垂体前叶细胞之一，可导致垂体激素分泌过多，或压迫与破坏周围组织，包括下丘脑、垂体、视交叉、海绵窦而引起的临床表现。大约 1/3 腺瘤临床无症状且不造成显著分泌过度的临床表现，通常由于占位效应或因为其他原因进行影像学检查而被偶然发现。具有激素分泌功能的肿瘤中，泌乳素瘤最为常见（大约 50%）；女性发生率高于男性。分泌 GH 和 ACTH 的肿瘤约各占有功能垂体瘤的 10% ～ 15%。垂体腺瘤根据肿瘤体积可分为微腺瘤（< 10 mm）或大腺瘤（> 10 mm）。垂体腺瘤（尤其是泌乳素瘤和生长激素瘤）亦可能是遗传综合征，包括 MEN-I、Carney 综合征或芳香烃受体相互作用蛋白（AIP）突变的表现之一。其他蝶鞍肿物包括颅咽管瘤、Rathke 囊肿、脊索瘤、脑膜瘤、垂体转移瘤、神经胶质瘤和肉芽肿性疾病（如组织细胞增生症和结节病）。

彩图 171-1

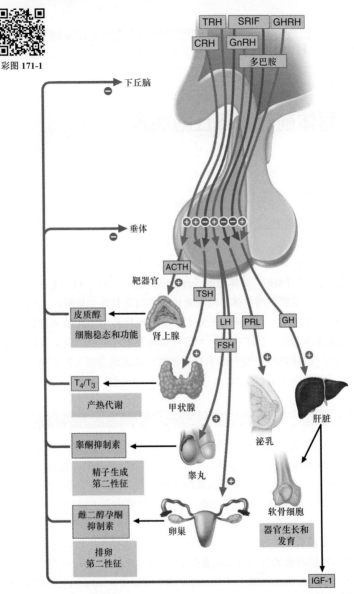

图 171-1（扫二维码看彩图） 垂体轴示意图。下丘脑激素通过正性调节垂体前叶激素，调控靶腺体的激素分泌水平。靶腺激素反馈性调节下丘脑和垂体激素。ACTH，促肾上腺皮质激素；CRH，促肾上腺皮质激素释放激素；FSH，卵泡刺激素；GH，生长激素；GHRH，生长激素释放激素；GnRH，促性腺激素释放激素；IGF，胰岛素样生长因子；LH，黄体生成素；PRL，泌乳素；SRIF，生长激素释放抑制因子；TRH，促甲状腺激素释放激素；TSH，促甲状腺激素

临床特征

肿物压迫引起的症状包括头痛、视交叉上部受压引起的视觉丧失（典型表现为双颞侧偏盲）以及复视、上睑下垂、眼肌麻痹和脑神经侧面受压引起的面部感觉减退。肿瘤压迫垂体柄可导致轻度高泌乳素血症。还可出现垂体功能低下或激素分泌过度的相关症状（详见下文）。

垂体卒中是内分泌急症之一，主要由垂体腺瘤出血或席汉综合征引起，其临床特征包括剧烈头痛、双侧视力改变和眼肌麻痹，严重时可出现心血管系统功能障碍和意识丧失，可导致低血压、严重的低血糖、中枢神经系统出血和死亡。无明显视力障碍和意识受损的患者，通常可保守观察并给予大剂量糖皮质激素治疗；如果出现视力或神经系统症状时，应考虑外科手术减压。

诊断

应进行垂体相应断面之矢状位和冠状位的 T1 加权 MRI 成像，包括给予钆造影剂前后分别采集。对于病变位置邻近视交叉者，应采用视野测量技术进行视野测定。发生垂体卒中时，垂体 CT 或 MRI 可显示蝶鞍出血、垂体柄偏移和垂体组织受压表现。

治疗　垂体瘤

垂体瘤的手术指征为肿物侵犯周围组织或旨在纠正激素过度分泌，但泌乳素瘤除外，因为泌乳素瘤通常对药物治疗有效（详见下文）。对大多数患者而言，经蝶窦切除术是更为理想的手术入路，而非经额叶入路。手术目标是选择性切除垂体肿物而不损伤正常的垂体组织，以减少垂体功能减退的发生率。术后可能发生的并发症包括短暂或永久性尿崩症、垂体功能减退、脑脊液鼻漏、视觉丧失和动眼神经麻痹。肿瘤侵犯蝶鞍外组织很难通过手术治愈，但手术切除可减轻肿瘤压迫症状并减少激素过度分泌。放疗可作为手术治疗的辅助措施，但其效应滞后，且超过半数患者将在 10 年之内出现激素缺乏，多是由于下丘脑受损。分泌 GH 和 TSH 腺瘤也适宜采取内科药物治疗；泌乳素瘤的初始治疗策略即为内科药物治疗。

垂体激素分泌亢进综合征

■ 高泌乳素血症

各类垂体激素中,泌乳素的中枢调控机制与众不同,以负性调节为主导,通过多巴胺介导抑制激素分泌。泌乳素的作用包括诱导和维持泌乳、降低生殖功能和性欲[通过抑制促性腺激素释放激素(GnRH)、促性腺激素和性腺类固醇合成]。

病因

妊娠和泌乳时可出现泌乳素水平生理性升高。除此之外,血清泌乳素水平 > 200 μg/L 时,最常见的病因是释放泌乳素的垂体腺瘤(泌乳素瘤)。其他水平增高不显著的高泌乳素血症则通常由于药物[利培酮、氯丙嗪、奋乃静、氟哌啶醇、甲氧氯普胺(胃复安)、阿片类制剂、H_2 受体拮抗剂、阿米替林、选择性 5- 羟色胺再摄取抑制剂(SSRI)、维拉帕米、雌激素]、垂体柄受损(肿瘤、淋巴细胞性垂体炎、肉芽肿性疾病、创伤、放射损伤)、原发性甲状腺功能减退或肾衰竭所致。刺激乳头也可引起泌乳素急剧释放。

临床特征

女性高泌乳素血症的典型症状为闭经、溢乳和不孕。男性患者通常表现为性腺功能减退(第177章)或肿瘤压迫症状,溢乳罕见。

诊断

应当测定清晨空腹时泌乳素水平;当临床高度疑似时,可能需测定多个不同时间点的泌乳素水平。如出现高泌乳素血症时,需排除肿瘤之外的病因(如妊娠、甲状腺功能减退症、药物)。

治疗 高泌乳素血症

如果患者正在服用已知可造成高泌乳素血症的药物,应尽可能给予撤停药物。若患者泌乳素升高的原因不明,应进行垂体MRI。切除下丘脑或蝶鞍病变可逆转垂体柄受压所致的高泌乳素血症。采取多巴胺受体激动剂进行药物治疗的适应证包括:用于控制泌乳素微腺瘤所致泌乳症状、恢复性腺功能或意欲受孕。若无妊娠计划,可选用雌激素替代治疗,但是需严密监测肿瘤大小。应用多巴胺受体激动剂治疗泌乳素大腺瘤,既可缩小肿瘤体积,还能降低泌乳素水平。卡麦角林(初始剂量每周 0.5 mg,常用剂量为

0.5～1 mg，每周 2 次）或溴隐亭（初始剂量 0.625～1.25 mg，常用剂量为 2.5 mg tid）是两种最为常用的多巴胺受体激动剂。其中，卡麦角林疗效与耐受性更优。这类药物起始时应于睡前与食物同服，逐渐增加剂量，以减少恶心和直立（体位）性低血压的不良反应。其他不良反应包括便秘、鼻塞、口干、噩梦、失眠或眩晕；通常症状随着剂量减少而缓解。多巴胺受体激动剂还可诱发或恶化潜在的精神性疾病。起始卡麦角林治疗之前，需完善超声心动图检查，因为顾虑其与心脏瓣膜疾病的相关性。药物治疗有效的微腺瘤患者（泌乳素水平正常、肿瘤完全缩小），2 年后可停药，并紧密随访肿瘤复发情况。微腺瘤自然缓解极可能由于瘤体梗死，见于为数不多的患者。对于药物治疗无效的泌乳素大腺瘤应采取手术切除。

女性泌乳素微腺瘤患者妊娠时应停用溴隐亭，因为妊娠时发生肿瘤显著增大的风险较低。对于大腺瘤的患者，应每 3 个月进行一次视野检查。若出现严重头痛和（或）视野缺损应进行垂体MRI 检查。

■ 肢端肥大症

病因

生长激素过度分泌的原因主要是垂体生长激素腺瘤，大多为散发，但也同时见于 MEN-Ⅰ、Carney 综合征、McCune-Albright 综合征和家族性 AIP 突变。垂体外因素［异位生长激素释放激素（GHRH）生成］所致的肢端肥大症非常罕见。

临床特征

儿童中，生长激素过度分泌发生在长骨骨骺闭合之前，因此引起巨人症。成人肢端肥大症的临床表现通常十分隐匿，且确定诊断一般滞后长达 10 年。患者可关注到的变化包括：面部特征改变、齿距增宽、声音低沉、打鼾、鞋或手套的尺码增大、戒指变紧、多汗、皮肤多油脂、关节病以及腕管综合征。体格检查可发现额部隆起、腭部增大伴凸颌、舌大、甲状腺肿大、皮肤皱褶、足跟肥厚及高血压。肢端肥大症伴随的临床情况包括心肌病、左心室肥厚、舒张功能障碍、睡眠呼吸暂停、糖耐量异常、糖尿病、结肠息肉和结肠恶性病变。总体死亡率增高近乎 3 倍。除非生长激素水平获得控制，否则与年龄匹配的对照人群相比，存活时间平均缩短 10 年。

诊断

胰岛素样生长因子 -1（IGF-1）水平检测适用于筛查，如升高则提示肢端肥大症。由于生长激素呈脉冲式分泌，单次测定任意时间的生长激素对于筛检本病不具任何意义。口服 75 g 葡萄糖负荷后 1 ~ 2 h 生长激素无法被抑制至水平 < 0.4 μg/L，确定诊断为肢端肥大症。垂体 MRI 通常可检出大腺瘤。

> **治疗** **肢端肥大症**
>
> 治疗目标为控制生长激素和 IGF-1 过度分泌，延缓或阻断肿瘤生长，改善合并症情况，将死亡率恢复至正常，并保护垂体功能。经蝶窦手术是肢端肥大症的主要治疗手段。许多大腺瘤的患者仅依赖于手术无法使生长激素水平恢复正常；生长抑素类似物可作为辅助性药物治疗，抑制生长激素释放，但是对肿瘤体积影响不著。奥曲肽（50 μg SC tid）可作为初始治疗并用于观察治疗反应，一旦具有疗效并且患者能够耐受不良反应（恶心、腹部不适、腹泻、腹胀），给予更换为长效制剂（长效奥曲肽 20 ~ 30 mg IM，每 2 ~ 4 周 1 次；或兰乐肽 90 ~ 120 mg SC，每月 1 次）。对于奥曲肽治疗无效者，与 SST5 结合力更高的帕瑞肽已显现其有效性。多巴胺受体激动剂（溴隐亭、卡麦角林）可用于辅助治疗，但通常不太有效。生长激素受体拮抗剂培维索孟（10 ~ 30 mg SC Qd）可用于对生长抑素类似物无反应的患者。培维索孟对于降低 IGF-1 水平极为有效，但无法降低生长激素水平或缩小肿瘤体积。垂体放射治疗也可作为辅助性治疗手段，但起效缓慢，远期垂体功能低下的发生率较高。

■ 库欣病（详见第 174 章）

■ 无功能和分泌促性腺激素的肿瘤

这类肿瘤是最为普遍的垂体肿瘤类型，通常具有一种或多种激素缺乏或肿瘤压迫的症状，并且一般分泌小量完整的促性腺激素（通常为 FSH）以及未结合的 α 亚单位、LHβ 和 FSHβ 亚单位。外科手术指征为出现肿瘤压迫症状或垂体功能减退；无症状的小腺瘤可采取定期 MRI 和视野检查进行随访。通过对切除的肿瘤组织进行免疫组化分析确定诊断。内科治疗通常无法缩小肿瘤体积。

■ 分泌 TSH 的腺瘤

分泌 TSH 的腺瘤非常罕见，一旦发生通常为大腺瘤，且呈局部浸润。患者表现为甲状腺肿大和甲状腺功能亢进症和（或）蝶鞍占位效应。诊断基于血清游离 T_4 水平升高的情况下，TSH 水平增高或处于并不相称的正常水平，且 MRI 证实具有垂体腺瘤。应进行外科手术治疗，并通常于术后序贯给予生长抑素类似物治疗残留肿瘤。大多数患者通过生长抑素类似物治疗（详见前文）后，TSH 和甲状腺功能恢复正常，肿瘤获得一定程度缩小。如有必要，可以采取甲状腺消融术或抗甲状腺药物来降低甲状腺激素水平。

垂体功能减退症

病因

许可疾病均可引起一种或多种垂体激素缺乏，包括遗传性疾病、先天性疾病、创伤（垂体手术、头部放射治疗、头部外伤）、肿瘤（垂体大腺瘤、鞍旁肿瘤、颅咽管瘤、转移癌、脑膜瘤）、浸润性疾病（血色病、淋巴细胞性垂体炎、结节病、组织细胞增多症 X）、血管疾病（垂体卒中、产后垂体坏死、镰状细胞贫血）或感染（结核杆菌、真菌、寄生虫）。自身免疫性垂体炎与恶性肿瘤免疫检查点抑制剂治疗相关。垂体功能减退症最常见的病因是肿瘤相关因素（垂体肿物、垂体切除术或放疗术后）。尽管其变异度较大，由于压迫、破坏或放疗所致的垂体激素缺乏通常按如下排序依次发生：GH ＞ FSH ＞ LH ＞ TSH ＞ ACTH。遗传因素相关的垂体功能减退症（如垂体发育不良、PROP-1 和 PIT-1 突变）影响数种激素水平；或仅限于单一垂体激素或激素轴受累（如孤立性生长激素缺乏症、Kallmann 综合征、孤立性 ACTH 缺乏症）。头颅放射治疗后会在 5 ～ 15 年进展至垂体功能减退症。随着下丘脑和垂体破坏进展，会出现不同程度的垂体激素不足，直至激素完全缺乏。

临床特征

各类激素的缺乏伴随特定的临床表现：

- 生长激素：儿童生长发育异常；成年人腹部脂肪增加、瘦体重减少、高脂血症、骨密度降低和体力下降、不愿社交。
- 卵泡刺激素 / 黄体生成素：女性出现月经紊乱和不孕（第 178

章）；男性则为性腺功能减退（第 177 章）。

- 促肾上腺皮质激素：具有糖皮质功能减退（第 174 章）特征，但并无盐皮质激素缺乏表现。
- 促甲状腺激素：儿童出现生长迟缓，儿童和成人均出现甲状腺功能减退的特征性表现（第 173 章）。
- 泌乳素：产后无乳。

诊断

　　垂体功能减退的生化诊断标准为靶腺激素水平低下的情况下，垂体激素水平低下或处于并不相称的正常水平。初步的检测包括清晨 8 时血清皮质醇水平、TSH 和游离 T_4、IGF-1、男性睾酮、女性月经周期评估以及泌乳素水平。注意低游离 T_4 的情况下，TSH 水平通常呈不适当降低或正常。激发试验可用于生长激素缺乏及促肾上腺激素缺乏的确诊。成人生长激素缺乏的诊断可通过标准激发试验（糖耐量试验、左旋精氨酸＋促生长激素释放激素）中出现生长激素低于正常的反应来确定。急性 ACTH 缺乏可通过胰岛素耐量试验、甲吡酮试验或促肾上腺皮质激素释放激素（CRH）刺激试验中低于正常的反应来诊断。急性 ACTH 缺乏时，标准激发试验（合成的促皮质激素）结果可能正常；伴有肾上腺萎缩者，皮质醇对合成的促皮质激素的反应迟钝。

治疗　垂体功能减退症

　　激素替代治疗的目的是模拟激素的生理性分泌。用药剂量及给药途径列于表 171-1。药物剂量应考虑个体化因素，特别是生长激素、糖皮质激素和左甲状腺素。生长激素替代治疗，可能伴随体液潴留、关节痛和腕管综合征，尤其是过量之时。应在甲状腺素替代治疗开始之前给予糖皮质激素的替代治疗，以避免加重肾上腺危象。需要糖皮质激素替代治疗的患者应佩戴医学警示手环，并嘱咐患者如面临急性疾患、牙科操作、创伤和急诊住院等应激事件时，追加药物剂量。

表 171-1　成人垂体功能减退的激素替代治疗 [a]

促激素缺乏	激素替代
ACTH	氢化可的松（早晨 10 ～ 20 mg；下午 5 ～ 10 mg） 醋酸可的松（早晨 25 mg；下午 12.5 mg） 泼尼松（早晨 5 mg）
TSH	左甲状腺素（每日 0.075 ～ 0.15 mg）
FSH/LH	男性 　庚酸睾酮（200 mg IM，每 2 周 1 次） 　睾酮胶（每日 5 ～ 10 g 皮肤外用） 女性 　合成雌激素（0.625 ～ 1.25 mg qd，持续 25 天） 　孕酮（月经周期第 16 ～ 25 天，每日 5 ～ 10 mg） 　雌二醇皮肤贴剂（隔天 0.5 mg） 育龄期女性：人工周期或生物合成促性腺激素，人绒毛膜促性腺激素
GH	成人：生长激素（0.1 ～ 1.25 mg SC qd） 儿童：生长激素 [0.02 mg ～ 0.05 mg/（kg·d）]
抗利尿激素	鼻黏膜吸入血管加压素（5 ～ 20 μg，每日 2 次） 口服血管加压素 300 ～ 600 μg qd

[a] 针对特定患者，上述所示剂量应进行个体化调整，且应激、手术或妊娠时需重新进行评估。对男性和女性生育需求的处理见第 177 章和第 178 章

第 172 章
尿崩症和抗利尿激素分泌不当综合征

（周灵丽　译　周翔海　审校）

　　神经垂体或垂体后叶产生两种激素：①精氨酸血管加压素（AVP），也称为抗利尿激素（ADH）；②催产素。AVP 作用在肾小管促进水的重吸收，使尿液浓缩。催产素刺激分娩后吸吮引起的反射性乳汁分泌。目前还不清楚它在分娩过程中的生理作用。AVP 的缺乏或过多均可导致临床综合征。

尿崩症

■ 病因

尿崩症（DI）是由于下丘脑产生的 AVP 不足或者 AVP 在肾脏的作用缺陷导致。AVP 缺乏的特征是生成大量稀释的尿液。中枢性 DI 致病机制为生理刺激所诱发的 AVP 分泌不足。病因包括获得性（头部创伤、累及下丘脑 / 垂体后叶肿瘤或炎症性疾病）、先天性和遗传性疾病，但是近乎半数的病例为特发性。妊娠期 DI 中，胎盘生成氨基肽酶（血管加压素酶）分解 AVP，血浆 AVP 代谢增加，最终导致妊娠期间 AVP 相对缺乏。原发性多饮由于过多液体摄入导致生理性 AVP 分泌受抑制，从而造成继发性 AVP 不足。主要有三种类型：①异常口渴阈值引起的致渴性 DI；②通常与精神因素或强迫性障碍相关的精神性烦渴；③医源性 DI，通常由于健康获益目的而摄入过量液体所致。肾性 DI 由于肾脏 AVP 抵抗引起，可为遗传性或获得性，获得性肾性 DI 病因包括药物（锂制剂、地美环素、两性霉素 B）、代谢性疾病（高钙血症、低钾血症）或肾损伤。

■ 临床表现

症状包括多尿、烦渴、多饮，24 h 尿量＞ 50 ml/kg，尿渗透压低于血渗透压（＜ 300 mosmol/kg，尤其尿比重＜ 1.010）。DI 可以呈部分性或完全性。在疾病后期，尿液被最大程度稀释（＜ 100 mosmol/kg），每日尿量可达到 10 ～ 20L。当患者同时伴有渴感缺乏（在中枢神经系统疾病患者中并不少见）或没有及时补充水分时，临床或实验室检查可表现为脱水，包括高钠血症。其他引起高钠血症的病因参阅第 1 章。

■ 诊断

对于 DI 必须鉴别其他情况引起的多尿（第 48 章）。除非患者具有高血渗透压同时伴有非相称性的稀释尿液，否则均需进行禁水试验来诊断 DI。这项试验应该在早晨开始，给予严密监测避免脱水。每小时测量体重、血浆渗透压、血钠、尿量和尿渗透压。当患者体重下降达到 5% 或者血浆渗透压或血钠超过正常上限时应终止试验。如果在高血渗透压时尿渗透压＜ 300 mosmol/kg，给予患者去氨加压素（0.03 μg/kg SC），1 ～ 2 h 后重复测量尿渗透压。尿渗透压升高＞ 50% 提示严重的垂体性 DI，而轻度升高或无反应提示肾性 DI。禁水试验之前与之后分别测定 AVP 的水平有助于鉴别中枢性

DI 和肾性 DI。如果 AVP 正常或升高（＞1 pg/ml），同时尿渗透压低（＜300 mosmol/L），则患者为肾性 DI，还需进一步评估来确定病因。有时，禁水试验无法达到诊断所需的高渗性脱水程度，可采用高张盐水滴注，但需格外谨慎。

治疗　尿崩症

　　垂体性 DI 的治疗可使用去氨加压素（DDAVP）皮下注射（1 ～ 2 μg qd 或 bid），经鼻黏膜吸入（10 ～ 20 μg bid 或 tid）或口服（100 ～ 400 μg bid 或 tid）。建议患者感到口渴即饮水。肾性 DI 可以通过使用噻嗪类利尿剂和（或）阿米洛利联合低钠饮食或前列腺素合成抑制剂（如吲哚美辛）治疗好转。

抗利尿激素分泌不当综合征（SIADH）

■ 病因

　　AVP 产生过多或不适当分泌可导致低钠血症，呈水潴留。对低钠血症的评估见第 1 章。SIADH 的病因包括肿瘤、肺部感染、中枢神经系统疾病和药物（表 172-1）。

■ 临床表现

　　如果低钠血症的发生进展缓慢，患者可无临床症状，直至血钠严重降低。然而，如果血钠快速下降，患者可能会出现水中毒症状，包括轻度头痛、意识模糊、厌食、恶心、呕吐、昏迷和惊厥。实验室检查异常包括血尿酸氮、肌酐、尿酸和白蛋白水平降低，血清钠＜130 meq/L，血浆渗透压＜270 mosmol/kg，尿液并未被最大程度稀释，且尿渗透压常高于血浆渗透压，尿钠多＞20 mmol/L。

治疗　抗利尿激素分泌不当综合征（SIADH）

　　限制患者液体摄入量，每日低于其尿量 500 ml。对于伴有严重症状与体征的患者，可按≤0.05 ml/（kg·min）给予 3% 高张盐水静脉注射。每小时测定血钠水平，直至患者血钠升高 12 meq/L 或者血钠达到 130 meq/L。如果低钠血症已持续＞24 ～ 48 h，且过快输注生理盐水纠正血钠水平，可能造成脑桥中央髓鞘溶解——一种严重的可能危及生命的神经系统并发症，这是由于渗透性液体

表 172-1 抗利尿激素分泌不当综合征（SIADH）常见病因

肿瘤	神经系统
癌	吉兰-巴雷综合征
肺	多发性硬化
十二指肠	震颤性谵妄
胰腺	肌萎缩性脊髓侧索硬化
卵巢	脑积水
膀胱、输尿管	精神病
其他肿瘤	周围神经病
胸腺瘤	先天畸形
间皮瘤	胼胝体发育不良
支气管腺瘤	唇/腭裂
类癌	其他中线结构缺陷
神经节细胞瘤	代谢性疾病
尤因肉瘤	急性间歇性卟啉病
头部创伤	肺
感染	支气管哮喘
肺炎（细菌或病毒）	气胸
脓肿（肺或脑）	正压通气
空洞（曲霉病）	药物
结核（肺或脑）	血管加压素或去氨加压素
脑膜炎（细菌或病毒）	氯磺丙脲
脑炎	催产素（大剂量）
AIDS	长春新碱
血管性疾病	卡马西平
脑血管闭塞	尼古丁
出血	吩噻嗪类
海绵窦血栓	环磷酰胺
遗传性疾病	三环类抗抑郁药
X 连锁隐性遗传病	单胺氧化酶抑制剂
（V_2 受体基因）	5-HT 再摄取抑制剂

转移而引发的。地美环素（150～300 mg PO tid 或 qid）或氟氢可的松（0.05～0.2 mg PO bid）可用于治疗慢性 SIADH。目前血管加压素拮抗剂（考尼伐坦和托伐普坦）已投入临床应用。考尼伐坦已经获批用于 SIADH 的短期院内 IV 治疗。用药时首先给予 20 mg IV 负荷剂量（＞30 min），随后 24 h 序贯输注 20 mg。托伐普坦可口服给药，起始剂量为 15 mg PO，并根据疗效每间隔 24 h 增量至 30 mg 或 60 mg。无论采取何种治疗，液体摄入总量都应限制在

尿量之下。在任何情况下，均应每 $2 \sim 4$ h 检测血清钠水平，以确保其升高速度每小时不超过 1 mEq/L。除限制液体外，治疗慢性 SIADH 的最佳方法是口服托伐普坦，一种选择性 V_2 受体拮抗剂，通过阻断 AVP 的抗利尿效应增加尿中游离水排泄。其他方案包括地美环素 $150 \sim 300$ mg PO tid 或 qid；或氟氢可的松 $0.05 \sim 0.2$ mg PO bid。地美环素通过诱发可逆性肾性 DI，用药 $7 \sim 14$ 天后出现治疗效应。氟氢可的松也需 $1 \sim 2$ 周，其发挥作用的部分原因是增加钠潴留，以及可能是抑制口渴感受。氟氢可的松将增加尿钾排泄，可能需要通过饮食调整或补充剂替代，并可能诱发高血压。

第173章
甲状腺疾病

（张瑞　译　朱宇　审校）

甲状腺疾病主要是由于自身免疫过程刺激甲状腺激素生成增多（甲状腺毒症）或腺体破坏导致甲状腺激素生成减少（甲状腺功能减退）。甲状腺腺体的新生物可能是良性结节或甲状腺癌。

甲状腺素（T_4）和三碘甲状腺原氨酸（T_3）的生成由经典的内分泌负反馈环路调节（图 171-1）。T_3 部分为甲状腺分泌，但大部分是在外周组织中由 T_4 脱碘化而来。T_4 和 T_3 均可与循环中的转运蛋白［甲状腺球蛋白（TBG）、转运蛋白（结合 T_4）、血浆白蛋白］相结合。总 T_4 和总 T_3 水平升高而游离的 T_4 和 T_3 水平正常的情况常见于转运蛋白水平升高时（妊娠、雌激素水平升高、肝硬化、肝炎以及遗传性疾病）。相反的，总 T_4 和总 T_3 水平降低而游离的 T_4 和 T_3 水平正常的情况常见于严重的系统性疾病、慢性肝脏疾病以及肾脏疾病。

甲状腺功能减退症

■ 病因

甲状腺激素分泌不足的病因包括甲状腺功能衰退（原发性甲状腺功能减退症）或垂体和下丘脑疾病（继发性甲状腺功能减退症），

其中继发性的较少见（表 173-1）。每 4000 名新生儿中就有一例先天性甲状腺功能减退症（甲减）；由于早期识别并治疗先天性甲减对儿童生长发育至关重要，目前已开展了新生儿先天性甲减的筛查项目。无痛型甲状腺炎或亚急性甲状腺炎可以出现一过性甲状腺功能减退。亚临床（或称轻度的）甲状腺功能减退症者游离甲状腺激素水平正常，但 TSH 轻度升高。随着 TSH 水平升高和游离 T_4 水平降低，临床症状越来越明显，进展为临床甲状腺功能减退症。在碘缺乏地区，自身免疫性疾病和医源性原因是引起甲状腺功能减退最常见的原因，高发年龄在 60 岁左右，且患病率随着年龄增长而增加。新型抗肿瘤及免疫调节治疗，如酪氨酸激酶抑制剂、阿仑单抗，也可以通过影响 T 细胞调节来诱发甲状腺自身免疫反应。

表 173-1   甲状腺功能减退的病因

原发性

自身免疫性甲状腺功能减退症：桥本甲状腺炎、萎缩性甲状腺炎

医源性：[131]碘治疗、部分或全部甲状腺切除术后、针对颈部淋巴瘤或癌症施行放疗术后

药物性：过量碘摄入（包括含碘的造影剂和胺碘酮）、锂制剂、抗甲状腺药物、p- 氨基水杨酸、α 干扰素和其他细胞毒药物、苯乙哌啶酮胺、舒尼替尼

先天性甲状腺功能减退症：甲状腺缺失或异位、甲状腺激素生成障碍、TSH 受体突变

碘缺乏

浸润性疾病：淀粉样变性、结节病、血色病、硬皮病、胱氨酸病、Riedel 甲状腺炎

婴幼儿血管瘤中 3 型脱碘酶过度表达

一过性

无痛性甲状腺炎，包括产后甲状腺炎

亚急性甲状腺炎

甲状腺完整的个体停止甲状腺素治疗之后

Graves 病采取 [131]碘或部分甲状腺切除术治疗之后

继发性

垂体功能减低：垂体瘤、垂体手术或放射性治疗、浸润性疾病、希恩（Sheehan）综合征、创伤、基因变异导致的联合垂体激素缺乏症

孤立性 TSH 缺乏或无活性

视黄醛治疗

下丘脑疾病：肿瘤、创伤、浸润性疾病、特发性

缩略词：TSH，促甲状腺激素

■ 临床表现

甲状腺功能减退症的临床表现包括嗜睡、头发和皮肤干燥、畏寒、脱发、注意力难以集中、记忆力减退、便秘、食欲减退而体重却轻度增加、呼吸困难、声音嘶哑、肌肉萎缩以及月经过多。体格检查的主要表现有心动过缓、舒张压轻度升高、腱反射松弛期时间延长，以及肢体末端发凉。甲状腺肿可以被触及，若甲状腺萎缩则无法被触及。可以出现腕管综合征。由于心包积液导致心影增大。最极端的表现是淡漠、面无表情、头发稀疏、眶周肿胀、巨舌以及皮肤苍白、水肿和发凉。病情进展可表现为低体温、昏迷状态（黏液水肿性昏迷）及呼吸抑制。导致黏液水肿性昏迷的诱因有寒冷、创伤、感染以及应用麻醉剂。轻度甲状腺功能减退症中，可以并不伴有显著典型甲状腺功能减退症的表现，其临床表现可能主要是乏力和描述不清的症状。

■ 诊断

血清游离 T_4 的降低在各种甲状腺功能减退症患者中均普遍存在。TSH 升高是原发性甲状腺功能减退症的一个敏感指标，而继发性甲状腺功能减退症不会出现。图 173-1 为确定甲状腺功能减退症的诊断和病因分析路径。自身免疫介导的甲状腺功能减退症患者中，> 90% 患者甲状腺过氧化物酶（TPO）抗体升高。还可以出现胆固

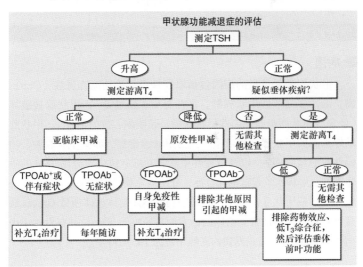

图 173-1 甲状腺功能减退症的评估。TPOAb⁺，甲状腺过氧化物酶抗体阳性；TPOAb⁻，甲状腺过氧化物酶抗体阴性；TSH，促甲状腺激素

醇水平升高、肌酸磷酸激酶水平升高以及贫血；心电图可以表现为心动过缓、QRS 波幅降低、T 波低平或倒置。

治疗　甲状腺功能减退症

成人患者 < 60 岁，不伴有心脏疾病证据者，起始治疗剂量为左甲状腺素（T_4）50 ~ 100 μg/d。超过 60 岁以上，或者是已知合并冠状动脉疾病的患者，左甲状腺素（T_4）起始治疗剂量为 12.5 ~ 25 μg/d。根据 TSH 水平，左甲状腺素的剂量每 6 ~ 8 周增加 12.5 ~ 25 μg，直至 TSH 水平正常。常规的每日替代剂量为 1.6 μg/（kg·d），但是剂量应该个体化并根据测定的 TSH 决定。对于继发性甲状腺功能减退症患者，治疗应该根据游离 T_4 的测定结果调整而不能取决于 TSH。采取左甲状腺素替代治疗的妇女一旦被确定为妊娠必须尽快进行 TSH 水平测定，因为替代剂量在妊娠期间通常需要增加 30% ~ 50%。孕妇的甲状腺功能减退症如果没有被及时发现和治疗，将导致胎儿神经系统发育缺陷。黏液水肿性昏迷的治疗应该包括单次静脉注射左甲状腺素（200 ~ 400 μg），随后口服左甲状腺素 1.6 μg/（kg·d）；如果联用氢化可的松（50 mg q6 h）以恢复受损的肾上腺功能，则左甲状腺素减量 25%；并给予通气支持、毛毯保暖，以及治疗诱发因素。

甲状腺毒症

■ 病因

甲状腺激素过量的病因包括原发性甲状腺功能亢进症（Graves 病、毒性多结节性甲状腺肿、毒性腺瘤、碘过量）；甲状腺被破坏（亚急性甲状腺炎、无痛性甲状腺炎、胺碘酮、放射治疗）；甲状腺以外来源的甲状腺激素过量（人为甲状腺毒症、卵巢甲状腺肿、功能性滤泡状腺癌）；以及继发性甲状腺功能亢进症［分泌 TSH 的垂体腺瘤、甲状腺激素抵抗综合征、分泌绒毛膜促性腺激素（hCG）肿瘤、妊娠期甲状腺毒症］。由刺激性抗 TSH 受体抗体所致 Graves 病是甲状腺毒症中最常见的原因，大约占 60% ~ 80%，其在女性中患病率为男性的 10 倍；发病的高峰年龄为 20 ~ 50 岁。

■ 临床表现

临床症状包括神经紧张、易怒、怕热、过度出汗、心悸、疲乏和虚弱、体重减轻而食欲亢进、肠蠕动增加、月经稀少。患者焦虑、不安、烦躁。皮肤温暖而潮湿，出现手指甲与甲床分离（Plummer 指甲）。眼睑挛缩，因而可见眼白。心血管系统检查可以发现心动过速、收缩压升高、收缩期杂音，以及心房颤动。患者可出现细颤、反射亢进，及近端肌无力。长期的甲状腺毒症可引起骨量减少。老年人中，可能并不出现甲状腺毒症的典型征象，主要的表现是体重减轻和乏力（"淡漠型甲状腺毒症"）。

Graves 病患者中，甲状腺经常弥漫性增大至正常体积的 2～3 倍，可出现杂音或震颤，并可伴有浸润性眼病（各种程度的眼球突出、眶周水肿、眼肌麻痹）以及皮肤病变（胫前黏液性水肿）；这些是自身免疫过程在甲状腺外的表现。亚急性甲状腺炎时，甲状腺增大、触痛明显，疼痛常放射至下颌及耳部，有时候还伴随发热，起病前有上呼吸道感染。毒性腺瘤或毒性多结节性甲状腺肿中，可见单个或多发的结节。

甲状腺危象，或称甲状腺风暴，非常罕见，是甲状腺功能亢进症恶化到威胁生命的表现，可伴随发热、谵妄、痫性发作、心律失常、昏迷、呕吐、腹泻和黄疸。

■ 诊断

甲状腺毒症的病因和确诊所需检查总结于图 173-2。血清 TSH 水平是诊断 Graves 病、自主性高功能甲状腺结节、甲状腺炎和外源性左甲状腺素治疗等病因所致甲状腺毒症的敏感指标。伴随的实验室检查异常包括胆红素、转氨酶、铁蛋白水平升高。甲状腺放射性碘摄取率可用来鉴别各种病因：Graves 病和自主性高功能甲状腺结节呈高摄取，而甲状腺破坏、碘过量和甲状腺外来源的甲状腺激素过多则是低摄取（注意：定量测定甲状腺摄取率需使用放射性核素碘，而甲状腺显像仅需锝核素）。亚急性甲状腺炎患者中，红细胞沉降率增快。测定 TRAb 可用于诊断 Graves 病，彩色多普勒超声可用于鉴别甲亢（血流增加）和破坏性甲状腺炎。

治疗　甲状腺毒症

Graves 病的治疗可包括抗甲状腺药物或放射性碘，较少采取甲状腺次全切除手术。主要的抗甲状腺药物为甲巯咪唑或卡比马唑（起始量为 10～20 mg 每日 2～3 次，逐步减量至 2.5～10 mg/d）；

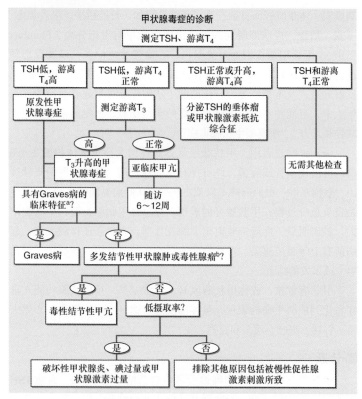

图 173-2 甲状腺毒症的诊断。[a] 弥漫性甲状腺肿、TPO 抗体阳性、甲状腺眼病、皮肤病变；[b] 可通过放射性核素扫描确诊。TSH，促甲状腺激素

以及丙基硫氧嘧啶（起始量为 100～200 mg q8 h，逐步减量至 50 mg，每日 1～2 次）。由于服药更为简便，大多数患者倾向于用甲巯咪唑。在开始治疗后 3～4 周，应测定甲状腺功能，调整药物剂量使游离 T4 维持在正常水平。由于 TSH 水平的恢复较滞后，在最初几个月不应将血清 TSH 作为剂量调整的依据。常见的不良反应为皮疹、荨麻疹、发热，以及关节痛（1%～5% 患者）。较为少见，但是严重的不良反应包括药物性肝炎、系统性红斑狼疮样综合征，以及罕见的粒细胞缺乏症（＜1%）。所有患者均需书面告知可能出现的粒细胞缺乏症状（咽痛、发热、口腔溃疡），以及需要暂时停药，等待全血细胞计数结果以确定是否发生粒细胞缺乏症。普萘洛尔（20～40 mg q6 h）或长效 β 受体阻滞剂，如阿替洛尔（50 mg/d）可用于初始治疗时控制交感神经兴奋的症状，直至甲状

腺功能恢复正常。伴有心房颤动的患者应考虑给予华法林抗凝治疗。放射性碘治疗也可作为起始治疗手段或用于经过 1～2 年抗甲状腺药物治疗后仍然没有缓解的患者。对于老年以及合并心脏疾病的患者，进行放射性碘治疗之前，需要预先应用抗甲状腺药物和 β 受体阻滞剂，并在放射性碘治疗之前 3～5 天停用抗甲状腺药物。妊娠妇女禁用放射性碘治疗，可使用最低有效剂量的丙基硫氧嘧啶（PTU）来控制症状和激素水平。（由于曾有引起胎儿表皮发育不全的报道，妊娠期不推荐甲巯咪唑。）伴有中至重度眼病患者一般应避免采取放射性碘治疗。角膜干燥可以使用人工泪液以及在睡眠时外力闭合眼睑缓解。进展性突眼合并球结膜水肿、眼肌麻痹，或视力丧失时，给予大剂量的泼尼松（40～80 mg/d）治疗，并转介眼科专科医生；可能需要进行眼眶减压术。

　　甲状腺危象时，应口服大剂量 PTU（600 mg 负荷剂量），或经鼻饲，或通过直肠给药，随后 1 h 给予 5 滴饱和碘化钾溶液（SSKI）q6 h。应持续给予 PTU（200～300 mg q6 h），以及普萘洛尔（40～60 mg PO q4 h 或 2 mg IV q4 h）和地塞米松（2 mg q6 h）。需要识别出并治疗任何可能加剧病情的诱因。

　　放射性碘是治疗毒性结节的有效手段。亚急性甲状腺炎在甲状腺毒症阶段应通过非甾体抗炎药和 β 受体阻滞剂控制症状，并且每 4 周监测 TSH 和游离 T_4 水平。抗甲状腺药物对甲状腺炎无效。亚急性甲状腺炎的临床过程总结见图 173-3。如果甲状腺功能减退期持续时间过长，可能需要短期左甲状腺素（50～100 μg/d）替代治疗。无痛性甲状腺炎（或在分娩后 3～6 个月之内的产后甲状腺炎）应在甲状腺毒症阶段给予 β 受体阻滞剂治疗，并在甲状腺功能减退期应用左甲状腺素，为期 6～9 个月后停药，以评估恢复情况。

正常甲状腺功能病态综合征

　　任何急性与重症疾患均可引起循环中甲状腺激素水平或 TSH 水平异常，即使并非具有甲状腺疾病的情况下。因此，急性疾病患者并不推荐常规进行甲状腺功能检测，除非高度疑似甲状腺疾病的患者。正常甲状腺功能病态综合征的最常见表现为总 T_3 和游离 T_3 水平降低，而 TSH 和 T_4 水平正常。这被认为是一种对于分解代谢状态的适应性反应。病情更为严重的患者，可能还伴随总 T_4 的下降而游离 T_4 的水平正常，其 TSH 水平波动于 < 0.1 mU/L 至 > 20 mU/L 范围

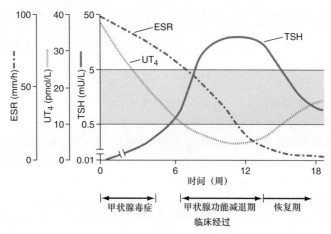

图 173-3 亚急性甲状腺炎的临床过程。发病初期甲状腺激素大量释放，形成甲状腺毒症期，伴随 TSH 水平受到抑制。接下来是甲状腺功能减退期，最初时 T_4 和 TSH 水平低下，随后逐渐增加。进入恢复期，TSH 水平增加和甲状腺滤泡损伤恢复，甲状腺功能正常化，通常见于疾病开始后的数月。ESR，红细胞沉降率；UT_4，未结合的 T_4

之间，随着病情缓解而恢复正常水平。这种情况的病理机制还不是非常清楚，但是可能涉及 T_4 和 TBG 的结合状态改变，以及高水平的糖皮质激素和细胞因子效应。除非既往具有甲状腺功能减退症病史或相应临床表现，否则不应给予甲状腺激素，只需在病愈后复查甲状腺功能。

胺碘酮

胺碘酮是一种 III 类抗心律失常药，与甲状腺激素在结构上具有相似之处，并含有大量的碘。胺碘酮的治疗会导致碘负荷过量，并与以下甲状腺疾病相关，包括①急性的，一过性的甲状腺功能被抑制；②甲状腺功能减退症；或③甲状腺毒症。这些效应仅部分与碘负荷过量相关。甲状腺功能减退可发生于此前曾有甲状腺疾病的患者，由于无法摆脱过量碘的抑制效应而致病。发生甲状腺功能减退的患者，使用左甲状腺素替代治疗后症状容易控制，不需要停用胺碘酮。胺碘酮诱发的甲状腺毒症（AIT）主要有两种类型。1 型 AIT 与潜在的甲状腺异常相关（亚临床 Graves 病或者结节性甲状腺肿），由于碘负荷增加而导致甲状腺激素合成过量。2 型 AIT 发生在原本没有甲状腺异常的患者，由于甲状腺炎的破坏引起的甲状腺毒症。1 型 AIT 和

2 型 AIT 的鉴别诊断很困难，因为大量的碘负荷会影响甲状腺扫描的结果。彩色多普勒超声检查中，1 型 AIT 患者血流增加，而 2 型 AIT 患者血流减少。如果条件许可，应当停用胺碘酮，但是往往由于无法有效管理心律失常而难以实现。胺碘酮的生物活性半衰期长，停药后其效应仍可持续数周。1 型 AIT 的治疗包括大剂量的抗甲状腺药物，但是其效果可能有限。高氯酸钾（200 mg q6 h）可以减少甲状腺中的碘，但是长期应用具有发生粒细胞缺乏症的风险。大剂量糖皮质激素对部分患者有效。锂制剂可以用来阻断甲状腺激素的释放。对于部分病例，需采取限期内甲状腺切除术以控制甲状腺毒症。

非毒性甲状腺肿

甲状腺肿是指甲状腺增大（> 20 ～ 25 g），可以是弥漫性或结节性肿大。甲状腺肿在女性比男性更为常见。生物合成缺陷、碘缺乏、自身免疫性疾病、致甲状腺肿饮食（圆白菜、木薯根）以及结节性疾病均可引起甲状腺肿。世界范围内，碘缺乏是甲状腺肿最常见的病因。非毒性多结节性甲状腺肿在碘缺乏和碘充足人群中都很常见，患病率可高达 12%。除了碘缺乏以外，其他病因往往并不清楚，可能是多因素作用的结果。如果甲状腺功能正常，大部分甲状腺肿并无症状。胸骨后甲状腺肿可能会阻塞胸腔入口，对于伴有阻塞性症状或征象（吞咽困难、气管压迫、红细胞增多）的患者，应该进行呼吸气流的测定和 CT 或 MRI 的评估。所有甲状腺肿的患者都应行甲状腺功能检测以除外甲状腺毒症或甲状腺功能减退。弥漫性甲状腺肿的患者不推荐常规行甲状腺超声检查，除非体格检查时可触及结节。

碘或者甲状腺激素替代治疗可以使碘缺乏性甲状腺肿出现不同程度的缩小。非碘缺乏或生物合成缺陷引起的非毒性甲状腺肿，甲状腺激素的替代治疗极少可以显著地缩小甲状腺体积。对于大多数患者，放射性碘治疗可以缩小甲状腺体积达 50%。弥漫性甲状腺肿极少需要外科手术治疗，但为了缓解非毒性多结节性甲状腺肿的压迫症状时，则可能需要外科手术治疗。

毒性多结节性甲状腺肿和毒性腺瘤

■ 毒性多结节性甲状腺肿（MNG）

除了甲状腺肿的特征之外，毒性多结节性甲状腺肿的临床表现包括亚临床甲亢或轻度的甲状腺毒症。患者一般为老年人，可以表现为心房颤动或心悸、心动过速、焦虑、震颤或体重减轻。近期碘接触史，来源于造影剂或其他渠道，都可能引起甲状腺毒症或原有的甲状腺毒症加重；可以通过提前给予抗甲状腺药物预防。TSH 水平是低的。T_4 可以正常或者轻度升高；T_3 显著升高，较 T_4 升高的幅度大。甲状腺扫描显示甲状腺不同区域的摄取率不同，同时具有摄取升高和降低区域；24 h 摄碘率可不增高。多结节性甲状腺肿中的冷结节应与孤立性结节一样进行评估（详见下文）。应根据超声特征和大小等决定是否行细针穿刺抽吸活检（FNA）。如果细胞学结果不确定或可疑，可能需要直接进行外科手术。抗甲状腺药物，通常联用 β 受体阻滞剂，可以使甲状腺功能正常，并改善甲状腺毒症的临床症状，但是并不能缓解病情。放射性碘治疗可用于准备外科手术的患者，尤其是老年患者。甲状腺次全切除术对于甲状腺肿和甲状腺毒症具有确切疗效。患者在外科手术前需服用抗甲状腺药物使甲状腺功能恢复正常。

■ 毒性腺瘤

具有自主功能的孤立性甲状腺结节被称为毒性甲状腺腺瘤。大多数病例由于 TSH 受体的体细胞突变引起。甲状腺毒症通常轻微。甲状腺扫描可以明确诊断，表现为高功能结节摄碘率高而腺体的其他部位摄碘率减低（正常甲状腺组织功能被抑制）。通常采取相对大剂量的放射性碘消融（例如 $10 \sim 29.9$ mCi ^{131} 碘）进行治疗。

甲状腺肿瘤

■ 病因

甲状腺肿瘤可以是良性（腺瘤）或恶性（癌）。滤泡上皮癌包括乳头状癌、滤泡状癌和未分化甲状腺癌。甲状腺癌的发病率是每年大约 $14/100\ 000$，并随年龄增长逐渐增加。乳头状癌是甲状腺癌中最常见的类型（$70\% \sim 90\%$），倾向于多灶性并呈局部浸润。滤泡样甲状腺癌通过细针穿刺抽吸活检技术难以诊断，因为良恶性滤泡样肿瘤的鉴别主要取决于其是否浸润血管、神经和毗邻组织。恶性具有血行转移倾向，累及骨、肺和中枢神经系统。未分化甲状腺癌非常罕见且高度恶性，迅速引起死亡。甲状腺淋巴瘤可在桥本甲状腺炎的基础上发展而来，在快速增大的甲状腺组织中发生。甲状腺髓样癌起源于产生降钙素的滤泡旁（C）细胞，可散发或呈家族性发病，也可伴随多发性内分泌腺瘤病 2 型（MEN 2）。

■ 临床表现

提示为癌的临床特征包括甲状腺结节或甲状腺体积近期或迅速增长，既往具有颈部放疗病史、淋巴结肿大、声音嘶哑，其病变和周围组织固定粘连。腺体增大可引起压迫症状、气管或食管移位，以及梗阻症状。年龄＜20 岁或＞45 岁、男性、巨大结节均提示预后不良。

■ 诊断

关于孤立性甲状腺结节的评估路径列于图 173-4。

治疗 甲状腺肿瘤

良性结节应定期监测。服用左甲状腺素抑制 TSH 通常不会使碘充足人群的结节缩小。如果采取了抑制治疗，TSH 水平应降至略低于正常范围；倘若疗效不显著，抑制治疗不应超过 6 ～ 12 个月。

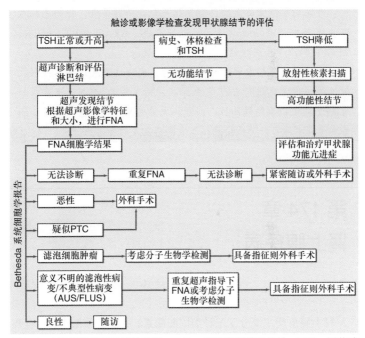

图 173-4 甲状腺结节的评估路径。FNA，细针穿刺抽吸活检；PTC，甲状腺乳头状癌；TSH，促甲状腺激素

滤泡状腺瘤和滤泡状癌无法通过细针穿刺抽吸活检标本的细胞学分析进行鉴别。手术切除范围（叶切除术，或是甲状腺次全切除术）应在术前进行讨论决策。

乳头状甲状腺癌和滤泡状癌的患者需要接受甲状腺次全切除术，而且应该由富有经验的外科医生来操作。

如果具备危险因素和病理特征提示需要进行放射性碘治疗，患者需要在术后使用碘塞罗宁（T_3 25 μg，每日 2～3 次）治疗数周，随后撤药 2 周，为残余组织的术后放射消融做准备。TSH 水平 > 25 IU/L 时，给予治疗剂量 [131] 碘；或者可使用重组人 TSH（0.9 mg）一天内连续注射 2 次，第二次注射后 24 h 给予 [131] 碘。其与放射消融前甲状腺激素撤退治疗同样有效。对于中、高复发风险的患者，如果对轻度甲状腺毒症并无显著禁忌证，TSH 水平应分别保持在 0.1～0.5 mIU/L 和 < 0.1 mIU/L；对于已经发现转移的患者，应维持 TSH < 0.1 mIU/L。甲状腺激素撤退治疗或重组人 TSH 治疗之后，应定期随访复查甲状腺核素显像和血清甲状腺球蛋白（作为甲状腺功能缺失患者的肿瘤标志物）。

目前正在探索将激酶抑制剂作为靶向治疗手段，靶向已知在甲状腺癌中具有活性的途径，包括 RAS、BRAF、RET、EGFR、VEGFR 和血管生成途径。

甲状腺髓样癌采取外科手术治疗，因为这类肿瘤并不摄取放射性碘。应考虑进行 RET 突变检测评估是否为 MEN 2 患者，如果 RET 突变检测结果阳性，则家族成员也应进行筛查。血清降钙素水平在术后可作为残余癌组织或疾病复发的标志物。

第174章
肾上腺疾病

（陈玲 译 周翔海 审校）

肾上腺皮质主要分泌三种类固醇激素：①糖皮质激素；②盐皮质激素；③肾上腺雄激素。这些激素分泌不足或者分泌过多可引起相应的临床综合征。肾上腺髓质分泌儿茶酚胺，儿茶酚胺分泌过多可见于嗜铬细胞瘤（第 119 章）。

肾上腺功能亢进

■ 库欣综合征

病因

最常见的是医源性因素造成的库欣综合征，由于使用糖皮质激素治疗其他疾病而引起。内源性库欣综合征是由肾上腺皮质分泌过量的皮质醇（或其他类固醇激素）造成的。双侧肾上腺增生的主要原因是继发于垂体（库欣病）或异位组织（如小细胞肺癌；发生于支气管、胸腺、肠道和卵巢的类癌；甲状腺髓样癌；或嗜铬细胞瘤）分泌过量的促肾上腺皮质激素（ACTH）。肾上腺腺瘤或肾上腺腺癌占内源性库欣综合征病例的 15% ～ 20%。除异位 ACTH 综合征外，内源性库欣综合征以女性多见。

临床表现

常见的临床表现（如向心性肥胖、高血压、骨质疏松症、心理障碍、痤疮、多毛症、闭经、糖尿病）相对缺乏特异性。更为特异的临床表现包括皮肤易出现瘀斑、紫纹、近端肌病、面部与颈背部的脂肪堆积（满月脸和水牛背），而女性男性化较少见。另外，可出现皮肤菲薄和多血质的满月脸。低钾血症和代谢性碱中毒较为突出，特别是异位 ACTH 综合征。

诊断

库欣综合征的诊断需要皮质醇水平升高以及地塞米松抑制试验反应异常的证据。初步筛查可测定 24 h 尿游离皮质醇、1 mg 隔夜地塞米松抑制试验［正常人早 8 点血浆皮质醇 < 1.8 μg/dl（50 nmol/L）］或午夜唾液皮质醇水平。实践中可能需要重复测定激素水平或进行不止一次的筛查试验。确诊标准为口服地塞米松 0.5 mg q6 h，48 h 后尿皮质醇未能被抑制至 < 10 μg/d（25 nmol/d）或者血浆皮质醇未能被抑制至 < 5 μg/dl（140 nmol/L）。一旦库欣综合征诊断成立，则需进一步完善生化检查进行定位诊断。此评估环节最好由富有经验的内分泌专科医生完成。血浆 ACTH 水平降低提示肾上腺腺瘤、双侧肾上腺结节性增生或肾上腺腺癌。ACTH 水平处于正常水平或异常升高则提示垂体疾病或存在异位 ACTH 分泌。其中 95% 分泌 ACTH 的垂体微腺瘤患者，皮质醇分泌可以被大剂量地塞米松抑制试验抑

制（口服地塞米松 2 mg q6 h，共 48 h）。患者应进行垂体 MRI 检查，但由于这些肿瘤通常很小，MRI 检查未必能发现肿瘤。此外，大约 10% 的异位 ACTH 综合征患者的皮质醇分泌也可以被大剂量地塞米松抑制，可能需要岩下窦取血协助鉴别垂体和外周来源的 ACTH 分泌增多。促肾上腺皮质激素释放激素（CRH）试验也可协助确定 ACTH 的来源。胸部和腹部的影像学检查有助于对异位 ACTH 分泌增多的定位诊断；微小支气管类癌可能无法通过传统 CT 检出。长期嗜酒、抑郁或肥胖的患者可出现库欣综合征相关检查的结果呈假阳性，称作假性库欣综合征。与之相似，由于严重应激会影响 ACTH 分泌的正常调节，所以伴有急性疾病的患者可能出现异常的实验室检查结果。库欣综合征的诊断和管理相关内容总结于图 174-1。

治疗 库欣综合征

　　未经控制的库欣综合征会导致不良预后，因此对其治疗非常必要。富有经验的外科医生可通过经蝶手术切除分泌 ACTH 的垂体微腺瘤，治愈率达 70%～80%。但是，鉴于肿瘤可能复发，术后需要进行长期随访。无法手术治疗时，可进行放射治疗（第 171 章）。肾上腺腺瘤或肾上腺腺癌需外科手术切除，术前及术后必须给予应激所需剂量的糖皮质激素。转移性和无法切除的肾上腺腺癌可给予米托坦治疗，其剂量需逐渐递增至每日 6 g，分 3～4 次服用。有时，肺癌减瘤手术或类癌的切除可缓解异位库欣综合征。倘若无法切除分泌 ACTH 的肿瘤，应用酮康唑（600～1200 mg/d）、美替拉酮（2～3 g/d）或米托坦（2～3 mg/d）治疗可缓解皮质醇过多的临床表现。一些病例中，为了控制肾上腺皮质功能亢进需完全切除双侧肾上腺。无法手术切除垂体腺瘤而进行双侧肾上腺切除的患者存有发生 Nelson 综合征的风险（垂体微腺瘤侵袭性增大）。

■ 醛固酮增多症

病因

　　醛固酮增多症由肾上腺盐皮质激素醛固酮分泌增多引起。原发性醛固酮增多症是指由肾上腺本身的原因（单个肾上腺腺瘤，或是双侧肾上腺增生）造成，罕见的原因包括糖皮质激素可治性醛固酮

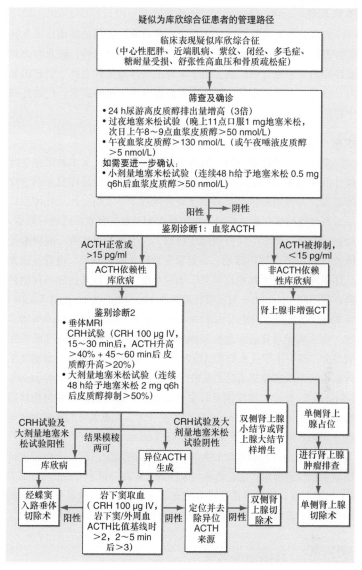

图 174-1 疑似为库欣综合征患者的管理

增多症、某些类型的先天性肾上腺皮质增生、其他疾病引起的真性或表象性盐皮质激素增多。继发性醛固酮增多症是指存在来自肾上腺外的刺激因素所导致的肾素分泌增加，如肾动脉狭窄、肝硬化失代偿期、利尿剂治疗。

临床表现

大部分原发性醛固酮增多症患者伴有难以控制的高血压（尤其是舒张压）及低钾血症；头痛常见。通常不伴有水肿，除非合并充血性心力衰竭或肾脏疾病。由于尿钾丢失导致低钾血症，引起肌无力、疲乏、多尿等症状；轻症患者血钾水平可维持正常。代谢性碱中毒是典型的特征之一。

诊断

未接受排钾利尿剂治疗的难治性高血压患者，无水肿但存在持续性低钾血症，提示醛固酮增多症的诊断。在接受排钾利尿剂治疗的患者，需停用利尿剂，并给予补钾治疗 1 ～ 2 周。如果补钾治疗后低钾血症持续存在，应测定血清醛固酮及血浆肾素活性进行筛查。理想状态下，测定前应停用降压药物，但通常难以实现。醛固酮受体拮抗剂、β 受体阻滞剂、血管紧张素转化酶抑制剂、血管紧张素受体阻滞剂均会干扰测定结果，如有可能，均应以其他降压药物替换。醛固酮（pmol/L）与血浆肾素活性［ng/（ml·h）］比值（ARR）> 750，以及醛固酮绝对水平 > 450 pmol/L 提示原发性醛固酮增多症。盐水或钠负荷后血浆醛固酮水平不受抑制可确诊原发性醛固酮增多症。进行生理盐水负荷试验时，应在 4 h 内给予患者静脉输注生理盐水共 2L。如果患者的血浆醛固酮水平未能被抑制至 < 140 pmol/L（5 ng/dl），提示盐皮质激素自主分泌增多。其他确诊试验包括口服钠负荷试验（每天 300 mmol NaCl，共 3 天）和氟氢可的松抑制试验（0.1 mg q6 h，同时给予 30 mmol NaCl q8 h，共 4 天），其中后者较为困难，因为存在引起低钾和加重高血压的风险。高血压患者进行钠负荷试验需谨慎。定位诊断可采用肾上腺高分辨率 CT 扫描，如果CT 扫描阴性，可能需要通过双侧肾上腺静脉采血，确诊分泌醛固酮的单侧肾上腺腺瘤。继发性醛固酮增多症患者的血浆肾素活性增高。

治疗 **醛固酮增多症**

外科手术治疗对肾上腺腺瘤患者有效，但对肾上腺增生无效。肾上腺增生患者可采用限制钠盐摄入，给予螺内酯（25 ～ 100 mg bid）或依普利酮（25 ～ 50 mg bid）治疗。也可使用钠通道阻滞剂阿米洛利（5 ～ 10 mg bid）。继发性醛固酮增多症患者需限制钠盐摄入并对原发病进行治疗。

■ 肾上腺雄激素增多综合征

详见第 178 章关于多毛症及女性男性化。

肾上腺功能减退

原发性肾上腺功能不全指肾上腺自身功能障碍，而继发性肾上腺功能不全则由于 ACTH 生成或释放减少引起。

■ 艾迪生（Addison）病

病因

Addison 病发生于肾上腺组织被破坏 > 90% 时。最常见的病因为自身免疫性破坏（可单独发生，或是 I 型或 II 型自身免疫性多腺体综合征的一部分）。结核病曾经是主要病因。其他病因包括肉芽肿性疾病（如组织胞浆菌病、球孢子菌病、隐球菌病、结节病）、双侧肾上腺切除、双侧肾上腺转移瘤、双侧肾上腺出血、巨细胞病毒及艾滋病毒感染、淀粉样变性以及先天性疾病（如一些类型的先天性肾上腺发育不全、肾上腺发育不良、肾上腺脑白质营养不良症）。

临床表现

临床表现包括疲乏、无力、厌食、恶心和呕吐、体重下降、腹痛、皮肤黏膜色素沉着、喜咸食、低血压（尤其是直立性低血压），以及有时可发生低血糖。常规的实验室检查可能正常，但血清钠降低和血清钾升高是其典型的临床表现。细胞外液容量减少会加重低血压。继发性肾上腺功能不全时，患者无色素沉着、血清钾不升高。因在皮质醇缺乏时抗利尿激素分泌增多导致血液稀释，故可存在血清钠偏低。

诊断

最佳的筛查试验是观察静脉注射或肌内注射 250 μg ACTH（二十四肽促皮质素）60 min 后皮质醇的反应。正常的血清皮质醇水平在注射 ACTH 30 ～ 60 min 后应 > 18 μg/dl。如果皮质醇反应不正常，采用同一血样测定醛固酮水平可鉴别原发性和继发性肾上腺功能减退。在继发性而非原发性肾上腺功能减退中，醛固酮水平较基线的增幅正常（≥ 5 ng/dl）。另外，原发性肾上腺功能减退患者的 ACTH 水平是升高的，而继发性肾上腺功能减退患者 ACTH 水平降低或者部分可能处于正常范围内。新发病或部分性垂体功能减退患者对 ACTH 快速刺激试验的反应可无异常，对这类患者可采用其他试验（如美替拉酮试验或胰岛素耐量试验）进行诊断。

治疗　Addison 病

氢化可的松 15 ～ 25 mg/d，其中 2/3 早晨服用，1/3 午后服用，是最主要的糖皮质激素替代治疗。部分患者获益于剂量每日三次分服，或给予其他等效剂量的糖皮质激素。原发性肾上腺功能减退患者通常需要补充盐皮质激素，给予氟氢可的松 0.05 ～ 0.1 mg PO qd，并保证充分的钠盐摄入。氟氢可的松的剂量应逐渐调整至维持患者血钠与血钾水平正常，并保持正常血压且不受体位变化影响。测定血浆肾素水平可协助调整氟氢可的松的剂量。继发性肾上腺功能减退的患者不需要补充盐皮质激素。应当指导所有肾上腺功能减退的患者，掌握胃肠外类固醇激素的自我给药方案，并在医疗急救系统中对其病情登记在案。在并发其他疾病期间，应给予加倍剂量的氢化可的松。如果发生肾上腺危象，应给予大剂量氢化可的松（10 mg/h 持续 IV 或者 100 mg 静脉团注 tid），并同时输注生理盐水。随着患者病情好转，且无发热，氢化可的松剂量可逐日减少 20% ～ 30%，直至回复日常替代剂量。

■ 醛固酮减少症

单纯性醛固酮缺乏，而皮质醇分泌正常，由肾素水平低下造成，如遗传性醛固酮合酶缺陷、醛固酮瘤切除术后（短暂性）及处于长期肝素治疗。低肾素性低醛固酮血症最常见于患有糖尿病和轻度肾衰竭的成年人；其特征为轻至中度的高钾血症。这种情况多为良性，观察即可。在盐摄入充足的情况下，如有必要，可口服氟氢可的松（0.05 ～ 0.15 mg/d）维持电解质平衡。合并高血压、轻度肾衰竭或充血性心力衰竭的患者，则应当减少盐摄入量并给予呋塞米。

肾上腺意外瘤

肾上腺肿物是腹部 CT 或 MRI 扫描的常见发现（随年龄增加患病率为 1% ～ 7%）。大多数的意外瘤临床上无功能，且肾上腺癌的可能性较低（＜5%）（图 174-2）。遗传综合征包括 MEN 1、MEN 2、Carney 综合征、McCune-Albright 综合征都与肾上腺瘤相关。评估肾上腺意外瘤首先是确定其功能状态，通过测定血浆游离 3- 甲氧基肾上腺素筛查嗜铬细胞瘤。已知合并肾上腺外恶性肿瘤的患者，肾上腺意外瘤为转移瘤的可能性是 30% ～ 50%。其他激素评估应包括 24 h 尿游离皮质醇测定、1 mg 隔夜地塞米松抑制试验、高血压患者中测定醛固酮与血浆肾素活性比值、伴有雄激素分泌过多表现的女性患者中测定脱氢表雄酮（DHEAS）水平、伴有女性化表现的男性患者中测定雌二醇水平。极少需要进行细针抽吸活检，且禁忌用于疑似嗜铬细胞瘤患者。肿物体积较大（＞4 ～ 6 cm）、边界不规则、密度不均一、软组织钙化、平扫 CT 值较高（＞10 Hu）提示为肾上腺皮质恶性肿瘤。

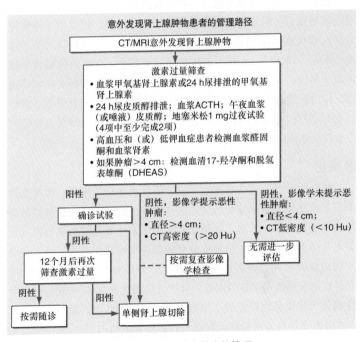

图 174-2　肾上腺意外瘤的管理

第 175 章
肥　胖

（张秀英　译　高蕾莉　审校）

　　肥胖是机体脂肪组织过多的状态。大约 70% 的美国成年人可被归为超重或肥胖。同时，在大多数工业化国家中，肥胖的患病率正在迅速上升。儿童和青少年肥胖也越来越多，表明目前这种趋势将随着时间的推移而日益明显。肥胖与多种健康问题的风险增加相关，包括高血压、2 型糖尿病、血脂异常、阻塞性睡眠呼吸暂停、非酒精性脂肪肝、退行性关节疾病和一些恶性肿瘤。

　　肥胖不应仅由体重来定义，单纯按照体重标准，肌肉发达者均可能是超重者，但是其脂肪含量并不增多。目前，最常用于评价体重状况和疾病风险的指标是体重指数（BMI），其计算公式等于体重/身高^2，单位是 kg/m^2。BMI 相同的情况下，女性的体脂含量通常高于男性。此外，局部脂肪分布可能会影响与肥胖相关疾病的风险。以内脏脂肪增多为主要表现的中心性肥胖（腰/臀比升高，女性＞0.9，男性＞1.0）与代谢综合征、糖尿病、女性高雄激素血症和心血管疾病风险增高独立相关。

■ 病因

　　肥胖由于能量摄入增加和（或）能量消耗减少所致。体内脂肪堆积是由环境因素和遗传因素共同作用造成的，社会因素和经济条件也是重要的影响因素。近年肥胖症的增多主要是因为热量摄入过多以及体力活动减少。膳食成分变化促进食物消化吸收、睡眠剥夺和肠道菌群失调也被假定与肥胖相关，但是对其原因仍知之甚少。肥胖症的易感性为多基因调控，身体总脂肪储备 30%～50% 的变异性被认为是由基因决定的。单基因突变所致肥胖中，黑皮质素受体 4 基因突变是最为常见的，普通人群肥胖者中约占 1%，重度早发肥胖者中约占 6%。肥胖相关的疾病综合征包括 Prader-Willi 综合征和 Laurence-Moon-Biedl 综合征。其他单基因突变或综合征造成的肥胖均极为罕见。肥胖的继发性原因包括：下丘脑损伤、甲状腺功能减退、库欣综合征和性腺功能低下。药物也是引起体重增加的常见原因，如降糖药（胰岛素、磺脲类及噻唑烷二酮类）、糖皮质激素、抗精神病药物、情绪稳定剂（锂制剂）、抗抑郁药（三环类、单胺氧化酶抑制剂、帕罗西汀及米氮平）、抗癫痫药物（丙戊酸钠、加巴喷丁及卡马西平）。分泌胰岛素的肿瘤也可造成过度进食和体重增加。

■ 临床特点

肥胖对健康具有重大的负面影响。肥胖导致的死亡率增加主要是由于心血管疾病、高血压、胆囊疾病、糖尿病及多种类型的癌症，如发生于男性食管、结肠、直肠、胰腺、肝脏、前列腺，以及女性胆囊、胆管、乳房、子宫内膜、宫颈和卵巢的恶性肿瘤。重度肥胖者睡眠呼吸暂停是严重影响健康的危险因素。肥胖还会增加脂肪肝、胃食管反流、骨关节炎、痛风、腰背痛、皮肤感染及抑郁症的发病风险。性腺功能低下的男性，以及男女不育症患者中肥胖者居多，在女性中还可能与高雄激素血症相关（多囊卵巢综合征）。

治疗　肥胖

肥胖是一种慢性疾病状态，需要持续治疗和改变生活方式。由于伴随健康风险，积极治疗非常重要，但是因为具有成效的治疗选择十分有限，而使肥胖的治疗变得困难。体重反弹是各种减肥治疗所共同面临的问题。应当根据患者的 BMI 和风险评估选择合适的治疗时机和方案。

所有 BMI ≥ 25 kg/m² 的个体都推荐进行饮食、运动及行为干预。行为干预包括团体咨询、饮食日记以及改变饮食习惯。密切监督与饮食相关的一些行为（避免自助式进餐、主张少食多餐、进食早餐）。减少 7500 kcal 的热量摄入可减轻体重大约 1 kg。因此，若每天减少 100 kcal 的热量摄入，坚持 1 年可减重 5 kg；若每天减少 1000 kcal 的热量摄入，则每周即能减重 1 kg。同时还应增加体力活动，每周至少要进行 150 min 的中等强度体力活动。

对于 BMI ≥ 30 kg/m² 或 BMI ≥ 27 kg/m² 且伴有肥胖相关疾病的个体，可在生活方式干预的基础上给予药物治疗。传统上，治疗肥胖的药物分为两大类：食欲抑制剂（厌食药）和胃肠道脂肪酶抑制剂。2012 年以来，美国食品和药物监督管理局（FDA）批准了四种减肥药：氯卡色林、芬特明/托吡酯（PHEN/TPM）缓释剂、纳曲酮 / 安非他酮复方缓释剂和利拉鲁肽。胃肠道脂肪酶抑制剂（奥利司他），可选择性减少大量营养素（例如脂肪）从胃肠道中吸收。应在用药 3 个月后评估疗效。二甲双胍、艾塞那肽和利拉鲁肽均可降低 2 型糖尿病伴肥胖患者的体重，但不适用于非糖尿病患者。

严重肥胖（BMI ≥ 40 kg/m²）或中度肥胖（BMI ≥ 35 kg/m²）伴有严重相关疾病的患者，采取其他治疗手段屡遭失败、体重超重持续 > 3 年、能够耐受外科手术，同时无药物成瘾或严重精神心理性疾病，可考虑减重手术。减重手术或是限制胃容纳食物容量并延缓胃部排空，如腹腔镜下可调节性硅胶胃束带术；或是减少胃肠吸收，如 Roux-en-Y 胃分流术（图 175-1）。这类手术通常

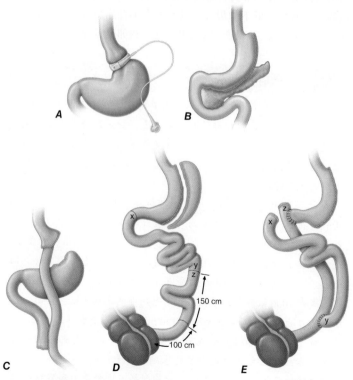

图 175-1 减重手术。对胃肠道采取外科操作的手术干预示例。**A**. 腹腔镜胃束带术（LAGB）；**B**. 腹腔镜袖状胃切除术（LSG）；**C**. Roux-en-Y 胃分流术（LRYGB）；**D**. 胆胰分流并十二指肠转位术（BPD-DS）；**E**. 胆胰分流术。（资料来源：From Kendrick ML，Dakin GF：Mayo Clin Proc 815：518，2006；with permission.）

可减轻 30% ～ 35% 的体重，其中 40% 患者疗效可维持 4 年。在许多患者中，共病情况获得改善，包括 2 型糖尿病、高血压、睡眠呼吸暂停、高脂血症和心血管事件。其代谢获益似乎是体重减轻、胃肠道激素生理性效应以及脂肪组织代谢的综合结果。并发症包括吻合口狭窄、边缘溃疡和倾倒综合征。实施减少胃肠吸收的术式后，患者需终生补充微量营养元素（铁、叶酸、钙、维生素 B_{12} 和 D），并且伴随胰岛细胞增生和低血糖症风险。

第 176 章
糖尿病

（罗樱樱 任倩 译 纪立农 审校）

■ 病因和流行病学

糖尿病（DM）是一组以糖代谢紊乱为主要表现的临床综合征。目前，糖尿病基于其导致高血糖症的病理机制进行分类。1 型糖尿病的特点是胰岛素缺乏及酮症倾向，最常由胰岛 β 细胞的自身免疫性破坏所致。而 2 型糖尿病的病因具有异质性，特征包括不同程度的胰岛素抵抗、胰岛素分泌受损，以及肝糖输出增加，与肥胖密切相关。其他特殊类型的糖尿病包括遗传缺陷［成年发病的青少年型糖尿病（MODY）和其他少见单基因疾病］、胰腺外分泌疾病（慢性胰腺炎、囊性纤维化、血色病）、内分泌疾病（肢端肥大症、库欣综合征、胰高糖素瘤、嗜铬细胞瘤、甲状腺功能亢进症）、药物（烟酸、糖皮质激素、噻嗪类利尿剂、蛋白酶抑制剂），以及妊娠（妊娠糖尿病）。这些单基因和继发性糖尿病的表型多与 2 型糖尿病相近；其严重程度取决于 β 细胞功能缺陷以及胰岛素抵抗程度。

全球糖尿病的患病率迅猛增长，尤其是 2 型糖尿病患病率与肥胖呈现平行增长的趋势（第 175 章）。在过去的 20 年间，全世界的糖尿病患病率增长了超过 10 倍，患病人数从 3 千万上升至 > 4 亿。在美国，成人糖尿病患病率为 7% ～ 11%，随年龄增长而增加。另外，还有相当一部分人群患有糖尿病但未被诊断。

糖尿病可伴随严重的致病率和死亡率显著增高，一直是全球范围内导致死亡的重要原因。

■ 诊断

糖尿病的诊断标准见表 176-1。

对于年龄 ≥ 45 岁的个体，以及超重（体重指数 ≥ 25 kg/m²）且具有一个或多个其他危险因素（表 176-2）的年轻个体，建议每 3 年进行一次空腹血糖水平或 HbA_{1c} 筛查。

代谢综合征（也称为胰岛素抵抗综合征或 X 综合征）是用于描述常见系列代谢紊乱的术语，包括胰岛素抵抗（伴或不伴糖尿病）、高血压、血脂异常、中心性或内脏性肥胖以及内皮功能障碍，并且伴随早发心血管疾病（第 120 章）。

■ 临床表现

糖尿病的常见表现包括多尿、多饮、体重下降、乏力、疲劳、视物模糊、频繁的浅表感染以及伤口愈合不良。2 型糖尿病早期，症状多隐匿，表现为疲乏、伤口愈合不良以及感觉异常。缺乏症状是 2 型糖尿病未能被及时诊断的主要原因。许多患者是经由筛查诊断的，或在出于其他原因进行化验时发现。应获取患者详尽的临床病史，尤其关注体重、运动、吸烟、饮酒、糖尿病家族史以及心血管疾病各种危险因素。对于已经确诊糖尿病的患者，评价其既往糖尿病治疗情况、HbA_{1c}、自我血糖监测结果、低血糖症的发生频率，以

表 176-1   糖尿病的诊断标准

- 糖尿病症状 + 随机血糖 > 11.1 mmol/L（200 mg/dl）[a] 或
- 空腹血糖 ≥ 7.0 mmol/L（126 mg/dl）[b] 或
- 糖化血红蛋白 A_{1c} ≥ 6.5%[c] 或
- 口服葡萄糖耐量试验 2 h 后血糖 ≥ 11.1 mmol/L（200 mg/dl）[d]

[a] 随机定义为不考虑最后的进餐时间。

[b] 禁食定义为至少 8 h 不摄入任何热量。

[c] 糖化血红蛋白检测应在采用美国糖化血红蛋白标准化计划组织认证方法的实验室进行，其为糖尿病控制与并发症试验（DCCT）所参照的方法。床旁糖化血红蛋白检测不应用于诊断目的。

[d] 应采用含有 75 g 无水葡萄糖的等效葡萄糖制剂，溶于水中后进行负荷试验，不建议常规临床进行。

注意：不伴有明确高血糖和急性代谢失代偿的情况下，应择日再次重复检测确认是否符合诊断标准。

资料来源：Adapted from American Diabetes Association：2. Classification and diagnosis of diabetes. Diabetes Care 40（Suppl 1）：S11-24，2017.

表 176-2　2 型糖尿病的危险因素

糖尿病家族史（父母或兄弟姐妹罹患糖尿病）

超重或肥胖（BMI ≥ 25 kg/m²，亚裔美国人 ≥ 23 kg/m²，或其他种族相关的超重定义）

缺乏体力活动

民族 / 种族（如非洲裔美国人、拉丁美洲人、美国原住民、亚裔美国人、太平洋岛国居民）

即往确定为 IFG、IGT 或糖化血红蛋白 A_{1c} 水平达到 5.7% ～ 6.4%

既往 GDM 病

高血压（血压 ≥ 140/90 mmHg）

HDL-C 水平 ≤ 0.90 mmol/L（35 mg/dl）和（或）甘油三酯水平 ≥ 2.82 mmol/L（250 mg/dl）

多囊卵巢综合征或黑棘皮症

具有心血管疾病史

缩略词：BMI，体重指数；GDM，妊娠糖尿病；HDL，高密度脂蛋白；IFG，空腹血糖受损；IGT，糖耐量减低。

资料来源：Adapted from American Diabetes Association：2. Classification and diagnosis of diabetes. Diabetes Care 40（Suppl 1）：S13，2017.

及患者对糖尿病的认知。体格检查中应格外关注视网膜检查、血压、足部检查（包括振动觉检查和单丝试验）、外周血管搏动以及胰岛素注射部位。可能出现临床症状的糖尿病急性并发症包括糖尿病酮症酸中毒（DKA）（1 型糖尿病）和高血糖高渗状态（2 型糖尿病）（第 25 章）。

糖尿病的慢性并发症列举如下：

- 眼部病变：非增殖性或增殖性糖尿病视网膜病、黄斑水肿、虹膜红变、青光眼、白内障。
- 肾脏：蛋白尿、终末期肾脏病（ESRD）、Ⅳ 型肾小管酸中毒。
- 神经病变：远端对称性多神经病、多发性神经根病、单神经病、自主神经病。
- 胃肠道：脂肪肝、胃轻瘫、腹泻、便秘。
- 泌尿生殖道：膀胱病、勃起功能障碍、女性性功能异常、阴道念珠菌病。
- 心血管：冠状动脉疾病、充血性心力衰竭、周围血管疾病、卒中。
- 下肢：足部畸形（锤状趾、爪形趾、夏科足）、溃疡、截肢。
- 皮肤：感染（毛囊炎、疖、蜂窝织炎）、渐进性坏死、愈合不良、溃疡、坏疽。

- 口腔：牙周病。

治疗　糖尿病

理想的糖尿病治疗不仅是单纯血浆血糖的管理。糖尿病的综合照护还应包括对于糖尿病特异性并发症的筛查和管理，同时纠正糖尿病相关疾病的危险因素。1型糖尿病或2型糖尿病患者均应接受关于营养、运动、患病期间糖尿病照护以及降低血浆血糖药物方面的教育。整体而言，HbA_{1c}的水平应控制 < 7%，但还应综合考虑个体化情况（年龄、实施复杂治疗方案的能力、低血糖症风向和并存其他疾病）。强化治疗能够减少远期并发症，但可能伴随更为频繁与严重的低血糖事件。餐前毛细血管血浆血糖的目标范围为 4.4 ~ 7.2 mmol/L（80 ~ 130 mg/dl）；餐后 1 ~ 2 h 的血糖水平应为 < 10 mmol/L（< 180 mg/dl）。

一般而言，1型糖尿病患者每日胰岛素需求总量为 0.4 ~ 1.0 U/kg，分多次给药，且应联合不同起效时间和作用时效的胰岛素制剂（表176-3）。优选的胰岛素注射方案包括睡前注射甘精胰岛素，联合餐前注射短效胰岛素（赖脯胰岛素、赖谷胰岛素、门冬胰岛素），或采用输注装置持续皮下注射胰岛素。普兰林肽是一种注射用胰淀素类似物，可作控制餐后血糖波动的辅助治疗用药。

2型糖尿病患者可单纯通过饮食和运动控制血糖，或辅以口服降糖药、胰岛素，或联合口服药物与胰岛素。口服降糖药物的种类及剂量方案列于表176-4。除此，可注射胰高血糖素样肽-1（GLP-1，肠促胰岛素）类似物，联合二甲双胍或磺脲类药物。推荐二甲双胍作为初始用药的治疗流程是合理的，因为其降糖效果肯定（HbA_{1c} 降幅达 1% ~ 2%），不良反应被熟知，而且花费相对低廉（图176-1）。二甲双胍还具有小幅降低体重、降低胰岛素水平、轻度改善血脂谱、降低肿瘤风险，并且单药治疗不会引起低血糖症的优势。然而，二甲双胍禁忌用于肾功能不全、充血性心力衰竭、任何类型酸中毒、肝脏疾病或严重缺氧的患者；罹患严重疾病或接受影像学检查使用造影剂时需暂停用药。二甲双胍治疗后可联合第二种口服降糖药[胰岛素促泌剂、二肽基肽酶（DPP）-Ⅳ抑制剂、噻唑烷二酮、α-糖苷酶抑制剂或钠-葡萄糖协同转运蛋白2（SGLT-2）抑制剂]。两种口服药的联合治疗可带

表 176-3 胰岛素制剂的特性 [a]

剂型	作用时间		
	起效时间，h	达峰时间，h	持续时间，h
短效 [b]			
门冬	< 0.25	0.5 ～ 1.5	2 ～ 4
赖谷	< 0.25	0.5 ～ 1.5	2 ～ 4
赖脯 [f]	< 0.25	0.5 ～ 1.5	2 ～ 4
常规 [g]	0.5 ～ 1.0	2 ～ 3	3 ～ 6
吸入式胰岛素	0.5 ～ 1.0	2 ～ 3	3
长效 [g]			
德谷	1 ～ 9	— [c]	42 [d]
地特	1 ～ 4	— [c]	12 ～ 24 [d]
甘精 [f]	2 ～ 4	— [c]	20 ～ 24
中效	2 ～ 4	4 ～ 10	10 ～ 16
预混 [e]			
75/25 约 75% 鱼精蛋白赖脯，25% 赖脯	< 0.25	双峰 [f]	10 ～ 16
70/30 约 70% 鱼精蛋白门冬，30% 门冬	< 0.25	双峰 [f]	15 ～ 18
50/50 约 50% 鱼精蛋白赖脯，50% 赖脯	< 0.25	双峰 [f]	10 ～ 16
70/30 约 70% 中效，30% 常规	0.5 ～ 1	双峰 [f]	10 ～ 16
长效胰岛素联合 GLP-1 受体激动剂	参阅文述		

[a] 美国具备所有胰岛素注射制剂（除外吸入制剂）；其他类型制剂在英国和欧洲均已上市。

[b] 含烟酰胺的配方起效和失效速率略快。

[c] 德谷、甘精和地特胰岛素活性近乎无峰型。

[d] 持续时间取决于剂量。

[e] 还具有其他胰岛素预混组合。

[f] 双峰型：两个高峰，首个于 2 ～ 3 h，第二个在其后数小时。

[g] 也具备浓度 > U100 的制剂

表 176-4 用于治疗 1 型和 2 型糖尿病的药物

	作用机制	示例[a]	HBA$_{1c}$ 降幅（%）[b]	药物优势	不良反应	禁忌证
口服制剂						
双胍类[c*]	肝糖合成↓	二甲双胍	1～2	不影响体重、不引起低血糖症、价格低廉、应用广泛、心血管事件↓	腹泻、恶心、乳酸性酸中毒、维生素 B$_{12}$ 缺乏	肾功能不全（GFR ＜ 45 ml/min）、充血性心力衰竭、影像学检查用造影剂、住院患者、酸中毒
α- 糖苷酶抑制剂[c***]	胃肠道葡萄糖吸收↓	阿卡波糖 米格列醇 伏格列波糖	0.5～0.8	降低餐后血糖	胃肠胀气、肝功能损伤	肾脏/肝脏疾病
二肽基肽酶Ⅳ（DDP-Ⅳ）抑制剂[c****]	延长内源性 GLP-1 作用：胰岛素↑糖原↓	阿格列汀 利格列汀 沙格列汀 西格列汀 维格列汀	0.5～0.8	耐受性良好、不引起低血糖症	血管性水肿/荨麻疹和免疫介导的皮肤反应	肾脏疾病需减量

表 176-4 用于治疗 1 型和 2 型糖尿病的药物（续表）

作用机制	示例[a]	HBA_{1c} 降幅（%）[b]	药物优势	不良反应	禁忌证
胰岛素促泌剂：磺脲类[c]*	格列波脲 格列齐特 格列美脲 格列吡嗪 格列喹酮 格列本脲 格列吡脲	1～2	快速起效、餐后血糖较低、价格低廉	低血糖症、体重增加	肾脏/肝脏疾病
胰岛素促泌剂：非磺脲类[c]***	米格列奈 那格列奈 瑞格列奈	0.5～1.0	快速起效、餐后血糖较低	低血糖症	肾脏/肝脏疾病
钠-葡萄糖协同转运蛋白 2（SGLT-2）抑制剂[c]****	卡格列净 达格列净 恩格列净 埃格列净	0.5～1.0	不引起低血糖症、体重和血压↓；关于心血管效应参阅正文	泌尿生殖道感染、多尿、脱水、加剧高钾血症和酮症酸中毒倾向	中度肾功能不全、胰岛素缺乏型糖尿病
噻唑烷二酮类（TZD）[c]****	吡格列酮 罗格列酮	0.5～1.4	降低胰岛素用量	外周水肿、充血性心力衰竭、体重增加、骨折、黄斑水肿	充血性心力衰竭、肝脏疾病

表176-4　用于治疗1型和2型糖尿病的药物（续表）

	作用机制	示例ᵃ	HbA1c降幅（%）ᵇ	药物优势	不良反应	禁忌证
胃肠外制剂						
胰淀素类似物 c, d****	延缓胃排空、糖原↓	普兰林肽	0.25～0.5	降低餐后血糖、体重减轻	注射制剂、恶心、联合胰岛素低血糖症风险↑	不可联合其他减缓胃肠运动药物
GLP-1受体激动剂 ****	胰岛素↑、糖原↓、延缓胃排空、饱腹感	阿必鲁肽、度拉糖肽、艾塞那肽、利拉鲁肽、利司那肽、司美格鲁肽	0.5～1.0	体重减轻、不引起低血糖症；关于心血管效应参阅正文	注射制剂、恶心、联合胰岛素促泌剂低血糖症风险↑	肾脏疾病、不可联合其他减缓胃肠运动药物、甲状腺髓样癌、胰腺疾病
胰岛素 b, c, d*****	葡萄糖利用↑、肝糖合成和其他作用↓	参阅正文	不受限制	安全性熟知	注射制剂、体重增加、低血糖症	
医学营养治疗与体育锻炼 c*	胰岛素抵抗↓、胰岛素分泌↑	低热量、低脂饮食、运动	1～3	其他健康获益	依从困难、难以长期维持	

ᵃ 示例里所列的药物均已在美国获批；还有其他药物被其他国家批准应用。示例里并未列举出各类别全部药物。

ᵇ HbA1c下降（绝对值）部分取决于HbA1c的初始值。

ᶜ 用于治疗2型糖尿病。

ᵈ 用于治疗1型糖尿病。美国境内用药花销。美国境内用于治疗1型糖尿病的药物并未包括在任表中（参阅正文）。

注意：另外一些用于治疗2型糖尿病的药物并未用于治疗1型糖尿病（参阅正文）

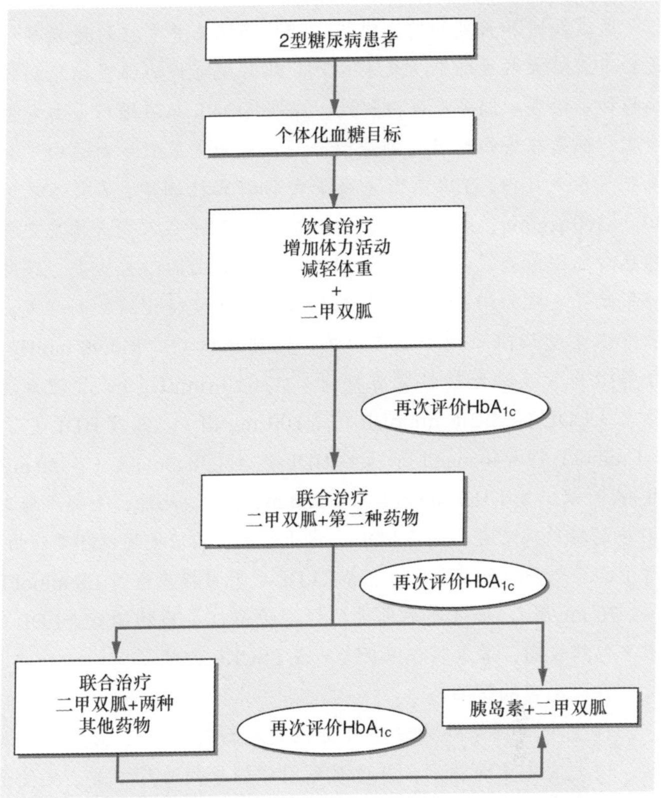

图 176-1 2 型糖尿病的血糖管理。可与二甲双胍联合的药物包括胰岛素促泌剂、噻唑烷二酮类药物、α - 糖苷酶抑制剂、DPP- Ⅳ 抑制剂、GLP-1 受体激动剂、SGLT-2 抑制剂和胰岛素。HbA$_{1c}$，糖化血红蛋白

来叠加效应，如果血糖控制仍然不满意，还可在此基础上加用睡前胰岛素注射或第三种口服药物治疗。随着内源性胰岛素生成减少，患者最终与 1 型糖尿病患者相同，需要每日多次注射长效和短效胰岛素。每天长效胰岛素的用量＞ 1 U/kg 的患者，应考虑联合使用胰岛素增敏剂，如二甲双胍或噻唑烷二酮类药物。胰岛素依赖的 2 型糖尿病患者对于联合普兰林肽治疗同样获益。对于特定 2 型糖尿病和 CVD 患者，或高危 CVD 人群，恩格列净和利拉鲁肽（以及可能包括卡格列净）目前均已被证实具有心血管预后获益效应，应考虑用于这类人群。

对于符合条件的患者应考虑进行减重手术（第 175 章）。

通过及时和长期的监测措施，糖尿病相关并发症的致病率和死亡率能够大幅度降低（表176-5）。尿常规可作为筛查糖尿病肾病的初步检查。倘若尿蛋白阳性，应采集24 h尿液进行蛋白定量检测；如果尿蛋白阴性，则应留取随机尿测定尿微量白蛋白（如果3～6个月内，3次尿微量白蛋白肌酐比检测中，2次结果为30～300 μg/mg，则视为微量白蛋白尿）。所有成人患者均应完善静息心电图检查，高危患者还应进行更为全面的心脏检查。预防糖尿病并发症的治疗目标包括应用血管紧张素转化酶抑制剂或血管紧张素受体阻滞剂降低蛋白尿；控制血压（＜140/90 mmHg；合并心血管疾病和慢性肾脏病者＜130/80 mmHg）；管理血脂异常［LDL-C＜2.6 mmol/L（＜100 mg/dl）；男性HDL-C＞1.1 mmol/L（＞40 mg/dl）；女性HDL-C＞1.38 mmol/L（＞50 mg/dl）；甘油三酯＜1.7 mmol/L（＜150 mg/dl）］。此外，全部年龄＞40岁的糖尿病患者无论其LDL-C水平情况，均应使用他汀类药物。对于已经合并心血管疾病的患者，LDL-C靶目标应为＜1.8 mmol/L（＜70 mg/dl）。如果高危患者已经给予他汀类药物治疗，LDL-C水平仍然较高，考虑联合依折麦布或PSCK9抑制剂。

住院患者的管理

住院期间糖尿病的管理目标应是将血糖水平控制至趋于正常，避免发生低血糖症，并过渡到门诊糖尿病治疗方案。接受全身麻醉和外科手术，或罹患重症疾病的1型糖尿病患者，应持续接受胰岛素治疗，包括静脉胰岛素输注或减量皮下注射长效胰岛素。单独应用短效胰岛素不足以预防糖尿病酮症酸中毒的发生。大多数2型糖尿病患者住院期间应停用口服降糖药。如果患者由于进行医学操作禁食，应给予输注5%葡萄糖溶液，并调整为常规胰岛素输注［0.05～0.15 U/（kg·h）或减少长效胰岛素用量（减少30%～50%）］或应用短效胰岛素（维持原量或减少30%～50%）。对于正常进食的2型糖尿病患者，应当采用皮下注射长效及短效胰岛素的治疗方案。住院糖尿病患者的血糖目标应为：餐前血糖＜7.8 mmol/L（＜140 ng/dl）以及餐后血糖＜10 mmol/L（＜180 mg/dl）。对于危重症患者，建议血糖水平维持7.8～10 mmol/L（140～180 mg/dl）。计划进行含造影剂影像学检查的糖尿病患者，应在其暴露造影剂前后给予充分水化，并在操作后监测血清肌酐水平。

表 176-5　糖尿病患者持续综合医疗照护指南

- 个体化血糖管理目标和治疗方案
- 自我血糖监测（频率个体化）
- 糖化血红蛋白检测（2～4 次／年）
- 糖尿病相关生活方式管理，包括：
  - 糖尿病自我管理教育和给予支持
  - 营养治疗
  - 体育锻炼
  - 心理社会干预，包括评估抑郁、焦虑
- 糖尿病相关并发症筛查、预防和管理，包括：
  - 糖尿病相关眼部检查（每年一次或两次）
  - 糖尿病相关足部检查（每年由医生检查 1～2 次；患者每日自我检查）
  - 糖尿病相关神经病变检查（每年一次）
  - 糖尿病相关肾病检测（每年一次）
- 糖尿病相关临床情况的管理或治疗，包括：
  - 血压（每季度一次）
  - 血脂（每年一次）
  - 考虑抗血小板治疗
  - 流感／肺炎球菌／乙型肝炎疫苗接种

第 177 章
男性生殖系统疾病

（刘蔚　译　高蕾莉　审校）

　　睾丸生成精子和睾酮。精子生成不足可单独出现，或继发于雄激素缺乏。

雄激素缺乏

■ 病因学

　　睾丸功能减退（原发性性腺功能减退）或下丘脑-垂体功能缺陷（继发性性腺功能减退）均可导致雄激素缺乏。

　　睾酮水平低而促性腺激素［黄体生成素（LH）及卵泡刺激素（FSH）］水平高，诊断为原发性性腺功能减退。Klinefelter 综合征是最为常见的病因（大约每千名新生男婴中有 1 名罹患此病），由于多出 1 条或多条 X 染色体而患病，常见的核型是 47，XXY。其他与睾丸发育、雄激素合成或雄激素作用相关的遗传性病因较为罕见。后天获得性的原发性睾丸功能减退通常是因病毒性睾丸炎造成的，也可由于创伤、睾丸扭转、隐睾、放射损伤或全身性疾病，如淀粉样变性、霍奇金病、镰状细胞病或肉芽肿性疾病导致。睾丸功能减退也可以是自身免疫性多腺体综合征的表现之一。营养不良、艾滋病、肾衰竭、肝硬化、强直性肌营养不良、截瘫、毒性物质（如酒精、大麻、海洛因、美沙酮、铅、抗肿瘤药物和化疗药物）也可引起睾丸功能减退。酮康唑、阿比特龙可阻断睾酮的合成，螺内酯或西咪替丁在雄激素受体水平阻断睾酮的作用。

当睾酮和促性腺激素水平均低下时，诊断为继发性性腺功能减退（低促性腺激素型性腺功能减退症）。Kallmann 综合征是由于生成促性腺激素释放激素（GnRH）的神经元发育异常而引起的，其临床特征是 GnRH 缺乏，LH 和 FSH 水平降低以及嗅觉丧失。其他几种类型的 GnRH 缺陷或促性腺激素缺乏不合并嗅觉丧失。造成低促性腺激素型性腺功能减退症的获得性原因包括严重疾病、营养不良、过度应激、肥胖、库欣综合征、阿片类和大麻类的使用、血色病和高泌乳素血症（因垂体腺瘤或吩噻嗪类药物引起）。肿瘤、感染、创伤或转移性肿瘤所致的垂体破坏也可造成性腺功能减退，但同时伴有其他垂体激素的缺乏（第 171 章）。正常情况下随着年龄的增长，由于整个下丘脑-垂体-睾丸轴的功能下调，会造成睾酮水平进行性降低。

■ 临床特点

病史询问中应重点关注发育阶段，包括青春期和快速生长期的情况，以及雄激素依赖的相关行为，例如清晨勃起、性欲的频率和强度，以及手淫或性交的频率。体格检查应注重第二性征，例如面部、腋下、胸部和会阴部的毛发分布，男性乳房发育，睾丸体积，前列腺以及身高和身体比例。当雄激素缺乏发生在骨骺融合之前，会出现指距（两臂间距）比身高长 2 cm 的类宦官体型。正常睾丸的大小为长 3.5 ～ 5.5 cm，其对应的体积为 12 ～ 25 ml。应该在患者站立位进行睾丸静脉触诊明确有无精索静脉曲张。Klinefelter 综合征患者的睾丸通常较小（1 ～ 2 ml）并且质地较硬。

晨起总睾酮水平 < 10.4 nmol/L（< 300 ng/dl）并存在相应的临床表现即可诊断睾酮缺乏。如睾酮水平 > 12.1 nmol/L（> 350 ng/dl）

则不支持睾酮缺乏的诊断。如男性睾酮水平在 6.9 ~ 12.1 nmol/L（200 ~ 350 ng/dl）之间，则需要重复测定血清总睾酮水平并应用可靠方法检测血清游离睾酮水平。在年龄较大的男性及合并其他可能影响性激素结合球蛋白水平的疾病的患者中，直接测定血清游离睾酮有助于发现睾酮缺乏。确认雄激素缺乏后，应测定 LH 水平来鉴别原发性（高 LH）或继发性（低或与低睾酮水平不相符的正常 LH 水平）性腺功能减退症。对病因不明的原发性性腺功能减退症的男性患者应进行染色体核型分析以除外 Klinefelter 综合征。继发性性腺功能减退症的男性患者中，应进行血清泌乳素水平的测定及下丘脑-垂体部位 MRI 检查。无雄激素缺乏的男性乳房发育应该进行进一步评估（图 177-1）。

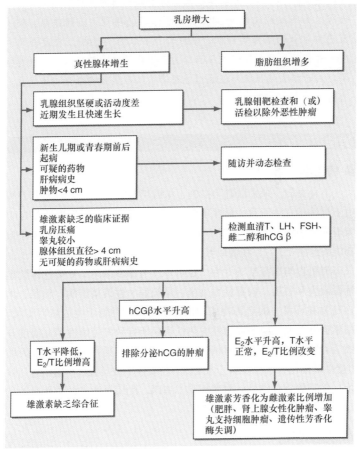

图 177-1　男性乳房发育症的评估。E₂，17β - 雌二醇；FSH，卵泡刺激素；hCGβ，人绒毛膜促性腺激素 β；LH，黄体生成素；T，睾酮

治疗　雄激素缺乏

对男性性腺功能减退症进行雄激素替代治疗能够使其恢复正常的男性第二性征（胡须、体毛、外生殖器），维持性欲，以及男性身体发育（血红蛋白水平、肌肉量），但不能恢复其生育能力。对于性腺功能减退症发生在青春期前的患者，建议逐渐增加睾酮的剂量。通过每天使用皮肤睾酮贴剂（5～10 mg/d）或凝胶（50～100 mg/d）；胃肠外应用长效睾酮酯（如每隔1～3周给予庚酸睾酮100～200 mg）、长效十一酸睾酮油注射剂（负荷给药后，750 mg IM，每10周一次）或睾酮口含片（30 mg/d）可以使睾酮水平维持在正常范围。给予睾酮治疗前应监测血细胞比容，如血细胞比容>54%需减少睾酮的用量。前列腺癌、伴有严重症状的下尿路梗阻、基线血细胞比容>50%、重度睡眠呼吸暂停综合征和Ⅳ级充血性心力衰竭是雄激素替代治疗的禁忌证。对于继发性性腺功能减退症患者应给予促性腺激素以恢复生育能力。

男性不育症

■ 病因学

不育夫妇（未采取避孕措施1年后仍未能受孕的夫妇）中25%由于男性不育症所致。男性不育症的已知病因包括原发性性腺功能减退症（30%～40%），精子运输障碍（10%～20%），继发性性腺功能减退症（2%），在疑似男性不育症中高达一半病因不明。精子生成障碍可以与睾酮缺乏并存，也可不伴有睾酮缺乏。Y染色体微小片段缺失和替换、病毒性睾丸炎、结核病、性传播疾病、辐照、化疗药物和环境中的有毒物质均被证实与单纯的精子生成障碍相关。精索静脉曲张、隐睾或急性发热性疾病所导致的持续性睾丸温度升高会影响精子的生成。射精管梗阻可能是引起男性不育症的先天性（囊性纤维化、宫内接触己烯雌酚、特发性）或后天性（输精管切除术、输精管意外结扎、附睾梗阻）病因。滥用雄激素的男性运动员可导致睾丸萎缩和精子数量降低。

■ 临床表现

性腺功能减退症的相关证据未必可见。睾丸的大小和质地可能异常，精索静脉曲张可通过触诊发现。如果输精管在青春期前受到损伤，则睾丸较小（通常 < 12 ml）且质地较硬；若青春期后受到损伤则睾丸较柔软（被膜一旦增大，不会缩回到原来的大小）。关键的诊断性检查是精液分析。精子数目 < 1300 万 /ml，活动力 < 32%，以及正常形态精子计数 < 9% 与低生育力相关。如果具有性腺功能减退症的表现，或重复检测精子数量均呈现减少则应测定血清睾酮水平。

治疗 男性不育症

原发性性腺功能减退的男性患者，若仅是轻微的生精小管损害，对雄激素治疗或可有反应；继发性性腺功能减退的患者则需要促性腺激素治疗以恢复生育能力。在接受手术修复精索静脉曲张的男性中，大约半数能够恢复生育能力。轻度至中度精子质量缺陷的患者可选择体外受精；对于精子质量严重缺陷的男性患者，卵胞质内精子注射技术（ICSI）是一项重要的治疗进展。

勃起功能障碍

■ 病因学

勃起功能障碍（ED）是指不能正常勃起或射精，或两者并存，见于 10%～25% 的中老年男性。勃起功能障碍的发生可能基于以下三个机制：①启动障碍（心因性、内分泌性或神经源性）；②充盈障碍（动脉性），或③无法在陷窝毛细血管网中存储足够的血容量（静脉闭塞障碍）。中老年 ED 患者的病因超过 80% 为糖尿病、动脉粥样硬化及药物相关因素。最常见的引起勃起功能障碍的器质性病因是血管疾病，男性糖尿病患者中 30%～75% 合并 ED，由于血管及神经病变所致。引起 ED 的心理因素包括焦虑、抑郁、人际关系冲突、性禁锢、童年性虐待史，对怀孕或性传播疾病的恐惧。降压药物中噻嗪类利尿剂和 β 受体阻滞剂是最常见的导致勃起功能障碍的药物。雌激素、GnRH 激动剂和拮抗剂、H_2 受体拮抗剂和螺内酯可抑制促性腺激素的生成或阻断雄激素的作用。抗抑郁药和抗精神病药物，尤其是神经安定药、三环类药物和选择性 5- 羟色胺再摄取抑制剂，均可能导致勃起困难、射精障碍、缺少性高潮和性欲减退。酒精、可卡因及大麻等娱乐性毒品也可造成勃起功能障碍。任何累及骶髓、支配阴茎的感觉神经或自主神经疾病均可引起勃起功能障碍。

■ 临床表现

性功能障碍的男性会出现性欲减退，勃起或维持勃起困难，无法射精或早泄，或不能达到性高潮。通常情况下，除非是医生特别询问，否则患者往往尴尬于主动说出这些症状。在病史询问的最初阶段应关注起病情况，是否存在勃起不完全及持续时间，勃起功能障碍的进展及射精的情况。社会心理背景、性欲、人际关系问题、性取向和性经验也应是临床评估的一部分。夜间或清晨勃起有助于鉴别生理性及心理性勃起功能障碍。同时应寻找相关的危险因素，如糖尿病、冠状动脉疾病、血脂异常、高血压、周围血管疾病、吸烟、酗酒、内分泌或神经系统疾病。应询问患者的手术史，尤其是肠道、膀胱、前列腺或血管手术史。查体应包括详细的全身体格检查以及生殖器检查。注意有无阴茎异常（Peyronie 病）、睾丸的大小和是否存在男性乳房发育。触诊外周动脉搏动并听诊有无血管杂音。神经系统检查应评估肛门括约肌张力、会阴部感觉以及球海绵体肌反射。应检测血清睾酮和催乳素水平。必要时可完善阴茎动脉造影、肌电图，或者阴茎多普勒超声检查。

治疗　勃起功能障碍

首要措施是治疗相关潜在疾病或停用有可能引起 ED 的药物。口服磷酸二酯酶 -5（PDES）抑制剂（西地那非、他达拉非和伐地那非和阿伐那非）可增强性刺激后的勃起状态，起效时间大约 60 ~ 120 min（表 177-1），禁忌用于接受任何类型硝酸盐类药物治疗的男性，充血性心力衰竭的患者也应当避免。真空装置或者向尿道或阴茎海绵体内注射前列地尔也可有效。对于难治性 ED 可以考虑人工植入阴茎假体进行治疗。

表 177-1 用于性功能障碍的 PDE5 抑制剂

药物	半衰期	剂量	不良反应	禁忌证
西地那非	2～5 h	25～100 mg 起始剂量 50 mg	头痛、潮红、消化不良、鼻塞、视力改变	服用硝酸酯类药物，低血压，心血管风险人群，视网膜色素变性，服用某些抗病毒药物需调整剂量，如使用 α 受体阻滞剂治疗需处于稳定剂量
伐地那非	4.5 h	5～10 mg	头痛、潮红、鼻炎、消化不良	同"西地那非"，可能出现轻度 QT 间期延长，不可同时使用 I 类抗心律失常药物
他达拉非	17.5 h	10 mg 或 20 mg 或者每日 2.5～5 mg	头痛、消化不良、背痛、鼻塞、肌痛	同"西地那非"
阿伐那非	3～5 h	50 mg、100 mg 或 200 mg	头痛、潮红、鼻塞、鼻咽炎、背痛	同"西地那非"

第 178 章
女性生殖系统疾病

（任倩 译 韩学尧 审校）

　　垂体激素、黄体生成素（LH）和卵泡刺激素（FSH）刺激卵泡的发育，形成 28 天月经周期并在其中第 14 天左右排卵。

闭经

■ 病因

　　闭经指月经期消失，分为原发性闭经和继发性闭经。原发性闭经指的是在未使用激素治疗条件下，满 15 周岁而无月经初潮。继发性闭经指的是既往有规律月经的女性停经超过 3 个月。育龄期女性出现停经，即使病史和体格检查不支持妊娠，也应首先排除妊娠的可能。月经稀发指月经周期＞35 天或者月经＜10 次 / 年。月经稀发的患者月经量和月经周期均不规律。功能性子宫出血指频繁的月经来潮或经量异常增多，诊断功能性子宫出血须除外子宫解剖学异常或出血倾向。

原发性闭经和继发性闭经的病因有重叠，将月经功能障碍性疾病分为子宫和流出道疾病以及排卵异常可能更为实用（图 178-1）。

阻碍阴道血液外流的流出道解剖学异常包括阴道或子宫缺如、处女膜闭锁、阴道隔膜以及宫颈狭窄。

闭经伴有 FSH 和 LH 水平降低，提示低促性腺激素性性功能减退，通常是由于下丘脑或垂体疾病所致。下丘脑的疾病包括先天性特发性低促性腺激素性性功能减退、下丘脑病变（颅咽管瘤或其他肿瘤、结核病、结节病、转移性肿瘤）、下丘脑外伤或辐照、剧烈运动、进食障碍、应激，以及慢性消耗性疾病（终末期肾脏病、恶性肿瘤、吸收不良）。下丘脑性闭经以功能性最为常见，由于躯体和精神应激造成，如过量运动、营养不良和神经性厌食症导致的可逆性 GnRH 分泌不足。垂体疾病包括罕见的发育缺陷、垂体腺瘤、肉芽肿、辐射导致的垂体功能减退以及席汉综合征。上述疾病通过两个

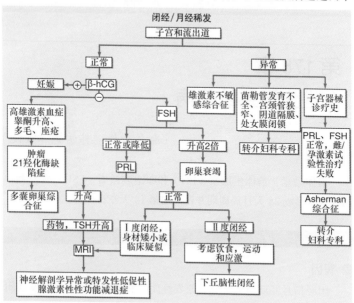

图 178-1　闭经的诊断流程。β-hCG，人绒毛膜促性腺激素；FSH，卵泡刺激素；PRL，泌乳素；TSH，促甲状腺激素

途径导致闭经：直接影响促性腺激素的分泌或者过度生成泌乳素抑制 GnRH 的分泌（第 171 章）。

闭经合并 FSH 水平升高的女性提示卵巢功能衰竭，可能的病因包括 Turner 综合征、单纯性性腺发育障碍、卵巢早衰、卵巢抵抗综合征，以及恶性肿瘤放化疗。女性 40 岁以前绝经考虑卵巢早衰的诊断。

多囊卵巢综合征（PCOS）的特征为临床及生化检查存在高雄激素血症的表现（多毛、痤疮、男性化），伴有闭经或月经稀发。患者通常合并代谢综合征和不孕，同时存在肥胖的患者，上述表现更为严重。其他具有相似表现的疾病包括肾上腺或卵巢肿瘤过量分泌雄激素、成人期发病的先天性肾上腺增生症。甲状腺功能亢进症的患者也可能发生月经减少或闭经；甲状腺功能减退症患者更常见的是子宫不规则出血。

■ 诊断

首次评估应进行详细的体格检查，包括雄激素增多症、血清或尿液人绒毛膜促性腺激素（hCG）以及血清 FSH 水平（图 178-1）。体格检查一般能够发现解剖学异常，但有时需要子宫输卵管造影术或者通过宫腔镜直接进行检查。如果疑似性腺发育不全，需要进行染色体核型检查。PCOS 的诊断基于长期无排卵和高雄激素血症并存，并且需要除外有类似临床表现的其他疾病。关于垂体功能和高泌乳素血症的评估参阅第 171 章。如果没有发现低促性腺激素性性功能减退症的病因，对促性腺激素水平降低或者假性正常的患者应该进行垂体和下丘脑 MRI 检查。

| 治疗 | 闭经 |

阴道流出道疾病需要外科手术治疗。无论由于卵巢衰竭或者下丘脑 / 垂体疾病所致的雌激素水平下降，均应采取人工周期雌激素替代治疗，包括口服避孕药或者共轭雌激素（0.625 ～ 1.25 mg/d PO）和醋酸甲羟孕酮（2.5 mg/d PO，或每月末 5 天 5 ～ 10 mg PO）。PCOS 患者应给予药物治疗，诱导周期性的撤退性出血（使用醋酸甲羟孕酮 5 ～ 10 mg/d 或者孕酮 200 mg/d，每月 10 ～ 14 天，或者口服避孕药）并且减轻体重，同时治疗多毛症；如有意愿者，联合促排卵措施（详见下述）。PCOS 患者应筛查糖尿病，其可获益于改善胰岛素敏感性的药物，如二甲双胍。卵巢衰竭的患者可考虑接受赠卵，该措施对此类人群成功率更高。

盆腔疼痛

■ 病因

盆腔疼痛可能和正常或异常的月经周期相关，源于盆腔自身，或者是身体其他部位所致的放射痛。应当高度警惕那些可能造成盆腔疼痛的盆腔外疾病，如阑尾炎、憩室炎、胆囊炎、小肠梗阻和泌尿道感染。详尽的病史包括疼痛类型、位置、放射部位、引起疼痛加重或减轻的体位，均有助于鉴别急性盆腔疼痛的原因。还应考虑盆腔疼痛和阴道出血、性生活、排便、排尿、运动或进食的关系。鉴别急性还是慢性、持续性还是间断性、周期性还是非周期性疼痛均可指导进一步的检查（表 178-1）。

■ 急性盆腔痛

盆腔炎性疾病一般表现为双侧下腹痛。应考虑对高风险女性进行沙眼衣原体和淋病奈瑟菌检测。单侧下腹痛提示附件破裂、出血或者卵巢囊肿蒂扭转，或者是卵巢、输卵管或卵巢旁肿瘤等较少见的情况。异位妊娠可表现为右侧或左侧下腹痛、阴道出血、月经周期异常，临床症状出现于末次月经后 6 ～ 8 周。可能伴随发热和随体位改变的体征。子宫疾病包括子宫内膜炎和子宫平滑肌瘤伴退行性变。

■ 慢性盆腔痛

很多女性都曾经历排卵引起的下腹部不适（经间痛），表现为月经周期中期发生持续数分钟到数小时的钝痛、酸痛。另外，排卵的女性在月经前数天会出现躯体症状，包括水肿、乳房肿胀、腹胀

表 178-1　盆腔疼痛的原因

疾病	急性	慢性
周期性盆腔痛		月经间期痛 痛经 子宫内膜异位
非周期性盆腔痛	盆腔炎性疾病 卵巢囊肿破裂出血、子宫腺肌瘤或卵巢扭转 异位妊娠 子宫内膜炎 子宫肌瘤迅速增大或伴有退行性变 先兆流产	盆腔淤血综合征 子宫粘连或翻转 盆腔恶性肿瘤 外阴痛 慢性盆腔炎 结核性输卵管炎 性虐待

或腹部不适感。易激、抑郁和倦怠等系列复合症状则被称为经期前综合征（PMS）。排卵性月经来潮时伴随严重的或影响正常生活的绞痛，但无明确的盆腔疾病被称为原发性痛经。潜在盆腔疾病，诸如子宫内膜异位症、子宫腺肌症或宫颈管狭窄引起的疼痛则被称为继发性痛经。

■ 诊断

评估内容包括病史、盆腔检查、hCG 测定、衣原体或淋球菌感染的检查以及盆腔超声。一些原因不明的盆腔疼痛患者还需进行诊断性腹腔镜检查或剖腹探查。

治疗　盆腔疼痛

针对原发性痛经最佳的治疗是非甾体抗炎药或口服避孕药。继发性痛经患者提示盆腔疾病，如子宫内膜异位症，因而对非甾体抗炎药治疗反应不佳。感染性疾病应选用适宜的抗生素进行抗感染治疗。选择性 5- 羟色胺再摄取抑制剂可能对于改善 PMS 的症状有效。大多数并未发生破裂的异位妊娠患者可使用甲氨蝶呤治疗，成功率为 85% ～ 95%。生理结构异常可能需要外科手术治疗。

多毛症

■ 病因

多毛症指雄激素依赖性区域毛发过度生长，约 10% 女性患有多毛症。多毛症可由于家族性因素、PCOS、卵巢或肾上腺肿瘤、先天性肾上腺增生症、库欣（Cushing）综合征、妊娠以及药物（雄激素、含促进男性性征的孕激素类口服避孕药）所致。其他药物，如米诺地尔、苯妥英、二氮嗪、环孢素，也可造成非雄激素依赖的毳毛生长，从而导致多毛症。

■ 临床表现

对毛发分布以及毛发量的客观临床评估是诊断的关键环节。通常采用 Ferriman-Gallwey 评分对毛发生长情况进行分级。雄激素过多相关的临床表现包括痤疮和男性型脱发（雄激素源性脱发）。男性化的另一方面还表现在升高的雄激素水平导致嗓音低沉、乳房萎缩、肌肉组织增加、阴蒂肥大以及性欲增强。病史中关注月经史、起病年龄、发展速度以及毛发分布。突然出现毛发增多，且进展迅速以及男性化提示卵巢或肾上腺肿瘤。

■ 诊断

雄激素过多的诊断流程见图 178-2。PCOS 是多毛症相对多见的病因。地塞米松抑制试验（0.5 mg PO，每 6 小时 1 次，连续 4 天，给药前后测定血游离睾酮的浓度）能够协助鉴别雄激素源于肾上腺或卵巢。无法完全抑制提示卵巢来源的雄激素过多。卵泡期早晨或是注射促皮质素 250 μg 后 1 h 测定的 17 羟孕酮 < 6 nmol/L（< 2 μg/L）可除外 21- 羟化酶缺陷症所致的先天性肾上腺增生症。如果疑似，进行 CT 检查定位诊断肾上腺肿瘤；双侧附件超声检查可检出卵巢肿物。

治疗	多毛症

给予纠正潜在的病因（如库欣综合征、肾上腺或卵巢肿瘤）能够改善多毛症。特发性多毛症或 PCOS，给予物理性对症治疗

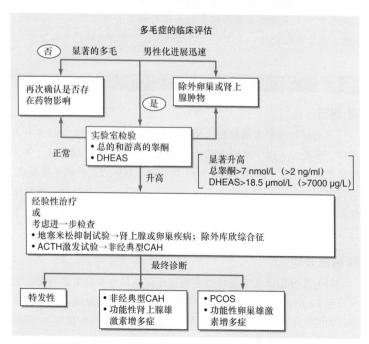

图 178-2　多毛症的诊断和鉴别诊断流程。ACTH，促肾上腺皮质激素；CAH，先天性肾上腺增生症；DHEAS，硫酸脱氢表雄酮；PCOS，多囊卵巢综合征

或药物治疗。非药物治疗包括①漂白；②去除毛发，例如剃除或化学药剂；③脱毛，如拔毛、蜡疗、电疗及激光治疗。药物治疗包括低雄激素活性的黄体激素避孕药和螺内酯（100～200 mg/d PO），通常联合应用。氟他胺也是一种有效的雄激素拮抗剂，但是由于肝毒性而应用受到限制。糖皮质激素（睡前口服地塞米松0.25～0.5 mg，或者泼尼松5～10 mg）是先天性肾上腺增生症患者的主要治疗。抑制毛发生长的药物需要在使用6个月后才会有明显效果，因此，应配合采取非药物治疗。

绝经

■ 病因

绝经是指最末一次月经来潮，平均绝经年龄为51岁。主要原因是卵泡耗竭或者卵巢切除术。围绝经期出现在末次月经之前2～8年，表现为生育能力衰退、月经不规律。

■ 临床特点

更年期最常见的症状是血管舒缩功能紊乱（潮热和盗汗）、情绪改变（紧张、焦虑、易激惹和抑郁）、失眠以及泌尿生殖道上皮和皮肤萎缩。FSH 水平升高 ≥ 40 IU/L，而雌二醇水平＜ 30 pg/ml。

治疗 绝经

围绝经期时，小剂量复合型避孕药可使患者情况改善。合理应用绝经后激素治疗需权衡患者获益与风险。顾及包括子宫内膜癌、乳腺癌、血栓性疾病、胆囊疾病风险升高；除此之外，还可能增加卒中、心血管疾病以及卵巢癌的风险。激素替代治疗的获益包括延迟绝经后骨量丢失，以及结肠癌和糖尿病发病风险可能降低。如果不存在禁忌证，短期治疗（＜5年）可能缓解令人难以耐受的更年期症状（图178-3）。其禁忌证包括无法解释的阴道流血、活动性肝病、静脉血栓栓塞、子宫内膜癌病史、乳腺癌、已有心血管疾病和糖尿病。高甘油三酯血症（＞400 mg/dl）和活动性胆囊疾病是相对禁忌证。控制症状的其他治疗方式包括文拉法辛、氟西汀、帕罗西汀、加巴喷丁、可乐定、维生素E或大豆产品。阴道用雌二醇片/乳剂有助于改善生殖泌尿道的症状。长期

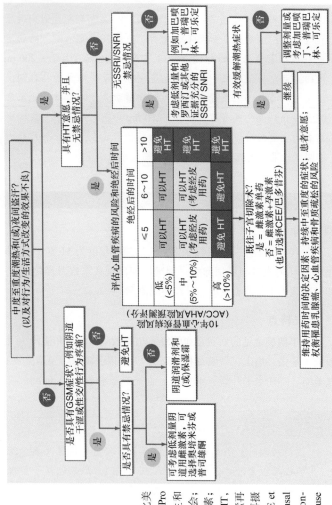

图 178-3 围绝经期症状管理路径。与北美更年期协会合作开发，可在名为 MenoPro 的免费手机应用程序中使用（临床医生和患者双模版本）。ACC, 美国心脏病学会；AHA, 美国心脏协会；CEE, 共轭雌激素；GSM, 绝经期泌尿生殖系统综合征；HT, 激素治疗；SNRI, 血清素-去甲肾上腺素再摄取抑制剂；SSRI, 选择性 5-羟色胺再摄取抑制剂。（资料来源：From Manson JE et al: Algorithm and mobile app for menopausal symptom management and hormonal/non-hormonal therapy decision making. Menopause 22: 247, 2015. Used with permission.）

激素替代治疗（≥5年）之前应仔细斟酌，需考虑到其他可选择的抗骨质疏松治疗措施（双膦酸盐、雷洛昔芬），以及静脉血栓栓塞、乳腺癌风险。选用最小有效剂量的雌激素（结合雌激素 0.625 mg/d PO；微粒化雌二醇 1.0 mg/d PO；或者经皮肤给予雌二醇 0.05～1.0 mg，每周 1～2 次）。子宫完整的女性应同时接受雌激素和孕激素的联合治疗（周期性使用甲羟孕酮，于月经周期中第 15～25 天口服 5～10 mg，或是每日维持口服 2.5 mg），从而避免单独应用雌激素造成子宫内膜癌风险增加。

避孕

最常用的控制生育方法包括①安全期法；②口服避孕药；③宫内节育器；④长效孕激素类药物；⑤绝育；和⑥流产。

口服避孕药广泛用于预防妊娠和治疗痛经及无排卵性出血。复方口服避孕药包含人工合成的雌激素（炔雌醇或美雌醇）和人工合成的孕激素。一些孕激素具有内在拟雄激素活性。低剂量诺孕酯和第三代孕激素（去氧孕烯、孕二烯酮、屈螺酮）拟雄激素作用较弱，左炔诺孕酮是孕激素中雄激素活性最强的孕激素，因此应避免用于具有雄激素分泌过多症状的患者。口服避孕药的三种主要配方类型为单相片（雌激素、孕激素剂量固定）、双相片（随着月经周期雌激素、孕激素剂量配比不同）和单纯孕激素制剂。

口服避孕药通常是安全的，但是也存在静脉血栓栓塞、高血压以及胆石症的风险。随着吸烟和年龄的增加，心肌梗死、卒中的风险也随之增加。不良反应还包括突破性出血、闭经、乳房压痛和体重增加，通常在更换剂型后出现。

口服避孕药的绝对禁忌证包括既往血栓栓塞性疾病、脑血管病或冠心病、乳腺癌或其他雌激素依赖性肿瘤、肝病、高甘油三酯血症、年龄 > 35 岁的重度吸烟者、未被明确诊断的子宫出血及已知或疑似妊娠的妇女。相对禁忌证包括高血压和服用抗惊厥药物。

新型的避孕方法包括每周一用的避孕贴、每月一用的避孕针注射，以及每月一用的阴道环。长效孕激素给药可采用 Depo-Provera 避孕针或者是皮下植入孕激素制剂。

紧急避孕药仅含有黄体酮，可在非保护性性交后 72 h 内使用以达到避孕目的。也可使用米非司酮（RU486），但在大多数国家无法获得。

不孕症

■ 病因

　　不孕是指非保护性性交后 12 个月未受孕。不孕的原因见图 178-4。男性不育症参见第 177 章。

■ 临床特点

　　初步评估包括讨论恰当的性交时机、男性精液分析、确定女性的排卵情况；大多数情况下，还应清楚女性输卵管通畅的情况。卵巢功能异常是引起绝大部分女性不孕的原因（图 178-1）。排卵周期反映为规律性、周期性、可预测性、自然性月经来潮；排卵期可通过尿液排卵试纸、基础体温曲线或黄体期血浆黄体酮水平确定。月经周期第 3 天测定 FSH 水平 < 10 IU/ml 提示卵巢卵母细胞储备正常。通过子宫输卵管造影或者诊断性腹腔镜检查可评估输卵管疾病。病史和体格检查可提示子宫内膜异位症，但是往往临床上无症状且只能通过诊断性腹腔镜检查除外。

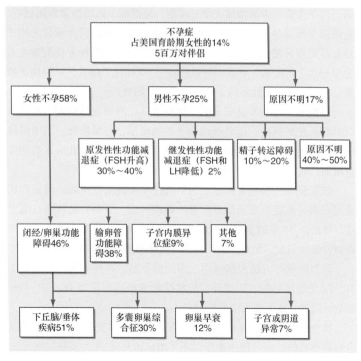

图 178-4　不孕的原因。FSH，卵泡刺激素；LH，黄体生成素

| 治疗 | 不孕症 |

　　不孕症的治疗应根据每对夫妇的具体情况制订。治疗手段包括期待疗法、单用枸橼酸克罗米芬或联合宫内人工授精（IUI）、单用促性腺激素或联合 IUI，以及体外受精（IVF）。在特定情况下，可能需要采用手术、GnRH 脉冲治疗、卵胞质内精子注射技术（ICSI）或者应用供者卵细胞或精子的辅助性生殖技术。

第 179 章
高钙血症和低钙血症

（张思敏　译　任倩　审校）

高钙血症

　　任何原因引起的高钙血症均可导致乏力、抑郁、精神错乱、厌食、恶心、便秘、肾小管损伤、多尿、心电图 QT 间期缩短和心律失常。血钙水平＞ 2.9 mmol/L（11.5 mg/dl）时，可出现中枢神经系统和胃肠道症状；血钙水平＞ 3.2 mmol/L（13 mg/dl）时可出现肾脏钙质沉着和肾功能受损。重度高钙血症通常定义为血钙水平＞ 3.7 mmol/L（15 mg/dl），可能引起昏迷和心搏骤停等医学急症。

■ 病因

　　钙稳态的调节如图 179-1 所示。高钙血症的病因列于表 179-1，其中 90% 高钙血症由于甲状旁腺功能亢进症或恶性肿瘤所致。

　　原发性甲状旁腺功能亢进症是骨代谢紊乱引起的全身性疾病，由于腺瘤（80%）、罕见的单侧甲状旁腺癌，或甲状旁腺增生（15%）分泌甲状旁腺激素（PTH）增加所致。家族性甲状旁腺功能亢进症可为多发性内分泌腺瘤病 1 型（MEN-1）或 MEN-2A 的组成部分之一。除甲状旁腺功能亢进症外，MEN-1 还包括垂体瘤和胰腺胰岛细胞瘤；MEN-2A 则包括嗜铬细胞瘤和甲状腺髓样癌。

　　恶性肿瘤伴发的高钙血症一般较为严重且治疗困难，其机制包括：肺癌、肾癌和鳞状细胞癌合成并释放大量甲状旁腺素相关蛋白

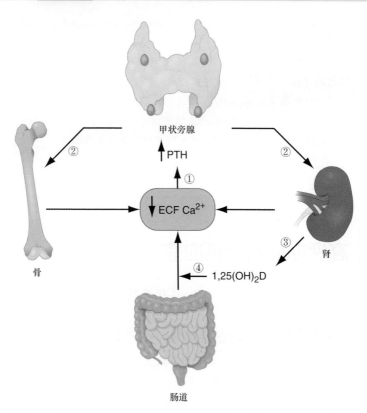

图 179-1 机体反馈调节机制维持血钙浓度在一定生理范围之内〔8.9 ～ 10.1 mg/dl（2.2 ～ 2.5 mmol/L）〕。细胞外钙离子浓度下降将触发甲状旁腺激素（PTH）分泌增加，其通过①激活甲状旁腺细胞钙离子感受器；PTH 继之引起肾小管对钙的重吸收增加；②骨钙释放增多；③同时促使肾脏合成 1,25 二羟基维生素 D；④ 1,25 二羟基维生素 D 继之主要作用于肠道以增加钙吸收；上述稳态机制协同维持血钙在正常范围之内

（PTHrP）（恶性肿瘤的体液性高钙血症）；骨髓瘤或乳腺癌造成局部骨破坏；骨髓瘤和淋巴瘤中淋巴细胞的激活引起细胞因子释放；或是淋巴瘤中 1,25 二羟基维生素 D 合成增多。

其他多种疾病也可伴发高钙血症，包括结节病和某些肉芽肿性疾病，引起 1,25 二羟基维生素 D 合成增多；因长期大量摄入维生素 D（生理需要量的 50 ～ 100 倍）酿成中毒；锂制剂治疗，引起甲状旁腺功能亢进；以及家族性低尿钙性高钙血症（FHH），其为常染色体显性遗传疾病，因钙感觉受体基因失活突变造成血钙水平升高及

表 179-1 高钙血症病因分类

Ⅰ.甲状旁腺相关

　　A.原发性甲状旁腺功能亢进症

　　　1.腺瘤

　　　2.多发性内分泌腺瘤病

　　　3.癌

　　B.锂制剂治疗

　　C.家族性低尿钙性高钙血症

Ⅱ.恶性肿瘤相关

　　A.实体肿瘤转移（乳腺）

　　B.实体瘤伴体液介导的高钙血症（肺、肾）

　　C.血液系统恶性肿瘤（多发性骨髓瘤、淋巴瘤、白血病）

Ⅲ.维生素 D 相关

　　A.维生素 D 中毒

　　B.1,25 二羟基维生素 D 分泌↑：结节病或其他肉芽肿性疾病

　　C.1,25 二羟基维生素 D 水平↑：由于 24- 羟化酶缺乏和钠依赖性磷酸共转运蛋白失活突变所致 1,25 二羟基维生素 D 代谢受损

Ⅳ.骨转换亢进相关

　　A.甲状腺功能亢进症

　　B.肢体制动

　　C.噻嗪类利尿剂

　　D.维生素 A 中毒

　　E.脂肪坏死

Ⅴ.肾功能不全相关

　　A.重度继发性甲状旁腺功能亢进症

　　B.铝中毒

　　C.乳碱综合征

肾脏钙重吸收增加时，PTH 分泌仍处于与血钙水平不相符的正常范围或甚至上升。继发于终末期肾病的甲状旁腺功能亢进症可进展为三发性甲状旁腺功能亢进症，PTH 自主性过度分泌，其所致的高钙血症对药物治疗几乎无反应。

■ 临床表现

　　大多数轻、中度甲状旁腺功能亢进症患者无症状，甚至于疾病累及肾脏和骨骼系统之时。患者常伴有尿钙增高及多尿，钙质可沉积于肾实质（肾钙质沉着症）或形成草酸钙结石。特征性骨损害包括骨量减少或骨质疏松；少见情况下，长期较为严重的甲状旁腺功能亢进症者，出现病情更为严重的纤维囊性骨炎。骨质重吸收增加

主要发生于骨皮质而非骨小梁。高钙血症可呈间断或持续性，血磷水平通常降低，但也可以正常。

■ 诊断

高钙血症并伴有与其不符的 PTH 水平升高可确定为原发性甲状旁腺功能亢进症。高尿钙可鉴别本病与 FHH，后者 PTH 水平正常而尿钙偏低。鉴别甲状旁腺功能亢进症和 FHH 尤为重要，因为甲状旁腺手术治疗对于后者无效。恶性肿瘤所致的高钙血症，PTH 水平偏低。

血清白蛋白水平异常时，测得血清总钙水平应给予校正［白蛋白低于 4.1 g/dl 时，随着其每下降 1.0 g/dl，血钙浓度测量值降低 0.2 mmol/L（0.8 mg/dl），白蛋白增加时则相反］。此外，也可检测离子钙水平。

治疗　高钙血症

治疗方式取决于高钙血症程度和相关临床症状表现。对于任何原因所致重度高钙血症［浓度 > 3.2 mmol/L（> 13 mg/dl）］的推荐治疗方案见表 179-2。

严重原发性甲状旁腺功能亢进症的患者，应积极进行甲状旁腺切除术；无症状患者可不需手术；通常手术适应证包括：年龄 < 50 岁、肾结石、肌酐清除率 < 60 ml/min、骨量减少（T 值 < -2.5）或血钙水平较正常上限升高 > 0.25 mmol/L（> 1 mg/dl）。若术前可通过 SPECT 显像定位或经颈部超声证实为单发腺瘤，且具备术中监测 PTH 水平的条件，可采用微创术式。否则，应进行颈部探查。建议在具有丰富甲状旁腺手术操作经验的中心进行治疗。术后常见一过性低钙血症，所以应密切监测钙磷水平，若出现症状性低钙血症应及时补钙。

恶性肿瘤引发的高钙血症需治疗其原发肿瘤。通过充分补液和静脉给予双膦酸盐可降低血钙水平。除非去除原发病因，否则难以长期控制血钙水平。

FHH 无特殊治疗。继发性甲状旁腺功能亢进症应限磷，使用非吸收性抗酸药或司维拉姆和骨化三醇。三发性甲状旁腺功能亢进症需行甲状旁腺切除术。

表 179-2 重度高钙血症的治疗

治疗	起效时间	疗效持续时间	优点	缺点
最为有效的治疗				
生理盐水水化	数小时	输液期间	始终需要补液	容量超负荷
强制利尿（积极补液同时使用呋塞米）	数小时	治疗期间	起效迅速	容量超负荷；心脏功能失代偿；需要严密监测；电解质紊乱；不舒适体验
帕米膦酸盐	1～2 天	10～14 天至数周	高效；起效速度中等	20% 出现发热；血钙、磷、镁水平下降；罕有下颌骨坏死；不典型股骨骨折
唑来膦酸盐	1～2 天	＞3 周	高效；效用时间更长	同"帕米膦酸盐"中所述
地舒单抗	1～2 天	＞3 周	最强效的抗再吸收药物	偶有严重低钙血症；罕有下颌骨坏死、皮肤感染、不典型股骨骨折
特异性治疗				
降钙素	数小时	1～2 天	迅速起效；可以作为严重高钙血症的辅助治疗	快速形成药性
口服磷酸盐	24 h	用药期间	长期治疗用药（伴有低磷血症者）：如 P ＜ 4 mg/dl，毒性低	仅限于辅助治疗或长期治疗用药
糖皮质激素	数天	数天至数周	口服用药；同时是抗肿瘤药物	仅对于特定恶性肿瘤、维生素 D 过量和结节病有效；伴随糖皮质激素副作用
透析	数小时	治疗期间和随后的 24～48 h	适用于肾衰竭；数小时内起效，可立即逆转危及生命的高钙血症	操作复杂；仅在极端或特殊情况下使用

低钙血症

慢性低钙血症较高钙血症少见，但常伴有症状，且需临床处理，症状包括外周及口周感觉异常、肌肉痉挛、手足痉挛、抽搐、喉痉挛、痫性发作和呼吸暂停。长期低钙血症可伴有颅内压升高和视乳头水肿。其他临床表现包括易激惹、抑郁、精神症状、肠痉挛和慢性吸收不良。体格检查常可见 Chvostek 征和 Trousseau 征呈阳性，以及出现 QT 间期延长。低镁血症和碱中毒均可降低抽搐阈值。

■ 病因

一过性低钙血症通常见于以下情况：烧伤、脓毒血症和急性肾衰竭的危重患者；输注含枸橼酸盐血液制品；或接受鱼精蛋白和肝素治疗。低白蛋白血症会导致血清总钙水平降低，但离子钙水平正常。上文提及的校正公式（参见"高钙血症"）可用于估算低白蛋白血症时血清钙水平是否正常。碱中毒时血清钙与蛋白结合增加，此时应直接测定离子钙水平。

低钙血症的病因可分为 PTH 缺乏（遗传或获得性甲状旁腺功能减退症、低镁血症）；PTH 不足（慢性肾衰竭、维生素 D 缺乏、抗惊厥药物治疗、肠道吸收不良、假性甲状旁腺功能减退症）；以及 PTH 抑制（肿瘤溶解、急性肾衰竭或横纹肌溶解引起的重度急性高磷血症；甲状旁腺切除术后饥饿骨综合征）。重度慢性低钙血症多见于自身免疫性甲状旁腺功能减退和颈部手术后的甲状旁腺功能减退症。慢性肾功能不全所致的轻度低钙血症通过继发性甲状旁腺功能亢进代偿性纠正。急性胰腺炎伴随低钙血症的原因尚不清楚。

治疗　低钙血症

症状性低钙血症可采用静脉输注葡萄糖酸钙（1~2 g IV 团注，持续 10~20 min；随后将 10 支 10% 葡萄糖酸钙稀释于 1L 5% 葡萄糖溶液，以 30~100 ml/h 输注）治疗。慢性低钙血症需给予大量口服钙剂，并同时补充维生素 D。甲状旁腺功能减退症需给予补钙（1~3 g/d）及骨化三醇（0.25~1 μg/d），根据血钙水平和尿钙排泄率调整剂量。严重低镁血症的情况下，需要给予补镁以逆转低钙血症。重组人甲状旁腺激素（1-84）（Natpara）已被获批用于治疗难治性甲状旁腺功能减退症，表明这类患者治疗迎来重大进展。

低磷血症

轻度低磷酸盐血症通常无临床症状。重度低磷酸盐血症时，患者可出现肌无力、麻木、感觉异常和意识模糊。快速进展的低磷血症会造成横纹肌溶解，而膈肌无力可能引起呼吸衰竭。

■ 病因

低磷血症病因包括：肠吸收减少（维生素 D 缺乏、服用与磷结合的抗酸药、吸收不良）；尿排泄增加（甲状旁腺功能亢进症、高血糖状态、X 连锁低磷血症性佝偻病、肿瘤性骨软化症、酗酒或特定毒素）；磷由细胞外向细胞内转移（糖尿病酮症酸中毒时给予胰岛素、静脉高营养或营养不良患者恢复进食）。重度原发性肾脏磷排泄增加综合征（X 连锁低磷血症性佝偻病、常染色体显性遗传低磷血症性佝偻病、肿瘤性骨软化症）中，磷调节因子 FGF23（成纤维细胞生长因子 23）对于致病具有关键作用。

治疗 低磷血症

轻度低磷血症可通过饮用牛奶、碳酸饮料、磷酸钾或磷酸二氢钾（最大剂量至 2 g/d，分次服用）给予纠正。对于重度低磷血症，血清磷 < 0.75 mmol/L（< 2 mg/dl）时可静脉补充，起始剂量为元素磷 $0.2 \sim 0.8$ mmol/kg，持续输注 > 6 h。通过血清磷水平无法判定体内磷缺失的总量，故需治疗中密切监测。首先应纠正低钙血症，合并高钙血症者治疗剂量需减半。每 $6 \sim 12$ h 测定一次血清钙磷水平，避免钙磷乘积 > 50。

高磷血症

成人高磷血症定义为血磷水平 > 1.8 mmol/L（> 5.5 mg/dl），常见病因为急性和慢性肾衰竭，也可见于甲状旁腺功能减退症、维生素 D 中毒、肢端肥大症、酸中毒、横纹肌溶解和溶血。慢性肾病中的高磷血症通过多种机制降低血钙水平，包括钙磷骨外沉积、PTH 的骨吸收作用受损，以及由于 FGF23 升高和肾组织减少导致 1,25 二羟基维生素 D 生成减少。严重高磷血症的临床后果是低钙血症和组织钙磷酸盐沉积，根据沉积部位不同，可出现严重的慢性或急性并发症（如肾钙质沉积症、心律失常）。处理措施包括治疗原发病，限制食物中磷的摄入与吸收。给予口服含铝的磷结合剂或司维拉姆，重症患者应考虑血液透析。

低镁血症

低镁血症提示体内镁的明显缺乏，其最为常见的临床表现包括肌无力、心电图 PR 间期和 QT 间期延长及心律失常。镁在促进 PTH 分泌及维持肾脏和骨骼对 PTH 的正常反应中发挥重要作用，因此低镁血症常伴随低钙血症。

■ 病因

低镁血症通常由于肾脏或消化道镁代谢紊乱所致，可分为原发（遗传）性或继发（获得）性。遗传性低镁血症的病因包括镁吸收不良（罕见）以及肾脏丢失（如 Bartter 综合征、Gitelman 综合征）。继发性病因更为常见，包括肾脏丢失和胃肠道丢失，前者见于容量扩张，高钙血症，渗透性利尿，应用袢利尿剂、酒精、氨基糖苷类药物、顺铂、环孢素 A 和两性霉素 B 等；后者则因为呕吐、腹泻或外科术后引流操作导致。质子泵抑制剂（奥美拉唑等）可通过一种尚未阐明的机制引起低镁血症，其并不涉及肾性失镁。

治疗 低镁血症

轻度镁缺乏时，分次口服镁剂补充即可，总量为 20～30 mmol/d（40～60 meq/d），但可能引起腹泻。血镁＜ 0.5 mmol/L（＜ 1.2 mg/dl）时，则通常需要给予输注氯化镁，24 h 持续静脉输注至总量 50 mmol（肾衰竭患者减量 50%～75%）。为了补充组织中的镁储备，可能需要数日的治疗；期间应每 12～24 h 检测血清镁水平。伴有痫性发作或急性心律失常的患者，可给予硫酸镁 1～2 g 静脉输注（时间＞ 5～10 min）。患者常常合并维生素 D 缺乏，应经口或胃肠外途径给予维生素 D 或 25 羟基维生素 D 治疗（但是不能使用 1, 25 二羟基维生素 D，其可通过抑制 PTH 影响肾小管对镁的重吸收）。也应同步监测其他电解质水平并尽快纠正。

高镁血症

高镁血症较为少见，但是可见于肾衰竭患者使用含镁抗酸药、缓泻剂、灌肠剂、静脉输液及急性横纹肌溶解。高镁血症最易辨识的临床体征是膝腱反射消失，也可出现低钙血症、低血压、呼吸肌麻痹、完全性房室传导阻滞、心搏骤停。治疗措施包括停止应用含镁制剂，采用不含镁的导泻剂或灌肠剂清除肠道内残留的缓泻剂或抗酸药物，并可选用低镁含量透析液进行透析；如果发生致命性并发症，可于 1～2 h 内静脉注射钙剂 100～200 mg。

第 180 章
骨质疏松症和骨软化症

（张秀英　译　胡肇衡　审校）

骨质疏松症

　　骨质疏松症的定义为骨骼强度降低引起骨折风险增高。其临床诊断标准为骨密度低于正常年轻个体平均值的 2.5 SD（T 值＜－2.5）。对于 T 值＜1.0（骨量减少）的个体骨密度处于低水平，发生骨质疏松症的风险增加。骨质疏松症最常见的骨折部位是椎骨、髋部和桡骨远端。

　　骨质疏松症是老年人常见的疾病，尤其是女性。在美国，有 800 万女性和 200 万男性患有骨质疏松症；另有 1800 万患有骨量减少。每年因骨质疏松症导致骨折的患者至少有 200 万；其中近半数是椎骨的压缩性骨折，其次是髋部和腕部骨折。髋部骨折极易合并血栓栓塞并发症，1 年内死亡率高达 5%～20%。

■ 病因

　　造成骨密度减低的原因包括骨峰值下降或骨量丢失增多。骨质疏松性骨折的危险因素列于表 180-1，与骨质疏松症相关的疾病列于表 180-2。某些药物，主要是糖皮质激素、环孢素、细胞毒性药物、噻唑烷二酮类药物、抗惊厥药、铝制剂、肝素、过量的左甲状腺素、GnRH 激动剂和芳香酶抑制剂对骨骼均有不良影响。

■ 临床特点

　　多发椎骨压缩性骨折的患者常表现为身高变矮、驼背及脊柱生物力学改变继发的疼痛。胸椎骨折可诱发限制性肺病，而腰椎骨折

表 180-1　骨质疏松性骨折的危险因素

不可纠正因素	可被纠正因素
成年期骨折史	吸烟者（未戒断）
一级亲属骨折史	雌激素缺乏
女性	过早绝经（＜45 岁）或双侧卵巢切除术
高龄	绝经期前长期闭经（＞1 年）
白种人	营养缺乏，尤其是钙摄入和维生素 D 摄入不足
痴呆	酗酒
	经积极矫正后仍有视力受损
	反复跌倒
	体力活动少
	健康状况不良 / 虚弱

表 180-2　引起骨质疏松症和相关骨折的情况、疾病和药物

生活方式因素		
酗酒	高盐饮食	跌倒
钙摄入不足	体育锻炼不足	体重过低
维生素 D 摄入不足	活动受限	既往骨折
维生素 A 摄入过多	吸烟（主动或被动）	

基因因素		
囊性纤维化	高胱氨酸尿症	成骨不全症
Ehlers-Danlos 综合征	低磷酸酯酶症	父母髋部骨折史
戈谢病	特发性高钙尿症	卟啉病
糖原贮积症	马方综合征	Riley-Day 综合征
血色素沉着病	Menkes 综合征	

性腺功能减退状态		
雄激素不敏感综合征	高泌乳素血症	运动性闭经
神经性厌食和贪食症	过早绝经	全垂体功能减退症
Turner 综合征和 Klinefelter 综合征	卵巢早衰	

内分泌疾病		
肾上腺功能不全	库欣综合征	中枢性肥胖
糖尿病（1 型和 2 型）	甲状旁腺功能亢进症	甲状腺毒症

胃肠道疾病		
乳糜性腹泻	炎性肠病	原发性胆汁性肝硬化
胃旁路术	吸收不良	
胃肠道外科手术	胰腺疾病	

表 180-2　引起骨质疏松症和相关骨折的情况、疾病和药物（续表）

血液系统疾病		
多发性骨髓瘤	单克隆免疫球蛋白病	镰状细胞病
血友病	白血病和淋巴瘤	系统性肥大细胞增多症
地中海贫血		

风湿性和自身免疫性疾病		
强直性脊柱炎	系统性红斑狼疮	类风湿关节炎
其他风湿性和自身免疫性　疾病		

中枢神经系统疾病		
癫痫	帕金森病	卒中
多发性硬化	脊髓损伤	

其他情况和疾病		
AIDS/HIV	充血性心力衰竭	器官移植术后骨病
酗酒	抑郁症	结节病
淀粉样变性	终末期肾病	减重
慢性代谢性酸中毒	高钙尿症	
慢性阻塞性肺疾病	特发性脊柱侧弯	
	肌肉萎缩症	

药物		
铝制剂（抗酸药）	糖皮质激素（泼尼松	他莫昔芬（绝经前使用）
抗凝剂（肝素）	≥ 5 mg/d 或等效剂	噻唑烷二酮（如吡格列
抗惊厥药	量，持续≥ 3 个月）	酮和罗格列酮）
芳香化酶抑制剂	促性腺激素释放激素	甲状腺激素（过量）
巴比妥酸盐	拮抗剂和激动剂	肠外营养
肿瘤化疗药物	锂制剂	
环孢素 A 和他克莫司	甲氨蝶呤	
甲羟孕酮（绝经前避孕）	质子泵抑制剂	
	选择性 5- 羟色胺再	
	摄取抑制剂	

资料来源：From the 2014 National Osteoporosis Foundation Clinician's Guide to the Prevention and Treatment of Osteoporosis. © National Osteoporosis Foundation.

可伴随腹部症状或神经压迫引起坐骨神经痛。双能 X 线骨密度检查（DXA）已成为衡量骨密度的标准。≥ 65 岁的女性应常规筛查骨质疏松症，对于较年轻绝经的女性伴有风险增高时也应开始筛查。关于骨密度检查适应证总结于表 180-3。一般实验室检查包括：全血细

表 180-3　骨密度检查适应证

- 女性≥65岁和男性≥70岁；无论是否具有临床危险因素
- 年轻的绝经后女性、处于绝经过渡期的女性和50～69岁伴有骨折临床风险因素的男性
- ≥50岁具有骨折病史的成年人
- 罹患疾病（如类风湿关节炎）或服用药物（如糖皮质激素，泼尼松≥5 mg/d 或等效剂量，持续>3月）的成年人

胞计数、血钙和24 h尿钙、25羟基维生素D水平及肝肾功能。根据临床具体情况展开进一步检查，可能包括：促甲状腺激素（TSH）、尿游离皮质醇、甲状旁腺激素（PTH）、血清与尿免疫电泳，以及睾酮水平（男性）。抗组织转谷氨酰胺酶抗体可用于诊断无症状性乳糜泻。在抗骨吸收药物治疗前和治疗后4～6个月检测骨吸收的标志物（如尿交联N-端肽）可监测早期疗效。

治疗　骨质疏松症

治疗包括急性骨折的处理，纠正危险因素，以及治疗任何可能引起骨量减少的原发疾病。根据个体的危险因素制订治疗方案，对于T值≤2.5的患者推荐积极治疗。控制危险因素是骨质疏松症管理的关键；鼓励戒烟和减少酒精摄入；避免长期使用导致骨质疏松症的药物，或将药物剂量最小化（如糖皮质激素），坚持体育锻炼，并贯彻预防跌倒策略。所有骨质疏松症患者均应给予口服钙剂（元素钙1～1.5 g/d，分次顿服）和维生素D（400～800 IU/d）开始。维生素D的剂量是否适宜可通过血清25羟基维生素D水平检测判定，其至少应达到75 nmol/L（30 ng/ml）。一些患者所需的维生素D补充剂量可能比上述推荐剂量更高。尽管户外暴露有增加皮肤癌风险的顾虑，但适度的阳光照射可促进维生素D的生成。双膦酸盐类药物（阿仑膦酸钠70 mg PO 每周；利塞膦酸钠35 mg PO 每周；伊班膦酸钠150 mg PO，每月一次或3 mg IV，每3个月一次；唑来膦酸5 mg IV，每年一次）可抑制骨吸收，增加骨密度，降低骨折发生率。口服双膦酸盐的吸收率差，应在早上空腹时服用，以0.25 L（8盎司）开水送服。长期使用双膦酸盐类药物可能会引起不典型股骨骨折，暂定推荐限制其疗程不超过5年。下颌骨坏死是双膦酸盐治疗的罕见并发症，主要见于大剂量静脉注射唑来膦酸盐或帕米膦酸盐的癌症患者。雌激素可降低骨重吸收的速率，

但用于治疗时应充分权衡其会引起心血管疾病和乳腺癌的风险增高。雷洛昔芬（60 mg/d PO）是一类选择性雌激素受体调节剂（SERM），可替代雌激素用于骨质疏松症的治疗，其可增加骨密度，降低总胆固醇和低密度脂蛋白胆固醇水平，不刺激子宫内膜增生，但是可引起潮热。地舒单抗是一类新型抗骨吸收药物，为靶向核因子 kappa-B 受体激动剂配体（RANKL）（其为破骨细胞的分化因子）的单克隆抗体。现被获批用于高骨折风险的患者，给药方法是每年注射 2 次（60 mg SC，每 6 个月一次）。

目前唯一可用于临床诱导骨形成的药物是特立帕肽［PTH（1-34）］20 μg SC qd，其被批准用于治疗严重骨质疏松症，疗程最长为 2 年。特立帕肽需辅以抗骨吸收药物治疗，防止新形成的骨质快速流失。

骨软化症

■ 病因

骨基质有机成分矿化缺陷导致骨软化症。儿童时期的骨软化症又被称为佝偻病。骨软化症是由于维生素 D 摄入不足或吸收不良（慢性胰腺功能不全、胃切除术、吸收障碍）和维生素 D 代谢紊乱（抗惊厥药物治疗、慢性肾衰竭、影响维生素 D 活性或作用的遗传性疾病）引起。长期的低磷血症也可造成骨软化症，其可由于肾磷酸盐排泄过多（如 X- 连锁低血磷性佝偻病或肿瘤源性骨软化症）或过量使用磷酸盐结合剂所致。

■ 临床特征

在轻微创伤引发骨折之前，其骨骼变形可能被忽视。症状包括弥漫性骨骼疼痛和骨压痛，但可不显著。近端肌肉无力是维生素 D 缺乏的特点，可被误认为原发性肌病。患者骨密度减低常伴有骨小梁丢失和骨皮质变薄。X 线特征性表现是骨骼中可见透光带（Looser 带或假性骨折），长度从数毫米到数厘米不等，通常垂直于股骨、骨盆和肩胛骨的表面。血钙、磷、25 羟基维生素 D、1,25 二羟基维生素 D 的水平随病因而异。对于其他方面健康个体而言，维生素 D 缺乏症的最为特异的检测是血清 25 羟基维生素 D 水平降低。即使轻度的维生素 D 缺乏也会引起继发的代偿性甲状旁腺功能亢进，其特征是 PTH 和碱性磷酸酶水平增高、高磷酸盐尿和低磷血症。随着骨软化症进展，由于无法从矿化不良的骨骼动员钙，可能出现低钙血症。1,25 二羟基维生素 D 水平可能正常，反映 1α- 羟化酶活性的上调。

治疗　骨软化症

由于维生素 D 缺乏［血清 25 羟基维生素 D ＜ 50 nmol/L（＜ 20 ng/ml）］所致的骨软化症可每周补充维生素 D_2（麦角钙化醇）50 000 IU，持续 8 周，随后每天 800 IU 维持。如果骨软化症是吸收不良造成的，则需较大剂量维生素 D 治疗（高达 50 000 IU/d 口服，或 250 000 IU IM，每半年一次）。服用抗惊厥药或维生素 D 活化异常的患者，应补充维生素 D 使血钙和 25 羟基维生素 D 水平维持在正常范围。骨化三醇（0.25 ～ 0.5 μg/d PO）适用于治疗慢性肾衰竭引起的低钙血症和骨营养不良。维生素 D 缺乏症的患者应同时补充钙剂（每天 1.5 ～ 2.0 g 元素钙）。血钙和尿钙水平可有效监测维生素 D 缺乏症的疗效情况，治疗目标是 24 h 尿钙排泄应在 100 ～ 250 mg。

第 181 章
高胆固醇血症和高甘油三酯血症

（崔淯夏　译　陈红　审校）

高脂蛋白血症可以表现为高胆固醇血症、高甘油三酯血症或两者兼有。高脂蛋白血症的遗传病因见表 181-1。糖尿病、肥胖、酒精摄入、口服避孕药、糖皮质激素、肾病、肝病和甲状腺功能减退症均可导致继发性高脂蛋白血症或使潜在的高脂蛋白血症加重。

标准的脂蛋白分析需测定总胆固醇、高密度脂蛋白胆固醇（HDL-C）、低密度脂蛋白胆固醇（LDL-C）和甘油三酯水平。LDL-C 和 HDL-C 在心肌梗死或急性炎症后的数周内均暂时下降，但如果能在发病 8 h 内获取血液标本，则可准确测定上述指标。

表181-1 已知单基因突变所致的原发性高脂蛋白血症

遗传性疾病	蛋白（基因）缺陷	脂蛋白升高	临床表现	遗传方式	估计的发病率
高甘油三酯血症					
脂蛋白脂肪酶缺陷症	LPL（LPL）	乳糜微粒，VLDL	发疹性黄色瘤，肝脾肿大，胰腺炎	AR	～1/1 000 000
家族性apoC-II缺陷症	apoC-II（APOC2）	乳糜微粒，VLDL	发疹性黄色瘤，肝脾肿大，胰腺炎	AR	<1/1 000 000
apoA-V缺陷症	apoA-V（APOA5）	乳糜微粒，VLDL	发疹性黄色瘤，肝脾肿大，胰腺炎	AR	<1/1 000 000
GPIHBP1缺陷症	GPIHBP1	乳糜微粒	发疹性黄色瘤，胰腺炎	AR	<1/1 000 000
混合型高脂血症					
家族性肝脂肪酶缺陷症	肝脂肪酶（LIPC）	VLDL残余，HDL	胰腺炎，CHD	AR	<1/1 000 000
家族性β脂蛋白异常血症	apoE（APOE）	乳糜微粒残余，VLDL残余	手掌和结节性出疹性黄色瘤，CHD，PVD	AR	～1/10 000
高胆固醇血症					
家族性高胆固醇血症	LDL受体（LDLR）	LDL	腱黄色瘤，CHD	AD	～1/250～1/500
家族性apoB-100缺陷症	apoB-100（APOB）	LDL	腱黄色瘤，CHD	AD	<～1/1500
常染色体显性遗传高胆固醇血症，3型	PCSK9（PCSK9）	LDL	腱黄色瘤，CHD	AD	<1/1 000 000
常染色体隐性遗传高胆固醇血症	ARH（LDLRAP）	LDL	腱黄色瘤，CHD	AR	<1/1 000 000
谷固醇血症	ABCG5或ABCG8	LDL	腱黄色瘤，CHD	AR	<1/1 000 000

缩略语：AD，常染色体显性；apo，载脂蛋白；AR，常染色体隐性；ARH，常染色体隐性高胆固醇血症；CHD，冠状动脉粥样硬化性心脏病；HDL，高密度脂蛋白；LDL，低密度脂蛋白；LPL，脂蛋白脂肪酶；PCSK9，前蛋白转化酶枯草杆菌蛋白酶/kexin 9型；PVD，周围血管疾病；VLDL，极低密度脂蛋白

单纯性高胆固醇血症

当甘油三酯水平正常时，空腹血浆总胆固醇水平升高［＞5.2 mmol/L（＞200 mg/dl）］与血浆 LDL-C 水平升高有关。LDL-C 升高可由单基因缺陷、多基因疾病或其他疾病状态的继发效应引起。

■ 家族性高胆固醇血症（FH）

FH 是一种由 LDL 受体基因突变引起的共显性遗传疾病，其LDL-C 水平在出生时即升高并持续终身。未经治疗的杂合子成年人中，总胆固醇水平可达 7.1 ～ 12.9 mmol/L（275 ～ 500 mg/dl），但血甘油三酯水平通常正常，HDL-C 水平可正常或减低。杂合子患者易于出现动脉粥样硬化和早发冠状动脉疾病。患者常可见腱黄色瘤（跟腱和指关节伸肌肌腱最为常见）、结节性黄色瘤（脚踝和臀部较软的无痛性结节）和睑黄瘤（在眼睑上的沉积）。若是纯合子，FH可在儿童期就导致严重的动脉粥样硬化。

■ 家族性载脂蛋白 B-100 缺陷症

这种常染色体显性遗传疾病可损害载脂蛋白 B-100 的合成和（或）功能，从而降低 LDL 受体的亲和力，减缓 LDL 的降解，引起与 FH 相似的临床表型。

■ 多基因高胆固醇血症

大多数中度高胆固醇血症［＜9.1 mmol/L（＜350 mg/dl）］是由多种遗传缺陷和环境因素（如饮食、年龄及运动）的相互作用引起的。血浆 HDL 和甘油三酯水平正常，无黄色瘤。

治疗 单纯性高胆固醇血症

所有这些疾病的治疗包括限制饮食中的胆固醇和使用 HMG-CoA 还原酶抑制剂（他汀类药物）。也可能需要应用胆固醇吸收抑制剂和胆汁酸螯合剂或烟酸（表 181-2）。

单纯性高甘油三酯血症

诊断高甘油三酯血症需测定夜间禁食（≥12 h）后的血脂水平。成人高甘油三酯血症定义为甘油三酯水平＞2.3 mmol/L（＞200 mg/dl）。单纯血浆甘油三酯升高提示乳糜颗粒和（或）极低密度脂蛋白（VLDL）

增加。甘油三酯水平＜ 4.5 mmol/L（＜ 400 mg/dl）时血浆通常呈清亮状，但是更高水平时则变浑浊，因为 VLDL［和（或）乳糜微粒］颗粒增大到足以散射光线。存在乳糜微粒时，血浆冷却数小时后，乳脂层会飘浮于血浆上层。单纯高甘油三酯血症不会出现腱黄色瘤和睑黄瘤，但是甘油三酯水平＞ 11.3 mmol/L（＞ 1000 mg/dl）时，躯干和四肢可出现发疹性黄色瘤（小的橘红色皮疹），以及视网膜脂血症（橘黄色视网膜血管）。胰腺炎与显著升高的甘油三酯水平有关。

家族性高甘油三酯血症

相对常见（1/500），通常为多基因疾病，升高的血浆 VLDL 可导致甘油三酯浓度增高。通常以伴有肥胖、高血糖、高胰岛素血症为特征，糖尿病、酒精摄入、口服避孕药和甲状腺功能减退可使病情恶化。建议根据以下三联征诊断：血浆甘油三酯升高［2.8～11.3 mmol/L（250～1000 mg/dl）］，胆固醇水平正常或轻度升高［＜ 6.5 mmol/L（＜ 250 mg/dl）］和血浆 HDL 降低。诊断家族性高甘油三酯血症之前需除外继发因素。发现其他一级亲属罹患高甘油三酯血症对于确立诊断具有意义。家族性 β 脂蛋白异常血症和家族性混合型高脂血症也应排除，因为以上两种情况与动脉粥样硬化进展相关。

脂蛋白脂肪酶缺陷症

这一罕见的常染色体隐性遗传疾病是由于脂蛋白脂肪酶的缺失或不足引起的，可反过来影响乳糜微粒的代谢。血浆乳糜微粒的积聚可导致胰腺炎的反复发作，通常在儿童期起病，伴肝脾肿大。加速动脉粥样硬化进展不是其特征。

载脂蛋白 C-Ⅱ 缺陷症

这一罕见的常染色体隐性遗传病是由载脂蛋白 C-Ⅱ 缺陷引起的，载脂蛋白 C-Ⅱ 是一种重要的脂蛋白脂肪酶辅助因子，因此可引起乳糜微粒和甘油三酯积聚并导致类似脂蛋白脂肪酶缺陷症的临床表现。

治疗　**单纯性高甘油三酯血症**

严重高甘油三酯血症的患者应进行无脂饮食，并补充脂溶性维生素。中度高甘油三酯血症患者应限制脂肪、碳水化合物和酒精摄入。对于家族性高甘油三酯血症患者，如饮食治疗失败应给予纤维酸衍生物、omega-3 脂肪酸或烟酸（表 181-2）。

表181-2 获批用于血脂异常治疗的主要药物总结

药物	主要适应证	起始剂量	最大剂量	机制	常见不良反应
HMG-CoA还原酶抑制剂（他汀类）	LDL-C升高 心血管风险增加			胆固醇合成↓ 肝脏LDL受体↑ VLDL生成↓	肌痛和肌病 转氨酶↑ 糖尿病风险↑
洛伐他汀		20～40 mg/d	80 mg/d		
普伐他汀		40～80 mg/d	80 mg/d		
辛伐他汀		20～40 mg/d	80 mg/d		
氟伐他汀		20～40 mg/d	80 mg/d		
阿托伐他汀		20～40 mg/d	80 mg/d		
瑞舒伐他汀		5～20 mg/d	40 mg/d		
匹伐他汀		1～2 mg/d	4 mg/d		
胆固醇吸收抑制剂	LDL-C升高			胆固醇吸收↓ LDL受体↑	转氨酶↑
依折麦布		10 mg/d	10 mg/d		
胆汁酸螯合剂	LDL-C升高			胆汁酸排泄↑ LDL受体↑	腹胀、便秘、甘油三酯升高
考来烯胺		4 g/d	32 g/d		
考来替泊		5 g/d	40 g/d		
来维仑		3750 mg/d	4375 mg/d		

表 181-2 获批用于血脂异常治疗的主要药物总结（续表）

药物	主要适应证	起始剂量	最大剂量	机制	常见不良反应
PCSK9 抑制剂 依洛尤单抗 阿利西尤单抗	LDL-C 升高	140 mg SQ 每 2 周 75 mg SQ 每 2 周	420 mg SQ 每月 1 次（HoFH） 150 mg SQ 每 2 周	PCSK9 活性↓ LDL 受体↑	注射部位反应
MTP 抑制剂 洛美他派	HoFH	5 mg/d	60 mg/d	VLDL 生成↓	恶心、呕吐、脂肪肝
ApoB 抑制剂 米泊美生	HoFH	200 mg SC 每周	200 mg SC 每周	VLDL 生成↓	注射部位反应、流感样症状、脂肪肝
纤维酸衍生物 吉非罗齐 非诺贝特	TG 升高	600 mg bid 145 mg qd	600 mg bid 145 mg qd	LPL↑ VLDL 合成↓	消化不良、肌痛、胆结石、转氨酶升高
ω-3 脂肪酸 ω-3 脂肪酸乙酯 二十碳五烯酸乙酯	TG 升高	4 g/d 4 g/d	4 g/d 4 g/d	TG 分解代谢↑	消化不良、呼吸有鱼腥味

缩略词：HoFH，纯合子家族性高胆固醇血症；LDL，低密度脂蛋白；LDL-C，低密度脂蛋白胆固醇；LPL，脂蛋白脂肪酶；TG，甘油三酯；VLDL，极低密度脂蛋白

高胆固醇血症合并高甘油三酯血症

甘油三酯和胆固醇的升高是由 VLDL 和 LDL 均升高或 VLDL 残余颗粒升高引起的。

■ 家族性混合型高脂血症（FCHL）

这种发病率为 1/200 的遗传疾病可引起受累个体不同类型的脂蛋白异常，包括高胆固醇血症（LDL 升高）、高甘油三酯血症（甘油三酯和 VLDL 升高）或两者皆有。本病可加速动脉粥样硬化进展。混合型血脂异常［血浆甘油三酯 2.3 ～ 9.0 mmol/L（200 ～ 800 mg/dl），胆固醇水平 5.2 ～ 10.3 mmol/L（200 ～ 400 mg/dl），HDL-C 水平男性 < 10.3 mmol/L（< 40 mg/dl）；女性 < 12.9 mmol/L（50 mg/dl）］，高脂血症家族史和（或）早发心血管疾病提示 FCHL。大多数患者合并代谢综合征（第 120 章），且可能与继发性高脂血症难以区分。所有患者应限制膳食中的胆固醇和脂肪，避免饮酒和口服避孕药，糖尿病患者应积极治疗。通常需要使用 HMG-CoA 还原酶抑制剂，大多数患者还需要使用其他药物（胆固醇吸收抑制剂、烟酸或贝特类）才能理想地控制血脂。

■ β 脂蛋白血症

这种罕见的遗传疾病与载脂蛋白变异体（载脂蛋白 E2）的纯合性相关，可降低 LDL 受体的亲和力。疾病的发展与环境和（或）遗传因素相关。由于 VLDL 和乳糜微粒残余颗粒的聚集，血浆胆固醇水平［6.5 ～ 13.0 mmol/L（250 ～ 500 mg/dL）］和甘油三酯［2.8 ～ 5.6 mmol/L（250 ～ 500 mg/dL）］升高。患者常表现为成年期黄色瘤、早发冠状动脉和周围血管病。皮肤黄色瘤为特征性病变，表现为手掌黄色瘤和结节性出疹性黄色瘤。甘油三酯和胆固醇均升高。诊断主要根据脂蛋白电泳（出现宽 β 带）或 VLDL（超速离心法）与血浆甘油三酯比值 > 0.3。本病与动脉粥样硬化的进展相关。治疗应改变饮食方式，还需要应用 HMG-CoA 还原酶抑制剂、贝特类和（或）烟酸。应积极控制糖尿病、肥胖或甲状腺功能减退症等合并症。

预防动脉粥样硬化的并发症

大量令人信服的数据表明，降低 LDL-C 的干预措施可显著降低心血管疾病风险，包括心肌梗死和卒中，以及减少总体死亡率。因此，必须评估高胆固醇血症患者的心血管风险和干预的必要性。血浆 LDL-C 水平在"正常"范围内的心血管疾病高危患者也可通过降低 LDL-C 水平的干预措施获益。

生活方式：治疗高胆固醇血症和高心血管风险患者的首要方法是改变生活方式。对于肥胖患者，应积极将体重降低到理想水平。减少膳食中饱和脂肪、反式脂肪和胆固醇的含量。规律有氧运动对降低血浆 LDL-C 水平的影响相对较小，但其对心血管的获益与降低 LDL-C 无关。

高胆固醇血症的药物治疗：是否将降低 LDL-C 的药物治疗，他汀类药物作为一线治疗取决于 LDL-C 的水平以及心血管风险的水平。一般来说，遗传性 LDL-C 升高的患者，如 FH 均必须进行治疗，以降低其极高的终身心血管疾病风险。治疗应在成年期尽早开始，某些情况下应在儿童期开始。除此，启动降低 LDL-C 的药物治疗应由心血管风险水平决定。对于已确诊 CVD 的患者，目前的临床试验数据充分支持无论 LDL-C 水平如何，都应使用他汀类药物治疗。对于无 CVD 的 40 岁以上患者，AHA/ACC 风险计算器（http://professional.heart.org/professional/GuidelinesStatements/PreventionGuidelines/UCM_457698_Prevention-Guidelines.jsp）可用于确定 CVD 的 10 年绝对风险，目前的指南表明，无论血浆 LDL-C 水平如何，10 年风险 ＞ 7.5% 都应考虑他汀类药物治疗。较年轻的患者，对其 CVD 终身风险的评估有助于决定是否开始他汀类药物治疗。对于他汀类药物疗效不佳或不耐受的患者，其他治疗选择包括依折麦布、胆汁酸螯合剂、烟酸和 PCSK9 抑制剂等药物（表 181-2）。

第 182 章
血色病，卟啉病和 Wilson 病

血色病

（王峰蓉　译　黄晓军　审校）

血色病是一种铁储存异常性疾病，肠道铁吸收增加，伴有铁沉积并损害多种脏器组织。血色病患者典型临床表现包括暗褐色皮肤、肝病、糖尿病、关节病变、心脏传导异常和性腺功能减退。造成血色病的两大原因分别为：遗传因素（由于遗传性 *HFE* 基因突变）及继发性铁负荷过载（多由于无效红细胞生成，如地中海贫血或镰状细胞贫血）。*HFE* 基因编码的蛋白参与细胞内铁的感知及调节肠道铁吸收。*HFE* 基因突变在北欧人群中较常见（携带者比例 1/10）。杂合子无临床症状，纯合子的疾病外显率大约为 30%。铁过载随年龄增长逐渐加重，临床表现于 30 ～ 40 岁后显现，男性多早于女性。酒精性肝病和长期铁摄入过多也可伴有肝内铁中度增高和体内储存铁增加。

临床表现

早期症状包括虚弱、倦怠、体重下降、皮肤铜色色素沉着或变得黝黑、腹痛和性欲丧失。95% 患者出现肝脏肿大，甚至有时见于肝功能正常者。若未接受治疗，肝脏病变可进展为肝硬化，其中约 30% 肝硬化患者最终发展为肝癌。其他临床表现包括皮肤色素沉着（铜色）、糖尿病（65%）、关节病变（25% ～ 59%）、心律失常和充血性心力衰竭（15%）以及促性腺激素低下引起性腺功能减退。糖尿病更常见于具有糖尿病家族史的患者。性腺功能减退可以是疾病早期仅有的表现。病程晚期可出现门静脉高压与肝功能失代偿的典型临床征象。肾上腺皮质功能不全、甲状腺和甲状旁腺功能减退症均较罕见。

诊断

血清铁、转铁蛋白饱和度、血清铁蛋白水平增高。不伴有其他异常的个体，空腹时血清转铁蛋白饱和度 > 50%，提示为血色病纯合子患者。大多数未经治疗的血色病患者，血清铁蛋白水平亦显著增高。转铁蛋白饱和度或血清铁蛋白水平异常者，均需进行血色病基因检测。所有血色病患者的一级亲属均应筛查 *HFE* 基因 C282Y 和 H63D 突变。罹患疾病者可能需肝活检，以评价其肝硬化情况及定量检测组织中铁含量。对于疑似为血色病的人群，其诊断评估流程见图 182-1。未接受治疗的患者，死亡原因包括心力衰竭（30%）、肝硬化（25%）和肝细胞癌（30%）。即使经充分去除铁治疗，患者仍可发生肝细胞癌。

治疗 血色病

包括去除体内过多的铁，主要通过间歇式静脉放血；以及对受损脏器给予支持性治疗。1 单位血液约含铁 250 mg，体内需被

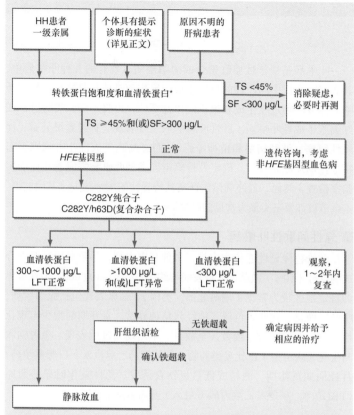

图182-1 *HFE* 相关的血色病诊断评估流程。HH，遗传性血色病；纯合子（C282Y ＋/＋）；LFT，肝功能检查；SF，血清铁蛋白；TS，转铁蛋白饱和度。（资料来源：From EJ Eijkelkamp et al：Can J Gastroenterol 14：2，2000；with permission.）

去除的铁多达 25 g。每周给予放血 1 次，持续 1 ~ 2 年，随后减少放血的频度，维持血清铁 9 ~ 18 μmol/L（50 ~ 100 μg/dl）。螯合剂，如去铁胺（采用便携式皮下输注泵）可每日去除铁 10 ~ 20 mg，仅相当于每周放血去铁量的小部分。还有一种口服铁螯合剂，地拉罗司（Exjade），对地中海贫血和继发性铁过载有效，但是价格昂贵，并且伴有显著不良反应风险。无论如何，对于不适于放血的情况下，如贫血或低蛋白血症，均应考虑铁螯合治疗。患者必须戒酒。终末期肝病可能需采取肝移植。

卟啉病

（王峰蓉 译 黄晓军 审校）

卟啉病是遗传性血红素合成缺陷疾病。现有的九种卟啉病中，其血红素合成中间产物的过度生成、聚积和排泄各具特点。根据卟啉前体或卟啉过度生成和聚积的原发部位，可将本病归类为肝性或红细胞生成性卟啉病。肝性卟啉病的主要表现是神经系统异常（神经性腹痛、神经病变和精神障碍），而红细胞生成性卟啉病则引起特征性的皮肤光过敏。确定及排除不同类型卟啉病需完善相应的实验室检查，然而，最终确诊需证实其特异性的酶学缺失或基因缺陷。本章节仅涉及三类最为常见的卟啉病。

■ 急性间歇性卟啉病

常染色体显性遗传病，具有多种基因表型，导致羟甲基胆素合成酶部分（50%）缺陷。人群发病率约（1～3）/100 000，但在世界的特定地区较为常见（瑞典北部、英国）。临床表现包括腹部绞痛、呕吐、便秘、葡萄酒色尿、神经与精神异常。青春期前很少出现急性发作，其症状可持续数天至数月。不出现光过敏表现。患者临床与生化表现可由于巴比妥类药物、抗惊厥药、雌激素、口服避孕药、月经周期黄体期、酒精或低热量饮食诱发。急性发作时尿卟胆原（PBG）和 γ- 氨基乙酰丙酸（ALA）升高可确定诊断。

治疗 急性间歇性卟啉病

在症状发作后尽早给予输注血红素 3～4 mg，持续 4 天，可选择精氨酸血红素、血红素白蛋白或高铁血红素。血红素可以抑制 ALA 合成酶，从而限制 ALA 和 PBG 的生成。倘若长期无法经口进食，急性发作时给予 20 g/h 速率静脉输注葡萄糖或肠外营养液可有效缓解症状。急性腹痛发作时可使用麻醉镇痛药；吩噻嗪对缓解恶心、呕吐、焦虑和躁动有效。发作间歇期的治疗包括摄取足够的营养物质、避免可诱发或加重病情的药物，以及积极治疗其他伴随疾病或感染。肝移植对特定患者有效，基因置换治疗处于试验中。

■ 迟发性皮肤卟啉病（PCT）

最常见的卟啉病［发病率（2～4）/100 000］，皮肤光过敏是其特征性表现，也常伴有肝脏病变。本病由于肝脏尿卟啉原脱羧酶（家族性、散发性或获得性）部分缺陷所致。光过敏可造成面部色素沉着、皮肤脆性增加、红斑、水疱和溃疡性损害，多累及面部、前额和前臂。无神经系统异常表现。诱发因素包括酒精、铁和雌激素过量摄入。在 1 型和 2 型 PCT 患者中，出现血色病常见基因（*HFE*）C282Y 和 H63D 突变的概率增高，表明肝脏铁过载是重要的诱发因素。合并肝病的患者发生肝硬化和肝癌的风险增加。患者血浆和尿液中的尿卟啉和 7- 羧化卟啉升高。

治疗	迟发性皮肤卟啉病

首要治疗是避免诱发因素，包括戒酒、忌用雌激素、铁剂和其他可加重病情的药物。患者经重复放血（每 1～2 周一次），直至肝脏内铁含量减少，多可使病情完全缓解。对于无法耐受静脉放血治疗或无效的患者，可使用小剂量氯喹或羟氯喹（如磷酸氯喹 125 mg 2 次 / 周）促使卟啉排泄。

■ 红细胞生成性原卟啉病

红细胞生成性原卟啉病是一种常染色体显性遗传性疾病，由亚铁螯合酶部分缺乏引起。亚铁螯合酶是血红素生物合成途径最末所需的酶。本病发病率约 1/100 000。骨髓红细胞和血浆中的卟啉（主要是原卟啉 IX）沉积在皮肤，导致皮肤光过敏。皮肤光过敏多始于童年。本病的皮肤表现不同于其他类型卟啉病，少有引起水疱样皮损。患者在阳光下暴露数分钟后，即可出现皮肤发红、肿胀、灼热和瘙痒等，类似于血管性水肿。患者症状可与显见的皮肤损害不成比例。慢性皮肤改变包括苔藓样变、湿疹样变、唇周放射状萎缩性纹理及指甲病变。肝功能多正常，但可出现胆结石和肝脏病变。患者骨髓、循环红细胞、血浆、胆汁和粪便中原卟啉水平增加。与其他类型卟啉病或血液系统疾病不同，患者红细胞中的原卟啉以游离形式存在，而非与锌络合形成复合物。其尿卟啉原水平正常。确定诊断需亚铁螯合酶基因突变检测。

> **治疗** 红细胞生成性原卟啉病
>
> 避免日晒极为重要。口服 β 胡萝卜素（120 ～ 180 mg/d）可改善多数患者对日光的耐受性。调整剂量以维持血清胡萝卜素水平在 10 ～ 15 μmol/L（600 ～ 800 μg/dl）。考来烯胺或活性炭可促进原卟啉从粪便排泄。血浆单采或输注血红素治疗也可有效。

Wilson 病

（高莉 译 苏琳 审校）

Wilson 病是一种罕见的遗传性铜代谢障碍疾病，致使具有毒性的铜沉积在肝、脑及其他器官。Wilson 病患者编码跨膜铜转运 ATP 酶的 *ATP7B* 基因存在突变，引起酶缺失而导致铜胆汁排泄及铜蓝蛋白合成减少，并造成其降解增快。

临床特征

典型临床表现多发生于青春期中晚期或更晚些。肝脏病变可表现为肝炎、肝硬化或肝功能失代偿。在另一些患者中，其首发临床征象是神经病变或精神紊乱，并常伴有 Kayser-Fleischer 环（铜在角膜沉积）。患者也可出现肌张力低、共济失调或震颤，也常见构音障碍和吞咽困难，亦可出现自主神经功能紊乱。常见显微镜下血尿。大约 5% 患者的首发临床表现为原发或继发性闭经，或反复自发性流产。

诊断

通常血清铜蓝蛋白降低，但近 10% 的患者正常。尿铜水平升高。诊断的金标准是肝活检组织中铜沉积。Wilson 病可由多种不同的基因突变致病，但是，如具备条件，基因检测可帮助大多数患者确立诊断。

> **治疗** Wilson 病
>
> 肝炎及尚未失代偿的肝硬化患者应当使用醋酸锌治疗（锌元素 50 mg PO tid）。锌可有效阻断肠内铜吸收，并诱导金属硫蛋白合成增加，与铜离子结合形成无毒性的复合物。对于肝失代偿患者，建议应用螯合剂三亚基四胺（500 mg PO bid）和锌（至少间隔 1 h 以避免锌在肠内与其螯合）联合治疗。严重肝失代偿的患

者可考虑肝移植。对于伴有神经症状患者，建议初始以三亚基四胺和锌联合治疗 8 周，随后单用锌治疗。对于此类患者也可选择四硫钼酸盐作为初始治疗，因其可快速控制游离铜、保护神经功能且毒性低。青霉胺不再是一线治疗药物。锌治疗不需监测毒性，可检测 24 h 尿铜水平评价疗效。三亚基四胺可诱发骨髓抑制和蛋白尿。应用螯合剂治疗时，应检测血清游离铜水平（根据铜蓝蛋白矫正血清铜水平）而非尿铜以监测疗效。降铜治疗需终身维持。

第183章
神经系统检查

（赵晨　译　宋红松　审校）

精神状态检查

- *最低限度：在面谈中，观察是否有沟通困难，确定患者对最近或过去事件是否存在回忆和自知力障碍。*

在医生开始观察和与患者交谈时，精神状态检查就开始了。检查的目标是评估注意力、定向力、记忆力、理解力、判断力和对一般信息的掌握能力。注意力：要求患者每次在列表中重复出现某特定项目时做出响应。定向力：询问时间、日期和地点。记忆力：要求患者立即回忆一个数字序列，并评估患者在指定的时间内（如5 min和10 min）回忆一系列的物体。同时要通过衡量患者对自身疾病、个人事件提供连贯自然史的能力来评估长期记忆。评估语言功能应包括自主言语、命名、复述、阅读、书写和理解。绘画与复制、计算、解释谚语或逻辑问题、辨别左右、命名和识别身体部位等检测也很重要。

简易精神状态检查（MMSE）是一个非常有用的认知功能筛选检查，测试总分为30分，每个正确回答计1分。它包括定向力（如说出季节/日/月/年/楼层/地点/乡/县/省）、瞬时记忆（如命名和复述3个物体）、回忆（5 min后回忆上述3个物体）和语言（如命名铅笔和手表，复述"四十四只石狮子"，执行三步骤的口头命令，执行书面命令，写一个句子和按照示例作图）。

脑神经（CN）检查

- *最低限度：检查眼底、视野、瞳孔大小和反应、眼球运动和面部运动。*

CN Ⅰ

依次堵住一侧鼻孔，让患者闻较温和的刺激物，如牙膏、咖啡，并识别气味。

CN Ⅱ

可以用 Snellen 视力表或类似的工具检查戴眼镜或隐形眼镜的矫正视力。对每只眼睛的每一个象限，比较患者和检查者的视野，判断是否正常。检测时与患者面对面，距离为 0.6～1 m（2～3 英尺），让患者轻轻遮住一只眼睛，另一只眼睛盯住检查者的鼻子。使用一个较小的白色物体（如棉签）缓慢从外周视野向中心视野移动直至可以被看见。患者的视野需要与检查者的视野相比较。局灶性视野和正切暗点计屏检查用于寻找细微的异常。应用检眼镜检查眼底，记录视盘的颜色、大小和肿胀程度，或视盘高度，以及视网膜的颜色和纹理，视网膜血管应检查其大小、整齐度、动静脉交叉点的交叉压迹、出血、渗出和动脉瘤。应检查包括黄斑在内的视网膜是否有异常色素沉着和其他病变。

CN Ⅲ、Ⅴ、Ⅵ

描述瞳孔的大小、规则性和形状，检查对光反射（直接和间接）和调节反射（手指移向鼻子时双眼汇聚）。检查眼睑下垂、迟滞和回缩。检查者手指在水平左右移动和垂直移动，让患者双眼跟随检查者手指运动使每只眼睛先完全内收再完全外展（出现复视时汇报），检查是否存在眼球无法在特定方向上充分运动，以及是否存在有规律的、有节律的、不自主的眼球振荡（眼震）。测试眼球快速随意运动（扫视）以及追随运动（如跟随手指运动）。

CN Ⅴ

让患者咬合时感受咬肌和颞肌，并测试张口、下颌前突和横向运动时抵抗阻力的情况。检查整个面部的感觉。当病史有提示时建议进行角膜反射的检测。

CN Ⅶ

在患者放松和随意运动时观察双侧面部是否对称。检查眉毛的高度、皱额、闭眼、微笑和鼓腮；检查吹气、吹口哨、噘嘴和下巴肌肉收缩。需特别关注上、下面部肌肉力量的差异。舌前 2/3 的味觉可能会受第七对脑神经近端至鼓索病变的影响。

CN Ⅷ

分别检查患者每只耳朵在一定距离听到音叉、手指摩擦、手表滴答音或耳语声的能力。检查气、骨导对比试验（Rinne）以及将音叉放在前额中点时骨导是否偏向一侧（Weber）。准确、定量的听力检测需要正式的听力测试。需要注意检查鼓膜。

CN Ⅸ、Ⅹ

观察在放松和发声（"啊"）时软腭及悬雍垂的位置和对称性。扁桃体、咽后部和舌区的感觉也可能需要测试。用钝物（如压舌板）分别刺激两侧咽后壁检查咽反射（"恶心"）。某些情况下需要用喉镜直接检查声带。

CN Ⅺ

检查耸肩（斜方肌）和头部转向一侧（胸锁乳突肌）时抵抗阻力的能力。

CN Ⅻ

检查舌头的容积和力量。观察有无舌肌萎缩、伸舌偏斜、震颤、小的颤动和抽搐动作（束颤）。

运动检查

- *最低限度：查找肌肉萎缩，检查肌张力。检查患者上肢旋前、手腕或手指伸肌的力量来评估上肢肌力。检查趾伸肌力量，让患者正常行走、用脚后跟和脚尖行走来评估下肢力量。*

应系统地、通过检查每个关节的主要运动去评估肌力（表 183-1）。采用可重复的分级体系对肌力进行记录（例如，0 ＝无运动，1 ＝颤动或轻微收缩，但没有引起关节活动，2 ＝运动但不能抵抗重力，3 ＝能抗重力运动但不能抵抗阻力，4 ＝能够抵抗一定的阻力运动，5 ＝正常肌力；分值 4 可以通过添加＋和－的标注以提供额外的分级）。应注意运动速度、收缩后是否能够及时放松和重复运动引起的疲劳。应注意肌肉的体积和大小的减少（萎缩），以及是否存在肌纤维群（肌束颤动）的不规则不自主收缩（抽搐）。应注意在休息、保持姿势和主动活动中的任何不自主运动。

反射检查

- *最低限度：检查肱二头肌反射、膝反射和跟腱反射。*

表 183–1 关节运动相关肌肉

	肌肉	神经	支配神经节段	功能
肩	冈上肌	肩胛上神经	C5, 6	上臂外展
	三角肌	腋神经	C5, 6	上臂外展
前臂	肱二头肌	肌皮神经	C5, 6	前臂旋后时屈曲
	肱桡肌	桡神经	C5, 6	前臂屈曲时旋前旋后
	肱三头肌	桡神经	C6, 7, 8	前臂伸直
	桡侧腕伸肌	桡神经	C5, 6	手腕处手的伸直和外展
	尺侧腕伸肌	骨间后神经	C7, 8	手腕处手的伸直和外展
	指伸肌	骨间后神经	C7, 8	掌指关节处的手指伸直
	旋后肌	骨间后神经	C6, 7	前臂伸直时旋后
	桡侧腕屈肌	正中神经	C6, 7	手腕处手的屈曲和外展
	尺侧腕屈肌	尺神经	C7, 8, T1	手腕处手的屈曲和外展
	旋前圆肌	正中神经	C6, 7	前臂旋前
腕	尺侧腕伸肌	尺神经	C7, 8, T1	腕伸和内收
	桡侧腕屈肌	正中神经	C6, 7	屈腕和外展
手	蚓状肌	正中＋尺神经	C8, T1	在掌指关节伸直固定时近端指间关节的伸直
	骨间肌	尺神经	C8, T1	手指的内收和外展
	指屈肌	正中＋骨间前神经	C7, 8, T1	屈指
拇指	拇指对掌肌	正中神经	C8, T1	拇指触碰小指根部
	拇伸肌	骨间后神经	C7, 8	拇指伸直
	拇内收肌	尺神经	C8, T1	拇指内收
	拇外展肌	正中神经	C8, T1	拇指外展
	拇短屈肌	尺神经	C8, T1	拇指屈曲
大腿	髂腰肌	股神经	L1, 2, 3	大腿屈曲
	臀肌	臀上＋臀下神经	L4, L5, S1, S2	下肢外展、伸直和内旋
	股四头肌	股神经	L2, 3, 4	伸膝
	内收肌	闭孔神经	L2, 3, 4	下肢内收
	腘绳肌	坐骨神经	L5, S1, S2	屈膝

表183-1 关节运动相关肌肉（续表）

	肌肉	神经	支配神经节段	功能
足	腓肠肌	胫神经	S1，S2	足跖屈
	胫前肌	腓深神经	L4，5	足背伸
	腓骨肌	腓深神经	L5，S1	足外翻
	胫后肌	胫神经	L4，5	足内翻
足趾	长伸肌	腓深神经	L5，S1	大足趾背伸

肌牵张反射是重要的常规检查，反射弧对应的脊髓节段包括：肱二头肌反射（C5、C6），肱桡肌反射（C5、C6），肱三头肌反射（C6、C7），膝反射（L3、L4）和跟腱反射（S1、S2）。常用的分级标准为0＝消失，1＝出现但减弱，2＝正常，3＝亢进，4＝阵挛（重复有节律的收缩并保持伸展）。应使用钝端物体测试足跖反射，例如用钥匙的尖端从足底侧面近脚跟处开始绕过足底外侧滑至大脚趾处。异常反应（巴宾斯基征）是大脚趾在跖趾关节处的伸展（背屈）。在某些情况下，这可能与其他脚趾的展开（扇形）和脚踝、膝和髋的不同程度屈曲同时出现。正常反应是脚趾的跖屈。在某些情况下，腹部和肛门的浅反射检查很重要。与肌肉牵张反射不同，这些皮肤反射随着中枢神经系统病变的出现而消失。

感觉检查

● *最低限度：询问患者是否能够感觉到肢体末端的轻触和冷物体的温度。用手同时轻触双侧进行检查。*

在大多数情况下，检查四肢的痛觉、触觉、位置觉和振动觉即可（图183-1和图183-2）。Romberg征主要是检查本体感觉，测试的方法如下：让患者尽可能双脚并拢，眼睛睁开，接下来闭上眼睛，闭眼时不能保持平衡是异常反应。具体问题常需要进一步的评估。脑损伤者可能在"辨别感觉"方面存在异常，如感知双重刺激的能力、准确定位刺激的能力、区分两个相近的刺激（两点辨别觉）、仅通过触摸识别物体（实体辨别觉），或判断重量、评估质地，或识别写在皮肤表面的数字或字母（图形觉）的能力。

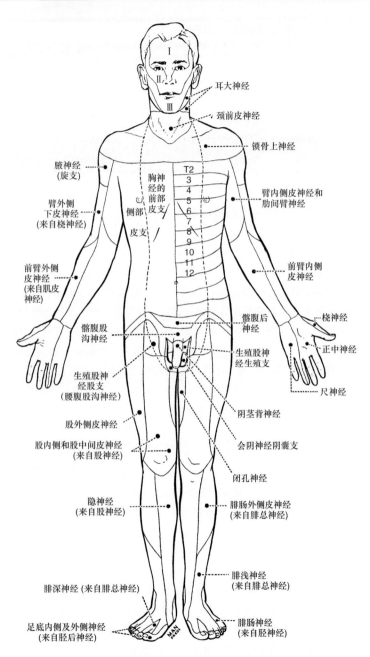

图 183-1　周围神经的表皮分布区（Reproduced by permission from W Haymaker，B Woodhall：Peripheral Nerve Injuries，2nd ed. Philadelphia，Saunders，1953.）

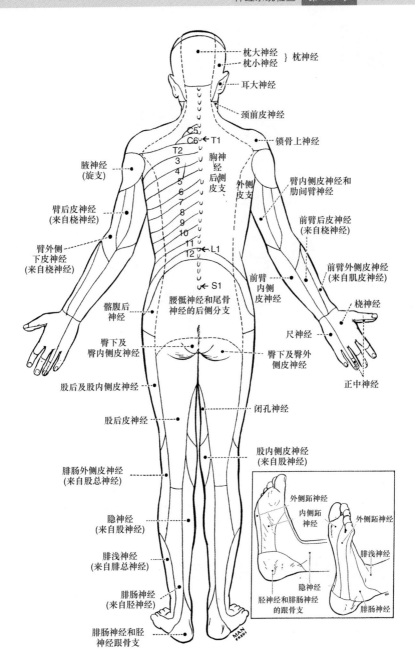

图 183-1 续

彩图 183-2

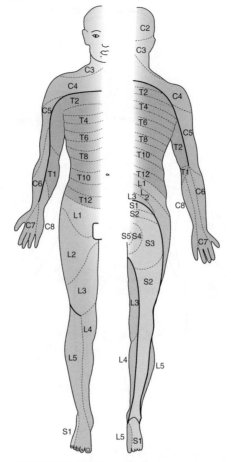

图 183-2（扫二维码看彩图） 脊神经感觉神经根在身体表面分布图（皮节）（From D Sinclair：Mechanisms of Cutaneous Sensation. Oxford，UK，Oxford University Press，1981；with permission from Dr. David Sinclair.）

共济和步态

- 最低限度：检查双手，双脚的快速轮替运动和指鼻试验。观察患者直线行走时的步态。

共济检查包括评估患者能够将示指准确地从鼻子移动到检查者伸出手指的能力，以及将每个脚跟从膝盖沿胫骨向下滑动的能力。额外的附加测试可能也十分有用（在空气中画出物体，跟随移动的手指，用示指触碰拇指或交替触碰每个手指）。步态检查需要观察患者正常行走、沿直线行走（串联行走）和转弯的能力。

神经学方法和定位

根据神经系统检查中获得的临床数据和详细的病史进行解剖上的定位，从而最好地解释临床发现（表 183-2），缩小可能诊断的列表，并选择最有可能提供有用信息的诊断检查。

表 183-2　有助于神经系统定位的表现

	体征
大脑	精神状态异常或认知障碍 癫痫 偏侧无力和感觉异常，包括头和肢体 视野异常 运动异常（如广泛的共济失调，震颤，舞蹈症）
脑干	独立的脑神经异常（单个或多个） 头部和肢体"交叉性"无力[a]和感觉异常，如右侧面部无力和左侧上下肢无力
脊髓	背痛或压痛 除头部以外的无力[a]和感觉异常 上下运动神经元混合受累表现 感觉平面 括约肌功能障碍
神经根	肢体放射痛 沿神经根分布的无力[b]或感觉异常（图 183-1 和图 183-2） 腱反射消失
周围神经	肢体中间或远端疼痛 沿神经分布的无力[b]或感觉异常（图 183-1 和图 183-2） "手套或袜套样"分布的感觉减退 腱反射消失
神经肌肉接头	双侧面部（上睑下垂、复视、吞咽困难）及肢体近端无力 活动后无力加重 无感觉异常
肌肉	双侧近端或远端无力 无感觉异常

[a] 无力伴上运动神经元受损表现，包括肌痉挛、上肢伸肌无力>屈肌无力，下肢屈肌无力>伸肌无力，腱反射亢进

[b] 无力伴下运动神经元受损表现，包括肌张力减低和腱反射减弱

第 184 章
痫性发作和癫痫

（刘向一　王亚君　译　张燕　审校）

痫性发作是由于脑内神经元异常过度或同步化活动而引起的一过性、有体征或症状的临床事件。癫痫是一种具有因慢性、潜在性过程而导致反复痫性发作风险的诊断。

癫痫患者评估　痫性发作

痫性发作的分类：对诊断、治疗和预后至关重要（表 184-1）。癫痫分为局灶性或全面性发作。局灶性癫痫发作起源于局限在一侧大脑半球的神经网络，而全面性癫痫发作迅速扩散至双侧大脑半球的神经网络。局灶性癫痫可进一步分为伴或不伴有意识障碍两种。

全面性发作可作为初始发作类型，或由局灶性发作继发全面性发作的结果。强直-阵挛发作（癫痫大发作）导致突然意识丧失、姿势控制能力丧失、强直性肌肉收缩产生咬紧牙关和伸展性僵硬（强直期），接着是节律性的肌肉抽搐（阵挛期）。痫性发作时可能伴有舌咬伤和尿失禁。意识的恢复通常需要数分钟到数小时。头痛和意识模糊是常见的发作后症状。在失神发作（小发作）时，

表 184-1　痫性发作的分类 [a]

1. 局灶性发作

（可进一步分为知觉完整或受损，运动症状或非运动症状起病，或从局灶性进展为双侧强直-阵挛）

2. 全面性发作

a. 运动性发作

强直-阵挛

其他运动性发作（如失张力、肌阵挛）

b. 非运动性发作（失神发作）

3. 不明起源发作

（可进一步描述为运动性发作或非运动性发作，或不能归类发作）

[a] 基于新版 2017 年国际抗癫痫联盟癫痫类型分类（Data from Fisher RS et al：Epilepsia 58：522，2017）。

会出现突然、短暂的意识障碍，但不丧失姿势控制。每次发作很少超过 5～10 s，每天可多次发作。轻微的运动症状很常见，而复杂的自发性和阵挛性活动则不常见。其他类型的全面性发作包括强直、失张力和肌阵挛发作。

病因：发作类型和患者年龄为病因诊断提供重要的线索（表184-2）。

表 184-2　痫性发作的病因

新生儿（＜1个月）	围产期缺氧和缺血
	颅内出血和外伤
	CNS 感染
	代谢异常（低血糖、低钙血症、低镁血症、吡哆醇缺乏）
	药物戒断
	发育性疾病
	遗传性疾病
婴儿和儿童（＞1个月和＜12岁）	热性惊厥
	遗传性疾病（代谢、退变、原发癫痫综合征）
	CNS 感染
	发育性疾病
	外伤
少年（12～18岁）	外伤
	遗传性疾病
	感染
	违禁药物应用
	脑肿瘤
青年（18～35岁）	外伤
	戒酒
	违禁药物应用
	脑肿瘤
	自身抗体
成人（＞35岁）	脑血管疾病
	脑肿瘤
	戒酒
	代谢疾病（尿毒症、肝衰竭、电解质异常、低血糖、高血糖）
	阿尔茨海默病和其他 CNS 变性病
	自身抗体

缩略词：CNS，中枢神经系统

■ 临床评估

詳细的病史采集至关重要，因为痫性发作和癫痫的诊断往往只基于临床表现。鉴别诊断（表 184-3）包括晕厥或心因性发作（假发作）。一般检查包括寻找感染、创伤、毒素、全身疾病、神经皮肤异常和血管疾病。一些药物可以降低痫性发作阈值（表 184-4）。神经系统检查的不对称性提示脑瘤、卒中、外伤或其他局灶性病变。评估流程如图 184-1 所示。

■ 实验室检查

常规血液检查可确定常见的痫性发作的代谢性原因，如电解质、葡萄糖、钙或镁异常，以及肝脏或肾脏疾病。尤其在没有发现明确诱因的情况下，应该对血液和尿液中的毒素进行筛查。如果怀疑有中枢神经系统感染，如脑膜炎或脑炎，应进行腰椎穿刺；而在免疫抑制患者，即使没有感染的症状或体征也必须进行腰椎穿刺。对于表现为伴有认知障碍的进展型癫痫患者，应进行血清和脑脊液中自身抗体的检测。

表 184-3　痫性发作的鉴别诊断

晕厥	**短暂性脑缺血发作（TIA）**
血管迷走性晕厥	基底动脉 TIA
心律失常	**睡眠障碍**
心脏瓣膜疾病	发作性睡病 / 猝倒
心力衰竭	良性睡眠肌阵挛
直立性低血压	**运动性疾病**
心理疾病	抽动症
心因性发作	非癫痫性肌阵挛
过度通气	阵发性舞蹈手足徐动症
惊恐发作	**儿童特殊情况**
代谢障碍	屏气发作
酒精性黑矇	伴反复腹痛和周期性呕吐的偏头痛
震颤性谵妄	良性阵发性眩晕
低血糖	呼吸暂停
缺氧	夜惊症
精神活性药物（如致幻剂）	梦游症
偏头痛	
意识模糊性偏头痛	
基底型偏头痛	

表 184–4　可引起痫性发作的药物和其他物质

烷化剂（如白消安、苯丁酸氮芥）

抗疟药（氯喹、甲氟喹）

抗菌 / 抗病毒药物

β 内酰胺及相关化合物

喹诺酮

阿昔洛韦

异烟肼

更昔洛韦

麻醉药和镇痛药

哌替啶

芬太尼

曲马多

局部麻醉药

膳食补充

麻黄

银杏

免疫调节药物

环孢素

OKT（T 细胞单克隆抗体）

他克莫司

干扰素

精神药物

抗抑郁药物（如安非他酮）

抗精神病药物（如氯氮平）

锂制剂

影像造影剂

药物戒断

酒精

巴氯芬

巴比妥类（短效）

苯二氮䓬类（短效）

唑吡坦

药物滥用

苯丙胺

可卡因

苯环己哌啶

哌甲酯

氟吗西尼 [a]

[a] 苯二氮䓬类依赖患者

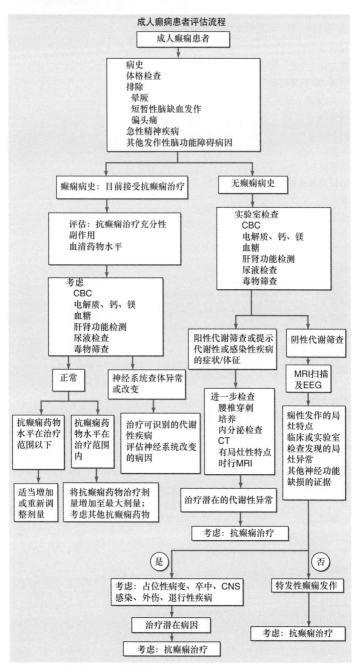

图 184-1 成人癫痫患者的评估流程。CBC，全血细胞计数；CNS，中枢神经系统；CT，计算机断层成像；EEG，脑电图；MRI，磁共振成像

电生理检查

所有患者都应该尽快完善脑电图（EEG）检查，通过放置在头皮上的电极记录来测量大脑的电活动。在怀疑癫痫的患者评估中，脑电图对临床发作期（如异常、重复、节律性活动，突然发作和终止）出现的痫性脑电波可明确诊断。然而，脑电图上缺乏痫性发作的脑电波并不能排除癫痫。全面强直阵挛发作时，脑电图常出现异常。可能需要长时间的连续监测来捕捉脑电图异常。脑电图可以（但不总是）在发作间期显示异常放电，这有助于癫痫的诊断，并便于对癫痫疾病进行分类以及抗癫痫药物的选择和判断预后。

脑影像学检查

所有不明原因的新发痫性发作患者都应该进行脑影像学检查（MRI 或 CT），以寻找潜在的结构异常；唯一可能的例外是有明确病史和查体提示良性、全面性癫痫发作疾病（如失神发作）的儿童。新的 MRI 方法提高了检测皮质结构异常的敏感性，包括与颞叶内侧硬化相关的海马萎缩以及皮质灰质异位。

治疗	痫性发作和癫痫

- 痫性发作的急性处理
  - 患者应保持半俯卧位，头部偏向一侧，以避免误吸。
  - 不要将压舌板或其他物体压在紧咬的牙齿之间。
  - 应通过面罩供氧。
  - 应及时纠正可逆性代谢紊乱（如低血糖、低钠血症、低钙血症、药物或酒精戒断）。
  - 癫痫持续状态的治疗在第 24 章讨论。
- 长期治疗包括治疗基础疾病、避免诱发因素（如睡眠剥夺）、使用抗癫痫药物或手术进行预防性治疗，以及解决各种心理和社会问题。
- 抗癫痫药物的选择取决于多种因素，包括发作类型、给药方案和潜在的副作用（表 184-5 和表 184-6）。
- 治疗目标是使用一种药物（单药治疗）完全控制癫痫发作且没有明显的药物副作用，给药方案能够便于患者遵循。
  - 如果无效，应主要根据临床反应而不是血清水平增加药物达到最大耐受剂量。

表 184-5 常用抗癫痫药物的剂量和副作用

通用名	商品名	主要应用	常用剂量;用药间隔	半衰期	治疗范围	副作用 神经系统	副作用 全身	药物相互作用[a]
布瓦西坦	Briviact	局灶性	100~200 mg/d; bid	7~10 h	未知	疲劳 头晕 无力 共济失调 情绪改变	胃肠刺激	可提高卡马西平环氧化酶的血浆浓度而降低耐受性 可能增加苯妥英
卡马西平	得理多[c]	强直-阵挛 局灶性	600~1800 mg/d (15~35 mg/kg, bid (胶囊或片剂), tid 至 qid (口服混悬剂))	10~17 h (由于自身诱导而多变; 3~5 周后稳定)	4~12 μg/ml	共济失调 头晕 复视 眩晕	再生障碍性贫血 白细胞减少 胃肠刺激 肝毒性 低钠血症	酶诱导剂[b]降低其浓度 红霉素、右丙氧芬、异烟肼、西咪替丁、氟西汀提高其浓度
氯巴占	Onfi	Lennox-Gastaut 综合征	10~40 mg/d (体重<30 kg 患者 5~20 mg/d); bid	36~42 h (低活性代谢产物 71~82 h)	未知	疲劳 镇静 共济失调 攻击行为 失眠	便秘 厌食 皮疹	CYP2C19 抑制剂提高其浓度

表 184-5 常用抗癫痫药物的剂量和副作用（续表）

通用名	商品名	主要应用	常用剂量；用药间隔	半衰期	治疗范围	副作用		药物相互作用 a
						神经系统	全身	
氯硝西泮	克诺平	失神 不典型失神 肌阵挛	1 ～ 12 mg/d; qd 至 tid	24 ～ 48 h	10 ～ 70 ng/ml	共济失调 镇静 嗜睡	厌食	酶诱导剂 b 降低 其浓度
乙琥胺	柴浪丁	失神	750 ～ 1250 mg/d （20 ～ 40 mg/kg）； qd 至 bid	60 h, 成人 30 h, 儿童	40 ～ 100 μg/ml	共济失调 嗜睡 头痛	胃肠刺激 皮疹 骨髓抑制	酶诱导剂 b 降低 其浓度 丙戊酸提高其浓 度
非氨酯	Felbatol	局灶性 Lennox- Gastaut 综合征 强直-阵挛	2400 ～ 3600 mg/d; tid 至 qid	16 ～ 22 h	30 ～ 60 μg/ml	失眠 头晕 镇静 头痛	再生障碍性贫血 肝衰竭 体重减少 胃肠刺激	增加苯妥英、丙 戊酸及卡马西平 的活性代谢产物 浓度
加巴喷丁	纽诺汀	局灶性	900 ～ 2400 mg/d; tid 至 qid	5 ～ 9 h	2 ～ 20 μg/ml	镇静 头晕 共济失调 疲劳	胃肠刺激 体重增加 水肿	尚无已知的显著 相互作用

表 184-5　常用抗癫痫药物的剂量和副作用（续表）

通用名	商品名	主要应用	常用剂量；用药间隔	半衰期	治疗范围	副作用		药物相互作用 a
						神经系统	全身	
拉科酰胺	维派特	局灶性	200～400 mg/d；bid	13 h	未知	头晕 共济失调 复视 眩晕	胃肠刺激 心脏传导异常（PR 间期延长）	酶诱导剂 b 降低其浓度
拉莫三嗪	利必通 c	局灶性 强直-阵挛 不典型失神 肌阵挛 Lennox-Gastaut 综合征	150～500 mg/d；bid（速释），qd（缓释）（与丙戊酸合用）用时减低每日剂量；与酶诱导剂合用时提高每日剂量	25 h 14 h（与酶诱导剂合用），59 h（与丙戊酸合用）	2.5～20 μg/ml	头晕 复视 镇静 共济失调 头痛	皮疹 Stevens-Johnson 综合征	酶诱导剂 b 和口服避孕药降低其浓度 丙戊酸提高其浓度
左乙拉西坦	开浦兰 c	局灶性	1000～3000 mg/d；bid（速释），qd（缓释）	6～8 h	5～45 μg/ml	镇静 疲劳 动作失调 情绪改变	贫血 白细胞减少	尚无已知的显著相互作用

表 184-5　常用抗癫痫药物的剂量和副作用（续表）

通用名	商品名	主要应用	常用剂量；用药间隔	半衰期	治疗范围	副作用		药物相互作用[a]
						神经系统	全身	
奥卡西平[c]	曲莱	局灶性 强直-阵挛	900～2400 mg/d（30～45 mg/kg, 儿童）；bid	10～17 h（活性代谢产物）	10～35 µg/ml	疲劳 共济失调 头晕 复视 眩晕 头痛	见卡马西平[b]	酶诱导剂[b]降低其浓度 可能提高苯妥英浓度
苯巴比妥	鲁米那	强直-阵挛 局灶性	60～180 mg/d; qd 至 tid	90 h	10～40 µg/ml	镇静 共济失调 意识模糊 头晕 性欲减低 抑郁	皮疹	丙戊酸、苯妥英 提高其浓度
苯妥英 （二苯乙内酰脲）	大仑丁	强直-阵挛 局灶性	300～400 mg/d（3～6 mg/kg, 成人；4～8 mg/kg, 儿童）；qd 至 tid	24 h（变异范围较广, 剂量依赖）	10～20 µg/ml	头晕 复视 共济失调 不协调 意识模糊	齿龈增生 淋巴结病 多毛 骨软化症 面容粗糙 皮疹	异烟肼、磺胺、氟西汀提高其浓度 酶诱导剂[b]降低其浓度 影响叶酸代谢

表 184-5 常用抗癫痫药物的剂量和副作用（续表）

通用名	商品名	主要应用	常用剂量；用药间隔	半衰期	治疗范围	副作用 神经系统	副作用 全身	药物相互作用ᵃ
扑痫酮	米苏林	强直－阵挛 局灶性	750～1000 mg/d; bid 至 tid	扑痫酮，8～15 h 苯巴比妥，90 h	扑痫酮，12 μg/ml 苯巴比妥，10～40 μg/ml	同苯巴比妥		丙戊酸提高其浓度 苯妥英降低其浓度 苯妥英（增加向苯巴比妥的转化）
卢非酰胺	Banzel	Lennox-Gastaut 综合征	3200 mg/d（45 mg/kg，儿童）; bid	6～10 h	未知	镇静 疲劳 头晕 共济失调 头痛 复视	胃肠刺激 白细胞减少 心脏传导异常（QT 间期缩短）	酶诱导剂ᵇ降低其浓度 丙戊酸提高其浓度 可能增加苯妥英浓度
替加宾	Gabitril	局灶性	32～56 mg/d: bid 至 qid（作为酶诱导抗癫痫药物的辅助用药）	2～5 h（与酶诱导剂合用），7～9 h（不与酶诱导剂合用）	未知	意识模糊 镇静 抑郁 头晕 言语障碍 感觉异常 精神症状	胃肠刺激	酶诱导剂ᵇ降低其浓度

表184-5 常用抗癫痫药物的剂量和副作用（续表）

通用名	商品名	主要应用	常用剂量；用药间隔	半衰期	治疗范围	副作用 神经系统	全身	药物相互作用 [a]
托吡酯 [c]	妥泰	局灶性 强直-阵挛 Lennox-Gastaut综合征	200～400 mg/d; bid（速释），qd（缓释）	20 h（速释）; 30 h（缓释）	2～20 μg/ml	精神运动迟缓 镇静 语言障碍 疲劳 感觉异常	肾结石（避免与其他碳酸酐酶抑制剂合用） 青光眼 体重减少 少汗	酶诱导剂 [b] 降低其浓度
丙戊酸（丙戊酸钠、双丙戊酸钠）	德巴金 [c] Depakote [c]	强直-阵挛 失神 不典型失神 肌阵挛 局灶性 失张力	750～2000 mg/d（20～60 mg/kg）; bid至qid（速释和延迟释放），qd（缓释）	15 h	50～125 μg/ml	共济失调 镇静 震颤	肝毒性 血小板减少 胃肠刺激 体重增加 短暂性脱发 高氨血症	酶诱导剂 [b] 降低其浓度
唑尼沙胺	露朗	局灶性 强直-阵挛	200～400 mg/d; qd至bid	50～68 h	10～40 μg/ml	镇静 头晕 意识模糊 头痛 精神症状	厌食 肾结石 少汗	酶诱导剂 [b] 降低其浓度

[a] 仅举例。详细的药物相互作用请参考其他文献
[b] 指苯妥英、卡马西平、苯巴比妥
[c] 具有缓释制剂可用

表 184-6 抗癫痫药物的选择

全面性强直-阵挛	局灶性	典型失神	不典型失神、肌阵挛、失张力
一线			
拉莫三嗪	拉莫三嗪	丙戊酸	丙戊酸
丙戊酸	卡马西平	乙琥胺	拉莫三嗪
	奥卡西平	拉莫三嗪	托吡酯
	苯妥英		
	左乙拉西坦		
备选方案			
唑尼沙胺 [a]	唑尼沙胺 [a]	拉莫三嗪	氯硝西泮
苯妥英	布瓦西坦	氯硝西泮	非氨酯
左乙拉西坦	托吡酯		氯巴占
卡马西平	丙戊酸		卢非酰胺
奥卡西平	替加宾 [a]		
托吡酯	加巴喷丁 [a]		
苯巴比妥	拉考沙胺 [a]		
扑痫酮	苯巴比妥		
非氨酯	扑痫酮		
	非氨酯		

[a] 作为辅助治疗

- 如果仍然不成功，应添加第二种药物，当癫痫得到控制时，第一种药物的用量可以缓慢减少。尽管单药治疗应是目标，但是一些患者需要两种或两种以上药物的联合治疗。
- 患有某些癫痫综合征（如颞叶癫痫）的患者通常难以通过药物治疗得到控制，可通过手术切除发作病灶或各种形式的神经刺激治疗获益。

第 185 章
阿尔茨海默病和其他痴呆症

（叶珊　余玮怡　译　张晖　审校）

痴呆

痴呆是一种获得性认知功能退化，可影响日常生活和行为。记忆丧失是痴呆患者最常见的认知障碍表现，约 10% 的 70 岁以上人群和 20% ～ 40% 的 85 岁以上人群有显著的记忆丧失。痴呆还可影响其他高级神经功能，如语言、视空间、计算、判断、解决问题能力等。许多痴呆综合征可出现精神心理和社会能力的降低，进而导致抑郁、退缩、幻觉、妄想、躁动、失眠和脱抑制。痴呆常表现为慢性进展性病程。

■ 诊断

常用的简单快速的筛查工具如简易精神状态量表（Mini-Mental State Examination，MMSE）、蒙特利尔认知功能评估量表（Montreal Cognitive Assessment，MOCA）和神经行为认知状况测试（Cognistat），均是有效的筛查工具，并且可用于疾病进展的随访。MMSE 是认知功能筛查测试，每个正确答案得 1 分，共 30 分。它包括以下领域的测试：定向力（如识别季节、日、月、年、楼层、医院、省、市、国家），记忆力（如命名和复述 3 个物体），回忆（如 5 min 后回忆该 3 个物体），语言［如对铅笔和手表命名，复述句子（中文版常为：“四十四只石狮子”），执行三步骤的命令，执行书面命令，写一个句子，按照示例作图］。还应对患者进行功能评估，以协助确定日常生活中疾病对患者的影响。

处理　痴呆

鉴别诊断：多种病因可引起痴呆（表 185-1），必须先排除其他可治疗的病因。最常见的、可能的、可逆性病因是抑郁症、脑积水和酒精依赖。大部分的变性病性痴呆通常可以通过特异性症状、体征和神经影像学特征来进行鉴别（表 185-2）。

表 185-1　痴呆的鉴别诊断

常见病因

阿尔茨海默病	酒精中毒[a]
血管性痴呆	PDD/LBD 谱系疾病
多发性梗死	药物 / 药剂中毒
弥漫性白质脑病（宾斯旺格病）	

非常见病因

维生素缺乏
　硫胺素（维生素 B_1）：韦尼克脑病[a]
　维生素 B_{12}（亚急性联合变性）[a]
　烟酸（糙皮病）[a]
内分泌和其他器官衰竭
　甲状腺功能减退[a]
　肾上腺功能不全、库欣综合征[a]
　甲状旁腺功能减退和甲状旁腺功能
　　亢进[a]
　肾衰竭[a]
　肝衰竭[a]
　呼吸衰竭[a]
慢性感染
　HIV
　神经梅毒[a]
　乳多空病毒（JC 病毒）（进行性多灶
　　性白质脑病）
　结核、真菌和原虫[a]
　惠普尔病[a]
头部创伤和弥漫性脑损伤
　慢性创伤性脑病
　慢性硬膜下血肿[a]
　缺氧后遗症
　脑炎后遗症
　正压性脑积水[a]
低颅内
肿瘤
　原发性脑肿瘤[a]
　转移性脑肿瘤[a]
　副肿瘤性 / 自身免疫性边缘叶脑炎[a]

中毒
　药物、药剂和麻醉剂中毒[a]
　重金属中毒[a]
　有机毒素中毒
精神疾病
　抑郁症（假性痴呆）[a]
　精神分裂症[a]
　转换障碍[a]
退行性疾病
　亨廷顿病
　多系统萎缩
　遗传性共济失调（部分亚型）
　额颞叶变性谱系疾病
　多发性硬化
　成人唐氏综合征伴阿尔茨海默病
　关岛型 ALS- 帕金森综合征 – 痴
　　呆复合征
　朊蛋白［克雅病（CJD）和格斯
　　特曼综合征（GSS）］
其他因素
　结节病[a]
　血管炎[a]
　CADASIL 等
　急性间歇性卟啉病[a]
　复发性非惊厥性癫痫发作[a]
其他见于儿童和青年的疾病
　泛酸激酶依赖型神经退行性疾病
　亚急性硬化性全脑炎
　代谢病（如 Wilson 病和 Leigh 病、
　　白质营养不良、脂质沉积病、
　　线粒体突变）

[a] 潜在可逆性痴呆。

缩略语： ALS，肌萎缩侧索硬化；CADASIL，伴皮质下梗死和白质脑病的常染色体显性遗传性脑动脉病；LBD，路易体病；PDD，帕金森病性痴呆

表 185-2　常见痴呆病因的临床鉴别要点

疾病	首发症状	精神状态	神经精神症状	神经症状	影像学
AD	记忆丧失	情景记忆丧失	易激惹、焦虑、抑郁	最初正常	内嗅皮质和海马萎缩
FTD	淡漠、判断力／洞察力下降、语言亢进；口欲亢进	额叶／执行功能和（或）语言受累；作图能力相对保留	淡漠、脱抑制、暴食、强迫行为	可有垂直型核视麻痹、轴性强直、肌张力障碍、异己手或MND	额叶、岛叶和（或）颞叶萎缩；通常后顶叶皮质不受累
DLB	幻视、REM期睡眠行为障碍、谵妄、Capgras综合征、帕金森综合征	作图和额叶／执行功能受累；记忆功能相对保留；谵妄倾向	幻视、抑郁、睡眠障碍、妄想	帕金森综合征	后顶叶萎缩；海马体积较AD大
CJD	痴呆、心境障碍、焦虑、运动障碍	波动性、额叶／执行功能受累；局灶性皮质、记忆受累	抑郁、焦虑、部分可有精神病	肌阵挛、强直、帕金森综合征	弥散加权／FLAIR MRI示皮质"花边征"和基底节或丘脑高信号
血管性	通常突发（非全部）；多变；情感淡漠、跌倒、局灶性神经系统症状体征	多额叶／执行功能受累、认知缓慢；记忆功能可相对保留	淡漠、妄想、焦虑	通常出现运动迟缓、痉挛；亦可表现正常	皮质和（或）皮质下梗死、融合型脑白质病变

缩略语：AD, 阿尔茨海默病；CJD, 克雅病；DLB, 路易体痴呆；FLAIR, 磁共振成像液体衰减反转恢复序列；FTD, 额颞叶痴呆；MND, 运动神经元病；MRI, 磁共振成像；REM, 快速眼动

病史：亚急性发作的意识模糊可能提示谵妄状态，应鉴别中毒、感染或代谢紊乱等疾病（第18章）。老年人在近几年内有缓慢进展的记忆障碍则很可能患有阿尔茨海默病（Alzheimer's disease，AD）。人格改变、脱抑制、体重增加或强迫性进食提示额颞叶痴呆（frontotemporal dementia，FTD），而非AD；情感淡漠、执行功能丧失、进行性言语异常、记忆力或视空间能力相对保留也提示FTD。早期出现的幻视、帕金森综合征、谵妄倾向、对精神活性类药物敏感或快速眼动睡眠行为障碍（RBD，表现为丧失快速眼动睡眠期的骨骼肌麻痹）提示路易体痴呆（dementia with lewy body，DLB）。

卒中病史提示血管性痴呆，也可伴有高血压、心房颤动、外周血管疾病和糖尿病等。快速进展的痴呆伴肌阵挛提示朊蛋白病，如克雅病（Creutzfeldt-Jakob disease，CJD）。快速进展性痴呆伴精神症状和癫痫发作提示与NMDA受体抗体相关的副肿瘤性脑炎，患者多是患有卵巢畸胎瘤的年轻女性（第79章）。步态障碍较常见于血管性痴呆、帕金森病、路易体痴呆或正颅压性脑积水。多个性伴侣或毒品静脉注射史应鉴别感染，尤其是HIV感染或梅毒。头部外伤史可能提示慢性硬膜下血肿、慢性创伤性脑病或正压性脑积水。酗酒可能提示营养不良和硫胺素缺乏。胃部手术史可能导致内因子缺失和维生素B_{12}缺乏。需仔细审查药物服用史，尤其是镇静安定类药物，可能会导致药物中毒。亨廷顿病和家族性AD、FTD、DLB或朊蛋白病可有痴呆家族史。失眠或体重减轻常见于抑郁相关的认知障碍，也可因近期亲人的去世引起。

检查：应仔细记录痴呆的症状，并寻找神经系统受累的其他体征和可导致认知障碍的全身性疾病的线索。典型的AD直到病程晚期才出现运动系统受累症状。相反，FTD患者常出现轴性强直、核上性凝视麻痹或肌萎缩侧索硬化的表现。而DLB的首发症状常表现为新发的帕金森综合征（静止性震颤、齿轮样强直、运动迟缓和慌张步态）。不明原因的跌倒、轴性强直、吞咽困难和凝视障碍提示进行性核上性麻痹（progressive supranuclear palsy，PSP）。

血管性痴呆或脑肿瘤可有局灶性神经功能缺损。痴呆伴脊髓和周围神经病变提示维生素B_{12}缺乏。周围神经病变也可能提示潜在的维生素缺乏或重金属中毒。皮肤干燥发凉、脱发和心动过缓提示甲状腺功能减退。重复的刻板动作可能提示癫痫发作。听力受损或视力丧失可引起意识混乱和定向障碍，易被误认为是痴呆，这种感觉缺陷在老年人中很常见。

　　诊断性检查的选择：不得遗漏可逆或可治疗的病因，但没有一种病因是常见的；由于单个检查的诊断率低，因此必须包括多种检查。表 185-3 列出了大部分的痴呆筛查项目。指南建议常规进行如下检查：全血细胞计数、电解质、肾功能和甲状腺功能、维生素 B_{12} 水平和神经影像学检查（CT 或 MRI）。腰椎穿刺术并非必要，但如果考虑感染或炎症时可行腰椎穿刺；各种痴呆的脑脊液中 Tau 蛋白和 β - 淀粉样蛋白 42（amyloid β -protein，A β）水平有不同的特征，但其灵敏度和特异性不够高，尚不作为常规使用。除朊蛋白病或非惊厥性癫痫发作外，脑电图对诊断的协助作用较小。功能代谢显像在痴呆诊断中的作用仍在研究中；淀粉样蛋白显像已在 AD 的诊断中展现出前景，目前其主要临床价值是用于影像学为阴性的痴呆患者的 AD 排除性诊断。脑活检可能适用于诊断血管炎、潜在可治疗的肿瘤或罕见感染。

阿尔茨海默病

　　阿尔茨海默病（Alzheimer's disease，AD）是痴呆的最常见病因，70 岁以上人群中有 10% 存在记忆减退，其中超过一半的原因是 AD。进展的 AD 患者，每人年均花费超过 50 000 美元。

■ 临床表现

　　认知改变遵循一种特征性的发展模式，首先是记忆功能受损，其次，逐步发展至语言和视空间障碍。但有 20% 的患者会存在一些非记忆的主诉，如找词困难、组织或定向障碍。记忆力减退在最早期常常被忽视，部分原因是其社会礼仪可以保留到晚期，当出现了日常生活能力（如理财、赴约）下降时，才会引起朋友或家人的注意。一旦患者或其配偶注意到了记忆减退的情况，并且在标准化的记忆力测试中分数低于正常值 1.5 倍的标准差，则已成为轻度认知障碍（mild cognitive impairment，MCI）。约 50% 的 MCI 患者 4 年内会发展成 AD。目前，MCI 的概念越来越多地被"早期症状性 AD"取代，以表明其潜在 AD 的可能。近期有证据显示部分或全面性癫痫

表 185-3　痴呆患者的评估

常规评估	可选的特异性检查	可能有益的检查
病史	神经心理学测试	EEG
体格检查	胸部 X 线检查	甲状旁腺功能
实验室检查	腰椎穿刺	肾上腺功能
甲状腺功能（TSH）	肝功能	尿重金属检测
维生素 B$_{12}$	肾功能	红细胞沉降率（血沉）
全血细胞计数	毒物尿检	血管造影
电解质	HIV 筛查	脑活检
CT/MRI	载脂蛋白 E	SPECT
	RPR 或 VDRL	PET
		自身抗体筛查

诊断类别

可逆性病因	不可逆性 / 变性病性痴呆	精神疾病
如：	如：	抑郁症
甲状腺功能减退	阿尔茨海默病	精神分裂症
硫胺素缺乏	额颞叶痴呆	转换障碍
维生素 B$_{12}$ 缺乏	亨廷顿病	
正压性脑积水	路易体痴呆	
硬膜下血肿	脑血管病	
慢性感染	脑白质病	
脑部肿瘤	帕金森病	
药物中毒		
自身免疫性脑病		

相关的可治疗病因

	抑郁发作	躁动
	癫痫发作	看护倦怠
	失眠	药物副作用

缩略语：CT，计算机断层成像；EEG，脑电图；MRI，磁共振成像；PET，正电子发射断层成像；RPR，快速血浆反应试验；SPECT，单光子发射计算机断层成像；TSH，促甲状腺激素；VDRL，性病研究实验室试验（梅毒）

发作可能会预示 AD 发生，其甚至可以出现在痴呆之前，尤其是对于年轻患者。定向障碍、判断力差、注意力不集中、失语和失用是疾病进展的证据。患者可能会很受挫，或者意识不到这些功能障碍。在 AD 的终末期，患者变得僵直、沉默、大小便失禁，并且卧床不起。最简单的任务，比如吃饭、穿衣和上厕所可能都需要帮助。通常，患者会因为营养不良，继发感染、肺栓塞、心脏病或最常见的误吸而死亡。AD 的病程为 1 ～ 25 年，但通常为 8 ～ 10 年。

■ 发病机制

AD 的危险因素包括：高龄、阳性家族史、脑外伤伴脑震荡史。病理：神经炎斑部分由 Aβ 淀粉样蛋白组成，其来源于淀粉样前体蛋白（amyloid precursor protein，APP）；神经原纤维缠结由异常磷酸化的 tau 蛋白组成。载脂蛋白 E（apolipoprotein E，apoE）ε4 等位基因可致 AD 发病年龄提前并与散发性和晚发型家族性病例有关。ApoE 并不是用来预测疾病的检测。唐氏综合征和 APP、早老素 -1 及早老素 -2 基因突变是 AD 罕见的遗传病因；它们都能增加 Aβ 淀粉样蛋白的生成。可以进行早老素基因突变的检测，但通常其只在早发型家族性患者中出现。全基因组关联分析研究提示了一些其他的基因，如 TREM2，其与炎症过程相关，可能增加痴呆风险。

治疗　阿尔茨海默病

- AD 不能被治愈，并且没有非常有效的药物。重点是合理使用胆碱酯酶抑制剂，行为问题的对症处理，让患者能够和家人及其他照料者和谐相处。

    - 目前 FDA 批准用于治疗 AD 的药物包括：多奈哌齐（目标剂量，每日 10 mg），卡巴拉汀（目标剂量，每日 2 次，每次 6 mg，或每日 9.5 mg 外贴），加兰他敏（目标剂量，每日 24 mg，缓释），和美金刚（目标剂量，每日 2 次，每次 10 mg）。他克林由于肝毒性已不再使用。多奈哌齐（安理申）优点在于副作用小，每天只需服药一次。除了美金刚，其他药物的作用是抑制胆碱酯酶，从而使大脑的乙酰胆碱水平增加。美金刚是通过阻断过度兴奋的 N- 甲基 -D- 天冬氨酸（NMDA）通道而发挥作用。

    - 这些药物通常效果甚微，到了 AD 晚期几乎无效；这些药物主要改善了照料者对于患者功能的评分，并可减慢认知评分下降的速度大约 3 年的时间。

- 激素替代疗法对于女性预防 AD 没有作用，雌激素治疗 AD 的方法并不能使患者获益。

- 针对银杏叶的随机试验也发现它是无效的。回顾性研究表明，如果发病前应用非甾体抗炎药和他汀类药物，可能对AD 有保护作用，但如果发病后则不能获益。

- 一些试验是针对淀粉样蛋白的，包括减少淀粉样蛋白的产生，或通过单克隆抗体的被动免疫来促进淀粉样蛋白的清除。新的试验针对的是没有症状的轻度 AD 患者、无症状的常染色体显性遗传的 AD 携带者和淀粉样蛋白 PET 阳性的认知正常老年人。修饰 tau 磷酸化和聚集（包括 tau 抗体）的药物也在研究中。

- 抑郁是 AD 早期常见表现，抗抑郁药和胆碱酯酶抑制剂可能有效。选择性 5- 羟色胺再摄取抑制剂（SSRI）（如艾司西酞普兰，目标剂量，每天 5 ~ 10 mg）由于抗胆碱能副作用小而常被使用。与家人和照料者一起管理患者的行为症状是非常重要的。轻度镇静可能会对失眠有帮助。

- 对于躁动常用低剂量的非典型抗精神病药物来控制。但近期试验结果显示，这些药物疗效很弱，但副作用明显，如睡眠和步态问题。另外，所有抗精神病药应用于老年人都有黑框警告，它增加了心血管并发症和死亡的风险，因此应谨慎使用。

- 疾病早期可以通过笔记本和粘贴的每日提醒条来起到辅助记忆的作用。厨房、浴室和卧室需要进行安全评估。患者必须停止驾车。照料者看护倦怠很常见，可能会需要将患者安置到养老院。地方和国家支持团体（阿尔茨海默病和相关疾病协会）是宝贵的资源。

其他痴呆

■ 额颞叶痴呆

通常 50 ~ 70 岁起病，在这个年龄段，发病率和 AD 接近。和AD 不同，FTD 早期以行为症状为主。FTD 有三个主要的临床综合征。行为变异型是最常见的类型，主要出现社会功能和情感功能障碍，表现为淡漠、脱抑制、强迫、缺乏同理心、过度饮食，常常但不总是伴有执行功能障碍。FTD 还有两种常见的原发性进行性失语的形式：语义性痴呆和进行性非流利性失语。语义性痴呆患者慢慢丧失了对单词、对象、特定人和情感意义的解码能力。而进行性非流利性失语患者产生词汇的能力下降，通常伴有显著的运动性言语障碍。这三种临床症状中的任何一种都可能伴有运动神经元疾病（第188章）。FTD可能为散发性或遗传性。最常见的常染色体显性突变包括 *C9ORF72*、*GRN* 和 *MAPT* 基因。治疗主要为对症治疗。目前还没有能减缓进展或改善认知症状的治疗方法。可以用 SSRI 类药物改善FTD伴随的行为症状，如抑郁、口欲增强、强迫和易激惹。

■ 路易体痴呆

路易体痴呆（dementia with lewy bodies，DLB）以视幻觉、帕金森样表现、波动性认知障碍、跌倒为特征，常伴有 RBD。痴呆可以先于或伴随帕金森样症状出现。当确诊帕金森病后（第186章）出现痴呆时，称之为帕金森病痴呆（Parkinson's disease dementia，PDD）。路易小体是神经元内的细胞质包涵体。由于 DLB 患者胆碱能严重缺乏，所以抗胆碱酯酶制剂往往非常有效。DLB 患者对多巴胺能药物极为敏感，必须小心滴定，同时使用胆碱酯酶抑制剂可提高其耐受性。最大限度地发挥运动功能的锻炼计划，预防跌倒相关的伤害，抗抑郁药治疗抑郁综合征对 DLB 患者可能是有益的。虽然DLB 患者对抗精神病药物也极为敏感，并可能出现锥体外系症状恶化，但可以考虑使用小剂量的抗精神病药物来缓解精神症状。

■ 血管性痴呆

通常遵循多发性卒中样发作（多发梗死性痴呆）或弥漫性白质疾病（脑白质疏松、皮质下动脉硬化性脑病、宾斯旺格病）的模式（图185-1）。伴皮质下梗死和白质脑病的常染色体显性遗传性脑动脉病（CADASIL）是一种遗传性疾病，由 *NOTCH3* 基因突变引起，表现为小血管性卒中、进行性痴呆和广泛的脑白质病变，通常中年起病。与 AD 不同的是，血管性痴呆的局灶性神经症状（如轻偏瘫）通常在痴呆出现时就很明显。治疗的重点是针对潜在的病因动脉粥样硬化。

■ 正颅压性脑积水（NPH）

并不常见。表现为步态障碍（共济失调或失用）、痴呆和尿失禁。脑室分流术后部分患者步态可改善，痴呆和尿失禁不能改善。NPH 诊断困难，临床表现可能与包括 AD 在内的其他痴呆重叠。许多接受过 NPH 治疗的患者其实都患有其他类型的痴呆。

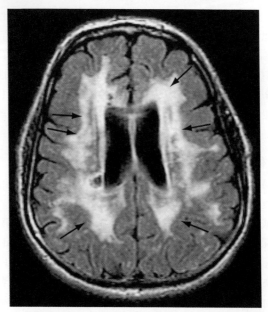

图 185-1 弥漫性脑白质病。磁共振成像液体衰减反转恢复序列（FLAIR）（侧脑室层面，轴位）显示侧脑室周围白质以及放射冠和纹状体的多个高信号区域（箭头所指）。尽管可在一些认知功能正常的个体中观察到该现象，但这种表现在血管性痴呆患者中更明显

■ 亨廷顿病

表现为舞蹈症、行为障碍和额叶 / 执行障碍（第 56 章）。典型的发病年龄在 40 ～ 60 岁，但几乎可以发生在任何年龄段。该病是亨廷顿蛋白基因三核苷酸重复序列增加导致的常染色体显性遗传。可通过基因检测和遗传咨询确诊。治疗主要为针对运动和行为障碍的对症治疗，SSRI 类可能有助于改善抑郁症状。

■ 克雅病（CJD）

朊蛋白病，如 CJD 非常罕见（发病率不到百万分之一）。CJD 表现为快速进展的痴呆、局灶性皮质症状、强直和肌阵挛，首发症状出现 1 年内死亡。其诊断特征为脑电图显著的周期性异常放电，MRI弥散加权和 FLAIR 表现为皮质花边征和基底节高信号。该病目前还没有有效的治疗方法。

第 186 章
帕金森病

（金萍萍　译　刘娜　审校）

临床表现

　　帕金森综合征是一组以运动迟缓（自主运动的减慢）、强直和（或）震颤为主要表现的症候群统称（表186-1）；它的鉴别诊断范围宽泛（表186-2）。帕金森病是一种神经系统受累范围相对局限的特发性帕金森综合征。在美国，帕金森病患者超过100万人。平均发病年龄60岁左右；平均病程10～25年。静止性震颤（搓丸样，4～6Hz）为帕金森病的典型表现，多始于一个或一侧肢体。其他运动症状主要表现为：强直（齿轮样强直-在肢体被动活动中齿轮样的阻力增加），运动迟缓，伴眨眼频率降低的面部表情减少（面具脸），声音变低，流涎，快速轮替动作减慢，写字过小征，摆臂动作减少，弓背行走，拖步，启动及止步困难，转身分离（需要分解为多步才能转过身），姿势不稳（易向后倾倒）。帕金森病的非运动方面包括抑郁和焦虑、认知障碍、睡眠障碍、内心不安感、嗅觉丧失和自主神经功能紊乱。肌力、腱反射、感觉查体通常正常。诊断主要根据病史和体格检查，神经影像学、脑电图和脑脊液检查一般正常。

表 186-1　帕金森病的临床表现

主要临床特点	其他运动症状	非运动症状
运动迟缓	写字过小征	嗅觉缺失
静止性震颤	面具脸（表情缺乏）	感觉障碍（如疼痛）
肌强直	眨眼减少	心境异常（如抑郁）
姿势不稳	流涎	睡眠障碍（如RBD）
	声音变低	自主神经功能紊乱
	咽下困难	直立性低血压
	冻结步态	胃肠功能紊乱
		泌尿功能异常
		性功能异常
		认知障碍/痴呆

缩略词：RBD，快速眼动睡眠行为障碍

表 186-2 帕金森综合征的鉴别诊断

帕金森病	非典型帕金森综合征	继发性帕金森综合征	其他神经退行性疾病
散发性	多系统萎缩	药物诱导性	肝豆状核变性
遗传性	小脑型	肿瘤	亨廷顿病
路易体痴呆	帕金森型	感染	脑内铁沉积性变性病
	进行性核上性麻痹	血管性	SCA3（脊髓小脑共济失调）
	帕金森综合征型	正颅性脑积水	脆性 X 相关震颤－共济失调－帕金森综合征
	理查森变异型	外伤	朊蛋白病
	皮质基底节综合征	肝衰竭	X-连锁肌张力障碍帕金森综合征
	额颞叶变性	毒物（如一氧化碳、锰、MPTP、氰化物、己烷、甲醇、二氧化碳）	伴有帕金森综合征的阿尔茨海默病
			多巴胺反应性肌张力障碍

缩略词：MPTP，1-甲基-4-苯基-1,2,5,6-四氢吡啶

■ 病理生理学

　　帕金森病大多数是散发的。中脑黑质致密部色素脱失神经元退化，导致纹状体缺乏多巴胺能输入。神经元胞质内出现嗜酸性包涵体（路易小体）。细胞死亡的原因尚不清楚，可能是自由基和氧化应激、炎症反应或线粒体功能障碍所致；导致典型 PD 的环境因素尚未确定。帕金森病小部分为遗传（5% ～ 15% 的病例），最常见的是葡萄糖脑苷脂酶、*LRRK2*、α-synuclein 或 *parkin* 基因突变。尽管 *LLRK2* 突变导致 PD 的年龄范围与散发性相同，但发病年龄早表明 PD 可能是遗传所致。

■ 鉴别诊断

　　非典型帕金森综合征是一组神经退行性变的疾病，通常比 PD 病变累及的范围更广，包括多系统萎缩、进行性核上性麻痹、皮质基底节变性、额颞叶痴呆。继发性帕金森综合征可能与药物［抗精神病药以及甲氧氯普胺（胃复安）等胃肠道药物，所有这些药物都能阻断多巴胺］、感染或是一氧化碳、锰等毒物暴露有关。表 186-3 中列出了一些表明帕金森综合征可能是由 PD 以外的疾病引起的特征。

表 186–3　提示非典型或继发性帕金森综合征的特征

症状 / 体征	需考虑的其他代替诊断
病史	
早期出现语言和步态异常（缺乏震颤，对称起病）	非典型帕金森综合征
抗精神病药物使用史	药物诱导性帕金森综合征
40 岁之前发病	遗传性 PD
肝脏病变	肝豆状核变性，非威尔逊病肝豆状核变性
早期出现幻觉和痴呆，随疾病进展才出现 PD 特征	路易体痴呆
复视、向下凝视麻痹	PSP
左旋多巴反应差或无反应	非典型或继发性帕金森综合征
查体	
首发症状为痴呆	路易体痴呆
突出的直立性低血压	MSA-p
突出的小脑体征	MSA-c
向下凝视麻痹或扫视减慢	PSP
高频（6 ～ 10 Hz）对称性姿势性震颤有明显的意向性震颤成分	特发性震颤

缩略词：MSA-c，多系统萎缩小脑型；MSA-p，多系统萎缩帕金森型，PD，帕金森病；PSP，进行性核上性麻痹

治疗　帕金森病（图 186-1，表 186-4）

治疗的目的是维持功能以及避免药物所致的并发症。当症状影响生活质量时开始治疗。运动迟缓、震颤、僵硬和姿势异常在疾病早期对药物反应较好；认知症状、发音低、自主神经功能障碍和平衡障碍对药物反应不佳。

左旋多巴

● 通常与脱羧酶抑制剂联合使用，预防左旋多巴在外周代谢转化为多巴胺，引起恶心、呕吐等不适症状。在美国，左旋多巴与卡比多巴合用（即息宁）。

● 左旋多巴也制成了控释片剂型，与 COMT 抑制剂联合使用（见下文）。

● 左旋多巴仍然是帕金森病最有效的对症治疗方法，如果已经应用了足够剂量的左旋多巴，仍然没有疗效，应该怀疑帕金森病的诊断。

● 副作用包括恶心、呕吐和直立性低血压，可以通过逐步滴定来避免。

● 左旋多巴引起的运动并发症包括运动症状波动和不自主运动即异动症。

● 在疾病的早期，患者应用左旋多巴的药效持续，随着治疗时间延长，这种疗效随着每一剂药量逐渐缩短，称为剂末现象。

多巴胺受体激动剂

● 是一组直接作用于多巴胺受体的药物。常用药物为第二代非麦角类多巴胺受体激动剂（如普拉克索、罗匹尼罗、罗替高汀）。

● 与左旋多巴相比，多巴胺受体激动剂半衰期更长，对多巴胺受体刺激作用更平缓，不易诱发运动并发症。

● 单一用药和作为卡比多巴/左旋多巴治疗的辅助剂都是有效的。

● 副作用包括恶心、呕吐和直立性低血压。幻觉和认知障碍比左旋多巴更常见，因此建议 70 岁以上的患者谨慎使用。

● 有报道，驾驶汽车时会出现突然发生睡眠发作的镇静作用。

● 可出现冲动控制障碍，包括病理性嗜赌、性欲亢进、强制性饮食和购物。

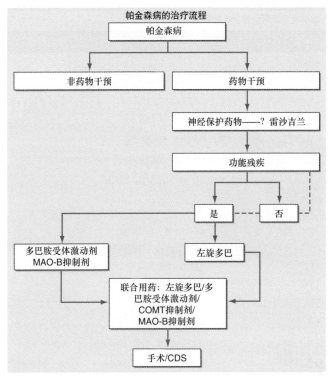

图 186-1 帕金森病的治疗流程。决策要点包括：①神经保护治疗的介绍：没有药物已经确定或是目前已经批准用于神经保护或疾病修饰治疗，但是有些药物经过实验室研究和前期临床工作中有潜在的这种神经保护作用（如雷沙吉兰 1 mg/d，辅酶 Q10 1200 mg/d，多巴胺受体激动剂匹罗尼罗和普拉克索）。②什么时候开始症状性治疗：有一种趋势就是在诊断疾病的同时就开始治疗或是在疾病的早期，因为患者即使在疾病的早期阶段也可能存在一些残疾，而且早期治疗也有可能有利于保护代偿机制；然而，一些专家认为应该等出现功能残疾后再开始治疗。③最初治疗方案：很多专家对轻度受影响的患者最初选用单胺氧化酶 B 型（MAO-B）抑制剂，因为这类药物具有较好的安全性并且有改善疾病进展的潜在可能性；多巴胺受体激动剂应用于有明显功能障碍的年轻患者，可以减少出现运动并发症的风险；左旋多巴用于处于中晚期、年长的、有认知功能损害的患者。最近研究显示早期应用含多种低剂量药物的复方用药可以避免与单独一种高剂量药物相关的副作用。④运动并发症的治疗：运动并发症通常是采用联合治疗的方法，以尽可能减少运动障碍的时间和延长"开期"（"on" time）。当药物治疗疗效不佳时，可以考虑外科治疗，如脑深部电刺激术（DBS）或者持续泵入左旋多巴／卡比多巴肠道凝胶。⑤非药物治疗方法：整个病程中应该进行锻炼、宣教、支持治疗。CDS，持续多巴胺能刺激；COMT，儿茶酚-氧位-甲基转移酶。[Adapted from Olanow CW et al：The scientific and clinical basis for the treatment of Parkinson disease（2009）. Neurology 72：S1，2009.]

表 186-4 常用治疗 PD 的药物

药物种类	有效剂量	常用剂量
左旋多巴 [a]		
卡比多巴 / 左旋多巴	10/100，25/100，25/250 mg	200 ～ 1000 mg 左旋多巴 / 天
苄丝肼 / 左旋多巴	25/100，50/200 mg	
卡比多巴 / 左旋多巴 CR	25/200，50/200 mg	
苄丝肼 / 左旋多巴 MDS	25/200，25/250 mg	
卡比多巴 - 左旋多巴口腔速溶片	10/100，25/100，25/250	
Rytary（卡比多巴 / 左旋多巴缓释胶囊）	23.75/95，36.25/145，48.75/195，61.25/245	见换算表
卡比多巴 / 左旋多巴 / 恩他卡朋	12.5/50/200，18.75/75/200，25/100/200，31.25/125/200，37.5/150/200，50/200/200 mg	
多巴胺受体激动剂		
普拉克索	0.125，0.25，0.5，1.0，1.5 mg	0.25 ～ 1.0 mg tid
普拉克索 ER	0.375，0.75，1.5，3.0，4.5 mg	1 ～ 3 mg/d
罗匹尼罗	0.25，0.5，1.0，3.0 mg	6 ～ 24 mg/d
罗匹尼罗 XL	2，4，6，8 mg	6 ～ 24 mg/d
罗替戈汀透皮贴剂	2，4，6，8 mg 贴剂	4 ～ 24 mg/d
阿扑吗啡 SC	2 ～ 8 mg	2 ～ 8 mg
COMT 抑制剂		
恩他卡朋	200 mg	200 mg 和每一剂左旋多巴合用
托卡朋	100，200 mg	100 ～ 200 mg tid
奥匹卡朋	50 mg	50 mg HS
MAO-B 抑制剂		
司来吉兰	5 mg	5 mg bid
雷沙吉兰	0.5，1.0 mg	mg QAM
沙芬酰胺	100 mg	100 mg QAM

[a] 药物治疗应个体化，通常应从小剂量开始滴定至最佳剂量。

注意： 不能突然停药，应该逐渐减药或者以一个适当剂量停药

缩略词： COMT，儿茶酚-氧位-甲基转移酶；MAO-B，单胺氧化酶 B 型；QAM，每天早上；HS，睡前服用

单胺氧化酶 B 型（MAO-B）抑制剂

- MAO-B 抑制剂阻断中枢多巴胺的代谢并且能增加突触间神经递质的浓度。安全性和耐受性较好。
- 在帕金森病早期，运用单一疗法的 MAO-B 抑制剂具有一定的抗帕金森病疗效。
- 最近，正在进行针对这些药物是否具有疾病修饰作用的研究工作，然而长期疗效并不确定。

儿茶酚-氧位-甲基转移酶抑制剂（COMT 抑制剂）

- 当左旋多巴与脱羧酶抑制剂联合使用时，它主要通过儿茶酚-氧位-甲基转移酶（COMT）进行代谢。COMT 抑制剂会延长左旋多巴消除的半衰期，并且增强其在大脑中的利用率。
- 左旋多巴与 COMT 抑制剂联合使用会缩短"关期"时间。

其他药物治疗

- 抗胆碱药（苯海索和苯托品）主要的临床作用在于控制震颤。它有一系列副作用，包括小便障碍、青光眼，特别是认知障碍，因此老年人慎用。
- 金刚烷胺的作用机制尚不清楚；可能具有 NMDA- 受体拮抗剂作用。常用于晚期帕金森病患者异动症的治疗。它的副作用包括网状青斑、体重增加、认知障碍。需要逐渐减量以防戒断症状。

外科治疗

- 对于难治性帕金森病，应考虑手术治疗。
- 丘脑底核（STN）或苍白球（GPi）的脑深部电刺激术（DBS）已在很大程度上取代了毁损手术（如苍白球切除术或丘脑切除术）。
- DBS 主要适用于严重震颤，或左旋多巴药物引起的运动并发症而导致残疾的患者。这一手术对于多数人还是极其有益的。
- 手术禁忌证包括非典型帕金森病、严重认知障碍、重大精神疾病、严重临床共患病和高龄（一个相对因素）。
- 实验性外科治疗包括细胞水平的治疗、基因治疗和营养因子治疗都正在研究中。

第187章
共济失调性疾病

（付佳钰 译 刘娜 审校）

临床表现

本病症状和体征包括步态障碍、眼球震颤引起的视物模糊、言语不清（"扫描样"）、手的不协调和运动性震颤。鉴别诊断：与前庭神经眩晕或迷路疾病相关的步态不稳可能类似于小脑疾病的步态不稳，但会产生眩晕、头昏或运动觉异常。感觉障碍也可以类似于小脑疾病；对于感觉性共济失调，当视觉输入被移除时，失衡症状会显著恶化（Romberg征）。双腿近端无力在少见的情况下也可类似于小脑性共济失调。

处理 ▶ 共济失调

最好通过确定共济失调是对称性还是局灶性以及时间进程来对原因进行分组（表187-1）。区分共济失调是孤立存在还是多系统神经疾病的一部分也很重要。急性对称性共济失调通常是由于药物、毒素（包括酒精）、病毒感染或感染后综合征（尤其是水痘）所致。亚急性或慢性对称性共济失调可由甲状腺功能减退、维生素缺乏、感染（莱姆病、梅毒脊髓痨、朊病毒）、酒精、其他毒素或遗传性疾病（见下文）引起。免疫介导的进行性共济失调与抗麦胶蛋白抗体有关；小肠活检可能显示麸质肠病的绒毛萎缩。血清抗谷氨酸脱羧酶（GAD）抗体升高与影响言语和步态的进行性共济失调综合征有关。45岁以上的进行性非家族性小脑性共济失调表明存在副肿瘤综合征，即亚急性皮质小脑变性（卵巢、乳腺、肺肿瘤，霍奇金病）或眼阵挛-肌阵挛（神经母细胞瘤，乳腺、肺肿瘤）。

单侧共济失调表明同侧小脑半球或其连接处有局灶性病变。急性单侧共济失调的一个重要原因是卒中。小脑出血或小脑梗死肿胀引起的占位效应可压迫脑干结构，产生意识改变和同侧脑桥体征（小瞳孔、第六或第七对脑神经麻痹），有时没有明显的肢体共济失调；及时对颅后窝进行手术减压可以挽救生命。其他导致不对称或单侧共济失调的疾病包括肿瘤、多发性硬化症、进行性多灶性白质脑病（处于免疫缺陷状态）和先天性畸形。

表187-1　小脑性共济失调的病因

	对称性和进行性体征			局灶性和同侧小脑体征		
	急性（小时到天）	亚急性（天到周）	慢性（月到年）	急性（小时到天）	亚急性（天到周）	慢性（月到年）
	中毒：乙醇、锂盐、苯妥英、巴比妥类药物（阳性病史和毒理学筛查）急性病毒性小脑炎（CSF支持急性感染）毒性感染后综合征	中毒：汞、溶剂、汽油、胶水 细胞毒性化疗药物 乙醇营养性（维生素B，和B₁₂缺乏）莱姆病	副肿瘤综合征 抗麦胶蛋白抗体综合征 甲状腺功能减退 遗传性疾病 脊髓痨（三期梅毒）苯妥英中毒 胺碘酮	血管：小脑梗死、出血或硬膜下血肿 感染：小脑脓肿（CT上有肿块、病史支持病变）	肿瘤：小脑胶质瘤或转移性肿瘤（MRI/CT显示肿瘤阳性）脱髓鞘：多发性硬化（病史、CSF和MRI一致）AIDS相关多灶性白质脑病（HIV检测阳性和AIDS CD4⁺细胞计数）	稳定胶质增生继发于血管病变或脱髓鞘病变（MRI/CT发现的超过数月的稳定性病变）先天性病变：Chiari或Dandy-Walker畸形（MRI/CT上发现畸形）

缩略词：CSF，脑脊液；CT，计算机断层成像；MRI，磁共振成像；AIDS，获得性免疫缺陷综合征；HIV，人类免疫缺陷病毒

■ 遗传性共济失调

可能是常染色体显性、常染色体隐性或线粒体遗传（母系遗传）；目前已经发现的疾病＞30 种。Friedreich 共济失调是最常见的；常染色体隐性遗传，25 岁前发病；共济失调伴反射消失、伸性跖反射、振动和位置觉缺失、心肌病、锤状趾、脊柱侧弯；发病与编码 frataxin 基因的内含子中扩增的三核苷酸重复序列相关联；第二种与遗传性维生素 E 缺乏综合征有关。最常见的显性遗传性共济失调是脊髓小脑性共济失调（SCA）1（橄榄脑桥小脑萎缩；"ataxin-1"基因）（图 187-1）、SCA2（ataxin-2；来自古巴和印度的患者）和 SCA3（Machado-Joseph 病）；它们都可能表现为共济失调伴脑干和（或）锥体外系体征；SCA3 也可能有肌张力障碍和肌萎缩；每种疾病的基因在编码区都含有不稳定的三核苷酸重复序列。

■ 评估

诊断方法取决于共济失调的性质（表 187-1）。对于对称性共济失调，药物和毒理学筛查，维生素 B_1、B_{12} 和 E 的水平检测，甲状腺功能检查，梅毒、莱姆病和军团菌感染的抗体检测，抗麦胶蛋白和抗 GAD 抗体，副肿瘤抗体（第 79 章）和脑脊液检查经常有所提示。许多遗传性共济失调可以进行基因检测。对于单侧或非对称性

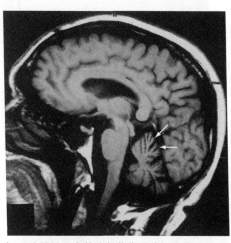

图 187-1　一名 60 岁男性患者的脑矢状位磁共振成像（MRI），显示小脑性萎缩（箭头）。该患者因 SCA1 导致步态共济失调和构音障碍。[Reproduced with permission from RN Rosenberg, P Khemani, in RN Rosenberg, JM Pascual (eds): Rosenberg's Molecular and Genetic Basis of Neurological and Psychiatric Disease, 5th ed. London, Elsevier, 2015.]

共济失调，首选脑部 MRI 或 CT 扫描；CT 对小脑的非出血性病变不敏感。

治疗　共济失调

- 最重要的目标是识别可治疗的疾病，包括甲状腺功能减退、维生素缺乏和感染原因。
- 抗麦胶蛋白抗体引起的共济失调和麸质肠病可通过无麸质饮食改善。
- 副肿瘤性疾病通常治疗效果不好，但一些患者在切除肿瘤或免疫治疗后会有所改善（第 79 章）。
- 对于维生素 B_1、B_{12} 和 E 缺乏的患者应给予相应的维生素补充治疗。
- 苯妥英和酒精对小脑的损害是众所周知的，任何原因的共济失调患者都应避免接触这些物质。
- 对任何常染色体显性遗传的共济失调都没有经过验证的有效治疗方法；家庭和遗传咨询很重要。
- 有证据表明，艾地苯醌，一种自由基清除剂，可以改善 Friedreich 共济失调的心肌肥厚；没有证据表明它可以改善神经功能。
- 小脑出血和颅后窝的其他占位可能需要紧急手术，以防止致命的脑干压迫。

第 188 章
肌萎缩侧索硬化症和其他运动神经元病

（刘晓鲁　译　刘小璇　审校）

肌萎缩侧索硬化症（amyotrophic lateral sclerosis，ALS）是最常见的进行性运动神经元病（表 188-1）。肌萎缩侧索硬化症是由中枢神经系统各个水平的运动神经元退变所引起的，包括脊髓前角、脑干运动核团和运动皮质。家族性肌萎缩侧索硬化症（FALS）占总数

表 188-1 散发性运动神经元病

慢性	疾病
上、下运动神经元	肌萎缩侧索硬化症
上运动神经元为著	原发性侧索硬化症
下运动神经元为著	多灶性运动神经病伴传导阻滞
	伴副蛋白血症或癌症的运动神经病变
	运动受累为著的周围神经病
其他	
伴其他神经退行性疾病	
继发的运动神经元病（表 188-2）	
急性	
脊髓灰质炎	
带状疱疹	
柯萨奇病毒	
西尼罗河病毒	

的 5% ～ 10%，通常表现为常染色体显性遗传。

■ 临床表现

多为中年起病，多数病例在 3 ～ 5 年内进展至死亡。在大多数国家和地区，发病率为（1 ～ 3）/10 万，患病率为（3 ～ 5）/10 万。患者临床表现异质性大，主要取决于起病早期是上运动神经元还是下运动神经元受累为著。

常见的起病症状包括肌肉无力、萎缩、僵硬和痉挛，以及手部和上肢的肌肉抽搐，通常手内肌最先受累。下肢的受累程度没有上肢严重，常见的症状有腿部僵硬、痉挛和无力。脑干受累的症状包括吞咽困难，这可能导致吸入性肺炎和影响能量摄入；可能出现明显的舌肌萎缩，导致发声（构音障碍）、音调和吞咽困难。呼吸肌无力导致呼吸功能不全。肌萎缩侧索硬化症的其他特征包括缺乏感觉异常、假性延髓性麻痹（如强哭强笑）以及无肠道或膀胱功能障碍。痴呆不是散发性肌萎缩侧索硬化症的常见表现；在一些家族性病例中，ALS 与额颞叶痴呆是共同遗传的，其特征是额叶功能障碍导致的行为异常（见第 185 章）。

■ 病理生理学

该病的病理特征是下运动神经元（由脊髓前角细胞和脑干支配球部肌肉的相应核团组成）和上运动神经元或为皮质脊髓束（起源

于运动皮质的第五层，通过锥体束下行与下运动神经元形成突触）死亡。虽然 ALS 起病时可能只有上运动神经元或下运动神经元的选择性丢失，但最终会导致两种运动神经元的进行性丢失；如果上下运动神经元均无受累的明确证据，应该对 ALS 的诊断提出质疑。

散发性 ALS 的病因尚未明确。ALS 的遗传学病因可以分为三大类。第一类是因干扰蛋白降解而造成突变蛋白本身不稳定（SOD1、泛素 -1 和 2、p62）。第二类，突变基因干扰 RNA 的加工、转运和代谢（C9orf72、TDP43、FUS）；对于 C9orf72，存在内含子六核苷酸重复序列的扩增。第三类，ALS 基因主要造成轴突细胞骨架和转运缺陷（动力蛋白激活蛋白、前纤维蛋白 -1）。

■ 实验室评估

肌电图检查可提供广泛肌肉失神经支配的客观证据，这种损害并不局限于单一周围神经和神经根支配区域。脑脊液通常是正常的。肌酶（如肌酸激酶）可能升高。

有些类似 ALS 的继发性运动神经元病是可以治疗的（表 188-2）；因此，对所有的患者都应该仔细寻找这些疾病的证据。

通常需要完善 MRI 或 CT 脊髓成像来排除枕骨大孔或颈椎的压迫性病变。当受累仅限于下运动神经元时，一个需考虑的重要疾病是多灶性运动神经病伴传导阻滞（multifocal motor neuropathy，MMN）。类似 ALS 的广泛性轴索性下运动神经病有时与造血系统疾病（如淋巴瘤或多发性骨髓瘤）相关；血清中检测到 M 蛋白应考虑进行骨髓活检。莱姆病也可能引起轴索性下运动神经病，典型表现是剧烈的近端肢体疼痛和脑脊液细胞增多。其他类似 ALS 的可治性疾病还有慢性铅中毒和甲状腺功能亢进。

肺功能检查可能有助于通气管理。吞咽评估可识别误吸危险。基因检测可用于筛查超氧化物歧化酶 1（SOD1）（占 20% 的 FALS）和其他基因的罕见突变。

治疗 肌萎缩侧索硬化症

- 目前还没有治疗方法可以阻止 ALS 的病理进展。
- 利鲁唑可在一定程度上延长生存期；在一项试验中，利鲁唑（100 mg/d）组 18 个月时的生存率与安慰剂组 15 个月时相似。它可通过减少谷氨酸释放，从而减少兴奋毒性所

表 188-2　运动神经元病的病因

诊断分类	检查
结构性病变 　矢状窦旁或枕骨大孔肿瘤 　颈椎病 　伴脊髓空洞的 Chiari 畸形 　脊髓动静脉畸形	头部 MRI 扫描（包括枕骨大孔和颈椎）
感染 　细菌——破伤风、莱姆病 　病毒——脊髓灰质炎、带状疱疹 　逆转录病毒——脊髓病	CSF 检查、培养 莱姆病抗体滴度 抗病毒抗体 HTLV-1 滴度
中毒、物理性因素 　毒物——铅、铝、其他 　药物——士的宁（番木鳖碱）、苯妥英 　电击、X 线照射	24 h 尿检测重金属 血清铅水平
免疫机制 　浆细胞病 　自身免疫性多发性神经根病 　运动神经病伴传导阻滞 　副肿瘤性 　癌旁性	全血细胞计数[a] 红细胞沉降率[a] 总蛋白[a] 抗 GM1 抗体[a] 抗 Hu 抗体 MRI 扫描、骨髓活检
代谢性 　低血糖 　甲状旁腺功能亢进症 　甲状腺功能亢进症 　叶酸、维生素 B_{12}、维生素 E 缺乏 　吸收不良 　铜、锌缺乏 　线粒体功能异常	空腹血糖[a] 常规化学物质检测（包括钙）[a] PTH 甲状腺功能[a] 维生素 B_{12}、维生素 E、叶酸[a] 血清锌、铜 24 h 粪便脂肪、胡萝卜素、凝血酶原时间 空腹乳酸、丙酮酸、氨 考虑检测线粒体 DNA（mtDNA）
高脂血症	脂质电泳
高甘氨酸尿症	尿和血氨基酸 CSF 氨基酸
遗传性疾病 　C9orf72 　超氧化物歧化酶 　TDP43 　FUS/TLS 　雄激素受体缺陷（肯尼迪病）	对 WBC 的 DNA 行基因检测

[a] 应所有患者检测

缩略词： CSF，脑脊液；FUS/TLS，肉瘤融合 / 脂肪肉瘤易位；HTLV-1，人类嗜 T 淋巴细胞病毒 1 型；MRI，磁共振成像；PTH，甲状旁腺激素；WBC，白细胞致的神经元细胞死亡来发挥作用。利鲁唑的副作用包括恶心、头晕、体重减轻和肝酶升高。

- 另一种药物依达拉奉也已获得美国食品和药品监督管理局批准，主要依据是在高度选择的 ALS 人群中进行的一项为期 6 个月的研究表明，依达拉奉可延缓 ALS 残疾评定量表的下降速度；但生存期未作为研究终点。该药是一种抗氧化剂，给药方式为每月 10 天、连续每日静脉输液。

- 目前，多种针对 ALS 的治疗方案正在进行临床试验，包括小分子、间充质干细胞和免疫抑制剂；以及在携带 SOD1 突变的 ALS 患者中给予反义寡核苷酸以减少突变 SOD1 蛋白表达的临床试验。

- 多种康复措施可以很好地帮助 ALS 患者。足下垂夹板可协助患者下地活动，手指牵引夹板可以加强握力。

- 呼吸支持可以维持生命。对于不接受气管切开长期通气的患者，可采用口或鼻的正压通气，可以在几周到几个月时间内短暂缓解高碳酸血症和低氧血症。同样可能有所帮助的装置包括人工诱发咳痰机，这些措施有助于清理气道和预防吸入性肺炎。

- 当延髓性麻痹（球麻痹）影响正常咀嚼和吞咽时，胃造瘘术有助于保证营养和水的摄入。

- 当延髓性麻痹严重时，语音合成器可以增强语言功能。

- ALS 相关网络信息可查询 ALS 协会网站（www.alsa.org）。

第 189 章
自主神经系统疾病

（张林净　译　徐迎胜　审校）

自主神经系统（autonomic nervous system，ANS）（图 189-1）支配整个神经轴，管理所有器官系统，调节血压、心率、睡眠、腺体、瞳孔、膀胱和肠道功能，维持器官稳态使之自主运行。只有当 ANS

副交感神经

交感神经

Ⅲ

Ⅶ
Ⅸ
Ⅹ

A

B

C

D

E

F

心脏

肠道

G

H

J

上肢
心脏

内脏

K

肾上腺髓质
（节前支配）

L

下肢

S2
3

终末神经节
（尾）

交感神经链

副交感神经来自Ⅲ、Ⅶ、Ⅸ、Ⅹ脑
神经和2、3骶神经
A 睫状神经节
B 蝶腭（翼腭）神经节
C 下颌下神经节
D 耳神经节
E 心脏壁迷走神经节细胞
F 肠壁迷走神经节细胞
G 骨盆神经节
H 颈上神经节
J 颈中神经节和颈下（星状）神经节，包括 T1 神经节
K 腹腔和其他腹部神经节
L 下腹交感神经节

交感神经来自T1-L2
节前纤维　‥‥‥‥‥
节后纤维　━━━━━

彩图 189-1

图 189-1（扫二维码看彩图）　自主神经系统结构图。（From Moskowitz MA：9—Diseases of the autonomic nervous system. Clin Endocrinol Metab 6：745，1977.）

功能受损导致自主神经异常时，它的重要性才显现。

ANS 的主要特征总结在表 189-1 中。对交感神经或副交感神经激活的反应经常是拮抗的；两个系统的部分激活允许同时整合多个躯体功能。

自主神经功能障碍的鉴别诊断包括：原因不明的直立性低血压（orthostatic hypotension，OH），睡眠障碍，阳痿，膀胱功能障碍（尿频、尿潴留或尿失禁），腹泻，便秘，上消化道症状（腹胀、恶心、呕吐），流泪异常，或出汗异常（多汗或少汗）。

OH 是自主神经功能障碍最常见的表现。当血压下降损害脑灌注时会导致晕厥（见第 52 章）。压力反射受损的其他表现包括仰卧位高血压、心率恒定（任何体位）、餐后低血压和夜间高血压。许多患有 OH 的患者事先被诊断为高血压。大多数 OH 为非神经源性的，必须与神经源性 OH 区分开来。

处理 **自主神经系统疾病**

OH 评估的第一步是排除可治疗的病因。用药史应包括可导致 OH 的药物回顾（如利尿剂、降压药、抗抑郁药、乙醇、阿片类药物、胰岛素、多巴胺激动剂和巴比妥类药物）；药物引起的

表 189-1　ANS 激活的正常功能效应

	交感神经	副交感神经
心率	增快	减慢
血压	升高	轻度下降
膀胱	括约肌张力增加	张力减低
肠蠕动	减弱	增强
肺	支气管扩张	支气管收缩
汗腺	出汗	—
瞳孔	扩大	缩小
肾上腺	释放儿茶酚胺	—
性功能	射精、性高潮	勃起
泪腺	—	流泪
腮腺	—	流涎

OH 可能是潜在的自主神经紊乱的第一个体征。病史可以揭示症状的根本病因（如糖尿病、帕金森病）或确定发病机制（如心力衰竭、血容量减少）。应该寻找症状与进餐（血液内脏汇集）、晨起站立（血容量不足）、环境变暖（血管舒张）或运动（肌肉小动脉血管舒张）的关系。

体格检查包括测量卧立位脉搏和血压。OH 定义为站立位 2～3 min 以内，收缩压持续下降≥20 mmHg 或舒张压持续下降≥10 mmHg。在 OH 的非神经源性病因（如低血容量）中，血压下降伴随着代偿性心率增加>15 次/分。神经源性 OH 的一个特点是自主神经应激（如进餐、热水浴、锻炼）时病情加重。神经系统评估应包括精神状态检查（排除神经退行性疾病，如路易体痴呆），脑神经检查（进行性核上性麻痹的下视障碍、霍纳综合征或阿迪综合征的异常瞳孔）、肌张力（帕金森综合征）、肌力和感觉检查（多发性神经病）。对于初步诊断没有明确的患者，每几个月随访或症状加重时随访评估可能会发现潜在病因。

自主神经测试：当病史和体格检查结果不能明确诊断时，自主神经功能测试有助于检测亚临床受累或追踪自主神经疾病的病程。深呼吸时的心率变化是衡量迷走神经功能的指标。Valsalva 动作以 40 mmHg 的恒定呼气压力保持 15 s，测量心率和血压的变化。Valsalva 比率是操作过程中的最大心率除以操作后的最小心率；该比率反映了心迷走功能。仰卧位、向后倾斜 70° 位置的直立倾斜试验中，血压测量可用于评估不明原因晕厥患者直立时血压失控。大多数晕厥患者没有自主神经功能障碍；直立倾斜试验可用于诊断血管迷走性晕厥，具有高灵敏度、特异性和可重复性。

自主神经其他功能测试包括定量催汗轴突反射测试（QSART）和体温调节汗液测试（TST）。QSART 是由乙酰胆碱（ACh）诱发的发汗试验进行局部自主神经功能定量测量。TST 是一个对标准化体温升高的出汗定性测试。

■ 自主神经系统疾病

许多中枢和（或）周围神经系统疾病都可伴发自主神经系统疾病（表 189-2）。中枢神经系统疾病可能导致不同水平的 ANS 功能障碍，包括下丘脑、脑干或脊髓病变。

多系统萎缩（multiple system atrophy，MSA）是一种进行性神经

表 189-2　自主神经系统疾病临床分类

Ⅰ. 累及大脑的自主神经系统疾病

A. 与多系统变性有关

1. 多系统变性：自主神经功能衰竭临床表现显著

a. 多系统萎缩（multiple system atrophy，MSA）

b. 帕金森病伴自主神经功能衰竭

c. 弥漫性路易体病伴自主神经功能衰竭

2. 多系统变性：自主神经功能衰竭临床不常见

a. 无自主神经功能衰竭的帕金森病

b. 其他锥体外系疾病［遗传性脊髓小脑萎缩、进行性核上性麻痹、皮质基底节变性、Machado-Joseph 病、脆性 X 综合征（fragile X syndrome，FXTAS）］

B. 与多系统变性无关（局灶性中枢神经系统疾病）

1. 大脑皮质受累的疾病

a. 导致尿 / 便失禁的额叶皮质病变

b. 局灶性癫痫发作（颞叶或前扣带回）

c. 岛叶脑梗死

2. 边缘回和边缘旁回疾病

a. 夏皮罗综合征（Shapiro syndrome）（胼胝体发育不全、多汗症、低温）

b. 癫痫自主神经性发作

c. 边缘性脑炎

3. 下丘脑疾病

a. 硫胺素缺乏症（Wernicke-Korsakoff 综合征）

b. 间脑综合征

c. 抗精神病药物恶性综合征

d. 血清素综合征

e. 致死性家族性失眠

f. 抗利尿激素（ADH）综合征（尿崩症、ADH 分泌不当）

g. 体温调节障碍（体温过高、体温过低）

h. 性功能障碍

i. 食欲不振

j. 血压 / 心率和胃功能紊乱

k. 霍纳综合征

4. 脑干和小脑疾病

a. 颅后窝肿瘤

b. 延髓空洞症和 Arnold-Chiari 畸形

c. 血压控制障碍（高血压、低血压）

d. 心律失常

e. 中枢性睡眠呼吸暂停

f. 压力反射障碍

g. 霍纳综合征

h. 椎基底动脉和延髓背外侧（Wallenberg）综合征

i. 脑干脑炎

表 189-2　自主神经系统疾病临床分类（续表）

Ⅱ. 脊髓受累的自主神经系统疾病

 A. 创伤性四肢瘫

 B. 脊髓空洞症

 C. 亚急性联合变性

 D. 多发性硬化症和视神经脊髓炎

 E. 肌萎缩侧索硬化

 F. 破伤风

 G. 僵人综合征

 H. 脊髓肿瘤

Ⅲ. 自主神经病

 A. 急性 / 亚急性自主神经病

  a. 亚急性自身免疫性自主神经节病（AAG）

  b. 亚急性副肿瘤性自主神经病

  c. 吉兰-巴雷综合征

  d. 肉毒杆菌中毒

  e. 卟啉病

  f. 药物诱导的自主神经病——兴奋剂、药物戒断、血管收缩剂、血管扩张剂、β 受体阻滞剂、β 受体激动剂

  g. 毒素诱导的自主神经病

  h. 亚急性胆碱能神经病

 B. 慢性周围自主神经病

  1. 远端小纤维神经病

  2. 交感神经和副交感神经联合衰竭

   a. 淀粉样蛋白

   b. 糖尿病自主神经病

   c. AAG（副肿瘤性和特发性）

   d. 伴有自主神经功能衰竭的感觉神经元病

   e. 家族性自主神经功能障碍（Riley-Day 综合征）

   f. 糖尿病、尿毒症或营养缺乏

   g. 老年自主神经功能障碍（年龄＞ 80 岁）

  3. 直立不耐受疾病：反射性晕厥，POTS，长期卧床，太空飞行，慢性疲劳

缩略词：POTS，体位性直立性心动过速综合征

退行性疾病，包括自主神经功能衰竭［OH 和（或）神经源性膀胱］加帕金森综合征（MSA-p）或小脑体征（MSA-c），通常伴有进行性认知功能障碍。自主神经功能障碍在晚期帕金森病和路易体痴呆中也很常见。

脊髓损伤可能会产生影响肠道、膀胱、性功能、温度调节或心血管功能的自主神经反射亢进。对于 T6 以上的脊髓损伤，刺激膀胱、皮肤或肌肉可引起自主神经放电增加（自主神经反射异常）。触诊、导管插入、导管阻塞或泌尿系统感染引起的膀胱扩张是自主神经反射异常的常见且可纠正的刺激因素。体温的急剧升高或降低可能是因为无法感知受伤水平以下的冷热暴露引起的。

影响交感神经和副交感神经的小有髓纤维和无髓纤维的周围神经病变是慢性自主神经功能不全的最常见原因（第 196 章）。糖尿病性自主神经受累通常在糖尿病发病后约 10 年开始，缓慢进展。糖尿病性肠神经病变会导致胃轻瘫、恶心和呕吐、营养不良、胃酸缺乏和大便失禁。糖尿病性自主神经病变也可出现阳痿、尿失禁、瞳孔异常和 OH，QT 间期延长会增加猝死风险。自主神经病变可出现于散发性和家族性淀粉样变性中，患者通常表现为远端痛性多发性神经病。酒精性多发性神经病当病情严重时会产生自主神经功能衰竭的症状，并且自主神经受累可增加酗酒相关的死亡率。急性间歇性卟啉病（acute intermittent porphyria，AIP）的发作与心动过速、出汗、尿潴留和高血压有关；其他突出的症状包括焦虑、腹痛、恶心和呕吐。吉兰-巴雷综合征可引起严重血压波动和心律失常。自身免疫性自主神经节病表现为自主神经功能衰竭亚急性进展，表现为 OH、肠神经病（胃轻瘫、肠梗阻、便秘 / 腹泻）、膀胱松弛、无汗、干燥综合征和强直性瞳孔，病毒感染后可发病，神经节 ACh 受体 α3 亚基（α3AChR）的血清抗体具有诊断意义，并且一些患者似乎对免疫疗法有治疗反应。很少有患者会发展为副肿瘤性自主神经功能障碍（第 79 章）。目前共有五种已知的遗传性感觉和自主神经病（HSAN I～V）。

肉毒中毒可引起视物模糊、口干、恶心、瞳孔反应消失或迟钝、尿潴留和便秘。体位性直立性心动过速综合征（postural orthostatic tachycardia syndrome，POTS）表现为直立性不耐受（非 OH）症状，包括气短、头晕和运动不耐受伴心率增快但血压不下降。原发性多汗症的人群发生率为 0.6%～1.0%，其常见症状是手掌和足底出汗过多。青春期起病，随年龄增长，症状有所改善。虽然不致命，但这种症状在社交中令人尴尬；交感神经切除术或局部注射肉毒杆菌毒素治疗通常有效。

■ 复杂性局部疼痛综合征

复杂性局部疼痛综合征（complex regional pain syndrome，CRPS）Ⅰ型是一种通常在组织创伤后发生的局部疼痛综合征。它可表现为异常性疼痛（将非疼痛刺激感知为疼痛）、痛觉过敏（对疼痛刺激的过度反应）和自发性疼痛。症状与创伤的严重程度无关，也不局限于单个周围神经分布区域。CRPSⅡ型是一种在周围神经（通常是神经主干）损伤后发生的局部疼痛综合征。自发性疼痛最初发生在受累神经支配的区域内，但最终可扩散到神经分布区域之外。

- 早期功能锻炼或短期糖皮质激素可能对 CRPSⅠ型或Ⅱ型的治疗有帮助。不推荐长期糖皮质激素治疗。
- 当前的治疗规范是多学科管理，侧重于早期活动、物理治疗、疼痛管理、患者教育和心理支持。

治疗　自主神经系统疾病

- 最重要的是停用药物或改善引起或加重症状的潜在疾病。如 OH 可能与降压药、抗抑郁药、左旋多巴或多巴胺能激动剂、酒精、阿片类药物、胰岛素和巴比妥酸盐有关。
- OH 的非药物治疗方法在表 189-3 中进行了总结。要确保 24 h 产生 1.5 ~ 2.5 L 的尿量（Na^+含量 > 170 meq），需摄入足够的水和盐。睡觉时将床头抬高可减轻仰卧夜间高血压。
- 应避免长时间卧床。建议患者早晨尝试站立之前，将腿悬垂在床边坐几分钟。如果可以忍受，诸如弹力袜和腹带之类的紧身衣可能会有所帮助。如必要，使用促红细胞生成素纠正贫血，但随着血细胞比容的升高，血容量增加可能加剧仰卧位高血压。少量、多次、低碳水化合物饮食可能引起餐后 OH。

表 189-3　直立性低血压（OH）的初始治疗

患者教育：OH 的机制和诱因
高盐饮食（10 ~ 20 g/d）
摄入大量液体（2 L/d）
将床头抬高 10 cm 以最大程度地减轻仰卧位高血压
保持姿势刺激
学习物理对抗方法
穿紧身衣
纠正贫血

- 如果这些措施还不够，可能需要药物治疗。
- 米多君（midodrine）是一种直接作用的 α_1 激动剂，不会穿过血脑屏障。口服剂量为 5 ～ 10 mg，每天 3 次，但一些患者对剂量递减疗法反应更好（如清晨 15 mg，中午 10 mg，下午 5 mg），下午 6 点后不应服用该药。副作用包括瘙痒、立毛不适和仰卧位高血压。
- 屈昔多巴（droxidopa）已被批准用于治疗与自主神经功能衰竭、帕金森病或 MSA 相关的神经源性 OH。
- 吡啶斯的明通过增强神经节传递（直立时最大，仰卧时最小）来改善 OH 且不加重仰卧位高血压，对血压的影响很小。
- 氟氢可的松（0.1 ～ 0.3 mg PO，bid）可减少 OH 发生，但会加重仰卧位高血压。易感患者可能会出现容量负荷过重、充血性心力衰竭、仰卧位高血压或低钾血症。

第 190 章
三叉神经痛、贝尔麻痹和其他脑神经疾病

（陈勇　张淦　译　徐迎胜　审校）

视力和眼球运动障碍已于第 54 章讨论，头晕和眩晕已于第 53 章讨论。

■ 面部疼痛或麻木［三叉神经（Ⅴ）］

见图 190-1。

三叉神经痛

三叉神经痛临床表现为频繁、剧烈、发作性疼痛，见于口唇、牙龈、面颊或下颌处，少见于三叉神经眼支支配区，每次持续数秒至数分钟，多见于中老年人群。疼痛经常由扳机点触发，不伴有感觉缺失。需与颌、牙齿或鼻窦疾病引起的其他形式的面部疼痛鉴别：不同于三叉神经痛的浅表刺痛，偏头痛或丛集性头痛的特征为平稳

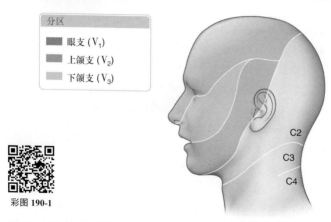

分区
- 眼支 (V₁)
- 上颌支 (V₂)
- 下颌支 (V₃)

C2
C3
C4

彩图 190-1

图 190-1（扫二维码看彩图） 三叉神经的 3 个主要感觉分区：眼支、上颌支和下颌支。（Adapted from Waxman SG：Clinical Neuroanatomy，26th ed. New York，McGraw-Hill，2009.）

的深在疼痛；颞动脉炎，面部疼痛浅表，非电击样，患者常常主诉肌痛及其他全身症状，实验室检查可见红细胞沉降率（erythrocyte sedimentation rate，ESR）或 C 反应蛋白（C-reactive protein，CRP）升高；带状疱疹或肿瘤是面部疼痛的罕见原因；青年起病或双侧面部疼痛需考虑多发性硬化（multiple sclerosis，MS）可能（第 192 章）。

治疗 三叉神经痛

- 卡马西平有效率为 50%～75%。起始剂量每天 100 mg，与食物同服，逐渐增量（每 1～2 天增加 100 mg，分次口服）至疼痛明显缓解（＞50%）。多数患者需以每次 200 mg，每天 4 次维持。剂量大于 1200 mg/d 时，疗效不再增加。

- 奥卡西平（300～1200 mg bid）作为备选药物，疗效相似，骨髓毒性低。

- 对上述药物无效者，可试用拉莫三嗪（400 mg/d）、苯妥英（300～400 mg/d）或巴氯芬（起始剂量 5～10 mg tid）。

- 若药物治疗无效，可尝试外科微血管减压术以减轻三叉神经的压力。

- 其他治疗选择包括伽玛刀放射外科和射频热凝神经根切断术。

三叉神经病

三叉神经病通常表现为面部感觉丧失或咀嚼无力。病因多样（表190-1），包括颅中窝或三叉神经肿瘤、颅底转移瘤、海绵窦病变（累及三叉神经第一、二支）或眶上裂病变（累及三叉神经第一支）。

■ 面瘫［面神经（Ⅶ）］（图190-2）

偏侧面瘫需关注额肌和眼轮匝肌。面神经中耳段受损，常合并舌前三分之二味觉丧失，可出现听觉过敏；病变位于内耳道，可同时累及听神经及前庭神经；脑桥病变常同时累及展神经（第六对脑神经）和皮质脊髓束。周围性面瘫恢复不完全可出现：受累肌肉的持续收缩（面肌纤维颤搐）、试图选择性收缩一组肌肉时出现全部面肌收缩（联合运动）、偏侧面肌痉挛或进食时面肌激活而出现的异常流泪（鳄鱼泪）。

贝尔麻痹

贝尔麻痹是最常见的特发性面瘫，终身发病率为1/60，与1型单纯疱疹病毒相关，危险因素包括妊娠和糖尿病。通常表现为快速进展的面肌无力，48 h达高峰，发病前常有耳后疼痛，可伴听觉过敏。80%患者可在数周或数月内完全恢复，第一周内不完全性面瘫是预后良好的重要提示。

表190–1　三叉神经疾病

核（脑干）损伤	周围神经病变
多发性硬化	鼻咽癌
卒中	创伤
延髓空洞症	吉兰-巴雷综合征
神经胶质瘤	干燥综合征
淋巴瘤	结缔组织病
节前病变	结节病
听神经瘤	麻风
脑膜瘤	药物（二苯乙烯脒、三氯乙烯）
转移瘤	特发性三叉神经病
慢性脑膜炎	
颈动脉海绵窦段动脉瘤	
半月节损伤	
三叉神经瘤	
带状疱疹	
感染（源自中耳炎或乳突炎）	

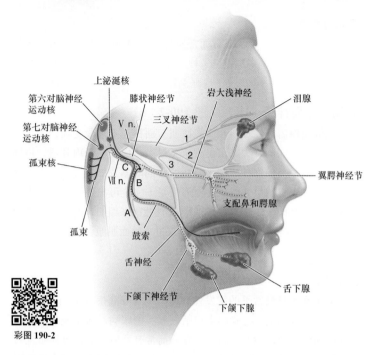

上泌涎核
第六对脑神经运动核
第七对脑神经运动核
孤束核
孤束
膝状神经节
岩大浅神经
泪腺
三叉神经节
V n.
1
2
3
C
VII n.
B
A
翼腭神经节
支配鼻和腭腺
鼓索
舌神经
舌下腺
下颌下神经节
下颌下腺

彩图 190-2

图 190-2（扫二维码看彩图） 面神经。A、B 和 C 分别表示茎突孔、膝状神经节远端和近端面神经病变。绿线表示副交感神经纤维，红线表示运动纤维，紫线表示内脏传入纤维（味觉）。（Reprinted with permission from Carpenter MB: Core Text of Neuroanatomy, 2nd ed. Baltimore, Williams & Wilkins, 1978.）

　　患者出现以下临床表现时可诊断为贝尔麻痹：①典型表现；②无面瘫其他病因的风险因素或前驱症状；③无外耳道带状疱疹；④除面神经外，其他神经系统查体正常。在病因不明时，可查：ESR 或 CRP、糖尿病检测、莱姆病滴度、血管紧张素转化酶水平和胸部影像排除结节病，腰椎穿刺排除吉兰-巴雷综合征，或有指征时行 MRI。

> **治疗** 　**贝尔麻痹**
>
> ● 睡眠时用纸带压低上眼睑以保护眼睛，防止角膜干燥。
> ● 人工泪液。
> ● 按摩无力的肌肉可帮助改善症状。
> ● 泼尼松（5 天内 60 ～ 80 mg/d，随后 5 天逐渐减量）可适度缩短恢复期并促进功能恢复。

- 大型随机试验发现合用伐昔洛韦或阿昔洛韦与单独使用糖皮质激素相比疗效并未增强。
- 对于永久性面瘫的患者，整容外科手术可使面部外观相对对称。

其他面神经疾病

拉姆齐·亨特综合征（Ramsay Hunt syndrome）是由带状疱疹感染膝状神经节引起的，与贝尔麻痹的鉴别点为本病患者咽部和外耳道有疱疹，常累及第八对脑神经。听神经瘤常压迫第七对脑神经。脑梗死、多发性硬化脱髓鞘病变和肿瘤是常见的累及面神经的脑桥病变。双侧面瘫可见于吉兰-巴雷综合征、结节病、莱姆病和麻风。偏侧面肌痉挛可见于贝尔麻痹，以及肿瘤、感染、多发性硬化导致的神经受压和（或）脱髓鞘，或特发性面肌痉挛。眼睑痉挛表现为双眼睑不自主的反复痉挛，常见于老年人，有时合并面肌痉挛，可自主恢复。偏侧面肌痉挛或眼睑痉挛可在眼轮匝肌注射肉毒杆菌毒素治疗。

■ 其他脑神经疾病

嗅觉障碍

嗅神经（Ⅰ）疾病是由气味到达嗅神经上皮的通路障碍（运输丧失）、受体区域损伤（感觉丧失）或中枢嗅觉通路的损伤（神经丧失）引起的。嗅觉障碍的原因总结于表 190-2。除衰老外，嗅觉障碍最常见原因是严重的上呼吸道感染、头部创伤和慢性鼻窦炎。尽管一半以上的 65～80 岁的人群患有特发性嗅觉障碍（老年痴呆），许多神经退行性疾病伴有嗅觉障碍已成为共识。患者通常会主诉味觉丧失，而他们的味觉阈可能在正常范围内。

治疗　嗅觉障碍

- 治疗过敏性鼻炎、细菌性鼻炎和鼻窦炎、息肉、肿瘤、鼻腔异常结构，通常可恢复嗅觉。
- 对于感觉神经性嗅觉丧失，目前没有有效的治疗方法。幸运的是，嗅觉可能自然恢复。
- 对于香烟暴露和其他挥发性有毒化学物质导致的病例，终止接触，嗅觉可恢复。

表 190-2　嗅觉障碍（由嗅觉检测判定）相关的疾病和状况

22q11 缺失综合征	科尔萨科夫精神病
AIDS/HIV 感染	喉咽反流性疾病
腺样体肥大	军团病
肾上腺皮质功能不全	麻风
年龄	肝病
酗酒	鲁巴（Lubag）病
过敏	药物治疗
阿尔茨海默病	偏头痛
肌萎缩侧索硬化症（ALS）	多发性硬化
神经性厌食症	多发梗死性痴呆
阿斯伯格综合征	重症肌无力
共济失调	发作性睡病伴猝倒
注意缺陷 / 多动症	颅脑 / 鼻肿瘤
白塞病	营养缺乏
Bardet-Biedl 综合征	阻塞性肺疾病
恰加斯病	肥胖
化学品暴露	强迫症
慢性阻塞性肺疾病	直立性震颤
先天性	惊恐障碍
库欣综合征	帕金森病（PD）
囊性纤维化	皮克病
退行性共济失调	创伤后应激障碍
抑郁	妊娠
糖尿病	假性甲状旁腺功能减退症
唐氏综合征	精神障碍
癫痫	放射（治疗性、颅内）
面瘫	快速眼动期行为障碍
纤维肌痛	Refsum 病
额颞叶变性	肾衰竭 / 终末期肾病
性腺发育不全（特纳综合征）	不宁腿综合征
肉芽肿性多血管炎（韦格纳肉芽肿）	鼻窦炎 / 息肉病
关岛 ALS/PD/ 痴呆综合征	精神分裂症
头部外伤	季节性情绪失调
单纯疱疹脑炎	干燥综合征
甲状腺功能减退	卒中
亨廷顿病	系统性硬化症
医源性	吸烟
特发性炎性肌病	有毒化学品暴露
卡尔曼综合征	上呼吸道感染
	亚瑟综合征
	维生素 B_{12} 缺乏

- 初步研究表明，反复气味刺激（如桉油精、香茅、丁香酚和苯乙醇）数周或数月可使嗅觉减退患者获益，常用方案是每天睡前、醒来时进行气味刺激。
- 锌和维生素A的使用存在争议，除了已确诊该物质缺乏时作为补充外，似乎不能更多获益。

舌咽神经痛

该神经痛累及第九对脑神经（舌咽神经），有时累及部分第十对（迷走神经）脑神经。表现为吞咽诱发的喉扁桃体窝部位发作性、剧烈疼痛，无客观的感觉或运动障碍。影响该神经的其他疾病包括带状疱疹、多发性硬化或由颈静脉孔区域的肿瘤或动脉瘤引起的压迫嵌压性神经病（当伴有迷走神经和副神经麻痹时）。

治疗　舌咽神经痛

- 药物治疗类似于三叉神经痛，一般首选卡马西平。
- 药物治疗无效时，外科手术（包括血管受压明显的微血管减压术，或颈静脉球舌咽迷走神经的神经根切断术）常常有效。

吞咽困难和发音困难

迷走神经（Ⅹ）病变可能是罪魁祸首。单侧病变导致软腭下垂、咽反射消失和咽侧壁"帘式运动（curtain movement）"，伴有嘶哑的鼻音。病因包括脑膜肿瘤和感染、延髓肿瘤和血管病变、运动神经元疾病（如ALS）或胸部疾病压迫喉返神经。主动脉弓动脉瘤、左房肥大、纵隔和支气管肿瘤是孤立声带麻痹的常见原因，多于颅内病因。很多复发性喉麻痹病例是特发性的。

对于喉麻痹，首先要确定病变部位。如果是延髓病变，通常合并其他脑干或小脑体征。若病变部位在延髓外，则舌咽神经（Ⅸ）和脊髓来源的副神经部分（Ⅺ）经常受累（颈静脉孔综合征）。如果是颅外病变，则位于后外侧髁或在腮腺后隙，可能合并第九、第十、第十一和第十二对脑神经麻痹和霍纳综合征。迷走神经在高颈区分出咽支，若上颚和咽部无感觉丧失，无上颚无力或吞咽困难，则病变在咽支起点以下，通常在纵隔。

颈无力

副神经（Ⅺ）单独受累可发生在其走行的任何位置，导致胸锁乳突肌和斜方肌麻痹。最常见的是，在颈静脉孔或出颅后，第九、第十对脑神经合并受累。已描述了一种类似于贝尔麻痹的特发性副神经病。多数患者可康复，也可复发。

舌肌瘫痪

舌下神经（Ⅻ）支配同侧舌部肌肉。髓内病变，如肿瘤、脊髓灰质炎或运动神经元病经常可累及舌下神经核团或其发出的神经纤维。颅底脑膜和枕骨病变（扁平颅底、枕髁内陷、Paget 病）可在延髓外或舌下神经管压迫舌下神经，也可发生不明原因的孤立病变。舌下神经损伤后数周至数月会出现舌肌萎缩和束颤。

■ 多组脑神经麻痹

临床诊治思路　多组脑神经麻痹

首先确定病变是在脑干内还是脑干外。脑干表面的病变往往会依次累及相邻的脑神经，只在晚期轻微累及感觉和运动传导通路。脑干内病变则相反。脑干外多组脑神经受累可能是由于外伤、局部感染包括水痘带状疱疹病毒、感染性和非感染性（尤其是癌性）脑膜炎、肉芽肿性疾病如多血管炎性肉芽肿、白塞病、血管疾病（包括糖尿病相关血管病）、膨大的动脉瘤或局部浸润性肿瘤。纯运动障碍不伴肌肉萎缩要注意重症肌无力的可能。双侧面瘫常见于吉兰-巴雷综合征。眼肌麻痹可见于吉兰-巴雷综合征（Fisher 变异型）或韦尼克脑病。

海绵窦综合征（图 190-3）常常危及生命，通常表现为眼眶或面部疼痛，眼眶肿胀和球结膜水肿，发热，动眼神经病，三叉神经病变［影响眼支（V_1），偶影响上颌（V_2）支］。通常继发于眼眶蜂窝织炎、面部皮肤源性或鼻窦炎的海绵窦血栓，是海绵窦综合征的最常见病因；其他病因包括颈动脉瘤、颈动脉海绵窦瘘（可存在眼眶杂音）、脑膜瘤、鼻咽癌、其他肿瘤或特发性肉芽肿病（Tolosa-Hunt 综合征）。在感染性病例中，及时使用广谱抗生素、引流脓肿腔并识别致病微生物是必不可少的。抗凝治疗可使原发性血栓形成病例获益。治疗瘘管或动脉瘤可能需要修补或填塞颈动脉。Tolosa-Hunt 综合征通常对糖皮质激素有效。

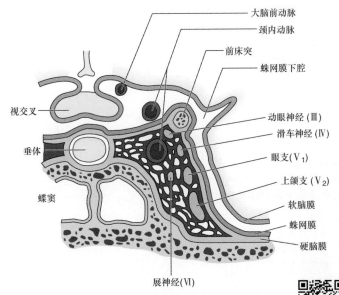

大脑前动脉
颈内动脉
前床突
蛛网膜下腔
视交叉
动眼神经 (Ⅲ)
滑车神经 (Ⅳ)
垂体
眼支（V₁）
上颌支（V₂）
蝶窦
软脑膜
蛛网膜
硬脑膜
展神经(Ⅵ)

图 190-3（扫二维码看彩图） 海绵窦冠状面解剖，图解脑神经与血管窦、颈内动脉（在切面前方形成环形）及周围结构的定位关系

彩图 190-3

第 191 章
脊髓疾病

（王帆 译 赵海燕 审校）

脊髓疾病可能是毁灭性的，但是如果能够及早发现，很多是可治疗的（表 191-1）。相关的脊髓解剖知识通常是正确诊断的关键（图 191-1）。

■ 症状和体征

感觉症状通常包括感觉异常，可以从一只或两只脚起病并向上发展。针刺觉或振动觉的感觉平面通常与横贯性损伤的病变位置密切相关。肩上可能有单独的痛觉／温度觉丧失（"披肩"或"脊髓空

表 191-1 可治疗的脊髓疾病

压迫性

硬膜外、硬膜内或髓内肿瘤

硬膜外脓肿

硬膜外出血

颈椎病

椎间盘突出

由骨折或椎骨移位或出血引起的创伤后压迫

血管性

动静脉畸形和硬脑膜瘘

抗磷脂综合征和其他高凝状态

炎症性

多发性硬化

视神经脊髓炎

横贯性脊髓炎

结节病

Sjögren 相关性脊髓病

系统性红斑狼疮相关脊髓病

血管炎

感染性

病毒：VZV、HSV-1 和 HSV-2、CMV、HIV、HTLV-1、其他

细菌和分枝杆菌：螺旋体、李斯特菌、梅毒、其他

肺炎支原体

寄生虫病：血吸虫病、弓形虫病、囊尾蚴病

发育性

脊髓空洞症

脊髓脊膜膨出

脊髓栓系综合征

代谢性

维生素 B_{12} 缺乏症（亚急性联合变性）

铜缺乏症

缩略词：CMV，巨细胞病毒；HSV，单纯疱疹病毒；HTLV，人类嗜 T 淋巴细胞病毒；VZV，水痘-带状疱疹病毒；HIV，人类免疫缺陷病毒

洞症"型）；或身体一侧的振动觉/位置觉丧失，伴对侧的痛觉/温度觉丧失（Brown-Séquard hemicord syndrome，脊髓半切综合征）。

运动症状是由皮质脊髓束破坏引起的，导致四肢瘫或截瘫、肌

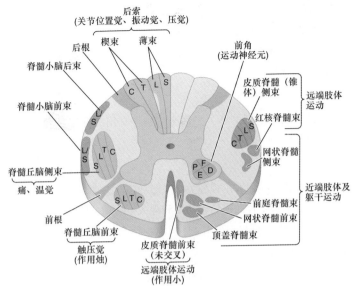

图 191-1（扫二维码看彩图）脊髓横断面示意图。图示髓内主要的上行（左）和下行（右）通路。脊髓丘脑侧束和前束上升交叉到其支配身体的对侧。C，颈段；D，远端；E，伸肌；F，屈肌；L，腰段；P，近端；S，骶段；T，胸段

彩图 191-1

张力增高、腱反射亢进和巴宾斯基征阳性。对于急性严重病变，起病最初可能表现为弛缓性瘫痪和腱反射消失（脊髓休克）。

　　自主神经功能障碍主要表现为尿潴留，当伴有背部或颈部疼痛、无力和（或）感觉平面时，应怀疑脊髓疾病。

　　肩胛间疼痛可能是中胸段脊髓受压的首发症状；根性疼痛可能标志着脊髓病变位于偏侧；下段脊髓（脊髓圆锥）病变引起的疼痛可以在下背部。

■ 脊髓平面的特殊体征

　　感觉平面的位置、感觉障碍上端的痛觉过敏 / 亢进带、孤立的萎缩或肌束震颤或特定脊髓节段的腱反射消失可用于确定病变平面。

枕骨大孔附近的病变

　　同侧肩部和上肢无力，随后是同侧下肢无力，继而是对侧下肢、对侧上肢无力，通常伴有呼吸麻痹。经常有枕下疼痛并扩散到颈部和肩部。

颈髓

最好根据无力和反射消失的模式来定位；肩（C5）、肱二头肌（C5 ~ 6）、肱桡肌（C6）、肱三头肌以及指伸和腕伸肌（C7）、指屈和腕屈肌（C8）。

胸髓

通过识别躯干上的感觉平面来定位。有用的标记是乳头平面（T4）和脐平面（T10）。

腰髓

上腰段脊髓损伤会出现髋关节屈曲和膝关节伸展无力、膝腱反射消失；而下腰段脊髓损伤影响足和踝关节运动、膝关节屈曲和大腿伸展，同时出现踝反射消失。

骶髓（脊髓圆锥）

鞍区麻痹，早期膀胱 / 肠道功能障碍，勃起功能障碍；肌力减退不明显。

马尾（来自下脊髓的神经根簇）

L1 椎体水平脊髓末端以下的病变产生迟缓性、不对称的截瘫，同时腱反射消失，可能伴有膀胱 / 肠道功能障碍和 L1 以下的感觉丧失；并常见放射到会阴部或大腿的疼痛。

■ 髓内和髓外综合征

脊髓疾病可能发生在髓内（在脊髓实质内发生）或髓外（压迫脊髓或其血液供应）。髓外病变常引起根性疼痛、早期运动症状和骶部感觉丧失。髓内病变产生局部烧灼痛，运动体征不明显，通常不影响会阴 / 骶部感觉。

■ 急性和亚急性脊髓疾病（见第 22 章）

肿瘤性脊髓压迫症（第 22 章）：大多数起源于硬膜外，肿瘤转移到相邻的椎骨引起（图 191-2）。几乎所有肿瘤都可能引起脊髓压迫症：最常见的肿瘤是乳腺癌、肺癌、前列腺癌、肾癌、淋巴瘤和骨髓瘤。胸髓最常受累。始发症状通常是背痛，卧位时更明显，局部压痛可早于其他症状数周出现。肿瘤转移引起的脊髓压迫在医学上是一种急症；一般来说，治疗不能逆转持续超过 48 h 的瘫痪。

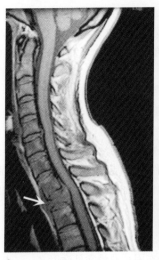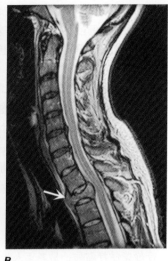

图 191-2 乳腺癌引起的硬膜外脊髓压迫。颈胸椎交界处的矢状位 T1 加权（**A**）和 T2 加权（**B**）MRI 扫描提示第二胸椎椎体肿瘤浸润和塌陷，上胸段脊髓受压和向后移位。图 A 中的骨髓低信号提示肿瘤浸润

脊髓硬膜外脓肿：发热、局限于脊背或颈部正中的疼痛、进行性肢体无力三联征；一旦出现神经系统体征，脊髓压迫会迅速进展。

脊髓硬膜外血肿：表现为急性局灶性或神经根性疼痛，随后出现脊髓或脊髓圆锥病变的各种征象。

急性椎间盘突出症：颈椎和胸椎椎间盘突出比腰椎间盘突出少见。

脊髓梗死：脊髓前动脉梗死导致截瘫或四肢瘫，感觉分离（痛觉 / 温度觉缺失而振动觉 / 位置觉保留）（由脊髓后动脉供血），以及括约肌功能丧失。突发起病或进行性加重，在几分钟或几小时内进展。相关疾病：主动脉粥样硬化、主动脉夹层动脉瘤、椎动脉颈段闭塞或夹层、主动脉手术或严重低血压。治疗上要针对诱因。如果是血栓栓塞引起的，除了较罕见的短暂性脑缺血发作及伴有言语不利或进行性病程的不完全梗死以外，不建议进行急性抗凝治疗。

免疫介导的脊髓病：急性横贯性脊髓病（ATM）发生在 1% 的系统性红斑狼疮（SLE）患者中，与抗磷脂抗体有关。其他原因包括 Sjögren 和 Behçet 综合征、混合性结缔组织病和 p-ANCA 相关血管炎。肉瘤可引起 ATM，伴有严重的脊髓水肿。脱髓鞘疾病，包括视神经脊髓炎（NMO）或多发性硬化症（MS），也可以表现为 ATM；

糖皮质激素适用于中重度患者，先静脉注射甲泼尼龙，随后口服泼尼松；难治性病例可能血浆置换有效（第 192 章和第 193 章）。吗替麦考酚酯或利妥昔单抗治疗也许能够预防 NMO 复发。其他 ATM 病例是特发性的。

感染性脊髓病：带状疱疹是最常见的病毒性病原体，但 1 型和 2 型单纯疱疹病毒、EB 病毒、巨细胞病毒（CMV）、狂犬病病毒和寨卡病毒也可引起病毒性脊髓炎；对于疑似病毒性脊髓炎的患者，可以在实验室确诊之前适当地给予抗病毒药物治疗。许多肠道病毒和黄病毒（如日本脑炎和西尼罗病毒）可引起类脊髓灰质炎综合征。细菌和分枝杆菌引起的脊髓炎较少见，血吸虫病是在世界范围内的重要病因。

■ 慢性脊髓病

脊椎炎性脊髓病：是老年人步态困难的最常见病因之一。表现为颈肩部疼痛伴僵硬、上肢根性疼痛以及进行性痉挛性截瘫伴感觉异常和振动觉丧失；在晚期患者可能出现尿失禁。上肢肌腱反射通常会有一定程度的减弱。最好通过 MRI 进行诊断。治疗方法是外科手术（第 50 章）。

血管畸形：是进行性或发作性脊髓病的一个重要的可治性病因。可能发生在任何脊髓水平，增强 MRI 对诊断有提示作用（图 191-3），但确诊需通过选择性脊髓血管造影术。治疗包括显微手术切除、主要供血血管的血管内栓塞术以及这两种方法的组合。

逆转录病毒相关脊髓病：感染人类嗜 T 淋巴细胞病毒 1 型（HTLV-1）可能引起缓慢进展的痉挛性截瘫，伴有不同程度的疼痛、感觉丧失和膀胱功能障碍；可以通过测定特异的血清抗体进行诊断。主要采用对症治疗。HIV 感染也可能引起进行性空泡性脊髓病。

脊髓空洞症：脊髓空洞扩张导致进行性脊髓病，可能是一个孤立的发现或与小脑扁桃体突出到颈椎管内（Chiari 1 型）有关。典型表现是颈部、肩部、前臂或手部痛觉 / 温度觉丧失，上肢反射消失和进行性痉挛性截瘫；可能会出现咳嗽头痛、面部麻木或胸椎后凸畸形。诊断依赖于 MRI 检查。可以行外科手术治疗，但效果不佳。

多发性硬化（MS）：脊髓受累很常见，是导致残疾的主要原因，尤其是进展性 MS（第 192 章）。

亚急性联合变性（维生素 B_{12} 缺乏症）：手足感觉异常，早期振动觉和位置觉丧失，进行性痉挛 / 共济失调，以及相关周围神经病

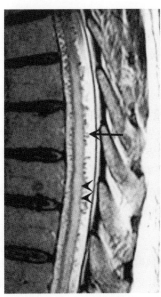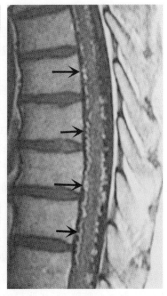

图 191-3　动静脉畸形。胸髓矢状位 MRI 扫描：T2 加权（左）和 T1 增强图像（右）。T2 加权像（左）提示脊髓中央（箭头）可见异常高信号。脊髓背侧和腹侧可见大量点状流空（箭头）。这代表因硬脑膜动静脉瘘导致的异常扩张的静脉丛。注射造影剂后（右），可以看到胸髓腹侧和背侧面出现许多扩张迂曲的蛇形增强静脉（箭头），诊断为动静脉畸形。这是一名 54 岁的男性患者，有 4 年的进行性截瘫病史

变引起的腱反射消失；精神改变和视神经萎缩可能伴随着巨细胞性贫血。原因包括饮食缺乏，尤其是纯素食者，以及恶性贫血患者的胃吸收不良综合征。可以通过血清维生素 B_{12} 水平低、同型半胱氨酸和甲基丙二酸水平升高来确诊。治疗采用维生素替代治疗，早期 1 mg 维生素 B_{12} 肌内注射，后续可以定期肌内注射维生素 B_{12} 或改口服治疗。

铜缺乏性脊髓病：除了没有神经病变外，临床上几乎与脊髓亚急性联合变性相同。低水平的血清铜和铜蓝蛋白可做出诊断。有些病例是特发性的，有些则因做了胃肠道手术影响吸收，另外还有一些患者是因为锌摄入过量。治疗上主要是口服补铜。

脊髓痨（三期梅毒）：可能表现为刺痛、共济失调步态、膀胱功能障碍和内脏危象。主要体征是下肢腱反射消失、振动觉 / 位置觉受损、Romberg 征阳性和阿罗瞳孔（Argyll Robertson，瞳孔无法收缩但

不影响光线传入）。

遗传性痉挛性截瘫：有家族遗传史，出现进行性腿部痉挛和无力，可能是常染色体显性、隐性或 X 性连锁遗传。已发现 60 多个不同位点。

肾上腺脊髓神经病：X 性连锁疾病，是肾上腺脑白质营养不良（ALD）的一种变异型。男性患者通常有肾上腺功能不全的病史，然后发展为进行性痉挛性截瘫。女性杂合子可能表现为缓慢进展的脊髓病，而不出现肾上腺功能不全的表现。血浆和培养的成纤维细胞中极长链脂肪酸升高有助于诊断。同种异体骨髓移植已成功延缓 ALD 患者认知功能下降的进程，但似乎对脊髓病无效。目前还尝试了营养补充剂（洛伦佐油）治疗，但无效。

■ 并发症

包括膀胱功能障碍伴尿路感染风险、肠动力障碍、压疮、高位颈髓病变导致的呼吸衰竭、伴有容积变化的阵发性高血压或低血压、对伤害性刺激或膀胱/肠扩张导致的反应性严重高血压和心动过缓，以及静脉血栓形成和肺栓塞。

第 192 章
多发性硬化

（孙灿 译 孙庆利 审校）

多发性硬化（multiple sclerosis，MS）以中枢神经系统炎性脱髓鞘为特点，周围神经不受累，病理上表现为多灶性的硬化斑。MS 的病因主要是在先天基因的易感性及后天环境因素的共同作用下导致的自身免疫反应。美国的 MS 患者超过 900 000 人，全球约有 300 万人患病；通常在成年早期发病，女性患者大约是男性患者的 3 倍。

■ 临床表现

MS 可以急性或隐匿起病，一些患者症状很轻，以致他们可能在数月或数年内不会就医。MS 的典型临床表现为反复发作的局灶性神经功能障碍，持续数周或数月，随后有不同程度的恢复；也有一部分患者起初表现为缓慢进行性恶化，症状通常会因疲劳、压力、运动或高温而暂时恶化。MS 的临床表现包括肢体无力、感觉异常、视物障碍、步态异常及共济失调、尿频、尿急及疲劳感等。运动受累可表现为肢体沉重、僵硬、活动笨拙。局部刺痛、"针刺感"、烧灼感等感觉障碍较常见。视神经炎会导致单眼视物模糊，尤其是中央视野区，常伴有眼眶后疼痛（眼球运动时加剧）。脑干受累可导致复视、眼球震颤、眩晕以及面部疼痛、麻木、面瘫、偏身痉挛或肌肉痉挛（肌肉快速收缩）。小脑病变表现为共济失调、震颤和构音障碍。颈髓病变时，颈部屈曲会引起瞬时电击样的感觉，称为 Lhermitte 征。诊断标准详见表 192-1；MS 的鉴别诊断详见表 192-2。

表 192-1 多发性硬化（MS）的诊断标准

临床表现	附加证据
≥ 2 次临床发作；客观临床证据提示存在 ≥ 2 个病灶或提示 1 个病灶并有 1 次先前发作的合理证据	无
≥ 2 次临床发作；客观临床证据提示 1 个病灶	以下证据提示空间多发性： • MS 4 个 CNS 典型病灶区域（脑室周围、近皮质、幕下和脊髓）中至少 2 个区域有 ≥ 1 个 MRI 上的 T2 病灶 或 • 等待累及 CNS 不同部位的再次临床发作
1 次发作；客观临床证据提示 ≥ 2 个病灶	以下证据提示时间多发性： • 任何时间 MRI 检查同时存在无症状的钆增强和非增强病灶 或 • 随访 MRI 检查时有新发 T2 病灶和（或）钆增强病变，不论与基线扫描的间隔时间长短 或 • 等待再次临床发作
1 次发作；客观临床证据提示 1 个病灶（临床孤立综合征）	以下证据提示空间和时间的多发性： 空间多发性表现为： • MS 4 个 CNS 典型病灶区域（脑室周围、近皮质、幕下和脊髓）中至少 2 个区域有 ≥ 1 个 MRI 上的 T2 病灶

表 192–1　多发性硬化（MS）的诊断标准（续表）

临床表现	附加证据
	或
	● 等待累及 CNS 不同部位的再次临床发作 *时间多发性表现为*：
	● 任何时间 MRI 检查同时存在无症状的钆增强和非增强病灶
	或
	● 随访 MRI 检查时有新发 T2 病灶和（或）钆增强病变，不论与基线扫描的间隔时间长短
	或
	● 等待再次临床发作
提示 MS 神经功能障碍隐袭性进展（PPMS）	病变进展到 1 年（通过回顾性或前瞻性调查发现）以及满足以下 3 项中的 2 项： ● MS 典型的病灶区域，脑室周围、近皮质、幕下区域中有 ≥ 1 个 MRI 上的 T2 病灶，以证实脑内病灶的空间多发性 ● 脊髓 ≥ 2 个 T2 病灶以证实脊髓病灶的空间多发性 ● 阳性 CSF 结果〔等电聚焦电泳证明有寡克隆带和（或）IgG 指数增高〕

缩略词：CNS，中枢神经系统；CSF，脑脊液；MRI，磁共振成像；PPMS，原发进展型多发性硬化

资料来源：From Polman CH et al：Diagnostic criteria for multiple sclerosis：2010 Revisions to the "McDonald Criteria." Ann Neurol 69：292，2011. Reprinted with permission from John Wiley & Sons，Inc.

■ 体格检查

体格检查发现的阳性体征通常会比患者病史中描述的异常更加广泛。异常结果可能包括视野缺损、视力下降、色觉障碍、视盘苍白、视乳头炎、传入性瞳孔反射异常（光线从正常眼移到受累眼时，受累眼收缩程度较正常眼小）、眼球震颤、核间性眼肌麻痹（侧视时一只眼内收受限，另一只眼外展时伴有眼震）、面部麻木或面瘫、构音障碍、肢体无力以及痉挛、腱反射亢进、踝阵挛、病理征阳性、共济失调、感觉异常等。

表 192-2　多发性硬化（MS）的鉴别诊断

急性播散性脑脊髓炎（ADEM）

抗磷脂抗体综合征

白塞病（Behçet 病）

伴有皮质下梗死和白质脑病的常染色体显性遗传性脑动脉病（CADASIL）

先天性脑白质营养不良（如肾上腺脑白质营养不良、异染性脑白质营养不良）

人类免疫缺陷病毒（HIV）感染

缺血性视神经病变（动脉炎性和非动脉炎性）

莱姆病

线粒体脑肌病伴高乳酸血症和卒中样发作（MELAS）

肿瘤（如淋巴瘤、神经胶质瘤、脑膜瘤）

结节病

干燥综合征

脑卒中与缺血性脑血管病

梅毒

系统性红斑狼疮及相关的结缔组织病

热带痉挛性瘫痪（HTLV-1/2 感染）

血管畸形（特别是硬脊膜动静脉瘘）

血管炎（原发性 CNS 或其他）

维生素 B_{12} 缺乏症

缩略词：CNS，中枢神经系统；HTLV，人类嗜 T 淋巴细胞病毒

■ 病程

三类主要亚型：

- 复发型 MS（RMS）的特点是在数天至数周内出现神经功能障碍的反复发作，在两次发作间期，没有持续进展的神经功能损害。约 90% 的新发 MS 患者为此类型。

- 继发进展型 MS（SPMS）常由 RMS 发展而来，在某些时间点，临床进程发生改变，患者出现非急性发作导致的持续功能恶化，SPMS 相比 RMS 神经功能缺损更严重。每年约有 1% ～ 2% 的 RMS 患者进展为 SPMS。

- 原发进展型 MS（PPMS）在 MS 患者中约占 10%。此型患者从疾病发作时开始出现神经功能障碍逐步进展。与 RMS 相比，性别差异更小，发病年龄更晚（平均年龄约 40 岁），功能障碍进展更快。尽管存在差异，但 PPMS 与 RMS 的基础疾病是一致的。

进展型 MS 与疾病的活动度。SPMS 以及 PPMS 患者偶尔会出现临床上的复发，尽管比 RMS 少。进展型 MS 出现临床发作或者在 MRI 上出现新发急性病灶，则考虑为 MS "活动期"。相反，"进展"

用于描述独立于疾病活动之外的累积的神经系统功能恶化。

大多数患者最终会发展为进行性的神经功能障碍。在早期的研究中，发病 15 年后，仅有 20% 的患者没有功能障碍，1/3 ～ 1/2 的 RMS 患者进展为 SPMS，并且行走时需要帮助。近年来，MS 的远期预后大大改善，部分得益于针对 RMS 的治疗策略的推广。

■ 辅助检查

MRI 显示＞ 95% 的患者存在多发的 T2 加权像上的异常高信号，通常位于侧脑室周围，钆增强表明存在血脑屏障破坏的急性病变（图 192-1）。尽管 MS 的 MRI 表现并非完全特异，但 MRI 在一定

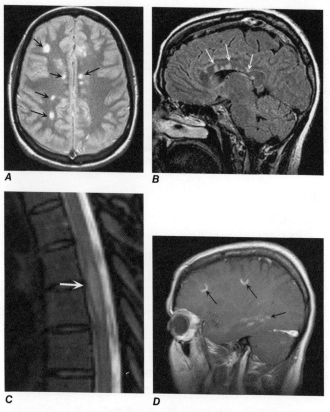

图 192-1 MS 的 MRI 表现。**A**. T2 加权像显示典型的 MS 病灶，为异常的白质高信号。**B**. 矢状位 T2 液体衰减反转成像（FLAIR），脑脊液的高信号被抑制，脑脊液呈暗信号，脑水肿或者脱髓鞘表现为高信号，如图胼胝体部位箭头所示病灶。病灶位于胼胝体前部在 MS 比较常见，在脑血管病中比较罕见。**C**. 胸椎矢状位快速自旋回波 T2 成像，显示在中部胸髓高信号病灶。**D**. 钆增强 T1 加权像显示高信号病灶，为血脑屏障局灶破坏（箭头）

程度上也用于 MS 的鉴别诊断。脑脊液检查包括淋巴细胞轻度增多（25% 为 5 ～ 75 个细胞），寡克隆带阳性（＞ 75% 有 2 条或更多）、IgG 升高，总蛋白水平多正常。视觉、听觉及体感诱发电位检查可识别亚临床病变；在 80% ～ 90% 的患者中有 1 项或者多项诱发电位检查结果延长。尿动力学检测有助于评估膀胱的症状。

治疗 多发性硬化

（图 192-2）。

■ 对于复发型 MS（RMS、SPMS 伴有急性加重）的治疗

治疗方法有十几种。

最常用：

奥瑞珠单抗（OCR）[高效；抗 CD20（B 细胞）单克隆抗体]每 24 周静脉给药 600 mg（首次给药分两次输注，每次 300 mg，

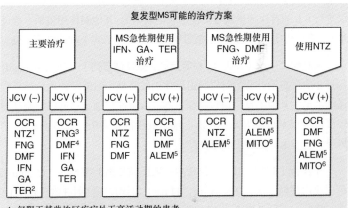

图 192-2　复发型 MS 的治疗决策。依据 JC 病毒（JCV）状态的不同有不同的临床决策。活动性 MS 定义为临床复发或者是出现新的局灶性 MRI 白质病变。治疗的选择还包括针对干扰素 β（IFN-β）不同制剂的试验，特别是从每周 1 次（Avonex）到更频繁（如 Rebif、Betaseron/Extavia）的给药方案，以及 JC 病毒阳性的患者使用那他珠单抗。MITO，米托蒽醌

间隔 2 周）；每次给药前静脉应用 100 mg 甲泼尼龙，以预防疼痛、发热以及抗组胺作用等。药物通常耐受性良好；少数患者出现输液相关反应，大多为首次输注时发生，且程度较轻。OCR 试验显示，包括乳腺癌在内的恶性肿瘤略有不平衡，但上市后没有发现额外的癌症风险。另外一种抗 CD20 抗体，利妥昔单抗，在 MS 的初步临床试验中进行了验证，尽管缺乏关键试验数据，但在某些情况下可以使用。

那他珠单抗（NTZ）（高效；抗整合素单克隆抗体）　每月静脉给药 300 mg，耐受性良好，少部分患者出现超敏反应（包括过敏反应）或产生中和抗体。应主要关注危及生命的进行性多灶性白质脑病（progressive multifocal leukoencephalophthy，PML）的风险。检测 JC 病毒（JCV）的血清抗体来对风险进行分层，结果阴性的患者风险最小；治疗后每隔 6 个月进行重复检测，因为血清可能会转阴。

芬戈莫德（FGL，FNG）（中等疗效；抑制淋巴细胞的转运）　口服 0.5 mg/d，通常有轻度的化验异常（如肝酶升高或淋巴细胞减少），但可能需要停药。初始治疗时可能发生心脏传导阻滞和心动过缓，建议进行 6 h 的首次剂量观察（包括心电监测）。其他副作用包括：黄斑水肿（较少出现），播散型水痘带状疱疹病毒（VZV）和隐球菌感染。

富马酸二甲酯（DMF）（中等疗效；免疫调节剂）　口服 240 mg/d，每日 2 次。在治疗开始时胃肠道副作用较常见，但继续使用后通常会逐渐消退。其他不良反应包括面色潮红、中性粒细胞和淋巴细胞计数轻度减少以及肝酶升高。在淋巴细胞减少的患者中，要考虑 PML 的风险，应考虑其他替代治疗。

干扰素（IFN）-β（效果适中；免疫调节剂）　IFN-β-1a，30 μg，每周肌内注射 1 次；IFN-β-1a，44 μg，每周皮下注射 3 次。IFN-β-1b，250 μg，隔日皮下注射 1 次；聚乙二醇化 IFN-β-1a，125 μg，每 14 天肌内注射 1 次。副作用包括：实验室指标轻度异常（如肝酶升高或淋巴细胞减少）、肌内注射部位局部反应。此外，一些患者会产生针对 IFN-β 的中和抗体，降低药物的有效性。

醋酸格拉替雷（GA）（中度疗效；免疫调节剂）　每日肌内注射 20 mg 或每周 3 次，每次 40 mg。副作用：注射部位反应、脂肪萎缩；约 15% 的患者在注射后会出现一次或多次短暂的潮红、胸闷、呼吸困难、心悸和焦虑。

不太常用的药物：

西尼莫德（中度疗效；抑制淋巴细胞转运） 维持剂量为每日 1 mg 或 2 mg 口服，逐渐加量至最终剂量。可能的副作用包括实验室异常（如肝酶升高或淋巴细胞减少）、心动过缓、黄斑水肿，此外还可能有致畸作用。西尼莫德是 1-磷酸鞘氨醇（S1P）受体的选择性抑制剂，因此其作用方式类似于芬戈莫德。

特立氟胺（TER）（中度疗效；阻断嘧啶合成） 每日口服 7 mg 或 14 mg。副作用：轻度脱发和胃肠道反应，很少引起中毒性表皮坏死松解症或 Stevens-Johnson 综合征。在育龄妇女中可能有致畸性，是使用本药的主要限制。

阿仑单抗（ALEM）[高效；抗 CD52（泛淋巴细胞）单克隆抗体] 需要关注药物的毒性：①自身免疫性疾病，包括甲状腺炎、格雷夫斯病、血小板减少症；②恶性肿瘤；③严重感染；④输液反应。由于其毒性作用，美国 FDA 规定阿仑单抗仅用于尝试过至少两种其他疾病修饰治疗（DMT）且失败的患者。

启动和改变治疗方案 之前大多数复发型 MS 患者将注射药物（IFN-β 或 GA）作为一线治疗。然而，随着更有效的静脉药物的引入，包括 OCR（无论 JCV 状态如何）和 NTL（在 JCV 阴性患者中）以及口服药物 FGL 和 DMF，这种情况已经开始改变。OCR 可以作为一线药物使用，这得益于高效、输注间隔时间较长以及良好的安全性的组合。NTL 在 JCV 抗体阴性患者中非常有效、耐受性良好且安全性好，因此对于很多病例是一个有吸引力的选择。

轻度的初始病程 对于近期发病、检查正常或损伤最小[扩展伤残状态评分（EDSS）≤ 2.5 或更低]或疾病活动度低的患者，注射剂（IFN-β 或 GA）或口服剂（FGL、DMF）是合理的。即使在受影响最小的患者中，也可以考虑高效疗法，例如 OCR（无论 JCV 状态如何）或 NTL（在 JCV 阴性患者中）。注射剂（IFN-β 和 GA）在安全性方面有着出色的记录，但由于需要频繁注射，以及导致难以忍受的副作用，因此依从性较差。

中、重度初始病程 建议使用 OCR，如果是 JCV 血清阴性的患者，则建议使用 NTZ 或口服药物（FGL 或 DMF）。

无论首选哪种药物，对于持续复发、进行性神经功能损害或者

MRI 存在亚临床持续活动的证据的患者，可能应该改变治疗方法。

此外，应纠正所有 MS 患者的维生素 D 缺乏症，通常通过口服补充维生素 D3，每日 4000 ~ 5000 IU。

■ 急性复发的治疗

- 出现功能障碍的急性复发可以短期静脉输注甲泼尼龙（500 ~ 1000 mg，输注 q A.M. 3 ~ 5 天）治疗，之后序贯口服泼尼松（60 mg q A.M. 4 天，40 mg q A.M. 4 天，20 mg q A.M. 3 天）。这种方案在一定程度上降低了疾病的严重程度并缩短了急性发作的持续时间。

- 血浆置换（7 次置换：40 ~ 60 ml/kg，隔日 1 次，持续 14 天）可能有益于对糖皮质激素无反应的暴发性脱髓鞘发作患者（不仅是 MS）；缺点是成本较高，缺乏疗效的确切证据。

■ 进展性 MS 的治疗

SPMS

MRI 显示有持续复发或活动性疾病的 SPMS 患者应按照 RMS 进行治疗；西尼莫德最近已被专门批准用于该类人群。对无活动性疾病的 SPMS 患者 IFN-β 可能无效。尚未在该人群中研究其他药物。

PPMS

与安慰剂相比，OCR 可将 PPMS 的残疾进展率减少 24%，并且还可以改善炎症和退行性疾病活动引起的临床症状和 MRI 表现。PPMS 的剂量与 RMS 的剂量相同（同上）。

■ 对症治疗

- 痉挛可能通过物理治疗改善，巴氯芬（20 ~ 120 mg/d）、地西泮（2 ~ 40 mg/d）、替扎尼定（8 ~ 32 mg/d）、丹曲林（25 ~ 400 mg/d）和盐酸环苯扎林（10 ~ 60 mg/d）。

- 乏力有时可以通过使用钾通道阻滞剂如 4- 氨基吡啶缓释片（每次 10 mg，每日 2 次）来改善，特别是在下肢无力影响患者行走的情况下。

- 感觉障碍可能对卡马西平（100 ~ 1000 mg/d，分次服用）、苯妥英钠（300 ~ 600 mg/d）、加巴喷丁（300 ~ 3600 mg/d）、普瑞巴林（50 ~ 300 mg/d）或阿米替林（25 ~ 150 mg/d）有反应。

- 膀胱功能障碍的治疗是基于通过尿动力学检测对其病理生理机制进行的研究：膀胱反射亢进通过限制夜间液体和频繁排尿进行治疗；若失败可以尝试抗胆碱能药如奥昔布宁（5～15 mg/d）；膀胱反射减退用胆碱能药物氨甲酰甲胆碱（30～150 mg/d）治疗，膀胱逼尿肌和括约肌协同失调用抗胆碱能药和间歇性导尿治疗。
- 应积极治疗抑郁症。

■ MS 的变异

急性播散性脑脊髓炎（ADEM）

ADEM 是一种暴发性、通常具有破坏性的脱髓鞘疾病，单相病程，可能与先前的免疫接种或感染有关。感染后脑脊髓炎常与麻疹、水痘以及许多其他病毒和肺炎支原体感染相关。播散性神经系统疾病的体征始终存在（如偏瘫或四肢瘫、病理反射、腱反射消失或亢进、感觉缺失和脑干受累），同时可能会出现发热、头痛、脑膜炎、嗜睡甚至昏迷和癫痫发作。脑脊液表现为细胞增多，通常为 200/μl。MRI 可能显示脑和脊髓白质广泛的钆增强病灶。初始治疗是使用大剂量糖皮质激素，无效的患者应用血浆置换或丙种球蛋白可能获益。

第 193 章
视神经脊髓炎

（黄骁 译 孙庆利 审校）

视神经脊髓炎（neuromyelitis optica，NMO；德维克病）是一种侵袭性炎性疾病，其特征是视神经炎（optic neuritis，ON）和脊髓炎的反复发作；NMO 谱系疾病（NMO spectrum disorders，NMOSD）是范围更广的术语，包含具有部分表型的患者，和累及额外的 CNS 结构的患者（表 193-1）。NMO 在女性比男性更常见（＞3∶1），通常在成年期起病，但也可以发生在任何年龄。区分 NMO 和多发性硬化（MS；第 192 章）是非常重要的。在 NMO 中，ON 的发作可以

表 193-1　视神经脊髓炎谱系疾病的诊断标准

伴 AQP4-IgG 的 NMOSD 诊断标准

1. 至少 1 项核心临床特征
2. 用可靠的方法检测 AQP4-IgG 阳性（推荐细胞转染免疫荧光法 CBA 法）
3. 排除其他诊断

不伴 AQP4-IgG 或 AQP4-IgG 未知状态的 NMOSD 诊断标准

1. 至少有 2 项核心临床特征是由一次或多次临床发作引起的，并且满足以下所有条件：
   a. 至少 1 项核心临床特征必须为视神经炎、急性脊髓炎伴 LETM 或极后区综合征
   b. 空间多发性（2 个或 2 个以上不同的核心临床特征）
   c. 满足 MRI 附加条件，如适用
2. 用可靠的方法检测 AQP4-IgG 阴性或未检测
3. 排除其他诊断

核心临床特征

1. 视神经炎
2. 急性脊髓炎
3. 极后区综合征：出现其他原因不能解释的呃逆、恶心或呕吐
4. 急性脑干综合征
5. 症状性发作性睡病或急性间脑临床综合征伴 NMOSD 典型间脑 MRI 病变
6. 症状性大脑综合征伴 NMOSD 典型大脑病变

不伴 AQP4-IgG 或 AQP4-IgG 未知状态的 NMOSD 的 MRI 附加条件

1. 急性视神经炎：需要脑部 MRI 显示（a）正常或仅非特异性白质病变，或（b）视神经 MRI 伴 T2 高信号病变或 T1 加权像钆增强病变延伸超过 1/2 视神经长度或累及视交叉
2. 急性脊髓炎：需要相关的脊髓内 MRI 病变延伸 ≥ 3 个连续节段（LETM）或有脊髓炎病史的患者相应局灶性脊髓萎缩 ≥ 3 个连续节段
3. 极后区综合征需要相关的延髓背侧 / 极后区病变
4. 急性脑干综合征需要室管膜周围脑干病变

缩略词：AQP4，水通道蛋白 4；LETM，长节段横贯性脊髓炎；MRI，磁共振成像；NMOSD，视神经脊髓炎谱系疾病

资料来源：Adapted from Wingerchuk DM et al：International consensus diagnostic criteria for neuromyelitis optica spectrum disorders. Neurology 85：177-189，2015. Used with permission.

累及双侧视神经，并导致严重的视力丧失（MS 中不常见）；脊髓炎可以是严重和横贯性的（在 MS 中很少见），并且通常是纵向长节段延伸的（图 193-1），累及 3 个或更多连续的椎体节段。与 MS 不同的是，NMO 通常不会出现进行性症状。

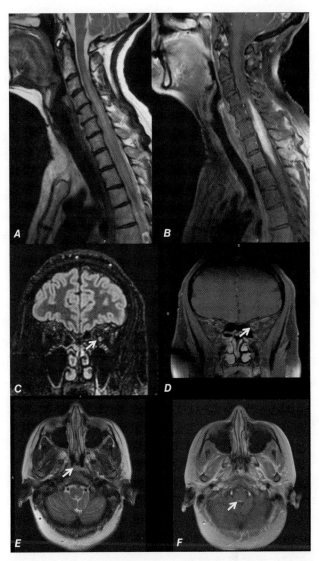

图 193-1 视神经脊髓炎的影像学表现：长节段横贯性脊髓炎、视神经炎和脑干受累。**A.** 矢状位液体衰减反转恢复序列（FLAIR）颈椎 MRI 显示 T2 加权像中高信号区域，长度超过 3 个椎体节段。**B.** 输注钆 -DPTA 后矢状位 T1 加权像颈椎 MRI 显示病变强化。**C.** 冠状位脑 MRI 显示 FLAIR 像左侧视神经内高信号。**D.** 输注钆 -DPTA 后的冠状位 T1 加权像脑 MRI 显示左视神经强化。**E.** 轴位脑 MRI 显示 T2 加权像上在极后区（箭头）内的高信号区域。**F.** 输注钆 -DPTA 后的脑 MRI 轴位 T1 加权像显示极后区点状强化（箭头）

脑部 MRI 可能正常或出现非特异性信号改变区域，或出现与特定综合征相关的病变，例如下丘脑，引起内分泌病；延髓下部，表现为顽固的呃逆或呕吐；大脑半球，产生局灶性症状、脑病或癫痫发作。MRI 上大脑半球的大片病变可能具有"云雾状"外观，且与 MS 病变不同，通常没有破坏性，可完全恢复正常。MRI 上典型的脊髓病变包括肿胀和组织破坏的区域出现局灶性增强，延伸超过三个或更多脊髓节段，且在轴位序列上以脊髓灰质为中心。CSF 检查所见包括比 MS 更显著的细胞数增多，在许多急性病例中伴有中性粒细胞和嗜酸性粒细胞；寡克隆带不常见。

NMO 是一种自身免疫性疾病，与针对水通道蛋白 4（aquaporin-4, AQP4）的高度特异性自身抗体相关，该抗体存在于约 70% 临床诊断为 NMO 的患者的血清中。AQP4 定位于星形胶质细胞的足突。病理学显示炎症、星形胶质细胞丢失、AQP4 免疫组织化学染色阴性、血管壁增厚、脱髓鞘以及抗体和补体沉积。

临床病程

NMO 通常是一种复发性疾病；在不到 10% 的患者中表现为单相病程。AQP4 抗体阴性的个体更可能出现单相病程。未治疗的 NMO 通常会随着时间的推移而致残；在一个患者队列中，1/3 的患者出现颈髓炎而导致呼吸衰竭，发病 8 年后，60% 的患者失明，超过一半的患者出现一个或多个肢体永久性瘫痪。NMO 可发生在任何种族背景的人身上，但亚裔和非洲裔个体更易罹患本病。

高达 40% 的 NMO 患者患有全身性的自身免疫性疾病，如系统性红斑狼疮、干燥综合征、核周抗中性粒细胞胞质抗体（p-ANCA）相关血管炎、重症肌无力、桥本氏甲状腺炎或混合性结缔组织病。在其他情况下，发病可能与 VZV、EBV、HIV 或结核的急性感染有关。极少数病例似乎是副肿瘤性的。

治疗 **视神经脊髓炎**

急性发作通常用大剂量糖皮质激素治疗（如甲泼尼龙 1 g/d，持续 5～10 天，然后给予泼尼松并逐渐减量）。对糖皮质激素无反应的急性发作可经验性应用血浆置换（通常 5～7 次置换，每次置换 1.5 单位血浆体积）。鉴于未经治疗的 NMO 的自然病程预后不良，建议大部分患者使用以下方案之一预防复发：吗替麦考酚酯（1000 mg，每天 2 次）；利妥昔单抗，一种 B 细胞耗竭型抗

CD20 单克隆抗体（2 g 静脉输液，每 6 个月一次）；或糖皮质激素（甲泼尼龙每天 500 mg，静脉输液，连续 5 天；然后每天口服泼尼松 1 mg/kg，持续 2 个月，然后缓慢减量）联合硫唑嘌呤（从第 3 周开始每天 2 mg/kg）。一些在 MS 中已证明有效的疗法似乎对 NMO 无效。B 细胞耗竭型抗 CD19 单克隆抗体（英比利珠单抗）、终末补体抑制剂（依库珠单抗）和白细胞介素 -6 受体阻断抗体（SA-237）的临床试验正在进行中。

■ 与抗 MOG 抗体相关的脱髓鞘

在部分 AQP4 血清阴性 NMO 患者中存在针对髓鞘少突胶质细胞糖蛋白（oligodendrocyte glycoprotein，MOG）的抗体。抗 MOG 抗体血清阳性的患者有双侧同时患上 ON 和脊髓炎的风险。与抗 MOG 抗体相关的 ON 的临床特征是视乳头炎，可以通过眼底镜或眼眶 MRI 观察到。与抗 MOG 抗体相关的 ON 在 MRI 上通常是纵向长节段延伸的，脑部 MRI 可以是正常的，也可以显示白质或灰质结构疏松，信号改变明显，类似于 NMO。脊髓病变可以是纵向长节段或短节段的。与抗 MOG 抗体相关的脱髓鞘有时是单相的，如急性播散性脑脊髓炎（acute disseminated encephalomyelitis，ADEM），但也可能是复发性的。急性发作时用大剂量糖皮质激素治疗，然后泼尼松逐渐减量，有时也应用血浆置换，类似于 NMO。与抗 MOG 抗体相关的脑部病变通常对糖皮质激素的治疗反应迅速，并且可能会完全消退。部分患者在停用泼尼松后会出现疾病复发，并可能依赖糖皮质激素。常用于治疗 NMO 的其他免疫抑制剂证据有限。

第 194 章
急性脑膜炎和脑炎

（张高祺　焦琳　译　杨琼　审校）

神经系统急性感染性疾病包括细菌性脑膜炎、病毒性脑膜炎、脑炎以及局灶性感染（脑脓肿、硬膜下脓肿和感染性血栓性静脉炎）。本章重点为上述疾病的快速鉴别、病原体识别及适当开始抗生素治疗。

临床诊治思路 神经系统急性感染

（图 194-1）首先要确定感染是主要累及蛛网膜下腔（脑膜炎）还是脑组织（病毒感染称为脑炎，细菌、真菌或寄生虫感染称为脑炎或脑脓肿）。颈强直是脑膜受到刺激时的特异性病理征象，表现为颈部被动屈曲时抵抗感。

处理原则：

- 建议在考虑到细菌性脑膜炎可能时立即开始经验性治疗。
- 所有颅脑外伤、免疫功能低下、合并已知的恶性肿瘤或有局灶性神经系统表现（包括视乳头水肿或昏睡/昏迷）的患者都应该在腰椎穿刺前进行颅脑影像学检查。对于怀疑细菌性脑膜炎的患者，应在颅脑影像学检查和腰椎穿刺前开始经验性抗生素治疗。
- 病毒性脑膜炎一般不伴有昏睡/昏迷、痫性发作或局灶性神经功能缺损；有这些症状的患者应该收住院并经验性治疗细菌性和病毒性脑膜脑炎。
- 意识水平及免疫力正常、既往没有应用抗生素治疗并且脑脊液检查符合病毒性脑膜炎（淋巴细胞增高、糖含量正常）的患者通常可在门诊治疗。对于怀疑病毒性脑膜炎的患者，如果在接受治疗 48 h 内无改善，应该立即重新评估，包括进一步检查、复查影像学和实验室化验，通常需要再次进行腰椎穿刺。

急性细菌性脑膜炎

免疫力正常的成年人群中最常见的病原体是肺炎链球菌（"肺炎双球菌"，约 50%）和脑膜炎奈瑟菌（"脑膜炎双球菌"，约 25%）。肺炎链球菌脑膜炎的诱因包括感染（肺炎、中耳炎、鼻窦炎）、无脾畸形、低丙种球蛋白血症、补体缺陷、酒精中毒、糖尿病和伴脑脊液漏的颅脑外伤。孕妇、60 岁以上的老年人、酗酒者和各个年龄段免疫力低下的患者首先需要考虑单核细胞增多性李斯特菌感染。对于合并慢性疾病的患者，革兰氏阴性肠杆菌和 B 型链球菌所致的脑膜炎日益增多。金黄色葡萄球菌和凝固酶阴性的葡萄球菌是神经外科术后，特别是脑积水分流术后感染的主要原因。

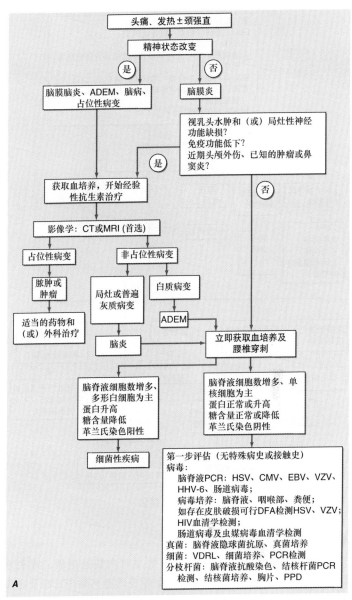

图 194-1 疑似中枢神经系统感染患者的处理流程。ADEM：急性播散性脑脊髓炎；CMV：巨细胞病毒；CT：计算机断层成像；CTFV：科罗拉多蜱热病毒；DFA：直接荧光抗体试验；EBV：Epstein-Barr 病毒；HHV：人类疱疹病毒；HIV：人类免疫缺陷病毒；HSV：单纯疱疹病毒；LCMV：淋巴细胞性脉络丛脑膜炎病毒；MRI：磁共振成像；PCR：聚合酶链反应；PPD：结核病纯化蛋白衍生物皮肤测试；VDRL：梅毒血清检测；VZV：水痘-带状疱疹病毒

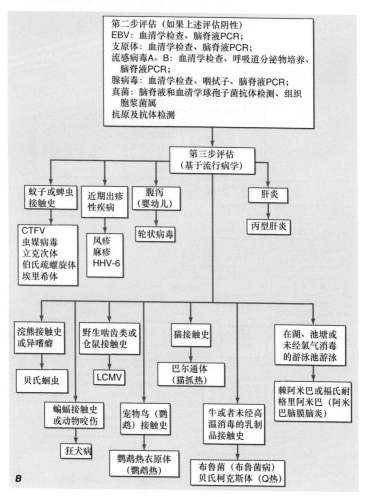

图 194-1（续）

■ 临床表现

多表现为急性暴发性起病、在数小时内快速进展，或表现为数天内逐步恶化的亚急性感染。脑膜炎的经典临床三联征是发热、头痛和颈抵抗（"颈项强直"）。75% 的患者出现精神状态改变，可有嗜睡到昏迷等不同程度表现。恶心、呕吐和畏光也很常见。20% ～ 40% 的患者出现癫痫发作。颅内压升高是造成反应迟钝和昏迷的主要原因。脑膜炎球菌血症的皮疹起初为类似于病毒性皮疹的弥漫性斑丘疹，但很快波及躯干、下肢、黏膜和结膜并形成瘀点，偶可见于手掌和脚掌。

■ 实验室评估

脑脊液特点见表 194-1。超过 80% 的患者脑脊液细菌培养呈阳性，60% 以上的患者脑脊液革兰氏染色提示病原菌存在。一些"脑脊液病原体组"使用特定的细菌引物来检测肺炎链球菌、脑膜炎奈瑟菌、大肠埃希菌、单核细胞增生李斯特菌、流感嗜血杆菌和无乳链球菌（B 族链球菌）的核酸。用于检测脑脊液中肺炎链球菌、脑膜炎奈瑟菌、b 型流感嗜血杆菌、B 族链球菌和大肠杆菌 K1 菌株等细菌抗原的乳胶凝集反应（latex agglutination，LA）试验正在被脑脊液细菌聚合酶链反应（polymerase chain reaction，PCR）法取代。鲎试剂可以快速检测脑脊液中革兰氏阴性细菌的内毒素，有助于革兰氏阴性细菌性脑膜炎的诊断；虽然可能会出现假阳性，但敏感性接近 100%。如果出现瘀斑，建议进行活检。血培养是必需的检测。

■ 鉴别诊断

包括病毒性脑膜脑炎，特别是单纯疱疹病毒（herpes simplex virus，HSV）脑炎（见下）；立克次体病如落基山斑疹热（对皮损进行免疫荧光染色）；局灶性中枢神经系统化脓性感染包括硬膜下脓肿、硬膜外脓肿和脑脓肿（见下）；蛛网膜下腔出血（第 20 章）；脱髓鞘

表 194-1　细菌性脑膜炎脑脊液特点

压力	> 180 mmH$_2$O
白细胞	10 ～ 10 000/μl；中性粒细胞为主
红细胞	无穿刺伤时不存在红细胞
糖	< 2.2 mmol/L（< 40 mg/dl）
脑脊液 / 血清葡萄糖	< 0.4
蛋白	> 0.45 g/L（> 45 mg/dl）
培养	阳性率 > 60%
PCR	阳性率 > 80%
乳胶凝集反应试验	在肺炎链球菌、脑膜炎奈瑟菌、b 型流感嗜血杆菌、大肠埃希菌和 B 族链球菌感染的脑膜炎患者中可能阳性
鲎试剂	革兰氏阴性细菌性脑膜炎患者中阳性

缩略词：PCR，聚合酶链反应

性疾病如急性播散性脑脊髓炎（acute disseminated encephalomyelitis，ADEM，第 192 章）。

治疗　急性细菌性脑膜炎

- 推荐的经验性治疗总结于表 194-2，然后依据脑脊液培养结果调整后续治疗（表 194-3）。
- 一般来说，脑膜炎双球菌的疗程为 7 天，肺炎双球菌的疗程为 14 天，革兰氏阴性脑膜炎的疗程为 21 天，单核细胞增生性李斯特菌的疗程至少为 21 天。
- 地塞米松辅助治疗（10 mg 静脉注射）在首次抗生素使用前 15 ～ 20 min 给药，每 6 h 重复一次，持续 4 天，可改善细菌性脑膜炎的预后，对肺炎双球菌脑膜炎的效果最为显著。地塞米松可能会减少万古霉素渗入脑脊液，因此可能需要更高剂量的万古霉素。
- 脑膜炎双球菌脑膜炎患者的所有密切接触者都应接受利福平预防性治疗［成人 600 mg（1 岁以上儿童为 10 mg/kg）］，每 12 h 1 次、连续 2 天；不建议孕妇使用利福平。成人也可以使用阿奇霉素治疗（单次剂量 500 mg）或一次肌内注射头孢曲松 250 mg。

■ 预后

约 25% 的幸存者出现中度或重度后遗症；不同感染病原体的预后存在差异。常见的后遗症包括智力减退、记忆损害、癫痫、听力丧失、眩晕以及步态障碍。

病毒性脑膜炎

表现为发热、头痛和脑膜刺激征，伴有脑脊液淋巴细胞增多。发热可伴有周身不适、肌痛、食欲减退、恶心和呕吐、腹痛和（或）腹泻。可能会出现轻度的嗜睡或困倦；如果出现更严重的意识改变应考虑包括脑炎在内的其他诊断。

■ 病因学

使用多种诊断技术，包括脑脊液 PCR、培养和血清学，可以在 60% ～ 90% 的病例中发现特定的病毒病因。最重要的病原体是肠道

表 194-2 细菌性脑膜炎和局灶性中枢神经系统感染的经验性抗生素治疗 [a]

人群类型	抗生素
早产儿和小于 1 个月的婴儿	氨苄西林＋头孢噻肟
1～3 个月的婴儿	氨苄西林＋头孢噻肟或头孢曲松
免疫正常人群（＞3 个月的儿童至 55 岁以下成年人）	头孢噻肟、头孢曲松或头孢吡肟＋万古霉素
55 岁以上患者、酗酒或合并其他使人虚弱的疾病的成年患者	氨苄西林＋头孢噻肟、头孢曲松或头孢吡肟＋万古霉素
院内获得性脑膜炎、外伤后或神经外科术后脑膜炎、中性粒细胞减少患者或细胞介导免疫受损患者	氨苄西林＋头孢他啶或美罗培南＋万古霉素

抗生素	每日总剂量和剂量间隔	
	儿童（＞1 月龄）	成人
氨苄西林	300 mg/（kg·d），每 6 h	12 g/d，每 4 h
头孢吡肟	150 mg/（kg·d），每 8 h	6 g/d，每 8 h
头孢噻肟	225～300 mg/（kg·d），每 6 h	12 g/d，每 4 h
头孢曲松	100 mg/（kg·d），每 12 h	4 g/d，每 12 h
头孢他啶	150 mg/（kg·d），每 8 h	6 g/d，每 8 h
庆大霉素	7.5 mg/（kg·d），每 8 h [b]	7.5 mg/（kg·d），每 8 h
美罗培南	120 mg/（kg·d），每 8 h	6 g/d，每 8 h
甲硝唑	30 mg/（kg·d），每 6 h	1500～2000 mg/d，每 6 h
萘夫西林	100～200 mg/（kg·d），每 6 h	9～12 g/d，每 4 h
青霉素 G	400 000 U/（kg·d），每 4 h	20～24 百万 U/d，每 4 h
万古霉素	45～60 mg/（kg·d），每 6 h	45～60 mg/（kg·d），每 6～12 h [b]

[a] 所有抗生素均通过静脉给药；所推荐剂量为基于肾功能和肝功能正常的情况。

[b] 根据血清峰值、谷值水平调整剂量。庆大霉素治疗水平：峰浓度 5～8 μg/ml；谷浓度＜2 μg/ml；万古霉素治疗水平：峰浓度 25～40 μg/ml；谷浓度 5～15 μg/ml

表 194-3　基于病原体的中枢神经系统细菌感染的抗生素治疗[a]

病原体	抗生素
奈瑟菌脑膜炎	
青霉素敏感	青霉素 G 或氨苄西林
青霉素耐药	头孢曲松或头孢噻肟
肺炎链球菌	
青霉素敏感	青霉素 G
青霉素中介	头孢曲松或头孢噻肟或头孢吡肟
青霉素耐药	头孢曲松（或头孢噻肟或头孢吡肟）+ 万古霉素
革兰氏阴性杆菌（除假单胞菌）	头孢曲松或头孢噻肟
铜绿假单胞菌	头孢他啶或美罗培南
葡萄球菌	
甲氧西林敏感	萘夫西林
甲氧西林耐药	万古霉素
单核细胞增生性李斯特菌	氨苄西林 + 庆大霉素
流感嗜血杆菌	头孢曲松或头孢噻肟或头孢吡肟
无乳链球菌	青霉素 G 或氨苄西林
脆弱拟杆菌	甲硝唑
梭形杆菌属	甲硝唑

[a] 剂量见表 194-2

病毒、水痘-带状疱疹病毒、单纯疱疹病毒 2 型、虫媒病毒和人类免疫缺陷病毒（表 194-4）。夏季肠道病毒和虫媒病毒感染的发病率大大增加。

■ 诊断

最重要的检查是脑脊液检测。其典型表现为淋巴细胞增多（25 ~ 500/μl），蛋白含量正常或轻度升高 [0.2 ~ 0.8 g/L（20 ~ 80 mg/dl）]，糖含量正常，颅内压正常或轻度升高（100 ~ 350 mmH$_2$O）。脑脊液革兰氏染色、抗酸染色涂片及墨汁染色均未发现病原体。极少数情况下，在发病 48 h 内多形核白细胞（polymorphonuclear leukocytes，PMN）升高为主，尤其是埃可病毒 9 型、西尼罗河病毒（West Nile virus，WNV）、东方马脑炎病毒或腮腺炎病毒。病毒性脑膜炎的脑脊液细胞总数通常为 25 ~ 500/μl。一般来说，淋巴细胞增

表 194-4　北美地区引起急性脑膜炎的病毒

常见	不常见
肠道病毒（柯萨奇病毒、埃可病毒和人肠道病毒 68～71 型）	单纯疱疹病毒 1 型
	人类疱疹病毒 6 型
水痘-带状疱疹病毒	巨细胞病毒
单纯疱疹病毒 2 型	淋巴细胞性脉络丛脑膜炎病毒
EB 病毒	腮腺炎病毒
虫媒病毒	寨卡病毒
人类免疫缺陷病毒	

多而糖含量降低提示为真菌性、李斯特菌、结核性脑膜炎或其他非感染性疾病（如神经结节病、脑膜癌病）。

　　脑脊液 PCR 针对肠道病毒、单纯疱疹病毒、EB 病毒、水痘-带状疱疹病毒（varicella zoster virus，VZV）、人类疱疹病毒 6 型（human herpes virus 6，HHV-6）和巨细胞病毒，是一种快速、灵敏、特异的首选检查手段。除此之外还可以尝试对脑脊液、身体其他部位和体液（包括血液、咽拭子、粪便和尿液）进行病毒培养，但培养的敏感性通常较差。WNV 的脑脊液 PCR 检测不如 WNV 特异性 CSF-IgM 检测敏感。PCR 对肺炎支原体引起的中枢神经系统感染也有诊断价值。咽拭子的 PCR 有助于诊断肠道病毒和支原体中枢神经系统感染，粪便标本的 PCR 有助于诊断肠道病毒感染。血清学研究对诊断虫媒病毒如 WNV 很重要，然而，对于在普通人群中血清流行率较高的病毒，如单纯疱疹病毒、水痘-带状疱疹病毒、巨细胞病毒和 EB 病毒不太有价值。

■ 鉴别诊断

　　应当与细菌、真菌、结核杆菌、螺旋体和其他原因导致的脑膜炎、脑膜外临近结构的感染、治疗不充分的细菌性脑膜炎、肿瘤性脑膜炎、非感染性炎症性疾病包括神经结节病和白塞病等进行鉴别。

> ## 治疗　病毒性脑膜炎
>
> - 通常采用支持治疗或对症治疗，不需要住院治疗。
> - 老年和免疫力低下的患者应住院，诊断不明确、存在显著意识改变、痫性发作或有局灶性神经系统症状体征的患者也应住院。

- 单纯疱疹病毒、EB 病毒和水痘-带状疱疹病毒引起的严重脑膜炎病例可使用静脉注射阿昔洛韦（5 ～ 10 mg/kg，每 8 h 1 次）治疗，后改口服药物（阿昔洛韦 800 mg，每日 5 次；或泛昔洛韦 500 mg tid；或伐昔洛韦 1000 mg tid）总疗程 7 ～ 14 天；轻度感染的患者，口服抗病毒药物可能是适当的。
- 其他的对症支持治疗可包括止痛和退热治疗。
- 完全康复者预后良好。
- 接种疫苗是预防脑膜炎及其伴随的其他神经系统疾病的有效方法。

病毒性脑炎

为脑实质感染，常伴随脑膜炎（"脑膜脑炎"）。临床表现是病毒性脑膜炎的特征加上脑实质受累的证据，通常包括意识改变，如行为改变和幻觉；癫痫发作；以及局灶性神经系统表现，如失语、偏瘫、不自主运动和脑神经功能受累。

■ 病因学

引起病毒性脑膜炎的病原体也会引起脑炎，但相对频率不同。免疫功能正常的成人散发性脑炎最常见的病因是疱疹病毒（单纯疱疹病毒、水痘-带状疱疹病毒和 EB 病毒）（表 194-5）。如果出现局灶症状和额颞叶中下部受累（幻嗅、嗅觉丧失，行为错乱或记忆受损）时，应考虑 HSV 脑炎。脑炎的流行通常是由虫媒病毒引起的。西尼罗河病毒是美国 2002 年以来多数的虫媒性脑膜炎和脑炎病例的致病因素。西尼罗河病毒突出表现为运动功能受损，包括急性脊髓灰质炎样麻痹。

■ 诊断

脑脊液检查是必不可少的，典型的脑脊液改变与病毒性脑膜炎相似。脑脊液 PCR 检测可快速可靠地诊断 HSV、EBV、CMV、HHV-6 和肠道病毒。在 VZV-CNS 感染中，脑脊液 PCR 和病毒特异性 IgM 检测或鞘内抗体合成均为诊断提供重要的辅助手段。无偏倚快速并行测序技术能够识别脑脊液、脑和其他组织中的感染基因组，对于快速诊断不明病例有巨大的发展前景。CSF 病毒培养一般为阴性。对于血清流行率低的病毒，可以通过记录急性期和恢复期血清

表 194-5　北美地区引起急性脑炎的病毒

常见	少见
疱疹病毒	狂犬病毒
巨细胞病毒 [a]	东部马脑炎病毒
单纯疱疹病毒 1 型 [b]	玻瓦散病毒
单纯疱疹病毒 2 型	巨细胞病毒 [a]
人类疱疹病毒 6 型	科罗拉多蜱热病毒
水痘-带状疱疹病毒	腮腺炎病毒
EB 病毒	
虫媒病毒	
拉克罗斯病毒	
西尼罗河病毒 [c]	
圣路易斯脑炎病毒	
寨卡病毒	
肠道病毒	

[a] 免疫受损的宿主。

[b] 散发性脑炎最常见的病因。

[c] 流行性脑炎最常见的病因

（通常在 2～4 周后获得）或通过证明存在病毒特异性 IgM 抗体来诊断急性病毒感染。脑脊液中西尼罗河病毒 IgM 抗体对西尼罗河脑炎具有诊断价值。

MRI 是神经影像学首选方法，可显示 T2 信号增高的病变区域。HSV 脑炎患者可出现双颞和额叶眶面高信号，但对诊断并无特异性（图 194-2）。脑电图可能为癫痫发作或出现在低振幅慢波背景下短暂突出的周期性棘波，提示 HSV 脑炎。

目前，只有当脑脊液 PCR 检测不能确定病因、MRI 上出现局灶病变，以及使用阿昔洛韦和支持性治疗后病情仍出现进行性恶化时，才进行脑活检。

■ 鉴别诊断

包括感染性和非感染性脑炎两方面：包括血管病；脓肿和积脓；真菌（隐球菌和毛霉菌）、螺旋体（钩端螺旋体）、立克次体、细菌（李斯特菌）、结核菌和支原体感染；肿瘤；中毒性脑病；系统性红斑狼疮；急性播散性脑脊髓炎；以及越来越多的引起副肿瘤性自身免疫性脑炎的抗体（第 79 章）。

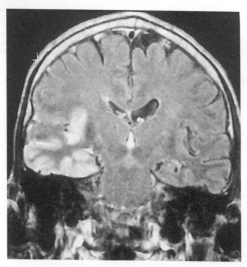

图 194-2　一例单纯疱疹病毒性脑炎患者冠状位磁共振图像。右侧颞叶（图像左侧）高信号区主要局限于灰质。本患者以一侧病变突出。双侧病变更常见，但其病变程度可能很不对称

治疗　病毒性脑炎

- 所有疑似单纯疱疹病毒性脑炎的患者都应在等待确诊的过程中给予静脉注射阿昔洛韦（10 mg/kg，每 8 h 1 次）。

- 经 PCR 确诊为单纯疱疹病毒性脑炎的患者应接受 21 天疗程的治疗。

- 阿昔洛韦治疗对 EBV 和 VZV 引起的严重脑炎也可能有效。目前尚无治疗肠道病毒、腮腺炎病毒或麻疹病毒脑炎的有效方法。

- 静脉注射利巴韦林 [15 ～ 25 mg/（kg·d），分三次给药] 可能对加利福尼亚脑炎病毒引起的严重脑炎有效。

- 巨细胞病毒脑炎可使用更昔洛韦 [每 12 h 静脉注射 5 mg/kg，持续 1 h，然后每天以 5 mg/（kg·d）维持治疗]、膦甲酸（每 8 h 静脉注射 60 mg/kg，持续 1 h，然后每天维持治疗 60 ～ 120 mg/kg）或这两种药物的组合进行治疗；对上述药物治疗无效者，可换用西多福韦（5 mg/kg 静脉注射，每周 1 次，持续 2 周，然后每 2 周注射 2 次或更多次，根据疗效决定；给药前用生理盐水水化和丙磺舒预处理）。

- 对于西尼罗河病毒脑炎没有有效的治疗方法；小部分患者使用干扰素、利巴韦林、西尼罗河病毒特异性反义寡核苷酸、DNA 质粒疫苗、以色列生产的含高滴度抗 WNV 抗体的静脉免疫球蛋白制剂以及针对病毒包膜糖蛋白的人源化单克隆抗体治疗。

■ 预后

存活的病毒性脑炎患者后遗症的发生率和严重程度存在相当大的差异。一项研究系列中，阿昔洛韦治疗单纯疱疹病毒性脑炎患者存活率 81%；神经系统后遗症：轻度或无后遗症者占 46%，中度后遗症者占 12%，重度后遗症者占 42%。

脑脓肿

脑脓肿是脑实质内的局灶性化脓性感染，典型的病灶周围有一层血管化的包膜。术语 cerebritis（脑炎）用来描述无包膜的脑脓肿。诱发因素包括中耳炎和乳突炎、副鼻窦炎、胸部或身体其他部位的化脓性感染、头部创伤、神经外科手术以及牙周感染。许多脑脓肿发生在免疫功能低下的宿主中，而比起细菌感染来说，真菌感染和寄生虫感染包括弓形虫、曲霉菌属、诺卡芽孢菌、念珠菌属和新型隐球菌更为常见。在拉丁美洲，脑脓肿最常见的病因是猪带绦虫（脑囊虫病）。在印度和远东，分枝杆菌感染（结核瘤）仍然是中枢神经系统局灶性占位病变的主要原因。

■ 临床表现

脑脓肿的典型表现为颅内占位病变的逐渐扩大，而不是感染表现。出现头痛、发热和局灶性神经功能缺损的典型三联征的患者不足半数。

■ 诊断

MRI 在显示早期脓肿（脑炎）和颅后窝脓肿方面优于 CT。成熟的脑脓肿在 CT 上表现为病灶的低密度区，周围有环形强化。CT 和 MRI 的显像，特别是对包膜的显像，可能因为使用糖皮质激素的治疗而改变。弥散加权成像（diffusion-weighted imaging，DWI）序列有助于区分脑脓肿和其他局灶性病变（如肿瘤），其中脑脓肿由于弥散受限而表现出信号增高。

微生物学诊断最好通过革兰氏染色和立体定位穿刺针抽取脓肿物质培养来确定。达 10% 的患者血液培养呈阳性。脑脊液分析对诊断和治疗帮助不大，并且腰椎穿刺增加了脑疝的风险。

治疗　脑脓肿

- 最佳治疗包括大剂量抗生素联合神经外科引流手术治疗。
- 免疫功能正常的社区获得性脑脓肿患者的经验性治疗通常包括第三代或第四代头孢菌素（如头孢噻肟、头孢曲松或头孢吡肟）和甲硝唑（抗生素剂量见表 194-2）。
- 对于颅脑贯穿伤或近期接受神经外科手术的患者，应使用头孢他啶以增强对假单胞菌属的覆盖率，使用万古霉素以增强对耐药葡萄球菌的覆盖率。美罗培南加万古霉素也提供了良好的覆盖率。
- 大多数情况下，抽吸和引流至关重要。经验性的抗生素覆盖治疗根据脓肿内容物的革兰氏染色和培养结果来调整。
- 对于神经外科技术无法达到脓肿的患者和小（＜ 2 ～ 3 cm）或无包膜脓肿（脑炎）的患者，仅保留药物治疗。
- 所有患者应接受至少 6 ～ 8 周的静脉抗生素治疗。
- 患者应接受预防性抗抽搐治疗。
- 不常规给予糖皮质激素。
- 应每月或每月 2 次连续进行 MRI 或 CT 扫描，以记录脓肿对治疗的反应情况。

■ 预后

在现代报道的病例系列中，死亡率通常 ＜ 15%。严重后遗症包括癫痫发作、持续性无力、失语，精神症状见于 ≥ 20% 的存活者。

进行性多灶性白质脑病（PML）

■ 临床表现

一种由人多瘤病毒 JC 病毒感染所致的进展性疾病；病理表现为中枢神经系统出现大小不等的多灶脱髓鞘改变，不累及脊髓和视神经，星形胶质细胞和少突胶质细胞有特征性细胞学改变。患者常表现为视觉功能缺损（45%），典型者为同向性偏盲和精神障碍（38%）

（痴呆、意识混乱、人格改变）、无力和共济失调。约 20% 患者出现癫痫发作。几乎所有患者都有潜在的免疫障碍或正在接受免疫抑制治疗。目前确诊的 PML 病例中 80% 以上发生在艾滋病患者中；据估计，多达 5% 的艾滋病患者将患 PML。那他珠单抗等免疫抑制剂也与 PML 有关。

■ 诊断性检查

MRI 显示多灶性不对称的白质病变，位于侧脑室旁、半卵圆中心、枕顶区和小脑。这些病变呈 T2 高信号和 T1 低信号，通常无强化效应（极少见情况下有环形增强），不伴有水肿和占位效应。CT 对 PML 的诊断敏感性较低，常表现为低密度的白质病变，不伴强化。

脑脊液一般正常，也可出现蛋白和（或）IgG 轻度升高。不到 25% 的病例有脑脊液细胞数增多，主要为单核细胞，很少超过 $25/\mu l$。脑脊液 JC 病毒 DNA 的 PCR 已成为重要的诊断手段。结合典型 MRI 病变，JC 病毒 DNA 的 PCR 阳性加上相应的临床表现可诊断 PML。脑脊液 PCR 阴性患者可能需要脑活检来明确诊断，但其敏感性差异很大；细胞免疫组化、原位杂交或组织 PCR 扩增可检测 JC 病毒抗原和核酸。由于 JC 病毒抗原和遗传物质在正常大脑中也可存在，因此只有在伴有特征性病理改变时，发现 JC 病毒抗原或遗传物质才有诊断意义。由于基础血清阳性率较高，血清学研究对诊断无效，但对于考虑使用免疫调节药物（如那他珠单抗）治疗的患者的危险分层非常有用。

治疗　进行性多灶性白质脑病

- 尚无有效的治疗方法。
- 一些与 HIV 相关的 PML 患者采用高活性抗逆转录病毒治疗（highly active antiretroviral therapy，HAART）改善免疫状态后，临床症状明显好转。
- 接受免疫调节抗体治疗的疑似 PML 患者应停止治疗，并通过血浆置换清除循环抗体；中断治疗可能导致短暂的临床和放射学恶化，称为免疫重建炎症综合征（immune reconstitution inflammatory syndrome，IRIS）。

第 195 章
慢性和复发性脑膜炎

（穆巴拉克·伊力哈木　田丹阳　译　杨琼　审校）

　　脑膜（软脑膜、蛛网膜和硬脑膜）的慢性炎症可产生严重的神经功能障碍，如果治疗不成功，可能是致命的。慢性脑膜炎病因多种多样，主要分为以下五类疾病：

- 脑膜感染
- 恶性肿瘤
- 非感染性炎症性疾病
- 化学性脑膜炎
- 脑膜旁感染

■ 临床特征

　　神经系统表现包括：持续性头痛，伴或不伴颈项强直和脑积水；脑神经病变；神经根病变；和（或）认知或人格改变（表 195-1）。

表 195-1　慢性脑膜炎的症状和体征

症状	体征
慢性头痛	± 视乳头水肿
颈部或背部疼痛/僵硬	布鲁津斯基（Brudzinski）征或凯尔尼格（Kernig）征
人格改变	精神状态改变——嗜睡、注意力不集中、定向障碍、记忆丧失、额叶释放体征（抓握、吸吮、口鼻反射）、持续动作
面部无力	第Ⅶ对脑神经周围性瘫
复视	第Ⅲ、Ⅳ、Ⅵ对脑神经麻痹
视力下降	视乳头水肿、视神经萎缩
听力丧失	第Ⅷ对脑神经瘫
手臂或腿部无力	脊髓病或神经根病
手臂或腿部麻木	脊髓病或神经根病
尿潴留/尿失禁	脊髓病或神经根病 额叶功能障碍（脑积水）
笨拙	共济失调

通常临床表现让医生检查脑脊液（cerebrospinal fluid，CSF）发现炎症改变时才做出诊断；有时在神经影像学检查显示脑膜增强时才诊断。

有两种临床形式，第一种为慢性和持续性，第二种为复发性和发作性，即在没有特定治疗的情况下，两次发作之间的脑膜炎症完全消退。第二种的可能病因是单纯疱疹病毒 2 型、肿瘤渗漏引起的化学性脑膜炎、原发性炎症或药物超敏反应。

临床思路　慢性脑膜炎

一旦 CSF 检查证实为慢性脑膜炎，应努力找出病因（表 195-2 和表 195-3）。①进一步 CSF 分析，②潜在全身感染或非感染性炎症的诊断，或③脑膜组织活检。

必须正确分析 CSF；如果存在颅内压（intracranial pressure，ICP）增高的可能性，应在腰椎穿刺前进行脑部影像学检查。在 CSF 再吸收受损引起的交通性脑积水患者中，腰椎穿刺是安全的，并可能会暂时改善患者症状。但如果由于占位病变、脑肿胀或脑室 CSF 流出受阻（阻塞性脑积水）导致 ICP 增高，腰椎穿刺有脑疝的潜在风险。梗阻性脑积水通常需要直接脑室引流 CSF。

脑和脊髓的对比增强 MRI 或 CT 检查可鉴别脑膜强化、脑膜旁感染（包括脑脓肿）、脊髓包绕（恶性肿瘤或炎症和感染）或脑膜或神经根上的结节状沉积（恶性肿瘤或结节病）。影像学检查也有助于在脑膜活检前定位脑膜病变区域。脑血管造影可鉴别动脉炎。

对于残疾、需要长期脑室减压或疾病进展迅速的患者，应考虑脑膜活检。脑膜活检的诊断率可以通过靶向 MRI 或 CT 上使用造影剂增强的区域来提高；在一个系列活检中，最常发现的是结节病（31%）或转移性腺癌（25%）。结核病是美国以外地区许多报告中发现的最常见疾病。

流行病学史在慢性脑膜炎的诊断中具有重要意义，并可为实验室检查的选择提供指导。相关特征包括结核病史或暴露史；近期硬膜外注射导致由喙状突脐菌引起的真菌性脑膜炎的流行，过去曾到真菌感染流行地区旅行（加利福尼亚州的圣华金河谷和西南各州的球孢子菌病，中西部各州的组织胞浆菌病，东南部各州的芽生菌病）；到地中海地区旅行或摄入进口未经巴氏消毒的乳

表 195-2 慢性脑膜炎的感染性病因

常见的细菌性病因

病原学	CSF 表现	主要诊断性检查	危险因素和系统表现
部分治疗的化脓性脑膜炎	单核细胞或混合性单核-多核细胞	CSF 培养和革兰氏染色；CSF 16s rRNA PCR	有急性细菌性脑膜炎和治疗不完全的病史
脑膜旁感染	单核细胞或混合性单核-多核细胞	增强 CT 或 MRI 检查发现脑实质、硬膜下、硬膜外或鼻窦感染	有中耳炎、肺部感染、右向左分流相关的病史；局灶性神经系统体征；颈、背、脑脓肿；耳或鼻窦疼痛
结核分枝杆菌	早期感染单核细胞为主（通常 < 500 WBC/μl）；CSF 葡萄糖降低，蛋白升高	结核菌素皮肤试验可能为阴性；干扰素 γ 释放试验；CSF（或痰液、尿液、胃内容物）的 PCR 和 AFB 培养；CSF 或蛋白质涂检显示分枝杆菌特异性抗酸染色	暴露史；既往结核病史；免疫抑制、抗TNF 治疗或 AIDS 病史；幼儿；发热、脑膜刺激征、盗汗、X 线或肝活检显示粟粒性结核；动脉炎引起的卒中
莱姆病（Bannwarth 综合征）伯氏疏螺旋体	单核细胞；蛋白升高	血清 Lyme 抗体滴度；免疫印迹法确认；梅毒患者可能出现 Lyme 假阳性	蜱叮咬史或暴露史；慢性游走性红斑皮疹；关节炎、神经根病、贝尔麻痹、脑膜脑炎-多发性硬化样综合征
梅毒（二级、三级）梅毒螺旋体	单核细胞；蛋白升高	CSF VDRL；血清 VDRL（或 RPR）；FTA 或 MHA-TP；三期梅毒血清 VDRL 可为阴性	暴露史；HIV 血清阳性的个体感染风险增加；"痴呆"；脑动脉炎引起的脑梗死

表 195-2　慢性脑膜炎的感染性病因 （续表）

病原学	CSF 表现	主要诊断性检查	危险因素和系统表现
少见的细菌性病因			
放线菌	多核细胞	厌氧培养	脑膜旁脓肿或窦道 （口腔或牙齿病灶）；肺炎
诺卡菌	多核细胞；偶见单核细胞；通常葡萄糖降低	分离可能需要数周；抗酸能力弱	可能存在相关的脑脓肿
布鲁菌	单核细胞 （罕见多核）；蛋白质升高；通常葡萄糖降低	CSF 抗体检测；血清抗体检测	摄入未经巴氏消毒的乳制品；接触山羊、绵羊、奶牛；有发热、肌痛、关节痛、椎骨髓炎
Whipple 病 *Whipple 滋养体*	单核细胞	小肠或淋巴结活检；CSF PCR 检测 T. whipplei；脑和脑膜活检 （PAS 染色和 EM 检查）	腹泻、体重减轻、关节痛、发热；痴呆；共济失调、轻瘫、眼肌麻痹、眼咽嚼肌节律
罕见的细菌性病因			
钩端螺旋体病 （如不及时治疗可能持续 3 ～ 4 周）			
真菌性病因			
新型隐球菌 *新生变种和格特变种*	单核细胞；一些 AIDS 患者计数无升高	CSF 的墨汁染色或真菌涂片 （芽殖酵母）计数；血液和尿液培养；CSF 的抗原检测	艾滋病和免疫抑制病史；接触鸽子、腐烂木材；播散性感染导致的皮肤和其他器官受累

表 195-2　慢性脑膜炎的感染性病因（续表）

病原学	CSF 表现	主要诊断性检查	危险因素和系统表现
粗球孢子菌	单核细胞（有时嗜酸性粒细胞为 10%～20%）；通常葡萄糖降低	CSF 和血清中抗体检测，CSF 中抗原检测	有美国西南部的接触史；深色皮肤人种感染风险较高
念珠菌	多核或单核细胞	CSF 的真菌染色和培养	静脉药物滥用；术后；长期静脉治疗；播散性念珠菌病史，近期有硬膜外注射史
荚膜组织胞浆菌	单核细胞；葡萄糖降低	大量 CSF 的真菌染色和培养；CSF、血清和尿液的抗原检测；血清、CSF 的抗体检测	俄亥俄州和密西西比河谷中部的接触史；AIDS；黏膜病变
皮炎芽生菌	单核细胞	CSF 的真菌染色和培养；皮肤、肺部的活检和培养；血清中的抗体检测	美国中西部和东南部的接触史；通常为全身性感染；脓肿、引流窦、溃疡
曲霉菌	单核细胞或多核白细胞	CSF 培养	鼻窦炎；粒细胞减少或免疫抑制病史
申克孢子丝菌	单核细胞	CSF 和血清抗体检测；CSF 培养	创伤性接种；静脉用药史；皮肤溃疡性病变

罕见的真菌性病因

木霉（既往称为枝孢菌属）毛状真菌和其他深壁（暗色）真菌，如弯孢霉、德雷克斯霉、毛霉；以及水源性假阿利什菌；脊髓阻滞后的医源性嗜状突孢菌感染

表 195-2 慢性脑膜炎的感染性病因（续表）

病原学	CSF 表现	主要诊断性检查	危险因素和系统表现
原虫性病因			
刚地弓形虫	单核细胞	活检或在适当情况下对经验性治疗的反应（包括血清中抗体）	通常伴有脑脓肿；常见于 HIV 血清阳性患者
锥虫病 *冈比亚锥虫* *罗得西亚锥虫*	单核细胞；蛋白升高	CSF IgM 升高；CSF 和血涂片中锥虫鉴定	非洲地方病；下疳、淋巴结病；明显的睡眠障碍
罕见的原虫性病因			
棘阿米巴属在免疫功能低下和虚弱的个体中引起肉芽肿性阿米巴脑炎和脑膜脑炎。扁桃口拉菌在免疫功能正常的宿主中引起慢性脑膜脑炎			
蠕虫性病因			
囊虫病（感染猪带绦虫囊肿）	单核细胞；可能有嗜酸性粒细胞；葡萄糖水平可能较低	CSF 中的间接血凝试验；血清中的 ELISA 免疫印迹	通常有基底脑膜多发性囊肿和脑积水；脑囊肿、肌肉钙化
棘颚口线虫	嗜酸性粒细胞、单核细胞	外周血嗜酸性粒细胞增多	有生食鱼类史；常见于泰国和日本；蛛网膜下腔出血；疼痛性神经根病变
广州管圆线虫	嗜酸性粒细胞、单核细胞	CSF 中找到蠕虫	生食贝类史；常见于热带太平洋区域；通常为良性

表195-2　慢性脑膜炎的感染性病因（续表）

病原学	CSF表现	主要诊断性检查	危险因素和系统表现
原颗毛虫（浣熊蛔虫）	嗜酸性粒细胞，单核细胞		意外摄入浣熊粪便中的原圆线虫卵后感染；致死性脑膜脑炎
罕见的蠕虫性病因			
旋毛虫（旋毛虫病）；肝片吸虫（肝吸虫），棘球蚴；血吸虫		血清中的抗体	旋毛虫、旋毛虫病；肝片吸虫（肝吸虫），棘球蚴；血吸虫。前者可使淋巴细胞增多，而后两者可在CSF中产生与囊肿（棘球蚴）或脑或脊髓肉芽肿性病变相关的嗜酸性反应
病毒性病因			
流行性腮腺炎	单核细胞	血清中的抗体	既往无腮腺炎免疫接种史；可能引起脑膜炎；可能持续3～4周
淋巴细胞性脉络丛脑膜炎	单核细胞；可能有低血糖	血清抗体；PCR检测CSF中的LCMV	啮齿类动物或其排泄物的接触史；可能持续3～4周
埃可病毒	单核细胞；可能有低血糖	CSF病毒分离	先天性低丙种球蛋白血症；复发性脑膜炎病史
HIV（急性逆转录病毒综合征）	单核细胞	PCR检测血液和脑脊液中的HIV	HIV危险因素；皮疹、发热、淋巴结病；外周血淋巴细胞减少；综合征可能持续足够长的时间后被认为是"慢性脑膜炎"；或慢性脑膜炎可能在HIV感染的后期（AIDS）发生

表195-2 慢性脑膜炎的感染性病因（续表）

病原学	CSF表现	主要诊断性检查	危险因素和系统表现
人类疱疹病毒	单核细胞	PCR检测HSV、CMV DNA；脑脊液检测HSV、EBV抗体	HSV-2（罕见HSV-1）引起的复发性脑膜炎通常与生殖系统复发相关；EBV与脊髓神经根病相关，CMV与多发性神经根病相关

缩略语：AFB，抗酸杆菌；AIDS，获得性免疫缺陷综合征；CMV，巨细胞病毒；CSF，脑脊液；CT，计算机断层显像；EBV，Epstein-Barr病毒；ELISA，酶联免疫吸附试验；EM，电子显微镜检查；FTA，荧光密螺旋体抗体吸收试验；HIV，人类免疫缺陷病毒；HSV，单纯疱疹病毒；LCMV，淋巴细胞性脉络丛脑膜炎病毒；MHA-TP，微量血凝试验-梅毒螺旋体；MRI，磁共振成像；PAS，过碘酸-雪夫；PCR，聚合酶链反应；RPR，快速血浆反应素试验；VDRL，性病研究实验室检查

表195-3 慢性脑膜炎的非感染性病因

病原学	脑脊液	主要诊断性检查	风险因素和系统表现
恶性肿瘤	单核细胞；蛋白升高；糖降低	大量脑脊液的重复细胞学检查；偏振显微镜检查；克隆性淋巴细胞标志物；脊髓造影或对比增强MRI上观察到神经根或硬脑膜上的沉积物；脑膜活检	转移性乳腺癌、肺癌、胃癌或脑膜癌；黑色素瘤、淋巴瘤、白血病；脑膜胶质瘤病；肉瘤；脑无性细胞瘤
化合物（可能导致复发性脑膜炎）	单核或PMN；蛋白升高；糖降低；"脑膜炎"出现前1周因蛛网膜下腔出血引起黄变	增强CT扫描或MRI；脑血管造影检测动脉瘤。蛛网膜下腔或硬脑膜炎的马尾神经增强和聚集	近期蛛网膜下腔注射史；突发头痛病史；近期听神经瘤或颅咽管瘤切除术；脑或脊柱表皮样囊肿，有时伴有皮样瘘道；垂体卒中

表 195-3　慢性脑膜炎的非感染性原因（续表）

病原学	脑脊液	主要诊断性检查	风险因素和系统表现
原发性炎症			
中枢神经系统结节病	单核细胞；蛋白升高；糖通常降低	血清和 CSF 血管紧张素转化酶水平；神经外受累组织活检或脑内病灶。脑膜活检	脑神经病，尤其是第Ⅶ对脑神经；下丘脑功能障碍，尤其是尿崩症；胸部 X 线检查异常；周围神经病变或肌病
伏格特-小柳-原田综合征（复发性脑膜炎）	单核细胞		复发性脑膜脑炎伴葡萄膜炎，视网膜脱离、脱发，眉毛和睫毛变浅，白内障，青光眼
神经系统孤立性肉芽肿性血管炎	单核细胞；蛋白升高	血管造影；如果局限于小血管，可能需要脑膜活检。血液和活检组织中的 VZV PCR	亚急性痴呆；多发性脑梗死；近期眼部带状疱疹
系统性红斑狼疮	单核细胞或 PMN	抗 DNA 抗体，抗核抗体	脑病；癫痫；卒中；横贯性脊髓病；皮疹；关节炎
贝赫切特综合征（复发性脑膜炎）	单核细胞或 PMN；蛋白升高		口腔和生殖器阿弗他溃疡；虹膜睫状体炎；视网膜出血；皮肤穿刺部位痛性损害
慢性良性淋巴细胞性脑膜炎	单核细胞		2～6 个月内恢复，通过为排除性诊断
Mollaret 脑膜炎（复发性脑膜炎）	最初数小时内有大的内皮细胞和 PMN，随后是单核细胞	PCR 检测疱疹；MRI/CT 排除表皮样瘤或硬膜囊肿	复发性脑膜炎；排除 HSV-2；HSV-1 可引起罕见病例；偶见硬膜囊肿相关病例

表195-3 慢性脑膜炎的非感染性原因（续表）

病原学	脑脊液	主要诊断性检查	风险因素和系统表现
药物超敏反应	PMN；偶见单核细胞或嗜酸性粒细胞	全血细胞计数（嗜酸性粒细胞增多）	暴露于非甾体抗炎药、磺胺类药物、异烟肼、托美丁、环丙沙星、青霉素、卡马西平、拉莫三嗪、静脉注射免疫球蛋白、OKT3抗体、非那吡啶；停药后改善；重复暴露后复发
肉芽肿性多血管炎（韦格纳肉芽肿）	单核细胞	胸部和鼻窦X线检查；尿液分析；血清中的ANCA抗体	相关的鼻窦、肺或肾脏病变；脑神经麻痹、皮肤病变；周围神经病变
新生儿多系统炎症性疾病	单核细胞和PMN	NLRP3基因功能获得突变导致IL-1β升高	复发性发热、荨麻疹、关节痛、感音神经性聋、视神经乳头水肿、颅内压升高
IgG4相关性肥厚性硬脑膜炎	部分病例出现轻度淋巴细胞增多；蛋白正常至轻度升高；葡萄糖正常	血清IgG4水平经常升高；ESR和C反应蛋白；脑膜活检显示漩涡状"星形"纤维化伴淋巴细胞浸润，闭塞性静脉炎和IgG4＋浆细胞	头痛、癫痫、累及脊髓/神经根、蝶鞍斜坡、眶周；前庭和脑干结构的硬脑膜引起的局灶性症状。全身性IgG4相关性疾病可累及许多组织包括胰腺、甲状腺、肺、腹膜后

其他：多发性硬化、干燥综合征和更罕见形式的血管炎（如Cogan综合征）

缩略语：ANCA，抗中性粒细胞胞质抗体；CSF，脑脊液；CT，计算机断层成像；ESR，红细胞沉降率；HSV，单纯疱疹病毒；MRI，磁共振成像；PCR，聚合酶链反应；PMN，多形核细胞；VZV，水痘-带状疱疹病毒制品（布鲁菌）；经过莱姆病流行的林区；接触性传播疾病（梅毒）；免疫功能低下的宿主暴露于鸽子及其粪便（新型隐球菌）；暴露于温哥华岛、南非和澳大利亚的腐烂木材（新型隐球菌格特变种）；进行园艺活动（申克孢子丝菌）；摄入未煮熟的肉类或接触家猫（刚地弓形虫）；居住在泰国或日本（棘颚口线虫）、拉丁美洲（巴西副球孢子菌）或南太平洋（加拿大血管圆线虫）；农村居住和浣熊暴露（原螯虾）；居住在拉丁美洲、菲律宾、撒哈拉以南非洲或东南亚（猪带绦虫/囊尾蚴病）。

在大约1/3的病例中，尽管进行了仔细评价，但仍不能确诊。一些引起慢性脑膜炎的微生物可能需要数周才能通过培养鉴定。如果症状轻微且无进展，那么等待培养完成是合理的。然而，在许多情况下患者会发生进行性神经功能恶化，需要快速治疗。美国的经验性治疗包括抗分枝杆菌药物、治疗真菌感染的两性霉素或治疗非感染性炎症原因（最常见）的糖皮质激素。直接经验性治疗结核病时的淋巴细胞性脑膜炎是很重要的，尤其是伴有脑脊液糖下降、第Ⅵ对脑神经麻痹和其他脑神经麻痹时，因为未经治疗的疾病可能在数周内致死。癌性或淋巴瘤性脑膜炎最初可能很难诊断，但随着时间的推移，诊断会变得越来越清楚。HIV患者慢性脑膜炎的重要病因包括弓形虫感染（通常表现为颅内脓肿）、隐球菌、诺卡菌、念珠菌或其他真菌感染；梅毒和淋巴瘤。

第196章
周围神经病，包括吉兰-巴雷综合征

（张逸璇　陈璐　译　刘小璇　审校）

临床思路　　周围神经病

　　周围神经病（peripheral neuropathy，PN）指任何原因导致的周围神经异常。病变可累及单个神经（单神经病）或多个神经（多发性神经病）；病理表现可为轴索损害或脱髓鞘改变。对疑似神经病变患者进行诊断的临床流程见图196-1。

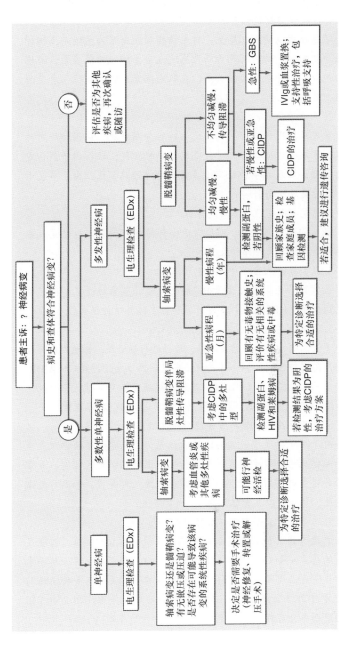

图 196-1　周围神经病诊疗的临床流程。CIDP，慢性炎症性脱髓鞘性多发性神经病；GBS，吉兰－巴雷综合征；HIV，人类免疫缺陷病毒；IVIg，静脉丙种球蛋白

七个首先关注的问题:

1. *涉及哪些症状?*

考虑症状以运动、感觉、自主神经功能受累为主还是上述神经混合受累。如果只有无力而无感觉或自主神经功能受累,考虑运动神经病、神经肌肉接头病,或肌肉病变;肌肉病往往表现为近端、对称性无力。

2. *无力的分布范围是什么?*

多发性周围神经病引起的无力往往分布广泛、周围神经对称受累,远端重于近端;单神经病累及单根神经,往往由于创伤或卡压引起;多发性单神经病(多数性单神经病)往往由于多发卡压、血管炎或浸润引起。

3. *感觉神经受累的本质是什么?*

温度觉消失或烧灼/刺痛提示小纤维神经受累。振动觉或本体感觉消失提示大纤维神经受累。

4. *是否存在上运动神经元受累证据?*

最常见的原因是维生素 B_{12} 缺乏引起的多系统受累,同时需考虑铜缺乏、HIV 感染、重症肝病和肾上腺脊髓神经病。

5. *进展模式如何?*

多数周围神经病为隐袭起病,慢性进行性进展。快速发展提示炎症性周围神经病,如急性炎症性脱髓鞘性多发性神经病(AIDP)或吉兰-巴雷综合征(GBS);亚急性起病提示炎症性、中毒性或营养障碍性病因;慢性周围神经病常年不进展可能提示遗传性。

6. *是否存在遗传性周围神经病的证据?*

对于数年内缓慢进展的远端肢体无力,感觉受累的临床表现较轻而临床检查较重时应考虑遗传性周围神经病变的可能。最常见的是腓骨肌萎缩症(CMT;最常表现为足部异常,如高弓足或平弓足、锤状趾以及脊柱侧弯)。

7. **患者是否合并其他临床情况?**

需要考虑其他疾病(如糖尿病、系统性红斑狼疮);前驱或伴发的感染(如 GBS 发病前的腹泻症状);手术(如胃旁路手术和营养障碍性周围神经病);用药情况(毒物相关的周围神经病);非处方应用维生素(B_6);饮酒,饮食习惯;是否使用义齿(因为固定剂中含有锌,会导致铜缺乏)。

通过这些关键问题,将周围神经病分为感觉、运动、自主神经受累几大模式(表 196-1)。

表 196-1　周围神经受累的模式

模式 1：对称性近端和远端无力伴有感觉丧失

考虑：炎症性脱髓鞘性多发性周围神经病（GBS 和 CIDP）

模式 2：对称性远端感觉丧失伴或不伴远端无力

考虑：隐源性或特发性多发性感觉神经病（CSPN），糖尿病和其他代谢性周围神经病，药物性，毒物性，家族性（HSAN），CMT，淀粉样变性和其他

模式 3：非对称性远端无力伴感觉丧失

伴有多发性周围神经受累

考虑：多灶性 CIDP，血管炎，冷球蛋白血症，淀粉样变性，结节病，感染性（麻风，莱姆，乙肝、丙肝或戊肝，HIV，巨细胞感染），HNPP，肿瘤浸润

伴有单个神经或区域受累

考虑：可能包括上述疾病同时需考虑卡压性单神经病，神经丛病或神经根病变

模式 4：非对称性近端和远端无力合并感觉丧失

考虑：糖尿病导致的多发性神经根病或神经丛病，脑膜癌或淋巴瘤病，结节病，淀粉样变性，遗传性神经丛病（HNPP、HNA），特发性神经病

模式 5：非对称性远端无力不伴感觉丧失

伴有上运动神经元体征

考虑：运动神经元病

不伴有上运动神经元体征

考虑：进行性肌萎缩，青年型单肢肌萎缩（平山病），多灶性运动神经病，多灶性获得性运动轴索病变

模式 6：对称性感觉丧失和远端反射消失伴有上运动神经元体征

考虑：维生素 B_{12}、维生素 E 和铜缺乏合并多系统联合变性伴周围神经变性，慢性肝病，遗传性脑白质营养不良（如肾上腺脊髓神经病），复杂型 HSP（HSP-plus）

模式 7：对称性无力不伴感觉丧失

近端和远端无力

考虑：SMA

远端无力

考虑：遗传性运动神经病（"远端" SMA）或不典型 CMT

模式 8：局灶性中线近端对称性无力

颈伸肌无力

考虑：肌萎缩侧索硬化（ALS）

球部肌肉无力

考虑：ALS/原发侧索硬化（PLS），孤立球部起病型 ALS（IBALS），肯尼迪病（X 连锁，球脊肌 SMA），球部表现的 GBS

膈肌无力（SOB）

考虑：ALS

表 196-1　周围神经受累的模式（续表）

模式 9：非对称性本体感觉丧失不伴无力

考虑感觉神经元病变（神经节病变）的原因：

癌症（副肿瘤性）

干燥综合征

特发性感觉神经元病（可能是 GBS 变异型）

顺铂和其他化疗药物

维生素 B_6 中毒

HIV 相关感觉神经元病

模式 10：自主神经症状和体征

考虑与显著自主神经功能障碍相关的神经病变：

遗传性感觉和自主神经病变

淀粉样变性（家族性和获得性）

糖尿病

特发性自主神经紊乱（可能是 GBS 的变异型）

卟啉病

HIV 相关的自主神经病变

长春新碱和其他化疗药物

缩略词：CIDP，慢性炎症性脱髓鞘性多发性神经病；CMT，腓骨肌萎缩症；GBS，吉兰-巴雷综合征；HIV，人类免疫缺陷病毒；HNA，遗传性神经痛性肌萎缩；HNPP，遗传性压迫易感性神经病；HSAN，遗传性感觉和自主神经病；HSP-plus，遗传性痉挛性截瘫伴神经病；SMA，脊肌萎缩症；SOB，气短

■ 多发性周围神经病

诊断评估

对于远端对称多发性周围神经病实验室筛查包括：全血计数，生化包括血清电解质、肾功能和肝功能检查，快速血糖，糖化血红蛋白，尿液分析，甲状腺功能检查，维生素 B_{12}、叶酸检测，红细胞沉降率（ESR），类风湿因子，抗核抗体（ANA），血清蛋白电泳（SPEP）和免疫电泳或免疫固定，尿液检测本周蛋白。对于糖尿病筛查阴性的痛性感觉性周围神经病患者，需完善糖耐量检查。

进一步评估神经病变的检查包括神经传导检查（NCS）、肌电图（EMG）、腓肠神经活检、肌肉活检、皮肤活检、定量感觉测试。上述检查对不对称、运动受累为主、起病迅速或脱髓鞘性神经病变的患者更有可能提供信息。

电生理诊断

NCS 是通过电刺激运动或感觉神经完成的。脱髓鞘的特点是神经

传导速度（NCV）减慢，复合动作电位波形离散，传导阻滞（肌肉复合动作电位近端相对远端波幅下降）和远端潜伏期延长。与之相对，轴索神经病变表现出复合动作电位的波幅降低，而 NCV 相对保留。针极肌电图记录了肌肉静止和随意收缩时的电活动，最主要的作用是区分肌源性和神经源性损害。肌源性损害的动作电位特点为小波幅、短时限的多相波；相反，神经源性损害表现为肌肉失神经支配，导致运动单位（即一个前角细胞、轴索及其支配的运动终板和肌纤维）数量下降。在长期的失神经过程中，运动单位电位变大和多相电位增多，这是由于存活的运动轴索通过侧支芽生再支配失神经的肌纤维所致。其他失神经 EMG 的特点包括：纤颤电位（单个肌纤维的随机、不受控制的放电）和束颤（运动单位的随机、自发性放电）。

治疗 ▷ 多发性周围神经病

- 治疗潜在的病因，治疗疼痛，对症支持治疗以保护和修复受损组织。
- 特异性治疗包括：糖尿病周围神经病患者严格控制血糖，维生素 B_{12} 缺乏患者维生素替代治疗，GBS 患者静脉丙种球蛋白（IVIg）或血浆置换，血管炎患者免疫抑制治疗。
- 痛性感觉性周围神经病治疗较为困难。疼痛管理通常从三环类抗抑郁药（TCA）、盐酸度洛西汀，利多卡因贴片，或抗惊厥药如加喷丁或普瑞巴林开始（表 196-2）。表面麻醉药物如 EMLA（利多卡因／普鲁卡因）和辣椒素霜也可能有辅助的疗效。
- 物理和专业治疗也很重要。失神经区域的皮肤可出现溃疡，导致伤口愈合不良、组织吸收不良、关节病变，并最终截肢，需要正确护理。

特殊的多发性周围神经病

AIDP 或 GBS 是上行性的，通常表现为脱髓鞘，运动神经受累重于感觉神经的多发性周围神经病，常合并反射减退、瘫痪和脑脊液蛋白-细胞分离。超过 2/3 患者前驱出现急性上呼吸道或消化道感染。无力症状一般在 2 周内达到高峰，EMG 可发现脱髓鞘。多数患者需住院治疗，1/3 患者需要呼吸机辅助呼吸。85% 患者在支持照料下得到了完全或近乎完全的恢复。GBS 的变异型包括：Fisher 综合征（眼肌麻痹，双侧面瘫，共济失调，反射消失，与血清神经节苷酯抗

表 196-2   痛性感觉性周围神经病的治疗

药物	途径	剂量	副作用
一线			
5% 利多卡因贴片	贴敷于痛处	每日最多 3 片	皮肤过敏
三环类抗抑郁药（如阿米替林、去甲替林）	口服	10 ～ 100 mg qhs（临睡前）	认知改变，镇静，眼干口干，尿潴留，便秘
加巴喷丁	口服	300 ～ 1200 mg tid	认知改变，镇静，外周水肿
普瑞巴林	口服	50 ～ 100 mg tid	认知改变，镇静，外周水肿
度洛西汀	口服	30 ～ 60 mg qd	认知改变，镇静，眼干，多汗，恶心，腹泻，便秘
二线			
卡马西平	口服	200 ～ 400 mg q6 ～ 8 h	认知改变，头晕，白细胞减低，肝功能异常
苯妥英	口服	200 ～ 400 mg qhs	认知改变，头晕，肝功能异常
文拉法辛	口服	37.5 ～ 150 mg/d	无力，出汗，恶心，便秘，厌食，呕吐，嗜睡，口干，头晕，紧张，焦虑，震颤，视物模糊，性功能亢进或减低
曲马多	口服	50 mg qid	认知改变，胃肠道不适
三线			
美西律	口服	200 ～ 300 mg tid	心律失常
其他药剂			
EMLA 膏　2.5% 利多卡因　2.5% 普鲁卡因	涂抹	qid	局部红斑
辣椒素 0.025% ～ 0.075% 药膏	涂抹	qid	皮肤灼烧样疼痛

资料来源：Adapted with permission from Amato AA，Russell J（eds）：Neuromuscular Disorders，2nd ed. New York，McGraw-Hill，2016.

体 GQ1b 有关）与急性运动性轴索神经病（病情比脱髓鞘性 GBS 严重，部分患者 GM1 抗体阳性）。

- IVIg（2 g/kg 分 5 天使用）或血浆置换 ［40 ～ 50 ml/（kg·d），使用 4 ～ 5 天］可显著缩短病程。
- 糖皮质激素无效。

*慢性炎症性脱髓鞘性多发性神经病（CIDP）*是缓慢性进行性发展或复发的周围神经病，表现为广泛的反射减弱或消失，四肢无力，CSF 蛋白细胞分离和 EMG 发现脱髓鞘改变。

- 进展迅速或行走困难时需要开始治疗。
- 起始治疗通常为 IVIg；多数患者需要每 4 ～ 6 周进行周期性治疗。
- 其他一线治疗包括血浆置换或糖皮质激素。
- 对于难治性病例可选择免疫抑制剂（甲氨蝶呤、环孢素、环磷酰胺、利妥昔单抗）。

*糖尿病周围神经病*的特征表现为远端对称的感觉运动轴索性多发性周围神经病。通常脱髓鞘和轴索丢失同时存在。其他变异型包括：孤立的第Ⅲ对或第Ⅵ对脑神经麻痹，下肢非对称性近端运动神经病，躯干神经病变，自主神经病，并且卡压性周围神经病（见下文）发生率增加。

*多数性单神经病（MM）*指累及多个单神经的周围神经病。通常由于炎性病变引起。包括系统性（67%）和非系统性（33%）均可导致 MM。建议通过免疫抑制剂治疗潜在疾病（通常是糖皮质激素和环磷酰胺）。治疗前需通过活检诊断血管炎性改变；活检阳性有利于评估长期免疫抑制治疗的必要性，而启动治疗后很难再进行病理证实。

■ 单神经病

临床特点

单神经病通常由于外伤、压迫或卡压导致。感觉和运动症状符合单个神经的分布范围——上肢常见于正中神经或尺神经，下肢常见于腓总神经（腓骨小头）。患者的一些内在因素会导致神经更容易受到卡压，包括关节炎、液体潴留（怀孕）、淀粉样变性、甲状腺功能减退、肿瘤和糖尿病。腕部的正中神经病（腕管综合征）或肘部的尺神经病倾向于保守治疗，其临床特征包括：急性起病，无运动障碍，较少或没有感觉受累（可能存在疼痛或麻木），EMG 无轴索受累的证据。对于保守治疗无效的、卡压部位明确的慢性单神经病可考虑手术治疗。最常见的单神经病总结于表 196-3。

表 196-3　单神经病

	症状	致病因素	查体	电生理检查	鉴别诊断	治疗
腕管综合征	手指麻木、疼痛或感觉异常	手部、睡眠或重复手部活动	拇指、示指、中指感觉缺失；大鱼际肌无力；无法用拇指和示指构成圆圈 Tinel 征，Phalen 动作	通过腕管时感觉和运动传导减慢	C6 神经根病	夹板固定 手术确定性治疗
肘部尺神经卡压（UNE）	手的尺侧麻木或感觉异常	睡眠时肘部屈曲；肘支撑在桌面上	小指和无名指尺侧半感觉缺失；骨间肌和拇收肌无力；爪形手	肘部局灶性神经传导速度减慢	胸廓出口综合征 C8～T1 神经根病	肘垫 避免进一步损伤 保守治疗无效时手术治疗
腕部 UNE	手尺神经分布区麻木或力弱	使用工具时不常见的手部活动或骑自行车时	与 UNE 类似，但手背感觉无异常，选择性手部肌肉受累	手远端运动潜伏期延长	UNE	避免诱发活动
桡神经沟处桡神经病	垂腕	酒醉后卧在肱膊上睡觉——"周六晚上瘫"	垂腕但肘伸不受累（肱三头肌不受累）；拇伸肌和指伸肌瘫痪；桡部腕神经支配肌肉及桡神经分布区感觉缺失	早期——桡神经沟处传导阻滞；晚期——桡神经支配肌肉失神经改变；桡神经感觉神经动作电位（SNAP）下降	后索损伤；三角肌也出现力弱 后骨间神经（PIN）；仅有垂指 C7 神经根病	夹板固定 如果无进一步损伤可自发恢复

表 196-3　单神经病（续表）

	症状	致病因素	查体	电生理检查	鉴别诊断	治疗
胸廓出口综合征	臂内侧、前臂、手和手指麻木，感觉异常	用手指举重物	感觉缺失类似于尺神经损伤，运动缺失类似于正中神经损伤	尺神经反应缺失，正中神经反应下降	UNE	若出现可纠正的损伤需行手术
股神经病	膝盖屈曲，大腿/小腿内侧麻木或刺痛	经腹子宫切除术；截石位；血肿，糖尿病	股四头肌萎缩和力弱；膝腱反射消失；大腿和小腿内侧感觉缺失	股四头肌，髂腰肌，脊旁肌，内收肌肌电图	L2 ～ 4 神经根病 腰丛神经病	通过物理治疗加强股四头肌和髋关节活动的力量 必要时可行手术
闭孔神经病	小腿力弱，大腿麻木	髋关节手术牵拉；骨盆骨折；分娩	髋内收力弱；大腿上内侧感觉缺失	肌电图——仅限于大腿内收肌的失神经改变，股四头肌不受累	L3 ～ 4 神经根病 腰丛神经病	保守治疗 必要时可行手术
感觉异常性股痛	大腿前外侧疼痛或麻木	站立或行走 近期体重增加	裤子口袋部位的感觉缺失	有时出现跨过腹股沟韧带的感觉反应的减慢	L2 神经根病	通常自发缓解
腓骨小头处腓神经卡压	垂足	通常有可识别的急性卡压期；体重下降	足背曲，足外翻无力 小腿前外侧及足背感觉缺失	跨过腓骨小头时神经传导速度减慢 胫前肌，腓骨长肌失神经改变	L5 神经根病	足托 解除外界卡压来源

表196-3　单神经病（续表）

	症状	致病因素	查体	电生理检查	鉴别诊断	治疗
坐骨神经病	连枷足和足部麻木	注射损伤；髋关节骨折或脱位；髋部长时间压迫（昏迷患者）	大腿后群肌、踇肌，足背曲肌力弱；胫骨神经、腓神经分布感觉缺失	NCS——腓肠神经、腓神经、胫神经波幅异常 EMG——坐骨神经分布区肌肉神经改变，臀肌和脊旁肌不受累	L5～S1神经根神经病 常见腓神经病（坐骨神经部分损伤）腰骶丛神经病	对于坐骨神经部分损伤，保守随访观察支架和理疗 需要时行外科手术探查
跗管综合征	脚底疼痛和感觉异常，但脚跟不受累	站立或行走全天后；夜间发生	足底感觉缺失 跗管处Tinel征	足底内侧神经的感觉或运动波幅下降	多发性神经病 畸形，循环差	如果未发现外因，需手术

第 197 章
重症肌无力

（马妍 译 孙阿萍 审校）

重症肌无力是一类导致骨骼肌无力和易疲劳的自身免疫性神经肌肉接头（NMJ）疾病，多与抗乙酰胆碱受体抗体（AchRs）有关。

■ 临床表现

该病可在任何年龄发病，但发病高峰多在 20 ～ 30 岁（女性）和 50 ～ 60 岁（男性）。症状在一天内存在波动性且会因劳累而引起。典型分布包括：脑神经支配肌肉（眼睑肌、眼外肌、面肌无力，说话"鼻音"或口齿不清、吞咽困难）；85% 有肢体肌肉受累（多为近端、不对称性）。患者反射及感觉正常。也可仅局限于眼外肌受累。合并症包括：吸入性肺炎（延髓肌无力）、呼吸衰竭（胸壁肌无力）、由于服用具有 NMJ 阻断作用的药物而加重肌无力（喹诺酮类、大环内酯类、氨基糖苷类、普鲁卡因胺、普萘洛尔、非去极化肌肉松弛剂）。

■ 病理生理学

抗 AChR 抗体会减少 NMJ 处可用的 AChR 数量。突触后皱襞变平或"简化"会导致神经肌肉传递效率低下。在重复或持续的肌肉收缩过程中，每次神经冲动释放的乙酰胆碱（ACh）数量减少（"突触前耗竭"，一种正常现象），加上突触后疾病特异性 AChR 的减少，导致病理性疲劳。75% 患者有胸腺异常（65% 为增生，10% 为胸腺瘤）。同时可能会合并其他自身免疫性疾病：桥本甲状腺炎、Graves 病、类风湿关节炎、系统性红斑狼疮。

■ 鉴别诊断

Lambert-Eaton 综合征（针对突触前运动神经末梢的钙通道自身免疫抗体）：减少 ACh 释放；可能与恶性肿瘤有关。

神经衰弱：无力或疲劳感，无潜在的器质性疾病。

药物性肌无力：青霉胺可引起重症肌无力（MG）；停药数周至数月后症状消失。近年来也与治疗癌症的节点抑制剂有关。

肉毒中毒：毒素抑制突触前 Ach 释放；最常见的形式是经食物传播。

颅内肿物性病变所致复视：支配眼外肌的神经受压或脑干病变影响脑神经核团。

甲状腺功能亢进

进行性眼外肌麻痹：见于罕见的线粒体疾病，可通过肌肉组织活检发现。

■ 实验室检查

- AchR 抗体：抗体水平与疾病严重程度无关；在所有 MG 患者中阳性率为 85%，但在单纯眼肌受累患者中阳性率仅为 50%；抗体阳性具有诊断作用。肌肉特异性激酶（Musk）抗体存在于 40% 的 AchR 抗体阴性的全身性 MG 患者中。

- 滕喜龙试验：一种短效活性抗胆碱酯酶药物——用于寻找快速和短暂的改善肌力方法，现在多用于那些抗体阴性的患者。会发生假阳性（安慰剂反应、运动神经元病）和假阴性情况。如果出现心动过缓等症状，应立即注射阿托品。

- 肌电图：低频（2 ~ 4 Hz）重频电刺激可出现运动诱发电位波幅迅速降低（> 10%）。

- 胸部 CT/MRI：检查有无胸腺瘤。

- 评估甲状腺和其他自身免疫性疾病相关检测（如 ANA）。

- 基线呼吸功能的测量是有用的。

治疗　MG（图 197-1）

- 抗胆碱酯酶药物吡啶斯的明（美司他宁）滴定，以帮助患者进行功能性活动（咀嚼、吞咽、用力）；每日 3 ~ 4 次，通常初始剂量为 30 ~ 60 mg；长效药物对夜间有帮助，但吸收量不恒定，故白天不可靠。如有需要，可用阿托品/苯乙哌啶或洛派丁胺阻断毒蕈碱副作用（腹泻、腹部痉挛、流涎、恶心）。

- 血浆置换或静脉免疫球蛋白（IVIg；每天 400 mg/kg，持续 5 天）为重症患者提供暂时的改善；用于改善手术前状况或肌无力危象（见下文）。

- 胸腺切除术可提高成人患者长期缓解的可能性（约 85% 可改善；其中，约 35% 达到无药缓解）；改善效果通常会延迟几个月甚至几年时间出现；尚不清楚对单纯眼肌受累患者、抗体阴性患者、儿童或年龄 > 55 岁的患者是否获益。

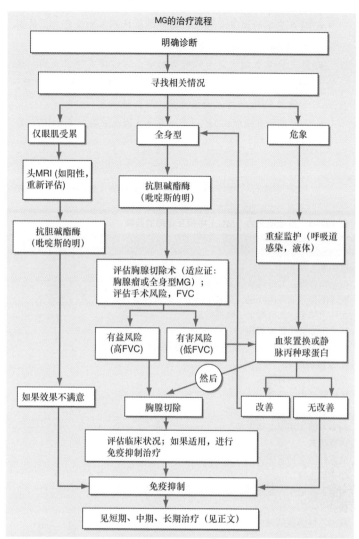

图 197-1 重症肌无力治疗流程。FVC，最大肺活量；MRI，磁共振成像

- 糖皮质激素是慢性免疫抑制治疗的主要手段；开始低剂量泼尼松（15～25 mg/d），每2～3天增加5 mg/d，直到达到显著的临床改善或达到50～60 mg/d剂量。保持高剂量一个月左右，然后减少到隔日的方案。免疫抑制药物（霉酚酸酯、硫唑嘌呤、环孢素、他克莫司，偶尔也可使用环磷酰胺）可减少长期服用泼尼松的剂量。

- 越来越多的证据表明，利妥昔单抗对许多 MG 患者，特别是 Musk 抗体阳性的患者有效。
- 肌无力危象被定义为肌无力加重，通常伴有呼吸衰竭，危及生命；由专业人员在重症监护治疗病房管理至关重要，如使用 IVIg 治疗或血浆置换，可加速恢复。
- 一些药物可能加剧 MG，导致危象，因此应避免（表 197-1）。

表 197-1　重症肌无力（MG）中相互作用的药物

可能加重 MG 药物
抗生素
氨基糖苷类：如链霉素、妥布霉素、卡那霉素
喹诺酮类：如环丙沙星、左氧氟沙星、氧氟沙星、加替沙星
大环内酯类：如红霉素、阿奇霉素
手术用非去极化肌松药
右旋筒箭毒碱（箭毒）、潘库溴铵、维库溴铵、阿曲库铵
β 受体阻滞剂
普萘洛尔、阿替洛尔、美托洛尔
局麻药及相关药物
普鲁卡因，大量普鲁卡因胺
利多卡因（用于心律失常）
肉毒毒素
肉毒杆菌会加重无力
奎宁衍生物
奎宁、奎尼丁、氯喹、甲氟喹
镁
减少乙酰胆碱的释放
青霉胺
可能导致 MG
节点抑制剂
可能导致 MG 和其他自身免疫性神经肌肉疾病（如肌炎、炎性神经病）
MG 中重要相互作用药物
环孢素和他克莫司
有广泛的药物相互作用，可能提高或降低水平
硫唑嘌呤
避免别嘌呤醇——联合用药可能导致骨髓抑制

第 198 章
肌肉疾病

（吴捷颖　黄骁　译　张英爽　审校）

> ## 临床思路　肌肉疾病
>
> 　　肌肉疾病（肌病）表现为间断或持续的对称性肢体近端无力，腱反射和感觉可不受累。当患者出现感觉缺失则考虑为周围神经或中枢神经系统损害，而不是肌病；有时候，脊髓前角细胞、神经肌肉接头或周围神经损害，可出现肌病样的症状。任何引起肌无力的疾病都可伴有疲劳感，即无法维持或保持力量；这应当与虚弱相鉴别，虚弱是指过度劳累或缺乏能量导致的疲惫状态。疲劳感不伴临床或实验室异常，一般不是肌肉疾病。
>
> 　　肌病通常无痛，也可以出现肌肉疼痛（肌痛）。肌痛需要和肌肉痉挛相鉴别，后者是指痛性不自主肌肉收缩，通常是由神经源性损害导致。肌肉挛缩是肌肉收缩后无法放松，与糖酵解过程中能量衰竭有关。肌强直是肌肉持续收缩后肌松弛缓慢的状态。
>
> 　　肌酸激酶（CK）是肌病评估测定中的首选肌酶。神经电生理检查［神经传导测定（NCS）和针极肌电图（EMG）］经常应用于鉴别肌病与神经病、神经肌肉接头疾病。表 198-1 和 198-2 为目前评估肌肉无力的检查。

肌营养不良

　　肌营养不良症是指一组遗传性进展性疾病，每种都具有独特的表型和遗传特征。

■ Duchenne 型肌营养不良（Duchenne's muscular dystrophy，DMD）

　　DMD 为 X- 连锁隐性遗传疾病，致病基因是抗肌萎缩蛋白基因（dystrophin gene），几乎只有男性发病。5 岁始首先出现髋部和肩带肌肉进行性无力；12 岁时，未进行激素治疗的大多数患者无法自行行走。生存期超过 25 岁的患者比较罕见。该病多合并肌腱和肌肉挛

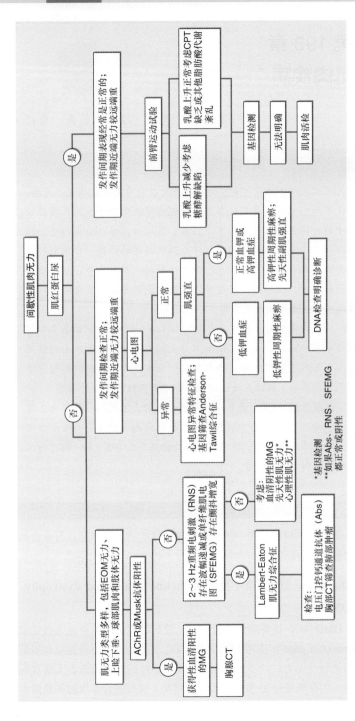

图 198-1 间歇性肌肉无力的诊断评估。AChR，胆碱酯酶受体；CPT，肉碱棕榈酰转移酶；EOM，眼外肌；MG，重症肌无力

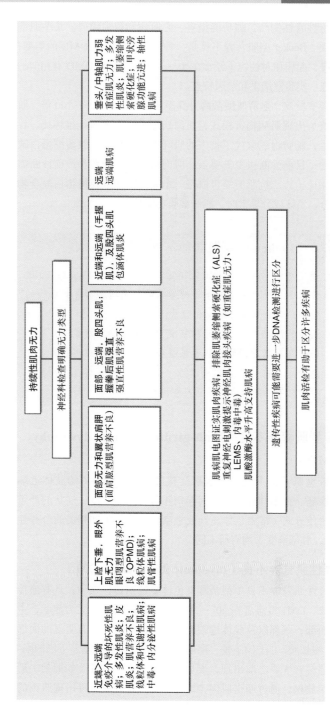

图 198-2 持续性肌肉无力的诊断评估。通过检查可以提示七种肌无力模式的一种。肌无力的模式结合实验室检查可以协助明确诊断。LEMS, Lambert-Eaton 肌无力综合征

缩、进行性脊柱侧凸、肺功能损害、心肌病和智力障碍。某些肌群肥大僵硬。Becker 型肌营养不良是一种严重程度轻于 DMD 的类型，进展较慢，起病相对较晚（经常在 5 ～ 15 岁），但与 DMD 有相似的临床表现、实验室结果和基因特点。

实验室检查　血清肌酸激酶升高至正常水平的 20 ～ 100 倍，肌电图检查可出现肌病损害模式，肌肉病理中可发现肌纤维坏死、吞噬和再生，脂肪组织取代了丧失的肌纤维。外周血抗肌萎缩蛋白缺乏可确诊；目前诊断很少需要依靠肌肉活检。携带者和产前诊断需要完善相应检查。抗肌萎缩蛋白是一个大的肌纤维膜糖蛋白复合物的一部分，当该成分异常时，肌纤维膜功能受损。

> **治疗**　**Duchenne 型肌营养不良**
>
> - 糖皮质激素［泼尼松 0.75 mg/（kg·d）］可延缓 DMD 进展长达 3 年；由于激素治疗带来的体重增加和骨折风险的增加，部分患者无法耐受激素治疗。
> - 最新的证据表明，短寡核苷酸可以跳过突变外显子，从而使得具有功能性的抗肌萎缩蛋白表达，将此应用在特定的患者中具有一定的临床效益。小分子治疗方案也在一些小型研究中进行尝试，并且获得初步成功。

■ 肢带型肌营养不良（limb-girdle muscular dystrophy，LGMD）

肢带型肌营养不良是一组累及骨盆及肩带肌为主的肢体近端无力的疾病。在不同亚型中，其起病年龄、进展速度、症状的严重程度、遗传方式（常染色体显性或常染色体隐性）和相关的合并症（如心脏、肺部病变）均有所不同。

■ 强直性肌营养不良（myotonic dystrophy，DM）

强直性肌营养不良 1 型是常染色体显性遗传性疾病，具有遗传早现现象。DM1 型患者在 20 ～ 30 岁可出现明显的肌无力症状，主要累及面部、颈部以及肢体远端的肌肉，该类患者可有明显的面部表型（"瘦长脸"）：上睑下垂、颞部肌肉萎缩、下唇低垂、下巴凹陷。肌强直通常在 5 岁之前出现，表现为在强有力的收缩（如握拳）后难以快速放松，通过叩击肌肉（如舌肌或大鱼际肌）可出现肌肉的持久性收缩。

其他相关发现可有额部秃头、后囊下白内障、性腺萎缩、呼吸及心脏功能不全、内分泌异常、智力障碍以及嗜睡。其中心脏异常包括完全性心脏传导阻滞，甚至可能危及生命。另外，呼吸功能需要仔细评估，如存在慢性缺氧可能会继发肺源性心脏病（肺心病）。

实验室检查 血清肌酸激酶水平正常或轻度升高，肌电图可见肌强直和肌病的特征性表现，肌肉活检可见典型肌纤维损害模式。强直性肌营养不良 1 型是因染色体 19p13.3 丝氨酸苏氨酸蛋白激酶基因（DMPK）上由 CTG 三核苷酸不稳定的重复扩增所形成的内含子突变所致，应用基因检测有利于疾病早期发现及产前诊断。

治疗 **强直性肌营养不良**

- 美西律可能在缓解肌强直上有所帮助，尽管很少有患者被这个症状所困扰。
- 在合并有晕厥或心脏明显传导阻滞的患者，应考虑安装心脏起搏器或埋藏式心脏复律除颤器。
- 成型足踝矫形器有助于足下垂患者稳定步态，减少摔倒的风险。
- 白天过度嗜睡伴或不伴睡眠呼吸暂停的情况不少见。睡眠分析，无创呼吸支持（双相气道正压通气，BiPAP），莫达非尼治疗可能获益。

■ 面肩肱型肌营养不良（facioscapulohumeral dystrophy，FSHD）

面肩肱型肌营养不良是常染色体显性遗传疾病，在童年或者成年早期起病，呈慢性进行性发展。其肌无力主要累及面部（经常是作为首发症状）、肩带肌和上肢近端肌肉，可出现肱二头肌、肱三头肌的萎缩，以及翼状肩胛。面肌无力表现为患者无法微笑、吹口哨或完全闭合眼睛。下肢无力和足下垂可能会导致患者摔倒，进行性发展至难以自行行走。

实验室检查 血清肌酸激酶水平正常或轻度升高，通常肌源性损害可在 EMG 和肌肉活检中表现。FSHD 1 型与定位于 4p35 的片段缺失相关，使 *DUX4* 基因的毒性表达。基因检测可应用于基因携带者的检出和产前诊断。

治疗 ▶ 面肩肱型肌营养不良

- 足踝矫形器有助于纠正足下垂。
- 肩胛骨稳定手术可改善翼状肩胛，但不能改善其功能。

■ 眼咽型肌营养不良（oculopharyngeal muscular dystrophy，OPMD）

眼咽型肌营养不良通常在 40 ～ 60 岁起病，表现为上睑下垂、眼外肌活动受限、面部和环咽肌无力（出现吞咽困难）。一些患者可特征性地表现为慢性进行性眼外肌麻痹（CPEO）。出现吞咽困难的患者可能会危及生命。很多患者是法裔加拿大人和西班牙裔美国人后代。该类疾病的分子缺陷与肌肉多聚 RNA 结合蛋白变异相关。

炎性肌病

炎性肌病是最常见的获得性骨骼肌疾病，通过治疗可以痊愈。主要有五大类：皮肌炎（DM）、包涵体肌炎（IBM）、多发性肌炎（PM）、免疫介导的坏死性肌病（IMNM）以及抗合成酶综合征（ASS）。此类疾病的患者通常表现为进行性对称性的肌肉无力，不累及眼外肌，但咽喉肌无力出现吞咽困难和颈部肌群无力出现头下垂是常见的症状。在一些晚期患者中可能会出现呼吸肌受累。IBM 以早期累及股四头肌（常导致摔倒）和肢体远端肌肉为主要特征；但其可能存在不对称的发病形式。在 PM 和 DM 患者中，其病情呈进行性发展，可长达数周或数月，而 IBM 则以数年为计。在 DM 患者中的皮肤病变主要包括上眼睑的水肿性蓝紫斑皮疹，以及在面部和上躯干的红色扁平皮疹，或者在指关节处出现红斑（Gottron 征）。DM 与多种肿瘤存在一定的关联。各种炎性肌病的特征总结见表 198-1。

治疗 ▶ 炎性肌病

除了 IBM，对于其他炎性肌病的治疗均有一定的疗效。

- 步骤 1：糖皮质激素［泼尼松，0.75 ～ 1 mg/（kg·d）持续应用 3 ～ 4 周，随后缓慢阶梯递减］。

表 198−1 炎性肌病：临床和实验室特征

疾患	性别	发病年龄	皮疹	无力模式	实验室检查	肌肉活检	细胞浸润	IS治疗反应	常见伴随情况
DM	F > M	儿童和成人	有	近端>远端	CK正常或升高（高达50倍正常上限或更高）；不同MSA（抗MDA5, 抗TIF1, 抗Mi-2, 抗NXP2）	肌束膜和血管周围炎；IFN-1调节蛋白（MHC-1, MxA），毛细血管MAC沉积	CD4$^+$树突细胞, B细胞, 巨噬细胞	好	心肌炎, ILD, 恶性肿瘤, 血管炎, 其他CTD
PM	F > M	成人	无	近端>远端	CK升高（高达50倍正常上限或更高）	肌内膜和血管周围炎症；MHC-1广泛表达	CD8$^+$ T细胞, 巨噬细胞, 浆细胞	好	心肌炎, ILD, 其他CTD
NM	F = M	儿童和成人	无	近端>远端	CK升高（高达100倍正常上限或更高）；抗HMGCR或抗SRP抗体	坏死肌纤维；极少炎症浸润	吞噬过程中的坏死纤维中可见巨噬细胞	好	恶性肿瘤, CTD, HMGCR抗体可由应用他汀类药物引起
ASS	F > M	儿童和成人	有时	近端>远端	CK升高（>10倍正常上限或更高）；抗合成酶抗体	肌束膜周围和血管周围炎；碱性肌酸酐染色显示肌周肌碎裂；肌周肌损伤伴坏死	CD4$^+$树突状细胞, B细胞, 巨噬细胞	好	非侵蚀性关节炎, ILD, 雷诺现象, 技工手和发热

表 198-1　炎性肌病：临床和实验室特征（续表）

疾患	性别	发病年龄	皮疹	无力模式	实验室检查	肌肉活检	细胞浸润	IS 治疗反应	常见伴随情况
IBM	M > F	老年（> 50 岁）	无	近端和远端，指/腕屈肌和伸膝肌易受累	CK 正常或轻度升高（通常 < 10 倍正常上限）；抗 cN-1A 抗体；流式细胞术检测到大颗粒淋巴细胞，CD4/CD8 比值降低，CD8 计数增加	肌内膜和血管周围炎症；MHC-1 广泛表达；镶边空泡；p62、LC3、TDP-43 聚集；电镜：15～18 nm 管状丝；破碎红和 COX 阴性肌纤维	CD8$^+$T 细胞，巨噬细胞，浆细胞，髓样树突细胞，大颗粒淋巴细胞	无或很小	粒状淋巴细胞白血病/淋巴细胞增多症、结节病、干燥综合征（SICCA 或 Sjögren 综合征）

缩略词：ASS，抗合成酶综合征；CK，肌酸激酶；cN-1A，胞质 5′-核苷酸酶 1A；CTD，结缔组织病；COX，细胞色素氧化酶；DM，皮肌炎；F，女；IBM，包涵体肌炎；IFN-1，1 型干扰素；ILD，间质性肺病；IS，免疫抑制；M，男；MAC，膜攻击复合物；MDA5，黑色素瘤分化抗原；MHC-1，主要组织相容性抗原 1；MSA，肌炎特异性抗体；MxA，黏病毒抗性蛋白 A；NXP2，核基质蛋白 2（NCP2）；NM，坏死性肌病；PM，多发性肌炎；TIF1，转录中间因子 1。

资料来源：Adapted with permission from Amato AA，Russell JA（eds）：Neuromuscular Disorders，2nd ed. New York，McGraw-Hill；2016.

- 步骤 2：大约 75% 的患者需要应用额外的免疫抑制剂治疗。通常推荐硫唑嘌呤［至多 3 mg/（kg·d）］，甲氨蝶呤（每周 7.5 mg 起始，逐渐增加至每周 25 mg），或者应用吗替麦考酚酯（至多 2.5 ～ 3 g/d，分两次服用）。
- 步骤 3：静脉免疫球蛋白（共 2 g/kg 分次应用 2 ～ 5 天）。
- 步骤 4：利安昔单抗［在 2 周内分两次静脉应用 750 mg/m²（至多 1 g），后期如需要可每隔 6 ～ 18 个月重复同样的疗程进行治疗］。

肌肉能量代谢障碍疾病

骨骼肌的两个主要能量来源是脂肪酸和葡萄糖。脂肪酸或葡萄糖利用异常，可出现不同的临床症状，症状谱可以是发作性的，伴有疼痛的横纹肌溶解症和肌红蛋白尿，也可以表现为类似肌营养不良症的慢性进行性肌无力。该类疾病通常需要进行肌肉活检酶化学染色诊断。

成年型的酸性麦芽糖酶缺乏症（Pompe 病，Ⅱ 型糖原累积病）常起病于 30 ～ 40 岁，表现为进行性肌无力。呼吸衰竭常作为首发症状；酶替代疗法可能有益于患者。脱支酶缺乏症（Ⅲ 型糖原累积病）表现为缓慢进行性肌无力，可在青春期后进展。糖酵解缺陷，包括肌磷酸化酶缺乏症（McArdle 病，Ⅴ 型糖原累积病）和磷酸果糖激酶缺乏症（Ⅶ 型糖原累积病）等，表现为运动不耐受和肌痛。脂肪酸代谢障碍同样可以出现相似临床症状。在成年人中，最常见的是肉碱棕榈酰转移酶缺乏症。运动诱发的肌痉挛和肌红蛋白尿是最常见的症状；在发作间期肌力正常。目前尚未证明通过饮食方法（尝试频繁进食和低脂肪、高碳水化合物饮食，或替代为富含中链甘油三酯的饮食）能够获益。

线粒体肌病

线粒体肌病主要是由于线粒体 DNA 缺陷所致，临床表现异质性大：肌肉症状可表现为肌无力、眼外肌麻痹、肌痛或肌肉僵硬，也可以不出现肌肉症状；起病年龄可从婴幼儿至成年期；其他相关临床症状包括共济失调、脑病、癫痫、卒中样发作和反复呕吐。线粒体肌病的临床表现通常分成三组：慢性进行性眼外肌麻痹（CPEO）；骨骼肌-中枢神经系统综合征；和类似肌营养不良症的纯肌病综合征。

肌肉活检的特征性发现是"破碎红纤维"，即异常线粒体堆积的肌肉纤维。受累家系通常具有母系遗传模式，因为线粒体基因几乎完全从卵母细胞遗传。

周期性麻痹

离子通道病是一组肌膜兴奋性异常导致的疾病。儿童期或青春期起病。发作通常在休息或睡眠后发生，但可追溯出之前的运动史。此类疾病可能是由于基因异常导致钙离子通道［低钾性周期性麻痹（hypokalemic periodic paralysis，hypoKPP）］、钠离子通道（高钾性周期性麻痹）、氯或钾离子通道异常所致。

- 氯化钾（通常口服）用于治疗 hypoKPP 的发作。预防性用药：乙酰唑胺（125～1000 mg/d，分次给药）或双氯苯那胺通常对 1 型 hypoKPP 有效。
- 甲状腺毒性周期性麻痹（亚洲男性常见）的发作类似于 hypoKPP；治疗潜在的甲状腺疾病可减少发作。

内分泌和代谢性肌病

甲状腺功能异常可导致多种肌肉疾病。甲状腺功能减退与肌肉痉挛、疼痛和僵硬有关，1/3 的患者会出现近端肌肉无力；肌肉牵张反射的松弛期延长，血清 CK 常升高（可达正常值的 10 倍）。

甲状腺功能亢进可产生近端肌肉无力和萎缩；偶尔会累及延髓、呼吸肌甚至食管肌肉，导致吞咽困难、发音困难和误吸。其他与甲状腺功能亢进相关的神经肌肉疾病包括低钾性周期性麻痹、重症肌无力和伴眼球突出的进行性眼肌病（格雷夫斯眼病）。

甲状旁腺、肾上腺、垂体疾病以及糖尿病也会导致肌病。维生素 D 缺乏是导致肌肉无力的罕见原因。

药物诱发的肌病

药物（包括糖皮质激素和降血脂药物）和毒素（如酒精）与肌病相关（表 198-2）。在大多数情况下，肌无力呈对称性，涉及近端肢带肌肉；可有肌痛和痉挛。CK 升高常见。去除有害物质后体征和症状缓解可确诊。

表 198-2 药物诱发的肌病

药物	主要的毒性反应
降血脂药物 　羟甲基戊二酰辅酶 A（HMG- 　CoA）还原酶抑制剂 　纤维酸衍生物 　烟酸（烟酸）	三大类降脂药可引起肌病症状谱：无症状血清肌酸激酶升高，肌痛，运动诱发的疼痛，横纹肌溶解，肌红蛋白尿
糖皮质激素	急性、大剂量糖皮质激素治疗可引起急性四肢瘫痪肌病。大剂量类固醇通常与非去极化神经肌肉阻滞剂联合使用，但单独使用时也可出现无力。慢性类固醇治疗主要导致近端肌无力
非去极化神经肌肉阻滞剂	急性四肢瘫痪性肌病可在联用或不联用糖皮质激素的情况下发生
齐多夫定	线粒体肌病伴破碎红纤维
药物滥用 　酒精 　安非他明 　可卡因 　海洛因 　苯环立啶 　哌替啶	本组中的所有药物均可导致广泛的肌肉破坏、横纹肌溶解和肌红蛋白尿。 局部注射会导致肌肉坏死、皮肤硬结和肢体挛缩
自身免疫性肌病 　他汀类 　节点抑制剂 　D- 青霉胺	他汀类药物的使用可能会导致与 HMG-CoA 还原酶抗体相关的免疫介导的坏死性肌病。节点（Checkpoint）抑制剂可引发肌炎、重症肌无力和免疫介导的神经病。青霉胺也有导致重症肌无力的报道
双嗜阳离子药物 　胺碘酮 　氯喹 　羟氯喹	所有双嗜性药物都有可能导致无痛性近端肌无力，肌肉活检可见坏死和自噬空泡
抗微管药物 　秋水仙碱	这种药物导致无痛性近端肌无力，尤其是在肾衰竭的情况下。肌肉活检可见坏死和自噬空泡的肌纤维

第 199 章
精神障碍

（曲姗　译　王向群　审校）

精神疾病为临床实践中的常见疾病，既可为原发疾病，也可表现为合并症。在美国，精神障碍或物质滥用的患病率约为 30%，但仅有 1/3 患者接受治疗。

情绪、思维和行为障碍可能源于原发性精神疾病，或人格障碍，也可能继发于代谢异常、药物毒性作用、大脑局灶病变、癫痫或神经系统退行性疾病。对于所有新发精神症状的患者，都要评估其是否并存精神活性物质滥用和（或）内科疾病或神经系统疾病。精神障碍的相关药物见第 200 章。

主要精神障碍（轴Ⅰ诊断）

■ 情感障碍（主要情感性精神障碍）

情感障碍以情绪、行为和情感调节功能紊乱为特点，可分为：①抑郁障碍；②双相情感障碍（抑郁和躁狂或轻躁狂发作）和③与内科疾病或酒精及药物滥用相关的抑郁（见第 202 章、第 203 章和第 204 章）。

重度抑郁发作

临床特点　整体人群的时点患病率为 15%，初级医疗机构的门诊患者中约有 6% ～ 8% 符合本病诊断标准。出现下列五条（或以上）症状（至少一条症状符合条目 1 或条目 2），且持续时间达 2 周即可确诊：

1. 情绪低落；
2. 对日常活动丧失兴趣或乐趣；
3. 食欲差、体重减轻；
4. 失眠或嗜睡；
5. 疲劳、精力不足；

6. 心理活动激越或迟滞；

7. 感觉自己没有价值、自责；

8. 难以集中注意力、难以做决定；

9. 反复想到死亡、有自杀观念或举动。

少数重度抑郁可伴随其抑郁情绪出现精神症状（幻觉和妄想）。负性生活事件会诱发抑郁，但遗传因素决定了个体患者对此类事件的敏感性。

重度抑郁可于任何年龄阶段起病，但首次发作通常于青年时期。未经治疗的抑郁发作通常持续数月至 1 年后自发缓解，但是，其中相当数量的患者将处于长期持续抑郁状态，或经治疗后仅获得部分缓解。半数的患者可在首次发作后再次复发。未经治疗或仅部分缓解的患者未来发生情感障碍的风险更高。对于患者个体而言，每次抑郁发作的性质相似。患者普遍具有情感障碍家族史，也预示着其病情易于复发。重度抑郁也可能是双相情感障碍（躁狂抑郁障碍）的首发症状。

自杀 将近 4% ~ 5% 抑郁患者曾有自杀的想法或举动，其中多数在自杀前 1 个月内曾求助于医生。医生在评估患者抑郁程度时，一定要询问患者自杀相关的想法和举动。

内科疾病伴发的抑郁 实际上每类药物均可能诱发或加重抑郁，其中降压药、降胆固醇药和抗心律失常药是诱发抑郁情绪的常见药物。降压药中，β 受体阻滞剂和钙通道阻滞剂也可能导致抑郁情绪，以前者为最。如患者正接受糖皮质激素、抗生素、全身性镇痛药、抗帕金森药物和抗惊厥药物治疗，还需警惕医源性抑郁的可能。

大约 20% ~ 30% 心脏疾病患者合并抑郁障碍。三环类抗抑郁药（TCA）禁忌用于束支传导阻滞患者；对于充血性心力衰竭患者，需警惕 TCA 诱发心动过速。选择性 5- 羟色胺再摄取抑制剂（SSRI）较少引起心电图变化或心脏不良事件，因此，对于伴有 TCA 相关并发症风险的患者，SSRI 可作为一线用药。但是，SSRI 会干扰抗凝药物在肝中代谢，因而增进抗凝效应。

恶性肿瘤患者中，抑郁的患病率为 25%，但是胰腺癌或口咽癌患者的患病率可达 40% ~ 50%。恶性肿瘤的极度恶病质可能被误诊为抑郁症，抗抑郁药可改善恶性肿瘤患者的生活质量和情绪状态。

糖尿病患者是另外一个需要关注的人群，情绪问题的严重程度与血糖水平以及糖尿病并发症的出现相关。单胺氧化酶抑制剂（MAOI）可导致低血糖症和体重增加，TCA 可引起高血糖症和嗜糖。

与 MAOI 类似，SSRI 可降低空腹血糖，但是应用更为方便，还可以改善患者膳食情况以及药物依从性。

抑郁也见于甲状腺功能减退症或甲状腺功能亢进症、神经系统疾病、HIV 感染人群，以及慢性丙型肝炎病毒感染患者。一些病因未明的慢性疾病，如慢性疲劳综合征和纤维肌痛综合征，也与抑郁密切相关。

治疗　重度抑郁

- 具有自杀意念的患者需要由精神科医生治疗，并且可能需要住院。
- 大多数其他单纯单相抑郁患者（不属于周期性情感障碍，如双相情感障碍）可由非精神科医生有效治疗。
- 积极干预和有效治疗可降低复发风险。
- 标准治疗效果不理想的患者应转介至精神科专科医生处。
- 虽然药物联合心理治疗可提高疗效，但是主要治疗仍是抗抑郁药。药物达到治疗剂量后 6～8 周，60%～70% 患者症状得以缓解。
- 抗抑郁药物治疗指南见图 199-1。
- 一旦症状缓解，抗抑郁药仍需持续应用 6～9 个月。由于复发率高，治疗结束后，仍需对患者进行密切观测。
- 出现 2 次及 2 次以上抑郁发作的患者需考虑终身维持治疗。
- 电休克治疗通常用于药物治疗效果不理想的难治性抑郁，或是具有抗抑郁药物禁忌证的患者。
- 经颅磁刺激技术（TMS）适用于治疗难治性抑郁。
- 迷走神经刺激术（VNS）也可以用于治疗难治性抑郁，但其有效性尚有争议。
- 其他针对难治性抑郁的新兴治疗手段包括低强度经颅电刺激（tCS），静脉/经鼻应用氯胺酮，以及对内囊区和扣带回进行深部脑刺激。

双相情感障碍（躁狂抑郁发作）

临床特点　周期性情感障碍，表现为重度抑郁和躁狂或轻躁狂交替发作，人群整体发病率为 1.5%。多数患者首次躁狂发作开始于青春期或青年期，抗抑郁药物治疗可能诱发躁狂发作；既往有过"情

重度抑郁障碍药物治疗流程

判断患者或其一级亲属既往是否对某一药物治疗效果良好,若为肯定,结合第2步评估结果可考虑使用这类药物

评估患者临床特点并选择相应药物;综合考虑其健康状况、药物不良反应、用药便利性、花销费用、患者意愿、药物相互作用风险、自杀倾向及药物治疗依从性

如果使用TCA、安非他酮、文拉法辛、米氮平等药物,新药起始剂量为目标剂量的1/3~1/2;如果使用SSRI,可直接使用可耐受的最大剂量

如果出现药物不良反应,需评估药物耐受性;可考虑暂时减少剂量或选择辅助治疗

如果出现不可耐受的持续性不良反应,1周内缓慢减量并尝试应用新药;换用药物时需考虑可能的药物相互作用

达到目标剂量后6周,评估治疗效果,若治疗效果不理想,在可耐受前提下逐步增加药物剂量

如果达到最大剂量治疗效果仍不理想,可考虑减量并更换新药或者其他辅助治疗;如果使用的是TCA,需监测血药浓度以指导下一步治疗

图 199-1 重度抑郁障碍药物治疗指南。SSRI,选择性 5- 羟色胺再摄取抑制剂;TCA,三环类抗抑郁药

感高涨"病史(躁狂或轻躁狂,表现为高兴 / 欣快或激越 / 冲动)和(或)具有双相情感障碍家族史的重度抑郁患者,不能使用抗抑郁药治疗,应迅速转介至精神科专科医生处。

症状特点为躁狂、情感高涨、自我感觉良好、激越、愤怒、冲动。具体症状包括:①过分健谈;②跳跃性思维和思维奔逸;③自信心膨胀,可演变为妄想;④睡眠需求减少(通常为躁狂发作起始症状);⑤目的性活动增多或精神运动性激越加重;⑥注意力分散;⑦过多冒险性行为(如疯狂采购、轻率性活动)。严重的躁狂发作患者可表现为精神障碍;轻躁狂表现为上述症状的轻度发作,临床中诊断严重不足,譬如混合发作之时,抑郁、躁狂或轻躁狂症状同时

并存。

若不予治疗，躁狂或抑郁发作通常持续数周，最长可达 8 ～ 12 个月。双相情感障碍变异型包括快速和超快速循环型（躁狂和抑郁发作循环周期为数周、数天或数小时）。大多数患者，尤其是女性患者，抗抑郁药物可诱发快速循环发作并导致病情恶化。双相情感障碍具有强烈的遗传倾向，同卵双生同样罹患的比率近乎 80%。

> ## 治疗　双相情感障碍
>
> - 双相情感障碍是严重慢性疾病，需要精神科医生终身监测。
> - 急性躁狂发作患者通常需要住院，以减少环境刺激，保护自己和他人免受其鲁莽行为的伤害。
> - 双相情感障碍反复发作的特点决定了此类患者必须接受维持治疗。
> - 情感稳定剂（锂制剂、丙戊酸盐、第二代抗精神病药物、卡马西平、拉莫三嗪）可有效缓解急性发作症状并预防复发。

■ 精神分裂症和其他精神病

精神分裂症

临床特点　全球范围内人群中发病率为 0.85%，终身患病率约 1% ～ 1.5%，临床特点包括语言、认知、思维、社会活动、情感和意志行为紊乱。多起病于青春期后期，潜伏期内常有轻度社会心理障碍。核心的精神病症状持续时间 ≥ 6 个月，包括阳性症状（如逻辑混乱、妄想、幻觉）和阴性症状（如社会功能障碍、愉快感缺乏、情感表达能力下降、注意力不集中、社会交往减少）。阴性症状约占全部症状的 1/3，且提示远期预后不良，治疗效果不佳。

疾病预后不仅取决于症状的严重程度，同时也取决于抗精神病药物的治疗效果。部分患者可获得完全缓解，不再复发。大约 10% 的精神分裂症患者自杀。伴随物质滥用的行为较为常见。

> ## 治疗　精神分裂急症
>
> - 急性精神病发作，可能对他人和自己构成危险者需住院。
> - 传统抗精神病药物对幻觉、妄想和思维障碍治疗效果良好。

- 新型抗精神病药物，如利培酮、奥氮平、喹硫平、齐拉西酮、阿立哌唑、帕利哌酮、伊潘立酮、阿塞那平、鲁拉西酮和氯氮平，均可用于传统抗精神病药物治疗无效的患者，且对阴性症状和认知症状效果更好。
- 单纯依赖药物治疗并不足够，家庭支持和社会心理干预同样有助于稳定患者病情及改善预后。

■ 焦虑障碍

症状特点为重度持续性焦虑、恐惧或不安，是社区人群最常见的精神障碍，约占门诊患者的 15% ～ 20%。

惊恐障碍

整体人群发生率为 2% ～ 3%，可出现家族聚集性，多起病于青春期后期或青年期。绝大多数患者初始就诊于非精神专科，最常见为由于症状类似心脏病发作或严重呼吸系统疾病而急诊就医。初次就诊时，本病极易漏诊或误诊，大约 3/4 的惊恐障碍患者同时满足重度抑郁诊断标准。

临床特点 症状特点为惊恐发作，表现为突发、不可预知的、强烈恐惧和焦虑，伴有多种躯体化症状。惊恐发作毫无预兆出现，症状一般在 10 min 内达至高峰，随后逐渐自行缓解。诊断标准包括反复惊恐发作，且会担心发作或出现相关行为改变，症状至少持续 1 个月。惊恐发作伴随心悸、出汗、颤抖、呼吸困难、胸痛、头晕，以及对即将到来的厄运和死亡感到恐惧。

如果得不到诊断和治疗，惊恐障碍患者会有明显的病态表现：他们害怕离开家，可能发展成预期性的焦虑、广场恐惧症或其他延伸的恐惧症状，患者可能转向借助酒精或苯二氮䓬类药物进行自我治疗。

惊恐障碍必须与心血管疾病和呼吸系统疾病相鉴别。某些临床情况的表现类似惊恐发作或可使之恶化，包括甲状腺功能亢进症、嗜铬细胞瘤、低血糖症、服用药物（安非他明、可卡因、咖啡因、拟交感神经鼻减充血剂）和撤药反应（酒精、巴比妥酸盐、鸦片、小剂量镇静剂）。

治疗　惊恐障碍

- 抗抑郁药是治疗基石药物。
- SSRI 对大部分惊恐障碍患者治疗有效，且不出现 TCA 相关不良反应。
- 在抗抑郁药物起效之前，可短期应用苯二氮䓬类药物，尽管并没有充分证据提示如此可更快起效。
- 早期心理干预和教育可控制症状，提高药物治疗效果。
- 心理治疗（通过主动放松和调节呼吸中止惊恐发作）具有一定治疗效果。

广泛性焦虑障碍（GAD）

特点为慢性持续性焦虑，人群中总发病率约为 5% ～ 6%。

临床特点　患者表现为持续性、过度和（或）不切实际的焦虑，伴有肌肉紧张、注意力不集中、自主神经活动亢进、感觉"紧张"或坐立不安及失眠。患者会对细小事情表现出过度焦虑，生活规律紊乱；不同于惊恐障碍，患者相对较少出现呼吸短促、心悸、心动过速等表现，但合并抑郁、社交恐惧及物质滥用者较为普遍。

治疗　广泛性焦虑障碍

- 药物治疗联合心理干预疗效最佳；罕有症状完全缓解者。
- 急性重度广泛性焦虑障碍需药物治疗时，起始阶段选用苯二氮䓬类药物，医生须警惕患者对苯二氮䓬类药物的心理和生理依赖。
- 丁螺环酮为非苯二氮䓬类抗焦虑药，对部分患者有效。
- 某些 SSRI 类药物也可有效，用量为治疗重度抑郁的同等剂量。
- 具有 GABA 活性作用的抗惊厥药物（加巴喷丁、奥卡西平、噻加宾、普瑞巴林、双丙戊酸钠）也可有效对抗焦虑。

强迫症（OCD）

一种人群总患病率为 2% ～ 3% 的严重障碍，临床特点是反复出现的强迫思维（持续侵入性思维）和强迫行为（重复动作），日常生活能力受损。患者往往羞于谈论症状，医生必须通过询问具体问题来筛查本病，包括针对其重复思维和重复动作。

临床特点　常见的强迫思维和强迫行为包括担心细菌或污染、重复洗手、重复计数行为，会反复进行某些动作，例如对锁门进行再三核查。

通常在青春期起病（儿童期发病也并不罕见），以男性和长子（女）多见。易于合并其他疾病，如抑郁、其他焦虑障碍、进食障碍、抽动障碍。强迫障碍病程特点为间断性，无法完全缓解，甚至部分患者的心理社会功能逐渐恶化。

治疗　强迫症

- 氯米帕明和SSRI（氟西汀、氟伏沙明、舍曲林）疗效良好，但单纯药物治疗仅对50%～60%患者有效。
- 对多数患者而言，药物治疗结合行为心理干预效果较好。

创伤后应激障碍（PTSD）

见于曾经遭遇严重致命性创伤的人群。如果在事件后不久即起病，称为急性应激障碍；若延迟发病并反复发作，则诊断为PTSD。诱发因素包括既往精神疾病史、外向型性格和高度神经质。

临床特点　常见表现为情绪反应的分离和丧失，可能出现自我感觉剥离。患者会反复通过闯入性思维、噩梦或情境重现重复体验创伤感受，但无法回忆起事件的具体过程。患者常常伴有物质滥用和其他情感和焦虑障碍，对患者造成严重精神折磨，大多数患者需转介至精神科专科医生处接受持续性医疗干预。

治疗　创伤后应激障碍

- SSRI、文拉法辛、奈法唑酮和托吡酯都具有一定的疗效。
- 急性应激期给予氢化可的松、鼻内催产素和阿片类药物（如吗啡）可能会防止PTSD的进展。
- 合并酗酒的情况，纳曲酮辅助治疗可能有效。
- 通常使用小剂量曲唑酮和米氮平来改善夜间失眠。
- 心理治疗策略可协助患者克服回避行为，掌握对创伤复发的恐惧。

恐惧症

临床特点　反复出现对特定事物、活动或环境发生不合常理的恐惧感受，并伴有对恐怖刺激的回避行为。只有当回避行为干扰患者的社会或职业功能时才可做出诊断。人群中患病率大约 10%，常见恐惧症包括密闭空间恐惧症（幽闭恐惧症）、血液恐惧症和飞行恐惧症。社交恐惧症的特点是对人际交往，或需要当众表现的场景感到恐惧，譬如暴露于不熟悉之人中，或被他人进行考核及评价时（如聚会上进行交谈、使用公共卫生间、会见陌生人）。

治疗　恐惧症

- 广场恐惧症的治疗如同惊恐障碍。
- β 受体阻滞剂（如预先 2 h 服用普萘洛尔 20 ～ 40 mg）对"表演焦虑"尤其有效（但对一般社交恐惧效果不良）。
- SSRI 和 MAOI 对社交恐惧症极具疗效。
- 行为心理干预对社交恐惧症和简单恐惧症效果良好。

躯体形式障碍

临床特点　患者具有多种躯体不适主诉，但无法用已知疾病或物质影响来解释，在初级卫生机构中较为常见（患病率 5% ～ 7%）。躯体形式障碍患者常有多种躯体不适主诉，涉及多个器官系统。患者容易冲动并有诸多要求。转换性障碍症状包括主观运动和感觉功能异常；做作性障碍患者主观臆造躯体化病症，自身将从患者角色中获得满足。孟乔森综合征指荒诞性、慢性或严重做作性障碍，患者伪装成多种症状、体征和疾病，最常见慢性腹泻、不明原因发热、肠道出血、血尿、痫性发作和低血糖症。对于诈病患者，伪造疾病症状的动机是获取"附加收益"（如麻醉品、享受残疾优待）。

治疗　躯体形式障碍

- 躯体形式障碍患者往往积极进行各种诊断性检查和外科手术探查以确定自身"真实"罹患疾病，但是其结果必然令人失望。

- 行为矫正治疗效果良好，由于通过医师调整后，患者获得固定性、持续性、规划性医疗支持，其无关于患者症状与痛苦程度。
- 安排简短、支持性、结构化访视，且并非与诊断或治疗需求相关。
- 患者可获益于抗抑郁治疗。
- 精神科医生会诊极为必要。

人格障碍（轴 II 诊断）

其特征为思维、感觉和人际行为呈相对固定模式，对个人造成严重的功能损害或主观痛苦体验。人格障碍患者常被视为"难缠的患者"。

人格障碍的三个主要类别相互重叠；患者通常具有多重特征。

■ A 类人格障碍

个性古怪、反常，持续性疏远他人；偏执型人格障碍表现为对他人普遍不信任和猜疑；分裂型人格障碍表现为人际关系间的孤立、冷淡和漠不关心；而分裂样人格障碍则表现为行为古怪和迷信，伴有奇异思维和异常知觉体验。

■ B 类人格障碍

表现为行为冲动、过度情绪化及情绪不稳定。边缘型人格易于冲动和被操纵，伴随不可预测的强烈情绪波动和不稳定性人际关系，担心自己会被孤立，偶会爆发愤怒。表演型人格障碍患者具有戏剧性性格特点，动作行为充满诱惑和挑逗性，目的在于寻求他人关注。自恋型人格障碍患者往往以自我为中心，自我感觉膨胀并倾向于贬低或看不起他人，而反社会人格障碍患者常利用别人达到自己的目的，且对于自己的剥削和操纵行为毫无歉意。

■ C 类人格障碍

症状特点为长期焦虑和恐惧。依恋型人格障碍的患者害怕分离，试图让别人承担责任，拒绝他人的帮助。强迫型人格障碍患者追求一丝不苟和完美主义，同时又性格顽固、优柔寡断。回避型人格障碍患者对社交接触有恐惧，难以独立承担责任。

第 200 章
精神科药物

（曲姗 译 王向群 审校）

常用于成人的药物主要包括四大类：①抗抑郁药；②抗焦虑药；③抗精神病药；④情感稳定剂。非精神科医生应该熟悉前三大类别中的 1～2 种药物，掌握其适应证、剂量范围、疗效、可能的不良反应以及常见的药物相互作用。

基本使用原则

1. 大多数治疗失败源于药物剂量不足或疗程不够。判断一种药物是否合适，前提是用药足量、疗程充分。抗抑郁药、抗精神病药及情感稳定剂完全发挥效用可能需要数周或数月。

2. 对某种药物效果反应良好，通常预示再次应用将获得同样的疗效。家族史中对于某种药物反应良好，也具有参考意义。

3. 对某种药物无效的患者，改为同类别的其他药物通常有效，应尝试不同作用机制或化学结构的药物。治疗失败、具有精神病症状或需要心境稳定剂的患者均应转诊至精神科专科医生处。

4. 避免多种药物联合；对于标准单药治疗无效的患者应转诊至精神科专科医生处。

5. 老年患者中应注意药代动力学特点，其分布容积较小、肝肾清除率下降、生物半衰期延长，以及中枢神经系统毒性风险更高。老年患者的原则是"低剂量起始，缓慢加量"。

6. 请勿骤然中断治疗，特别是抗抑郁药和抗焦虑药。一般来说，药物应该缓慢减量，过程持续 2～4 周。

7. 每次处方药品均要回顾可能的不良反应，向患者及家属宣教药物不良反应知识和耐心等待药物效应。

抗抑郁药

根据药物对中枢神经系统单胺类神经递质的已知效应进行分类非常实用（表 200-1）。选择性 5- 羟色胺再摄取抑制剂（SSRI）主要影响 5- 羟色胺的神经传递，其作用效应也反映为药物不良反应。三

表 200-1 抗抑郁药

药品	常用日常剂量，mg	不良反应	备注
选择性5-羟色胺再摄取抑制剂（SSRI）			
氟西汀（百优解）	10～80	头痛、恶心和其他胃肠道反应；失眠、神经过敏、性功能障碍；可影响其他药物的血浆药物浓度（舍曲林除外）；静坐不能罕见	每日用药一次，通常早上应用；氟西汀半衰期较长；禁止与MAOI合用
舍曲林（左洛复）	50～200		
帕罗西汀（赛乐特）	20～60		
氟伏沙明（兰释）	100～300		
西酞普兰（喜普妙）	20～60		
艾司西酞普兰（来士普）	10～30		
三环类（TCA）和四环类抗抑郁药			
阿米替林（Elavil）	150～300	抗胆碱能效应（口干、心动过速、便秘、尿潴留、视物模糊）、出汗、震颤、直立性低血压、镇静、传导阻滞、体重增加	每日用药一次，通常睡前服用，大多数TCA血药浓度可被检测；药物超量可致死（致死剂量=2 g）；去甲阿米替林耐受性最好，尤其用于老年人；美国食品和药品监督管理局（FDA）批准用于强迫症
去甲阿米替林（Pamelor）	50～200		
丙咪嗪（妥富脑）	150～300		
去甲丙咪嗪（地昔帕明）	150～300		
多塞平（多塞平）	150～300		
氯米帕明（安拿芬尼）	150～300		
马普替林（路滴美）	25～150		

表 200-1 抗抑郁药（续表）

药品	常用日常剂量，mg	不良反应	备注
血清素和去甲肾上腺素双重再摄取抑制剂（SNRI）和受体阻滞剂			
文拉法辛（恰诺思）	75 ~ 375	恶心、头晕、口干、头痛、血压升高、焦虑和失眠	每日用药 2 次或 3 次（具备缓释剂型），药物相互作用风险低于 SSRI，禁止与 MAOI 合用
去甲文拉法辛（倍思乐）	50 ~ 400	恶心、头晕、失眠	文拉法辛的初级代谢产物，提高剂量并不能增加药物疗效
度洛西汀（欣百达）	40 ~ 60	恶心、头晕、头痛、失眠、便秘	也可用于治疗神经性疼痛和压力性尿失禁
米氮平（瑞美隆）	15 ~ 45	失眠、体重增加；嗜中性粒细胞减少罕见	每日用药一次
维拉佐酮（Viibryd）	40	恶心、腹泻、头痛；使用 CYP3A4 抑制剂/诱导剂时需调整剂量	亦是 5-HT$_{1a}$ 受体部分激动剂
沃替西汀（心达悦）	5 ~ 20	恶心、腹泻、出汗、头痛、镇静或体重增加的发生率低	无特定 p450 效应；5-HT$_{3a}$ 和 5-HT$_7$ 受体拮抗剂，5-HT$_{1b}$ 部分激动剂，5-HT$_{1a}$ 激动剂
左旋米那普仑（Fetzima）	40 ~ 120	恶心、便秘、出汗；血压/脉搏增高罕见	SNRI 中去甲肾上腺素阻断比例最高

表 200-1　抗抑郁药（续表）

药品	常用日常剂量，mg	不良反应	备注
混合效应药物			
丁氨苯丙酮（威博隽）	250～450	神经过敏、潮红、诱发具有相关危险因素的患者癫痫性发作、食欲不振、心动过速、精神病发作	每日 3 次，或选用缓释剂型；性功能方面的不良反应少于 SSRI 和 TCA；对成人注意缺陷障碍也可有效
曲唑酮（美抒玉）	200～600	镇静、口干、心室激惹状态、直立性低血压、阴茎异常勃起罕见	由于其镇静作用，低剂量改善睡眠，且不伴抗胆碱能不良反应
曲唑酮缓释剂（Oleptro）	150～375	日间嗜睡、头晕、恶心	
阿莫沙平（Asendin）	200～600	性功能障碍	超量致死；可能引起锥体外系症状
单胺氧化酶抑制剂（MAOI）			
苯乙肼（Nardil）	45～90	失眠、低血压、水肿、性冷淡、体重增加、神经病变、高血压危象、联合 SSRI 具有毒性反应、麻醉致命	对于症状不典型或难治性抑郁患者可能更为有效
苯环丙胺（Parnate）	20～50		
异唑肼（Marplan）	20～60		体重增加和低血压相较苯乙肼更少
司来吉兰透皮贴（Emsam）	6～12	局部皮肤反应、高血压	使用 6 mg 剂量没有饮食限制

环类抗抑郁药（TCA），主要影响去甲肾上腺素能物质，并且较小程度作用于 5- 羟色胺的神经传导，也有抗胆碱能和抗组胺效应。文拉法辛、去甲文拉法辛、度洛西汀、米氮平、维拉唑酮、沃替西汀和左旋米那普仑兼具影响去甲肾上腺素和 5- 羟色胺的效应。安非他酮是一类新型抗抑郁药，增进去甲肾上腺素效应。曲唑酮和阿莫沙平对 5- 羟色胺受体与其他神经递质系统均具有作用。单胺氧化酶抑制剂（MAOI）抑制单胺氧化酶，其为突触间隙中负责降解单胺类物质的主要酶类。

抗抑郁药对于重度抑郁有效，特别是伴有自主神经系统症状和体征者。尽管 SSRI 被广泛应用，并且在药物过量时安全性方面较 TCA 更令人满意，但是没有确凿证据显示其疗效优于 TCA。抗抑郁药对惊恐障碍、创伤后应激障碍、慢性疼痛综合征和广泛性焦虑障碍也有效。氯米帕明（TCA）和 SSRI 也成功用于治疗强迫性障碍。

所有抗抑郁药均至少需要 2 周的治疗剂量才能观察到临床改善。对于双相情感障碍患者，所有的抗抑郁药均有潜在诱发躁狂发作或快速循环发作的效应。MAOI 禁止与其他抗抑郁药或麻醉药同时处方，因为可能发生致命性反应。突然停用抗抑郁药时，可能出现"戒断综合征"，通常包括莫名的不适感。

抗焦虑药

苯二氮䓬类作用于 γ- 氨基丁酸受体，与酒精和巴比妥类药物交叉耐药。药物的四个临床特征分别是：①镇静效应；②抗焦虑效应；③骨骼肌肉松弛效应；和④抗癫痫效应。各类药物的效用、起效时间、持续作用时间（与半衰期和活性代谢产物存在时间相关）和代谢方式均各有差异（表200-2）。苯二氮䓬类与酒精具有叠加效应，并且与酒精一样，苯二氮䓬类会产生耐受性和生理依赖，如果停药过快，特别是短半衰期药物，会造成严重戒断综合征（震颤、痫性发作、谵妄和自主活动增多）。

丁螺环酮是一类不具有镇静作用的非苯二氮䓬类抗焦虑药，与酒精无交叉耐受性，不诱发耐受或依赖，全面发挥药物效应需要持续应用治疗剂量至少 2 周。

抗精神病药物

抗精神病药物包括第一代（典型）神经阻滞剂，通过阻断多巴

表 200-2 抗焦虑药

药品	口服剂量（mg）	起效时间	半衰期（h）	备注
苯二氮䓬类				
地西泮（安定）	5	快	20～70	具有活性代谢产物；镇静作用强
氟胺安定（氟西泮）	15	快	30～100	具有活性代谢产物；氟胺安定是前体药物；镇静作用强
三唑仑（酣乐欣）	0.25	中等	1.5～5	无活性代谢产物；可引起意识模糊和谵妄，尤其是老年人群
劳拉西泮（安定文）	1	中等	10～20	无活性代谢产物，直接结合肝葡萄糖苷酸；镇静作用强
阿普唑仑（赞安诺）	0.5	中等	12～15	具有活性代谢产物，镇静作用不强，FDA 批准用于治疗惊恐障碍和焦虑抑郁；容易出现前受体依赖性，撤药困难
氯氮䓬（利眠宁）	10	中等	5～30	具有活性代谢产物；镇静作用中等
去甲羟基安定（舒宁）	15	慢	5～15	无活性代谢产物，直接结合肝葡萄糖苷酸；镇静作用弱
羟基安定（Restoril）	15	慢	9～12	具有活性代谢产物；镇静作用中等
氯硝西泮（克诺平）	0.5	慢	18～50	具有活性代谢产物；镇静作用中等，FDA 批准用于治疗惊恐障碍
二钾氯氮䓬（Tranxene）	15	快	40～200	镇静程度低；吸收度不可靠
非苯二氮䓬类				
丁螺环酮（BuSpar）	7.5	2 周	2～3	具有活性代谢产物，每日用药 3 次，通常每日剂量 10～20 mg tid，无镇静作用，酒精无叠加效应，对痴呆和脑损伤患者的激越症状亦有效

胺 D_2 受体；以及第二代（非典型）神经阻滞剂，其作用于多巴胺、5- 羟色胺和其他神经递质系统。一些抗精神病药物可能在治疗起始数小时或数日后起效，但是通常需要 6 周或数月才能完全发挥药物效应。

■ 第一代抗精神病药物

按照高效价、中效价、低效价分类神经阻滞剂非常实用（表 200-3）。高效价神经阻滞剂镇静作用最小，几乎不具有抗胆碱能的不良反应，但是极可能诱发锥体外系不良反应（EPSE）。EPSE 发生于起始治疗后的数小时到数周，包括急性肌张力障碍、静坐不能、帕金森综合征症状。苯海索 2 mg 每日两次，或甲磺酸苯托品 1 ～ 2 mg 每日两次，均可较好地改善锥体外系症状。β 受体阻滞剂可有效缓解静坐不能。低效价神经阻滞剂镇静作用较强，可能会引起直立性低血压，具有抗胆碱能作用，极少诱发 EPSE。

采用传统抗精神病药治疗超过 1 年的患者，其中高达 20% 发生迟发性运动障碍（可能是由于多巴胺受体超敏感性），最常见于脸部和四肢远端，为不自主运动障碍。处理对策包括逐步撤停神经阻滞剂；如有可能更换为新型抗精神病药物；抗胆碱能药物可能加重患者症状。缬苯那嗪是一种消耗突触前多巴胺的囊泡单胺转运体 2（VMAT2）抑制剂，最近获得美国食品和药品监督管理局（FDA）批准用于治疗迟发性运动障碍。

罕见情况下，应用神经阻滞剂的患者发生神经阻滞剂恶性综合征（NMS），其为严重危及生命的并发症，死亡率高达 25%，临床特征包括高热、自主活动增多、肌强直、迟滞和激越，伴有白细胞增加、肌酸磷酸激酶升高和肌红蛋白尿。治疗包括立即停用神经阻滞剂，支持性照护，并使用丹曲洛和溴隐亭。

■ 第二代抗精神病药物

新型抗精神病药物已经成为一线的治疗选择（表 200-3），对于难治性患者有效，通常不会诱发 EPSE 或迟发性运动障碍，对阴性症状和认知功能障碍具有独特疗效。药物主要问题是具有体重增加的不良反应（氯氮平和奥氮平最为突出，可诱发糖尿病）。CATIE 研究中，大规模调查了抗精神病药物在真实世界中的情况，提示治疗超过 18 个月后所有药物的停药比例均较高。奥氮平比其他药物更为有效，但由于不良反应中断药物比率较高。

表 200-3　抗精神病药物

药品	日常剂量（mg）	不良反应	镇静作用	备注
第一代抗精神病药物				
低效价				
氯丙嗪（Thorazine）	100～1000	抗胆碱能作用，直立性低血压，光敏感性增高，胆汁淤积，QT间期延长	+++	EPSE不突出，抗胆碱能作用可能造成老年患者发生谵妄
甲硫哒嗪（Mellaril）	100～600			
中效价				
三氟拉嗪（Stelazine）	2～50	抗胆碱能不良反应较少	++	大多数患者耐受性较好
奋乃静（Trilafon）	4～64	相较高效价药物EPSE少	++	
洛沙平（Loxitane）	30～100	常见EPSE	++	
吗啉酮（Moban）	30～100	常见EPSE	0	轻微体重增加
高效价				
氟哌啶醇（Haldol）	5～20	无抗胆碱能不良反应，EPSE较为突出	0/+	通常给予处方的剂量较高；氟哌啶醇和氟奋乃静具有长效注射剂型
氟奋乃静（Prolixin）	1～20	常见EPSE	0/+	
氨砜噻吨（Navane）	2～50	常见EPSE	0/+	

表 200-3　抗精神病药物（续表）

药品	日常剂量（mg）	不良反应	镇静作用	备注
第二代抗精神病药物				
氯氮平（Clozaril）	150～600	粒细胞缺乏症（1%）、体重增加、癫痫发作、流涎、高热	++	开始治疗后前 6 个月每周监测 WBC 计数，随后如果稳定，每 2 周监测一次
利培酮（维思通）	2～8	直立性低血压	+	药物剂量需要缓慢滴定，EPSE 见于高剂量＞6 mg/d
奥氮平（再普乐）	10～30	体重增加	++	轻度增高催乳素
喹硫平（思瑞康）	350～800	镇静、体重增加、焦虑	+++	每日给药 2 次
齐拉西酮（卓乐定）	120～200	直立性低血压	+/++	轻度体重增加，QT 间期延长
阿立哌唑（安律凡）	10～30	恶心、焦虑、失眠	0/+	混合激动剂/拮抗剂，具备缓释制剂
帕利哌酮（芮达）	3～12	烦躁不安、EPSE、催乳素增高、头痛	+	利培酮的活性代谢产物
伊潘利酮（Fanapt）	12～24	头晕、低血压	0/+	需要滴定药物剂量，具备长效制剂
阿塞那平（Saphris）	10～20	头晕、EPSE、体重轻度增加	++	舌下含服，每日给药 2 次
鲁拉西酮（Latuda）	40～80	恶心、EPSE	++	CYP3A4 酶介导
依匹哌唑（Rexulti）	1～4	焦虑、头晕、疲乏	++	CYP3A4 和 2D6 的相互作用
匹莫范色林（Nuplazid）	34	水肿、意识模糊、镇静	++	获批用于帕金森病精神障碍
卡利拉嗪（Vraylar）	1.5～6	EPSE、呕吐	++	D_3 受体亲和力更高

缩略词：EPSE，锥体外系不良反应；WBC，白细胞

心境稳定剂

四种常用的心境稳定剂：锂制剂、丙戊酸、卡马西平／奥卡西平、拉莫三嗪（表 200-4）。锂制剂是金标准，相关研究最为深入，和卡马西平和丙戊酸盐一起用于治疗急性躁狂发作，1～2 周达到药效高峰。用于预防，情感稳定剂可减少周期性情绪障碍中躁狂和抑郁发作的频率和严重程度。对于难治性双相情感障碍，联合应用不同心境稳定剂或许有效。

表 200-4　心境稳定剂的临床药理学

药品和剂量	不良反应和其他作用
锂制剂	**常见不良反应**
起始剂量：300 mg bid 或 tid 有效血药浓度： 0.8～1.2 meq/L	恶心／厌食／腹泻、良性震颤、口渴、多尿、疲乏、体重增加、痤疮、毛囊炎、嗜中性粒细胞增多、甲状腺功能减退症
	噻嗪类利尿剂、四环素类药物和非甾体抗炎药可提高血药浓度
	支气管扩张剂、维拉帕米、碳酸酐酶抑制剂可降低血药浓度
	罕见不良反应：神经毒性、肾毒性、高钙血症和心电图改变
丙戊酸盐	**常见不良反应**
起始剂量：250 mg tid	恶心／厌食、体重增加，镇静、震颤、皮疹、脱发
有效血药浓度： 50～125 μg/ml	抑制其他药物的肝代谢
	罕见不良反应：胰腺炎、肝毒性、Stevens-Johnson 综合征
卡马西平／奥卡西平	**常见不良反应**
起始剂量： 卡马西平 200 mg bid 奥卡西平 150 mg bid	恶心／厌食、镇静作用、皮疹、头晕／共济失调 卡马西平诱导多种药物肝代谢增快，奥卡西平则没有此类作用
有效血药浓度： 卡马西平 4～12 μg/ml	罕见不良反应：低钠血症、粒细胞缺乏症、Stevens-Johnson 综合征
拉莫三嗪	**常见不良反应**
起始剂量 25 mg/d	皮疹、头晕、头痛、震颤、镇静、恶心 罕见不良反应：Stevens-Johnson 综合征

第 201 章
进食障碍

（曲姗　译　王向群　审校）

■ 定义和流行病学

　　喂食及进食障碍为一组疾病，其特征为进食或相关行为持续性紊乱，严重损害个体身体健康或心理社会功能。神经性厌食症表现为限制热量摄入，以至于体重显著偏离年龄、性别、健康和发育状态，伴有对体重增加的恐惧和与此相关的体象障碍。神经性贪食症的特征是反复发作暴饮暴食，随后出现异常代偿行为，如自我诱吐、滥用导泻剂或过度运动，体重在正常范围内或以上。暴食障碍与神经性贪食症类似，但是缺乏补偿行为表现。

　　神经性厌食症和神经性贪食症主要发生在既往体健，过分关心体形和体重的年轻女性。暴食和抵消行为在上述两种疾病中均可出现，两者之间的鉴别点关键在于体重。女性群体中，神经性厌食症的终身患病率高达 4%，神经性贪食症则将近 2%。神经性厌食症及神经性贪食症的男女患病比例均为 1∶10。神经性厌食症典型的起病时间为青春期中期，神经性贪食症则在成年早期。两者均可更晚发病，但是较少晚于 40 岁。

　　这类疾病在后工业化和城市化国家最为常见。受累的患者经常表现出完美主义和强迫倾向，并且大多合并焦虑障碍。患者非常热衷于追求纤瘦体型的各类活动（跳芭蕾、做模特、长跑），视其为获取高水平学业成就的驱动力。危险因素包括情绪障碍家族史、儿童期肥胖史、儿童期精神或躯体受虐史。

■ 临床特点

神经性厌食症

- 一般情况：畏寒。
- 皮肤、头发、指甲：脱发、毳毛增多、手足发绀、水肿。
- 心血管：心动过缓、低血压。
- 胃肠：唾液腺肿大、胃排空延迟、便秘、肝酶升高。
- 造血：正细胞正色素性贫血、白细胞减少。

- 体液 / 电解质：血尿素氮升高、肌酐升高、低钠血症、低钾血症（可造成致命性危害）。
- 内分泌：促黄体激素和促卵泡激素水平低下，伴继发性闭经；低血糖症、促甲状腺激素正常而甲状腺素低、血浆皮质醇升高、骨质疏松。

神经性贪食症

- 肠胃：唾液腺肿大、胃酸反流致牙侵蚀症。
- 体液 / 电解质：低钾血症、低氯血症、碱中毒（呕吐）或酸中毒（滥用导泻药）。
- 其他：手背部胼胝或瘢痕（诱吐时牙齿反复刮擦皮肤所致）。

治疗　进食障碍

神经性厌食症

莫兹利（Maudsley）家庭疗法具有成效，当体重下降很严重时，会对患者实行严格的行为应急干预。尚无药物干预被证实具有明确获益，但应对伴发的抑郁和焦虑进行治疗。应逐渐增加体重，目标为每周 0.5～1 磅（译者按：1 磅≈ 0.45 kg），以预防因快速增重引起的并发症（体液潴留、充血性心力衰竭、急性胃扩张）。大多数患者能够在最初诊断后的 5 年内达到缓解。

神经性贪食症

有效的治疗手段包括使用选择性 5- 羟色胺再摄取抑制剂（SSRI）类抗抑郁药，一般联合认知行为、情绪调节或人际心理治疗。

■ 预后

神经性厌食症的预后差异较大。其中一些患者单次发作后完全恢复，还有一些则反复多次发作或转为慢性病程。未经治疗的年死亡率为 5.1/1000，为所有精神疾病中最高。神经性贪食症预后相对较好，但其中 10%～15% 转为厌食症。

第202章
酒精使用障碍

（曲姗 译 / 王向群 审校）

酒精使用障碍定义为过去12个月内，在11项生活境况中的至少2项，反复出现与酒精相关的困境（表202-1）。

■ 临床特点

发生酒精使用障碍的终身风险，男性为10%～15%，女性为5%～8%。一般情况下，首次由于过量饮酒导致重大的生活问题多发生于青年时期，随后阶段情况加剧或有所缓解。酒精依赖并非无可救治，随着治疗约1/2～2/3的患者可实现多年甚至终身戒酒。若酗酒者持续饮酒，心脏疾病、肿瘤、意外事故或自杀的风险随之增加，将造成其寿命平均缩短10年。

由于患病率极高，酗酒筛查非常必要。标准化调查问卷对于繁忙的临床工作情境非常实用，例如由10项条目构成的酒精使用障碍筛查量表（AUDIT）（表202-2）。

表 202-1　精神障碍诊断与统计手册第五版（DSM-5），关于酒精使用障碍（AUD）

标准
诊断酒精使用障碍必须在过去12个月中满足如下条目2项或以上[a]：
反复由于饮酒而无法履行义务
反复在不安全的情况下饮酒
即使知悉饮酒导致社交或人际问题，仍继续饮酒
酒精耐受
戒断，或酗酒以减轻/避免戒断症状
比预期中饮酒量更大或持续更长时间
持续渴望戒酒/试图戒酒或减少饮酒量但未成功
耗费大量时间饮酒、获取酒精或从酒精使用中恢复
由于饮酒，放弃/减少重要活动
即使知悉饮酒导致身体或心理健康问题，仍继续饮酒
有强烈的饮酒渴望或冲动

[a] 满足2～3条标准为轻度酒精使用障碍；满足4～5条标准为中度酒精使用障碍；满足6条及以上标准为重度酒精使用障碍

表 202-2 酒精使用障碍筛查量表（AUDIT）^a

条目	5 级评分量表（最轻到最重）
1. 多长时间饮用一次含酒精饮料？	从不（0）到每周 4 次以上（4）
2. 一般每日饮用多少标准杯的含酒精饮料？	1 或 2（0）到 10 以上（4）
3. 发生过多少次单次饮酒超过 6 个标准杯？	从不（0）到每天或几乎每天（4）
4. 近一年，多少次一旦开始饮酒就难以停歇？	从不（0）到每天或几乎每天（4）
5. 近一年，多少次因饮酒而无法完成正常预期由您进行的事务？	从不（0）到每天或几乎每天（4）
6. 近一年，多少次发生严重醉酒后早上需要饮用酒精恢复自身情况？	从不（0）到每天或几乎每天（4）
7. 近一年，多少次因饮酒感到自责和内疚？	从不（0）到每天或几乎每天（4）
8. 近一年，多少次因饮酒而不记得前一天晚上所发生的事情？	从不（0）到每天或几乎每天（4）
9. 是否曾因饮酒而使得自己或他人受伤？	否（0）到是，在过去一年（4）
10. 是否有亲属、朋友、医生或其他医疗工作者关注过您的饮酒问题或建议您戒酒？	否（0）到是，在过去一年（4）

^a AUDIT 通过将各项得分简单相加得出总分。总分 ≥ 8 分提示有害性饮酒

日常医疗服务中，需关注患者酗酒及潜在酒精相关性疾病情况：

1. 神经系统：黑矇、痫性发作、震颤性谵妄、小脑退行性变、神经病变、肌病。

2. 消化系统：食管炎、胃炎、胰腺炎、肝炎、肝硬化、消化道出血。

3. 心血管系统：高血压、心肌病。

4. 血液系统：巨红细胞症、叶酸缺乏、血小板减少、白细胞减少。

5. 内分泌系统：男乳女化、睾丸萎缩、闭经、不孕。

6. 骨骼系统：骨折、骨坏死。

7. 恶性肿瘤：乳腺癌、口腔和食管癌、直肠癌。

酒精中毒

酒精是一类中枢神经系统镇静剂，作用于 γ-氨基丁酸（GABA）受体。GABA 是神经系统中主要的抑制性神经递质。即使摄入 1～2 标准杯，血液酒精浓度仅达 0.02～0.04 g/dl 的情况下，也会发生行为、认知和精神运动变化。多数国家"法定醉酒"的标准是血液酒精浓度达 0.08 g/dl；升高至此数值 2 倍就可陷入深度但不安稳的睡眠。随着血液酒精浓度增高，可逐渐出现活动不协调、震颤、共济失调、意识模糊、昏睡、昏迷、甚至死亡。

酒精戒断

长期饮酒造成中枢神经系统依赖，酒精戒断的早期症状为震颤（"摇晃"或"抖动"），多在减少酒精摄入后 5～10 h 出现。随后 24～48 h 之内，可能出现全身性痫性发作，但其无需给予抗癫痫药物治疗。严重酒精戒断反应可出现自主活动增加（如出汗、高血压、心动过速、呼吸急促、发热），伴有失眠、梦魇、焦虑和胃肠道症状。

震颤性谵妄（DT）

严重的戒断综合征，特点为显著的交感神经活动亢进、严重意识混乱、激越、鲜明生动的妄想及幻觉（通常为视幻觉和触幻觉），多于断酒后 3～5 天发作，死亡率高达 5%。

韦尼克脑病（Wernicke 脑病）

酒精相关的一组症候群，临床特征为共济失调、眼肌麻痹和精神异常，常伴有眼球震颤、周围神经病变、小脑受损症状和低血压，可有短期记忆力受损、注意力不集中及情绪波动。随后可出现韦尼克-科尔萨科夫（Wernicke-Korsakoff）综合征，其特点是顺行性和逆行性遗忘和虚构，由慢性硫胺素缺乏所致，造成丘脑核团、乳头体、脑干和小脑结构受损。

实验室检查

轻度巨细胞性贫血、叶酸缺乏、血小板减少、粒细胞减少、肝功能异常、高尿酸血症及甘油三酯升高。谷氨酰转肽酶（GGT）（＞35 U/L）及缺糖基转铁蛋白（CDT）（＞20 U/L 或＞2.6%）用于诊断重度饮酒的敏感性和特异性均≥60%；二者结合的准确度似乎优于单项。多项诊断性检查均可提示酒精相关器官功能障碍。

治疗 酗酒

急性戒断

- 急性酒精戒断治疗可使用富含硫胺素的复合维生素 B（50 ～ 100 mg/d IV 或 PO，至少持续 1 周）以补充耗竭量；如果疑似韦尼克-科尔萨科夫综合征，由于酗酒者可能伴随胃肠吸收障碍，可给予静脉途径用药。

- 中枢神经系统镇静剂可用于患者出现痫性发作或交感神经活动亢进之时，以阻断中枢神经系统的急性戒断反应，并使物质减少速度更为平缓与可控。推荐使用低效价长半衰期的苯二氮䓬类药物（如首日地西泮 10 mg PO q4 ～ 6 h，氯氮卓 25 ～ 50 mg PO q4 ～ 6 h，随后 5 天逐渐减量），其血药浓度稳定且治疗剂量窗较宽。但需警惕药物过量和过度镇静，短效制剂（如去甲羟基安定、劳拉西泮）相对较少发生此类风险。

- 对于严重戒断反应和震颤性谵妄，常需使用大剂量苯二氮䓬类药物。密切关注患者液体、电解质状态和血糖水平。由于血流动力学紊乱及心律失常并不少见，生命体征和血流动力学监测至关重要。

- 处于戒断中的患者除了一般性用药之外（如足量的苯二氮䓬类药物），出现全身性戒断痫性发作时极少需要积极药物干预。

恢复和清醒

咨询、教育和认知治疗

- 首先，应积极协助酗酒者保持戒酒的动力，包括给予酗酒相关教育和指示其家属和（或）朋友停止保护因为酗酒滋生问题的人员。

- 次要目标是通过咨询、职业康复和自助小组，例如匿名戒酒互助小组（AA），协助患者适应远离酒精的生活，重新构建良好的生活方式。

- 第三步为预防复发，帮助酗酒者识别可能导致再次饮酒的各种情境，找寻应对和避免此类风险的方法，并在患者再次饮酒后制订应对策略以增加其再次戒酒的概率。

- 并无确凿证据表明住院康复效果优于门诊。

药物治疗

多种药物适用于酗酒者的康复治疗。若治疗反应良好，通常疗程应持续 6～12 个月。

- 阿片受体拮抗剂纳洛酮（50～150 mg/d PO 或每月注射 380 mg）降低患者再次酗酒的发生率，并缩短复饮的持续时间。

- 也可使用阿坎酸（2g/d，分三次口服），N-甲基-D-天门冬氨酸受体拮抗剂，其疗效与纳洛酮相近。

- 纳洛酮联合阿坎酸的疗效可优于二者单独使用，尽管并非所有研究一致认同。

- 双硫仑（250 mg/d）为乙醛脱氢酶抑制剂，用药后饮酒将产生不适感，并且有潜在发生危险反应的效应。

- 其他尚在研究中的药物，包括另一种阿片受体拮抗剂纳美芬、烟碱受体激动剂伐尼克兰、5-羟色胺受体拮抗剂昂丹司琼、α-肾上腺素受体阻滞剂哌唑嗪、GABA_B 受体激动剂巴氯芬、抗惊厥药托吡酯以及大麻酚受体拮抗剂。目前仍缺乏充足证据支持上述药物在临床中常规应用。

第 203 章
麻醉品滥用

（曲姗 译／王向群 审校）

麻醉品或阿片类药物主要用于疼痛管理，但是由于易于获取，人们设法得到并滥用这类药物，由此造成严重后果，包括阿片类药物使用障碍和过量。美国目前有将近 400 万人滥用止痛药，如此普遍的阿片类药物滥用造就了全球最沉重的致病率和死亡率负担，疾病传播，医疗、犯罪和执法成本增加，以及无数家庭陷入困境和背负生产力损失的无形成本。

阿片类物质与中枢神经系统及身体其他部位的特异性阿片受体紧密结合。这些受体介导阿片类药物的效用，包括镇痛、欣快、呼吸抑制及便秘。内源性阿片肽（脑啡肽和内啡肽）是阿片受体天然的配体，在镇痛、记忆、学习、奖赏、情绪调节和压力耐受性等方面发挥作用。

天然阿片类药物，包括吗啡和可待因均源自罂粟花的果汁。提取自吗啡的半合成阿片类药物包括二氢吗啡酮（地劳迪德，Dilaudid）、二乙酰吗啡（海洛因）和羟考酮（奥施康定，OxyContin）。纯人工合成阿片类制剂，包括哌替啶、丙氧芬、苯乙哌啶、芬太尼、丁丙诺啡、曲马多、美沙酮和戊唑辛。所有这些药物在长期大量使用时，均能产生镇痛、欣快感以及躯体依赖性。

■ 临床特点

《精神障碍诊断与统计手册第五版》（DSM-5）中将阿片类物质使用障碍，定义为过去 12 个月内重复使用阿片类药物，并衍生符合诊断标准列举的两项或以上境况，包括药物耐受、戒断反应、使用超过预期数量的阿片类药物、渴望药物，以及不顾及负面后果使用药物。最近引人关注的一点是，滥用违禁阿片类药物显著增加，已经成为美国"入门级"的毒品。尽管阿片类药物的总体滥用率远低于大麻，但是自 2007 年以来，处方阿片类药物已超过大麻，成为青少年药物滥用中最常见的违禁药。最常被转移处方使用的阿片类药物是羟考酮和氢可酮，其次是海洛因和吗啡，卫生专业人员中则常见哌替啶和芬太尼。

急性效应

所有阿片类药物均可作用于中枢神经系统而产生镇静、欣快、痛觉减退、抑制呼吸和呕吐。较大剂量时，将导致显著的呼吸抑制、心动过缓、瞳孔缩小、神志不清，甚至昏迷。此外，街售毒品中各类用于"稀释"毒品的掺混物（奎宁、非那西汀、士的宁、安替比林、咖啡因、奶粉）可导致永久性的神经损伤，包括周围神经病变、弱视、脊髓病和脑白质病。此类物质也可造成"类过敏样"反应，表现为意识水平降低、肺水肿和血中嗜酸性粒细胞计数增高。

慢性效应

麻醉品耐受和戒断反应通常发生在不间断使用 6 ～ 8 周后，取决于其使用的剂量与频率。一旦对药物产生依赖，滥用者为了维持欣快感和避免撤药的不适感，需不断增加药品剂量，此举将增进其对药品的依赖性。

戒断反应

阿片类药物的戒断症状始于末次用药后 8 ～ 10 h。首先出现流泪、流涕、打呵欠和出汗。其后，无法安睡伴随其而来的是虚弱、寒战、汗毛竖立（俗称"鸡皮疙瘩"）、恶心与呕吐、肌肉酸痛和不自主运动、发热、呼吸急促和高血压。紧接其后的是稽延性戒断症状，这个阶段持续 26 ～ 30 周，表现为低血压、心动过缓、体温过低、瞳孔散大，呼吸中枢对二氧化碳的反应性降低。

滥用海洛因者多采取静脉注射阿片类物质，并且更常见多药滥用，同时酗酒、使用镇静剂、大麻类毒品和兴奋剂。这种情况下，出现阿片类戒断反应之际，亦可能伴随酒精或镇静剂撤药效应，其临床情况更为凶险，也更难以管理。

治疗 麻醉品滥用

药物过量（参阅第 13 章）

戒断

- 戒毒的原理是采用长效、具有口服活性、药理等效性的其他药物替代正在被滥用的物质；患者稳定于这类药物后，再逐渐撤离替代药物。

- 美沙酮（阿片受体完全性激动剂）或丁丙诺啡（部分激动剂）是目前最常用于戒毒的药物。美沙酮的剂量递减方案从 2 ～ 3 周到 180 天不等，但鉴于美沙酮维持治疗的相对有效性和较低的成功率，这种方法存在争议；绝大多数患者在戒毒期间或之后再次成瘾，表明阿片类药物使用障碍具有慢性和复发性。相较于美沙酮，丁丙诺啡产生的戒断症状更少，但并未带来更良好的预后。

- 数种 α_2-肾上腺素能受体激动剂可通过抑制中枢内去甲肾上腺素能活性而缓解阿片类药品的戒断症状。较常使用可乐宁和洛非西定，口服给药，每日 3 ～ 4 次。

- 纳洛酮联合 α_2-肾上腺素能受体激动剂可实现快速摆脱阿片类药物成瘾，戒毒成功率较高。采用麻醉剂超快速脱瘾是这类戒除阿片类药物成瘾方案的延伸，但是可能造成包括死亡在内的医疗风险，因而备受争议。

长期阿片类药品维持

- 维持美沙酮治疗广泛用于阿片类药物成瘾的管理。美沙酮是一种长效阿片类药物，理想剂量为 80～150 mg/d（使用中随时间推移逐渐加量）。
- 也可使用丁丙诺啡。意外药物过量风险较低，但是仅对需要相当于 60～70 mg 美沙酮的患者有效；许多美沙酮维持治疗的患者需要更大的剂量，其每日高达 150 mg。丁丙诺啡与纳洛酮按照 4∶1 比例用药，以减少滥用的可能性。目前也具备效用持续时间长达 6 个月的丁丙诺啡皮下植入物。

阿片受体拮抗剂

- 基本原理是阻断阿片类药物的作用，最终使患者成功戒毒；难以被多数患者接受。
- 纳洛酮可每周给药 3 次（剂量为 100～150 mg）；用药之前，患者首先必须戒除阿片类药物；每月注射一次长效制剂的方案可提高患者的依从性、持续性及减少阿片类药物的使用。

免药品计划

- 针对住院、门诊、社区的患者的免药品计划，其 1～5 年的预后劣于药物治疗。例外的是疗程费时 6～18 个月的治疗性社区戒治计划。其要求患者完全处于被严格监管的环境体系中。

■ 预防

预防阿片类药物滥用，是医生面临的一项至关重要的挑战。在美国，青少年阿片类物质的最主要来源是家庭成员，而并非毒品贩或互联网。除了终末期患者，医生应密切监测患者阿片类药物的使用情况，将剂量保持在尽可能低的水平，并且根据疼痛程度需求，在短期之内给药。疗程结束后，患者需弃置任何剩余的阿片类药物。医生也需警惕自身阿片类药物滥用及依赖的风险，禁止给自身开具这类药物的处方。

第204章
可卡因与其他常见毒品滥用

（尹伊楠 译 李忠佑 审校）

几个世纪以来，兴奋剂和致幻剂一直被滥用于诱导兴奋和改变意识状态。可卡因和大麻是当今最常被滥用的两种毒品。同时使用数种不同药理效应毒品的情况越来越多见。有时，一种药物被用于增强另一种药物的效果，例如可卡因联合尼古丁，或是美沙酮维持治疗的患者同时应用可卡因与海洛因。某些形式的联合用药尤为危险，例如静脉注射海洛因和可卡因，是导致许多患者急诊室就诊的原因。长期毒品滥用与免疫系统功能障碍和感染风险增加相关，包括HIV感染。同时使用可卡因和阿片类药物［译者按：可卡因和海洛因混合毒品，被称为"快速球"（speedball）］通常均与静脉药瘾者共用针头有关。

■ 精神兴奋剂——药代动力学／药效学、神经生物学和流行病学

可卡因

- 由古柯科植物体提炼的强效兴奋剂。
- 具有局部麻醉、血管收缩和精神兴奋效应。
- 美国列为Ⅱ类管制药物，意味着潜在极高的滥用风险，但是临床医生可出于合法医疗用途给药。

可卡因盐是一种具有高溶点的酸性水溶性粉末，可通过鼻内黏膜嗅吸，或将其溶解在水中并静脉注射来使用。游离盐基可卡因可以被蒸发后吸入，或在制成块状结晶后出售，同样可采取烟吸或烫吸。街头毒品贩经常用玉米淀粉、滑石粉、面粉或小苏打等非精神活性物质稀释可卡因，或掺假以增加利润。

被吸食的可卡因会迅速到达大脑并产生快速而强烈（但短暂）的兴奋感，这也增强了其成瘾性。可卡因与多巴胺（DA）转运蛋白结合并阻断DA再摄取，从而增加突触处单胺神经递质DA、去甲肾上腺素（NE）和血清素的水平。

根据美国药物滥用与健康调查（NSDUH）估算，2015年大约有190万人（约占人口总数的0.7%）当前使用可卡因。

甲基苯丙胺

- 兴奋剂，通常是白色带苦味的粉末或药丸。
- 晶体状甲基苯丙胺可烫吸／烟吸、口服吞咽（药丸）、嗅吸，或在水或酒精中溶解后静脉注射。

甲基苯丙胺与多巴胺、去甲肾上腺素、血清素和囊泡单胺转运体结构相似，并逆转其内源性功能，导致单胺从储存囊泡释放到突触。

甲基苯丙胺相较苯丙胺更为强效；其药代动力学特点和低廉的费用，催生出长期、持续、大剂量、自我给药的药物滥用模式。

据 NSDUH 统计，在 2015 年，年龄 ≥ 12 岁的美国人中约有897 000 人（占人口总数 0.3%）正在使用甲基苯丙胺。

MDMA（摇头丸）和卡西酮

- MDMA（3,4-亚甲二氧基甲基苯丙胺）是一种具有兴奋和致幻作用的违禁药物。
- 使用者会体验到身体和精神能量的增加、时间和感知的扭曲、情感温暖、对他人的同理心、普遍的幸福感、减轻的焦虑感和增强的触觉体验享受。
- 与血清素转运体结合，增加血清素、NE 和 DA 的释放。
- 通常以片剂、胶囊或液体形式口服；效果持续约 3 ～ 6 h。
- MDMA 属于 I 类管制药物，这类物质并未被证实具有疗效价值。

MDMA 片剂中掺杂甲基苯丙胺、氯胺酮、咖啡因、非处方止咳药右美沙芬、减肥药麻黄碱和可卡因等成分很常见。MDMA 很少单独使用，经常与其他物质混合，如酒精和大麻。

卡西酮是在巧茶属植物（阿拉伯茶）中发现的生物碱类精神兴奋剂。其作用类似安非他明。由于引起心脏正性肌力和变时性效应、冠状动脉血管痉挛和儿茶酚胺诱导的血小板聚集，滥用者罹患急性心肌梗死和卒中风险增加。

处方类精神兴奋剂

在美国，哌醋甲酯、苯丙胺和甲基苯丙胺这三种精神兴奋剂被批准用于治疗注意力缺陷多动障碍（ADHD）、控制体重和治疗发作性睡病。苯丙醇胺是一种主要用于控制体重的精神兴奋剂，由于被发现与女性出血性卒中相关，已经于 2005 年退市。

越来越多的高等院校学生使用非处方安非他明或哌甲酯辅助学习，助力提高精力和生产力，以至于被称为"超级保姆"（译者按：国内被称为"聪明药"）。NSDUH 数据显示，在 ≥ 12 岁人口中，过去 1 年出现与使用违禁药品相关的兴奋剂使用障碍者多达 770 万，其中 40 万滥用处方类兴奋剂。

■ 精神兴奋剂——临床表现

所有精神兴奋剂都会产生相同的急性中枢神经系统效应：欣快感、精力增加 / 疲劳减少、睡眠需求减少、食欲下降、注意力集中、自信心和警觉性增加、性欲增加和性高潮延长，与精神兴奋剂的种类或给药途径无关。外周效应可能包括震颤、出汗、肌张力增高、呼吸急促、反射亢进和体温过高。许多效应是双相的，例如，低剂量可改善精神运动表现，而高剂量可能会导致震颤或抽搐。α - 肾上腺素能介导的心血管效应也是双相的，低剂量引起迷走神经张力增加和心率降低，高剂量则是心率和血压升高。精神兴奋剂的使用会造成不安、易怒和失眠，并且在较高剂量下会导致多疑、重复性刻板行为和磨牙症。内分泌效应可能包括阳痿、男性乳房发育、月经紊乱和高催乳素血症。

过量表现为交感神经系统过度活跃，伴有精神运动性激越、高血压、心动过速、头痛和瞳孔散大，并可导致抽搐、脑出血或脑梗死、心律失常或缺血、呼吸衰竭以及横纹肌溶解。这些均是紧急医疗情况；主要是给予对症治疗，应安置在重症监护治疗病房或遥测监护式病房。吸食高温的可卡因蒸汽还可引起气道灼伤、支气管痉挛和其他肺部疾病症状。MDMA 会升高体温并导致肝衰竭、肾衰竭、心力衰竭，甚至死亡。

精神兴奋剂通常与其他药物一起使用，包括阿片类药物和酒精——其中枢神经系统抑制作用往往会减弱精神兴奋剂引起的中枢刺激。

精神兴奋剂掺假非常多见，尤其多见于可卡因，与其他药物混合，并潜在附加的健康后果。

精神兴奋剂的戒断症状通常包括嗜睡、食欲增加和情绪低落。急性戒断症状通常持续 7 ～ 10 天，但与神经毒性相关的残留症状可能持续数月。精神兴奋剂戒断并未被认为是持续使用的驱动因素。

■ 精神兴奋剂——筛查和诊断

《精神障碍诊断与统计手册第五版》（DSM-5）将兴奋剂使用障碍（SUD）定义为使用苯丙胺类物质、可卡因或其他兴奋剂导致显著临床损害或痛苦，在 12 个月内出现如下 11 项境况中的至少 2 项：使用比预期更大剂量或持续更长时间；持续渴望使用或无法成功减

量 / 控制；耗费大量时间在获取、使用和恢复上；药物成瘾；由于使用造成未能履行主要角色义务；尽管反复出现社会或人际关系问题，仍然持续使用；放弃社交、职业或休闲活动；身处不安全的情况下仍反复使用；尽管持续或反复出现身体或心理问题，仍然继续使用；药物耐受；戒断症状，或通过继续使用以避免戒断症状。

治疗　精神兴奋剂

急性可卡因中毒

首先确保气道、呼吸和循环通畅。对于使用可卡因者，琥珀胆碱在快速顺序插管中属于相对禁忌，考虑应用罗库溴铵（1 mg/kg IV）或其他非去极化剂作为替代方案。如果出现精神运动性激越，首先排除低血糖症和低氧血症，然后给予苯二氮䓬类药物（如地西泮 10 mg IV，此后每 3 ~ 5 min 给予 5 ~ 10 mg IV，直至激越控制）。苯二氮䓬类药物通常足以缓解心血管系统不良反应。严重或伴有症状的高血压可使用酚妥拉明、硝酸甘油或硝普钠治疗。体温过高的患者应给予降温治疗，目标是使核心温度 < 102 ℉（38.9 ℃）。胸痛评估应排除心肌梗死。许多与可卡因相关的死亡案例与同时使用其他非法药物（尤其是海洛因）有关，因此医生必须对多种药物中毒进行有效的紧急治疗。

可卡因使用障碍

可卡因使用障碍的治疗需要初级保健医生、精神科医生和社会心理照护提供者的共同努力。戒毒早期通常伴发抑郁、愧疚感、失眠和厌食，其在停止使用后可能持续数月至数年。

行为疗法是治疗兴奋剂使用障碍的基石，显示出一定程度的获益。尚无药物被认证可用于治疗精神兴奋剂成瘾。

■ 致幻剂

包括多种可引起思想、感受、感觉和知觉改变的药物：死藤水 [一种由亚马逊植物制成的茶，含有二甲基色胺（DMT），一种主要的致幻成分]；DMT（也称为 Dimitri，也可以在实验室合成）；D-麦角酸二乙胺（LSD，透明或白色无味物质，由黑麦和其他谷物真菌中的麦角酸制成）；佩奥特掌（墨斯卡灵，自仙人掌提取或人工合成）；4- 磷酰氧基 -N,N- 二甲基色胺（裸盖菇素，来自南美和北美的蘑菇）。

其中一些致幻剂会产生额外的感觉失控或与身体或周围环境脱节的感觉，包括：右美沙芬（DXM，一种非处方止咳药，大剂量使用时）；氯胺酮（一种人类医用和兽用麻醉剂）；苯环己哌啶（PCP，环己胺衍生物，一种解离性麻醉剂）；迷幻鼠尾草（鼠尾草，一种墨西哥、中美洲和南美洲的植物）。

致幻剂的使用方式多种多样，包括烟吸、鼻吸和经黏膜摄入。除鼠尾草作用持续 30 min 之外，起效时间一般为 20 ～ 90 min，持续时间长达 6 ～ 12 h。致幻剂会破坏神经递质血清素和谷氨酸。

根据 NSDUH 数据，2015 年约有 120 万（0.5%）≥ 12 岁人群当前使用致幻剂。最为普遍的是 18 ～ 25 岁的青年人，其中有 1.8%（636 000 人）正在使用。

临床表现包括幻觉、强烈的感觉、增强的感官体验和时间扰动。其他生理反应包括恶心，心率、血压、呼吸频率或体温增加，食欲不振，口干，睡眠问题，通感（联觉），协调障碍和多汗症。使用致幻剂的负面体验（"bad trips"）可能包括恐慌、妄想症和精神错乱，并且可能持续长达 24 h。上述体验最好通过支持、慰藉来缓解。一些证据表明使用致幻剂可能会产生慢性效应，包括持续的精神错乱、记忆力减退、焦虑、抑郁和闪回。

目前尚无药物被认证可用于治疗致幻剂成瘾。

■ 大麻

美国数个州的大麻政策已将大麻用于医疗和（或）娱乐用途合法化。大麻是指大麻植物（Cannabis sativa）干叶、花、茎和种子。δ-9- 四氢大麻酚（THC）是其主要的精神活性成分，也是大多数中毒症状的原因。其他更为强效的大麻制品包括无籽大麻（特殊培育的雌株大麻）和浓缩大麻树脂，包括蜂蜜状大麻油、大麻蜡和精炼后呈坚硬琥珀状外观的大麻碎块。

吸食后，大麻迅速从肺部吸收到血液中，然后在组织中蓄积并由肝代谢。

大麻也可以烘焙成食品，经食用后将延缓至 30 ～ 60 min 才出现效应。

中枢神经系统（大脑皮质、基底节和海马）和周围神经系统，以及 T 和 B 淋巴细胞均已鉴定出具有大麻素受体（CB1 和 CB2）。

大麻素效应发生在边缘系统，影响大脑"奖赏回路"和疼痛感知区域。其效应包括感官改变、时间感改变、大笑、情绪变化、精神运动迟缓、思维和解决问题困难以及记忆力受损。

在美国，大麻是最常用的非法毒品，目前有 2220 万（8.3%）年龄 ≥ 12 岁的大麻使用者（即过去 30 天内曾经使用）。涉及大麻的急诊室就诊量有所增加，可能与 THC 水平增加造成有害反应出现的概率增高有关。

急性中毒会带来放松感和轻微的欣快感，伴随着记忆力、注意力、判断力、知觉和精神运动功能的损害，以及焦虑、妄想，罕见出现精神错乱。吸食大麻的体征包括结膜充血和心动过速。不良反应包括吸入刺激物引发的呼吸系统问题，妊娠期使用可导致婴儿出生体重降低。

长期吸食大麻也可能产生不利的心理影响，其可能并非永久性的，例如注意力和学习能力受损、失眠和精神分裂症症状恶化。停用或减量后，戒断综合征表现为易怒、失眠、厌食、焦虑和渴望。在 17 岁以前开始吸食大麻的人更容易出现认知缺陷，未来出现多种药物成瘾的风险更高。

尚无药物被批准用于大麻使用障碍。行为疗法和对症治疗可能对戒断症状有效，例如用选择性 5- 羟色胺再摄取抑制剂（SSRI）来治疗焦虑症。

大麻的医学治疗用途包括：作为化疗中的止吐剂、艾滋病中的食欲促进剂、青光眼中的眼内压降低剂，以及多发性硬化和其他神经系统疾病中的解痉剂。

- 有关药物滥用的国际机构请参阅网站 http://www.drugabuse.gov/drugs-abuse

第16篇　疾病预防及保健

第205章
常规疾病筛查

（于诗然　译　陈红　审校）

医疗照护的首要目标是预防疾病或尽早发现疾病，以获得更为有效的干预效果。疾病预防策略的终极目标是避免患者过早死亡。然而，随着上个世纪全球人类寿命的激增（很大程度是公共医疗服务取得的成果），疾病预防越来越受到重视，人们期许保持生活质量和延长健康寿命，而不仅仅是增加寿命。关注促进健康，不仅需要预防疾病，也需要为患者提供更大的驱动力去改变生活质量或遵从医嘱。与患者充分讨论危险因素（包括吸烟等）后，提供实现更佳健康状况的策略，才能够保证更良好依从性和更优的长期临床预后。

一般情况下，对于能够带来巨大疾病负担和具有长潜伏期的常见疾病展开筛查最为获益。疾病的早期发现有可能降低疾病的致病率和死亡率；然而，筛查无症状的个体也带来相关的风险。假阳性的结果会导致不必要的实验室检查与侵入性操作，并增加患者的焦虑。因而，目前已衍生多种量化指标以更好地评价筛查与预防措施的潜在获益。

- 改变个体预后所需筛查的项目数。
- 筛查对疾病的绝对效应（如每筛查千例所挽救的生命个数）。
- 筛查对疾病预后的相对效应（如死亡率的下降）。
- 挽救每个生命的年度费用。
- 人群平均预期寿命的增加幅度。

作为常规健康检查的一部分，病史采集需包括用药史、过敏史、疫苗接种史、饮食习惯、饮酒史、吸烟史、性接触史、安全措施［车载安全带和头盔的使用、持枪情况（美国）］及全面的家族史。常规医学测量应该包括身高、体重、体重指数及血压。同时也应对家庭暴力及抑郁进行筛查。

医疗服务提供者应在患者就医时提供专业咨询。诸多影响可预防死亡的危险因素中，吸烟、饮酒、饮食及运动最为重要。值得强调的是，虽然改变行为经常难以实现，但是研究表明，即使医生进行短暂（＜5 min）的吸烟劝诫，也可显著增加长期戒烟率。预防保健访视期间，还应提供关于自我检查（如皮肤、乳房、睾丸检查）的指导。

各年龄段首要死亡原因和相应预防措施见表 205-1。美国预防服务工作组的推荐见表 205-2。

表 205-1   各年龄段首要死亡原因和相应预防措施

年龄	首要死亡原因	各特殊人群需考虑的筛查预防干预措施
15 ~ 24	1. 意外事故 2. 凶杀 3. 自杀 4. 恶性肿瘤 5. 心脏疾病	● 建议日常使用车载安全带、自行车／摩托车／越野车头盔（1） ● 膳食建议和运动（5） ● 谈及驾驶、游泳和乘船时饮酒的危害性（1） ● 评估和更新疫苗接种信息（破伤风、白喉、百日咳、乙肝、MMR、水痘、脑膜炎、HPV） ● 询问枪支使用和（或）枪支持有（2，3） ● 评估包括酒精在内的药物滥用史（2，3） ● 筛查家庭暴力（2，3） ● 筛查抑郁和（或）自杀／凶杀倾向（2，3） ● 21 岁后进行子宫颈涂片筛查宫颈癌（4） ● 谈及皮肤、乳腺及睾丸的自检（4） ● 建议避免 UV 照射及常规使用防晒霜（4） ● 测量血压、身高、体重和体重指数（5） ● 谈及烟草的健康危害，考虑凸显美容及经济相关话题，从而提高年轻吸烟者的戒烟率（4，5） ● 性活跃的女性筛查衣原体和淋病感染及提供避孕咨询，谈及预防性传播疾病 ● 高危的性行为或既往患有性传播疾病者，进行乙型病毒性肝炎和梅毒检测 ● HIV 检测 ● 每年接种流感疫苗
25 ~ 44	1. 意外事故 2. 恶性肿瘤 3. 心脏疾病 4. 自杀 5. 凶杀 6. HIV	同上，并附加如下： ● 重新询问吸烟状态，每次访视均鼓励戒烟（2，3） ● 获取详细的恶性肿瘤家族史，倘若患者的风险显著增高，开展早期筛查／预防计划（2）

表 205-1 各年龄段首要死亡原因和相应预防措施（续表）

年龄	首要死亡原因	各特殊人群需考虑的筛查预防干预措施
		• 评估所有心血管危险因素（包括筛查糖尿病和高脂血症），5 年血管事件风险 > 3% 的患者考虑使用阿司匹林一级预防（3） • 评估慢性酗酒、病毒性肝炎的危险因素或导致慢性肝病的其他因素 • 40 岁起个体化考虑采用钼靶筛查乳腺癌（2）
45 ～ 64	1. 恶性肿瘤 2. 心脏疾病 3. 意外事故 4. 糖尿病 5. 脑血管病 6. 慢性下呼吸道疾病 7. 慢性肝病和肝硬化 8. 自杀	• 50 岁起每年 PSA 检测和直肠指检筛查前列腺癌（非裔美国人或具备家族史的患者可提前）（1） • 50 岁起始粪便潜血试验、可弯曲乙状结肠镜或结肠镜筛查结直肠癌（1） • 重新评估和更新 50 岁人群的疫苗接种信息并对所有吸烟者接种肺炎链球菌疫苗（6） • 高危患者考虑筛查冠状动脉疾病（2，5） • 1945—1965 年出生的成人进行丙型肝炎筛查（7） • 60 岁者接种带状疱疹疫苗 • 50 岁开始钼靶筛查乳腺癌
≥ 65	1. 心脏疾病 2. 恶性肿瘤 3. 脑血管病 4. 慢性下呼吸道疾病 5. 阿尔兹海默病 6. 流行性感冒和肺炎 7. 糖尿病 8. 肾病 9. 意外事故 10. 脓毒血症	同上，并附加如下： • 重新询问吸烟状态，每次访视均鼓励戒烟（1，2，3，4） • 对 65 ～ 75 岁曾经吸烟的男性进行一次超声检查筛查腹主动脉瘤 • 对所有长期吸烟者考虑肺功能检查评价慢性阻塞性肺疾病（4，6） • 对所有绝经后女性（以及具有危险因素的男性）筛查骨质疏松 • 65 岁人群每年接种流感疫苗和肺炎链球菌疫苗（4，6） • 筛查视力及听力疾患，关注居家安全和虐待老人问题（9）

注释：括号内的"数字"对应"首要死亡原因"一栏中的序号，为特定干预措施对此项原因可造成影响。

缩略词：HPV，人乳头瘤病毒；MMR，麻疹-流行性腮腺炎-风疹；PSA，前列腺特异性抗原

表 205-2　美国预防服务工作组对平均风险成年人推荐的筛查

疾病	检查	人群	频率
腹主动脉瘤	超声	65 ～ 75 岁曾经吸烟的男性	一次
酗酒	酒精使用障碍筛查量表	所有成年人	未知
乳腺癌	钼靶检查，或联合临床乳腺查体	50 ～ 75 岁女性	每 2 年一次
宫颈癌	宫颈涂片	21 ～ 65 岁女性	每 3 年一次
	宫颈涂片和 HPV 检测	30 ～ 65 岁女性	HPV 阴性者每 5 年一次
衣原体 / 淋病	尿液或宫颈拭子核酸扩增检查	＜ 25 岁性活跃女性	未知
结直肠癌	粪便潜血	50 ～ 75 岁	每年一次
	乙状结肠镜检查	50 ～ 75 岁	每 5 年一次
	结肠镜检查（或潜血检测联合乙状结肠镜检查）	50 ～ 75 岁	每 10 年一次
抑郁	筛查量表	所有成年人	定期
糖尿病	空腹血糖或糖化血红蛋白	超重、肥胖或高血压患者	每 3 年一次
丙型肝炎	抗 -HCV 抗体检测，随后采取 PCR 验证	1945—1965 年出生者	一次
HIV	酶联免疫法测定或快速 HIV 检测，随后进行确认试验	15 ～ 65 岁	至少一次
高脂血症	胆固醇	40 ～ 75 岁	未知
高血压	血压	所有成年人	定期
家庭暴力	筛查量表	育龄期妇女	未知
肥胖	体重指数	所有成年人	未知
骨质疏松症	DEXA	＞ 65 岁女性或＞ 60 岁伴有危险因素者	未知

缩略词：DEXA，双能 X 线骨密度仪；HCV，丙型肝炎；HIV，人类免疫缺陷病毒；HPV，人乳头瘤病毒；PCR，聚合酶链反应。

资料来源：Adapted from the U.S. Preventive Services Task Force 2017. www.uspreventiveservicestaskforce.org/Page/Name/uspstf-a-and-b-recommendations/.

除了适用于所有人的通用建议外，对于特定疾病的筛查和预防措施，应根据家族史、旅居史或职业史做出个体化调整。例如，对于具有罹患乳腺癌、结肠癌及前列腺癌家族史的人群，较为谨慎的做法是，依据其家族成员中最早患癌的年龄，提前10年开始相关的筛检。

对于疾病预防的特殊建议也可参阅后续章节"心血管疾病的预防"（第207章）、"恶性肿瘤的预防及早期发现"（第208章）、"戒烟"（第209章）及"女性健康"（第210章）。

第206章
疫 苗

（于诗然 译 陈红 审校）

- 疫苗在21世纪中对寿命、节约经济开支和生活质量的影响深远。
  - 20世纪开发的大多数疫苗针对儿童常见的急性传染病，然而近年以来开发的疫苗可以预防成年人中流行的慢性疾病（如人乳头瘤病毒疫苗，抗宫颈癌和肛门癌；带状疱疹疫苗）。
- 在美国，目前已有17种疾病可通过常规接种疫苗来预防，并且儿童时期接种疫苗可预防疾病的比例处于历史最低水平。
- 疫苗保护被免疫的人群（直接效应）。许多疫苗还能产生群体免疫（间接效应），从而降低未接种疫苗人群的感染率。
- 免疫接种项目致力于控制、驱除、消灭疾病。
  - 虽然目前持续致力于在全球范围内消灭脊髓灰质炎，但是天花仍是迄今唯一被消灭的人类传染病。
- 美国疾病预防控制中心（CDC）免疫实践咨询委员会（ACIP）对美国食品药品监督管理局（FDA）批准用于儿童和成人的疫苗做出了推荐（表206-1）。
  - 妊娠妇女和免疫缺陷患者不可接种减毒活疫苗。
- 对成人进行免疫接种涉及许多过程，包括决定何者应接种疫

2018年美国19岁或以上成年人按年龄组推荐的免疫接种时间表
表中内容需结合脚注阅览。除非特殊说明，否则如下所述适应证适用于既往未曾接种者。

疫苗	19～21岁	22～26岁	27～49岁	50～64岁	>65岁
流行性感冒疫苗[1]	每年1剂				
Tdap[2]或Td[2]	Tdap 1剂，随后每10年强化1剂Td				
麻疹、腮腺炎和风疹的联合疫苗(MMR)[3]	根据适应证接种1～2剂（适用于1957年及以后出生者）				
水痘减毒活疫苗(VAR)[4]	2剂				
重组带状疱疹疫苗(RZV)[5](优选)或 带状疱疹减毒活疫苗(ZVL)[5]					2剂RZV（优选） 或 1剂ZVL
女性HPV[6]疫苗	根据接种开始的年龄段接种2或3次				
男性HPV[6]疫苗	根据接种开始的年龄段接种2或3剂				
13价肺炎球菌多糖结合疫苗(PCV13)[7]				1剂	
23价肺炎球菌多糖疫苗(PPSV23)[7]	根据适应证接种1或2剂			1剂	
甲型肝炎(HepA)[8]	根据疫苗特点接种2或3剂				
乙型肝炎(HepB)[9]	3剂				
四价脑膜炎球菌多糖结合疫苗(MenACWY)[10]	根据适应证接种1或2剂，随后若危险因素持续存在每5年强化1剂				
B型脑膜炎疫苗(MenB)[10]	根据疫苗特点接种2或3剂				
B型流感嗜血杆菌疫苗(Hib)[11]	根据适应证接种1或3剂				

缩略语：Tdap, 百日咳、白喉、破伤风的联合疫苗；Td, 白喉、破伤风的联合疫苗。

推荐用于符合年龄要求，无相关疫苗接种记录，无既往感染证据的成人	推荐用于具有其他适应证的成人	无推荐

2018年美国19岁或以上成年人按医学情况或其他适应证推荐的免疫接种时间表
表中内容需结合脚注阅览。除非特殊说明，否则如下所述适应证适用于既往未曾接种者。

疫苗	妊娠[1-6]	免疫功能不全(除外HIV感染)[3-7,11]	HIV感染者CD4+ T细胞计数(细胞数/μl)[3,7,9-11] <200	HIV感染者CD4+ T细胞计数 ≥200	无脾、补体缺乏[7,10,11]	终末期肾病透析[7,9]	心或肺疾病、酗酒[7,9]	慢性肝病[7,9]	糖尿病[7,9]	卫生机构人员[3,4,9]	具有同性性关系的男性[6,8,9]
流行性感冒疫苗[1]		每年1剂									
Tdap[2]或Td[2]	每次妊娠接种1剂Tdap	Tdap 1剂，随后每10年强化1剂Td									
麻疹、腮腺炎和风疹的联合疫苗(MMR)[3]	禁忌证		禁忌证		根据适应证接种1或2剂						
水痘减毒活疫苗(VAR)[4]	禁忌证		禁忌证		2剂						
重组带状疱疹疫苗(RZV)[5](优选)或 带状疱疹减毒活疫苗(ZVL)[5]					>50岁者接种2剂RZV（优选）						
	禁忌证		禁忌证		>60岁者接种1剂ZVL						
女性HPV[6]疫苗		26岁前接种3剂			26岁前接种2或3剂						
男性HPV[6]疫苗		26岁前接种3剂			21岁前接种2或3剂						26岁前接种2或3剂
13价肺炎球菌多糖结合疫苗(PCV13)[7]		1剂									
23价肺炎球菌多糖疫苗(PPSV23)[7]		根据适应证接种1、2或3剂									
甲型肝炎(HepA)[8]		根据疫苗特点接种2或3剂									
乙型肝炎(HepB)[9]		3剂									
四价脑膜炎球菌多糖结合疫苗(MenACWY)[10]		根据适应证接种1或2剂，随后若危险因素持续存在每5年强化1剂									
B型脑膜炎疫苗(MenB)[10]		根据疫苗特点接种2或3剂									
B型流感嗜血杆菌疫苗(Hib)[11]		仅适用于HSCT受者[11]			1剂						

推荐用于符合年龄要求，无相关疫苗接种记录，无既往感染证据的成人	推荐用于具有其他适应证的成人	禁忌证	无推荐

图 206-1　2018 年美国推荐的成年人免疫接种时间表。其他附加信息，包括每种疫苗的脚注、禁忌证和注意事项，浏览 https://www.cdc.gov/vaccines/schedules/hcp/imz/adult.html 查询。上述推荐同时获得美国疾病预防控制中心（CDC）免疫实践咨询委员会（ACIP）、美国家庭医师学会（AAFP）、美国医师学会（ACP）、美国妇产科医师学会（ACOG）、美国妇产科医师协会和美国护士助产士学院（ACNM）认可。敬请浏览 www.cdc.gov/vaccines/hcp/acip-recs/ 获取 ACIP 指南全文。HSCT，造血干细胞移植

苗、评估疫苗禁忌证和注意事项、提供疫苗接种信息声明
（VIS）、确保疫苗被妥当储存和管理、接种疫苗和留存疫苗
记录。

第 207 章
心血管疾病的预防

（熊玮珏　译　陈红　审校）

动脉粥样硬化性心血管疾病是目前全球死亡的首位原因，其预
防主要在于控制相关危险因素。识出并控制相关危险因素可有效减
少心血管事件（表 207-1）。

■ 动脉粥样硬化已知危险因素

吸烟

吸烟会增加冠心病（CHD）的发病率和死亡率。观察性研究显
示，戒烟数月便可减少冠状动脉事件风险。吸烟者可寻求医学咨询，
并必要时给予药物干预协助戒烟。建议对具有吸烟史的 65 ～ 75 岁
男性患者，进行腹部血管超声检查以筛查腹主动脉瘤。

表 207–1　动脉粥样硬化危险因素

可纠正的危险因素
吸烟
血脂异常（LDL-C 升高或 HDL-C 降低）
高血压
糖尿病
肥胖
长期久坐
不可纠正的危险因素
一级亲属中有早发（男性＜ 55 岁；女性＜ 65 岁）冠心病史
年龄增长（男性≥ 45 岁；女性≥ 55 岁）
男性

血脂异常

LDL-C 升高和 HDL-C 降低均与心血管事件相关（第 181 章）。血清 LDL-C 每增加 1 mg/dl，冠心病风险将增加 2% ～ 3%；血清 HDL-C 每下降 1 mg/dl，冠心病风险相应增加 3% ～ 4%。成人应进行包含总胆固醇、甘油三酯、HDL-C 和 LDL-C（计算法或直接测量法）在内的血脂谱筛查。建议所有血脂异常患者均应规律锻炼、调整饮食、维持理想体重。根据患者罹患动脉粥样硬化性心血管疾病（ASCVD）风险，采取不同的药物治疗策略。已经确诊 ASCVD 或表 207-2 中所列举的最高危风险人群，均应积极给予以他汀为基础的调脂治疗。对于单纯低 HDL-C 患者，鼓励积极改善生活方式，例如戒烟、减轻体重和锻炼等（第 181 章）。

高血压

收缩压或舒张压 > 115/75 mmHg 与心血管疾病风险升高相关（第 119 章）；收缩压每增加 20 mmHg，舒张压每增加 10 mmHg，心血管疾病风险翻倍。控制高血压将减少卒中、充血性心力衰竭及冠

表 207-2　降脂用药指南建议

分组	建议
诊断为动脉粥样硬化性心血管疾病（ASCVD）	高强度他汀[a]治疗，目标 LDL-C 降幅 ≥ 50% 如果 LDL-C 仍 ≥ 70 mg/dl，考虑联合依折麦布 心血管风险"极高危"[b]者，如接受最大耐受量他汀＋依折麦布后 LDL-C 仍 ≥ 70 mg/dl，考虑联合 PCSK9 抑制剂
LDL-C ≥ 190 mg/dl	高强度他汀[a]治疗，目标 LDL-C 降幅 ≥ 50% 如果 LDL-C < 50%；或 LDL-C ≥ 100 mg/dl，考虑联合依折麦布 如果 LDL-C 降幅仍然 < 50%；考虑联合胆汁酸螯合剂（甘油三酯 > 300 mg/dl 者慎用） 如果为杂合性家族性高胆固醇血症患者，LDL-C 仍然 ≥ 100 mg/dl（或是基线 LDL-C ≥ 220 mg/dl、年龄 40 ～ 75 岁、LDL-C 仍然 ≥ 130 mg/dl）：考虑联合 PCSK9 抑制剂

表 207-2 降脂用药指南建议（续表）

分组	建议
糖尿病人群 年龄 40 ～ 75 岁	
• 无论 ASCVD 风险如何	中等强度他汀治疗[c]
• 合并多项 ASCVD 风险因素	高强度他汀[a]治疗，目标 LDL-C 降幅 ≥ 50%
• 10 年 ASCVD 风险 ≥ 20%	如未实现 LDL-C 降幅 ≥ 50%，联合依折麦布
年龄 > 75 岁	相关证据有限，与患者充分沟通利弊后可启动他汀
年龄 20 ～ 39 岁	如果糖尿病病程较长、eGFR < 60 ml/（min·1.73 m²），或合并蛋白尿、视网膜病变及神经病变、踝臂指数减低（< 0.9），可考虑启动他汀
一级预防的患者 （年龄 40 ～ 75 岁，无糖尿病，LDL-C 70 ～ 189 mg/dl），合并：	
• 10 年心血管风险[d] < 5%	改善生活方式
• 10 年心血管风险[d] 5% ～ 7.5%	如果具有风险增强因素[e]，考虑启动中等强度他汀[c]
• 10 年心血管风险[d] 7.5% ～ 20%	启动中等强度他汀[c]，尤其是具有风险增强因素者[e]，目标 LDL-C 降幅 30% ～ 50%（如果治疗意愿不明确，建议评估冠状动脉钙化评分） 倘若由于他汀不耐受 LDL-C 降幅不理想，考虑联合依折麦布或胆汁酸螯合剂
• 10 年心血管风险[d] ≥ 20%	启动中高强度他汀[a, c]，目标 LDL-C 降幅 ≥ 50%

[a] 高强度他汀：阿托伐他汀 40 ～ 80 mg/d 或瑞舒伐他汀 20 ～ 40 mg/d；年龄 ≥ 75 岁或出现他汀类药物不良反应者，考虑仅给予中等强度他汀[c]。

[b] 极高危：包括既往发生过多次主要 ASCVD 事件（近期急性冠脉综合征、心肌梗死史、缺血性卒中、症状性周围血管疾病），或发生过一次主要 ASCVD 事件、合并多项高危因素（年龄 ≥ 65 岁、杂合性家族性高胆固醇血症、冠状动脉旁路移植手术史或经皮冠状动脉介入治疗史、糖尿病、高血压、吸烟、慢性肾脏病）。

[c] 中等强度他汀：阿托伐他汀 10 ～ 20 mg/d、瑞舒伐他汀 5 ～ 10 mg/d 或辛伐他汀 20 ～ 40 mg/d。

[d] 10 年 ASCVD 风险可通过在线计算器估算：http://my.americanheart.org/cvriskcalculator。

[e] ASCVD 风险增强因素：早发冠心病家族史、持续 LDL-C ≥ 160 mg/dl、慢性肾脏病、代谢综合征、炎症性疾病（类风湿关节炎、银屑病、HIV 感染）、南亚裔族群、过早绝经、甘油三酯 ≥ 175 mg/dl、高敏 C 反应蛋白 ≥ 2.0 mg/L、脂蛋白 a > 50 mg/dl、踝臂指数 < 0.9。

资料来源：Data from Grundy SM et al：2018 Guideline on the management of blood cholesterol. Circulation 139：e1046，2019.

状动脉事件的发生率。降压治疗亦可减少单纯收缩压增高的老年患者心血管事件风险。

高血压的治疗性生活方式改善包括体重管理（目标 BMI < 25 kg/m²）、低盐饮食、多食水果蔬菜及低脂乳制品、规律锻炼及适度饮酒。关于降压治疗的用药建议参阅第 119 章。2017 年高血压指南建议收缩压 ≥ 140 mmHg 或舒张压 ≥ 90 mmHg 时启动降压药物治疗。如果患者 10 年 ASCVD 风险 ≥ 10% 或合并心血管疾病史，建议收缩压 ≥ 130 mmHg 或舒张压 ≥ 80 mmHg 时即启动药物治疗。血压控制目标为 < 130/80 mmHg。

糖尿病 / 胰岛素抵抗 / 代谢综合征

心血管疾病为糖尿病患者的首位死亡原因（第 120 章和第 176 章）。糖尿病患者虽然血清 LDL-C 近乎人群平均水平，但其 LDL 脂蛋白颗粒更小、更致密，更易导致动脉粥样硬化；糖尿病患者更常见 HDL-C 降低及甘油三酯升高。2 型糖尿病患者严格控制血糖可减少微血管并发症（视网膜病变和肾病），但未显示可降低大血管并发症（冠心病和卒中）。新型降糖药 [如胰高血糖素样肽 -1（GLP-1）受体激动剂、钠-葡萄糖协同转运蛋白 2（SGLT-2）抑制剂] 已被证实可以降低 2 型糖尿病患者的心血管事件发生率。除此，还应积极控制其他合并的危险因素（如血脂异常和高血压），亦可显著减少心血管事件。

处于糖尿病前期的"代谢综合征"人群（胰岛素抵抗、中心性肥胖、高血压、高甘油三酯血症、低 HDL-C，参阅第 120 章）发生心血管事件的风险也较高。采取膳食指导、减重、增加运动，对于减少代谢综合征的发生率非常重要。

男性 / 绝经后女性

相较于同龄绝经前女性，男性罹患冠心病的风险更高，但是女性绝经后患病风险陡增。绝经妇女接受雌激素替代治疗可降低 LDL-C，升高 HDL-C；观察性研究中提示其与冠心病事件减少相关，但前瞻性临床研究并不支持其可获益，故不建议出于降低心血管疾病风险目的给予激素替代治疗，尤其是老年女性。

■ 预防

一级预防中的抗栓治疗

动脉粥样硬化斑块破裂继发血栓形成是急性冠脉综合征的最主

要原因。对于二级预防人群，抗栓药物阿司匹林 75 ～ 100 mg/d 可有效降低未来发生心血管事件及其死亡率。一级预防的干预性研究中发现，长期口服小剂量阿司匹林可降低男性首次心肌梗死和女性卒中风险。然而，阿司匹林也增大大出血的发生率。最近的前瞻性随机研究已得出结论，阿司匹林在一级预防人群中的心血管获益与出血风险大致相当。是否对一级预防人群处方阿司匹林，应与患者就自身具体情况展开用药获益与潜在风险的讨论，并据此共同决策。

生活方式干预

鼓励健康锻炼（每日至少 30 min 中等强度体力活动）、合理饮食（减少摄入饱和及反式脂肪酸，多摄入鱼、蔬菜、谷物、水果，平衡热量摄入和能量消耗）。建议饮酒适度（不超过 1 ～ 2 标准杯 / 日）。

第208章
恶性肿瘤的预防及早期发现

（叶颖江　译　王杉　审校）

医疗照护最重要的功能之一是预防或尽早发现疾病从而使治疗更为有效。肿瘤的所有高危因素至今尚未明确。然而，许多可增加肿瘤风险的因素都是可人为控制的，表 208-1 列出了一些这样的因素。医生每次访视均是倡导和教育健康生活方式的机会。对于普通风险且无症状的人群进行肿瘤筛查是件极复杂的工作。筛查的意义是及早发现疾病使其能获得治愈而非症状出现后再治疗。对于宫颈癌和结肠癌，已显示筛查可挽救生命。而对于其他肿瘤，筛查的意义尚不明确。筛查可带来危害；其来源于筛查试验自身、筛查阳性结果的确证试验，或对筛查疾病的治疗。此外，筛查的假阳性结果可影响生活质量。筛查工具的评价可能具有偏倚，并且有赖于前瞻性随机研究。领先时间偏倚发生于当患者被提早诊断但自然病程并未受提早诊断的影响，因此仅延长了主体成为患者的时间，但其寿命并未延长。病程长度偏倚发生于筛查出进展缓慢、且还未引起医疗重视的肿瘤。过度诊断是病程长度偏倚的一种，被发现的肿瘤并不生长也不影响患者生存时间。选择偏倚是指自愿参加筛查试验的

表 208-1　可降低癌症风险的生活方式

从不使用任何烟草制品

维持健康的体重；均衡饮食 [a]；维持热量平衡

每周至少锻炼 3 次

避免阳光暴晒

避免过量饮酒

安全的性生活，使用避孕套

[a] 缺乏明确定义，目前推荐的是每天至少包括 5 份蔬菜和水果，25 g 纤维素，< 30% 热量来源于脂肪

受试者可能并不同于普通人群，其可能具有家族史而使患病风险增加，或者其通常更重视自身健康，从而影响筛查结果。

不同组织评估和推荐筛查实践指南所采用的标准不同（表 208-2），对许多疾病生存资料的缺乏使其未取得一致性。以下四个领域值得注意。

1. *前列腺癌*：前列腺癌患者前列腺特异性抗原（PSA）水平升高，但是有许多被检测出前列腺癌的患者生命并未受到威胁。PSA 筛查并未改善生存。研究者们正努力开发能更有效识别致死性和非致死性前列腺癌的筛查试验（主要是游离与结合 PSA 和 PSA 增长率）。基因检测尚无法协助区分二者。

2. *乳腺癌*：现有研究支持 > 50 岁的女性每年应进行乳腺钼靶检查。然而，对于 40 ~ 49 岁的女性来说意义甚微。一项研究表明如果妇女从 40 岁开始筛查，其获益在 15 年后方可显现；但是是否从 50 岁开始筛查也会获得相同的获益目前尚不清楚。40 ~ 49 岁的女性乳腺癌发病率相对较低，乳腺钼靶检查的假阳性率较高。目前正在改进乳腺癌的筛查试验。具有乳腺癌家族史的女性可能从 MRI 筛查中获益。

3. *结肠癌*：超过 50 岁后每年查粪便潜血试验具有意义。结肠镜是诊断结直肠癌的金标准，但是价格昂贵，对于无症状的人群并不符合成本效益原则。结合粪便潜血和粪便基因异常检测的商业检测（如 Cologuard）优于单纯检测粪便潜血。

4. *肺癌*：对吸烟者进行胸部 X 线片和痰细胞学检查可早期发现更多肺癌患者，但是并未改善被筛查出患者的生存情况。相较于胸部 X 线检查，每 3 年进行一次低剂量螺旋 CT 扫描可使高龄吸烟者的肺癌死亡率降低 20%。然而，其中 96% 阳性病例为假阳性，而且

表 208-2　对无症状和正常风险人群的筛查推荐 a

肿瘤类型	检查或操作	USPSTF	ACS
乳腺癌	乳房自检	"D" b（未纳入目前指南；自 2009 年起）	女性，所有年龄；无特定推荐
	临床乳腺检查	女性≥ 40 岁："I"（作为独立于乳房钼靶检查之外的项目）（未纳入目前指南；自 2009 年起）	女性，所有年龄；不推荐
	乳腺钼靶	女性 40～ 49 岁：50 岁之前女性应根据个体情况，决策是否开始采用钼靶筛查。处于 40～ 49 岁女性，采取筛查的价值潜在获益高于危害者，可选择始每 2 年筛查一次。（"C"）。女性 50～ 74 岁：每 2 年筛查一次（"B"）。女性≥ 75 岁：（"I"）	女性 40～ 44 岁：提供条件以开始每年筛查一次；女性 45～ 54 岁：每年筛查一次；女性≥ 55 岁：转为每 2 年筛查一次，或对于具备条件者继续每年筛查一次；女性≥ 40 岁，整体健康状况良好，并且其预期寿命为 10 年或更长，应继续乳腺钼靶筛查
	磁共振成像（MRI）	"I"（未纳入目前指南；自 2009 年起）	女性乳腺癌终身危险＞ 20%：每年进行 MRI 和乳腺钼靶检查；女性乳腺癌终身危险 15%～ 20%：经讨论后决定是否每年进行 MRI 和乳腺钼靶检查；女性乳腺癌终身危险＜ 15%：无需每年 MRI 检查
	断层融合检查成像技术	女性，所有年龄："I"	无特定推荐

表 208-2 对无症状和正常风险人群的筛查推荐ᵃ（续表）

肿瘤类型	检查或操作	USPSTF	ACS
宫颈癌	巴氏涂片（细胞学检测）	女性 21～65 岁：每 3 年检测一次（"A"） 女性<21 岁："D" 女性>65 岁：既往多次筛查，结果未见异常："D" 女性由于非肿瘤原因接受全子宫切除："D"	女性 21～29 岁：每 3 年检测一次 女性 30～65 岁：每 3 年检测一次（联合筛查见下述 HPV 检测） 女性<21 岁：无需筛查 女性>65 岁：既往多次筛查，结果未见异常，无需再筛查 女性由于非肿瘤原因接受全子宫切除：无需筛查
	HPV 检测	女性 30～65 岁：如果考虑延长筛查间隔，则可联合细胞学筛查，每 5 年一次（见上述巴氏涂片）（"A"） 女性<30 岁："D" 女性>65 岁：既往多次筛查，巴氏涂片结果未见异常："D" 女性由于非肿瘤原因接受全子宫切除："D"	女性 30～65 岁：优选细胞学和 HPV 检测联合筛查，每 5 年一次（见上述巴氏涂片）（"A"） 女性<30 岁：不进行 HPV 检测 女性>65 岁：既往多次筛查，结果未见异常，无需再筛查 女性由于非肿瘤原因接受全子宫切除：无需筛查
结直肠癌	乙状结肠镜	成人，50～75 岁："A"，采取不同措施用于筛查结直肠癌，其风险和获益相异 成人，76～85 岁："C"，决策筛查应是个体化。综合考量个人整体健康情况和既往筛查病史 每 5 年检查一次；建模提示如果每 10 年一次，联合每年 FIT 将增进获益	成人≥50 岁：每 5 年筛查一次

表 208-2 对无症状和正常风险人群的筛查推荐 ᵃ（续表）

肿瘤类型	检查或操作	USPSTF	ACS
	便潜血试验（FOBT）	每年一次	成人 ≥ 50 岁：每年筛查一次
	结肠镜	每 10 年一次	成人 ≥ 50 岁：每 10 年筛查一次
	粪便 DNA 检测	每 1～3 年一次	成人 ≥ 50 岁：筛查，但是间隔尚不确定
	粪便免疫化学测定（FIT）	每年一次	成人 ≥ 50 岁：每年筛查一次
	结肠 CT 检查	每 5 年一次	成人 ≥ 50 岁：每 5 年筛查一次
肺癌	低剂量计算机断层成像	成人，55～80 岁，具有 ≥ 30 包年吸烟史，当前仍然吸烟，或者过去 15 年之内戒烟者，对于过去 15 年之内从不吸烟，或出现严重健康问题，限制其预期寿命，或无法进行根治性肺部外科手术者，不再继续筛查	男性和女性，55～74 岁，具有 ≥ 30 包年吸烟史，当前仍然吸烟，或者过去 15 年之内戒烟者；共同讨论筛查的获益、局限性和潜在危害；仅在配备相应 CT 扫描设施和高度专业化人员／临床专家的中心进行筛查
卵巢癌	CA-125	女性，所有年龄："D"	目前并没有被证实对早期卵巢癌筛查具有足够精确度的检测。对于卵巢癌高危风险和（或）原因不明、持续有症状的女性，可进行 CA-125 联合经阴道腔超声检查
	经阴道超声	女性，所有年龄："D"	
前列腺癌	前列腺特异性抗原（PSA）	男性，所有年龄："D"	从 50 岁开始，男性就应该和医生讨论检测的利弊，以决策接受检测是否为其正确选择。如果是非洲裔美国人，或者父亲或兄弟在 65 岁之前罹患前列腺癌，则应提前至 45 岁开始。关于检测的频率，取决于 PSA 水平

表 208-2　对无症状和正常风险人群的筛查推荐ᵃ（续表）

肿瘤类型	检查或操作	USPSTF	ACS
	直肠指检（DRE）	无个体化推荐	至于 PSA 检测；如男性决定接受检测，应进行血液 PSA 检测，无论是否联合直肠检查
皮肤癌	全身皮肤检查（由医生或患者进行）	成人，所有年龄："I"	每月自我检查；医院应将皮肤检查作为常规肿瘤筛查项目

ᵃ 美国预防服务工作组（USPSTF）、美国癌症学会（ACS）针对普通人群推荐的筛查措施总结。上述对于特定癌症的推荐适用于除年龄与性别之外，不具有危险因素的无症状人群。

ᵇ USPSTF 建议的字母定义如下："A"：USPSTF 推荐，高度确定性，净获益巨大；"B"：USPSTF 推荐，非常确定净获益中等，或者中等-相当确定净获益中等；"C"：USPSTF 建议根据专业判断和患者偏好，选择性地向个别患者推荐；至少有中等程度的把握，净收益较小；"D"：USPSTF 建议反对，净获益较小；中度或中度确定无净获益，或其风险大于获益；"I"：USPSTF 认为，目前的证据不足以评估获益和风险的平衡总生存率也仅仅提高了 6.7%。

高危人群癌症的预防

■ 乳腺癌

危险因素包括年龄、月经初潮早、未经产的或首次妊娠高龄、体重指数高、30 岁前接受放射线照射、激素替代治疗（HRT）、饮酒、家族史、具有 *BRCA1* 或 *BRCA2* 突变、先前乳腺肿瘤病史。现已建立用于预测个体发生乳腺癌的风险模型（浏览 www.cancer.gov/cancertopics/pdq/treatment/breast/healthprofessional#Section_627）。

诊断

对于具有乳腺癌家族史的高危妇女，采用 MRI 筛查比乳腺钼靶更为有效。

干预

对于未来 5 年患乳腺癌风险 > 1.66% 的妇女，接受他莫昔芬或雷洛昔芬治疗可使其最终患病率降低 50%。对于激素敏感的乳腺癌，芳香酶抑制剂作为辅助治疗整体优于他莫昔芬，其中，依西美坦可使高危绝经后妇女患乳腺癌的风险降低 65%。对于具有家族史的妇女应该进行基因 *BRCA1* 和 *BRCA2* 突变的检测，携带此基因突变的妇女患乳腺癌的可能性超过 80%。双侧乳腺预防性切除至少可预防 90% 的乳腺癌发生，相较于常规治疗手段，双侧乳腺预防性切除更为彻底。此外，对于具有 *BRCA1* 和 *BRCA2* 突变的妇女行双侧卵巢输卵管切除可使卵巢癌和输卵管癌的发生危险减少 96%。

■ 结直肠癌

危险因素包括高饱和脂肪酸 / 低蔬菜和水果饮食、吸烟、饮酒。炎性肠病或遗传性疾病如家族性结肠息肉病（*APC* 基因突变，常染色体显性遗传）和遗传性非息肉性结直肠癌（DNA 错配修复基因 *hMSH2* 和 *hMLH1* 突变）是更强烈但较少见的危险因素。

干预

溃疡性结肠炎和家族性结肠息肉病的患者通常接受全结肠切除术。对于家族性结肠息肉病患者，非甾体抗炎药可减少息肉的数量和大小。塞来昔布、舒林酸，甚至阿司匹林均具有疗效，其中塞来昔布已经获得美国食品和药品监督管理局（FDA）批准。补充钙剂可降低腺瘤的复发，但是否可降低结直肠癌的患病风险以及增加生存尚无定论。妇女健康研究发现，接受激素替代治疗的女性结直肠癌患病风险显著降低，但血栓性疾病和乳腺癌患病率的增加抵消了其获益。对于其他危险人群，目前研究正在评价应用非甾体抗炎药，同时联合或不联合表皮生长因子（EGF）受体抑制剂治疗的效果。

■ 肺癌

危险因素包括吸烟、放射线暴露、石棉和氡气暴露。

干预

唯一有效的预防措施是戒烟（详见第 209 章）。非甾体抗炎药和 EGF 受体抑制剂的作用正在评价。类胡萝卜素、硒、维甲酸、维生素 E 均无效。

■ 前列腺癌

危险因素包括年龄、家族史以及可能包括食物脂肪摄入。非洲裔美国人发病风险增高。尸体解剖发现在年龄 > 70 岁的男性中前列腺癌发病率高达 70% ～ 80%。

干预

对于直肠指检正常且 PSA 水平 < 3 ng/ml，以及年龄 ≥ 55 岁的男性人群，每天服用非那雄胺可使前列腺癌发生率降低 25%。非那雄胺亦可预防前列腺的良性增生，但有些患者发生性欲下降的不良反应。曾应用非那雄胺进行预防的前列腺癌患者 Gleason 分级比对照组高，但长期随访并未发现这部分患者死亡率的升高。另一种 5α 还原酶抑制剂度他雄胺亦有类似作用。FDA 回顾资料显示这类药物主要减少低分级患者的患癌风险，而这部分患者因前列腺癌所带来的危害尚不明确。每减少 3 ～ 4 个低分级癌就相应增加 1 例高分级癌。

■ 宫颈癌

危险因素包括过早性生活、多个性伴侣、吸烟、感染人乳头瘤病毒（HPV）亚型 16、18、45 和 56。

干预

定期巴氏涂片（Pap）检测（从 21 岁开始每 3 年一次）几乎可发现所有的宫颈癌前病变（宫颈上皮内瘤变，CIN）。也可选择在 30 岁后进行 Pap 联合 HPV 检测。CIN 如果不经治疗，可发展为原位癌及浸润性宫颈癌。手术切除、冷冻和激光治疗有效率可达 80%。在年龄大于 30 岁、先前有 HPV 感染、既往曾因该病接受过治疗的患者复发率最高。一种包含针对 6、11、16、18 亚型抗原的疫苗（Gardasil）已经显示可 100% 预防这些亚型的 HPV 感染。该疫苗已经被推荐用于 9 ～ 26 岁的所有女性和男性，并可预防多达 70% 的宫颈癌。阴道癌、外阴癌、肛门癌以及生殖器疣的风险也有所降低。确定感染后疫苗无效。

■ 头颈部肿瘤

危险因素包括吸烟、饮酒、HPV 感染。

干预

口腔黏膜白斑，即口腔黏膜的白色缺损，发生率为 1/1000 ～ 2/1000，其中 2% ～ 3% 可发生头颈部癌症。30% ～ 40% 的患者口腔黏膜白斑可自行消退。维甲酸治疗（13- 顺视磺酸）可增加白斑消退的概率。维生素 A 可使大约 50% 的患者获得完全缓解。但是，对于已经确诊头颈部癌症并接受局部治疗的患者，维甲酸并未能取得相同的疗效。发生第二肿瘤是头颈部癌症的常见特征，初步研究显示，维甲酸可预防第二肿瘤的发生。然而，大型随机研究并未证实这一点。维甲酸联合非甾体抗炎药，同时联合或不联合 EGF 受体抑制剂的治疗仍处于研究阶段。

患者的早发现教育

患者可被指导以发现癌症早期的预警信号。美国癌症学会给出了 7 个主要的癌症预警症状：

- 排便或排尿习惯的改变
- 无法愈合的疮口 / 溃疡
- 异常的出血或流脓
- 乳房或身体其他部位的包块
- 慢性消化不良或吞咽困难
- 疣或痣发生明显改变
- 持续的咳嗽或声嘶

第 209 章
戒 烟

（苏丽娜 译 王岚 审校）

在美国，每年超过 480 000 人由于吸烟过早死亡，占全国死亡的五分之一。除非戒烟，否则将近 40% 的吸烟者最终早逝；吸烟引起的主要疾病风险列于表 209-1。

临床诊治思路　尼古丁成瘾

医生面对所有的患者，均应询问其是否吸烟，每天吸烟量，吸烟年限，既往戒烟经历，以及现在是否具有戒烟的意愿。对于无意愿戒烟的患者，应鼓励及敦促他们戒烟。医生需给予患者清晰、强烈以及个性化的劝诫信息，吸烟是影响健康的重要危险因素。医生应在患者首次就诊时，与患者协商决定戒烟日期，建议最好将戒烟期限定在就诊后数周之内，医疗机构人员需在拟定戒烟的日期对患者进行随访联系。将戒烟辅助付诸实践需对医疗服务体制做出改变，一些简单的改变包括：

- 在患者调查问卷上，增加关于吸烟和戒烟意愿的问题。
- 将询问患者是否吸烟纳为医疗机构人员初始接诊采集生命体征时的工作内容。
- 在医疗病历记录中，将吸烟列为健康问题之一。
- 自戒烟之日起，主动对患者进行随访。

治疗　尼古丁成瘾

- 临床实践指南建议采取多种药物与非药物的干预措施以协助戒烟（表 209-2）。
- 现已有多种尼古丁替代产品，包括非处方的尼古丁贴剂、咀嚼胶和口含片，以及需开具处方的尼古丁口鼻吸入剂。这些产品可使用 3～6 个月，随着耐受戒烟的时间延长，逐渐减量使用。

表 209-1 当前吸烟者患病的相对风险

年龄（岁）	35 ~ 44	45 ~ 64	65 ~ 74	≥ 75
男性				
肺癌	14.33	19.03	28.29	22.51
冠心病	3.88	2.99	2.76	1.98
脑血管疾病	2.17	1.48	1.23	1.12
其他血管疾病			7.25	4.93
慢性阻塞性肺疾病（COPD）			29.69	23.01
全部疾病	2.55	2.97	3.02	2.40
女性				
肺癌	13.30	18.95	23.65	23.08
其他烟草相关肿瘤	1.28	2.08	2.06	1.93
冠心病	4.93	3.25	3.29	2.25
脑血管疾病	2.27	1.70	1.24	1.10
其他血管疾病			6.81	5.77
慢性阻塞性肺疾病（COPD）			38.89	20.96
全部疾病	1.79	2.63	2.87	2.47

其他肿瘤的相对风险

其他肿瘤	男性	女性
咽癌	14.6	13
唇、口腔及喉癌	10.9	5.1
食管癌	6.8	7.8
膀胱癌	3.3	2.2
肾癌	2.7	1.3
胰腺癌	2.3	2.3
胃癌	2	1.4
肝癌	1.7	1.7
直肠癌	1.2	1.2
宫颈癌		1.6
急性髓系白血病	1.4	1.4

表 209-2　临床实践指南

医生行动内容

询问：每次访视均系统地筛查吸烟者

建议：极力敦促吸烟者戒烟

识别有戒烟意愿的吸烟者

协助戒烟中的患者

安排随访联系

有效的药物干预 [a]

一线治疗

　　尼古丁咀嚼胶（1.5）

　　尼古丁贴剂（1.9）

　　尼古丁鼻喷剂（2.3）

　　尼古丁吸入剂（2.1）

　　尼古丁口含片（2 mg 2.0，4 mg 2.8）

　　安非他酮（2.0）

　　伐尼克兰（3.1）

二线治疗

　　可乐定（2.1）

　　去甲替林（1.8）

其他有效干预措施 [a]

医生或其他医疗人员提供戒烟咨询（10 min）（1.84）

强化型戒烟项目方案（至少 4～7 次，每次 20～30 min，持续至少 2 周，
　　最优为 8 周）（1.3）

强化个人戒烟指导（1.7）

门诊患者吸烟状况识别系统（3.1）

电话戒烟咨询（1.6）

[a] 括弧内的数值为干预措施组较未干预组成功戒烟比值

- 已经证实有效的处方药物包括：抗抑郁药，如安非他酮
　（300 mg/d，分次服用，可使用长达 6 个月）以及伐尼克兰，
　其为尼古丁乙酰胆碱受体部分激动剂（起始剂量 0.5 mg qd，
　第 8 日增量为 1 mg bid，疗程为 6 个月）。此类药物对于既
　往具有抑郁症病史的患者更为有效。

- 可乐定或去甲替林可用于一线药物治疗失败的患者。

- 目前推荐给予药物协助戒烟，一般采用尼古丁替代疗法或
　伐尼克兰，适用于所有有愿意接受上述药物方案的患者。
　同时提供咨询和其他支持协助患者进行戒烟尝试。

■ 预防

大约 85% 的吸烟者在青春期开始吸烟，因此需及早展开预防行动，最好在小学阶段就开始。接诊青少年的医生应对此保持敏感性，筛查烟草使用情况，并向青少年患者强调大部分青少年及成人并不吸烟的事实，以及任何类型的烟草均可成瘾及危害健康。

第 210 章
女性健康

（苏丽娜　译　张静　审校）

两性中最常见的死亡原因是心血管疾病与癌症。其中，肺癌高居癌症死亡的首要原因。然而，人们却普遍错误地认为，乳腺癌是女性最常见的死亡原因。上述错误的认识使人们忽略了女性患者中的各种可纠正的危险因素，如血脂异常、高血压和吸烟。此外，在美国，由于女性平均寿命较男性平均寿命长 5 年，因此许多年龄相关疾病（如高血压、阿尔茨海默病）的疾病负担主要集中在女性。

健康与疾病的性别差异

■ 阿尔兹海默病（亦参阅第 185 章）

女性罹患阿尔茨海默病（AD）的人数近乎男性的 2 倍之多，其一是由于老龄女性人口高于男性，其二是颅脑体积、结构和功能组织存在性别差异。绝经后的激素替代治疗对女性认知功能和罹患阿尔茨海默病的影响尚不清楚。

■ 冠心病（亦参阅第 121 ～ 123 章）

女性冠心病（CHD）的临床表现与男性不同，其发病年龄一般较男性晚 10 ～ 15 年，且更容易伴有合并症（如高血压、充血性心力衰竭和糖尿病）。女性 CHD 患者症状常不典型，可表现为恶心、呕吐、消化不良和上背部疼痛等，并且较少因此呼叫急救系统。临床医师较少对女性胸痛患者做出 CHD 诊断，以及进行心脏诊疗性操作。女性与男性具有相同的 CHD 传统危险因素，但女性对可纠正的危险因素接受的干预措施较男性少。CHD 发病率在中年女性中呈现上升趋势，而在中年男性中未变化甚至出现下降趋势。女性绝经后或卵巢切除术后，CHD 的发病率显著增加，表明内源性雌激素具有心脏保护作用。然而，妇女健康倡议（Women's Health Initiative，WHI）及其他随机对照试验中，绝经后女性应用激素替代治疗并未能表现出心脏保护作用，联合雌孕激素治疗反而增加心血管事件的发生。目前，对于内源性与外源性雌激素出现如此矛盾效应的原因知之甚少，可能与女性在雌激素缺乏一段时间后，再暴露于高雌激素水平形成的有害作用相关。

■ 糖尿病（亦参阅第 176 章）

2 型糖尿病（DM）在男女性中的发病率相当。多囊卵巢综合征和妊娠期糖尿病常见于绝经前女性，二者均使患者罹患 DM 的风险增加。另外，绝经前女性若患有 DM，其发生 CHD 的风险将与男性相当。

■ 高血压（亦参阅第 119 章）

高血压是一种年龄相关性疾病，在 60 岁以后，女性患病较男性更为多见。降压药对男性与女性患者有同样的治疗效果，但是女性更容易发生药物不良反应。

■ 自身免疫性疾病（亦参阅第 161 章）

大多数自身免疫性疾病更常见于女性，包括自身免疫性甲状腺疾病、自身免疫性肝病、系统性红斑狼疮、类风湿关节炎、硬皮病、多发性硬化，以及特发性血小板减少性紫癜。上述疾病出现性别差异的具体机制尚不清楚。

■ HIV 感染（亦参阅第 107 章）

与 HIV 感染高危的异性伴侣性接触是导致 HIV 传播增长最快的途径。女性相较于男性更容易遭受 HIV 感染。全球共有 3400 万 HIV-1 感染者，其中女性占一半。女性 HIV 感染者 CD4 细胞计数较男性下降更快。其他性传播疾病，如衣原体感染和淋病，是导致女性不孕的重要原因；乳头瘤病毒感染是女性罹患宫颈癌的高危因素。

■ 肥胖（亦参阅第 175 章）

女性肥胖的发病率高于男性，部分是由于女性特殊的危险因素：

妊娠和绝经。接受减肥手术的患者中，超过 80% 是女性。身体脂肪分布也存在性别差异，女性多在臀部和大腿（女性型肥胖），男性则主要在中心及上半身（男性型肥胖）。男性型肥胖者发生代谢综合征、糖尿病及心血管疾病的风险更高。肥胖将增加女性绝经后乳腺癌及子宫内膜癌的风险，其部分原因是脂肪组织内雄激素可芳构化形成雌素酮。

■ 骨质疏松症（亦参阅第 180 章）

相较于同龄的男性，绝经后女性发生骨质疏松症更为普遍。这是由于男性在青年期积存的骨量更多，而骨量丢失又比女性缓慢；尤其在 50 岁以后，绝经后女性将出现骨量丢失加速。此外，男女钙摄入、维生素 D 及雌激素水平不同，均是影响性别间骨形成及骨丢失差异的因素。一大部分生活在北半球的老年女性都存在维生素 D 缺乏。骨质疏松性髋部骨折是老年女性致残的主要原因，亦是导致死亡的重要原因。

■ 药理学

平均而言，相对于男性，女性体重较轻，器官体积较小，体脂比例较高且体内水分总量较低。女性性腺激素、月经周期及妊娠均可影响药物代谢及作用。另外，女性相较于男性服用更多的药物，包括各类非处方药及保健品。由于女性通常使用更多的药物且与男性存在生物学差异，女性药物不良反应报告更为频繁。

■ 心理疾病（亦参阅第 199 章及第 201 章）

抑郁、焦虑及进食障碍（神经性贪食症或神经性厌食症）在女性中更为常见。妊娠期女性的抑郁发病率为 10%，而产后女性为 10% ～ 15%。

■ 睡眠障碍（亦参阅第 58 章）

睡眠中，女性慢波活动增多，δ 波活动时相不同于男性，且睡眠纺锤波数量更多。相较于男性，女性更少发生睡眠呼吸暂停，这可能与体内雄激素水平较低相关。

■ 药物滥用与烟草（亦参阅第 202 ～ 204 章）

药物滥用更多见于男性。然而，相较于男性，女性酗酒者更不易被发现，且更少地寻求外界帮助。当女性决定戒酒时，更倾向于选择求助于医生，而非其他治疗机构。尽管女性酗酒者摄入的酒精量少于男性，但酒精给其带来的损害与男性相当。酗酒还使女性面临特有的风险，对生育和胎儿产生不利影响（胎儿酒精中毒综合征）。另外，即使适度饮酒，也将增加女性罹患乳腺癌、高血压及卒中的风险。男性吸烟者虽多于女性，但男性的吸烟率相对女性下降更为迅速。吸烟对肺部疾病（COPD 及肿瘤）和骨质疏松症的影响在女性中更为显著。

■ 针对女性的暴力行为

家庭暴力是造成女性受伤的最常见原因。在美国，超过 1/3 的女性经历过强奸、身体暴力和被亲密伴侣跟踪。除了外在明显的创伤痕迹，女性患者还可能表现为慢性腹痛、头痛、药物滥用及进食障碍。性侵犯是女性最常遭受到的罪行之一（美国数据显示其国内约 1/5 的女性曾遭受性侵犯），且施暴者更多是配偶、前配偶或者相识的人，而并非陌生人。

第 211 章
药物不良反应

（牛素平　译　方翼　审校）

药物不良反应是临床中最常遭遇的问题，也是造成患者住院的常见原因。其中，接受多种药物治疗的患者最为多见，其原因如下：

- 自身错误服用药物（老年人中非常普遍）。
- 药物效应超过预期（如阿司匹林和华法林）。
- 细胞毒性反应（如对乙酰氨基酚引起肝细胞坏死）。
- 免疫机制（如奎尼丁诱发血小板减少、肼屈嗪诱发系统性红斑狼疮）。
- 遗传性酶缺陷（如伯氨喹引起 G6PD 缺乏患者发生溶血性贫血）。
- 特异性反应（如氯霉素诱发再生障碍性贫血）。

识别

临床病史极其重要，实践中需关注如下情况：

- 非处方药或外用制剂也可能是导致不良反应的原因。
- 既往对同类药物的反应。
- 用药与发生临床表现之间的时间联系。
- 停药或减量时临床表现可获得缓解。
- 慎重恢复给药后再次出现临床表现（对于轻度不良反应者）。
- 罕见：①生化检测异常：例如红细胞 G6PD 缺乏，由此引起药物所致溶血性贫血；②粒细胞缺乏、血小板减少、溶血性贫血患者中出现异常血清抗体。

表 211-1 列出了部分药物不良反应的临床表现（并未包含完整及详尽信息）。该表可通过访问如下链接：www.accessmedicine.com 获取。